M. Eberhardt, R. Schäfer

Klinikleitfaden Anästhesie

Brandl B.

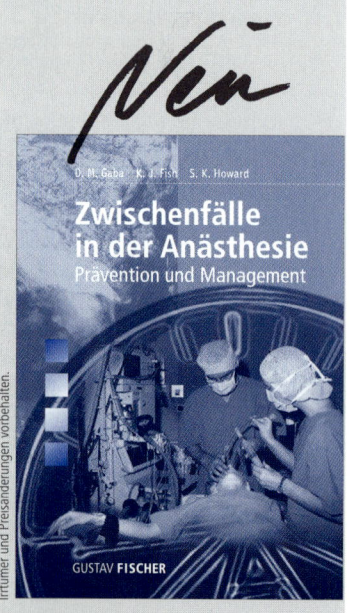
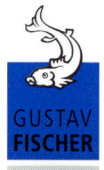

Klinikleitfaden Anästhesie

Arbeitstechniken, Narkoseverfahren, Management, Notfall

Herausgeber: Dr. Matthias Eberhardt, Kassel;
Dr. Reiner Schäfer, Lübeck

Lektorat: Dr. Barbara Schneider, Hamburg;
Dr. Herbert Renz-Polster, Portland

Unter Mitarbeit von Dr. B. Bang-Vojdanovski, Kassel;
Dr. jur. E. Biermann, Nürnberg; Dr. W. Bohms, Fulda; Dr. S. Breuer, Dessau; Dr. F. Christ, München; Dr. R. Crahé, Lübeck;
Dr. H.-J. Dellbrügge, Hamburg; Dr. E. Eberhardt, Kassel;
Dr. S. Eleftheriades, Lübeck; Dr. H.Gehring, Lübeck; Dr. W. Geil, Ulm; Dr. W. Gerling, Lübeck; Dr. T. Gräber, Bochum;
Dr. S. Hagelberg, Lübeck; Dr. M. Heringlake, Lübeck; Dr. K.-F. Klotz, Lübeck; Dr. M. Kremer, Lauterbach; Dr. T. Linares, Lübeck;
Dr. M. Lindig, Lübeck; Dr. J. Luxem, Frankfurt a.M.;
Dr. T. Meier, Lübeck; Dr. Th. Metzler, Ulm; Dr. E. Ocklitz, Lübeck;
Dr. E. Petersen, Duisburg; Dr. V. von Pidoll, Kassel;
Dr. F. Rancke, Bremen; Dr. H. Schoenemann, Marburg a.d. Lahn;
Dr. K. Stange, Hanau; Dr. M. Ziajkowski, Gießen

Grafiken von Susanne Adler, Lübeck und Martin Polzer, Lübeck

Mit einem Geleitwort von
Prof. Dr. R. Dölp, Fulda und Prof. Dr. P. Schmucker, Lübeck

3. Auflage 1998

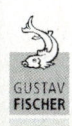
GUSTAV
FISCHER

Gustav Fischer Verlag
Stuttgart · Lübeck · Jena · Ulm

Zuschriften und Kritiken an
Dr. med. R. Schäfer, Medizinische Universität Lübeck, Klinik für Anästhesie,
Ratzeburger Allee 160, 23562 Lübeck
Dr. M. Eberhardt, Institut für Transfusionsmedizin und Immunhämatologie,
Mönchebergstr. 57, 34125 Kassel

Wichtiger Hinweis

Die Erkenntnisse in der Medizin unterliegen laufendem Wandel durch Forschung und klinische Erfahrungen. Die Autoren dieses Werkes haben große Sorgfalt darauf verwendet, daß
die gemachten (therapeutischen) Angaben – insbesondere hinsichtlich Indikation, Dosierung
und unerwünschter Wirkungen – dem derzeitigen Wissensstand entsprechen. Das entbindet
den Benutzer aber nicht von der Verpflichtung, anhand der Beipackzettel zu überprüfen, ob
die dort gemachten Angaben von denen in diesem Buch abweichen, und seine Verordnung in
eigener Verantwortung zu bestimmen.

Die Deutsche Bibliothek - CIP-Einheitsaufnahme

Klinikleitfaden Anästhesie : Arbeitstechniken, Narkoseverfahren,
Management, Notfall / Hrsg.: Matthias Eberhardt; Reiner Schäfer.
Unter Mitarb. von B. Bang-Vojdanovski ... Grafiken von Susanne
Adler und Martin Polzer. Mit einem Geleitw. von R. Dölp und P.
Schmucker. - 3. Auflage - Stuttgart, Lübeck, Jena, Ulm : G. Fischer
1998
   ISBN 3-437-41480-1

Gedruckt auf elementar chlorfrei gebleichtem Papier

Alle Rechte vorbehalten

1. Auflage 1993
2. Auflage 1995
3. Auflage Dezember 1998

© 1998 Gustav Fischer Verlag, Lübeck • Stuttgart • Jena • Ulm
   Wollgrasweg 49, 70599 Stuttgart

Herstellung: Bettina Sodemann
Satz & Gestaltung: Medienkontor Lübeck, medienkontor.com
Grafik: Susanne Adler, Lübeck und Martin Polzer, Lübeck
Druck: Clausen & Bosse, Leck
Umschlag: ppu GmbH, Ulm

Printed in Germany

99 00 01 02 03   5 4 3 2 1

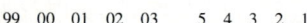

Geleitwort

Die großen Lehrbücher der Anästhesiologie beinhalten mit oft über 1000 Seiten ein anästhesiologisches Wissen, das in der mehrjährigen Weiterbildungsdauer von jedem Anästhesisten zu erarbeiten ist. Bereits nach halbjähriger Einarbeitungszeit am Beginn der Weiterbildung muß jedoch der klinisch tätige Anästhesist Basiswissen beherrschen, um mehr oder weniger selbständig Narkosen durchzuführen. Für diese tägliche Arbeit benötigt er praxisrelevante, komprimierte Angaben zu verschiedenen Anästhesietechniken.

Die Herausgeber und Autoren des „Klinikleitfadens Anästhesie" haben sich der Mühe unterzogen, ihre klinische Anästhesieerfahrung in diesen Leitfaden einzubringen, und damit eine qualifizierte fachliche Hilfestellung in der täglichen Anästhesieroutine zu geben. In kurzgefaßter Form wird übersichtlich und gut verständlich das Methodenspektrum unseres Fachgebietes dargestellt.

Die Herausgeber und Autoren sind allesamt an der Weiterbildung jüngerer Kollegen beteiligt. Es ist deshalb sicherlich in deren Sinne, wenn wir darauf hinweisen, daß ein Buch die klinische Erfahrung zwar festhalten, die Supervision und Begleitung durch erfahrenere Kollegen jedoch nicht ersetzen kann.

In der Überzeugung, daß der „Klinikleitfaden Anästhesie" ein geschätzter Ratgeber sein wird, wünschen wir diesem eine entsprechende Anerkennung und Verbreitung.

Prof. Dr. R. Dölp und Prof. Dr. P. Schmucker

Direktor der Klinik für
Anästhesiologie, Intensiv-
und Notfallmedizin des
Städtischen Klinikums Fulda

Direktor des Instituts für
Anästhesiologie der
Medizinischen
Universität Lübeck

Vorwort

Alle Ärzte, besonders natürlich Berufsanfänger, sind auf die Vermittlung von Wissen durch Bücher angewiesen. Meistens wird darin mehr Wert auf die Erklärung pathophysiologischer Zusammenhänge als auf die Umsetzung dieses Wissens in der konkreten Situation gelegt.

Mit dem vorliegenden „Klinikleitfaden Anästhesie" wollen wir Fragestellungen des klinischen Alltags aufgreifen. Arbeitstechniken und Narkoseverfahren sowie konkrete Handlungsanweisungen für die jeweiligen Situationen stehen dabei im Mittelpunkt.

Der erfolgreiche und komplikationslose Ablauf einer Narkose hängt nicht nur vom Fachwissen, sondern auch von der Erfahrungs ab, die dem Anfänger oft fehlt. Daher gilt es zahlreichen „Fußangeln und Fallen" auszuweichen, in die nicht nur Anfänger immer wieder hineintappen. Wir haben versucht, diese zu benennen und Tips und Tricks zu formulieren, mit deren Hilfe man Ihnen begegnen kann.

Die Anästhesiologie kann man getrost als das Fach mit der kürzesten Zeitspanne zwischen Reiz (Situation) und Reaktion (Handlung des Anästhesisten) bezeichnen. Dieser Klinikleitfaden wurde so konzipiert, daß in kürzester Zeit alle wichtigen Informationen parat sind.

Besonderer Wert wurde auf die anästhesiologischen Besonderheiten bei einzelnen Operationen gelegt, Notfälle sind in einem eigens geschaffenen Register auf der Umschlaginnenseite schnell zu finden. Medikamente werden in einem gesonderten Kapitel aufgeführt.

Trotz der Fülle des Materials sind wir auf die aktive Mithilfe unserer Leserschaft angewiesen; Verbesserungsvorschläge und Kritik sind unentbehrlich und herzlich willkommen, damit wir die Qualität unseres Buches weiter steigern und die unvermeidlichen Lücken füllen können. Wir bitten herzlich um Ihre Mitarbeit!

Kassel und Lübeck, im September 1998   Die Herausgeber

Danksagung

Für die Durchsicht der Manuskripte und die kritischen Anregungen danken wir:
Prof. Dr. med. R. Dölp, Direktor der Klinik für Anästhesiologie, Intensiv- und Notfallmedizin am Städtischen Klinikum Fulda und Prof. Dr. med. P. Schmucker, Direktor der Klinik für Anästhesie der Medizinischen Universität Lübeck, sowie PD Dr. med. E.E. Müller, PD Dr. med. M. Beckmann, Frau Dr. med. M. Segeth und Dr. med. H. Stannigel, von den Kliniken der Heinrich-Heine-Universität Düsseldorf.

Wir danken all den Kolleginnen und Kollegen, die uns durch ihre kritischen Fragen und Hinweise auf noch unklare Textpassagen oder Druckfehler aufmerksam gemacht haben, da wir nicht allen schriftlich antworten konnten.

Besonders wichtig für das Gelingen des Buches war die unermüdliche Hilfe von Frau Dr. med. Barbara Schneider, die uns als Lektorin immer konstruktiv zur Seite stand. Die Idee und Ausgestaltung des Anälandes sowie die Vorlage des Titelbildes von Kapitel 11 sind hervorragende Beiträge von Frau Dr. Teresa Linares. Nicht zuletzt geht unser Dank an unsere Verleger vom Gustav Fischer Verlag, die das Gedeihen des Werkes großartig unterstützten.

Frau Susanne Adler verwandelte unsere Strichzeichnungen in lebensechte Abbildungen. Für die Herstellung sorgte Frau Bettina Sodemann.

Ihnen allen gilt unserer besonderer Dank !

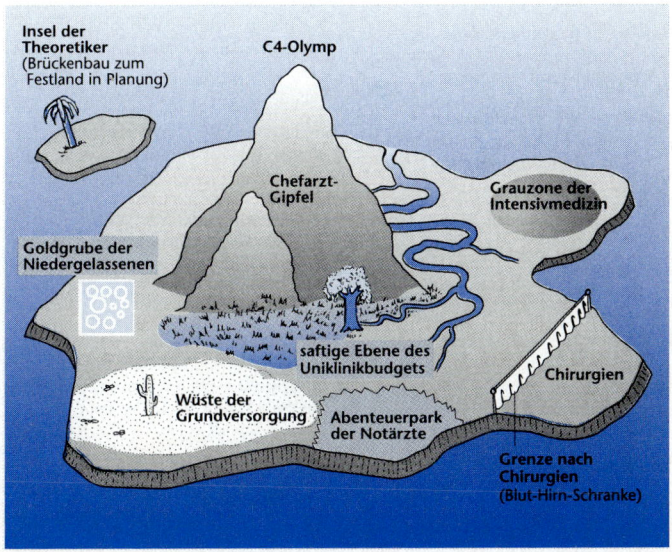

Bedienungsanleitung

Der Klinikleitfaden ist ein Kitteltaschenbuch. Wir haben daher versucht, medizinisches Wissen komprimiert darzustellen: In der Kitteltasche ist wenig Raum für Pathophysiologie, Pathologie und allgemeine Pharmakologie. Das Klinikleitfadenkonzept orientiert sich an den praktischen Bedürfnissen des klinischen Alltags. Wie in einem medizinischen Lexikon wird von gebräuchlichen Abkürzungen viel Gebrauch gemacht – ein Abkürzungsverzeichnis vor dem ersten Kapitel erklärt die Abkürzungen.

Es wurde versucht, Wiederholungen zu vermeiden. Das erfordert eine große Zahl von Querverweisen, die mit einer *Hand:* ☞ gekennzeichnet wurden.

Tips & Tricks

Das Symbol der „Mausefalle" weist den Leser auf Tips und Tricks sowie vermeidbare Fehler hin.

——— Substanz ———	
®	Handelsnamen
WM	Wirkmodus
DOS	Dosierungen
IND	Indikationen
NW	Nebenwirkungen
WW	Wechselwirkungen
KI	Kontraindikationen
⚠	Bemerkungen

Fakten und Daten zu den wichtigsten Substanzen und **Medikamente** werden in Kapitel 22 alphabetisch aufgeführt. Medikamente, die nur in einem speziellen Fach Verwendung finden, werden im entsprechenden Fachkapitel besprochen. Dosierungsanweisungen für Medikamente über **Perfusoren** sind Kapitel 22 vorangestellt.

Statt eines Gesamtinhaltsverzeichnisses ist der Klinikleitfaden mit einem ausführlichen **Index** ausgestattet, in dem die Notfälle blau gekennzeichnet sind. Zu jedem Fachkapitel gibt es auf der ersten Seite eine Detailübersicht.

Darüberhinaus gibt es in der vorderen Umschlaginnenseite ein **Notfallregister,** das direkt zum Notfallmanagement führt.

In der hinteren Umschlaginnenseite befindet sich ein Schema über das Vorgehen bei unerwartet schwieriger Intubation.

➤ Die von uns angegebenen Arbeitsanweisungen ersetzen weder Anleitung noch Supervision durch einen erfahreneren Kollegen. Insbesondere sollten Arzneimitteldosierungen und andere Therapierichtlinien überprüft werden – klinische Erfahrung kann durch keine noch so sorgfältig verfaßte Publikation ersetzt werden.

Abkürzungsverzeichnis

A

(a.)	Arterie(n)
ACE	Angiotensin converting enzyme
ACLS	Advanced cardiac life support
ACTH	Adrenokortikotropes Hormon
ADH	Antidiuretisches Hormon
Ätiol.	Ätiologie
AF	Atemfrequenz
AGS	Adrenogenitales Syndrom
AIDS	Aquired Immunodeficiency Syndrome
AK	Antikörper
Amp.	Ampulle
AMV	Atemminutenvolumen
ant.	anterior
ANV	Akutes Nierenversagen
a.p.	anterior - posterior
AP	Alkalische Phosphatase
APRV	Airway pressure release ventilation
ARDS	Adult respiratory distress syndrome
art.	arteriell
AS	Aminosäure
ASA	American society of anesthesiologists
ASB	Assistant spontaneous breathing
ASL	Antistreptolysintiter
ASS	Azetylsalizylsäure
AT	Adenotomie
AT III	Antithrombin III
a.v.	arteriovenös
AV-Block	Atrio-ventrikulärer Block
AWR	Aufwachraum
AZ	Allgemeinzustand
AZV	Atemzugvolumen

B

AA	Bauchaortenaneurysma
bakt.	bakteriell
BB	Blutbild
BBA	Becken-Bein-Angiographie
BCG	Bacillus Calmette Guerin
BCLS	Basic cardiac life support
BE	Broteinheit; base excess
Bili	Bilirubin
BIPAP	Biphasic positive airway pressure
BGA	Blutgasanalyse
BSG	Blutsenkungsgeschwindigkeit
Btm, Btmg	Betäubungsmittel, -gesetz
BWK	Brustwirbelkörper
BWS	Brustwirbelsäule
BZ	Blutzucker

C

	Celsius, Zervikalsegment
Ca^{2+}	Kalzium
Ca	Karzinom
CAVH	Kontinuierliche arterio-venöse Hämofiltration
CBF	Cerebral blood flow
CCT	Kraniales Computertomogramm
CHE	Cholinesterase
chron.	chronisch
CI	Cardiac Index
CK	Kreatinkinase
Cl^-	Chlorid
CMV	Cytomegalievirus
CO_2	Kohlendioxid
COLD	Chronisch obstruktive Lungenerkrankung
CPAP	Continuous positive airway pressure
CPPV	Continuous positive pressure ventilation
CPR	Kardiopulmonale Reanimation
CRP	C-reaktives Protein
CT	Computertomogramm
CTG	Kardiotokogramm
Cu^{2+}	Kupfer
CVVH	Kontinuierliche veno-venöse Hämofiltration

d

/die	Tag/ pro Tag
DD	Differentialdiagnose
Def.	Definition
DHBP	Dehydrobenzperidol
Diab. mell.	Diabetes mellitus
Diagn.	Diagnose
DIC	Disseminierte Intravaskuläre Gerinnung
D.m.	Diabetes mellitus
DMAP	Dimethylaminophenol
DNA	Desoxyribonukleinsäure
DSA	Digitale Subtraktions-Angiographie

E

E$_{CR}$	Extrazellulärraum
EDTA	Äthylen-diamin-tetra-essigsäure
EEG	Elektroenzephalogramm
EF	Ejektionsfraktion
EK	Erythrozytenkonzentrat
EKZ	Extrakorporale Zirkulation
ELISA	Enzyme linked immuno-sorbent assay
E'lyte	Elektrolyte
EMG	Elektromyogramm
EPH	Edema, Proteinurie, Hypertonus
Epid.	Epidemiologie
ERBS	Erregungsrückbildungsstörungen
ERCP	Endoskopisch retrograde Cholangiopankreatographie
Erkr.	Erkrankung
etCO$_2$	endtidaler pCO$_2$
EUG	Extrauterine Gravidität
EZ	Ernährungszustand
EZR	Extrazellulärraum

F

F$_{AEP}$	Frühe akustisch evozierte Potentiale
FCKW	Fluorierte Chlorkohlenwasserstoffe
Fe$^{2+/3+}$	Eisen
FFP	Fresh frozen plasma
FG	Frühgeborene(s)
F$_i$O$_2$	inspiratorischer Sauerstoffanteil
FRC	Funktionelle Residualkapazität
FQ	Frequenz
FSH	Follikelstimulierendes Hormon

G

G	Gauge
GABA	Gammaaminobuttersäure
GFR	Glomeruläre Filtrationsrate
GH	Growth Hormon
GI	Gastrointestinal
GIT	Gastrointestinaltrakt
GLDH	Glutamat-Dehydrogenase
GN	Glomerulonephritis
GOT	Glutamat-Oxalacetat-Transaminase
G6PD	Glukose-6-phosphatdehydrogenase
GPT	Glutamat-Pyruvat-Transaminase
γ-GT	γ-Glutamyl-Transferase

h

h	Stunde(n)
HA	Humanalbumin
Hb	Hämoglobin
HBSAg	Hep. B Antigen
HCO$_3^-$	Bikarbonat
HCV	Hepatitis C Virus
HD	Hämodilution
HDL	High density lipoprotein
HF	Herzfrequenz; Hämofiltration
Hg	Quecksilber
HI	Herzindex
HIV	Human immunodeficiency virus
Hkt	Hämatokrit
HLM	Herz-Lungen-Maschine
HNO	Hals-, Nasen-, Ohrenklinik
HOCM	Hypertrophe obstruktive Kardiomyopathie
HSV	Herpes simplex Virus
HWI	Harnwegsinfektion
HWS	Halswirbelsäule
HT	Herzton
HWK	Halswirbelkörper
HWZ	Halbwertzeit
HZV	Herzzeitvolumen

I

I$_A$	Inspiratory assist
IABP	intraaortale Ballonpumpe
IBP	invasive blood pressure
i.c.	intrakutan
ICP	Intrakranieller Druck
ICR	Interkostalraum
I.E.	Internationale Einheit
Ig	Immunglobulin
IHSS	Idiopathische hypertrophe Subaortenstenose
i.m.	intramuskulär
IMV	intermittent mandatory ventilation
Ind.	Indikation
inf.	inferior
IPPV	intermittent positive pressure ventilation
IQ	Intelligenzquotient
i.S.	im Serum
Insuff.	Insuffizienz
intraop.	intraoperativ
ITN	Intubationsnarkose
i.U	im Urin
i.v.	intravenös
IVP	Intravenöses Pyelogramm

J . . . . Jahre

K+ . . . . Kalium
kap. kapillär
KBR . . . . . Komplementbindungsreaktion
kcal . . . . Kilokalorien
kg . . . . Kilogramm
KG . . . Körpergewicht; Krankengymnastik
KH . . . . Kohlenhydrate
KHK . . . . Koronare Herzkrankheit
KI . . . . Kontraindikation
KJ . . . . Kilojoule
klin. klinisch
KM . . . . . Knochenmark; Kontrastmittel
KO . . . . Komplikation
KOF . . . . Körperoberfläche

l . . . . Liter
L . . . . Lumbalsegment
LAP . . . . Leucinaminopeptidase
LA . . . . Lokalanästhesie
LAP . . . . Linksatrialer Druck
LDH . . . . Laktatdehydrogenase
LDL . . . . Low density lipoprotein
Lj. . . . . Lebensjahr
LK . . . . Lymphknoten
LM . . . . Larynxmaske
LP . . . . Lumbalpunktion
Lufu . . . . Lungenfunktionsprüfung
LV . . . . Linker Ventrikel
LVEDP . . . . linksventrikulärer end
. . . . diastolischer Druck
LVEDV . . . . linksventrikuläres end-
. . . . diastolisches Volumen
LWK . . . . Lendenwirbelkörper
LWS . . . . Lendenwirbelsäule

M . . . . Morbus
MAC . Mittlere anästhetische Konzentration
MAD . . . . Mittlerer arterieller Druck
MAK . . Maximale Arbeitsplatzkonzentration
MAP . . . . MAD (Mittlerer arterieller Druck)
max. . . . . maximal
MCL . . . . Medioclavikularlinie
MCV . . . Mittleres corpuskuläres Volumen
medik. . . . . medikamentös
MER . . . . Muskeleigenreflexe
mg . . . . Milligramm

μg . . . . Mikrogramm
Mg²⁺ . . . . Magnesium
MKG . Mund-, Kiefer-und Gesichtschirurgie
Min. Minute
min. minimal
mind. . . . . mindestens
ml . . . . Milliliter
mmol . . . . Millimol
MMV . . . . Mandatory minute ventilation
MMS . . . . . Mediastinal mass syndrome
MRT . . . . Magnet-Resonanz-Tomogramm

N . . . . Nervus
Na⁺ . . . . Natrium
NAW . . . . Notarztwagen
NDMR . . . . Nichtdepolarisierende
. . . . Muskelrelaxantien
NEC . . . . . Nekrotisierende Enterokolitis
NG . . . . Neugeborenes
NH₃ . . . . Ammoniak
NIBP . . . . . Non-invasive blood pressure
NIDDP . . . . Non insulin dependent
. . . . diabetes mellitus
NMR . . . . Kernspintomographie
NW . . . . Nebenwirkung
NYHA . . . . . New York Heart Association

O .B. . . . . ohne Besonderheit
obstr. . . . . obstruktiv
o.g. . . . . oben genannt
OP . . . . Operation
O₂ . . . . Sauerstoff

p .a. . . . . posterior-anterior
PaCO₂ . . . . . . Arterieller Kohlendioxid-
. . . . partialdruck
PAP . . . . . . Pulmonal-arterieller Druck
PaO₂ . . Arterieller Sauerstoffpartialdruck
Pat. Patient
pAVK . . . . periphere arterielle
. . . . Verschlußkrankheit
PCP . . . . . primär chronische Polyarthritis
PCV . . . . . Pressure controlled ventilation
PCW . Pulmonary capillary wedge pressure
PDA . . . . Periduralanästhesie
PDK . . . . Periduralkatheter
PE . . . . Probeexzision

PEG . . . . . . perkutane endoskopische
. . . . Gastrostomie
PEEP . . . Positiv endexspiratorischer Druck
periop. . . . . perioperativ
P.m. . . . . Punctum maximum
Pmax . . . . . Maximaler Beatmungsdruck
p.o. . . . . per os
pO_2 . . . . Sauerstoffpartialdruck
PO_4^{3-} . . . . Phosphat
postop. . . . . postoperativ
pp . . . . postpartum; postpartal
präop. . . . . präoperativ
PSR . . . . Patellarsehnenreflex
PSV . . . . . Pressure support ventilation
PTH . . . . Parathormon
PTT . . . . Partielle Thrombinzeit
PTZ . . . . Plasmathrombinzeit

RAST . . . . . Radioallergosorbent-Test
RES . . . . . Retikuloendotheliales System
RG . . . . Rasselgeräusch
RM . . . . Rückenmark
Rö . . . . Röntgen
RR . . . . . . Blutdruck (nach Riva-Rocci)

S . . . . Sakralsegment
SAB . . . . Subarachnoidalblutung
SA-Block . . . . Sinuatrialer Block
SaO_2 . . . . . Arterielle Sauerstoffsättigung
s.c. . . . . subkutan
SCC . . . . Succinylcholin
Sek. . . . . Sekunde
SEP somatosensorisch evozierte Potentiale
Sgl. Säugling
SHT . . . . Schädelhirntrauma
SIMV . . . . Synchronized intermittend
. . . . mandatory ventilation
SLE . . Systemischer Lupus erythematodes
SSW . . . . Schwangerschaftswoche
sup. . . . . superior
Supp. . . . . Suppositorium
SVES . . . . Supraventrikuläre Extrasystolen
SvO_2 . . . . Venöse Sauerstoffsättigung
SVR . . . . Systemischer Widerstand

T . . . . Temperatur
T_3, T_4 . . . . . Trijodthyronin, Thyroxin
Tab. . . . . Tabelle
Tbc . . . . Tuberkulose
Tbl. . . . . Tablette
TE . . . . Tonsillektomie
Th. . . . . Thorakales Segment
Ther. . . . . Therapie
TIVA . Totale intravenöse Anästhesiesthesie
TOF . . . . Train of four
TPH . . . . Treponema pallidium
. . . . Hämagglutimationstest
TRH . . . . Thyreotropin Releasing Hormon
TSH . . Thyroidea stimulierendes Hormon
Tu . . . . Tumor
TUR . . . . Transurethrale Resektion
TZ . . . . Thrombinzeit

Urs . . . . Ureterorenoskopie

Vv. . . . . Vena(e)
V.a. . . . . Verdacht auf
v.a. . . . . vor allem
VEP . . . . . . Visuell evozierte Potentiale
VES . . . . . . Ventrikuläre Extrasystolen
Vol. . . . . Volumen

WHO . . . . . World Health Organization
WM . . . . Wirkungsmechanismus
WPW . . . Wolff-Parkinson-White-Syndrom
WW . . . . Wechselwirkung

Z.n. . . . . Zustand nach
Zn^{2+} . . . . Zink
ZNS . . . . Zentrales Nervensystem
ZVD . . . . Zentraler Venendruck
ZVK . . . . Zentraler Venenkatheter

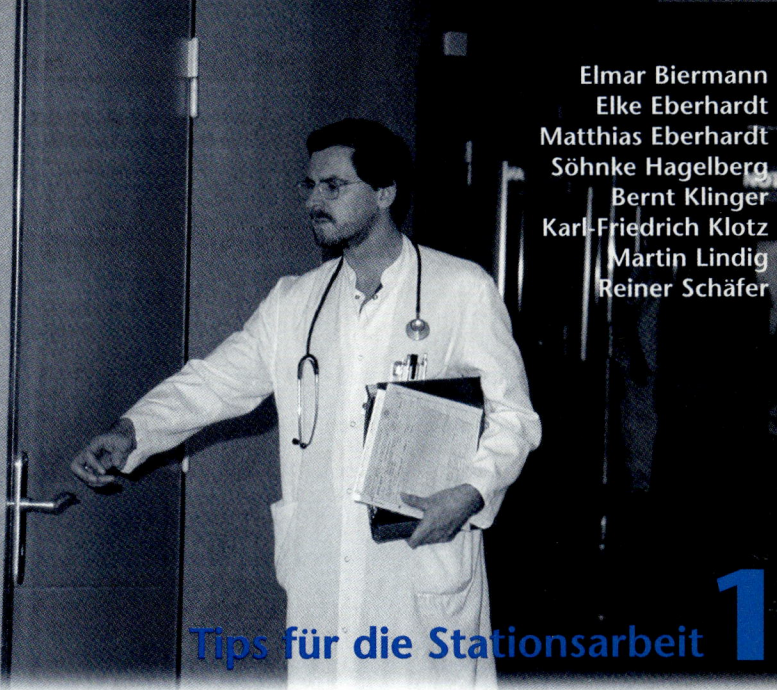

Elmar Biermann
Elke Eberhardt
Matthias Eberhardt
Söhnke Hagelberg
Bernt Klinger
Karl-Friedrich Klotz
Martin Lindig
Reiner Schäfer

Tips für die Stationsarbeit 1

1

1.1   Die präoperative Visite

Der Anästhesist trägt perioperativ die Verantwortung für die Aufrechterhaltung der Vitalfunktionen des Pat. Die adäquate Betreuung setzt eine präoperative Visite voraus.

Bestandteile der präoperativen Visite
- Auswertung vom Pat. mitgebrachter oder im Krankenhaus erhobener Vorbefunde
- Anamneseerhebung und Dokumentation auf Aufklärungs- und Anamnesebogen
- Körperliche Untersuchung
- Beurteilung des physischen und psychischen Zustands, der Belastbarkeit des Pat. und des Narkoserisikos
- Festlegung weiterer erforderlicher Diagnostik und Therapie zur Verbesserung des präoperativen Zustands
- Auswahl des Anästhesieverfahrens und Monitorings
- Aufklärung und Einwilligung des Pat. für die anästhesiologischen Maßnahmen. Gesprächsziel: Informationsvermittlung und Reduktion von Angst und Aufregung
- Anordnung der Prämedikation
- Zusammenfassung der Visite auf einem Prämedikationsprotokoll.

Praktisches Vorgehen
- Präoperative Visite vor *Wahleingriffen:*
  - Zunächst beim zuständigen operativen Kollegen klären bzw. rückversichern, welche Pat. zur OP vorgesehen sind, für welchen Eingriff, wann und ob Pat. bereits vom Operateur aufgeklärt und mit OP einverstanden ist.
  - Geplante Besonderheiten beim operativen Vorgehen, spezielle Aspekte des Pat. aus Sicht der Kollegen erfragen
  - Die präoperative Visite des Anästhesisten erst *nach* dem Aufklärungsgespräch des Operateurs durchführen!
  - Pat. sollte möglichst schon vor der präop. Visite den Anamnese- und Aufklärungsbogen ausfüllen: Ein häufig verwendetes Formblatt wird vom Perimed Compliance Verlag, Erlangen, herausgegeben. Es enthält Fragen nach Vorerkrankungen und momentanem Zustand des Pat. und informiert über die Durchführung und Risiken verschiedener Anästhesieverfahren.
    Auf dieser Grundlage erfolgt das Gespräch mit dem Anästhesisten und anschließender schriftlicher Einwilligung am Vorabend der OP. Wenn der Pat. nicht unterschreiben kann, Anwesende bei der mündlichen Einwilligung als Zeugen unterschreiben lassen.
  - Bei Wahleingriffen haben sich **Prämedikations-Ambulanzen** bewährt, Sprechstunden, in denen der Anästhesist bereits mehrere Tage bis Wochen vor der OP den Pat. befragen, untersuchen und aufklären kann. Es bleibt so ausreichend Zeit für präop. Diagnostik, Eigenblutspenden und verbessernde Maßnahmen.
  - Patienten, die bereits vor längerer Zeit vom prämedizierenden Anästhesisten gesehen worden waren (z.B. Prämedikations-Ambulanz, oder weil OP aufgeschoben werden mußte), erneut am Vorabend des geplanten Eingriffs besuchen. Nach zwischenzeitlichen Änderungen des Status fragen, neue Befunde durchsehen und ggf. erforderlich werdende Änderungen des Narkoseverfahrens und Monitorings mit Pat. besprechen. Anschließend schriftliche Einwilligung des Pat. einholen. Darauf achten, daß präoperativ angeforderte Laborwerte noch aktuell sind (☞ 1.1.1) und ursprünglich bestellte EKs und FFPs noch oder wieder in Bereitschaft vorgehalten werden.

- Bei *Notfalleingriffen* präoperative Visite in Abhängigkeit von der präop. zur Verfügung stehenden Zeit und dem Zustand des Pat. auf Wesentliches verkürzen. Wichtig ist eine *schriftliche* Dokumentation!
- Bei *Bewußtlosen* Fremdanamnese von Begleitern, Angehörigen, vorbehandelnden Ärzten einholen, Studium der Patientenakte und körperliche Untersuchung. Die Angehörigen über vorgesehenen Eingriff informieren.

Nach Möglichkeit sollten die präoperative Visite und nachfolgende Narkose vom selben Anästhesisten durchgeführt werden.

1.1.1   Patientenakte und Anamnese

Patientenakte
➤ Vorhandene Unterlagen auf Vollständigkeit und nach folgenden Punkten durchsehen:
- Informationen des einweisenden Hausarztes über Vorerkrankungen, Medikation, Ergebnisse von Voruntersuchungen (z.B. Labor, EKG, Röntgen). Dadurch Vermeidung von Doppelanforderungen bereits erfolgter Untersuchungen
- Für vorliegende Befunde können folgende Richtlinien gelten: Akzeptiert werden bei seit der Untersuchung unverändertem Patientenstatus:
  - Laborwerte nicht älter als 1 Wo.
  - EKG nicht älter als 1 Mon.
  - Rö-Thorax nicht älter als 1 Jahr
- Zwischenzeitlich eingetretene neue Aspekte erfordern eine aktuelle Wiederholung der jeweiligen Untersuchung
- Bei früheren Aufenthalten des Pat. in der jetzigen oder auswärtigen Klinik alte Akten oder Verlegungs- bzw. Abschlußberichte
- Jetziger Aufnahmebefund, Krankheitsverlauf, Zeitpunkt und Ergebnisse von präop. Diagnostik und Therapie, Konsile, Beobachtungen des Pflegepersonals.

Anamnese
Vor der präop. Visite sollte der Pat. den Anamnese- und Aufklärungsbogen schon ausfüllen. Entsprechendes Vorgehen mit Pflegepersonal auf Station absprechen. Der Anästhesist geht unklare oder auffällige Punkte dieses Bogens und der Patientenakte gemeinsam mit Pat. durch. Erfragt und dokumentiert werden:
- *Jetzige Beschwerden* (zeitliche Entwicklung, Symptome)
- *Aktuelle begleitende Veränderungen der Gesundheit und Belastbarkeit* (z.B. Infekte der Atemwege oder des GIT, Einschränkungen/Verbesserungen im Alltag wie Treppensteigen, selbständige Versorgung im Haushalt, Gartenarbeit)
- *Frühere Unfälle und OPs* (Zeitpunkt, Art, Auffälligkeiten bei früheren Eingriffen oder Narkosen, insbesonders Intubationsschwierigkeiten, Transfusionszwischenfälle)
- *Vor- und Begleiterkrankungen:*
  - Herz-Kreislaufsystem: Herzinsuff., KHK, Hyper- oder Hypotonie, Rhythmusstörungen, Herzinfarkt, Varikosis, Thrombose, Embolie, pAVK
  - Atmungsorgane: tägl. Zigarettenzahl, chron. Bronchitis, obstruktive Atemwegserkrankungen, Tbc, Pneumonie, Emphysem
  - Nieren: Insuff., Steine, Entzündungen
  - Leber: Insuff., Hepatitis, Fettleber, Alkohol (Menge und Art), Gallenblasenerkr.

1

- GIT: Ulcera ventriculi oder duodeni, M. Crohn, Colitis ulcerosa, Zwerchfellhernien
- ZNS: Lähmungen, Krampfanfälle, Apoplex
- Stoffwechsel: Diab. mell., Gicht, Hyper-/Hypothyreose, Obstunverträglichkeit (Fruktose)
- Augen: Glaukom, Glasauge
- Bewegungsapparat: rheumatoide Arthritis, Arthrose, Wirbelsäulenschäden (z.B. Dens-Instabilität, eingeschränkte HWS - Beweglichkeit, Lumbalgie, Ischialgie)
- Gerinnungssystem: Marcumarther., Hinweise auf Blutungsneigung wie Nasenbluten, blaue Flecken
- *Allergieneigung:* Heuschnupfen, Überempfindlichkeit gegen Penicillin oder andere Medikamente, Pflaster, Latex, Nahrungsmittel
- *Bei Frauen*: Zyklusanamnese, mögliche Schwangerschaft
- *Jetzige Medikation* (Art, Dosis, Applikationsweg): Wichtig sind Antihypertensiva, Nitropräparate, Herzglykoside, Antiarrhythmika, Antikoagulantien, Antidiabetika, Antibiotika, Antikonvulsiva, Psychopharmaka, Opioide, Drogen- oder Medikamentenabhängigkeit.
- *Zahnprothesen, Zahnspangen, lockere Zähne, Brille, Kontaktlinsen, Hörgerät.*

1.1.2   Körperliche Untersuchung ──────────────

Umfang und Art der Untersuchung sind variabel in Abhängigkeit vom geplanten Eingriff, der Art des Anästhesieverfahrens und der Anamnese des Pat; Untersuchung umfaßt aber mindestens:
- *Allgemein- und Ernährungszustand:* Körpergröße und -gewicht, Körpertemperatur
- *Bewußtseinslage:* orientiert, kontaktfähig, verwirrt?

Haut und Schleimhaut
- Exsikkosezeichen: „stehende" Hautfalten, trockene Haut/Schleimhaut, borkige Zunge, Puls flach/schnell, Hypotonie
- **Zyanose:** periphere Zyanose: lokal begrenzte oder generell erhöhte O_2-Ausschöpfung bei normaler O_2-Sättigung des Blutes in der Lunge. Haut und Akren blau, Zunge jedoch nicht. Ursache z.B. Herzinsuff.
  - zentrale Zyanose: O_2-Sättigung im art. Blut sinkt unter 85 %. Haut und Zunge blau. Ursache z.B. Lungenerkrankungen, Herzvitien
  - ➤ Zyanose bei Anämie. Wenn < 50 g/l desoxygeniertes Hämoglobin vorhanden, ist Zyanose nicht sichtbar!
  - ➤ Ist der Pat. anämisch (z.B. Hb = 80 g/l), würde sich eine Zyanose erst ab ca. 60 % Anteil von desoxygeniertem Hämoglobin am Gesamt-Hb zeigen
  - ➤ Bei Polyglobie (z.B. Hb > 180 g/l) wird eine Zyanose bereits ab 30 % Anteil von desoxygeniertem Hämoglobin am Gesamt-Hb sichtbar
- Ikterus: Gelbfärbung der Skleren ab Serum-Bili > 1,5 mg/dl (> 26 µmol/l)
- Anämie: Konjunktiven erscheinen blaß, wenn Hb < 90 g/l
- Ödeme: Prätibial, periorbital, sakral, ein/beidseitig
- Narben: z.B. von früheren OPs, Ekzeme (Allergieneigung).

Herz und Kreislauf
- *Herzauskultation:* Frequenz (Tachykardie > 100/Min, Bradykardie < 60/Min) und Rhythmus (regelmäßig, unregelmäßig, peripheres Pulsdefizit gibt Hinweis auf Vorhofflimmern)

• *Herztöne:*
  - *1. Herzton*: tiefer „Myokardanspannungs- bzw. AV-Klappenschlußton". Punctum maximum an der Herzbasis (3. ICR li. parasternal = Erb'scher Punkt). An der Herzspitze lauter als der 2. Herzton.
    Laut bei „Streß", z.B. Fieber, Anämie, Gravidität, Hyperthyreose
    Paukend bei Mitralstenose
    Gedämpft bei Kontraktilitätsverminderung: Herzinsuff., Infarkt, Perikarderguß, Myokarditis
    Hörbar gespalten bei Schenkelblöcken und bei Extrasystolie
  - *2. Herzton*: höherfrequenter „Semilunarklappenschlußton". Punctum maximum am Erb'schen Punkt
    Laut bei Aortensklerose, Hypertonus
    Gedämpft oder fehlend bei Aortenstenose
    Physiologische, bei Inspiration verstärkte Spaltung: Aortenklappe schließt vor Pulmonalisklappe
    Paradoxe Spaltung: Pulmonalisklappe schließt vor Aortenklappe, bei Exspiration verstärkt. Bei Linksschenkelblock, Hypertonus, Aortenisthmusstenose
    Fixierte Spaltung bei Vorhofseptumdefekt
    Weite Spaltung bei pulmonaler Hypertonie und Rechtsschenkelblock
  - *3. Herzton:* ventrikulärer Füllungston in der frühen Diastole. Im Vergleich zum 2. Herzton später, im Vergleich zum Mitralöffnungston dumpfer und ebenfalls später. P.m. an der Herzspitze. Beim Erwachsenen nur bei rascher Ventrikelfüllung hörbar, z.B. bei Mitralinsuff., Herzinsuff. (erhöhte Vorlast).
    Bei Kindern und Jugendlichen häufig und physiologisch.
  - *4. Herzton:* niederfrequenter Vorhofkontraktions- und Myokardfüllungston kurz vor dem 1. Herzton. Im Vergleich zum 1. Anteil eines gespaltenen 1. Herztons leiser und gegenüber dem 2. Anteil des 1. Herztons anders klingend. Punctum maximum bei Erb.
    Hörbar bei verstärkter Vorhofkontraktion bei Herzinsuff.,
    häufig bei Hypertonus, Aortenstenose, Myokardinfarkt.
    Bei Jugendlichen physiologisch.
    Fehlt bei Vorhofflimmern.
  - *Mitralöffnungston (MÖT):* diastol. Zusatzton über 5. ICR li. parasternal bei Mitralstenose, kann bei Vorhofflimmern nicht auskultiert werden.
• *Geräusche:* Jeweils Zeitpunkt, Lautstärke (übliche Skala 1/6 = sehr leise bis 6/6 = laut), Frequenz (hoch-, niederfrequent), Atemabhängigkeit und Punctum maximum bestimmen.
  - *DD Systolikum:* Mitral- und Trikuspidalinsuff. (Pansystolikum), Aorten- oder Pulmonalstenose (spindelförmig, in die Karotiden fortgeleitet), Ventrikelseptumdefekt (Frühsystolikum), Aorteninsuff. (Mittsystolikum), offener Ductus Botalli (Maschinengeräusch)
  - *Funktionelle Herzgeräusche:* ohne organische Herzveränderung, P.m. meist nicht lokalisiert, selten holosystolisch: z.B. bei schwerer körperlicher Arbeit, Fieber mit hohem HZV, Anämie mit hoher Viskosität des Blutes, Schwangerschaft, Hyperthyreose
  - *Akzidentelles Herzgeräusch:* bei Gesunden, meist Jugendl.; ohne strukturelle oder funktionelle Herzveränderungen. Geräusch meist leise, lokalisiert, nicht ausstrahlend, evtl. nach Lagewechsel verschwindend. Nie diastolisch!
  - *DD Diastolikum:* Mitralstenose (Mitralöffnungston, ☞ Abb.), Aorteninsuff. (Frühdiastolisches Decrescendo), offener Ductus Botalli (Maschinengeräusch)

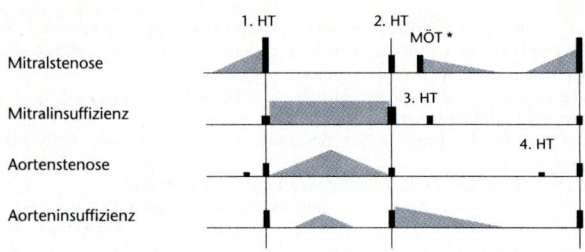

Abb. 1.1: Typische Auskultationsbefunde bei Herzklappenfehlern [A300–157]

- *Puls:* Frequenz, Seitenvergleich, Rhythmus, peripheres Pulsdefizit
- Inspektion und Palpation peripherer Venen und Arterien.

Systolischen und diastolischen Blutdruck messen
- Hypertonie 130/90 mmHg, Hypotonie 105/60 mmHg
- Seitenvergleich: Differenz 20 mmHg gilt als pathol.
- Manschette sollte 3/5 des Oberarms bedecken (bei kleineren Manschetten falsch hohe RR-Werte)
- Bei Dialysepat. nie am Shuntarm messen, bei Hemiplegikern nicht an der gelähmten Seite
- Auffällige RR-Messungen im Lauf der präop. Visite wiederholen
- Vergleich mit früheren Werten in der Pat.kurve.

Atmungsorgane
- *Grad der Mundöffnung, Zahnstatus, HWS-Beweglichkeit*
- ➤ Ist bei max. Mundöffnung die Uvula nicht vollständig sichtbar, muß man mit Intubationsschwierigkeiten rechnen! ☞ 2.4.8.
- Einengung oder Verlagerung der Atemwege, z.B. bei Struma, Tracheostoma?
- *Auskultation der Lunge:* Atemgeräusch ist
  - *vesikulär* nur bei Inspiration leises Rauschen, Normalbefund
  - *abgeschwächt* bei Infiltration, verminderter Entfaltung
  - *fehlend* bei Pneumothorax, Erguß
  - *verschärft,* laut, fauchend, bei beginnender Infiltration
  - *pfeifend,* stridorös, bei Einengung der oberen Luftwege
  - *Bronchialatmen,* auch bei Exspiration hörbar, z.B. bei Infiltration, Lungenfibrose
- *Nebengeräusche:*
  - *trockene Rasselgeräusche* (RG): Pfeifen, Giemen, Brummen, entstehen durch schwingende Schleimfäden im Luftstrom von In- und Expirium, z.B. bei Asthma, chron. obstr. Bronchitis
  - *feuchte Rasselgeräusche,* nur im Inspirium vorhanden. Zu unterscheiden sind hierbei *grobblasige,* tieffrequente RG bei Flüssigkeit in den Bronchien, z.B. bei akutem Lungenödem, Bronchiektasen und *feinblasige,* hochfrequente RG bei Flüssigkeit in Bronchiolen und Alveolen, z.B. bei chron. Linksherzinsuff. mit

Lungenstauung. Feinblasige feuchte RG können sein: *klingend* (ohrnahe RG bei Infiltration) oder *nicht-klingend* (ohrferne RG bei Stauung).

Vergleich typischer physikalischer Lungenbefunde			
Diagnose	**Perkussions-befund**	**Stimm-fremitus**	**Auskultation**
Kardiale Stauung	Dämpfung (oder normal)	Normal oder ↑	Feuchte, eher spätinspiratorische, nicht-klingende RG
Pneumoni-sches Infiltrat	Dämpfung	↑	Feuchte, ohrnahe, frühinspiratorische, klingende RG
Pleuraerguß	Dämpfung, aber lageveränderlich	Aufgehoben	Fehlendes Atemgeräusch, oft feuchte RG im Grenzbereich
Große Atelektase	Dämpfung	↓	Abgeschwächtes bis fehlendes Atemgeräusch
Chronische Bronchitis	Normal	Normal	Trockene RG, auch feuchte, nichtklingende RG, bei zusätzlicher Atemwegsobstruktion Giemen und Brummen
Pneumo-thorax	Hypersonor	Aufgehoben	Fehlendes Atemgeräusch
Lungen-emphysem	Hypersonor	↓	Atemgeräusch abgeschwächt

- *Besonderheiten an vorgesehenen Punktionsstellen für Regionalanästhesie und Gefäßzugänge* (anatomische Verhältnisse, lokale Entzündungsherde, bereits vorhandene Zugänge)
- *Bewegungs- oder Lagerungseinschränkungen* an Armen und Beinen, z.B. bei *frozen shoulder,* Coxarthrose

1.1.3   Risikoabschätzung

Die Analyse und Einstufung des Anästhesierisikos beeinflusst den Umfang der erforderlichen präoperativen Diagnostik und erleichtert die Auswahl des angemessenen Anästhesieverfahrens, Monitorings und der Art der postoperativen Versorgung.

Klassifikation der American Society of Anesthesiologists (ASA):
- Risikogruppe 1 = Normaler gesunder Patient
- Risikogruppe 2 = Patient mit leichter Allgemeinerkrankung
- Risikogruppe 3 = Patient mit schwerer Allgemeinerkrankung und Leistungsminderung
- Risikogruppe 4 = Patient mit inaktivierender Allgemeinerkrankung, die eine ständige Lebensbedrohung darstellt
- Risikogruppe 5 = Moribunder Patient, von dem erwartet wird, daß er die nächsten 24 Std. nicht überlebt. Geplante OP ist ultima ratio.

Zur kardialen Risikoeinschätzung wird häufig die Einteilung der *New York Heart Association* herangezogen (NYHA I–IV) ☞ 4.1.2.

1.1.4   Apparative Routine-Diagnostik

1

Folgende präoperative Routine-Untersuchungen sollten mindestens durchgeführt worden sein bzw. angeordnet werden:

Patient	ASA 1	ASA 2 und 3	ASA 4 und 5
40. Lj.		Labor	
	Labor	EKG, Rö-Thorax, BGA, LuFu	Labor, EKG, Rö-Thorax, BGA, LuFu
40.–60. Lj.	Labor, EKG	Labor, EKG	
		Rö-Thorax, BGA, LuFu	Labor, EKG, Rö-Thorax, BGA, LuFu
> 60. Lj.	Labor, EKG, Rö-Thorax	Labor, EKG, Rö-Thorax,	
	LuFu	BGA, LuFu	Labor, EKG, Rö-Thorax, BGA, LuFu
	Bei jedem Pat. erforderlich	Je nach Patientenstatus, geplanter OP, Dringlichkeit und Narkoseart	

Pathologische EKG- oder Rö-Thoraxbefunde bei jüngeren Pat. sind zu selten, um hier Screening-Verfahren anzuwenden. Kosten- und Zeitaufwand gegen erwarteten Nutzen abwägen.

Labor
Laboruntersuchungen nicht pauschal, sondern in Abhängigkeit vom klinischen Befund, Anamnese und OP-Art anordnen. Laborparameter können Anamnese und körperliche Untersuchung nicht ersetzen.

Vor jedem Notfall- oder Elektiv- Eingriff sollten bei sonst gesunden Pat zumindest folgende Laborwerte vorliegen:
(Bei sonst gesunden Pat., ASA 1, 40 J. und OP ohne erwarteten Blutverlust kann auch hierauf verzichtet werden)
• *Hb* und *Hkt.* Hinweise auf die O_2-Transportkapazität. Bei Anämie ggf. präop. Auftransfusion. Polyglobulie kann das Thromboserisiko erhöhen und die Mikrozirkulation beeinträchtigen
   Beurteilung in Zusammenhang mit der Volumensituation: Exsikkierte Pat. können trotz Blutverlust falsch hohe Hb-Werte aufweisen. ,,Überwässerte" Pat. haben trotz ausreichender Gesamtmenge an Hämoglobin oft zu niedrige Hb-Konzentrationen.
• *Serum-E'lyte:* K^+ *und* Na^+ . Stets in Zusammenhang mit Säure/Basen und Wasserhaushalt beurteilen: Alkalose bewirkt Hypokaliämie, Azidose Hyperkaliämie; Überwässerung führt zu Hyponatriämie, Exsikkose zu Hypernatriämie.
   – K^+ ↓ : Erregbarkeit des Herzens ↑ , erhöhte Gefahr von Rhythmusstörungen unter Digitalis (☞ 22)
   – K^+ ↑ : Rhythmusstörungen, Kammerflimmern, Asystolie. Vgl. dazu das EKG: K^+ ↑ → T-Welle ↑; K^+ ↓ → T-Welle ↓ (engl. Merkspruch: ,,*No pot*[assium], *no tea* [T-wave], *but U-wave*"). Das EKG gibt Auskunft über die intrazelluläre K^+-Konzentration, das Serum-K^+ über die intravasale Kaliumkonzentration (☞ 21.K1)
   Bei der Beurteilung auf Diuretika- oder Laxantiengabe achten

- *Gerinnung: Quick, PTT, Thrombozyten* (Untersuchung in Abhängigkeit von Art der OP und des Anästhesieverfahrens anordnen):
  - Quick ↓ z.B. bei Heparin-, Marcumarther., Leberfunktionsstörung
  - PTT ↑ z.B. bei Verbrauchskoagulopathie, Heparin-, Marcumartherapie
  - Thrombozytenzahl ↓ z.B. bei Zytostatikather., Verbrauchskoagulopathie (☞ 2.10.1)
- *BZ* (☞ 21.G2)
- *Serum-Kreatinin*: ggf. Dosisanpassung von renal eliminierten Pharmaka (☞ 20.2)
- *Weitere Parameter* in Abhängigkeit von der Erkrankung des Pat.: z.B. CRP-Verlauf, Herzenzyme, Pankreasenzyme.

EKG
- Extremitäten- und Brustwandableitungen (12-Kanäle). Mind. 3–4 Herzaktionen pro Ableitung
- Bei Auffälligkeiten zusätzlich langen Rhythmusstreifen über 1/2–1 Min. schreiben lassen
- Auf Beschriftung achten: Patientendaten, Ableitgeschwindigkeit, Kennzeichnung der einzelnen Ableitungen
- Bei Anfertigung des EKGs auf Station, in der Ambulanz im Zweifelsfall nachfragen, wo genau EKG-Elektroden angebracht wurden.

Rö-Thorax
- In zwei Ebenen (posterior-anterior und seitlich) anfertigen und korrekt beschriften lassen.
- Bei der Beurteilung Einflußfaktoren berücksichtigen: z.B. War Aufnahme nur im Liegen möglich, in In- oder Exspiration, Pat. kooperativ?

Blutgasanalyse (☞ *2.5.3, 4.2.2, 21*)
- Nur bei anamnestischen oder klinischen Hinweisen auf pulmonale Erkr., große OP, wahrscheinliche postop. Nachbeatmung durchführen (lassen). Wichtiger Ausgangsparameter, der zum Vergleich mit intra- oder postop. gemessenen Werten herangezogen werden kann.

Normalwerte einer art. Blutgasanalyse bei 37 °C
- pH 7,35–7,45
- pO_2 70–100 mmHg
- pCO_2 36–44 mmHg
- HCO_3 22–26 mmol/l
- BE +/- 2

- Differentialdiagnostik:
  - pO_2 ↓, pCO_2 normal: *respiratorische Partialinsuff.* Pulmonaler Gasaustausch gestört aufgrund Erkr. des Lungenparenchyms. Folge ist art. Hypoxämie ohne Hyperkapnie
  - pO_2 ↓, pCO_2 ↑: *respiratorische Globalinsuff.* Beeinträchtigung von Atemantrieb oder Atemmechanik. Folge ist alveoläre Hypoventilation mit Hypoxämie und Hyperkapnie
  - Zeigt sich nach O_2-Gabe eine adäquate pO_2-Erhöhung, deutet das auf *pulmonale Diffusionsstörung* hin. Steigt der pO_2 nicht oder nur gering, liegt meist ein *pulmonaler Shunt* vor.

1

Lungenfunktion

- Nur bei anamnestischen oder klinischen Hinweisen auf pulmonale Erkr., große OP, wahrscheinliche postop. Nachbeatmung durchführen (lassen). Voraussetzung ist Pat., der bei der Untersuchung zur Mitarbeit in der Lage ist (Daher wenig sinnvoll bei verwirrten Pat., Schmerzen bei Atemexkursionen). *KI:* akut entzündliche Lungenerkr.

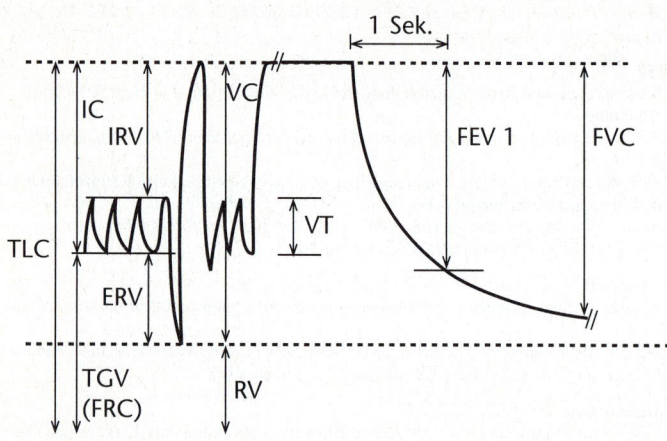

IRV = inspiratorisches Reservevolumen	ERV = exspiratorisches Reservevolumen
RV = Residualvolumen	FEV1 = exspiratorische Sekundenkapazität
TGV = thorakales Gasvolumen	FRC = funktionelle Residualkapazität
TLC = totale Lungenkapazität	FVC = forcierte Vitalkapazität
VC = (inspiratorische) Vitalkapazität	IC = inspiratorische Kapazität
VT = Atemzugvolumen	

Abb. 1.2: Spirometrie [A300-157]

- Normwerte sind abhängig von Lebensalter, Größe, Körpergewicht und Geschlecht. Aufgelistet in Tabellen der Europäischen Gemeinschaft für Kohle und Stahl, EGKS, und sollten für den jeweiligen Pat. spezifische Normalparameter von der Spirometrieabteilung zusammen mit den Untersuchungsergebnissen ausgedruckt sein.
- Für Anästhesisten wichtige Parameter:
  - Vitalkapazität (VC): max. ventilierbares Lungenvolumen (Männer meist 4,0 l, Frauen meist 3, 0 l; Normal ab 80 % des Tabellennormwerts.)
  - Residualvolumen (RV): nicht ventilierbares Volumen, das sich nach max. Exspiration noch in der Lunge befindet (meist 1–2 l)
  - Forciertes exspiratorisches Volumen in 1 Sek. (FEV$_1$) und Tiffeneauwert (FEV$_1$/VC x 100, meist ~ 70 %). Parameter zur Erkennung einer Obstruktion bei forcierter Atmung.

– Resistance: körperplethysmografisch bestimmter Atemwegswiderstand. Parameter zur Erkennung einer Obstruktion bei Ruheatmung (Meist 2,5 cm $H_2O/l/Sek.$).
- Differentialdiagnostik:

Parameter	Obstruktion	Restriktion	Emphysem
VC	↓	↓	↓
RV	↔ (↑)	↓	↑
FEV₁	↓	(↓)	↓
FEV₁/VC	↓	↔ (↓)	↓
Resistance	↑	↔ ↑	↔ (↑)

Lungenfunktionsparameter und Lungenresektion	
Parameter	**Erforderlicher Mindestwert**
Forcierte VC	> 50% des berechneten Werts oder > 2 l
FEV₁	> 50% des berechneten Werts
RV/Totale Lungenkapazität	< 50% des berechneten Werts
Diffusionskapazität	> 50% des berechneten Werts
Klinische Belastbarkeit	*problemloses Treppensteigen über mind. 2 Etagen*
(Richtlinien nach Gothard/Branthwaite 1982, Brindley et al 1982)	

Pulsoximetrie (☞ 2.5.3, 2.7.1)
- Nicht-invasive, schnell durchzuführende Untersuchung der O_2-Sättigung, die direkt bei der präoperativen Visite durchgeführt und ersten Anhalt für Lungenfunktionsstörung bieten kann. Gerät sollte in der Prämedikationsambulanz vorhanden sein. Kleine tragbare Apparate lassen sich auch auf Station mitnehmen.
- Normwerte: 95–99 % O_2-Sättigung, im Alter niedriger. Bei ↓: BGA, Lungenfunktion als weitere Untersuchung anschließen.

1.1.5 Anforderungen von Zusatzuntersuchungen

Bei anamnestischen Hinweisen auf Vor- und Begleiterkrankungen, sowie bei auffälligen Untersuchungsbefunden weitere Diagnostik veranlassen:
- Langzeit-EKG, Belastungs-EKG, Herzecho bei kardiopulmonalen Erkrankungen
- GOT, GPT, γGT, CHE, Albumin bei Leberschädigungen
- Gesamteiweiß, Elektrophorese bei Aszites, Ödemen, Nierenerkr.
- Funktionsparameter bei Schilddrüsenerkr.: T_4, T_3, TSH
- Trachea-Zielaufnahmen mit Saug-Press Versuch bei Schilddrüsenvergrößerungen, V.a. Tracheomalazie
- Rö/CT oder Dopplersonografie der hirnversorgenden Gefäße vor Gefäß-OPs, z.B. Carotis-Thrombendarteriektomie. Stenosegrad der übrigen hirnversorgenden Arterien zur Abschätzung der Kompensationsmöglichkeiten bestimmen lassen.

1.1.6   Konsile —————————————————————————

Zur Klärung des präop. Status des Pat. und dessen weiteren Verbesserbarkeit Kollegen entsprechender Fachgebiete heranziehen, beispielsweise:
- *Internistisches Konsil* mit der Fragestellung der Ther.optimierung z.b. von Herzinsuff., Herzrhythmusstörungen, pulmonalen Einschränkungen, Diab. mell.
- *HNO-Konsil* bei zu erwartenden Intubationsproblemen (Laryngoskopie)
- *Neurologisches Konsil* zur Statuserhebung bei neurol. auffälligen Pat.

1.1.7   Ergänzende präoperative Maßnahmen —————————

Festlegung des OP-Zeitpunkts

In Abhängigkeit von der Dringlichkeit der OP läßt sich die Ausgangslage des Pat. oft durch Vorbehandlungen verbessern. Entscheidung hierüber gemeinsam mit Operateur, konsiliarisch zugezogenen Ärzten und anderen Therapeuten treffen.

Man wird dem Pat. eher gerecht, seine OP bis zum optimalen Zeitpunkt zu verschieben (Abschluß der Vorbehandlung) und ihm die Gründe hierfür erklärt, als ihn einfach per Anruf auf Station „abzusetzen".

Häufige und wichtige Maßnahmen

- *Atemtraining* bei eingeschränkter Lungenfunktion
  Pneumonieprophylaxe durch Atmen gegen Widerstand (Aufblasen von Ballons oder Magensekretbeuteln mit langem Schlauch) oder mit erhöhtem Totraum (Giebelrohr, bei verschlossener Nase steigt das CO_2, Folge ist Atemstimulation.) *NW:* pO_2-Abfall, intrathorakale Druckerhöhung
- *Ausgleich des Wasser-, Elektrolyt- und Säure/Basenhaushaltes* (☞ 2.8)
  - Volumendefizit ist besonders häufig bei Pat. mit konsumierenden Erkr. (z.B. GIT-Tumoren), Pat. unter Diuretika-Therapie oder älteren Patienten mit insuffizienter Trinkmenge. Wenn möglich, orale Trinkmenge steigern, sonst i.v.-Substitution (besonders während der präop. Nahrungskarenz).
  - Präop. Dialyse bei terminaler Niereninsuff., anschließend nochmals E'lyte bestimmen lassen.
  - Hypovolämieausgleich nach ZVD durch i.v. Substitution. Mengenbegrenzung von Hydroxyäthylstärke (HAES) wegen Beeinträchtigung der Thrombozytenaggregation beachten.
  - Je nach Ausmaß der Elektrolytstörung und Dringlichkeit der OP orale oder parenterale Therapie

Präoperative Hypokaliämie

- Eine am Vorabend der OP festgestellte Hypokaliämie läßt sich nicht mehr wirksam durch 1–2 Kaliumtabl. ausgleichen!
- Stattdessen i.v. Substitution präop auf Station oder intraop. im OP. Vorgehen richtet sich nach Zustand des Pat., Dringlichkeit der OP und Ausmaß der Hypokaliämie

- Je nach Kaliumwert KCl-Zugabe in laufende Infusion (20–40 ml KCl 7,45 % pro 500 ml Infusionslösung). Bei ausgeprägter Hypokaliämie: Perfusor mit 50 ml KCl 7,45 % (1 ml = 1 mmol) mit Infusionsgeschwindigkeit 10–20 mmol/h einsetzen. K^+ schädigt die Venenwand. Zu hohe Infusionsgeschwindigkeit kann zu Schmerzen, Übelkeit und Herzrhythmusstörungen führen. Deshalb Pat. überwachen und max. 20 mmol/h in periphere Vene perfundieren, ZVK bevorzugen
- Vor Einleitung der Narkose im OP erneut Kaliumwert bestimmen lassen
- *Hilfen zur Einschätzung:*
  - Um in etwa ein Serum-K^+ von 3,5 auf 4,5 mmol/l zu heben, ist die Zufuhr von ca. 200 mmol K^+ erforderlich. Hierbei engmaschige Serum-K^+ Kontrollen, da erhebliche Umverteilung von extra- nach intrazellulär stattfindet.
  - BGA-Kontrolle: Eine Erhöhung des Serum-pH-Werts um 0,1 bewirkt eine Senkung des Serum-K^+ um ca. 0,4 mmol/l

- Eigenblutspende (☞ 2.11.2, 9.2.1)
- Herzschrittmacher (☞ 2.1.5, 8.3.1, 4.1.6):
- Bei bradykarden Rhythmusstörungen nach entsprechender Diagnostik durch konsiliarischen Internisten. Entweder Anlage eines permanenten Schrittmachers durch die Kardiologen oder direkt präop. Legen eines großlumigen Zugangs in die V. cava sup. (Schleuse) und Bereitlegen eines temporären Schrittmachers. Andere Möglichkeit: Aufkleben von perkutanen Schrittmacherelektroden.

Hinweise an die Station: Präoperative Bearbeitung der Pat.unterlagen
- Prüfen auf Vorhandensein, Aktualität und Vollständigkeit:
  - Aufklärungs- und Einverständniserklärung zum Eingriff und zur Anästhesie
  - Neueste Labor- und Beatmungsbefunde
  - Neueste diagnostische Befunde, z.B. EKG, Röntgen, Endoskopie
  - Blutgruppenoriginalschein, Anforderungsscheine
  - Aktuelle Kurve und Verordnungsbögen
  - Zusammenfassende Verlegungsbriefe
  - Alte Pat.akte
- Weitere Befunde, Konsile, Maßnahmen, je nach Anforderung durch Operateur oder Anästhesisten. ☞ Anordnungen auf Prämedikations- oder Konsilformular.
- Beschriften und Beifügen von Formularen für den Eingriff, z.B. Narkoseprotokoll, OP-Bericht, Histologieschein
- Beifügen eines Datenträgers mit Pat.daten, z.B. Magnetkarte, Chip, Abrollkarte, Adressetiketten.

1.1.8 Wahl des Anästhesieverfahrens

Stets individuelle Auswahl treffen unter Berücksichtigung von Patientenstatus, Art der OP und nach Möglichkeit Wünschen des Pat. Ziel ist größtmögliche Sicherheit für den Pat. und gute Arbeitsvoraussetzungen für den Operateur.

Allgemeine Anhaltspunkte:
- *Allgemeinnarkose mit Intubation* und kontrollierter Ventilation zur sicheren Beatmung ohne Gefährdung der Atemwege durch intraop. Aspiration, Laryngospasmus, usw. bei
  - Abdominal- und thoraxchirurgischen OPs
  - OPs im Kopf/Hals-Bereich
  - Langer OP-Dauer
  - Respiration-einschränkenden Lagerungen (Bauchlage)
  - Unkooperativen Pat.
  - Not-OPs bei nicht nüchternen Pat., wenn Lokal- oder Regionalanästhesie nicht indiziert
  - Pat. mit schwierigen anatomischen Voraussetzungen für Maskennarkose (Vollbart, kurzer dicker Hals)
- *Masken/Larynxmasken-Narkose* bei kurzen OPs, nüchternem Pat., Rückenlage
- *Regionalanästhesie* anwendbar bei
  - OPs an den Extremitäten und des Unterbauchs
  - Pat. mit schweren respiratorischen Störungen wie z.B. Asthma bronchiale, wenn von der Art der OP gleichwertig Allgemein- und Regionalanästhesie möglich wären
  - Voraussetzung: intakte Gerinnung (unauffällige Anamnese, Klinik und Laborwerte). Folgende Zeitintervalle sollten zwischen spinalen oder periduralen Punktionen/Kathetermanipulationen und Applikation von Antikoagulantien eingehalten werden, um die Gefahr eines spinalen Hämatoms zu minimieren:

Medikament	vor Punktion bzw. Katheterentfernung	nach Punktion bzw. Katheterentfernung	Laborkontrolle
ufH (low dose)	4 h	1 h	Thrombozyten bei Ther. > 5 Tage
UFH (high dose)	4 h	1–2 h	PTT, Thrombozyten, ACT*
nmH (low dose)	10–12 h	4 h	Thrombozyten bei Ther. 5 Tage
Acetylsalicylsäure	3 Tage	sofort nach Katheterentfernung	evtl. Blutungszeit
NSAIDs	1–2 Tage	sofort nach Katheterentfernung	–
Vitamin-K-Antagonisten	mehrere Tage	sofort nach Katheterentfernung	Quick

ufH, UFH = unfraktioniertes Heparin, nmH = niedermolekulares Heparin, NSAID = Nicht-steroidale Antiphlogistika; ACT* (Activated clotting time) = ACT-Normbereich: 120–150 Sek. Leicht durchführbare intraop. Kontrolle einer Heparinther. wegen guter Korrelation zwischen Heparinkonzentration im Plasma, TZ und ACT. *Prinzip:* 2 ml Blut werden in ein Celite-beschichtetes Teströhrchen gegeben, bei 37°C inkubiert und die Gerinnungszeit gemessen. (Empfehlungen der Deutschen Gesellschaft für Anästhesiologie und Intensivmedizin, DGAI, zu rückenmarksnahen Regionalanästhesien und Thromboembolieprophylaxe/Antikoagulation, Oktober 1997)

  - *KI:* Laufende high-dose Heparinisierung, fortbestehende Medikation von Vitamin K-Antagonisten

1.1.9 Aufklärung und Einwilligung zum Eingriff und zur Narkose, juristische Aspekte ─────────────

Aufklärung
Der Operateur stellt die OP-Ind., der Anästhesist beurteilt die Narkosefähigkeit, konsiliarisch herangezogene Ärzte die Frage präop. Verbesserungsmöglichkeiten.

Die Aufklärung durch den Operateur umfaßt
- Art und Umfang des Eingriffs
- Vorgehensweise
- Typische Komplikationen
- OP-Zeitpunkt
- Prä- und postoperative Maßnahmen
- Beantwortung der Fragen des Pat.

- Je weniger dringlich die OP-Ind., desto ausführlicher ist über die Risiken zu sprechen.
- Den Umfang der Aufklärung bestimmt der Pat. Er darf auch auf eine Aufklärung verzichten (dies dann schriftlich fixieren: „Pat wünscht keine Aufklärung.")
- Pat. besonders dann über Bluttransfusionen und ihre Risiken aufklären, wenn die OP weder als lebensrettend noch als dringlich einzustufen ist und mit der Möglichkeit einer Transfusion ernsthaft gerechnet werden muß.
- Zwar ist die Aufklärung über Transfusionen Aufgabe des Operateurs, der Anästhesist sollte jedoch auch darüber sprechen, weil er derjenige ist, der die Transfusion intraop. veranlaßt und durchführt.

Der Anästhesist bespricht
- die in Frage kommenden Narkoseverfahren mit den typischen Risiken
- präop. Flüssigkeits- und Nikotinkarenz
- die Prämedikation
- die postoperative Therapie

unter Berücksichtigung der Wünsche, Ängste und Fragen des Pat.

- Bestehen die organisatorischen und medizinischen Voraussetzungen zur Entnahme von Eigenblut, ist sie mit dem Pat. rechtzeitig zu besprechen und ggf. durchzuführen (☞ 2.11.2, 9.2.1).
- Kommt postop. die Schmerzbekämpfung mittels PCA-Gerät in Frage, Pat. schon jetzt mit dem Apparat vertraut machen (vgl. 1.4).

Einwilligung
Jede Maßnahme am Pat. ohne dessen Einwilligung gilt als Körperverletzung (§ 223 ff. StGB) und ist damit rechtswidrig. Grundlage ist das Persönlichkeits- und Selbstbestimmungsrecht (Art. 2 GG). Die Einwilligung des Pat. ist nach erfolgter Aufklärung so früh wie möglich einzuholen. Dabei ist der Vorabend der OP noch rechtzeitig genug. Über die Inhalte von Aufklärungsgespräch und die Einwilligung ist auf einem Prämedikationsbogen stets ein Vermerk anzufertigen.

1

- **Elektiveingriffe**:
  - Üblich ist die *Stufenaufklärung* und folgende Einwilligung. *1. Stufe*: Der Pat. erhält vor der präop. Visite ein Formblatt, das über den bevorstehenden Eingriff informiert. Auf dieser Grundlage erfolgt das Gespräch mit dem Operateur und Anästhesisten: *2. Stufe*: Anschließend erfolgt ggf. die mündliche und schriftliche Einwilligung. Wenn der Pat. nicht unterschreiben kann, Anwesende bei der mündlichen Einwilligung als Zeugen unterschreiben lassen.
  - Bei *nicht einwilligungsfähigen Pat.* ist der gesetzliche Vertreter zuständig, d.h. Eltern oder vom Gericht bestimmter Betreuer. Der Betreuer muß auch für Entscheidungen zu medizinischen Maßnahmen ermächtigt sein. Ist noch kein Betreuer bestellt, dann beim Amtsgericht des Wohnorts des Pat. beantragen (lassen).
  - *Kinder bis 14 J.* sind nicht gesetzlich einwilligungsfähig, sollten aber ihrem Entwicklungsstand entsprechend über den Eingriff aufgeklärt werden.
  - *Jugendliche von 14–18 J.* können selbst einwilligen, wenn sie in der Lage sind, die Bedeutung und die Folgen des Eingriffs und der Anästhesie für sich selbst zu erkennen. Ansonsten müssen die Erziehungsberechtigten einwilligen.
- **Notfalleingriffe:**
  - Aufklärung und Einwilligung in Abhängigkeit von der präop. zur Verfügung stehenden Zeit und dem Zustand des Pat. auf Wesentliches verkürzen. Wichtig ist auch hier eine schriftliche Dokumentation!
  - Bei **Bewußtlosen und nicht einwilligungsfähigen** *Pat.* ist vom mutmaßlichen Pat.willen auszugehen (Geschäftsführung ohne Auftrag, rechtfertigender Notstand gem. § 34 StGB). Es ist meist günstig, die Angehörigen über vorgesehenen Eingriff zu informieren.
- **Transfusionen/Zeugen Jehovas** (☞ 2.10.3)

Aufklärung und Einwilligung bei Patienten unter Medikamenteneinfluß

Vielfach sollen Pat. nach Aufklärung ihre Einwilligung zu Eingriff und Narkose geben, obwohl sie Medikamente erhalten haben, die ihre zentralnervöse Funktionsfähigkeit einschränkt. *Beispiel:* Pat. nach präoperativer Gastroskopie steht noch unter Midazolam-Sedierung.
Eine in dieser Situation eingeholte Einwilligungserklärung ist *nicht* rechtswirksam und muß daher nach Abklingen der Medikamentenwirkung eingeholt werden!

Haftung für „Kunstfehler" (☞ 1.5.4)

Arzt und Patient stehen in einem Dienstvertragsverhältnis: Nicht das Ziel (wiederhergestellte Gesundheit) ist garantiert, sondern die Art der ärztlichen Dienstleistung wird vereinbart. Ein Regelverstoß gegen die allgemein anerkannten Regeln der Wissenschaft wird als „Kunstfehler" bezeichnet. Der entstandene Schaden muß in adäquatem Zusammenhang mit dem „Kunstfehler" stehen. Im Zivilprozeß muß dies der klagende Patient beweisen. Besteht eine überwiegende Wahrscheinlichkeit, dann liegt die Beweislast aber beim beklagten Arzt. Vorgerichtlich können Schlichtungsstellen der Ärztekammer vermitteln und evtl. einen Prozeß vermeiden helfen.

1.1.10   Anordnung von Medikamenten

Vorbestehende Dauermedikation des Pat.

- **Weitergeben:**
  Antiarrhythmika, Antibiotika, Antihypertensiva, Antikonvulsiva, Anti-Parkinson-Medikamente, β-Blocker, Bronchodilatatoren, Schilddrüsenhormon-Substitution, Thyreostatika, trizyklische Antidepressiva, Augentropfen bei Glaukom.
  Ausnahme: Überdosierungssymptome, z.b. höhergradige AV-Blockaden bei β-Blokkern.
  Besonderheiten:
  - *ACE-Hemmer.* Lange HWZ. NW: Bei RR ↓ geringere Kompensation infolge eingeschränkter Vasokonstriktionsfähigkeit
  - *Digitalis:* Nur am Morgen des OP-Tages *nicht* geben wegen geringer ther. Breite, besonders bei Hypokaliämie. Toxische Wirkung: heterogene Arrythmien. Bei Pat. mit Diuretikather. oder Symptomen einer Digitalis-Toxizität präop. Digitalisspiegel bestimmen lassen
  - *Kalziumantagonisten.* NW: Wirkungsdauer von nicht-depolarisierenden Muskelrelaxantien ↑. Absetzen kann perioperativ zu RR ↑↑ und Myokardischämie führen.
  - *Neuroleptika* blockieren zentrale Dopaminrezeptoren und wirken anticholinerg. Kurzfristiges Absetzen wegen der langen Wirkdauer jedoch unsicher. Statt dessen sorgfältige kardiovaskuläre Überwachung.
  - *Thionamide* (z.B. Thiamazol, Favistan ®) Lange HWZ intrathyreoidal. Daher keine Exazerbationsgefahr einer Hyperthyreose, wenn Einnahme am Morgen des OP-Tages *nicht* erfolgte.

Notfall-OP bei hyperthyreotem Pat.

Ziel: Blockade dert peripheren Umwandlung von T_4 zu T_3.
Med.: präop. Gabe von hochdosierten Steroiden, Propanolol, Propylthiouracil (z.B. Thyreostat II®)

  - *Trizyklische Antidepressiva:* Lange HWZ. Daher kann auf Einnahme am Morgen des OP-Tages verzichtet werden. Bei langandauernder Ther. Reduktion endogener Noradrenalinspeicher. Dadurch verminderte Kompensationsmöglichkeit bei RR ↓. Zu Ther.beginn jedoch Hemmung der Noradrenalin-Wiederaufnahme. Dadurch gesteigerte kardiovaskuläre Reaktion auf Katecholamine mit RR ↑↑ möglich. Wegen der anticholinergen NW Vorsicht mit Gabe von anticholinerg wirkenden Substanzen (z.B. Atropin). Sorgfältiges kardiovaskuläres Monitoring besser als präop. Absetzen, da sonst Exazerbation der Depression möglich
- **Umstellen:** orale Antikoagulantien wie Cumarin (z.B. Marcumar®) durch Heparin ersetzen (☞ 4.6)
- **Ggf. Dosiserhöhung:**
  Glukokortikoide weitergeben. Wenn die Dosis über der Cushing-Schwelle liegt, *bei kleineren Eingriffen* Substitution mit 100 mg Hydrocortison präop. i.v., Halbierung der Dosis an Folgetagen, ab 3. Tag postop. weiter mit bestehender Dauermedikation. *Bei größeren OPs* je 100 mg Hydrocortison präop. , intraop. und postop. i.v. Halbierung der Dosis an Folgetagen, ab 3./4. Tag postop. weiter mit bestehender Dauermedikation ☞ 1.2.2, 4.5.4

1

- **Absetzen:**
  - *NSAID* (Analgetika, die die Zyklooxygenase hemmen und somit auch Thrombozyten-Aggregationshemmer sind). Acetylsalicylsäure ca. 3 Tage präop absetzen, übrige nicht-steroidale Antiphlogistika, NSAID, (z.B. Diclofenac, Ibuprofen, Indometazin) je nach Halbwertzeit der Substanz. Zumeist sind 1–2 Tage präop. ausreichend. ☞ 1.1.8
    NSAID sind aber oft zur Schmerzbekämpfung unabdingbar und den Opioiden bei Gelenk- und Knochenschmerzen oft überlegen. Daher sorgfältige Vor- und Nachteilabwägung, ggf. bei Schmerzen nur Opioide geben.
  - *MAO-Hemmer:* Lange HWZ. Generelle Empfehlung: 2–3 Wo. präop. absetzen. Blockade des Abbaus von Noradrenalin und Akkumulation falscher Transmitter in präsynaptischen Vesikeln. Dadurch eingeschränkte kardiovaskuläre Kompensationsfähigkeit des Pat. *NW:* Bei Interaktion mit Opioiden, derzeit besonders von Pethidin bekannt, Exzitationen mit Agitiertheit, Hyperthermie, Krampfanfällen, Koma möglich. Ursache: zentrale serotoninerge Überreaktion durch Wiederaufnahme-Hemmung. Bei Verzicht auf Pethidin wohl nur geringe Komplikationsgefahr durch MAO-Hemmer. Daher Umsetzung auf andere Substanzgruppe mit Hausarzt oder internistischem Konsiliarius frühzeitig erörtern oder Fortführung der chron. Therapie unter sorgfältigem periop. Monitoring.
  - *Orale Antidiabetika* am Vorabend und OP-Tag absetzen. Statt dessen Insulin/Glukose-Applikation nach BZ. ☞ 4.5.1

Medikamentöse Prämedikation

- *Wache, ansprechbare Pat.:* präoperative Anxiolyse mit Benzodiazepinen. Ziel: Pat. soll bei Ankunft im OP ohne Atemdepression wach und freundlich-distanziert sein. Benzodiazepine am Vorabend der OP (Einschlafhilfe) und präoperativ am OP-Tag oral verabreichen
  Beispiele:
  - Erwachsener Pat. pro 75 kg, mäßig aufgeregt: Nitrazepam (z.B. Mogadan®) 5 mg Tabl. p.o. oder Flunitrazepam (z.B. Rohypnol®) 0,5–1 mg zum Lutschen jeweils zur Nacht und 1–2 Std. präop. verabreichen.
  - Pat. in größerer Aufregung oder mit regelmäßigem Schlaf/Beruhigungsmittelkonsum: Verdoppelung der genannten Dosierung.
- *Sedierte Pat., assistiert oder spontan bei liegendem Tubus atmend:* Vor Transport und Eingriff stärker sedieren, evtl. auf kontrollierte Beatmung übergehen. Sind Schmerzen beim Umlagern zu erwarten, prophylaktische Gabe von Opioiden.
- Intubierte und beatmete Pat.: Evtl. Vertiefung der Analgosedierung
- Vor *Eingriffen* im Bereich *des oberen Respirationstraktes* (z.B. Tracheotomie) ist die Reduzierung der Schleimsekretion wichtig. Daher Nachtmedikation wie oben und Prämedikation mit Atropin i.m.:
  - 1 Std. präop. 0,5 mg Atropin, 50 mg Pethidin, 10 mg Triflupromazin in einer Spritze. Bei mehr als 75 kg KG 0,5 mg Atropin, 75 mg Pethidin, 20 mg Triflupromazin.
  - Pat. mit Allergieneigung erhalten statt Triflupromazin (eher antiemetische Wirkung) 25 bzw. 50 mg Promethazin (eher antihistaminerge Wirkung).
- Bei Pat. mit bekannten *Allergien* etwa 30 Min. vor geplanter Maßnahme (z.B. radiologische Untersuchung mit Kontrastmittel) i.v. Gabe von Antihistaminika. Beispiel: H_1-Histaminrezeptorenblocker (z.B. Clemastin = Tavegil® 1–2 Amp. à 2 mg) und H_2-Blocker (z.B. Ranitidin = Zantic® 1–2 Amp. à 50 mg). Bei bekannter Anaphylaxie zusätzlich Prednisolon (z.B. Solu-Decortin-H® 250–1000 mg) i.v.

- *Endokarditisprophylaxe* bei Pat. mit anamnestischer Endokarditis- oder Klappener-
  krankung, Klappenersatz, unmittelbar vor dem Eingriff, bei OP ≥ 3 Std. Wieder-
  holung nach 6 Std.
  Auswahl des Antibiotikums:
  - Bei mäßigem Endokarditis-Risiko genügt eine Antibiotikumdosis (p.o. oder i.v.).
  - Bei hohem Risiko einer fortdauernden Bakteriämie 2 d behandeln (☞ Tab.).

Endokarditisprophylaxe

Bakteriämie-Quelle	Mäßiges Risiko (p.o. 1 h vor dem Eingriff, i.v. 30 Min.)	Hohes Risiko, p.o. Prophylaxe (Erstgabe 1 h vor Eingriff)	Hohes Risiko, i.v. Prophylaxe (Erstgabe 30 Min. vor dem Eingriff)
Oropharynx	Amoxycillin 3 g p.o. oder 1 g i.v.	Amoxycillin 3 g p.o., dann 750 mg über 2 d alle 6 h p.o.	Amoxycillin 1 g, alle 8 h über 2 d + Gentamycin 120 mg, dann 5 x 80 mg über 2 d
Verdauungs-, Urogenitaltrakt	Amoxycillin 3 g p.o. oder 1 g i.v.	Amoxycillin 3 g p.o., dann 750 mg über 2 d alle 6 h p.o.	Amoxycillin 1 g, alle 8 h über 2 d + Gentamycin 120 mg, dann 5 x 80 mg über 2 d
Haut	Flucloxacillin 2 g p.o. oder 1 g i.v.	Flucloxacillin 2 g p.o., dann 500 mg über 2 d alle 6 h p.o.	Flucloxacillin 1 g, alle 8 h über 2 d + Gentamycin 120 mg, dann 5 x 80 mg über 2 d
Patienten mit Penicillinallergie			
Oropharynx	Clindamycin 600 mg p.o. oder i.v.	Clindamycin 600 mg p.o., dann 300 mg 2 d alle 6 h p.o.	Vancomycin 1 g, alle 12 h über 2 d + Gentamycin 120 mg, dann 5 x 80 mg über 2 d
Verdauungs-, Urogenitaltrakt	Vancomycin 1 g i.v.	Vancomycin 1 g i.v., wdh. alle 12 h über 2 d p.o.	Vancomycin 1 g, alle 12 h über 2 d + Gentamycin 120 mg, dann 5 x 80 mg über 2 d
Haut	Clindamycin 600 mg p.o. oder i.v.	Vancomycin 1 g i.v., wdh. alle 12 h über 2 d p.o.	Vancomycin 1 g, alle 12 h über 2 d + Gentamycin 120 mg, dann 5 x 80 mg über 2 d

Präoperative Anforderung von Blutprodukten (2.10, Transfusionsmedizin)

- Blutgruppenbestimmung mit Kreuzblut in Bereitschaft, wenn mit relevanter intraop.
  Blutung gerechnet werden kann, dann EK „kreuzen" lassen
- Darüberhinaus FFP, TK, Gerinnungsfaktoren in Abhängigkeit von geplanter OP
  und Besonderheiten des Pat.

1

Flüssigkeits-, Nahrungs- und Nikotinkarenz

- Generelle Richtlinie: für mind. 6 Std. vor einer OP ist eine Nahrungskarenz erforderlich, damit sich der Magen ausreichend entleeren kann. So wird die Gefahr der Aspiration während der Narkoseeinleitung verringert. Der Pat. sollte am Vorabend der OP nach dem Abendessen keine feste Nahrung und nach dem Zubettgehen keine Flüssigkeit mehr zu sich nehmen.
- Da das Rauchen die Magensaftproduktion anregt, ist es ebenfalls 6 Std. vor der OP einzustellen. Raucht der Pat. dennoch am OP-Tag, auf Zeitintervall von mind. 4 Std. zwischen letzter Zigarette und Narkosebeginn achten
- Verlängerung der Entleerungszeit bei Streß (Schmerz, Trauma, OP), erhöhtem intraabdominellen Druck (Aszites, Schwangerschaft, Tumor), Ileus, diab. Polyneuropathie, Hypothyreose. Narkoseführung, wie bei nicht-nüchternen Pat. (Ileuseinleitung, ☞ 3.3.7)
- Bei Magenausgangsstenose präoperative Nahrungskarenz evtl. auf 24–48 Std. verlängern, nasogastrale Entlastungssonde legen. Sonst auch Ileuseinleitung, ☞ 7.1.5. Unmittelbar vor Narkosebeginn erneute E'lytkontrolle
- Am Vorabend der OP sollte der Dickdarm durch Klistier oder Einlauf entleert werden. Pat. vor Verabreichung der Prämedikation und Transport in den OP noch einmal zum Wasserlassen auffordern
- Die orale Zufuhr der präoperativ verordneten Medikamente mit einem Schluck Wasser widerspricht nicht dem Gebot der Nahrungskarenz.

1.1.11   Dokumentation ────────────────────────────

Schriftliche Zusammenfassung der präop. Visite entweder auf Rückseite des Anamnese- und Aufklärungsformulars oder auf gesondertem Prämedikationsprotokoll:
- Besonderheiten der Patientendaten aus Akte, Anamnese und Untersuchung
- Risikoabschätzung
- Geplante OP und Anästhesieform einschließlich Monitoring
- Aufklärung und Einwilligung des Pat. für die anästhesiologischen Maßnahmen
- Anordnungen für Station (ergänzende präop. Maßnahmen, präop. Medikation).

Medizinische

Universität zu Lübeck
Klinik für Anaesthesiologie
Direktor: Prof.Dr. med. P. Schmucker

Patientenetikett

Anamnese/Befund:	Größe:	Gewicht:	Herzbefund: (auskult., Echo, Ergo)
			EKG: (Langzeit-EKG)
			Lungenbefund (auskult., Rö-Thorax)
Allergien:			

Atemwege: (MP I-IV)			BGA:	Datum:	LUFU:	Datum:
			pO$_2$		VK:	VK(%):
RR: /	Puls:	ggf. fiberopt. Intubation:	pCO$_2$		FEV$_1$:	FEV 1 (%):

Dauermedikamente:

Bemerkungen: (Monitoring, Besonderheiten,

Geplante Operation:	Geplantes Anästhesieverfahren:

Intensivbett post-op geplant: | Intensivbett   Station: |

Anordnungen für Station:

Blutgruppe: EK [ ]   FFP [ ]   Thromb.Konz.:   Eigenblut |

Konsile:

Fehlende Befunde, besondere Maßnahmen:

Prämedikation, vorbehaltlich ausstehender Befunde, Konsile, Intensivbett:

Datum:	Uhrzeit	Art des Medikaments	Dos.	Appl.-Ort	Verabreicht (Schw./Pfleger)

Anästhesist/in (Nr.):   Uhrzeit: Min: Dienstart: ND   BD   RD   ÜS

Lübeck, den   19_____

Unterschrift des/der Anästhesisten/in

Abb. 1.3: Beispiel Prämedikationsblatt

1

1.2   Der anästhesiologische Arbeitsplatz

1.2.1   Basisausstattung und Überprüfung

Sicherheit

Um die Sicherheit zu erhöhen und Narkosezwischenfälle zu vermeiden, ist eine sorgfältige Vorbereitung des gesamten Anästhesiezubehörs sowie der Überwachungsgeräte und Medikamente vor jeder Narkose (Allgemeinanästhesie oder Regionalanästhesie) erforderlich.

Ausrüstungsbedingte Narkosekomplikationen: Undichtigkeiten im Atemsystem, unbeabsichtigte Verstellung der Gasflußrotameter, Störungen der Gaszufuhr, Verwechselungen von aufgezogenen Spritzen, Diskonnektion der Infusionsleitung, Funktionsstörungen des Laryngoskops.

Standardzubehör für die Allgemeinanästhesie
- Narkosegerät bzw. Narkosesystem (Vorbereitungsraum, OP-Saal, Ausleitungsraum)
- Maske zur Präoxygenierung ☞ 2.3
- Intubationsbesteck (Laryngoskop mit mehreren Spateln) – auch bei Maskennarkosen bzw. Larynxmaske ☞ 2.4.3
- Endotrachealtuben (z.B. Magill, Woodbridge) – Cuff auf Dichtigkeit überprüfen! ☞ 2.4.4
- Führungsstab ausreichender Länge (Erwachsene, Kinder)
- Blockerspritze (10 ml Spritze)
- Magillzange (Branchen mit Pflaster bezogen → Cuffschutz)
- Klemme zum Abklemmen der Manschettenzuleitung, ggf. Cuffdruckmesser (z.B. Endotest®, Fa. Rüsch)
- Gleitmittel für Tubus und Führungsstab (z.B. 5 ml Xylocain® Gel 2 % über das untere Tubusdrittel gleichmäßig verteilen)
- Oropharyngealtuben (Guedel-Tuben) ☞ 2.3.3
- Absauggerät und verschiedene Absaugkatheter (angeschlossen), ggf. Suction-Booster
- Instrumentarium für die Venenpunktion: Venenverweilkanülen (G 14 – G 26), Staubinde, Hautdesinfektionsmittel, Tupfer, Fixationspflaster, ggf. Lokalanästhesie (z.B. bei Kindern EMLA-Creme zur Oberflächenanästhesie der Haut)
- Kristalloid-Infusionslösungen (z.B. Sterofundin®) und Plasmaexpander (z.B. HAES®) mit Infusionsbesteck ☞ 2.8.2
- EKG-Monitor ☞ 2.7.1
- Pulsoximeter ☞ 2.7.1
- Kapnometer ☞ 2.7.1
- Blutdruckmanschetten (verschiedene Breiten)
- Blutdruckmonitor (z.B. Dinamap®) ☞ 2.7.1
- Stethoskop
- Temperatursonde (rektal, ösophageal) ☞ 2.7.1

- Medikamente: Einleitungsnarkotikum (z.B. Brevimytal®, Trapanal®, Hypnomidate®, Disoprivan®), Sedativ-Hypnotika (z.B. Valium®, Rohypnol®, Dormicum®), intravenöse Narkosemittel (z.B. Fentanyl, Rapifen®, Sufenta®, Ketanest®, Ultiva®, Ketanest®-S), nicht-depolarisierende Muskelrelaxantien (z.B. Alloferin®, Pancuronium, Tracrium®, Norcuron®· Nimbex®, Mivacron®, Esmeron®), kurz wirkendes Muskelrelaxans (Succinylcholin), Cholinesterasehemmer (Prostigmin®), Opioid-Antidot (Narcanti®), Atropin, kardiovaskuläre Medikamente (Vasopressoren, Vasodilatatoren, inotrope Substanzen), Bronchospasmolytikum (Euphyllin®).

 Tips & Tricks
- Sind die Spritzen mit den Medikamenten richtig beschriftet?
- Narkosewagen vollständig aufgefüllt?
- Liegen die Notfallmedikamente griffbereit?
- Keine Narkose ohne Puls- und Blutdrucküberwachung, ohne venösen Zugang und ohne ausreichende Präoxygenierung
- *Cave:* Die meisten vermeidbaren Narkosezwischenfälle entstehen durch menschliche Fehler (mangelnde Vertrautheit mit dem Instrumentarium, ungenügende Narkoseerfahrung, Übermüdung, Unachtsamkeit, Hast und Nachlässigkeit).

Standardzubehör bei Regionalanästhesien ☞ 6.2.8, 6.3.7

——— Überprüfung des Narkosegerätes ———

- Umgang mit medizinischen Geräten ab 1.6.1998 durch das Medizinproduktegesetz (MPG) geregelt; das MPG ersetzt die MedGV ☞ 1.2.7 MPG
- Unabdingbare Voraussetzung: Grundlegende Kenntnisse der Funktion des Gerätes und der gültigen Gebrauchsanweisungen; diese werden vom Hersteller mitgeliefert und sollten beim Gerät aufbewahrt werden, nicht im Aktenordner beim Chef oder Gerätebeauftragten!
- Narkosezubehör systematisch nach Checkliste vor der Narkose überprüfen.
- Der Narkosearbeitsplatz „CICERO" (Dräger AG) z.B. arbeitet mit einem Selbsttest, der in 10 Teilblöcke aufgeteilt ist; zu Beginn des Testes wird der Anwender aufgefordert, bestimmte Manipulationen am Gerät durchzuführen (z.B. Frischgas zu, Y-Stück auf/zu, APL = 30 mbar) und jeweils durch Knopfdruck zu bestätigen („quittieren") → Eingrenzung möglicher Fehlerursachen, schnellere Aufdeckung von Störungen.

——— Überprüfung der Überwachungsgeräte ———

EKG-Monitor, elektrisches Thermometer, Verstärker und Druckaufnehmer für die invasive arterielle Blutdruckmessung, Pulsoximeter, Kapnometer, Narkosegasüberwachung etc. überprüfen und entsprechend abgleichen; Alarmgrenzen einstellen; ein Defibrillator muß funktionsbereit für mehrere Operationssäle zur Verfügung stehen.

1

Checkliste für Inhalationsnarkosen

Was?	Wie?	Soll
Narkosegas		
Flaschenversorgung	Ventile öffnen	Druck O_2 > 50 bar N_2O > 30 bar
Zentralversorgung	Steckkupplungen einstecken Dosierventile öffnen: zuerst O_2 (O_2 offen lassen), dann N_2O	Schauzeichen grün bzw. weiß Flow vorhanden
Narkosegasabsaugung Narkotikafilter	Steckkupplung einstecken Filterzustand	Schauzeichen grün Filter erneuert
O_2-Flush (Bypass)	Schalter betätigen	Flow vorhanden
Vapor	Nullstellung Füllung Umschalter	arretiert ausreichend Schalterstellung richtig
Stecksystem	Anschluß	Stecksystem verriegelt
Beatmungsgerät	Verbindungen zum Kreissystem herstellen, Einschalten, Einstel- lungen prüfen, bei Inspiration Y-Stück verschließen	Fester Sitz, Beatmungsdruck vorhanden
Kreissystem	Schläuche, Atembeutel, Absorber, Volumeter, Volumeter-Heizung, Beatmungsdruckmes- ser, Meßanschlüsse, Ventilteller (insp.+ exsp.), Mischgasschlauch	Vollständigkeit und fester Sitz
Atemkalk	Zustand der Füllung	Kalk erneuert, kein Farbumschlag
O_2-Meßgerät	Funktionsprüfung, Kalibrierung	Funktion vorhanden
Monitore	Funktionsprüfung, Kalibrierung	Funktion vorhanden
Dichtigkeitsprüfung der halboffenen und halbgeschlossenen Systeme	Überdruckventil und Y-Stück verschließen Kleinsten Flow-Wert einstellen, mindestens jedoch 0,3 l/Min., ggf. mit O_2-Flush vorfüllen	Druck ≥ 30 mbar für 10 Sek.
Überdruckventil	Überdruckventil 20 mbar, Y-Stück verschließen, Flow 10 l/Min.	Druckkonstanz 20 ± 5 mbar
Narkosesystem halboffen/ halbgeschlossen	Umschalter	Schalterstellung richtig
Sekretabsaugung	Einschalten, Absaugschlauch verschließen	Unterdruck vorhanden
Handbeatmungsbeu- tel für Notbeatmung	Vollständigkeit überprüfen, Beutel prüfen	vollständig, Funktion in Ordnung

1.2.2   Grundaustattung mit Medikamenten

- **Vorwiegend hypnotisch wirkende Injektionsanästhetika:** Barbiturate (z.B. Trapanal®, Brevimytal®), Etomidate (z.B. Hypnomidate®, Etomidat®-Lipuro), Propofol (Disoprivan®), Benzodiazepine (z.B. Valium®, Rohypnol®, Dormicum®)
- **Vorwiegend analgetisch wirkende Injektionsanästhetika:** Opiate (z.B. Morphin®, Fentanyl®-Janssen, Rapifen®, Sufenta®)
- **Andere Injektionsnarkotika:** Ketamin (Ketanest®-S)
- **Muskelrelaxantien:** z.B. Succinyl-Asta®, Pancuronium „Organon"®, Norcuron®, Tracrium® Wellcome, Nimbex®, Mivacron®, Esmeron®
- **Neuroleptika:** z.B. Atosil®, DHBP®
- **Sympathomimetika:** Dopamin (z.B. Dopamin® Nattermann), Dobutamin (z.B. Dobutrex®), Adrenalin (z.B. Suprarenin®), Noradrenalin (z.B. Arterenol®), Orciprenalin (z.B. Alupent®)
- **Opioid-Antidot:** Naloxon (z.B. Narcanti®)
- **Cholinesterasehemmer:** Neostigmin (z.B. Prostigmin®)
- **Plasmaersatzmittel:** Stärkederivate (z.B. HAES steril 10 %®), Dextrane (z.B. Macrodex® 6 %), Gelatine (z.B. Gelifundol®), Humanalbumin (z.B. Humanalbumin 5 % und 20 %)
- **Kristalloide Infusionslösungen:** z.B. Sterofundin®, Ringer-Lactat®
- **Andere Infusionslösungen:** z.B. Glukose 5 %, Mannitlösung 20 %, Natriumhydrogenkarbonat, Inzolen.

 Verfallsdaten (z.B. Medikamente, Einmalartikel) und Unversehrtheit der sterilen Verpackung überprüft? → MPG

Glukokortikoide

Übersicht Glukokortikoide					
Substanz	Handelsname z.B.	biol. HWZ [h]	gluko-kort. Potenz	minera-lokort. Potenz	Cushing-Schwellen-dosis (mg)
Hydrocortison = Cortison	Ficortil® Scheroson F®	8–12	1	1	30
Prednison = Prednisolon	Decortin® Ultracorten®	12–36	4	0,6	7,5
Methylprednisolon = Fluocortolon = Triamcinolon	Urbason® Ultralan® Volon A®	12–36	5	—	6
Dexamethason	Fortecortin®	36–72	30	—	1,5
Betamethason	Betnesol® Celestan®	36–72	35	—	1
Fludrocortison	Astonin H®	8–12	10	125	—
Aldosteron	Aldocorten®	—	—	700	—

1

Indikation
- Ausgeprägte Atemwegsobstruktion
- Inhalationsintoxikation
- Bei Aspiration zur Vorbeugung eines ARDS (umstritten)
- Schwere Infektionserkr. mit begleitender Organschädigung (z.b. virale Perimyokarditis)
- Schock (septisch, anaphylaktisch)
- Andere: Organtransplantation, Autoimmun-Hepatitis, schwere Dermatosen, hämolytische Anämie.

Faustregeln für das klinische Management
- Bei Notfällen großzügig dosieren und i.v. verabreichen (z.b. 100–500 mg Prednison i.v.). NW sind bei Kurzzeitther. gering. Bei vitaler Ind. (Status asthmaticus, Hirnödem, Leukämie, Pemphigus, exfoliative Dermatitis) ebenfalls hoch dosieren
- *Routine-Diagnostik vor Ther.-Beginn:* BB, Stuhl auf okkultes Blut, Nüchtern-BZ, Rö-Thorax. Bei Dauerther. regelmäßig wiederholen
- Tagesdosis bevorzugt morgens geben
- Zur Verringerung der NNR-Suppression intermittierende oder alternate-day Gabe (jeden 2. Morgen 1,5–2fache Tagesdosis) anstreben
- Wenn möglich, lokale Therapeutika einsetzen (inhalativ bei Atemwegsobstruktion, intraartikulär bei Gelenkentzündung, Einlauf bei Kolitis)
- Bei Therapiedauer über der Cushingschwelle > 1 Wo. Dosis über mehrere Wo. bis Mon. stufenweise reduzieren, da sonst Gefahr der iatrogen induzierten Addison Krise (☞ 4.5.6)
- Relative *KI:* Magen-Darm-Ulzera, Osteoporose, Psychosen, Herpes simplex, Herpes zoster, Varizellen; vor und nach Schutzimpfungen, Glaukom, Hypertonie, Diab. mell., Kindesalter, Stillen (→ abstillen), 1. Trimester der Schwangerschaft (☞ 12.2.1), Tbc.

Nebenwirkungen
- *Diabetogene Wirkung:* Hyperglykämie, Glukosurie, Steroiddiabetes
- *Katabole Wirkung:* neg. Stickstoffbilanz, Wachstumshemmung, Osteoporose, Muskelschwäche und abnorme Muskelermüdbarkeit
- *Fettstoffwechselstörung:* Stammfettsucht, Stiernacken, Vollmondgesicht, Fettsäurespiegel ↑
- *Ca^{2+}-Stoffwechselstörung:* Osteoporose
- *Blutbildveränderung:* **T**hrombos ↑, **E**rys ↑, **N**eutrophile ↑ (Eselsbrücke: „*TEN plus*"); Eosinophile ↓, Basophile ↓, Lymphos ↓
- *Immunschwäche:* erhöhte Infektgefährdung
- *Magenschleimhautgefährdung:* Magensäure ↑, Magenschleim ↓ → Ulkus
- *Kapillarbrüchigkeit:* Petechien, Purpura, Ekchymosen
- *Endokrines Psychosy.:* Euphorie, Depression, Verwirrung, Halluzination
- *Auge:* „nach 1 Wo. Hornhautulkus, nach 1 Mon. akuter Glaukomanfall, nach 1 Jahr Katarakt"; letzteres bei 20 % nach 1 J. Ther. über Cushing-Schwelle
- *Haut:* Atrophie (auch bei Lokalther.), Akne, Striae rubrae
- *NNR-Atrophie:* Addison-Krise (☞ 4.5.6, Schwäche, Schwindel, Schock bei Belastung)
- Wasserretention, Hypertonie, Hypokaliämie, metabolische Alkalose (Mineralokortikoidwirkung)
- Myopathie, Atrophie der Hüft- und Oberschenkelmuskulatur (CK erhöht!).

Wechselwirkungen

- Digitalis (evtl. Wirkungsverstärkung durch Hypokaliämie)
- Saluretika (Hypokaliämieverstärkung)
- Antidiabetika (Wirkungsabschwächung)
- Cumarinderivate (Wirkungsabschwächung)
- Rifampicin, Phenytoin, Barbiturate → Verminderung der Steroidwirkung.

_____ Herzglykoside _____

Übersicht

Wirkmodus: positiv inotrope Wirkung durch Ca^{2+}-Einstrom in die Herzmuskelzelle, Verlängerung der Refraktärzeit des Vorhofs (negativ chronotrop) und der AV-Überleitung (negativ dromotrop), dadurch Senkung der Kammerfrequenz bei supraventrikulären Tachykardien. Zunahme der Reizbildung (positiv bathmotrop). Für den antiarrhythmischen Effekt sind höhere Dosen nötig als für den positiv inotropen Effekt.

Pharmakokinetische Eigenschaften von Glykosiden		
	Digoxin	**Digitoxin**
Resorption	90 %	90–100 %
Bioverfügbarkeit	85 %	90 %
Wirkungseintritt – orale Applikation	2–3 h	3–5 h
– i.v. Applikation	10–30 Min.	30–120 Min.
Plasmaeiweißbindung	20–30 %	95 %
Abklingquote	20 %	7 %
Elimination	80 % renal	70–100 % hepatisch
HWZ	36 h	7,5 Tage
Ther. Plasmaspiegel	0,7–2,0 µg/l	13–25 µg/l

Indikation

Supraventrikuläre Tachykardien, v.a. Tachyarrhythmia absoluta bei Vorhofflimmern oder -flattern, chron. Herzinsuff. NYHA III–IV.

Nebenwirkungen

- AV-Block, Bradykardie, ventrikuläre Rhythmusstörungen (*Cave* v.a. bei Hypokaliämie!), Vorhoftachykardie mit Block (typische Rhythmusstörung bei Überdosierung)
- GIT: Übelkeit, Erbrechen, Durchfall
- ZNS: Verwirrtheitszustand, Farbensehen, Kopfschmerzen, Neuralgie
- Selten: Exanthem, Eosinophilie, Thrombozytopenie, Gynäkomastie.

Kontraindikation

Hypertroph-obstruktive Kardiomyopathie, Sinusknotensy. (falls nicht mit Schrittmacher versorgt), AV-Block II.° und III.°, Hypokaliämie, Hyperkalzämie, WPW-Sy. mit Vorhofflimmern (Beschleunigung der Leitung im akzessorischen Bündel)

- Vor i.v.-Gabe K$^+$-Spiegel kontrollieren, falls erniedrigt zuerst K$^+$-Substitution. *Cave:* Hyperkalzämie! (Verstärkung der Digitalis-NW)
- *Cave:* Kein Einsatz bei WPW-Sy. mit Vorhofflimmern/-flattern, da durch Beschleunigung der aberranten Leitung Kammertachykardie bzw. Kammerflimmern induziert werden kann. *Cave:* Digitalis bei elektrischer Kardioversion nur mit liegender Schrittmachersonde. Keine gleichzeitige i.v.-Gabe von Ca^{2+}-Antagonisten. Kombinationsmittel der Wahl bei gleichzeitiger Chinidin-Applikation zur Antagonisierung des anticholinergen Chinidin-Effektes.

Sympathomimetika

Sympathoadrenerge Stimulation des Herzens					
Parameter	Rezeptortyp	Adrenalin	Noradrenalin	Dopamin	Dobutamin
Frequenz	β₁	↑	↓	↑	↑
Schlagvolumen	β₁	↑↑	↑↑	↑↓	↑
HZV	β₁	↑↑↑	↑↔↓	↑	↑↑
Arrhythmien	β₁	↑↑↑↑	↑↑↑↑	↑↑	↑
Koronar-Konstriktion	α				
Koronar-Dilatation	β₂				
Koronar-Durchblutung		↑↑	↑↑	↑	↑

Übersicht β₂-Sympathomimetika			
	Handelsname z.B.	Rezeptorspezifität	i.v. Dosierung
Terbutalin	Bricanyl®	β₂	–
Salbutamol	Salbutamol Riker®	β₂	0,1-0,2 mg (0,2-0,4 ml) langsam i.v., Wiederholung nach >15 Min. möglich. Max. Einzelgabe 1 mg
	Sultanol®		
Clenbuterol	Spiropent®	β₂	
Reproterol	Bronchospasmin®	β₂	0,09 mg (= 1 ml) über 1Min i.v.
Fenoterol	Berotec®	β₂	
Orciprenalin*	Alupent®	β₁, β₂	10–30 μg/Min

* Wegen β₁-Wirkung größere Arrhythmiegefahr!
Eine i.v. Anwendung von β₂-Mimetika sollte nur erfolgen bei: Alter < 45 J., keiner kardialen Vorerkrankung, Herzfrequenz < 130/ Min. Engmaschiges Monitoring notwendig!

Wirkmodus

Relaxation der Bronchialmuskulatur, Relaxation der Uterusmuskulatur, Gefäßmuskulatur (Vasodilatation, Blutdrucksenkung → reflektorische Tachykardie). Verstärkte mukoziliare Clearance, erhöhte re-ventrikuläre Ejektionsfraktion, verbesserte Zwerchfellkontraktilität. Steigerung des Gesamtstoffwechsels (kalorigene Wirkung), Steigerung von Muskelglykogenolyse (Hyperglykämie), Lipolyse (freie Fettsäuren im Blut ↑)

Kontraindikationen
- Hyperthyreose
- Hypertroph-obstruktive Kardiomyopathie
- Tachykarde Herzrhythmusstörungen (rel. KI)
- Frischer Herzinfarkt, ausgeprägte KHK (rel. KI)
- BZ-Entgleisung (rel. KI).

Nebenwirkungen
Häufig
- Herzklopfen, Tachykardie, RR-Abfall, Muskelzittern (Tremor), Unruhe, Übelkeit, Schlafstörungen
- Hypokaliämie (Fenoterol, Salbutamol, Terbutalin)
- Paradoxer Abfall des pO_2 um ca. 10 % durch Zunahme der Ventilation-Perfusions-Inhomogenität möglich.

Selten
- Beeinträchtigung der Glukoseverwertung → bei Diab. mell. BZ-Kontrolle
- Angina pectoris, Kammerflimmern.

1.2.3 Dokumentation

Die während des Anästhesieverfahrens anfallenden Tätigkeiten werden in der Regel auf einem vorgedruckten Formular, dem Narkoseprotokoll, dokumentiert.

Funktion des Narkoseprotokolls: Hilfsmittel zur Patientenversorgung (präoperative Gegebenheiten?, Zustand des Pat., Anästhesieverlauf, postoperativer Patientenzustand); außerdem hat es administrative, statistische und forensische Bedeutung.

 Stets ordnungsgemäß dokumentieren! Im Schadensersatzprozeß muß vom Arzt dargelegt und bewiesen werden, daß er die Behandlung lege artis durchgeführt hat.

1.2.4 Organisation und Zuständigkeiten

Aufgabenbereich des Anästhesisten
Der Zeitpunkt des operativen Eingriffs wird vom Operateur festgelegt (Notfalleingriffe, Eingriffe mit aufgeschobener Dringlichkeit, Wahleingriffe); anästhesiologische/internistische Bedenken dem Operateur mitteilen. Wenn sich der Operateur nach Überprüfung der Einwände für den Eingriff entscheidet → Anästhesist muß bei Planung, Vorbereitung und Durchführung der Narkoseverfahrens alles tun, um trotz des erhöhten Risikos den Operationserfolg zu ermöglichen; Operateur trägt allerdings die Verantwortung für diese Entscheidung.
- Voruntersuchungen, Aufklärung des Pat. (Prämedikationsvisite) ☞ 1.1
- Methodenfreiheit: Wahl des Narkoseverfahrens, Durchführung der Narkose, Zwischenfallstherapie sowie anästhesiologische Nachbehandlung liegen in der Hand des Anästhesisten
- „Stand-by"-Funktion (☞ 5.7): z.B. bei Schrittmacher-Implantation; operationsfeldnahe Infiltrationen führt der Operateur selbst durch → nach Absprache mit dem Operateur übernimmt der Anästhesist die Überwachung der Vitalfunktionen (Atmung, Herz-Kreislauf).

Tips & Tricks

- Fachärzte entscheiden in Eigenverantwortlichkeit, Nichtfachärzte nach Rücksprache mit dem zuständigen Oberarzt
- Indikationsstellung unbedingt auf Narkoseprotokoll schriftlich vermerken und ggf. vom Operateur unterschreiben lassen!
- Auch eine „Stand-by"-Anästhesie erfordert eine ausführliche Prämedikationsvisite und sorgfältige Führung eines Narkoseprotokolls ☞ 5.7.

Lagerung des Pat. ☞ 2.6

Postoperative Überwachung ☞ 1.3

Organisatorische Maßnahmen bei einem Exitus ☞ 1.5

Vorbereitung des Patienten zur Narkoseeinleitung

Pat. nach Gabe der Prämedikation (Prämedikationsvisite ☞ 1.1) in Begleitung einer erfahrenen Pflegekraft, ggf. Arzt (Pat. aus der Notaufnahme, von der Intensivstation, beatmete Pat.) liegend zum OP-Trakt transportieren, in der Umbettschleuse Lagerung auf den OP-Tisch, anschließend Transport in den Narkoseeinleitungsraum, Vorbereitung des Pat. zur Narkose durch den Anästhesisten und assistierendes Pflegepersonal *(Cave:* Narkose nie allein einleiten!)

Checkliste Patientenübernahme/Patientenvorbereitung

- ✔ Im Idealfall ist das Anästhesiepflegepersonal/Anästhesist bereits bei der Übernahme des Pat. an der Schleuse anwesend → adäquate Lagerung des Pat. auf dem OP-Tisch ☞ 2.6
- ✔ Persönliche Vorstellung (Anästhesiepfleger/-schwester, Arzt)
- ✔ Identitätskontrolle des Pat. (Befragung bzw. Erkennungsmarke): Name, Vorname, Geburtsdatum; von welcher Station? Was soll operiert werden?, In welchem OP soll operiert werden?
- ✔ Patientenunterlagen (Prämedikations-/ Narkoseprotokoll, unterzeichnete Einwilligungserklärung in die Narkose) vorhanden?
- ✔ Präoperative Anordnungen auf Vollständigkeit prüfen (Laborwerte, EKG, Röntgenbilder, Stützstrümpfe, Bereitstellung von Blutkonserven und Blutderivaten)
- ✔ Prämedikation erhalten?
- ✔ Nüchternheit (Erwachsene mindestens 6 h, Kleinkinder 4 h)?
- ✔ Zahnprothesen, Brillen, Kontaktlinsen, Schmuck, Make-up, Lippenstift und Nagellack entfernt?
- ✔ OP-Gebiet auf Rasur und Sauberkeit überprüfen, ggf. OP-Pflegekraft informieren
- ✔ Einmalklebeelektroden anlegen und EKG ableiten
- ✔ Blutdruck und Puls messen (Eintragung ins Narkoseprotokoll)
- ✔ Sicheren intravenösen Zugang legen, Infusion anschließen (Ausnahme: Kinderanästhesie ☞ 11)
- ✔ Narkoseeinleitung Allgemeinanästhesie ☞ 5, TIVA ☞ 2.2.3, Maskennarkose ☞ 5.1, Regionalanästhesie ☞ 6, Ileuseinleitung („Crush-Intubation") ☞ 3.3.7, Einleitung bei Notfallpatienten ☞ 3.3, Kinderanästhesie ☞ 11.4.1.

Tips & Tricks

- *Cave:* Eine Einverständniserklärung des Pat. in die Narkose erst nach der Prämedikationsgabe ist rechtsunwirksam, da Pat. nicht mehr voll geschäftsfähig ist; verweigert der prämedizierte Pat. jedoch eine medizinische Maßnahme, so ist dies verbindlich (☞ 1.1.9)!
- Prämedizierten Pat. nicht mehr allein lassen (Beingurte am OP-Tisch schließen)
- Bei bewußtlosen Pat. oder Pat., welche die entsprechenden Angaben nicht machen können (z.B. geistig behinderte Pat., schlafende Pat., Kleinkinder), hat sich ein Armband bewährt, auf dem die Stammdaten (Personalien) vermerkt sind
- Alle Tätigkeiten und Maßnahmen, die am Pat. durchgeführt werden, vorher ankündigen und erklären!

Erweiterte (fakultative) Narkosevorbereitungen

Erweiterung der anästhesiologischen Vorbereitungen orientiert sich am Gesundheitszustand des Pat. und/oder am Ausmaß des geplanten operativen Eingriffs.

- Zentralvenenkatheterisierung: Messung des ZVD, Therapie mit Substanzen, die nicht über das periphere Venensystem verabreicht werden sollten (z.B. Sympathomimetika, Natriumnitroprussid, hypertone Lösungen)
- Pulmonaliskatheter (Swan-Ganz-Katheter) zur Messung von: ZVD, rechtem Vorhof- und Ventrikeldruck; Pulmonalarteriendruck; Pulmonalem kapillären Verschlußdruck (PCWP = pulmonary capillary wedge pressure); HZV und Herzindex (Thermodilutionsmethode) ☞ 2.1.4
- Kanülierung der A.radialis (ggf. A.femoralis): kontinuierliche, invasive Blutdruckmessung ☞ 2.1.2.

Vorbereitungen für Zwischenfälle ☞ 3

Intraoperative Überwachung

- Adäquates Monitoring der Vitalfunktionen (Herz-Kreislauf-System, Respirationssystem, ZNS, Körpertemperatur, Muskelrelaxierung) während der Anästhesie ist unbedingte Voraussetzung zur sicheren Durchführung von Narkose und OP ☞ 2.7
- Kriterien für anzuwendende Überwachungsmethoden sind der Gesundheitszustand des Pat., NW der verwendeten Anästhetika und spezifische Risiken der Operation und/oder des diagnostischen Eingriffs
- Minimales Patientenmonitoring in der perioperativen Phase (Basismonitoring): EKG, RR, Temperatur, Pulsoximetrie, Kapnometrie, inspiratorische O_2-Konzentration, Beatmungsdrucke, Beatmungsvolumina ☞ 2.7
- Fakultative Überwachungsmethoden: Urinausscheidung (bei OP-Dauer > 2 h, großen Flüssigkeitsverschiebungen), Kontrolle des Säure-Basen-Haushaltes, Bestimmung der Elektrolyt- und Blutzuckersituation sowie des intravasalen Volumens ☞ 2.7.2
- Schriftliche Fixierung aller erhobenen Meßwerte und getroffenen Maßnahmen auf dem Narkoseprotokoll ☞ 1.2.3

1

Stufen der Invasivität der Überwachung (Modif. n. Gravenstein)	
Stufe 1	**Noninvasive Verfahren** Inspektion, Hauttemperaturmessung, Infrarotverfahren (z.B. Pulsoxymeter), externe Auskultation, Palpation, tonometrische RR-Messung, elektrische Überwachung mit Oberflächenelektroden (EEG, EKG), externe Ultraschalltechniken, kutane Blutgasmessung, neuromuskuläres Monitoring mit Oberflächenelektroden
Stufe 2	**Minimale Invasivität** Kutane Nadelelektroden für EKG, EEG und neuromuskuläres Monitoring, intrakutane oder intramuskuläre Messung von Temperatur und Gasen, Hautabtragung zur Gasmessung, i.v.-Injektionen, Blutproben aus Kapillaren und peripheren Venen
Stufe 3	**Penetrierende Maßnahmen** Messung der Tympanontemperatur, Pharynx- und Ösophagustemperaturmessung, rektale Temperaturmessung, ösophageale hämodynamische Überwachung, Magensonde, Blasenkatheter, intrauterine fetale Überwachung
Stufe 4	**Invasive Methoden** Arterielle Katheter und Kanülen, zentralvenöse Katheter, suprapubischer Blasenkatheter
Stufe 5	**Hochinvasive Methoden** Intrakardiale Katheter, transkardiale Katheter, subarachnoidale Druckmeßkatheter, intrakranielle CBF- und Druckmessungen

 Je weniger invasiv das Überwachungsverfahren, desto großzügiger die Indikation zur Anwendung stellen!

1.2.5 Schutz am Arbeitsplatz/Umweltschutz

Gesundheit des OP-Personals evtl. durch chronische Exposition auch mit niedrigen Konzentrationen von Inhalationsanästhetika gefährdet (höhere Abortrate, kongenitale Mißbildungen, Nieren- und Lebererkrankungen, erhöhte Karzinomrate, Veränderungen der psychischen und intellektuellen Funktionen) → Entweichen überschüssiger Narkosegase verhindern (Absaugvorrichtungen, Narkotikafilter). Ärztinnen und Schwestern sollten sich für die Zeit der Schwangerschaft an einen anderen Arbeitsplatz versetzen lassen.

Jährliche Konzentrationszunahme von Lachgas in der Troposphäre wird mit 0,25 % angegeben → Steigerung des Treibhauseffekts, Destruktion der Ozonschicht; aber lediglich 1 % durch die Anwendung bei Narkosen, 99 % durch Nitratabbau in der Landwirtschaft → Einschränkung des Lachgasverbrauches in der Anästhesie hat keinen nennenswerten Effekt auf die Umweltbelastung.

Inhalationsanästhetika Halothan, Enfluran und Isofluran sind Substanzen aus der Stoffklasse der Fluorkohlenwasserstoffe → umweltschädigende Wirkung auf die Ozonschicht; die Anästhetika sind jedoch nur teilgesättigt (teilhalogenierte Kohlenwasserstoffe) und gelten entsprechend der Wiener Ozonkonvention (1985) und dem Montreal-Protokoll (1987) als wenig problematisch, da sie nur 0–5 % des ozonschädigenden Potentials der gesättigten FCKW haben sollen. In London (1990) wurde beschlossen, FCKW-haltige Substanzen bis ins Jahr 2000 abzuschaffen → FCKW-freie volatile Anästhetika (Desfluran, Sevofluran) und alternative Narkoseverfahren werden die herkömmliche Gasnarkose revolutionieren.

Tips & Tricks

Obwohl die Belastung der Umwelt durch volatile Anästhetika relativ gesehen gering ist, sind wir trotzdem aufgefordert, sie auf einem Minimum zu halten → adäquate Nutzung der Narkosesysteme in Low-flow- und Minimalflow-Technik.

1.2.6   Hygiene

Umsichtiges und hygienisches Verhalten im Operationssaal schützt den operativen Patienten, der sich zumeist in einer mehr oder minder abwehrgeschwächten Situation befindet (Leukämie, HIV–Infektion, polytraumatisierte, septische oder Karzinom-Patienten), vor Erregern, die nicht nur das Operationsergebnis, sondern auch sein Leben gefährden könnten. Aber Einhaltung hygienischer Grundregeln dient auch dem Eigenschutz vor Infektionskrankheiten, wie Hepatitis B, AIDS oder Tuberkulose.

Aktuelle Bedeutung erlangen die folgenden hygienischen Vorsichtsmaßnahmen insbesondere bei zunehmender Resistenzbildung einzelner Keime und der drohenden Verbreitung dieser schwer beherschbaren nosokomialen Infektionen.

Nicht zuletzt kann eine nachgewiesene Nachlässigkeit im Zusammenhang mit einschlägig bekannten Hygienevorschriften haftungsrechtliche Konsequenzen nach sich ziehen, sollte es zu einem relevanten iatrogenen Infektionsproblem kommen.

Allgemeine Hygiene

Hygienisches Verhalten

Beschäftigungsbeschränkung grundsätzlich für chronische oder akute bakteriellen Infekte wie z.B. Otitis, Zahntascheneiterung, Tonsillitis, eitrige Schnittverletzungen (nicht viral bedingte banale Erkältungskrankheiten).

Bei *banalen Infekten* empfielt es sich, auch in Bereichen wie z.B. dem Aufwachraum, einen Mundschutz zu tragen.

Während Ein- und Ausleitung der Narkose

- Spitze Gegenstände grundsätzlich sofort in entsprechende Abwurf-Behältnisse entsorgen
- Kanülen nach Gebrauch grundsätzlich nicht wieder in die Schutzkappe zurückgestecken:
  - ➤ Häufigste Ursache von Stichverletzungen mit folgender Hepatitis-B-Infektion!
- Einmalhandschuhe tragen bei sicher kontagiösen Maßnahmen:
  - Kontakt zu Blut, Ausscheidungen oder anderen Körperflüssigkeiten (Absaugen, Schleimhautkontakt beim Intubieren, Braunüle legen etc.)
  - Kontakt zu blutenden oder nässenden Hautveränderungen.
- Einmalhandschuhe unmittelbar nach Kontamination ausziehen (z.B. Intubation, Plazierung der Larynxmaske, Absaugen), bevor weitere Flächen kontaminiert werden
- Beatmungsmaske nach Gebrauch während der Einleitung immer auf demselben Platz ablegen:
  - Beachten, daß die Innenseite kontaminiert ist!

- Laryngoskopspatel nach Gebrauch möglichst nicht neben den Kopf oder auf die Brust des Patienten ablegen, sondern gleich hygienisch einwandfrei z.B. in eine Nierenschale legen
- Absaugvorrichtung nach jedem Gebrauch mit Wasser spülen, Wechsel des Systems nach jedem Patienten
- Unmittelbar nach Extubation Tubus auf möglichst kurzem Wege in einen vorsorglich bereit gestellten Abwurf entsorgen und Patienten direkt in die aufgesetzte Atemmaske husten lassen.

Bei Medikamenten
- Zu Boden gefallene Materialien sofort entsorgen (einschließlich aufgezogene Medikamentenspritzen)
- Mit sterilem Stopfen versehene Medikamentenspritzen dürfen über 24 Std. gekühlt (soweit die Wirksamkeit dabei erhalten bleibt) aufbewahrt bleiben.
- Lipid- oder Sojalösungen wie Propofol oder Etomidat Lipuro® dürfen nicht auf Vorrat aufgezogen werden, sondern müssen innerhalb von 20 Min. zur Anwendung kommen
- Beim Aufziehen von Medikamenten in Spritzen grundsätzlich Aufziehkanülen verwenden, die zudem über einen Filter Glassplitter zurückhalten!
- Antibiotika möglichst mit Einmalhandschuhen aufziehen, da die Aufnahme über die Haut bei mehrfachem täglichen Aufziehen nicht unerheblich ist

Im OP-Saal
- größtmöglichen Abstand zwischen sterilen Bereichen und Personen einhalten
- Türen während der Operation geschlossen halten
- Unnötiges Herumlaufen erhöht die Keimaufwirbelung (extrem beim Laufen, was im OP-Bereich prinzipiell nicht angebracht ist und nur unnötige Hektik verbreitet)
- Auch wenn es schwerfällt: wenig sprechen
- Mundschutz nicht hängen lassen, da dieser immer an der Innenseite kontaminiert ist
- Mundschutzwechsel nach Durchfeuchtung, spätestens nach 2 Std.

Maßnahmen bei Inokulation von potentiell infektiösem Material
(lt. Empf. des Robert-Koch-Instituts und der AIDS-Kommission der Med. Univ. zu Lübeck)

- Bei Stichverletzungen sofort durch Drücken/Pressen Blutung anregen (1–2 Min.) und dadurch möglichst viel Fremdmaterial aus der Wunde entfernen
- Desinfektion (2–3 Min.) der gespreizten Wunde mit entsprechend wirksamen Desinfektionsmittel (z.B.: Betaisodona® oder Sterilium Viruguard®)
- Bei Schleimhautkontakt sofort gründlich mit reichlich Wasser spülen
- Blutabnahme beim Patienten veranlassen (mit dessen Einverständnis) und Testung auf anti-HCV und anti-HIV
- Innerhalb von 2 Std. Vorstellung in der Notaufnahme mit Erstellung eines D-Arztberichtes und Blutabnahme:
  - anti-HCV- und anti-HIV-Testung sofort und nach 1, 2, 3, 6 und 12 Mon.
  - Hepatitis B-Immunstatus (anti-HBs-/anti-HBc) feststellen, ggf. aktive oder passive Schutzimpfung
  - Chemoprophylaxe bei Verletzungen mit Inokulation tiefer als in die obersten Epithelschichten: Zidovudin (2 x 250 mg/Tag), Lamivudin (2 x 150 mg/Tag) oder Indinavir (3 x 800 mg/Tag) für 2–4 Wo.
- Bei Frauen ggf. Antikonzeption für etwa ein Jahr.

Maßnahmen bei Infektionskrankheiten

Der septische OP-Saal
Der Operateur erklärt in Absprache mit dem OP-Personal eine Operation bzw. den Patienten und den OP-Saal als „septischen Saal".

- Möglichst für septische Eingriffe vorgesehenen Saal verwenden
- Soweit planbar, als letzter Patient des OP-Programmes und Information *aller* Mitarbeiter
- Kennzeichnung des OP-Saales als septischen Saal (zumeist durch am Boden liegende Tücher als sichtbare Barriere)
- Kein Material verläßt den OP-Saal
- Nur benötigtes Personal und Material verbleibt im Saal
- Verlassen des Saales nur mit Überschuhen, besser extra bereit gestellte OP-Schuhe sowie Überkittel und ohne Umwege in die Ausschleusung
- Zumeist Endreinigung des Saales notwendig (d.h. Sperrung des Saales für zumindest 1 Std. Einwirkzeit)
- Gründliche Wischdesinfektion der Narkosegerätschaften
- Beim Fahren durch den aseptischen OP-Bereich hinter der Lafette „herwischen".

Der „MRSA"-Patient
Nosokomiale Infektion über Kontaktkontamination (aber auch über Schleimhäute und bei Sepsis über Blut) mit **M**ethicillin-**r**esistenten **S**taphylococcus **a**ureus-Stämmen, die nur noch auf einzelne Antibiotika (z.B. Vancomycin, Teicoplanin) sensibel reagieren.

- Vorsichtsmaßnahmen wie beim septischen Patienten s.o.
- Prophylaktisch Mundschutz für den Patienten
- Ein- und Ausschleusung soweit möglich direkt von Bett zu OP-Tisch und nicht über den Schleusentisch
- Erweiterte Schutzmaßnahmen, wie Überkittel, Einmalhandschuhe während des gesamten Patientenkontaktes (trotzdem vor und nach Tragen der Handschuhe hygienische Händedesinfektion)
- Nur benötigtes Material im Saal
- Nie mit kontaminierten Handschuhen Material aus Vorratsschubladen entnehmen
- Kein Kontakt während des Transportes zu anderen operativen Patienten, insbesondere darf der Patient nicht in den Aufwachraum
- Sog. „Endreinigung" des OP-Saales und Wischdesinfektion aller im OP-befindlichen Gegenstände (incl. Pieper, Schlüssel)
- Bakterienfilter brauchen nicht gewechselt zu werden.

Der Tuberkulose-Patient
Keimverschleppung findet nur bei offener TBC durch Tröpfcheninfektion der Atemluft und durch Magensaft statt. Bei geschlossener TBC sind keine besonderen Maßnahmen erforderlich, bei unklarem Verdacht wie offene TBC behandeln.

- Vorsichtsmaßnahmen wie beim septischen Patienten, s.o.
- Patienten-Mundschutz obligat
- Schutzkittel und Handschuhe (incl. Händedesinfektion) für das beteiligte Personal
- Besondere Vorsicht bei endotrachealem Absaugen und Extubation
- Patient darf nicht in den Aufwachraum
- Bakterienfilter müssen gewechselt werden
- Endreinigung des OP-Saales incl. Narkosezubehör (zumeist durch Desinfektor mittels Sprühdesinfektion und mehrstündiger Einwirkzeit).

1

Der Hepatitis A-infizierte Patient
Keimverschleppung durch Schmierinfektion fäkal/oral.
- Wie bei jeder Infektionskrankheit eines Patienten, Information aller (!) beteiligter Mitarbeiter
- Schutzhandschuhe obligat, danach hygienische Händedesinfektion
- OP-Saal ist nicht septisch
- Nach der OP Wischdesinfektion mit geeignetem viruzidem Desinfektionsmittel
- Wechsel der Bakterienfilter nicht erforderlich.

Der Hepatitis B, C, D-infizierte Patient
Keimverschleppung im Wesentlichen durch Blut-zu-Blut-Kontakt, prinzipiell aber auch über alle Körpersekrete.
- Vorsichtsmaßnahmen wie beim septischen Patienten, s.o.
- Grundsätzlich Handschuhe beim Patientenkontakt, aber auch Mund- und möglichst Sichtschutz
- Besondere Vorsicht bei invasiven Maßnahmen, da Inokulation kleinster Mengen Blut eine Infektion auslösen kann
- Postoperativ Wischdesinfektion aller Narkosegerätschaften, Bakterienfilterwechsel nicht zwingend erforderlich

Der HIV-infizierte Patient
Keimverschleppung im Wesentlichen durch Blut-zu-Blut-Kontakt, aber auch durch Geschlechtsverkehr möglich (andere Übertragungswege theoretisch denkbar, spielen aber in der Realität keine Rolle). Neben dem Eigenschutz ist auf Grund der Immunsuppression besonders auf eine Gefährdung des Patienten durch nosokomiale Infektionen Rücksicht zu nehmen.
- Vorsichtsmaßnahmen wie beim septischen Patienten, s.o.
- Wie bei allen genannten Infektionskrankheiten, Information aller beteiligter Mitarbeiter immens wichtig
- Bakterienfilterwechsel nicht erforderlich, übliche Wischdesinfektion.

———————   **Persönliche Hygiene** —————————————————————

Körperpflege und Händedesinfektion

Körperpflege
Persönliche Hygiene ist eine Grundvoraussetzung, die nicht zuletzt auch dazu dient, das Vertrauen der Patienten zu gewinnen, der seine körperliche Unversehrtheit in fremde Hände legt.

- Tägliches Duschen bzw. Ganzkörperwäsche
- Saubere Bekleidung und Wäsche
- Berufskleidung (Arztkittel etc.) mindestens 2 x wöchentlich wechseln
- Händewaschen bei Dienstantritt
- Kurzgeschnitte, saubere Fingernägel (kein Nagellack)
- Im eigenen Interesse, die Hände regelmäßig mit speziellen Lotionen vor Austrocknung schützten: kleine Hauteinrisse sind potentielle Eintrittspforten für Erreger.

Hygienische Händedesinfektion
Hand als häufigster Überträger nosokomialer Infektionen und Keimträger No.1. Grundsätzlich Hände vor und nach jeder (möglichen) Kontamination *erst desinfizieren, dann waschen!*

Wann?
- Vor invasiven Maßnahmen (auch bei Tragen steriler Handschuhe)
- Nach Kontakt mit kontaminierten Material (z.B. Laryngoskopspatel, Absaugen)
- Beim Ein- und Ausschleusen
- Vor und nach Betreten des Aufenthaltsraumes
- Nach Abnehmen des Mundschutzes, Naseputzen etc.
- Nach Patienten-Kontakt (nicht nur mit infektiösen Patienten)
- Vor Kontakt mit immunsupprimierten Patienten

Wer?
- Prinzipiell *alle* Personen, die den OP betreten.

Durchführung der hygienischen Händedesinfektion
- Dauer ca. 30 s, bei Mykobakterien und starker Kontamination der Hände 2mal 30 s
- Bedienung des Desinfektionsmittelspenders mit dem Ellenbogen
- Etwa 3 ml Desinfektionsmittel in die trockene Hohlhand geben und Reiben beider Handflächen gegeneinander
- Verteilen des Desinfektionsmittel über beide Handrücken bis zu den Handgelenken
- Erneut beide Handflächen gegeneinander reiben, dabei gespreizte Finger verschränken
- Weiteres Verteilen des Desinfektionsmittel auf die Außenseiten der Finger
- Separates Einreiben der Daumen
- Besonderes Augenmerk auf die Nagelfalzen und Fingerkuppen
- Insbesondere Ringe beeinträchtigen das Resultat der Händedesinfektion erheblich!

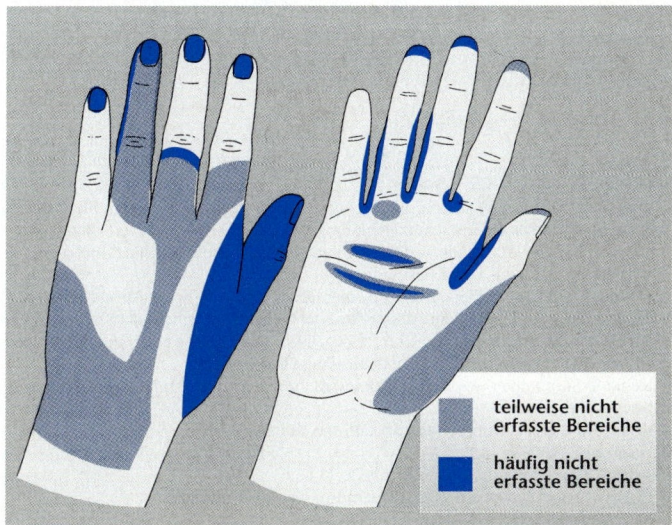

teilweise nicht erfasste Bereiche

häufig nicht erfasste Bereiche

Abb. 1.4: Händedesinfektion [A300–157]

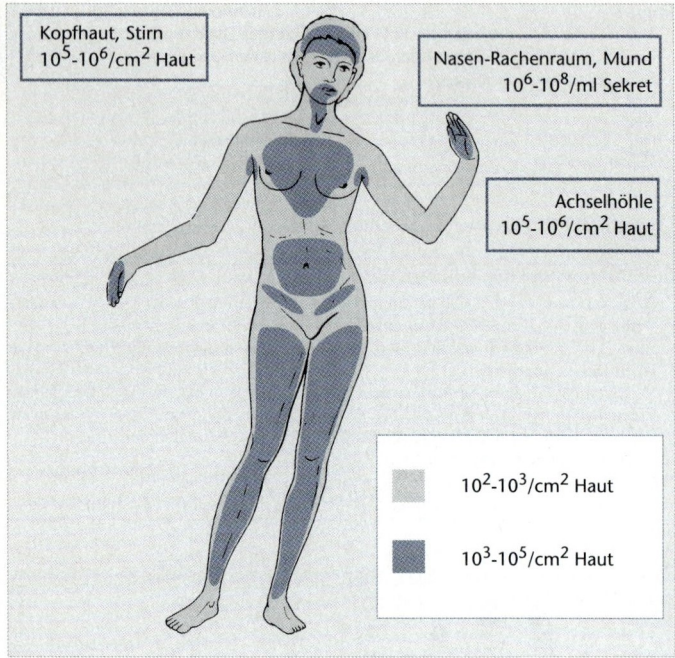

Abb. 1.5: Keimverteilung [A300–157]

Einschleusen in den OP-Bereich

- Trennung von Berufskleidung und Schutz- oder Bereichskleidung: in allen Bereichen, in denen besondere Schutzkleidung getragen wird (OP, ICU, Tranplantationseinheit), muß ein Kleidungswechsel erfolgen bzw. gesonderte Schutzkittel getragen werden (so z.B auch von Konsiliarien)
- Schmuck und Uhren ablegen, da sich unter diesen Keime in hoher Anzahl verbergen, die jeder hygienischen Händedesinfektion entgehen (meist befindet sich in jedem OP-Saal eine gut ablesbare Uhr, anliegende Ohrstecker sind erlaubt) (☞ auch Unfallverhütungsvorschrift Gesundheitsdienst §22)
- Keine T-Shirts unter der Bereichskleidung (ärmel- und kragenlose Hemden sowie Bodys sind erlaubt)
- Keine Kunstfaserstrümpfe (elektrostatische Keimaufwirbelung)
- Haare ggf. hochstecken
- Alle Kopf- und Barthaare müssen bedeckt sein
- Üblicherweise gehört das Kasack/Hemd in die Hose gesteckt
- Kleidungswechsel (z.B. nach Toilettengang komplettes Aus- und Einschleusen), nach Ausschleusen (nicht mit Bereichskleidung herumlaufen

- Private Dinge (Rucksäcke, Zeitschriften, Brotzeiten) gehören nicht in den OP-Bereich
- Problembereich ist meist der Übergang in den Aufwachraum: ein Pendeln in den AWR sollte unterlassen werden und nur dem Notfall vorbehalten bleiben (dann aber mit Wechsel der Schuhe und Schutzkittel)

Korrekter Einschleusvorgang
- Ablegen der gesamten Kleidung bis auf Unterwäsche
- Hygienische Händedesinfektion
- Betreten der Reinseite der Schleuse
- Bereichskleidung in folgender Reihenfolge anlegen: 1. Kopfhaube, 2. Hemd, 3. Gesichtsmaske, 4. Hose, 5. Socken, 6. Schuhe
- Erneute hygienische Händedesinfektion

———— Desinfizierende Maßnahmen ————

Prophylaktische Hautantiseptik mit alkoholischen oder PVP-Jod-Präparaten (gut wirksam gegen Mikroorganismen der residenten Hautflora) durchführen. Dabei darauf achten, daß während der gesamten Mindesteinwirkzeit das entsprechende Hautareal feucht bleibt.

Braunülen, Arterie (Abocath®), rumpfferne Nervenblockaden
- Auftragen von Hautdesinfektionsmittel durch Sprühen (höhere Belastung des Personals) oder besser mit Tupfer und für mindestens 15 s einwirken lassen
- Rest Desinfektionsmittel entfernen
- Bei Punktionen im Bereich von talgdrüsenreichen Hautarealen (z.B. Lokalanästhesien im Kopfbereich) Mindesteinwirkzeit von 60 s

ZVK, Arterie (Seldinger-Technik), PDK, SPA, rumpfnahe Nervenblockaden
- Mundschutz, Kopfhaube, sterile Handschuhe (vorher hygienische Händedesinfektion)
- Steriles Anreichen
- Großflächiges Auftragen (mindestens 10–15 cm im Radius um den Punktionsort) von Hautdesinfektionsmittel mit sterilem „Abwaschset" und für mindestens 60 s einwirken lassen (günstig ist gefärbtes Präparat zur Markierung des desinfizierten Hautareals)
- Steril abdecken mittels Lochtuch
- Schleuse mit/ohne Pulmonalis-Katheter: zusätzlich steriler Kittel und großer steril gedeckter Tisch zur Ablage und Vorbereitung
- Katheter, die unter Notfallbedingungen ohne Antisepsis gelegt wurden, sollten nach Möglichkeit neu gelegt werden.

Pflege von intravasalen Kathetern
- Zentralvenenkatheter (ZVK) müssen vor Verwendung einer Röntgenkontrolle unterzogen werden (problematisch bei intraoperativ gelegten Kathetern)
- Blutabnehmen und „Freispülen" von Zentralvenenkatheter möglichst vermeiden
- Patienten durch Rückschlagventil vor Blutverlusten bei akzidentieller Diskonnektion schützen
- ZVK und Schleusen bei Verdacht auf Katheterinfektion sofort ziehen und ggf. erneuern

- Periphere Venenverweilkanülen sollten nicht länger als 72 Stunden im Gefäß verbleiben
- Infusionssysteme, Perfusorspritzen und -zuleitungen sowie Systeme zum Messen des Zentralvenendruckes alle 24 Stunden wechseln
- Zwischengeschaltete Bakterienfilter schützen nicht notwendigerweise vor Kontamination
- Bei Manipulationen an den Konnektionsstellen der Kathetersysteme vorher hygienische Händedesinfektion (bei immunsupprimierten Patients ggf. mit sterilen Handschuhen)
- Beim regelmäßigen Verbinden möglichst Pflaster mit Sichtfenster für die Einstichstelle verwenden.

1.2.7   Medizinproduktegesetz (MPG)

- Am 01.01.1995 in Kraft getreten
- Gilt für das Herstellen , das Inverkehrbringen , das Inbetriebnehmen, das Ausstellen, das Errichten, das Betreiben und *das Anwenden* von Medizinprodukten sowie deren Zubehör
- Auslaufen einer Übergangsregegelung über das Inverkehrbringen und Inbetriebnehmen bis zum 14.06.98
- Noch steht der Erlaß der Betreiberverordnung aus
- Bis zur Verabschiedung entsprechender Rechtsverordnungen ist die Einhaltung des derzeitigen Sicherheitsniveaus zu gewährleisten .
- Der Begriff „Medizinprodukt" ist sehr weit gefaßt und reicht vom Brillenglas,Stethoskop über Beatmungsschläuche zu Beatmungsgeräten bis zu Herzklappen
- Die Einteilung der Medizinprodukte erfolgt in 4 Risikoklassen (I , IIa , IIb , III):
  - Klasse I   : z.B. Brillenglas,Stethoskop
  - Klasse IIa: z.B.Atemsystem,Atemschlauch,Bakterienfilter .
  - Klasse IIb: z.B.Beatmungsgeräte
  - Klasse III : z.B.Herzklappen,Schrittmacher.
- Nichtaktive Medizinprodukte: manuell oder durch Schwerkraft betriebene medizinisch-technische Geräte
- Aktive Medizinprodukte: elektrisch angetrieben oder verfügen über eine Druckgasversorgung
- Weiter entscheidend über die Einordnung Aktiv/Nichtaktiv ist das Vorhandensein von Meßfunktionen

Wichtige anwenderrelevante Bestimmungen

§ 4 Abs.1
- Es ist verboten, Medizinprodukte in den Verkehr zu bringen, zu errichten, in den Betrieb zu nehmen, zu betreiben oder *anzuwenden*, wenn
  - der begründete Verdacht besteht,daß sie die Sicherheit und die Gesundheit der Patienten, der Anwender oder Dritter bei sachgemäßer Anwendung, Instandhaltung und ihrer Zweckbestimmung entsprechender Verwendung über ein nach den Erkenntnissen der medizinischen Wissenschaften vertretbares Maß hinausgehend gefährden oder
  - ihr Verfalldatum überschritten ist.

§ 22
- Hier wird verlangt, daß Medizinprodukte nur nach ihrer Zweckbestimmung,den Vorschriften dieses Gesetzes,den allgemeinen Regeln der Technik, den Arbeitsschutz- und Unfallverhütungsvorschriften betrieben werden dürfen.
- Medizinprodukte dürfen nicht betrieben oder angewendet werden,wenn sie Mängel aufweisen, durch die Patienten, Beschäftigte oder Dritte gefährdet werden können.
- Ein Betriebs- und Anwendungsverbot folgt sofort bei Mängeln von sicherheitsrelevanten Baugruppen oder Teilen von medizinsch-technischen Geräten.

Typische Mängel bei Medizinprodukten
- Defekte Netzstecker und Netzkabel
- Nicht funktionierende Alarm- und Sicherheitseinrichtungen
- Sichtbare und unsichtbare Sturzschäden
- Fehlende Zubehörteile
- Nicht zugelassene Zubehörteile
- Fehlende Zusatzgeräte
- Fehlfunktion
- Defekte Wandanschlüsse.

Aktive Medizinprodukte dürfen nur von Personen angewendet werden, die auf Grund ihrer Ausbildung oder ihrer Kenntnisse und praktischen Erfahrungen die Gewähr für eine sachgerechte Handhabung bieten.

- Voraussetzungen für die Gewähr der sachgerechten Handhabung:
  - Kenntnis der theoretischen Grundlagen
  - Kenntnis der Bedienungselemente und der dazugehörenden Funktionen
  - Kenntnis des ordnungsgemäßen Zustandes
  - Kenntnis der vorgeschriebenen Funktionsprüfung vor der Anwendung
  - Kenntnis der Anwendungsregeln
  - Kenntnis der Bedienung und der patientengerechten Einstellung
  - Den eigenen Kenntnisstand kritisch überprüfen!

§ 43 Strafvorschriften unter Bezug auf § 4 und § 22
- Mit Freiheitsstrafe bis zu 3 J. (in besonders schweren Fällen bis zu 5 Jahren) oder mit Geldstrafe wird bestraft, wer entgeno § 4 oder § 22 ein Medizinprodukt betreibt oder anwendet.
- Der Anwender hat jede Funktionsstörung, jede Änderung der Merkmale oder Leistungen sowie jede unsachgemäße Kennzeichnung eines Medizinproduktes, die zum Tode oder schwerwiegenden Verschlechterung des Gesundheitszustandes eines Patienten geführt hat oder hätte führen können, dem Bundesinstitut für Arzneimittel und Medizimprodukte zu melden.

Bundesinstitut für Arzneimittel und Medizinprodukte - BfArM, Seestraße 10–11, D-13353 Berlin, Tel.: 030/3065–4159,-4162, Fax: 030/3065–4140,-4168

1.2.8   Qualitätskontrolle/Qualitätsmanagement

Begriff ursprünglich aus der produzierenden Industrie: faßt alle Maßnahmen zusammen, durch die das herzustellende Produkt in *höchster Qualität* und zum *niedrigstmöglichen Preis* zum Kunden gelangt.

   Etablierte Beurteilungsinstitution: EFQM (European Forum for Quality Management)

Im § 137 des Sozialgesetzgebungsbuches ist die Pflicht zur Qualitätskontrolle auch für alle Bereiche der Medizin festgeschrieben worden.
Hintergrund Kostendruck von außen:

- Wahrscheinlich Änderung der Krankenhaus-Entgelte (KHE) nach amerikanischem Muster: nicht mehr durch Fallpauschalen, sondern nach pro Kopf Zahlungen für ein bestimmtes Klientel → Druck auf die Leistungsanbieter (=Krankenhäuser): so wenig Leistung wie möglich für ein adäquates Ergebnis
- Dokumentation dient der Qualitätskontrolle und zum Nachweis, daß die (vorge-schriebenen) Leistungen erbracht worden sind.

Merkmale, die zur Beurteilung herangezogen werden

Prozeßqualität
- Ablauf der Patientenbehandlung: läuft alles in der richtigen, sinnvollen Reihenfolge?
- Komplikationsraten mit Analyse der Faktoren, die bei der Entstehung von Kompli-kationen eine Rolle spielen
- Mitarbeiterzufriedenheit: welche äußeren beeinflußbaren Umstände wirken sich positiv/negativ auf die Zufriedenheit und damit die Motivation der Mitarbeiter aus?
- Führungsqualität: werden z.B. Personal und Mittel richtig eingesetzt?

Ergebnisqualität
- Zufriedenheit der Patienten mit der Behandlung bzw. dem Teil einer Behandlung (Anästhesie → postoperative Visite, Fragebogenaktion).

Strukturqualität
- Personelle Ausstattung einer Abteilung
- Aktueller Ausbildungsstand der Mitarbeiter
- Ausbildungsplanung einer Abteilung.

 Für die meisten dieser Punkte gibt es noch keine allgemein anerkannten Verfahrensweisen, Ansätze werden gemacht, wie z.B. die Vorschläge von DGAI/BDA zur Weiterbildung.

1.3   Postoperative Versorgung

1.3.1   Verlegungskriterien: Normalstation, AWR, ICU ———

Bedarf ein Pat. postop. ständiger Beobachtung und Ther. (z.B. bei maschineller Beatmung, Polytraumata und schweren Verbrennungen; nach Eingriffen an art. Gefäßen, ZNS, intrathorakalen Organen und größeren intraabdominellen OPs sowie nach Transplantationen), sollte er auf die Intensivstation verlegt werden.
  Pat. ohne Risikofaktoren nach kürzeren Eingriffen werden nach vollem Erwachen an den Stationsarzt übergeben. Alle anderen Pat. sollten zunächst in einem Aufwach-raum (AWR) bis zur sicheren Stabilisierung ihrer Vitalfunktionen überwacht und ggf. therapiert werden.
  Ambulante Patienten können postop. auf einer Normalstation oder im AWR bis zur Entlassung 3–4h überwacht werden. Sie sind am OP-Tag in ihrer Fahrtüchtigkeit beeinträchtigt.

Bei der Verlegung aus dem Operationssaal stets eine Übergabe an das weiterbetreuende Personal machen: Zusammenfassung von Art, Umfang, Besonderheiten von OP und Narkose; periop. Volumenzufuhr und -verluste, jetziger Status, postop. Verordnungen und Empfehlungen.

1.3.2 Versorgung im Aufwachraum

- Sich selbst dem Pat. vorstellen und ihn mit seinem Namen ansprechen.
- Vitalfunktionen überprüfen, Anschluß an EKG-Monitor, Blutdruckmessung, Pulsoximeter. Spontanatmung, Ansprechbarkeit, Orientierung untersuchen
- Drainagen und Sonden, Urinsammelbehälter sichtbar über den Bettrand hängen. Sekretansammlungen beobachten
- Lagerung des Pat. spezifisch je nach Eingriff. Nach Spinalanästhesie Bettruhe und reichlich Flüssigkeitszufuhr. Oberkörper kann dabei auf 30° erhöht werden (wichtig bei älteren Pat. zur Verbesserung ihrer kardiopulmonalen Situation!)
- Per Gesichtsmaske oder Nasensonde Gabe von sauerstoffangereicherter, angefeuchteter Luft, wenn SaO_2 < 95 % (Pulsoximeter).
- Überprüfung der Papiere auf Vollständigkeit, insbesondere OP - Kurzbericht, Narkoseprotokoll mit postop. Verordnungen und Empfehlungen
- Überprüfen etwaiger mitgegebener Blutkonserven auf Übereinstimmung mit Konservennummern auf dem Begleitschein der Blutbank, Vergleich von Namen und Geburtsdatum (cave: Unterbrechung der Kühlkette)
- Bis zur sicheren Stabilisierung der Vitalfunktionen (zumeist innerhalb der ersten 2 Std. postop.) alle 15 Min. Kontrolle von Puls, RR, Spontanatmung und Orientierung.
- Einfuhr/Ausfuhr bilanzieren
- Körpertemperatur mind. einmal messen
- Ggf. Hb, Hkt, Elyte, BZ, Gerinnung, BGA kontrollieren
- Bei *Pat. mit Regionalanästhesie* Verlaufskontrolle der Ausbreitung des Anästhetikums durch Kältetest prüfen (Temperaturempfindung z.B. mit Eispack oder Infusionsflasche aus Eisfach). Verlegung, wenn Anästhesieniveau rückläufig.
- *Orale Zufuhr:*
  - Die postop. Flüssigkeitskarenz nach einer Allgemeinanästhesie beträgt i.d.R. 4–6 h, kann jedoch in Abhängigkeit vom operativen Eingriff (etwa am Magen-Darm-Trakt) länger sein
  - Pat. mit einer Regionalanästhesie können beginnen, Flüssigkeit (Tee, Wasser) schluckweise zu sich zu nehmen, sobald das Anästhesieniveau bis unter Th 10 (Bauchnabel) abgesunken ist
  - Vielfach wird dem Pat. bereits wenn er völlig wach ist, keine operationsseitige KI vorliegt und er danach verlangt, Flüssigkeit schluckweise zu trinken angeboten, auch wenn noch keine 4–6 Std. nach Narkose vergangen sind. Risiko: Induktion von Übelkeit und Erbrechen. Alternative: Anfeuchten von Lippen und Mundschleimhaut.
- *Röntgendiagnostik:* Wenn nicht schon intraop. geschehen, muß je nach Art der OP das OP-Resultat röntgenologisch kontrolliert werden. Außerdem Lage von zentralvenösen Zugängen überprüfen, ggf. Komplikationen wie ein Pneumothorax, z.B. nach hohen Nierenneingriffen, ausschließen.

——————— **Postoperative Komplikationen** ☞ **3.1, 3.2** ———————

Atemstörungen

Verlegung der Atemwege durch Zurücksinken des Zungengrundes, Schnarchen.
Ther.: Esmarchscher Handgriff, nasopharyngealer Tubus (Wendl-Tubus), O_2-Gabe.

Hypoxämie

Durch Hypoventilation aufgrund von Schonatmung , zu fest gewickelter Verbände, Übergewicht, zentraler Atemdepression (seltene Atemzüge, meist normales bis vergrößertes Atemzugvolumen), peripherer Atemdepression (schnelle, flache Atmung, geringes Atemzugvolumen durch nachwirkende Muskelrelaxantien).
Ther.: O_2-Gabe. Kausales Vorgehen: Verbände lockern, Oberkörper 30° hochlagern oder Antagonisten bei Opioid- oder Relaxansüberhang, dann aber noch längere Zeit unter ständiger Überwachung belassen. Pat. zum tiefen Durchatmen und Abhusten auffordern, Aufsetzen. Zur Pneumonieprophylaxe: Giebelrohr, KG, Verlaufskontrolle durch BGA, Vergleich mit präop. BGA. Atmung stimulieren durch Eisabreibungen entlang der Interkostalmuskulatur, jedoch nicht bei Pat. mit COLD oder Asthma, da hierdurch Exazerbation der Erkr. möglich. Statt dessen Stimulation mit *heißer Rolle*. Beratung und Mitther. durch Physiotherapeuten.

Hypotonie

Meist durch Volumenmangel (Einfuhr/Ausfuhr prä- und periop. aus Kurve und Narkoseprotokoll ermitteln, Verlust durch Drainagen und Sonden, Schwitzen). RR mit präop. Werten vergleichen. *Diagn.:* niedriger ZVD, Tachykardie, wenig und konzentrierter Urin, RR ↑ durch Trendelenburg'sche Kopftieflage.
Ther.: Volumenzufuhr, Schocklagerung.

Hypertonie

Meist aufgrund von Schmerzen, Hypoxämie, Hypervolämie durch Überinfusion. Vergleich mit präop. gemessenem Blutdruck. Volle Harnblase.
Ther.: bei Schmerzen Analgetika, bei Hypoxämie O_2-Gabe, bei Hypervolämie Reduktion der Infusionen, ggf. Diuretika. Bei voller Harnblase Beklopfen der Blase von außen, Wasserhahn rauschen lassen, ggf. katheterisieren. Medikamente: 1–2 Hübe Nitro-Spray, Ebrantil (schnell einsetzende, gut steuerbare Stubstanz, fraktioniert i.v. nach Wirkung), Nitroperfusor 50 mg/50 ml, mit 2 ml/h beginnen. Engmaschige Blutdruckkontrollen.

Rhythmusstörungen

Zum Vergleich stets präop. EKG heranziehen. Ätiol.: E'lytstörungen (insbesondere K^+, ggf. Substitution), Hypoxämie/Hyperkapnie (Atemstörungen), pH-Verschiebung (BGA-Kontrolle). Absetzen von ß-Blockern erwägen.

Nachblutungen

Erste klin. Zeichen: Durchblutung von Verbänden, hohe Förderung der Drainagen, Hypotonie, Tachykardie, Absinken von Hb und Hkt. *DD:* Nahtinsuffizienz? Hämorrhagische Diathese? Operateur verständigen, Volumenzufuhr, Transfusionen, ggf. Revision. Überprüfung der Gerinnungsparameter (Quick, PTT, TZ, AT III, Fibrin und Thrombozyten).

Auskühlung

Nach lang andauernden Eingriffen, OP in der Kältekammer, Eingriffen in Thorax und Abdomen. *Klinik:* allgemeine Verlangsamung, Bradykardie, RR ↓, Atemfrequenz ↓, Rektaltemperatur ↓, Kältezittern.
Ther.: Aufwärmen mit Wärmestrahlern, Warmluftgebläsen, Decken, warmen Infusionslösungen, bei Kältezittern erhöhter O_2-Verbrauch, daher Sauerstoffgabe (4 l/Min via Nasensonde). Verlegung des Pat. erst ab Rektaltemperatur > 36°C. *Prophylaxe:* Intraop Abdecken des Pat., Wärmematten und Warmluftgebläse, Verwendung von vorgewärmten Infusionslösungen (Wasserbad), bei Intubationsnarkose: Low-Flow Anästhesie, Interposition eines wärme- und feuchtigkeitskonservierenden Filters zwischen Tubus und Geräteschlauch.

Muskelzittern (Shivering)

Besonders nach Inhalationsnarkosen auftretend, Mechanismus nicht genau geklärt. O_2-Verbrauch ↑ → O_2-Gabe.
Prophylaxe und Ther.: Clonidin (☞ 22) 75–150 μg oder Pethidin 25–50 mg i.v. kurz vor OP-Ende. Keine verlängerten Aufwachzeiten. Ggf. im Aufwachraum Dosiswiederholung zur Reduktion des Muskelzitterns.

Hyperthermie

Infektionen etwa nach urologischen oder Darm-OPs.
Ther.: Zunächst kalte Wadenwickel, ab 39° C Antipyretika (z.B. Paracetamol 1 g).

Übelkeit und Erbrechen

Prädisponierende Faktoren für postoperative Übelkeit und Erbrechen:

Patienten	Anästhesieverfahren
Frauen, insbesondere während der Menstruation	Allgemeinanästhesie unter Verwendung von:
Kinder, Jugendl. mit Altersgipfel 11.–14. Lj.	- Lachgas
Adipositas	- Volatilen Anästhetika
Angst	- Ketamin
Geblähtes Abdomen	- Opioiden
Verzögerte Magenentleerung	- Antagonisten von Muskelrelaxantien und Opioiden
Vorerfahrung von früherer Übelkeit und Erbrechen	Maskennarkose (Magendehnung durch Luftinsufflation)

Eingriffsarten	Postoperative Phase
OPs im Kopfbereich (insbesondere Strabismus, Innenohr)	Schmerzen
Laparoskopien	Rasche Bewegung
ESWLs	Frühe Nahrungsaufnahme
Lange OP-Dauer	Opioide und Antagonisten
	Hypotonie

1

Prophylaxe und Ther.:
- Wo möglich, Regionalanästhesie oder TIVA mit antiemetisch wirkendem Propofol
- Sonst zunächst kausale Maßnahmen (z.B. RR-Abfall und Schmerzen therapieren)
- Wenn nicht ausreichend, Auswahl der Antiemetika nach Indikation.

Indikations-aus-wahl	Medikament	Dosierung	Kosten (nach: ROTE LISTE)	Bemerkungen
Bewegungs-induzierte Übel-keit, Eingriffe an Auge und Innenohr	**Histamin H_1-Antagonisten**			
	Dimenhydrinat (z.B. Vomex A®)	50–100 mg in 500 ml Ringerlösung langsam i.v., Kinder: 1 mg/KG i.v.	1 Amp. à 65 mg $\cong$ 4 DM	NW: Sedierung
	Promethazin (z.B. Atosil®)	25–50 mg i.v.	1 Amp. à 50 mg $\cong$ 4 DM	NW: Sedierung
Gynäkologische OPs, Augen-OPs	**Dopamin - Antagonisten**			
	Metoclopramid (z.B. Pasper-tin®)	10 mg i.v., Kinder: 0,25 mg/KG i.v.	1 Amp. à 10 mg $\cong$ 1 DM	NW: Sedierung, strenge Indika-tionsstellung bei Kindern < 14 Lj.
	Dehydrobenz peridol (DHB®)	1,25–2,5 mg i.v., Kinder: 75 µg/KG i.v.	1 Amp. à 5 mg $\cong$ 4 DM	potenter als Metoclopramid, NW: Sedierung
Ambulante gynäkologische Eingriffe	**Histamin H_2-Antagonisten**			
	Ranitidin (z.B. Zantic®)	50 mg i.v.	1 Amp. à 50 mg $\cong$ 4 DM	NW: Sedierung
	Cimetidin (z.B. Tagamet®)	200–400 mg	1 Amp. à 200 mg $\cong$ 4 DM	NW: Sedierung
Postoperativ oder bei Chemother.	**5-HT_3-Rezeptor-Antagonisten**			
	Ondansetron (z.B. Zofran®)	4 mg i.v., Kinder: 0,15 mg/KG i.v.	1 Amp. à 4 mg $\cong$ 50 DM	Teuer!, kaum NW, nicht bei Kindern < 4. Lj. einsetzen
	Tropisetron (z.B. Navoban®)	2 mg i.v.	1 Amp. à 5 mg $\cong$ 70 DM	Teuer, lange HWZ, wirkt ~ 24 h, kaum NW, wegen ceiling-Effekt Dosis > 2 mg sinnlos

1.4   Ambulante Anästhesie

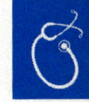

Für Anästhesien bei ambulanten Pat. gelten bezüglich Voruntersuchung, Vorbereitung und Durchführung die gleichen Sorgfaltspflichten und gleichen Voraussetzungen wie bei stationären Pat. (☞ 1.1); die Operationsletalität bei ambulanten Pat. kann mit etwa 1:200 000 angenommen werden.

1.4.1   Voraussetzungen und Vorbereitung

Vorteile der ambulanten Durchführung operativer Eingriffe

- Kostenersparnis
- Weniger nosokomiale Infektionen
- Weniger thromboembolische Komplikationen
- Vermeidung familiärer Trennungen (insbesondere bei Kindern!)
- Freihalten von Krankenhausbetten für andere Pat.

Allgemeine Kriterien

Dauer des Eingriffs < 90 Minuten, minimales Blutungsrisiko. Es sollten nur geringe körperliche Veränderungen auftreten (Essen und Trinken wenige Stunden nach der OP wieder möglich und erlaubt, keine mehrtägige Infusionstherapie).

Ambulant durchführbare Eingriffe

20–40 % aller operativen Eingriffe bzw. invasiven diagnostischen Verfahren können ambulant durchgeführt werden, bei Kindern sogar noch mehr.

- Allgemeinchirurgie: Biopsien, Bronchoskopien, Herniotomien, Hodenverlagerungen, Hydrozel- und Varikozelektomien, Körperoberflächeneingriffe (z.B. Dornwarzenexstirpation), Meatotomien, Ösophagoskopien, Sigmoidoskopien, Weichteileingriffe (z.B. Lipom- und/oder Fibromentfernung)
- Augenheilkunde: Schieloperationen, Tränengangssondierungen, Untersuchungen in Narkose mit Tonometrie
- Gynäkologie: Abrasio, elektiver Abort, Laparoskopien, IVF
- HNO: Einsetzen von Paukenröhrchen, Frenuloektomien, Myringotomien, otoplastische Eingriffe
- Orthopädie: Diagnostische Arthroskopien (z.B. am Knie-, Handgelenk), arthroskopische Operationen (z.B. partielle Meniskektomie)
- Radiologie: Computertomographie, Bestrahlungen, NMR (anästhesiologische Betreuung insbesondere bei Kindern und geistig und/oder körperlich Behinderten erforderlich, Stand-by ☞ 5.7)
- Urologie: Harnröhrenschlitzung, Zirkumzision, Zystoskopien
- Zahnheilkunde: elektive Eingriffe im Mundbereich (z.B. Zahnsanierung, kleine chirurgische Eingriffe).

Tips & Tricks

- *Cave:* Gefahr der Nachblutung (z.B. bei Tonsillektomien, Adenoidektomien)
  → Übernachtungsbehandlung („Tageschirurgie")
- Intraabdominelle und intrathorakale Eingriffe sollten nicht ambulant durchgeführt werden (Ausnahme: Bronchoskopie, Laparoskopie).

_____ **Patientenbezogene Voraussetzungen** _____

Verständige Patienten, die die Anweisungen für das prä- und postoperative Verhalten beachten bzw. von seinen Angehörigen (bei Kindern) über einen ausreichenden Zeitraum versorgt werden können.

- Pat. der Risikogruppen ASA I oder II (☞ 1.1.4); Ausnahme: z.B. ambulante zahnärztliche Versorgung bei behinderten bzw. geistig retardierten Pat.
- ASA-III-Patienten sind mit Einschränkung und unter sorgfältigem Abwägen von Vor- und Nachteilen der ambulanten OP dann geeignet, wenn ihr AZ stabil ist und sie postoperativ kein ausgedehntes Monitoring oder Behandlungregime benötigen.

_____ **Patientenbezogene Kontraindikationen** _____

- Erhebliche Adipositas
- Akute Infektionen (bronchopulmonal, gastrointestinal)
- Frühgeborene (im 1. LJ) wegen erhöhter Inzidenz von Apnoephasen
- Kardiopulmonale Insuffizienz (z.B. Ruheangina, schlecht eingestellter Hypertonus, manifeste Herzinsuffizienz, COPD)
- Kinder mit Apnoeepisoden, steroidpflichtigem Asthma bronchiale, bronchopulmonaler Dysplasie, nicht kompensierten oder hämodynamisch wirksamen Herzanomalien
- Muskelerkrankungen bzw. Pat. mit bekannter Anlage für maligne Hyperthermie
- Nicht ausreichend kontrollierte Epilepsie
- Alkohol-, Drogen- oder Medikamentenabusus
- Dauermedikation mit MAO-Hemmern

 Zwischenzeitliche Veränderungen des Gesundheitszustandes müssen rechtzeitig vor dem geplanten Eingriff mitgeteilt werden.

_____ **Voruntersuchungen** _____

- Idealerweise Voruntersuchung der Pat. durch den Anästhesisten (Anästhesieambulanz); präoperative Visite (☞ 1.1)
- Ambulante Pat. haben häufig eine Reihe von Begleiterkrankungen (☞ 4)
  → internistische oder pädiatrische Untersuchung in angemessenem präoperativem Abstand; die Befunde (Labor- und physikalischen Untersuchungsparameter ☞ 21) müssen dem Anästhesisten einige Tage vor der Operation schriftlich vorliegen
- Über die Narkosefähigkeit des Pat. entscheidet allein der Anästhesist
- Belehrung (Nüchternheit, postoperative Fahruntüchtigkeit etc.) und Einwilligung in das geplante Anästhesieverfahren werden vom Pat. mit seiner Unterschrift auf dem Aufklärungsbogen bestätigt.

Feste Nahrung (inkl. Muttermilch und Säuglingsnahrung	
Neugeborene	3 Std.
Kinder > 6 Monate	4 Std.
Kinder > 3 Monate	6 Std.
Jugendliche, Erwachsene	6 Std.
klare Flüssigkeiten (Wasser, Tee)	
bei allen gesunden Kindern	2–3 Std.
Jugendliche, Erwachsene	6 Std.
(nach J. Sticher, G. Hempelmann, AINS 97; 31:687-698)	

 Durch die verkürzte Flüssigkeitskarenzdauer kann bei gesunden Ambulanzkindern die Gefahr einer perioperativen Hypoglykämie vermieden werden.

Prämedikation (☞ 1.1.10)

- Auf die medikamentöse Prämedikation mit Sedativa oder Anxiolytika nach Möglichkeit verzichten (ggf. kurz wirkendes Sedativum, z.B. Dormicum®) → Kurzhalten der postnarkotischen Erholungsphase
- Keine Opioide (z.B. Dolantin®) bei schmerzfreien Pat.

 Tips & Tricks

- Geistig retardierte und hyperaktive Pat. benötigen meist eine ausreichende Prämedikation (z.B. 0,05–0,1 mg/kgKG Dormicum® 1 Stunde präoperativ)
- Bei Kindern orale bzw. rektale Prämedikation bevorzugen ☞ 11.2.5
- Bei geplanter i.v.-Narkoseeinleitung, v.a. bei Kindern (> 1 Lj.) frühzeitig (mind. 1h vor Punktion) und großzügig an Extremitäten EMLA®-Creme auftragen.

1.4.2   Durchführung

Geeignete Anästhesieverfahren für ambulante Eingriffe

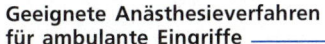

Unter Beachtung der spezifischen Wirkungen und Begleiterscheinungen eignen sich fast alle Lokalanästhesie- und Regionalanästhesieverfahren (☞ 6), bei der Allgemeinanästhesie ist die Inhalationsnarkose mit oder ohne endotracheale Intubation das Verfahren der Wahl (☞ 5).

- Allgemeinanästhesie
- Oberflächenanästhesie
- Infiltrationsanästhesie
- Blockaden peripherer Nerven (z.B. N. medianus)
- Axilläre Plexusblockaden.

1

Tips & Tricks

- Falls der geplante Eingriff es zuläßt, Regionalanästhesieverfahren bevorzugen
- Wegen der möglichen Komplikationen sind die Spinalanästhesie (☞ 6.2), Periduralanästhesie (☞ 6.3) und supraklavikulären Plexusblockaden (☞ 6.5.3) nur als Eingriffe im Sinne der „Tageschirurgie" anwendbar. Sie bedürfen einer Überwachung, die allgemeinen anästhesiologischen Bedingungen entspricht.

———— **Anästhesiologisches Management** ————

Cave: Unsicherheit der Nahrungskarenz (Aspirationsgefahr ☞ 3.2.4); Nüchternheit ☞ 1.4.1

- Vor der Narkoseeinleitung einen venösen Zugang legen, bei Kindern ggf. erst Einleitung per inhalationem (☞ 11.4.2)
- Einleitung mit rasch und kurz wirkendem i.v.-Anästhetikum (z.B. Disoprivan®)
- Kurze Eingriffe können in Maskennarkose durchgeführt werden, längere Eingriffe (> 40 Minuten) in Intubationsnarkose
- Aufrechterhaltung der Narkose mit volatilen Inhalationsanästhetika (Halothan®, Forene®) oder i.v.-Anästhetika (z.B. Brevimytal®, Trapanal®, Disoprivan®)
- Muskelrelaxierung; außer einer Präkurarisierung auf nichtdepolarisierende Muskelrelaxantien (z.B. Norcuron®) verzichten
- Falls Opioidgabe notwendig → Rapifen® (Alfentanil), Ultiva® (Remifentanil)
- Flüssigkeitsersatz (☞ 2.8)
- Regionalanästhesien (☞ 6).

Tips & Tricks

- Intubationsnarkose insbesondere bei Eingriffen im Mund- oder Gesichtsbereich bzw. bei Operationen in Bauchlage
- Ketanest-S® sollte für ambulante Narkose nicht angewendet werden, da unangenehme postoperative Träume noch 12 Stunden später auftreten können
- Haben Pat. nichtdepolarisierende Muskelrelaxantien (z.B. Norcuron®) erhalten, müssen vor Entlassung Griffstärke und Gehvermögen überprüft werden
- Nach Regionalanästhesien sollten vor der Entlassung des Pat. Sensorik und Motorik zurückgekehrt sein → geringere Verletzungsgefahr des Pat.

1.4.3   Postoperative Überwachung ————————

- Pat. müssen in der vier- bis sechsstündigen postnarkotischen Phase durch qualifiziertes Pflegepersonal in einem speziellem Aufwachraum (Monitoring, Sauerstoffzufuhr, Absauggerät, Notfallinstrumentarium) überwacht werden; bei Regionalanästhesien reichen 1–2 Stunden Überwachung aus
- Die Verweildauer ambulanter Pat. im Aufwachraum sollte länger sein als bei stationären Pat, da eine medizinische Überwachung nach der Entlassung nicht mehr gewährleistet ist
- Im Notfall muß ein Anästhesist schnell erreichbar sein
- Den Zeitpunkt der Entlassung bestimmt der Anästhesist in Absprache mit dem Arzt, der den Eingriff durchgeführt hat
- Entlassungskriterien: Stabile Kreislauffunktion, orthostatische Stabilität, Eupnoe, vorhandene Schutzreflexe, weitgehende Schmerzfreiheit, keine Übelkeit, vollstän-

diges Abklingen regionaler Blockaden, erfolgte Miktion (bei rückenmarksnahen Anästhesien), unauffällige Wundverhältnisse; Entlassung dokumentieren
- Vor der Entlassung Pat. und Begleitperson über mögliche Komplikationen aufklären; ebenso darauf hinweisen, daß die Feinmotorik, das Urteilsvermögen und die Fähigkeit, ein Fahrzeug zu führen, für mindestens 24 Stunden nach der Narkose eingeschränkt sein können
- Alle in Allgemeinanästhesie behandelten Pat. liegend nach Hause transportieren.

 Tips & Tricks
- Bei Kindern soll Bezugsperson während der Verweildauer im Aufwachraum anwesend sein
- Für den Fall einer Komplikation auf dem Heimweg oder in den ersten Stunden zu Hause muß der Anästhesist telefonisch erreichbar sein.

──────── **Postoperative Komplikationen** ────────

Überhang an Narkosemitteln, Schläfrigkeit, Kopfschmerzen, Übelkeit, Schwindel, Erbrechen, Muskelschmerzen, Halsschmerzen.

 Tips & Tricks
- Trotz meist komplikationslosen intra- und postoperativen Verlaufs muß immer die Möglichkeit zur stationären Aufnahme des Pat. bestehen
- Instrumentarium für eine fachgerechte Zwischenfallbehandlung (Geräte, Medikamente etc.) muß zur Verfügung stehen.

1.5   Vorgehen bei Todesfällen

Anästhesiebedingte Mortalität sehr niedrig: 0,008–0,009% sterben primär durch die Narkose, 0,05% der Todesfälle stehen in einem Zusammenhang mit der Anästhesie.

Trotz des erreichten Sicherheitsstandards bedeutet jede Narkose für den Pat. noch immer eine schwere physische Belastung mit zahlreichen und äußerst gefährlichen Komplikationsmöglichkeiten, die teils schicksalsbedingt, teils auf menschliches oder technisches Versagen zurückzuführen sind.

1.5.1   Risikofaktoren für Narkose und Operation ────────

- Erkr. des Herz-Kreislauf-Systems (z.B. KHK, manifeste Herzinsuffizienz) ☞ 4.1
- Lungenerkrankungen ☞ 4.2
- Bestimmte Operationsarten (z.B. Notfalloperationen ☞ 3.3, Zweihöhleneingriffe ☞ 7.1, 7.2, 7.3, 7.4, Thoraxchirurgie ☞ 7.4, intrakranielle Eingriffe ☞ 3.3.6, 10.2, Abdominalchirurgie ☞ 7.1)
- Lange Operation
- Alter des Pat. (ASA-Risikogruppen für Narkosen ☞ 1.1.4, z.B. NG, geriatrische Pat.).

1

1.5.2   Fehlerquellen

Präoperative Mängel

Mangelhafte oder fehlende Aufklärung über das Risiko des Anästhesieverfahrens (z.B. spezielle Risiken der Periduralanästhesie), unzureichende Narkosevorbereitung (z.B. unzulängliche Anamnese, mangelnde Voruntersuchung, falsche Prämedikation), nicht erkannte Kontraindikationen der Narkose (z.B. fieberhafter Infekt der Atemwege bei einem Kleinkind) ☞ 11.1.

Intraoperative Fehler

Verwendung eines falschen Tubus, Fehlintubation in den Ösophagus, fehlerhafte Beatmung, mangelnde Überwachung der Narkose und Vitalfunktionen, Über- und Unterdosierung von Narkosemitteln, unvorsichtiger Gebrauch von Medikamenten, ungenügende Beherrschung der technischen Apparatur und der Narkosetechnik, falsche Lagerung des Pat., fehlerhafte Reanimation ☞ 3.2, 3.3.

Postoperative Mängel

Über die Hälfte aller anästhesiebedingten Todesfälle ereignen sich im Anschluß an die Narkose auf der Pflegestation → Pat. im Aufwachraum so lange überwachen, bis er aus der Narkose voll erwacht, im Vollbesitz seiner Schutzreflexe ist und keine unmittelbaren Atmungs- und Kreislaufkomplikationen mehr zu erwarten sind, ☞ 1.3.

Organisationsfehler

Unzulängliche Anweisungen und Kontrolle bzgl. ärztlicher Dokumentation und Patientenaufklärung, unzulängliche Organisation des Bereitschaftsdienstes und der Rufbereitschaft, mangelnde Vorsorge für eine ausreichende personelle Besetzung der Abteilung, fehlende Sicherstellung der Funktionsfähigkeit und Wartung der Geräte, fehlende Bedienungsanleitung, Einsatz unqualifizierten Personals bzw. fehlerhafte Delegation von Aufgaben (Organisationsfehler von Chef- bzw. Oberarzt)

Mangelnde fachliche Qualifikation des Anästhesisten und/oder seiner Hilfsperson; persönlich vorwerfbares Übernahmeverschulden.

Geräte- (Material-) fehler führen nur zu haftungsrechtlichen Konsequenzen, wenn diese Mängel vermeidbar bzw. vorhersehbar waren. Es handelt sich dann um menschliches Versagen (z.B. ungenügende Wartung, mangelnde Vorprüfung, fehlerhafte Bedienung oder nicht erfolgte technische Einweisung). Ab 1. Juni 1998 gilt das Medizinproduktegesetz (MPG), in dem u.a. die Inbetriebnahme und Anwendung von Medizingeräten, die Anwendung von Produkten mit Verfallsdatum und die regelmäßige Einweisung geregelt werden (löst die MedGV ab). Die Strafandrohungen umfassen Geld- und Freiheitsstrafe bis zu drei Jahren. In besonders schweren Fällen sind Freiheitsstrafen bis zu fünf Jahren vorgesehen. Wird z.B. ein Medikament injiziert, bei dem das Verfallsdatum überschritten ist, handelt es sich bereits um eine Ordnungswidrigkeit! ☞1.2.7.

 Tips & Tricks

- Obwohl sich Dank des medizinischen Fortschritts und der Perfektionierung der Technik das Narkoserisiko für den Pat. zunehmend verringert hat, ist das forensische Risiko für den Anästhesisten drastisch gewachsen. Neben der Chirurgie und Gynäkologie gehört die Anästhesie zu den haftungsträchtigsten Gebieten der Medizin!

- Der Glaube vieler Laien und Juristen sowie mancher Anästhesisten, der Tod eines Pat. in Narkose oder eine nichttödliche Narkosekomplikation beruhe immer auf einem Fehler oder Irrtum des Narkosearztes, ist falsch!

1.5.3   Praktisches Vorgehen

Stirbt ein Pat. in der Notaufnahme oder im OP (mit oder ohne Reanimationsmaßnahmen!), ist mit den operativen Kollegen verbindlich zu klären, wer die notwendigen Formalitäten zu erledigen hat:
- Pat. verstirbt, ohne daß operative/diagnostische Eingriffe durchgeführt wurden → Anästhesist
- Pat. verstirbt während der Operation, bzw. während des diagnostischen/therapeutischen Eingriffs → Operateur.

 Tips & Tricks
- Fachärzte und insbesondere Nicht-Fachärzte müssen in einem Todesfall immer den zuständigen Oberarzt bzw. Chefarzt der Abteilung verständigen und das erforderliche Management absprechen
- An evtl. Organtransplantation (☞ 1.5.5) denken.

Diagnosekriterien des klinischen Todes
Liegen die folgenden klinischen Kriterien vor, kann der Tod festgestellt werden: Pulslosigkeit, Atemstillstand, Bewußtlosigkeit, weite reaktionslose Pupillen.
Sichere Todeszeichen: Totenflecken (nach 0–4 h, rotviolette Flecken, v.a. in abhängigen Körperpartien, die nach spätestens 24 h nicht mehr wegdrückbar sind), Leichenstarre (nach 2–6 h, schreitet vom Kopf zur Peripherie hin fort und löst sich nach 2–3 Tagen). Eine weitere apparative Diagnostik (z.B. EKG-Streifen) ist zur Absicherung/Dokumentation erforderlich; EEG.

Checkliste „Formalitäten im Todesfall"
- ✔ Feststellung des Todes (eingehende Leichenschau), Sektion beantragen
- ✔ Schriftliche Dokumentation (Anamnese, Unfallhergang, NAW-Protokoll, Maßnahmen in der Notaufnahme/im OP, anwesende/behandelnde Ärzte/Pflegepersonal, Todeszeitpunkt)
- ✔ Feststellung der Personalien (unbekannte Person in der Notaufnahme), Verständigung der Angehörigen (evtl. mit Hilfe der Polizei) → bei einem Narkosezwischenfall sollte der Chefarzt der Abteilung das Gespräch führen, zumindest aber daran teilnehmen
- ✔ Nicht natürliche Todesfälle (tödliche Unfälle, Vergiftungen, auch durch Alkohol, Suizide, gewaltsame Verletzungen und Narkose- und/oder Operationszwischenfälle) → Benachrichtigung der Polizei, Ausfüllen eines Vordrucks für die Staatsanwaltschaft
- ✔ Arbeitsunfälle → Mitteilung an das zuständige Sekretariat im Krankenhaus zur Benachrichtigung der Berufsgenossenschaft
- ✔ Ausfüllen der Todesbescheinigung und des Leichenschauscheins (im Zweifelsfall: „Todesursache ungeklärt"), bei Narkosezwischenfall Bescheinigung von „neutralem" Arzt ausfüllen lassen; Totenschein nur unterschreiben, wenn mindestens ein sicheres Todeszeichen vorhanden ist und eine Untersuchung am unbekleideten Körper möglich war!

1

✔ Verständigung der Zentralaufnahme des Krankenhauses
✔ Verfassen des Arztbriefes.

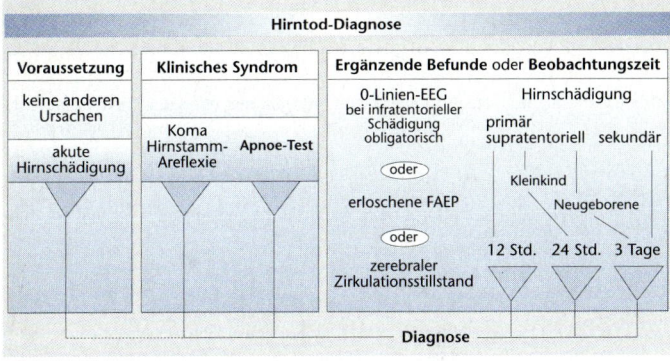

Abb. 1.6: Diagramm zur Hirntod-Diagnose [A300-157]

1.5.4   Verhalten nach einem Zwischenfall

- Vorgesetzten informieren
- Kein Schuldeingeständnis. Niemand ist verpflichtet, sich selbst zu beschuldigen. Eigenes Verhalten so einrichten, daß für die Verteidigung keine Nachteile erwachsen.
- Im Zweifelsfall „Todesursache ungeklärt" auf dem Totenschein angeben
- Werden nach einem tödlichen Zwischenfall grundlos Vorwürfe erhoben, sollte bei der Staatsanwaltschaft eine Obduktion beantragt werden
- Genaue Aufzeichnungen über den Ablauf des Zwischenfalls anfertigen (wichtige Zeitpunkte und Zeitphasen, beteiligte Personen, Besonderheiten im Umfeld oder beim Patienten); Unterlagen sicher aufbewahren, sie sind beschlagnahmefähig.
- Krankenunterlagen, Röntgenaufnahmen usw. kopieren. Der beschuldigte Arzt erhält in einem Ermittlungsverfahren keine Akteneinsicht (allenfalls sein Rechtsanwalt)
- Vorsicht bei Zwischenfallskonferenzen oder Abfassung von Gemeinschaftsprotokollen. Keine Einflußnahme auf andere, die als Zeugen in Betracht kommen; keine nachträgliche Veränderung der schriftlichen Krankenunterlagen, keine Vernichtung oder Unterdrückung von Beweismitteln; Änderungen, Ergänzungen oder Korrekturen der Unterlagen können (ggf. auf einem gesonderten Blatt) vorgenommen werden, sollten aber als nachträgliche Änderungen gekennzeichnet werden.
- Gespräch mit dem Patienten oder den Angehörigen anbieten, aber sorgfältig vorbereiten, nicht spontan, sondern in einem gewissen zeitlichen Abstand und aus Beweisgründen nicht allein durchführen.
- Meldung des Zwischenfalls bei der Polizei bzw. Staatsanwaltschaft bei Verdacht der fahrlässigen Tötung zur Vermeidung des Vorwurfs der Vertuschung oder gar der Begünstigung abwägen; bei (nur) fahrlässiger Körperverletzung kann der Patient selbst durch Strafantrag oder im Wege der Privatklage die Strafverfolgung betreiben

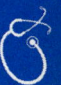

- Vorsicht bei informatorischen Befragungen nach einem Zwischenfall durch die Polizei oder Staatsanwaltschaft, bei denen der in den Vorfall verwickelte Arzt zunächst nur als Zeuge befragt wird. Der Zeuge ist zwar grundsätzlich zur Aussage verpflichtet, kann jedoch die Auskunft auf solche Fragen verweigern, deren Beantwortung ihn der Gefahr aussetzen würden, wegen einer Straftat verfolgt zu werden. Wer möglicherweise von einem Fehlervorwurf betroffen ist, sollte im Frühstadium der Ermittlungen den Bereich des Auskunftsverweigerungsrechts weit ziehen; unbedachte Angaben erschweren die Verteidigung oft erheblich; anders ist es, wenn durch die Aussage sofort und einwandfrei die Unschuld zu beweisen ist.
- Nach Möglichkeit keine mündlichen Erklärungen abgeben, da die Erfahrung zeigt, wie groß die Gefahr von Mißverständnissen, Irrtümern und Ungenauigkeiten bei der Wiedergabe solcher Angaben ist. Vielmehr der Kriminalpolizei und Staatsanwaltschaft anbieten, daß diese die Fragen schriftlich stellen und der Arzt sodann (ggf. nach rechtlicher Prüfung) dazu schriftlich Stellung nimmt.
- Haftpflichtversicherung unterrichten (Schilderung des Tatbestandes, objektive Chronologie); keine Beurteilung, Mutmaßungen oder Spekulationen - die Staatsanwaltschaft darf auch die Unterlagen der Versicherung beschlagnahmen bzw. die Sachbearbeiter als Zeugen vernehmen.

Literatur: Ulsenheimer K., Bock R.W.: Verhalten nach einem Zwischenfall, was kann, was sollte, was muß man aus rechtlicher Sicht tun? Anästh Intensivmed 1996, 141ff

Mitglieder des Berufsverbandes Deutscher Anästhesisten (BDA) sind rechtsschutzversichert für Straf-, Ordnungswidrikeits-, Disziplinar- oder standesrechtliche Verfahren im Zusammenhang mit ihrer ärztlichen Tätigkeit. Nähere Auskünfte erteilt die Geschäftsstelle des BDA, Roritzerstraße 27, 90419 Nürnberg, Tel.: 0911/93 37 821, Fax: 0911/3 93 81 95. e-mail: dgai@dgai-ev.de.

1.5.5   Organtransplantation ────────────────────────

Spenderkriterien
Eine Organentnahme ist immer dann in Betracht zu ziehen, wenn:
- Die klinischen Zeichen des Hirntodes sich andeuten
- Ein vorbestehender irreversibler Schaden des zu entnehmenden Organs ausgeschlossen werden kann (Passagere Funktionsverschlechterung keine KI!)
- Eine Übertragung von Krankheiten (systemische Infektionen, Malignomverdacht, positiver HIV-Test, Verbrauchskoagulopathie) unwahrscheinlich erscheint (lokale Infektion keine KI!)
- Das biologische Alter < 65 Jahren liegt (keine absolute Grenze!)
- *Ausschlußindikationen:* Intoxikationen, Infektionen, neuromuskuläre Blockade, Hypothermie, endokrines/metabolisches Koma, Schock als Ursache des Komas.

Anästhesie bei Transplantationen ☞ 17

Vor Organentnahme muß
- Die Einwilligung des Pat. (Organspenderausweis) oder eines nahen Angehörigen vorliegen (Gesetz über die Spende, Entnahme und Übertragung von Organen, Transplantationsgesetz vom 5. 11. 1997)

- Eine Hirntoddiagnostik durchgeführt werden.
  - Voraussetzungen für die Organentnahme/Hirntoddiagnostik: akute, schwere primäre (z.B. Hirnblutung) oder sekundäre (z.B. Hypoxie) Hirnschädigung.
  - *Symptomen-Trias des Hirntodes:* Koma, Apnoe, Hirnstammareflexie (lichtstarre mittel- bis maximalweite Pupillen bds., fehlender Kornealreflex bds., fehlender okulo-zephaler Reflex (Puppenkopfphänomen), fehlende Trigeminus-Schmerzreaktion, fehlender Tracheal- und Pharyngealreflex.
    Diese Befunde müssen im Abstand von 12 h (Beobachtungszeitraum bei primärem Hirntod) bzw. 3 Tagen (bei sekundärem Hirntod) von 2 Untersuchern übereinstimmend festgestellt und dokumentiert werden. Wird eine Organentnahme beabsichtigt, müssen beide Ärzte unabhängig von einem Transplantationsteam sein.
  - Ergänzende Untersuchungen (hierdurch kann der Beobachtungszeitraum verkürzt werden): Null-Linien-EEG über 30 Min. bei kontinuierlicher Registrierung (bei Neugeborenen, Säuglingen und Kleinkindern bis zum vollendeten 2.LJ muß das EEG nach 24 bzw. 72 h wiederholt werden) und/oder Nachweis eines zerebralen Zirkulationsstillstandes durch beidseitige Carotisangiographie bzw. Dopplersonographie und/oder zerebrale Perfusionsszintigraphie bei ausreichendem Systemblutdruck, oder mehrfaches Ableiten früher akustisch evozierter Potentiale (FAEP) mit Erlöschen der Wellen III–IV (gilt nicht für Neugeborene!).
  - Bei Unklarheiten unbedingt Kontaktaufnahme zu einer Transplantationszentrale! (z.B. Eurotransplant Leiden/Niederlande, Tel. 0031 / 71 /5 795 795, Fax 0031 / 71 /5 790 057).

1.6   Anästhesie und Ökonomie

1.6.1   Auswahl des Anästhesieverfahrens ————————

Grundsatz: Wissenschaftlich begründete Medizin ist ohnehin in der Regel die billigste, wenn alle Folgekosten berücksichtigt werden. Sparmöglichkeiten im Bereich Material- und Medikamentenkosten sind auf etwa 10 % der Krankenhausgesamtkosten zu schätzen.

- Ausschöpfung aller Sparmaßnahmen → Reduktion um etwa 15 % der Gesamtfallkosten für Anästhesie möglich.

Grobe Verteilung der Kosten für eine Vollnarkose bei großer Operation (z.B.: Hüfttotalendoprothese mit ZVK und Arterie)	
Personalkosten (davon: Pflegedienst 30 %, ärztlicher Dienst 60 %, MTA 10 %)	40 %
Geräteeinrichtung (Monitore, Narkosegeräte)	10 %
Einmalmaterialien	30 %
Medikamente (davon: 50 % Infusionen, Transfusionslösungen, 50 % Medikamente)	20 %

Allgemeinanästhesie versus Regionalanästhesie

- Kosten für Personal, Infusionen und Geräteeinrichtung (Narkosegerät muß vorgehalten werden) bleiben gleich (60 % der Gesamtkosten)
- Medikamente bei der Regionalanästhesie billiger (10 % → 1 %)
- Einmalmaterialien (Regionalanästhesiesets, Abwaschsets, Sterilmaterialien wie Handschuhe und Abdecktuch) teurer (statt 30 → 40 %-Anteil)
- → Kosten in etwa gleich.

Verschiedene Verfahren der Allgemeinanästhesie

- Die verschiedenen Allgemeinanästhesieverfahren (Intubation, Larynxmaske, Copa, Maskennarkose) haben ähnliche Grundkosten
- → Sparmöglichkeiten nur bei Einsparung von Zeit gegeben.

TIVA versus Neuroleptanalgesie versus Inhalationsanästhesie

- Bei den meisten Kostenvergleichen zwischen einer total intravenösen Anästhesie mit Propofol und einer Inhalationsanästhesie z.B. mit Isofluran und Lachgas schneidet die TIVA schlechter ab als die Inhalationsanästhesie.
- Wenn aber die mit der Gasnarkose signifikant häufiger verbundene postoperative Übelkeit und ihre Therapie mit einbezogen werden, sind die beiden Methoden vergleichbar.
- Cave bei langen Operationen: Wird strikte low-flow-Technik verwendet, ist die Inhalationsanästhesie die kostengünstigere Methode gegenüber TIVA.
- Vergleich für Eingriff von 2 Std. Dauer (nur Medikamente):
  - NLA   DM   27
  - Balancierte Anästhesie   DM   34
  - Intravenöse Anästhesie   DM   44.
- Aber: Ohne Aufwachraum, ohne Personalkosten!

1.6.2   Auswahl von Medikamenten

Jede Abteilung hat durch individuelle Bedingungen und komplexe wirtschaftliche Verhandlungen ihre eigene Kostenstruktur. So kann es nie gelingen, für alle Kliniken allgemeine Angaben über Kosten zu geben und auch ein Vergleich verschiedener Methoden und Substanzen ist nicht möglich. Wenn hier dennoch grobe Kostenraster angegeben werden, gilt dies nur bei eingeschränkter individueller und auch zeitlicher Gültigkeit.

Monatliche Aufstellungen aller Ausgaben für anästhesierelevante Medikamente durch die Apotheke sind meist problemlos zu erstellen und sollten allen Mitarbeitern zugänglich gemacht werden.

1

Vergleich der Substanzgruppenkosten einer durchschnittlichen Anästhesieabteilung

45 % i.v.-Anästhetika und Analgetika
30 % Relaxantien
15 % Inhalationsanästhetika
10 % Lokalanästhetika.

─────── **Relaxantien** ────────────────────────────────

- Seit der routinemäßige Gebrauch von Succinylcholin zur Relaxierung des Patienten in die Diskussion gekommen ist und viele Kliniken sich von dieser Substanz weitgehend getrennt haben, sind die Kosten für diese Medikamentengruppe drastisch gestiegen.
- Große Einsparungen, wenn man für jede einzelne Narkose das individuelle Relaxans auch nach Kostengründen auswählt.
- In Fällen, bei denen der Patient eine langzeitige Relaxierung benötigt und vielleicht planmäßig auf der Intensivstation nachbeatmet wird, an Pancuronium denken.
- Kosten für Relaxierung bei Einleitung:
  - Succinylcholin   100 mg   DM   0.50
  - Pancuronium   8 mg   DM   2.00
  - Vecuronium   8 mg   DM   10.00
  - Rocuronium   50 mg   DM   10.00
  - Cisatracurium   10 mg   DM   15.00.

─────── **Inhalationsanästhetika** ──────────────────────

Die Kosten von Inhalationsanästhetika betragen bis zu etwa 5 % der gesamten Ausgaben einer Anästhesieabteilung oder etwa 1 % der Gesamtkosten einer Operation.

Kostenberechnung für Inhalationsanästhesie. In einer Minute werden x ml Narkosegasflüssigkeit verbraucht, wenn x = Frischgasflow * Narkosegaskonzentration/200*, (1 ml Flüssigkeit ergibt etwa 200 ml Gas):

  - 1 ml Halothan: DM   0.20
  - 1 ml Enfluran :   DM   0.50
  - 1 ml Isofluran: DM   1.00.

*Frischgasflow in ml/min., Narkosegaskonzentration als Fraktion, z.B. 0,01 bei 1%

─────── **Analgetika** ──────────────────────────────────

- Etwa 20–30 % der Medikament-Kosten einer Vollnarkose fallen auf die Analgetika.
- Sufentanil und Fentanyl etwa ähnlich teuer, wenn die analgetische Potenz beachtet wird.
- Remifentanil erheblich teuerer, kann aber durch exakte Narkoseführung entlang des Analgetikabedarfprofils über die Narkose hinweg vergleichbar werden.

- Für die postoperative Analgesie wurde die patientenkontrollierte Epiduralanästhesie (PCEA) mit der patientenkontrollierten intravenösen Analgesie (PCA) verglichen. Dabei ergibt sich, daß die Kosten für die PCEA erheblich über denen der PCA liegen.
- Cave: 90 % der Kosten der postoperativen Schmerztherapie sind Personalkosten!

Weitere Medikamente

- Antiemetika neueren Typs, wie die Serotoninantagonisten sehr kostspielige Medikamente; beeinflussen allerdings eines der großen Probleme der Anästhesie, nämlich die postoperative Übelkeit und das Erbrechen positiv.
- Bei einer Gesamtkostenanalyse, die verlängerte Zeiten im Aufwachraum und weitere Behandlung mit einberechnet, wird die Therapie allerdings kostengünstiger gegenüber anderen Methoden.

Infusionslösungen zum Volumenersatz

- Ringerlösung zur Aufrechterhaltung einer Homöostase
- Kolloide (Gelatinelösungen und Hydroxyäthylstärkelösungen) zum Ersatz intravasaler Flüssigkeitsverluste.
- Kosten für 500 ml Infusionslösung:
  - Gelatinelösung   DM   8.00
  - HAES   DM   15.00
  - Humanalbumin   DM 240.00.
- Die Frage nach der sinnvollsten Technik zur Einsparung von Fremdblut ist sicher nicht über die Kosten der jeweiligen Methode zu klären. Durchführung von Akuter normovolämischer Hämodilution ca 60 % billiger als die Aufnahme des Patienten in ein präoperatives Eigenblutspendeprogramm, wobei die billigere Lösung mit einer leicht erhöhten Anzahl von Fremdblutgaben verbunden war.
- FFP sollte sicher nicht für eine Volumentherapie eingesetzt werden, sondern nur bei strenger Indikation. Dies gilt natürlich nicht nur im Hinblick auf die Kosten.
- Anhaltspunkte für **Transfusionsproduktkosten** (stark abhängig von den lokalen Bedingungen):
  - Frisch gefrorenes Plasma DM   90
  - Erythrozytenkonzentrat   DM   120
  - Thrombozytenkonzentrat   DM   500.

1.6.3   Monitoring

Kathetersysteme

Gesamtkosten bei Anlage (einschließlich Abwaschset, Handschuhe etc.):
  - Zentraler Venenkatheter: DM   50.00
  - Pulmonalarterienkatheter: DM 200.00
  - Art. Kanüle: DM   30.00

1

_____ **Laborgeräte** _____

Vergleich zwischen den Kosten und der Effektivität von Blutgasanalysegeräte vor Ort mit Geräten in einer Laboreinrichtung → bei Berücksichtigung aller Bearbeitungsschritte und Geräte- bzw. Materialkosten die Vor-Ort-Geräte erheblich günstiger.

_____ **Präoperative Untersuchungen** _____

➤ Trotz schon bislang durchgeführter Sparmaßnahmen kann wahrscheinlich ohne Qualitätsverlust auf 50 % der präoperativen Untersuchungen verzichtet werden.
• Art und Anzahl der präoperativ routinemäßig geforderten Untersuchungen sind daher in den letzten Jahren immer wieder diskutiert worden.
• Vorschriften werden auch unter dem anhaltenden Kostendruck immer weiter zurückgenommen:
  – Vor peripherer Regionalanästhesie z.B. werden keine Laboruntersuchungen mehr empfohlen
  – EKG ab einem Lebensalter von 55 J.
  – Röntgenthorax sollte erst ab einem Alter von 70 J. obligatorisch sein.
• Für Allgemeinanästhesien gelten allgemein etwas weiter gefaßte Vorschriften, doch ist es immer wieder sinnvoll, den Katalog zu überprüfen und sich als überflüssig zeigende Routineuntersuchungen aus dem Programm zu streichen.

1.6.4   Personaleinsatz und Qualitätssicherung _____

_____ **Personaleinsatz** _____

• Die feste Regelung, daß in jedem Operationssaal jeweils ein chirurgisches und ein anästhesiologisches Team Punkt für Punkt die Operationsliste „abarbeiten", ist nicht immer die effektivste.
• Es muß hier individuell überlegt werden, ob nicht durch _flexiblere_ Handhabung und eventuell Heranziehung von weiteren Teams eine bessere Auslastung erreicht werden kann.
• Um einen möglichst effektiven Personaleinsatz zu erreichen, muß in jeder Anästhesieabteilung der _Personaleinsatz flexibel_ gestaltet sein. Insbesondere die _Dienstzeiten_ auf den einzelnen Arbeitsplätzen müssen den Anforderungen entsprechend gestaltet sein. Das Personal für den Aufwachraum sollte daher einen Zeitraum abdecken, der gegenüber den OP-Arbeitszeiten zeitlich versetzt ist. Viele Möglichkeiten ergeben sich hier für teilzeitleistende Mitarbeiter.
• Ganz im Vordergrund der effektivitätserhöhenden Maßnahmen steht die genaue _Zeitabsprache mit den operativen Kollegen._
  – Lange Wartezeiten sind ein nicht unterschätzbarer Kostenfaktor.
  – Der zusätzliche Einsatz eines OP-Koordinators, der nicht aus den medizinischen Fächern stammen muß, kann sich daher schnell lohnen.
  – Die Regel, daß ein Anästhesist nicht gleichzeitig mehrere Narkosen durchführen darf, muß aber in diesem Zusammenhang auf jeden Fall weiterhin gelten.

Prämedikationssprechstunde

- Präoperative Routinediagnostik (Thoraxröntgenaufnahme, Laboruntersuchungen, Lungenfunktionstests, EKG) durch eine rechtzeitig durchgeführte Prämedikation durch den Anästhesisten erheblich reduzierbar
- Organisatorische und medizinische Planung können verhindern, daß Patienten am OP-Tag abgesetzt werden und somit Fehlzeiten und OP-Leerstände auftreten.
- Beachte: durch eine Prämedikationssprechstunde Kostenersparnis von DM 900 pro Patient (Operation, Anästhesie, Station) möglich → kürzere Liegedauer. Patienten sollen erst am Operationstag in der Klinik erscheinen.

Computer zur Qualitätssicherung

- Qualitätssicherung stellt die inzwischen geforderte Dokumentation von Anästhesieleistungen und Ergebnissen dar
- Computersysteme vom einfachen PC, in den die Kerndaten per Hand eingegeben werden, bis zum Krankenhauscomputernetz mit vielen Terminals: Neben Eingaben, Vielzahl von Daten über entsprechende Schnittstellen aus den Geräten, wie Monitoren und Narkosearbeitsplätzen abrufbar.
- Elektronische Aufarbeitung der Daten unverzichtbar: Anschaffungs- und Betreibungskosten solcher Datenverarbeitungssysteme 5→ 20 DM pro Narkose:
  - Welchen Aufwand man dabei treiben sollte, ergibt sich aus der Auslastung eines jeden Arbeitsplatzes.
  - Werden an einem Narkosegerät weniger als 1000 Narkosen pro Jahr durchgeführt reicht ein manuelles Eingabesystem, sind es dagegen mehr, ergeben sich bei einer automatischen Erfassung günstigere Preise pro Narkose.

Konkurrenz zwischen Krankenhäusern/„Werbung"

Zum ökonomischen Arbeiten gehört nicht nur, daß die Kosten gesenkt werden und die Effektivität gesteigert wird, sondern auch, daß die Arbeit der Anästhesieabteilung nach außen hin sichtbar geschätzt wird. Um dies zu erreichen, muß die Betreuung des Patienten in der perioperativen Phase für jeden einzelnen Patienten zufriedenstellend sein. Dies ist durch Kontakte zum Patienten vor und auch nach der Narkose zu erreichen. Der Patient darf sich mit seinen Problemen nicht allein gelassen fühlen und muß einen persönlichen Ansprechpartner haben. Diesem Zweck kann die postnarkotische Visite dienen, aber auch ein Kontakt des Pflegepersonals vor und nach der Anästhesie zur Klärung von persönlichen Fragen und zur Beseitigung von Unsicherheiten über Ablauf und Folgen der Narkose. Diese Maßnahmen kosten zunächst Geld, doch kann ein Krankenhaus nur erfolgreich arbeiten, wenn sich der „Kunde" wohl und gut betreut fühlt.

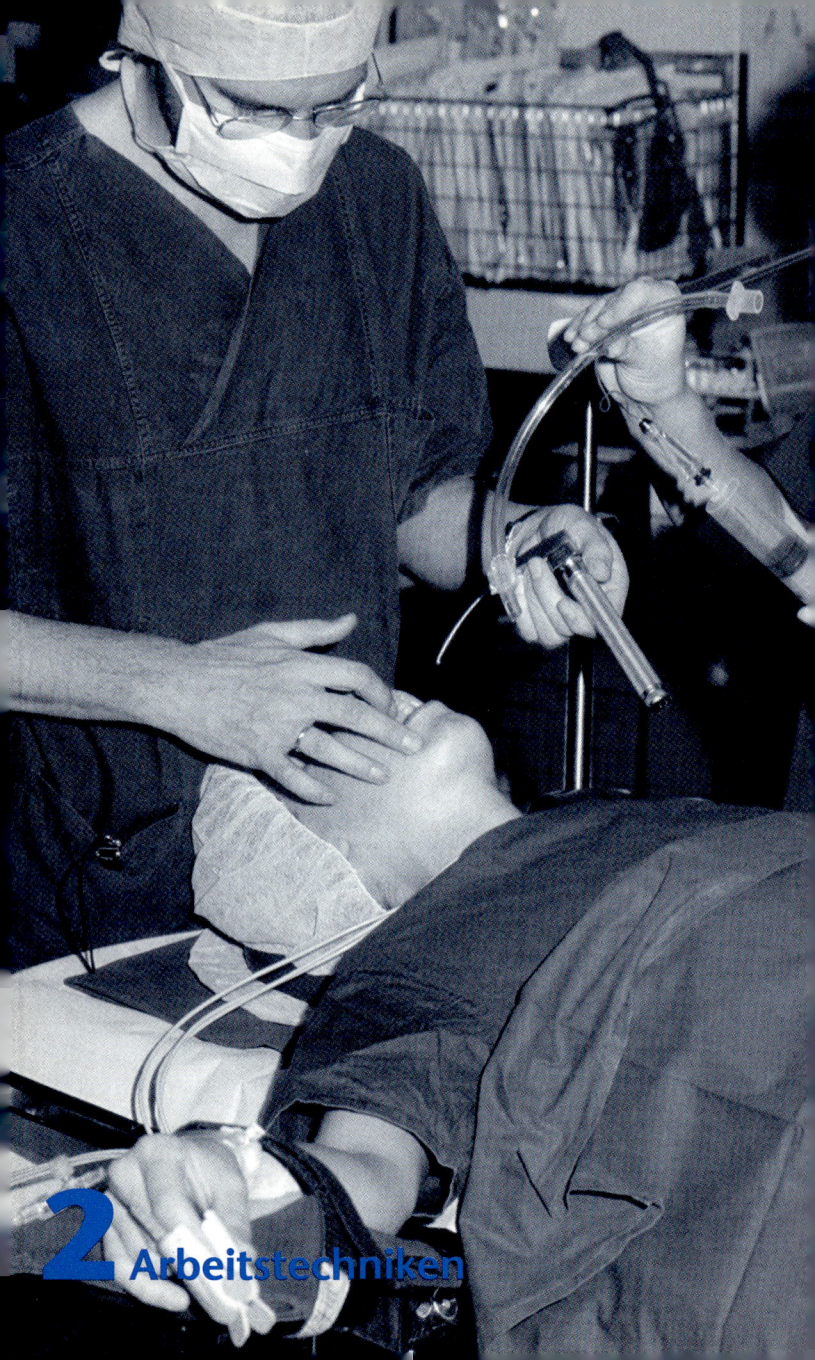

2 Arbeitstechniken

Robert Crahé
Matthias Eberhardt
Hartmut Gehring
Wolfgang Geil
Thomas Gräber
Martin Lindig
Torsten Meier
Evelyn Ocklitz
Verica von Pidoll
Frauke Rancke

2.1   Katheter und Sonden

2.1.1   Venöse Zugänge

2

Punktion mit Verweilkanülen (z.B. Braunülen®, Venflons®)

- Der venöse Zugang durch eine intravenös liegende Venenverweilkanüle bedeutet eine *jederzeit verfügbare Verbindung* zum Niederdruck-System des Kreislaufs. Er ermöglicht die schnelle und sichere Zufuhr von Medikamenten und Infusionslösungen. Er ist Voraussetzung für jede Form der Narkose (Ausnahme: Maskeneinleitung bei unkooperativen Kindern, hier wird der Zugang in Narkose gelegt).
- Der venöse Zugang muß für den Anästhesisten *einfach und schnell zugänglich* sein, d.h. weit entfernt vom Operationsfeld (z.B. gegenüberliegender Arm, Fuß in der Neurochirurgie oder HNO). Gegebenenfalls muß eine Verlängerung eingebaut werden.
- Die *sichere Lage und Funktion* insbesondere bei nicht selbst gelegten Zugängen *muß vor Gabe von Medikamenten geprüft werden* (z.B. durch problemloses Einlaufen einer Infusionslösung oder durch einen Bolus NaCl 0,9 %). Die Punktion ist primär dort durchzuführen, wo sie am sichersten ist (Handrücken, Unterarm). Die Punktion im Gelenkbereich ist wegen Fehlpunktion, Dislokation und erheblichen Schäden durch ein Paravasat zu vermeiden.

Bei häufigen Punktionen mit distalen Venen beginnen, um kaliberstärkere Venen zu schonen. Sinnvolle Reihenfolge: Handrücken, Unterarm.

Durchmesser und Durchflußraten von Verweilkanülen						
Gauge	22 G	20 G	18 G	17 G	16 G	14 G
Farbe	blau	rosa	grün	weiß	grau	braun
Außendurchmesser (mm)	0,8	1,0	1,2	1,4	1,7	2,0
Innendurchmesser (mm)	0,6	0,8	1,0	1,2	1,4	1,7
Durchfluß ml/Min.						
wäßrige Infusion	31	54	80	125	180	270
Blut	18	31	45	76	118	172

Material
2–3 Braunülen verschiedener Größe (Standard beim Erwachsenen für wäßrige Infusionen: 17 G/weiß oder 18 G/grün), Pflasterverband, u.U. Lokalanästhetikum (z.B. Lidocain 1 %, Mepivacain 1 %) mit 25 G-Kanüle und 2 ml Spritze, bei gleichzeitiger Blutabnahme 20 ml Spritze und Blutröhrchen, Infusion mit System und 3-Wege-Hahn.

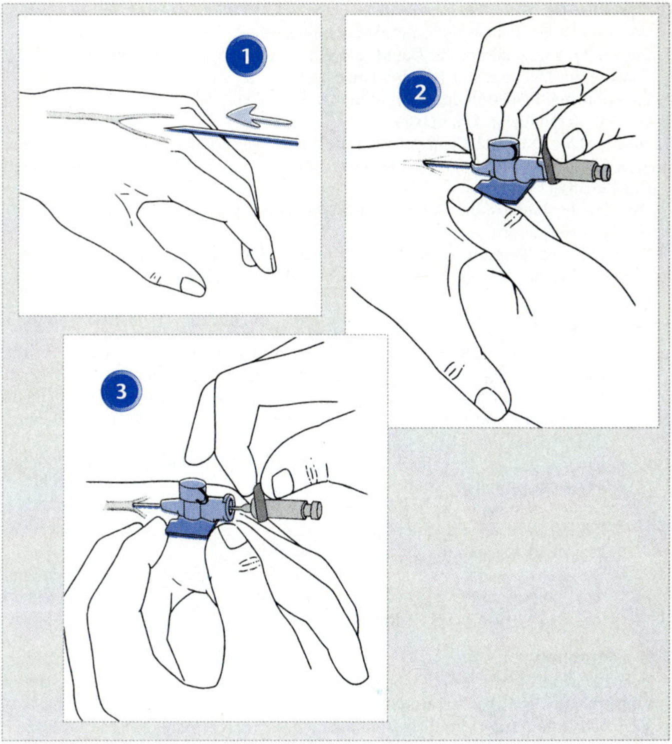

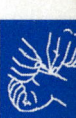

Abb. 2.1: Handrückenpunktion [A300–157]

Kathetergrößen														
French (F) = Charrière (Char) = 1/3 mm														
Einführbestecke								**Magensonden**						
F/ Char 3	4	5	6	7	8	8,5	9	10	12	14	16	18	20	
mm 1	1,33	1,67	2	2,33	2,5	2,67	2,84	3,33	4	4,67	5,33	6	6,67	

2

Durchführung

- Punktionsstelle desinfizieren, ggf. Haare entfernen
- Bei Bedarf Lokalanästhesie: Hautquaddel mit Lidocain 1 % oder Mepivacain 1 %
- Stauung am Oberarm mit Blutdruckmanschette oder Stauschlauch
- Punktionsrichtung: Hautdurchtrittsstelle ist 1 cm distal der Vene, wenn möglich in einer Y-Vereinigung; Haut fixieren
- Nach rascher Durchstechung der Haut die Nadel evtl. etwas zurückziehen und dann unter der Haut (subkutan) in die Vene vorschieben, bis Blut am transparenten Kanülenansatz erscheint
- Die Kanüle 5 mm in die Vene vorschieben, Verweilkanüle festhalten und Metallkanüle zurückziehen
- Verweilkanüle langsam bis zum Ansatz in der Vene vorschieben
- Sichere Lage der Venenverweilkanüle überprüfen und fixieren!

 Tips & Tricks

- Keine i.v.-Inj. ohne problemloses Einlaufen einer Infusion oder Injektion eines Bolus NaCl 0,9 % (Merkmale Paravasat: Schwellung, Schmerz, Widerstand)
- Kein Anschluß von maschinengetriebenen Pumpen (Infusomat, Perfusor), da ein Paravasat insbesondere bei bewußtlosen Patienten nicht bemerkt wird. Ausnahme: Kinder!
- Die Punktionsstelle sollte zwischen den beiden benachbarten Gelenken sicher und sichtbar gelagert sein
- Keine Punktion in einen Shunt-Arm
- Bei Pat. mit Niereninsuffizienz die Unterarmvenen wegen späterer Shunt-Anlage meiden (Punktion nur auf dem Handrücken)
- Ein Zugang in der V. jug. externa wird häufig als „zentraler Zugang" verkannt und hyperosmolare Lösungen oder K⁺-Lösung substituiert, die bei einem Paravasat zu Nekrosen führen.

Komplikationen

- *Versehentliche arterielle Punktion:* erkennbar am pulsartigen Ausströmen des Blutes, schmerzhaft. Bei Unsicherheit: BGA
- *Versehentliche intraarterielle Injektion* ☞ 2.1.2
- *Vene „platzt":* evtl. Vene zu steil punktiert und Hinterwand durchstochen oder „bindegewebsschwache" Gefäße (z.B. bei Glukokortikoid-Therapie) → Hämatom; *Hilfe:* Sofort nach Punktion Stauschlauch lösen und Kompression
- *Schmerzhafte Punktion:* Hautpunktion zu flach oder zu langsam, keine Lokalanästhesie
- *„Paralaufen" der Infusion:* Verweilkanüle entfernen!
- *Thrombophlebitis:* Merkmale: Schwellung, Rötung, Schmerz. Therapie bei Paravasat und Thrombophlebitis: Arm hochlagern und ruhigstellen, Alkoholumschläge, lokal oder systemisch Antiphlogistika. Evtl. *low-dose-*Heparin
- *Kunststoffkanüle läßt sich nicht vorschieben,* obwohl sie im Lumen liegt: evtl. störende Venenklappen. Mit einem Bolus NaCl 0,9 % durchspülen und gleichzeitig vorschieben.

2.1.2 Arterielle Kanülierung

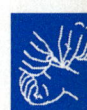

Indikationen
Blutgasanalyse, intraarterielle Druckmessung, A-V-Hämofiltration.

Kontraindikationen
• Relativ: erhöhte Blutungsneigung
• Absolut
  – Entzündung oder Tumoren im Punktionsbereich
  – Ischämie des nachgeschalteten Abstrombereichs, z.B. periphere AVK
  – Positiver Allen-Test.

Durchführung

Punktionsstellen
• Bevorzugt – A. radialis der nicht-führenden Hand, A. femoralis
• Reserve – A. dorsalis pedis, A. brachialis, A. temporalis superf.

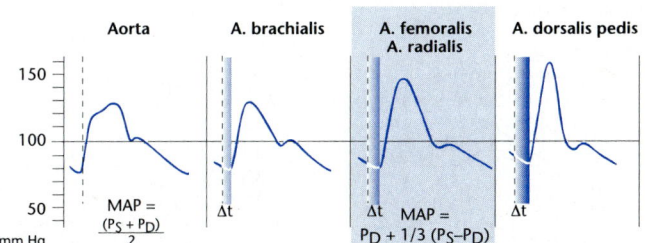

Abb. 2.2: Druckkurven in den einzelnen Gefäßabschnitten: P_S = syst. RR, P_D = diast. RR, MAP = arterieller Mitteldruck

Vorbereitung

Druckspülsystem mit 500 ml Elektrolytlösung und 1000 IE Heparin, Druckaufnehmer und -modul mit Halterung, starre Zuleitung mit 3-Wege-Hahn. Lokalanästhetika (Lidocain 1 % oder Mepivacain 1 %), Spritze, feine Kanüle, NaCl 0,9 %, sterile Kompresse und Handschuhe, Desinfektionsmittel, Lochtuch, steriles Arbeitsfeld, Hilfsperson.

Techniken
- Einmalige Punktion zur diagnostischen Blutgasanalyse
- Kanülierung mit Verweilkanüle durch direkte Punktion
- Einführung eines Katheters durch Seldinger-Technik

2

Punktion der A. radialis (direkte Punktion mit Verweilkanüle)
Kollateralkreislauf überprüfen (☞ Allen-Test), Lagerung und Fixierung der Hand: auf einer Unterlage (unter dem Handgelenk) leicht überstreckt. Desinfektion der Punktionsstelle und steriles Abdecken, Lokalanästhesie. Palpation der A. radialis unterhalb des Ligamentum carpale, Punktion der A. radialis im Winkel von 30–45° zur Arterie. Nach Eintritt von Blut Nadel 4 mm in das Gefäßlumen vorschieben und Verweilkanüle plazieren. Sichere Fixierung des Katheters und Konnektion des Meßsystems.

Allen-Test: Blutleere durch Kompression von A. radialis und A. ulnaris, Hochheben der Hand, aktiven Faustschluß oder passive Kompression herbeiführen; 3–10 Sek. nach Dekompression der A. radialis oder ulnaris wird die Hand wieder rosig (Durchblutung) → Allen-Test ist negativ; Prüfung für beide Arterien. Der Test ist auch im Kollateralsystem des Fußes durchführbar und kann durch das Pulsoximeter kontrolliert werden.

Punktion und Vorschieben der Kanüle

Plazierung der Verweilkanüle

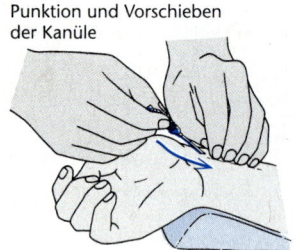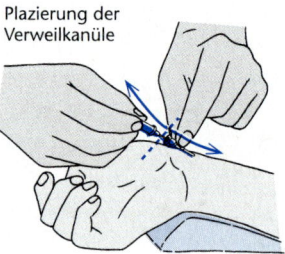

Abb. 2.3: Direkte Punktion der A. radialis [A300–157]

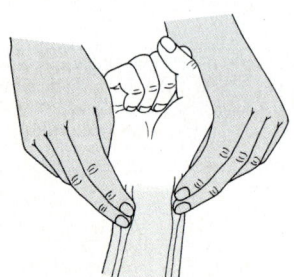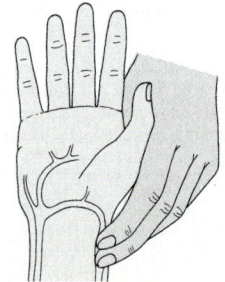

Abb. 2.4: Allen-Test [A300–157]

Punktion der A. femoralis (Seldinger-Technik)

Überprüfung der Durchblutung, Kontrolle der Gerinnung und Inspektion der Punktionsstelle (Ausschluß einer Pilzinfektion). Desinfektion, steriles Lochtuch, steriles Arbeitsfeld und Materialvorbereitung, lokale Betäubung der Punktionsstelle. Palpation der A. femoralis unterhalb des Leistenbandes (Merke: IVAN – Innen – Vene – Arterie – Nerv) und Punktion zwischen 2. und 3. Finger; pulsförmiges Ausströmen des Blutes im Herzrhythmus zeigt die korrekte Lage der Nadel im Gefäßlumen. Vorsichtiges Einführen des weichen Endes des Seldinger-Drahtes (bei Widerstand erleichtert leichtes Drehen von Draht oder Nadel die Plazierung; Gefahren: Perforation, Abriß von atherosklerotischen Plaques mit nachfolgender Embolie oder Fehllage), Plazierung des Katheters über den Seldinger-Draht im Gefäßlumen. Sichere Fixierung durch Naht und sichere Konnektion des Meßsystems.

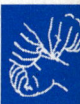

   Widerstand ist ein Warnzeichen, Gefahr des retroperitonealen Hämatoms bei Punktion oberhalb des Leistenbandes.

Meßfehlermöglichkeiten, Vermeidung von Fehlern

- Meßortabhängige systolische und diastolische Blutdruckwerte (☞ Abb. 2.5)
- Nullpunkt auf Herzhöhe abgleichen
- Zuleitung zum Druckaufnehmer maximal 1 m lang (Schleuderzacke) und hartes Material (Dämpfung)
- Vermeidung von Luftblasen (Embolie, Kurvendämpfung)
- Gefäßspasmen und Stenosen proximal des Meßortes verschlechtern die Druckwertaufnahme
- Nullpunktverschiebung (baseline shift, z.B. bei Hochfrequenzkoagulation).

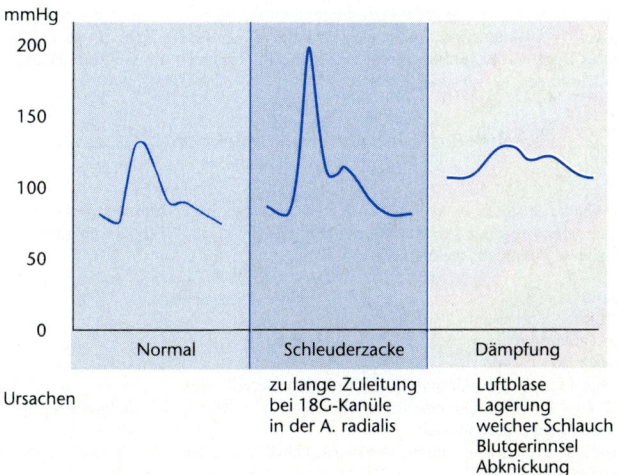

Abb. 2.5: Störungen der arteriellen Druckmessung [A300–157]

2

####### Komplikationen

- Ischämie des nachgeschalteten Versorgungsbereiches (Finger, Hand, Arm, Zehen, Fuß, Bein)
- Blutung (nach Fehlpunktion, Perforation oder Diskonnektion)
- Hämatom (insbesondere bei nicht ausreichender Kompression)
- Thrombose, Infektion (Vorbeugung: Verweildauer maximal 10 Tage unter täglicher Kontrolle der lokalen und systemischen Infektionsparameter)
- Embolie (atherosklerotische Plaques, Luftblasen, Kathetermaterial)
- Sensibilitätsstörungen (u. U. bis 3 Monate reversibel)
- Intraarterielle Injektion (insbesondere A. radialis und A. brachialis)
- Arterio-venöser Shunt.

Maßnahmen zur Vermeidung von Komplikationen

Vor der Punktion
- Anamnese: Durchblutungs- und Gerinnungsstörungen
- Inspektion: Punktionsstelle
- Rote 3-Wege-Hähne und rotmarkierte Druckschläuche. Jede Injektionsmöglichkeit ist mit einem roten Aufkleber „Arterie" zu kennzeichnen
- Pulsoximeter als Kontrolle im Versorgungsbereich der Arterie.

Nach der Punktion
Zeichen für mangelnde Durchblutung
- Inspektion: blaß, weiß
- Palpation: kein Puls tastbar
- Pulsoximeter: kein Signal aufnehmbar

Maßnahmen bei Fehlpunktion und nach Entfernen des Katheters
Ausreichende Kompression der Punktionsstelle mit 4 Fingern bei erhaltener Zirkulation des Blutes (A. radialis mind. 3 Min., A. femoralis mind. 10 Min.), Druckverband (kein zirkuläres Pflaster), Kontrolle in regelmäßigen Zeitabständen auf Blutung, Hämatom und Ischämie des Versorgungsbereiches.

####### Versehentliche intraarterielle Injektion

Klinik
- Brennender Schmerz an der Einstichstelle bzw. distal, gelegentlich erst verzögert
- Blasse teilweise fleckige Haut, an den Akren zyanotisch; Nekrosen möglich.
- Peripherer Puls nicht mehr tastbar.

Therapie
- Kanüle liegen lassen!
- Nachspülen mit 20 ml 0,9 % Kochsalzlösung
- Danach 20 ml Lidocain 1 % *langsam* intraarteriell
- Methyl-Prednisolon (Urbason®) 50 mg intraarteriell
  oder über Perfusor: Dexamethason (Fortecortin®) 200 mg + Lidocain 100 mg auf 50 ml, 10 ml/h intraarteriell
- Je nach Schweregrad eventuell Versuch mit Urokinase oder Streptokinase, um frische Thromben zu lösen

- Bei Ischämien und starken Schmerzzuständen Plexusblockade (Sympathikusblokkade und Analgesie; ☞ 6.1)
- Systemische Antikoagulation (5000 IE Heparin i.v., 20000 IE/Tag möglichst über Perfusor)
- In Einzelfällen operative Therapie notwendig (Thrombektomie, Faszienspaltung).

Prophylaxe
- Möglichst keine periphervenösen Zugänge in der Ellenbeuge anlegen
- Sorgfältige Palpation der Vene
- An jeden intravenösen Zugang eine Infusion anlegen
- In Zweifelsfällen Blutgasanalyse (*Cave:* Bei stark erniedrigtem Blutdruck nicht immer pulsierender Rückfluß)
- Arterielle Kanüle deutlich kennzeichnen (roter Aufkleber: Arterie).

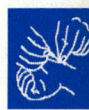

2.1.3 Zentralvenöse Zugänge und ZVD-Messung ─────────

- Der zentralvenöse Zugang ist eine jederzeit verfügbare Verbindung zum Niederdruck-Systems des Kreislaufes. Durch Druckgradienten zwischen Kreislauf und Umgebung besteht die Gefahr der Blutung oder der Luftembolie.
- Gute Venenfüllung ermöglicht eine bessere anatomische Orientierung, eine einfachere Punktion des Gefäßes und verhindert den Eintritt von Luft in das System. Bei peripheren Venen wird eine gute Füllung durch Stauung der Extremität erreicht, thoraxnahe Venen füllen sich durch Trendelenburg-Lagerung (Neigung des Oberkörpers/Tisches circa 20° Kopftief).
- Bei der Punktion großer zentraler Venen die Nähe zu großen Arterien (A. carotis, A. femoralis) und Nervengeflechten (Plexus brachialis, N. femoralis), Körperhöhlen (Pleura, Perikard), Hohlorganen (Ösophagus, Trachea, Herz) und weiteren Strukturen (Ductus thoracicus, Mediastinum) beachten; dies erfordert Erfahrung in der Punktionstechnik und die Beherrschung möglicher Komplikationen. Bei Blutungen und Verletzungen evtl. sofortige intensive Intervention (z.B. bei Pneumothorax, Perikardtamponade).

────── **Indikationen** ────────────────────────────────────

- Venöser Zugang, wenn peripher nicht möglich (z.B. Schock, Polytrauma)
- Zufuhr venenunverträglicher Substanzen in Abhängigkeit von Konzentration und Osmolarität (z.B. Zytostatika, manche Antibiotika)
- Kontinuierliche Applikation von hochwirksamen Medikamenten (Katecholamine, Sedativa, Analgetika)
- Messung des zentralen Venendrucks
- Einführung diagnostischer und therapeutischer Katheter über eine Schleuse (Pulmonalis-Katheter, passagere Schrittmacher, venöse Subtraktionsangiographie)
- Zufuhr großer Volumenmengen (z.B. bei rupturiertem BAA) nur über F5- oder F8-Schleuse
- Größere operative Eingriffe, z.B. an Herz und Thorax
- Eingriffe in sitzender Position (um im Falle einer Luftembolie die Möglichkeit zur Luftabsaugung zu haben).

2

Indikationseinschränkungen
- Fehlende Einwilligung des Patienten (*Ausnahme:* Dringliche Indikation bei nicht ansprechbarem Patienten)
- Entzündungen und Tumore im Punktionsbereich
- Anatomische Veränderungen an Lunge, Thorax und Mediastinalorganen
- Stenose der A. carotis auf der kontralateralen Seite
- Erhöhte Blutungsneigung (Gerinnungskontrolle), KI für Punktion der V. subclavia
- Z. n. Punktion der kontralateralen Seite ohne Röntgen-Kontrolle
- Pneumothorax der kontralateralen Seite.

Komplikationen zentralvenöser Zugänge				
	Früh (Sek. bis Min.)		**Spät (Min. bis Tage)**	**Verlauf (Wochen)**
Punktion	Gefäße	Hämatom, Ischämie, Blutung	Hämatothorax, Hämatomediastinum	Arterio-venöse Fistel, Pseudoaneurysma
	Begleitstrukturen	Pneumothorax, Perforation von Ösophagus, Trachea, Ductus thoracicus Tubuscuff	Hautemphysem, Perikarderguß, Serothorax	Mediastinitis
	Nervenläsion: Ganglion stellatum, N. vagus, N. recurrens, Plexus brachialis, N. femoralis, N. phrenicus, N. medianus, N. radialis			
Implantation	Embolie: Luft - Material - Thrombus, Herzrhythmusstörungen, Blutung			Endokarditis, Myokardperforation

Komplikationen

- *Sofort:* Arterielle Punktion (Hämatom, Ischämie), Pneumothorax, Perikarderguß, Hämatom, Embolie (Luft, Kathetermaterial), Herzrhythmusstörungen
- *Spät:* Arterielle Punktion (arterio-venöse Fistel, Pseudoaneurysma), Pneumothorax (bis mehrere Tage), Perikarderguß, Hydro- und Hämatothorax, Nervenläsionen (Sensibilitätsstörungen, bis zu 3 Monate lang reversibel, Horner-Syndrom bei Irritierung des Ganglion stellatum) Thrombose, Infektion
- *Plazierung:* Fehllagen, Herzrythmusstörungen, Perforation.

Spezielle Komplikationen
- *Ellenbeuge*: arterielle Fehlpunktion (A. brachialis), Nervenläsion (N. medianus)
- *V. femoralis:* arterielle Fehlpunktion (A. femoralis), retroperitoneales Hämatom, Nervenläsion (N. femoralis)
- *V. jug. interna:* arterielle Fehlpunktion (A. carotis, A. vertebralis), arteriovenöse Fistel, Pneumothorax, Nervenläsion (Plexus brachialis), Horner-Syndrom
- *V. anonyma, V. subclavia:* arterielle Fehlpunktion (Hämatothorax, Hämatomediastinum, Arterio-venöse Fistel), Pneumothorax, Serothorax (bei linksseitiger Punktion mit Verletzung des Ductus thoracicus), Trachealläsion (Tubuscuff).

Maßnahmen bei Komplikationen

- *Arterielle Blutung:* Entfernung der Punktionsnadel und sorgfältige Kompression bei Erhalt der Perfusion. Verlaufskontrolle und Dokumentation. Beachte: Bei A. subclavia Kompression nicht möglich!
- *Nervenläsion:* bei Verletzung in Narkose oder bei großzügiger Lokalanästhesie nicht erkennbar. Sichere Zeichen – sofortiger starker Schmerz bei Eindringen der Nadel in den Nerv, fortgeleitet im Nervenverlauf, Zuckung der zugehörigen Muskelgruppe. Nadel entfernen, Funktionskontrolle, entspannte Lagerung, frühzeitiges Hinzuziehen des Neurologen und Chirurgen, Dokumentation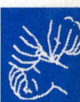
- *Horner-Syndrom:* nach Injektion von Lokalanästhetikum Abklingen der Wirkung abwarten, bei Irritation des Ganglion stellatum den Katheter entfernen.
- *Pneumo-, Hämato-, Serothorax:* nach Ausmaß und Bedingungen (Beatmung) sofortige Entlastung durch Pleura-Drainage (☞ 3.2.5) notwendig. Diagnostische Zeichen: Auskultation und Perkussion, Beatmungsdruck, Rö-Kontrolle, Dokumentation. Beachte: Pneumothorax häufig erst Stunden später, d.h. nicht im ersten Rö-Bild kurz nach Punktion erkennbar → Visite und Auskultation nach 4 h!
- *Perikarderguß:* Schnelle Entlastung durch den Chirurgen. Diagnostische Zeichen: Stauung der Halsvenen, Tachykardie, Blutdruckabfall, Schock.
- *Hämatom:* Verlaufskontrolle, Dokumentation, evtl. chirurg. Ausräumung.
- *Ischämie:* Ursache (Hämatom) sofort beseitigen, sofortiges Hinzuziehen eines Chirurgen, Dokumentation, Erhöhung des Perfusionsdruckes.
- *Embolie:* Luft → über den liegenden Katheter mit einer großvolumigen Spritze absaugen. Kathetermaterial → chirurgische Intervention.
- *Arterio-venöse Fistel mit Shunt:* oft hämodynamisch wirksam, Minderperfusion des zugehörigen Abstromgebiets, chirurgische Sanierung notwendig.

——— **Material und Techniken** ———————————————

Material

Polyurethan: einlumige oder mehrlumige Katheter (Liegedauer nach Infektionslage), Schleuse (wegen Infektionsgefahr Liegedauer < 5 Tage)

- *Silikon*
  - zentraler Zugang: ein- oder zweilumige Katheter
  - subkutan getunnelte Katheter: Hickman-, Broviac-Katheter
  - subkutaner Port: subkutanes Reservoir zur Injektion (lange Liegedauer für z.B. Chemotherapie)

Vor- und Nachteile des Silikon-Katheters

- Weiches gewebefreundliches Material mit geringer Gefahr der Gefäßperforation bei der Plazierung, Anwendung zur Langzeittherapie bei Frühgeborenen und Kindern, Liegedauer bis 40 Tage möglich
- Plazierung oft schwierig, bei kleinem Lumen Gefahr der Katheter-Ruptur durch hohen Perfusionsdruck (Perfusor)
- Keine ZVD-Messung, Blutaspiration schwierig.

2

Basis-Techniken
- Katheter durch Nadel (Silikon-Katheter, Splitting der Kanüle, bei Kindern)
- Katheter durch Kanüle (Cavafix®) Anwendung im Notfall oder bei peripher-zentralen Zugängen
- Katheter über Führungsdraht (Seldinger-Technik (☞ 2.8), mehrlumige Katheter, Schleuse zur Plazierung diagnostischer und therapeutischer Katheter).

Sonographisch gesteuerte Punktion
Leichte und einfach unter sterilen Bedingungen zu handhabende Sonographie-Geräte ermöglichen eine sichere Identifizierung der Gefäße und Kontrolle über die intravasale Lage der Kanüle und des Katheters. Anwendung bei unübersichtlicher Anatomie (Adipositas, Struma), hohem Risiko (Lungenemphysem) und bei Kindern → sichere Punktion bei routinierter Anwendung.

EKG-gesteuerte Plazierung
Der flüssigkeitsgefüllte Katheter (oder der zurückgezogene Führungsdraht) wird als Elektrode zur intravasalen bzw. intrakardialen Ableitung des EKG's verwendet. Während des Übergangs von der V. cava superior in den rechten Vorhof verändert sich die P-Welle signifikant (Überhöhung).

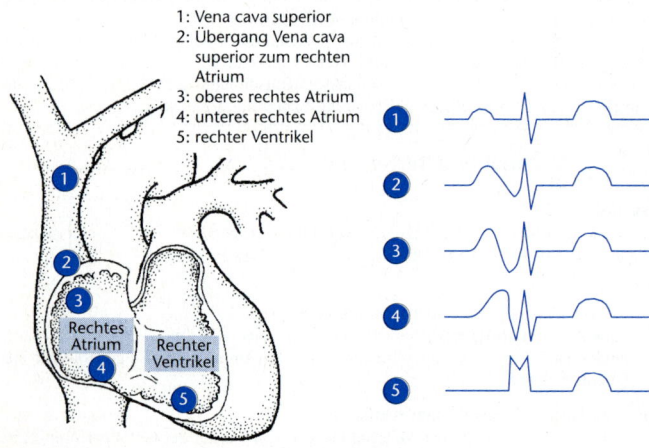

1: Vena cava superior
2: Übergang Vena cava superior zum rechten Atrium
3: oberes rechtes Atrium
4: unteres rechtes Atrium
5: rechter Ventrikel

Rechtes Atrium

Rechter Ventrikel

Abb. 2.6: EKG-gesteuerte Plazierung eines ZVK [A300–157]

Lagekontrolle und Fehllagen
Ist die intravasale Lage durch Blutaspiration gesichert, kann auf eine Röntgen-Kontrolle zur Frage der Katheter-Lage verzichtet werden, jedoch nicht bei anderen Fragestellungen (z.B. Pneumothorax). Technische Varianten zur einfachen Handhabung werden angeboten. Vorraussetzungen sind Sinusrhythmus und ein zur intrakardialen Ableitung zugelassenes EKG-Gerät.

Röntgen-Kontrolle
Die Katheterspitze sollte auf der Thorax-Übersicht nicht mehr als 3 cm unterhalb des Unterrandes des Sternoklavikulargelenkes in Projektion auf die V. cava superior lokalisiert sein. Intravasale Lage durch Blutaspiration aus allen Lumina überprüfen. Fehllagen können bei Röntgen-Kontrollen in nur einer Projektionsebene lediglich durch Abfluß von Kontrastmittel in das Herz sicher ausgeschlossen werden.

EKG-Lagekontrolle
Durch kontinuierliche EKG-Ableitung an der Katheter-Spitze (☞ Abb. 2.6) und Überprüfung der intravasalen Lage durch Blutaspiration.

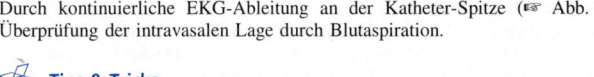 **Tips & Tricks**
- Zum Ausschluß einer versehentlichen arteriellen Punktion Druckaufnehmer anschließen oder Kontrolle der Blutgase.
- Ständige Überwachung der lokalen und systemischen Entzündungszeichen und regelmäßige Lagekontrolle während der Verweildauer.

―――― **ZVD-Messung** ――――――――――――――――――――――

ZVD nur in flacher Rückenlage des Pat. und bei korrekter zentraler Lage des Katheters meßbar → Rö-Bild prüfen (richtige Lage: Katheterspitze 3 cm unter Sternoclaviculargelenk).

Prinzip
Meßvorrichtung ausrichten (z.B. mit Thoraxlineal). Re Vorhof = 0 cm, entspricht 2/3 des Abstands von Wirbelsäule zu Sternum beim liegenden Pat. Manometer wird mit Infusionslösung (NaCl 9 %) gefüllt (l), dann Dreiwegehahn zum Pat. öffnen: Messung des (atemabhängig) Venendrucks in cm Wassersäule (2).

 Tip: Meßpunkt obere Axillarfalte.

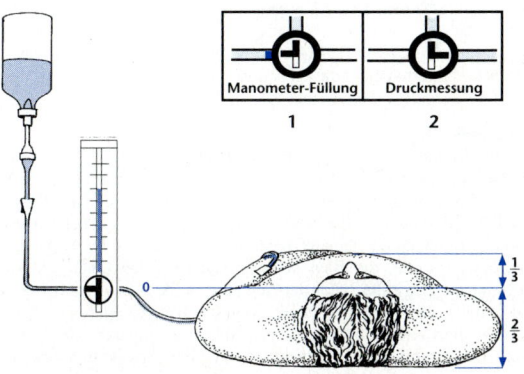
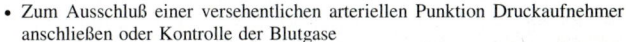
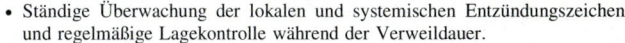

Abb. 2.7: ZVD Messung [A300-190]

Normwert

Ca. 2–12 cm H_2O ≈ 1–9 mmHg (1 cmH_2O = 0,74 mmHg). ZVD wird von Blutvolumen, Gefäßtonus und Funktion des re Herzens beeinflußt. Ursachen für ZVD-Veränderungen entsprechen den Veränderungen des re Vorhofdrucks (RAP).

2

Punktion thoraxnaher Venen

Allgemeine Vorbereitungen

Rö-Thorax, Gerinnung, Elektrolyte, Anamnese (Durchblutungsstörungen, Herzrhythmusstörungen, Medikamente), Inspektion (Entzündung, Veränderungen), Auskultation (Lunge, Arterie) Aufklärung und Einwilligung des Patienten.

Monitoring

Visuelle und akustische EKG-Überwachung, Blutdruckmessung, venöser Zugang, Notfallmedikamente.

Lagerung

Trendelenburg-Lagerung, evtl. Rasur der Punktionstelle und Drehung des Kopfes (Extremität) entsprechend der Wahl des Zuganges. Bei Punktion am Hals, Kopf in Neutralstellung, da sich bei Drehung des Kopfes die V. jug. int. über die A. carotis schieben kann. Damit der Kopf nicht überstreckt wird, empfiehlt sich eine leichte Unterlage (gerader Verlauf des medialen Anteils des Musculus sternocleidomastoideus). Bei Punktion der V. subclavia wird beim Vorschieben des Katheters der Kopf auf die ipsilaterale Seite gedreht und am Arm durch eine Hilfsperson leicht gezogen (verhindert Fehlposition).

Arbeitsfeld

Vorbereitung eines sterilen Arbeitsplatzes, mehrmalige Wisch-Desinfektion der Haut, steriles Abdecken.

Punktion

- Bei ansprechbarem Patienten Mitteilung aller manuellen Maßnahmen, großzügige Lokalanästhesie (Lidocain 1 %, Meaverin 1 %) mit dünner Nadel, ggf. Probepunktion des Gefäßes
- Anatomische Orientierung (z.B. Kinnspitze, Kieferwinkel, Jugulum, Krikoid, Musculus sternocleidomastoideus) und Palpation der benachbarten Arterie, Vorpunktion mit NaCl 0,9 %-gefüllter Spritze und kleiner Nadel.

Seldinger-Technik

- Punktion mit Systemnadel und gefüllter Spritze; nach müheloser Aspiration des venösen Blutes Diskonnektion der Spritze, Lufteintritt vermeiden, Einführen des Seldinger-Drahtes mit gebogenem weichen Ende, bei Widerstand (Warnzeichen) leichtes Drehen des Drahtes und vorsichtiges Vorschieben; dabei Perforation und Herzrhythmusstörungen vermeiden; nach sicherer intravasaler Lage des Drahtes wird die Nadel entfernt, die Haut bougiert und über den Draht der vorbereitete Katheter/Schleuse eingeführt. Bei der Schleuse ist der Dilatator bereits integriert und wird gemeinsam mit der Schleuse vorgeschoben (Gefahr von Diskonnektion und Blutung, Perforation besonders bei linker V. jugularis interna möglich). Entfernung des Drahtes und Konnektion mit dem Applikationssystem. Sichere Fixierung mit Pflasterzügel oder Naht.

- Bei gleichzeitiger Plazierung von Katheter und Schleuse in eine zentrale Vene werden erst die zwei Seldinger-Drähte in geringem Abstand plaziert, um ein Abscheren von Kathetermaterial mit nachfolgender Embolie durch die zweite Punktion zu vermeiden.

Gefäßpunktion mit der Einführungskanüle

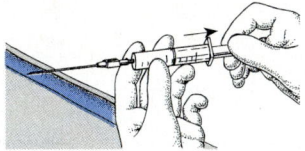

Passageerleichterung des Katheters durch Erweiterung der Einstichstelle mit einem Skalpell.

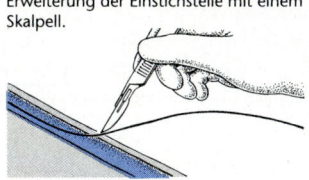

Seldinger-Spirale (Guide) durch die Kanüle in das Gefäß vorschieben

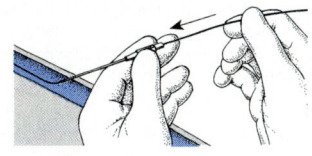

Über die Spirale in das Gefäß schieben; Drehbewegungen erleichtern den Vorgang.

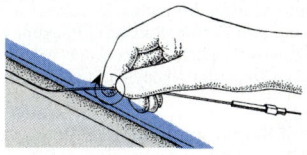

Einführungskanüle entfernen; bei einer Arterienpunktion mit dem Finger auf die Einstichstelle drücken.

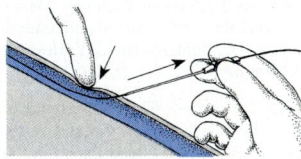

Einführungsspirale herausziehen, während der Katheter in der gewünschten Position gehalten wird.

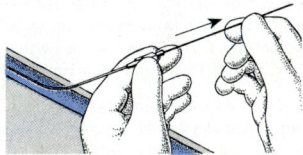

Abb. 2.8: Seldinger-Technik [A300–190]

2

Einführungslängen für zentrale Zugänge (Richtwerte)				
Zugang	Ziel			
	V. cava sup.	RA	RV	PA
V. jug. interna				
rechts	16–18	20	30	45
links	21–23	25	35	50
V. subclavia				
rechts	15–17	18	28	43
links	17–19	21	31	46
V. cubitalis	Von der Größe des Patienten abhängig			

Punktionsorte

Peripher V. basilica, V. cephalica: Zugang der Wahl bei Operationen im Kopf-Hals-Bereich, komplikationsarm, häufig Fehllagen, Plazierung mit EKG möglich, Thrombosegefahr

Zentral V. jugularis interna, V. subclavia, V. anonyma: bei erfahrenen Ärzten sicherer Zugang zum Herzen, Subclavia-Punktion hat erhöhtes Komplikationsrisiko, Jugularis-Punktion ermöglicht rechts durch gerade Strecke zum Herz sichere Positionierung, mediale (zentrale) Anonyma-Punktion hat höchstes Komplikationsrisiko

Sonstige
• V. femoralis: relativ sicherer Zugang bei wenig geübtem Arzt im Notfall, hohes Thrombose-Risiko
• V. brachialis: Alternative bei sicherer Beherrschung der Punktionstechnik.

V. jugularis interna
Kranialer Zugang (transmuskulär): 1–2 Querfinger kaudal des Kieferwinkels lateral der A. carotis. Kanüle 45° nach dorsal und 30° nach lateral in Richtung Mamille vorschieben. Die Vene verläuft schräg versetzt oberhalb der A. carotis unterhalb des M. sternocleidomastoideus und hat geringes Kaliber. Die Punktion findet Verwendung bei Veränderungen im kaudalen Halsabschnitt (Struma)

• *Mittlerer Zugang* (zentral-perkutaner Zugang): Im oberen Winkel des durch die beiden Anteile des M. sternocleidomastoideus begrenzten Halsdreieckes verläuft die V. jugularis interna parallel zur A. carotis dicht unter der Oberfläche. Kanüle neben der A. carotis parallel im Winkel von 45° nach dorsal einführen und die Vene nach 1–2 cm punktieren. Sicherste Punktionstechnik, jedoch Gefahr eines Pneumothorax, da Punktion in Richtung Pleurakuppel.

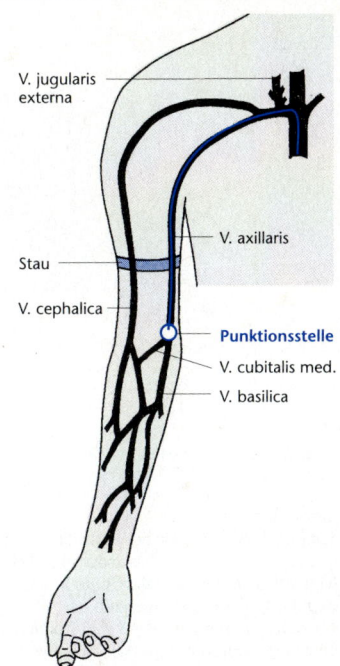

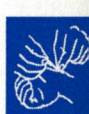

V. jugularis
externa

V. axillaris

Stau

V. cephalica

Punktionsstelle

V. cubitalis med.

V. basilica

Abb. 2.9:
Periphere Punktionstechnik
[A300–157]

Kriterien für die Auswahl des ZVK-Anlageortes					
	Vena basilica	**Vena jug. ext.**	**Vena jug. int.**	**Vena subclavia**	**Vena femoralis**
Handhabung und Sicherheit für den wenig Erfahrenen 1=leicht – 5=schwierig	1	3	4	5	2
Komplikationsrate 1=niedrig – 5=hoch	1	2	4	5	3
Erfolgsrate bzw. Treffsicherheit 1=hoch – 4=niedrig	4	4	1	1	2
empf. Verweildauer 1=lang – 5=kurz	4	3	2	1	5
geeignet für Anlage einer Schleuse 1=gut – 5=unmöglich	3	5	1	2	4

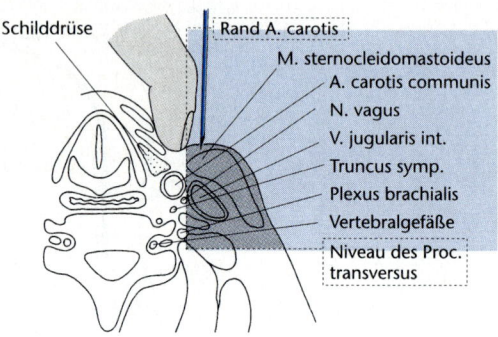

Abb. 2.10: Zentraler Zugang [A300–157]

V. anonyma

- *Lateral:* bietet sich an bei schlechter Venenfüllung, da V. anonyma immer offen. 3 cm oberhalb der Clavicula und lateral der V. jugularis externa wird der Muskelbauch des lateralen Anteils des M. sternocleidomastoideus durchdrungen und die Nadel direkt unterhalb der Muskelfaszie Richtung Jugulum vorgeschoben. Nach 3–5 cm Punktion der Vene. Durch flache Stichrichtung sicherer Punktionsweg, aber wegen Platzenge im Hals-Schulter-Bereich technisch schwierig (kleine Spritze, 2 ml)
- *Zentral:* Notfallzugang (supraklavikulärer Zugang, für erfahrene Ärzte): Kanüle wird 1 cm oberhalb des Sternoklavikulargelenks (als Inzisur tastbar) circa 45° nach medial und kaudal vorgeschoben und die V. anonyma in 3–4 cm Tiefe punktiert.

V. subclavia

Infraklavikulär: Nadel nach Punktion durch die Haut (1–2 cm kaudal der Clavicula in der Medioklavikular-Linie) nach kranial und medial Richtung Oberrand des Sternoclaviculargelenkes subkutan vorschieben, bis Kontakt zur Clavicula fühlbar. Unter Knochenkontakt Passieren der Clavicula dorsal in angegebener Stichrichtung und Punktieren der Vene in 5–7 cm Tiefe.

V. femoralis

Notfall-Zugang oder für großlumige Zugänge zur Hämofiltration (Shaldonkatheter). Punktion unterhalb des Leistenbandes bei leicht abduziertem und außenrotiertem Bein. Die Vene befindet sich circa 1 cm medial der gut palpablen A. femoralis.

Tips & Tricks

Zentrale Zugänge
- Bei Pat. mit Struma - kranialen Zugang zur A. jug. interna wählen
- Nach Einführen des Drahtes Haut mit Skalpell (Klingengröße II) einschneiden
- Schleusen und Dreilumenkatheter immer mit Naht fixieren
- Vor Hautkontakt und Desinfektion die Katheterlumina und Dreiwegehähne mit 0,9 % NaCl füllen
- EKG-Pulslautstärke einstellen, Monitor sichtbar
- Bei Zugang durch die V. basilica Einführungslänge mit Hilfe des Führungsdrahtes abschätzen
- V. femoralis: **IVAN** – von **I**nnen: **V**ene, **A**rterie, **N**erv.

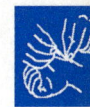
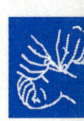

2.1.4   Pulmonaliskatheter (PK)

Indikationen
- Anästhesie bei Patienten mit manifester Herzinsuffizienz
- Anästhesie in der Kardiochirurgie
- Innerhalb der letzten 6 Monate vorausgegangener Herzinfarkt
- Operationen an der Aorta
- Sepsis
- Polytrauma mit Schockzeichen
- Patienten mit hochdosierter Katecholamin- und Volumentherapie
- Respiratorische Insuffizienz.

Meßgrößen
- Zentraler Venendruck bzw. rechter Vorhofdruck (ZVD, RAP)
- Pulmonalarteriendruck: diastolisch, systolisch, Mitteldruck (PAP, s PAP, d PAP)
- Lungenkapillarenverschlußdruck/Wedge-Druck (PCWP)
- Herzzeitvolumen (HZV in l/min)
- Gemischt-venöse Sauerstoffsättigung (SvO in %)
- Zentrale Temperatur.

Durchführung

Vorbereitung
- Monitoring: EKG und zwei Druckmodule mit entsprechendem Monitor, funktionsbereiter Defibrillator, Zubehör für steriles Abdecken und sterile Kleidung, erfahrene Hilfsperson
- Bewußtseinsklaren Pat. über alle Maßnahmen informieren und schriftl. Einwilligung einholen; Pat. an EKG anschließen, venöser Zugang, Lokalanästhesie
- Steriles Arbeitsfeld aufbauen, PK und Schleuse sowie sonstiges Zubehör auflegen. Lumina des PK mit NaCl 0,9 % füllen und mit 3-Wege-Hahn abschließen. Ballon prüfen. Distales Lumen mit Druckaufnehmer für Pulmonalarteriendruck verbinden. Sterile Schutzhülle überführen
- Punktionsstelle desinfizieren und großflächig steril abdecken. Nicht-intubierten Pat. evtl. Sauerstoff anbieten
- Trendelenburg-Lagerung (Vorsicht bei herzinsuffizienten Patienten).

2

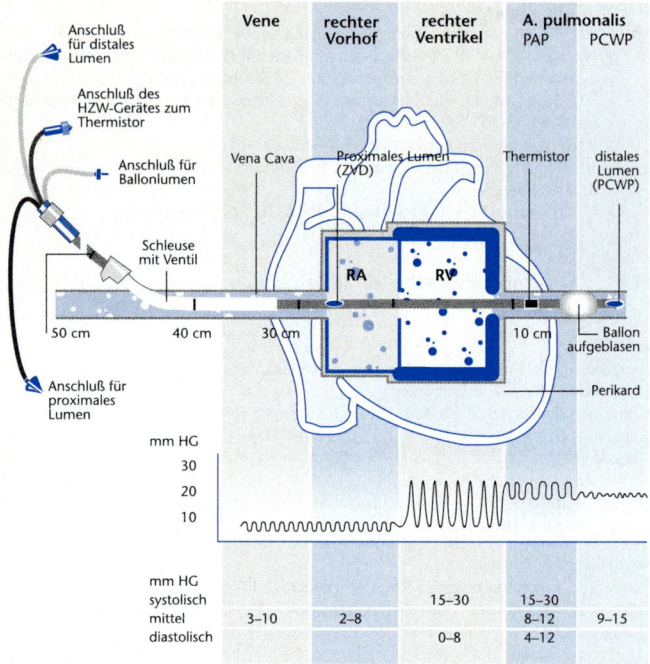

Abb. 2.11: Swan-Ganz-Katheter, Wedge-Kurve [A300–157]

Einführung des PK

- Zugangswege wie bei ZVK in Seldinger-Technik (☞ 2.1.3). Bei Zugang über V. basilica linke Seite geeigneter. Schleuse 5F oder 7F entsprechend PK 5F oder 7F. Haut mit Skalpell durch einen kleinen Schnitt erweitern. Nach Plazierung des Drahtes Schleuse darüber vorschieben (Gefahr der Perforation!). Nach Entfernen des Dilatators und Seitenschenkel entlüften (Gefahr der Blutung und Luftembolie)
- PK ca. 20 cm in dieSchleuse einführen und dann unter Beobachtung der Kurve vorschieben. Im rechten Vorhof Ballon mit 1 ml Luft insufflieren und den Katheter mit dem Blutstrom in die Pulmonalarterie einschwemmen. Die Wedge-Position ist aus dem Kurvenverlauf ersichtlich, durch Desufflation des Ballons wird die pulmonalarterielle Druckkurve sichtbar.

  Bei Einführung in den rechten Ventrikel können salvenartige ventrikuläre Extrasystolen oder eine ventrikuläre Tachykardie auftreten → Katheter zurückziehen, evtl. Lidocain (1 mg/kg KG), ggf. Defibrillation; Zurückziehen des Katheters nur bei entblocktem Ballon. Ist nach 60–70 cm via V. jugularis interna noch keine

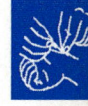

Wedge-Position erreicht, sollte der Katheter wegen Gefahr der Knotenbildung in einem neuen Versuch positioniert werden.

- Bei richtiger Lage Fixierung des PK, so daß die Lage unter sterilen Bedingungen korrigiert werden kann (sterile Hülle). Spontaner Lagewechsel durch Veränderung der Hämodynamik und Lage des Patienten möglich. Radiologische Kontrolle. Anschluß des proximalen Lumens zur ZVD-Überwachung.

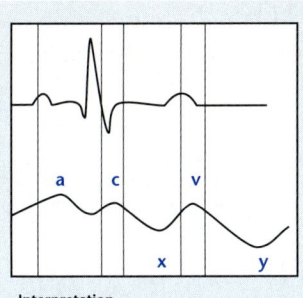

a: Vorhof-Kontraktion
v: Füllung rechter Vorhof
c: Kontraktion des Ventrikels
   Schluß der Trikusspidal-
   klappe

EKG

Venendruckkurve

Interpretation

a-Welle fehlt:	Vorhofflimmern
hohe a-Welle:	Widerstandserhöhung
	z.B. bei Pulmonaler Hypertonie
	Pulmonalstenose
	Trikuspidalstenose
Riesen a-Welle:	Kontraktion gegen geschlossenen Klappen
	z.B. bei AV-Block
	Knotenrhythmus
hohe V-Welle:	Klappeninsuffizienz

Abb. 2.12: Venendruckkurve [A300–157]

Bestimmung des Herzzeitvolumens

- Entsprechend dem *Thermodilutionsprinzip* werden 10 ml kalte physiol. Kochsalz-lösung in das proximale Lumen injiziert. Prakt. Vorgehen:
- Bereitstellung von kalter Lösung (NaCl 0,9 % oder Glukose 5 %, 2–4 °C)
- Anschluß des Thermistors am HZV-Computer
- Einstellung des Injektatvolumens (10 ml) und der Katheter-Größe (7) am HZV-Monitor
- Injektion von 10 ml der Lösung innerhalb von 4 Sek.
- 3 Wiederholungsmessungen in gleichen Atemzyklen (z.B. Ende der Exspiration); *cave:* Rhythmusstörungen durch das kalte Injektat sind möglich.

Überwachung

- Kontinuierliche Überwachung der pulmonalarteriellen Druckkurve zur Vermeidung eines Lungeninfarkts bei iatrogener Wedge-Position
- EKG-Überwachung zur Erfassung von Rhythmusstörungen (oft atemabhängig)
- Systemische und lokale Kontrolle der Infektionszeichen. PK nach 5 Tagen entfernen.

2

Komplikationen
- Supraventrikuläre und ventrikuläre Arrhythmien
- Ballonruptur – geringe Luftmenge harmlos, wenn kein Rechts-Links-Shunt besteht. Füllung des Ballons bei Rechts-Links-Shunt mit CO_2!
- Lungeninfarkt im nachfolgenden Stromgebiet der Pulmonalarterie
- Gefäßruptur bei Füllung des Ballons mit mehr als 1–1,5 ml Volumen (klin. Zeichen: Hämoptyse)
- Schädigungen des Herzklappenendokards sind in kurzer Zeit möglich. Die Liegedauer des Katheters so kurz wie möglich halten
- Knotenbildung des Katheters
- Versehentliche Fixierung mit Vorhofnaht nach herzchirurgischen Eingriffen
- Infektion
- Thrombose.

Fehlermöglichkeiten
Der Lungenkapillarenverschlußdruck (Wedge-Druck, PCWP = pulmonary capillary wedge pressure) entspricht bei *gesundem Herzen* dem Druck im linken Vorhof (LAP). Der PK wird jedoch bei Erkrankungen des kardiopulmonalen Systems gelegt, entsprechend vorsichtig ist dieser Wert zu beurteilen bei:
- PEEP > 10 mm Hg
- Hohen Beatmungsdrucken
- Mitralklappenfehler
- Tachykardie
- Erhöhter pulmonaler Gefäßwiderstand.

Meßergebnisse

Normale und pathologische hämodynamische Befunde		
Parameter	**Normalwerte**	**Ursachen von pathol. Befunden**
Rechter Vorhof- druck	mittel 4–5 mmHg	*Erhöhung:* Rechtsherzversagen (sekundär nach Linksherzversagen), Myokardinfarkt, Lungenembolie, pulmonaler Hypertonus bei Lungenerkrankungen, Trikuspidalinsuff., Herzbeuteltamponade *Erniedrigung:* Hypovolämie
Rechter Ventrikel- druck	systolisch 25–30 mmHg end- 5 mmHg diastolisch	*Erniedrigung:* Hypovolämie *Erhöhung:* Pulmonaler Hypertonus, Rechts- herzversagen
A.-pul- monalis- Druck	systolisch 20–30 mmHg diastolisch 8–12 mmHg mittel 12–16 mmHg	*Erhöhung:* Lungenembolie, COLD, Ventrikel- septumdefekt, PCWP-Erhöhung, primärer pulmonaler Hypertonus (PHT) *Erniedrigung:* Hypovolämie
PCWP*	mittel 8–12 mmHg	*Erhöhung:* Myokardinfarkt, kardiogener Schock, Linksherzinsuff., Überwässerung, Mitralvitium, Aortenvitium *Erniedrigung:* Hypovolämie Bei PCWP = 20 mmHg Belastungsdyspnoe, 25–30 mmHg Ruhedyspnoe, 30–40 mmHg Lungenödem

Normale und pathologische hämodynamische Befunde		
Parameter	**Normalwerte**	**Ursachen von pathol. Befunden**
HZV**	5–8 l/Min.	*Erhöhung:* Anämie, Sepsis, Fieber, Hyperthyreose, Katecholamine *Erniedrigung:* Hypovolämie, kardiogener Schock, Herzinsuffizienz, Herzbeuteltamponade
CI***	> 2,5 l/Min./m^2	Bei Herzindex 2,0–2,2 l/Min/m2, Müdigkeit und Schwäche, bei 1,5–2,0 l/Min/m^2 kardiogener Schock

*	PCWP = „pulmonary capillary wedge pressure" = Verschlußdruck
**	HZV = Herzzeitvolumen = Schlagvolumen x Frequenz
***	CI = cardiac index = Herzindex = HZV/Körperoberfläche

Therapeutische Konsequenzen

Differentialtherapie nach Pulmonaliskatheterbefund					
	Therapeutische Maßnahme				
Hämodynamische Störung	**Volumensubstitution**	**Pos. inotrope Substanzen**	**Vasodilatation**		**Diuretika**
		z.B. Dopamin	z.B. Nitroglycerin	z.B. Nifedipin, Diltiazem	z.B Furosemid
CI ↓ PCWP ↓ ZVD ↓	+ +	0	0	0	0
CI ↓ PCWP n ZVD n	(+)	+ +	0	0	0
CI ↓ PCWP ↑ ZVD ↑	0	+	+ +	+ (+)	+
Hämodynamische Wirkung	Vorlast ↑	Kontraktilität ↑	Vorlast ↓	Nachlast ↓	Vol. ↓, Vorlast ↓
Abkürzungen s.o.; n = normal					

2.1.5   Schrittmacher (temporär, perioperativ) ——————

Indikationen

- Bradykardien < 40/Min., die medikamentös nicht behebbar sind [vorher Atropin 0,5–1,5 mg i.v., dann Orciprenalin (Alupent®) 100–200 µg i.v.]
- AV-Block III°
- Bifaszikulärer Block + AV-Block I°, insbesondere, wenn der Einsatz von Lokalanästhetika geplant ist (PDA, Plexusblockaden, mittlere und hohe Spinalanästhesien).

 Indikation eher großzügig stellen, wenn die Einführungsorte für SM-Kabel durch die OP-Abdeckung schwer zugänglich gemacht werden.

2

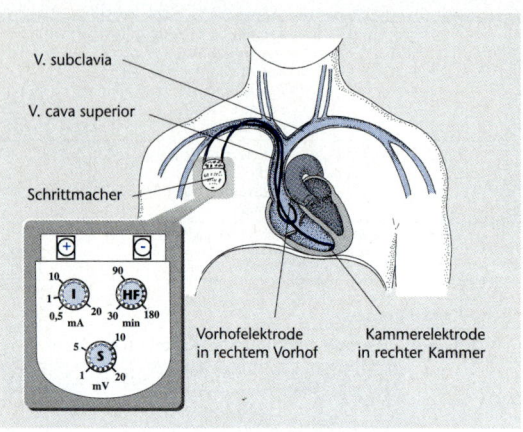

Abb. 2.13: Schrittmacher [A300–190]

Durchführung

- *Transösophageale Stimulation:* Vorschieben der Schrittmacherelektrode in den Ösophagus bis in die Vorhofhöhe (ca. 35 cm von der Zahnreihe), evtl. unter transösophagealem EKG-Monitoring, bis deutliche Vorhof- bzw. Kammeraktionen auftreten. Auch zur DD von supraventrikulären und ventrikulären Tachykardien. Nachteil: Kammerstimulation nicht immer möglich.
- *Intrakardiale Stimulation:* Transvenöses Vorschieben der Schrittmachersonde über eine F5-Schleuse (V. basilica, V. jugularis, V. subclavia, V. anonyma; ☞ 2.1.4) unter EKG-Monitoring und ggf. Durchleuchtung. Für ventrikuläre Stimulation Plazierung der Spitze am Boden der re. Kammer in leicht gestauchter Position (☞ Abb. 2.6), für supraventrikuläre Stimulation im re. Herzohr. Anschluß der Elektroden an Pulsgenerator (distal am „Minus", proximal am „Plus"). Einstellung der gewünschten Herzfrequenz (bei prophylaktischer Implantation Eigenfrequenz um ca. 20/Min. unterschreiten).

  Bei noch vorhandenen Eigenaktionen zunächst *„sensing-Schwelle"* feststellen. Dazu langsam die Sensitivität vermindern (optimale Lage, wenn die Erkennung der Eigenaktionen bei < 2 mV). Dann Einstellung des Schrittmachers auf *„demand"* (d.h. Eigenaktionen inhibieren den Schrittmacherimpuls); die Reizstärke langsam von 0 ausgehend erhöhen, bis Schrittmacherimpulse auf dem Oberflächen-EKG (*„spikes"* mit Linksschenkelblockbild) erkennbar sind (optimale *„pacing-Schwelle"* < 1,5 mA). Falls Werte nicht befriedigend: neue Plazierung. Reizspannung auf ca. das 3–5fache einstellen, um sichere Stimulation zu gewährleisten. Im Notfall Reizstrom auf 10–15 mA. Gewünschte Herzfrequenz einstellen, z.B. 70-80/Min.; Fixierung des Schrittmacherkabels; Rö-Thorax.

Transthorakaler Notfall-Schrittmacher

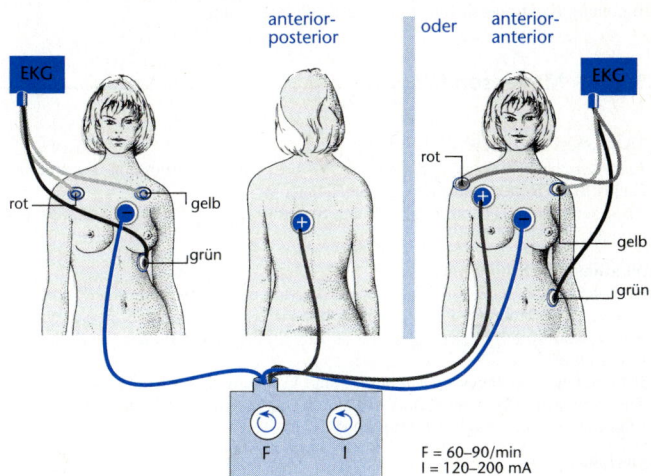
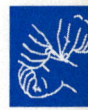

Abb. 2.14: Externer transthorakaler Notfallschrittmacher [A300–157]

Indikation
- Überbrückung bei Bradykardie und Asystolie bis eine transvenöse Stimulation möglich ist
- Schnelle Bereitschaft, wenn plötzlich mit Reizleitungsstörungen zu rechnen ist.

Durchführung
- Anlage der Elektroden: **rot (+)** auf der linken hinteren Thoraxseite zwischen Skapula und BWS, **schwarz** zwischen Sternum und linker Mamille. Wenn dies nicht möglich ist, anterior-anteriore Elektrodenlage wählen.
- EKG-Elektroden aufkleben und EKG für Synchronisationsbetrieb einstellen
- Frequenz am Simulator einstellen
- Bei Bradykardie Synchronisationszeichen sichtbar, nicht jedoch bei Asystolie Stromstärke schrittweise stärken, bis elektronische Reizantwort im EKG erscheint (normalerweise bei 120–200 mA)

Tips & Tricks
- Pat. immer visuell überwachen
- Elektroden nicht länger als 24 h anwenden
- Bei Asystolie auch alle anderen Maßnahmen zur kardiopulmonalen Reanimation durchführen
- Bei mangelhaft angeklebten SM-Elektroden Gefahr von Hautverbrennungen.

2

Komplikationen

Bei allen Schrittmacherarten Vorhoflimmern und Kammerflimmern möglich. Bei externer Stimulation zusätzlich Hautreizung, bei transösophagealer Stimulation Ös.-Verletzung. Bei intrakardialer Stimulation: Thrombophlebitis, Myokardperforation, Verknotung, Elektrodendislokation, Zwerchfellstimulation.

2.1.6 Magensonde

Indikationen und Ziele

- *Entlastung*: Bei nicht nüchternem Pat., Vorbeugung von Aspiration, Laparotomie, Eingriffe im Retroperitonealraum, Bauchlagerung
- *Postoperativ:* zur Therapie (Ernährung, Spülung), zur Diagnostik, bei Langzeitbeatmung.

Indikationseinschränkungen

- Eingeschränkte Gerinnung → strenge Indikation und Einführung unter Sicht
- Schädel-Hirn-Trauma → Durchführung erst nach Diagn. in tiefer Narkose, evtl. oral
- Kiefer- und Mittelgesichtsverletzung → Einführung und Fixierung durch den Kieferchirurgen
- Fehlbildung Ösophagus → Einführung und Fixierung durch Kinderchirurgen
- Tumore und Fehlbildungen im Pharynx/Larynx-Bereich → Einführung und Fixierung intraoperativ durch den Operateur.

Materialien

- *PVC-Sonden:* einlumig oder doppellumig, Liegedauer 5–7 Tage, da Ulzerationen möglich; Weichmacher löst sich heraus
- *Polyurethan:* weiche Sonden zur Langzeittherapie, regelmäßige Lagekontollen und Inspektion der Haut notwendig
- *Silikon:* weiche Ernährungssonden für die Anwendung bei Kindern oder als Dünndarmsonde; Liegedauer 3–4 Wochen, regelmäßige Lagekontrolle und Hautinspektion; bei hohem Applikationsdruck Perforationsgefahr.

 Tips & Tricks

- Widerstand beim Legen ist ein Warnhinweis, im Ösophagus besteht Perforationsgefahr, evtl. durch Drehung der Sonde Krümmung korrigieren oder Kopf anteflektieren
- Bei langzeitintubierten oder tracheotomierten Pat. Silikonsonden mit Wechsel des Nasenloches alle 10 Tage
- Diagnost. Magensekretgewinnung in linksseitiger Lage besser
- Bei ausgeprägten Magensekretverlusten Elektrolyte ausgleichen: pro Liter Magensekret K^+ 10 mval, Na^+ 40–100 mval, Cl^- 70–120 mval
- Bei dünnen Ernährungssonden ist die Lage der Sondenspitze radiologisch zu kontrollieren
- Bei langer Liegedauer besteht die Gefahr der Refluxösophagitis → Prophylaxe mit H_2-Blocker.

Einlegen einer Magensonde

Vorbereitung

Magensonde, Lidocain-Gel und -Spray, 20 ml-Spritze, Sekretbeutel, Stethoskop, Magill-Zange, Laryngoskop, Vagolytikum (1 Amp. Atropin 0,5 mg aufgezogen), Antiemetikum (z.B. 1 Amp. Metoclopramid 10 mg), i.v.-Zugang.

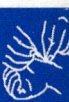

* Die Markierung beginnt bei 45 cm (I) und erfolgt im Abstand von jeweils 10 cm (55 cm = II, etc.)
* Normale Einführlänge beim Erwachsenen beträgt 60 cm (zwischen Markierung II und III)
* Wichtig: Bei Kindern und Säuglingen: Magensonde vorher abmessen – vom Xyphoid hinter dem Ohr vorbei zur Nasenspitze.

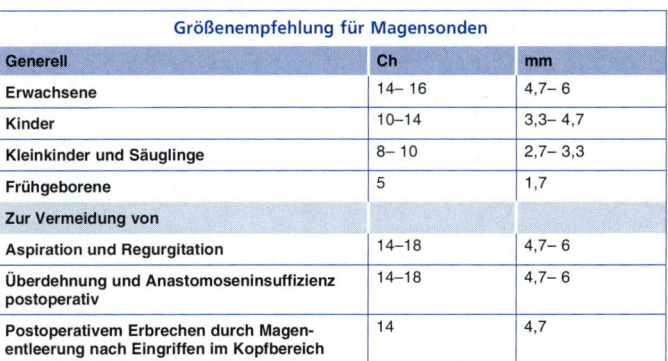

Größenempfehlung für Magensonden		
Generell	**Ch**	**mm**
Erwachsene	14– 16	4,7– 6
Kinder	10–14	3,3– 4,7
Kleinkinder und Säuglinge	8– 10	2,7– 3,3
Frühgeborene	5	1,7
Zur Vermeidung von		
Aspiration und Regurgitation	14–18	4,7– 6
Überdehnung und Anastomoseninsuffizienz postoperativ	14–18	4,7– 6
Postoperativem Erbrechen durch Magen-entleerung nach Eingriffen im Kopfbereich	14	4,7

Bei intubierten und beatmeten Patienten

* Die Magensonde wird beim intubierten und beatmeten Pat. senkrecht in die unterste Choane eingeführt. Da man senkrecht auf die Pharynx-Hinterwand stößt, empfielt es sich, den Führungsdraht etwas zurückzuziehen. Beim weiteren Vorschieben bleibt man häufig im Kehlkopfbereich hängen oder gelangt gar in die Trachea (atemabhängige Luftströmung hörbar). Durch Drehung der Magensonde um 180° wird die vorformierte Krümmung aufgehoben, und die Magensonde gleitet entlang der Pharynx-Hinterwand in den Ösophagus.
* Hilfen: Kopf flektieren, Einführung mit Laryngoskop und McGill-Zange (Sauger und Atropin griffbereit)

Bei bewußtseinsklaren Patienten

* Patienten über Vorgehen informieren. Bei sitzendem Pat. die mit Lidocain-Gel gleitfähig gemachte Magensonde in ein Nasenloch vorschieben und unter aktivem Schlucken des Patienten den Ösophagus sondieren
* Evtl. Tee oder Wasser schluckweise trinken lassen.

2

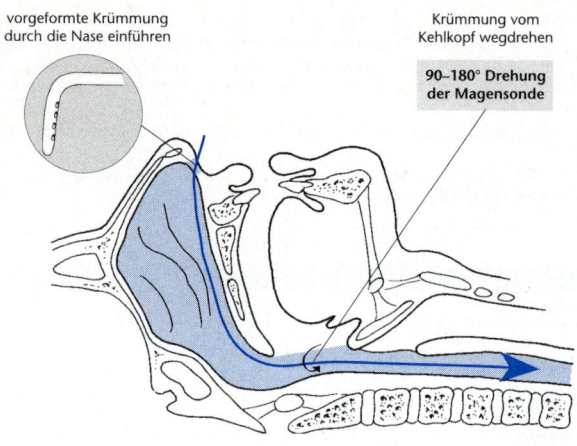

vorgeformte Krümmung
durch die Nase einführen

Krümmung vom
Kehlkopf wegdrehen

90–180° Drehung
der Magensonde

Abb. 2.15: Einlegen einer Magensonde [A300–157]

Lagekontrolle
- Aspiration von galligem Magensaft
- Luftinsufflation und Auskultation
- Radiologische und endoskopische Kontrolle
- Intraoperative Kontrolle durch den Operateur.

Komplikationen
- Blutungen durch Schleimhautverletzung. Fehleinschätzung der Blutungen durch Abfließen in den Magen
- Tracheale Einführung – erkennbar beim wachen Patienten an Hustenreiz, beim intubierten Pat. an beatmungsabhängigem Strömungsgeräusch, Veränderung des Beatmungsdrucks und Abfall des Atemminutenvolumens, Luftfüllung des Sekretbeutels, Geruch nach Inhalationsanästhetika
- Aufrollen im Nasopharynx
- Untertunnelung der Schleimhaut – via falsa in viele Richtungen möglich (Ösophagus, Pharynx, Schädelbasis). Reperforation ins richtige Lumen möglich. Ausgeprägte Blutung möglich, insbesondere bei Schwangeren.

Maßnahmen bei Komplikationen
- Blutungen durch Kompression (Tamponade) zum Sillstand bringen.
- Bei nicht-stillbarer Blutung HNO-Konsil, Gerinnungskontrolle
- Via falsa unter der Schleimhaut durch Zurückziehen korrigieren und Blutung stillen, Verlaufsbeobachtung
- Fehlplazierte Magensonde zurückziehen und neu plazieren.

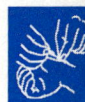

2.1.7 Blasenkatheter

Transurethrale Katheterisierung

Indikationen für Einmalkatheterisierung
- Harnretention bei Entleerungsstörung durch erhöhten Symphatikotonus
  - Postoperativ
  - Bei Neuroleptikatherapie
  - Nach Katheterisierung
  - Nach Spinalanästhesie
- Vorher Therapie-Versuch mit 0,25 mg = 1 Amp. Carbachol (Doryl®) i.m. oder s.c.: Parasympathomimetikum → Erregung der glatten Muskulatur von Darm und Blase; NW: Bradykardie, Blutdruckabfall, Schweißausbruch, Erbrechen und Übelkeit; KI: Myokardinfarkt, AV-Block, kardiale Dekompensation, Ulcus ventriculi, Asthma bronchiale.

Indikationen für Dauerkatheter
- Langer Operationsverlauf (> 4h)
- Notwendige Bilanzierung
- Überwachung der Nierenfunktion
- Postoperative Intensivtherapie
- Notfälle mit entsprechender Indikation (Dekompensierte Herzinsuffizienz, Polytrauma)

Kontraindikationen
Urethritis, Prostatitis, Epididymitis, Via falsa, Harnröhreneinriß. Relativ: Harnröhren-engen. *Cave:* Stets Vorhaut reponieren, sonst Gefahr der Paraphimose.

 Traumatisierter Patient → Einführung des Dauerkatheters durch den Chirurgen oder Urologen.

Durchführung

Material
Katheter (14, 16 oder 18 Ch.), steriles Katheterset mit ein oder zwei Nierenschalen, Urinbeutel, 6 Tupfer, Handschuhe, Unterlage und Lochtuch, steriles Röhrchen, Desinfektionsmittel, Spritze mit Lidocain-Oberflächenanästhesie und Gleitmittel.

2

♂ **Vorgehen bei transurethraler Katheterisierung von Männern**

- Rückenlage
- Lochtuch so plazieren, daß die Harnröhrenöffnung sichtbar ist; Äußeres Genitale desinfizieren (ohne sterilen Handschuh)
- Mit sterilem Handschuh Penis halten, Vorhaut zurückstreifen und Harnröhrenöffnung spreizen. Glans penis und Meatus urethrae dreimal mit einem Tupfer desinfizieren (z.B. mit Betaisodona®)
- Urethrale Oberflächenanästhesie mit Lidocain-Gel (Instillagel®), langsam injizieren
- Mit der linken Hand den Katheter am hinteren Ende greifen und ihn mit der rechten Hand mit einer sterilen Pinzette 5 cm von der Spitze entfernt fassen
- Katheterende zwischen kleinem und Ringfinger der rechten Hand einklemmen
- Penis mit der linken Hand nach oben strecken und Blasenkatheter mit Pinzette ca. 15 cm in die Harnröhre vorschieben (1). Wird Widerstand spürbar, Penis unter Strecken absenken und Katheter weiterschieben (2), bis Urin fließt. Ggf. kleineren Katheter verwenden
- Fließt Urin, Katheter weiter vorschieben bis vollständig eingeführt, dann Ballon mit 5 oder 10 ml Aqua dest. (möglichst kein NaCl, Ventil-Verkrustung!) blocken. Vorsichtig zurückziehen, bis man einen federnden Widerstand spürt
- *Cave:* Präputium reponieren wegen Gefahr der Paraphimose.
- *Pflege:* Täglich Glans und Katheter reinigen und mit z.B. Braunovidon® desinfizieren. Wechsel mindestens alle 2–3 Wo. (Silastik-Katheter alle 3 Mon.).

♀ **Vorgehen bei transurethraler Katheterisierung von Frauen**

- Rückenlage, Fersen zusammenstellen, Knie nach außen
- Lochtuch so plazieren, daß die Harnröhrenöffnung sichtbar ist
- Zuerst Vulva von ventral nach dorsal desinfizieren. Dann mit linker Hand (sterile Handschuhe) Labien spreizen und kleine Schamlippen dreimal desinfizieren. Zuletzt Harnröhrenöffnung desinfizieren. Der letzte Tupfer wird in den Vaginaleingang gebracht. Desinfektionstupfer mit Pinzette halten, nur einmal verwenden
- Mit neuer Pinzette Katheter in die Harnröhre einführen und in die Blase vorschieben. Bei Dauerkathetern Blockballon mit 5 oder 10 ml Aqua dest. füllen. Vorsichtig zurückziehen, bis federnder Widerstand spürbar wird
- Tupfer aus dem Vaginaleingang entfernen.

──────── **Suprapubischer Blasenkatheter** ────────

Indikationsstellung und Durchführung durch den Urologen.

KI: V.a. oder gesicherter Blasentumor, Gerinnungsstörungen, abdominelle Vor-OP.
KO: Blutung, Entzündung, Verletzung von Darm und Geweben, Peritonitis.

Transurethralen Dauerkatheter dem suprapubischen Katheter vorziehen bei
- Adipositas permagna mit abdominaler Fettschürze
- großer Leistenhernie
- Gerinnungsstörungen
- Anus praeter
- ambulanter Durchführung.

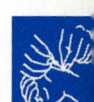

Nachteil des transurethralen Dauerkatheters gegenüber dem suprapubischen Katheter ist die Traumatisierung (Mikroabszeßbildung) der Urethra mit nachfolgender Strikturbildung. Die Infektionsrate ist bei beiden Verfahren gleich.

2.2   Intravenöse Anästhesie

2.2.1   Allgemeines

Intravenöse Anästhetika: Nicht klar definierter Sammelbegriff für Pharmaka unterschiedlicher chemischer Struktur und pharmakologischer Eigenschaften, welche intravenös zu Narkosezwecken appliziert werden (abzugrenzen gegenüber den Inhalationsanästhetika).

- Gemeinsamer Wirkmechanismus: Zentrale Dämpfung, rezeptorspezifisch (z.B. Opiat-, Benzodiazepinrezeptoren) oder unspezifisch (Einzelheiten noch unklar)
- Barbiturate, Etomidat, Propofol bewirken dosisabhängig Sedierung – Schlaf – Narkose → ,,Narkotika" im eigentlichen Sinn
- Potente Opioide (Fentanyl, Alfentanil, Sufentanil, Remifentanil) bewirken in ausreichend hoher Dosierung neben Analgesie auch Narkose (Dämpfung der Formatio reticularis) → ,,Hypnoanalgetika"
- Sedativa (z.B. Benzodiazepine) und Neuroleptika (z.B. Droperidol) bewirken auch in hoher Dosierung keine eigentliche Narkose, unterstützen aber synergistisch die Wirkung z.B. von Opioiden → ,,Narkose-Adjuvanzien"
- Ketamin bewirkt dosisabhängig Analgesie und eine Sonderform der Narkose → ,,Dissoziative Anästhesie" (☞ 5.6).

2.2.2   Indikationen, Verfahren

Indikationen

Barbiturate (Thiopental, Methohexital)
- Narkoseeinleitung
- Zur Narkoseunterhaltung (Mononarkose) ungeeignet (Kardiodepression, fehlende analgetische Eigenschaften)
- Fortführung der Narkose als Inhalationsanästhesie (☞ 5.3), NLA (☞ 5.4) oder balancierte Anästhesie (☞ 5.5).

Etomidat

- Narkoseeinleitung in Kombination mit Fentanyl oder Alfentanil; nach Benzodiaze-pinprämedikation
- Zur Narkoseunterhaltung ungeeignet (Hemmung der Kortisolsynthese, fehlende analgetische Eigenschaften)
- Als Monoanästhetikum ungeeignet (Myoklonien, mangelhafte Reflexdämpfung bei Intubation) → Fortführung der Narkose als Inhalationsanästhesie, NLA oder balancierte Anästhesie.

Propofol

- Narkoseeinleitung
- Zur Narkoseunterhaltung in Kombination mit Opioiden (Fentanyl, Alfentanil, Remifentanil) gut geeignet (☞ TIVA, 2.2.3).

Fentanyl, Alfentanil, Sufentanil, Remifentanil

- Einleitung von NLA und balancierter Anästhesie in Kombination mit Einleitungs-hypnotikum (Barbiturat, Etomidat, Propofol)
- Narkoseunterhaltung im Rahmen der NLA oder balancierten Anästhesie
- Supplementierung einer Inhalationsnarkose.

Droperidol

- Klassischer Bestandteil der NLA
- Potentes Antiemetikum zur Prophylaxe/Therapie des postnarkotischen Erbrechens (2,5–5,0 mg; ☞ 1.3.2).

Benzodiazepine

- Supplementierung von Opiat/Lachgasnarkosen als sog. Balanced Anaesthesia
- Anxiolyse, Sedierung bei Regionalanästhesien (☞ 6)
- Prämedikation (Anxiolyse; ☞ 1.1.10) vor jeglicher Anästhesie.

Ketamin

- Narkosen mit Ketamin, Ataranalgesie (☞ 5.6)
- Narkoseeinleitung im Schock (☞ 3.3.2)
- Narkoseeinleitung bei Sectio caesarea (☞ 12.3.3)
- Narkoseeinleitung bei Asthma bronchiale (☞ 4.2.1).

Intravenöse Kurznarkose in der sog. „Kleinen Chirurgie"

Eingriffe an der Körperperipherie (z.B. Wundversorgungen, Frakturrepositionen, Nagelextraktionen, Abszeßspaltungen etc.), bei denen eine ITN wegen der Kürze des Eingriffs zu aufwendig wäre.

Grundsatz: Es gibt zwar eine „kleine Chirurgie", aber keine „kleine Anästhesie": Jede Allgemein-Anästhesie beeinträchtigt lebenswichtige integrative Mechanismen des Zentralnervensystems (Bewußtsein, Herz-Kreislauf-Funktion, Atmungsregulation), hat höchst invasiven Charakter und stellt eine potentielle Gefährdung des Patienten dar.

Folgerung für Kurzeingriffe
- Indikation zur Allgemeinanästhesie streng stellen
- Weniger invasive Verfahren erwägen → z.B. Oberst'sche Leitungsanästhesie (Fingereingriffe), Infiltrationsanästhesie (Wundversorgungen), Plexusanästhesie (Radiusfraktur, nicht nüchterner Patient).

Vorgehen bei zeitlich limitierten Kurzeingriffen in Spontanatmung

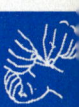

- Geeignetes Narkoseverfahren Ketamin/Benzodiazepin-Technik (Ataranalgesie; ☞ 5.6) ; Kontraindikation beachten (☞ 5.6)
- Sauerstoff über Nasensonde oder Maske applizieren → Kopf/Atemwege des Patienten müssen für evtl. respiratorische Zwischenfälle frei zugänglich sein
- Verfahren bei Seitenlage relativ, bei Bauchlage absolut kontraindiziert.

Nachteile, Probleme der i.v.-Kurznarkose
- Narkose läßt sich u.U. schlecht an akutelle operative Bedürfnisse anpassen (Op dauert kürzer oder länger als geplant, Erweiterung des Eingriffs notwendig etc.)
- Evtl. schwierige Dosisfindung/Steuerbarkeit intravenöser Anästhetika (Problem: Patient erwacht vorzeitig, erlebt den Eingriff; postoperativer Narkoseüberhang/Atemdepression, bes. bei repetitiver Applikation).

Empfehlungen
- Bei Eingriffen der „kleinen Chirurgie" mit ungewisser Dauer Inhalationsanästhesie (☞ 5.3) bevorzugen, Narkose mit Ketamin in subnarkotischer Dosierung (0,25–0,5 mg/kg KG i.v.) ergänzen; Narkose läßt sich mit Inhalationsanästhetika beliebig steuern; Narkoseeinleitung mit Barbiturat, Etomidat oder Propofol.
- Andere Verfahren (z.B. Kombination von Barbiturat, Etomidat oder Propofol mit Alfentanil oder Fentanyl) sind für Eingriffe in Spontanatmung nicht geeignet. In klinischer Dosierung tritt immer eine Atemdepression auf → Sicherung der Atemwege und der Oxygenierung/Normoventilation hat oberste Priorität → Immer Maskenatmung/-beatmung (Luft/O_2 oder N_2O/O_2; F_iO_2 mindestens 0,3) durchführen, ggf. Intubationsnarkose.

Voraussetzungen der i.v.-Anästhesie
Bei Kurznarkosen wie bei jeder Allgemein-Anästhesie:
- Monitoring (☞ 2.7): EKG und Blutdruckmessung nach Riva-Rocci obligat, Pulsoximetrie empfehlenswert
- Sicherer venöser Zugang mit laufender Infusion (z.B. Ringer-Lösung)
- Narkosegerät mit Beatmungszubehör (z.B. Masken, Guedel-Tuben) überprüft und funktionsbereit
- Intubationszubehör überprüft und einsatzbereit in unmittelbarer Reichweite
- Narkosewagen mit Notfallmedikamenten (☞ 3.3.1) in Reichweite
- Geschulte Assistenz anwesend.

 Tips & Tricks

Die Verfahren der sog. „Rauschnarkose" (z.B. mit Barbituraten) und Neuroleptanalgesie (Fentanyl/Droperidol) bei spontan atmenden Patienten sind obsolet, für den Patienten potentiell gefährlich:
- Bei Barbiturat-Mononarkose erhebliche Herz-Kreislauf-Depression sowie Atemdepression
- Bei Neuroleptanalgesie Atemdepression, keine eigentliche Narkose.

2.2.3 TIVA

2

Total intravenöse Anästhesie unter Verzicht auf alle Inhalationsanästhetika inklusive Lachgas.

- Absolute Indikationen zur TIVA gibt es nicht, ebensowenig standardisierte Methoden
- Argumente für die TIVA:
  - Vermeidung einer Umgebungskontamination mit Inhalationsanästhetika (z.B. bei Bronchoskopien)
  - Allgemein ökologische Aspekte (Umweltbelastung mit Stickoxiden, bromierten, fluorierten Kohlenwasserstoffen).

Prinzip
- Technik: Intubationsnarkose (☞ 5.2), kontrollierte Beatmung
- Bolusgabe kurzwirkender Hypnotika (hauptsächlich Propofol, weniger Methohexital), anschließend kontinuierliche Infusion; alternativ repetitive Applikation
- Kombination mit Opioiden (Fentanyl, Alfentanil, Remifentanil): Bolus zur Einleitung, Repetition nach klinischer Wirkung; alternativ kontinuierliche Zufuhr
- ggf. Relaxation.

TIVA mit Propofol/Fentanyl

Verwendung von Propofol als Einleitungshypnotikum (Bolus), anschließend als hypnotische Ergänzung der Fentanyl-Anästhesie (Infusion).

Durchführung der Narkoseeinleitung
- Präkurarisierung (z.B. 1–2 mg Vecuronium)
- Fentanyl (je nach Eingriff und Patient 0,2–0,5 mg), Patient zum Atmen auffordern
- Propofol 1,5–2,5 mg/kg KG (Dosierung individuell nach Bedarf, in Abhängigkeit von vorangegangener Fentanyldosis)
- Beim Einschlafen Maske aufsetzen und beatmen (O_2)
- Relaxierung (z.B. Suxamethonium 1 mg/kg KG)
- Intubation, Lagekontrolle des Tubus ☞ 2.4.10
- Anschluß des Kreisteils, kontrollierte Beatmung mit Raumluft/Sauerstoff, F_iO_2 0,3–0,5 (Pulsoximetrie ☞ 2.7), Normoventilation (Kapnometrie ☞ 2.7).

Narkoseunterhaltung
- Kontinuierliche Propofol-Zufuhr mit Perfusor 0,1–0,2 mg/kg/min; große Variabilität der Dosis beachten, Orientierung an Klinik (Blutdruck, Frequenz etc.)
- Fentanyl-Repetition nach klinischen Erfordernissen (Blutdruck, Frequenz, Tränen, Schwitzen); entspricht dem Vorgehen bei der Neuroleptanästhesie ☞ 5.4
- Durch höhere Propofol-Applikation kann innerhalb gewisser Grenzen der Fentanyl-Verbrauch verringert werden und umgekehrt; entspricht dem Vorgehen bei der balancierten Anästhesie ☞ 5.5.

Narkoseausleitung
- In der Endphase der Operation kein Fentanyl mehr gegen
- Propofol-Infusion ca. 5–10 Min. vor Op-Ende (Hautnaht) beenden
- Wenn der Patient wach ist und suffizient atmet → Extubation
- Ausreichende Überwachung im AWR ☞ 1.3.2.

Alternative für besondere Anwendungsbereiche

TIVA mit kontinuierlicher Zufuhr (Perfusor, Infusion) von Fentanyl und Propofol oder Methohexital in fixer oder variabler Kombination (oft hausinterne Mischung); kontinuierlicher Übergang in Analgo-Sedierung zur postoperativen Intensivtherapie/Nachbeatmung (Kardioanästhesie ☞ 8; Neuroanästhesie ☞ 10).

 Tips & Tricks

- Standardisierte Rezepturen für die TIVA gibt es (noch) nicht, über ihren Stellenwert sind noch keine Aussagen möglich.
- TIVA mit Propofol/Fentanyl nur anwenden, wenn man mit den etablierten Methoden vertraut ist und die Anästhesiekomponenten Analgesie, Hypnose und ggf. Relaxation sicher einschätzen und beurteilen kann.

TIVA mit Propofol/Remifentanil

Ultrakurzwirksames Remifentanil (Ultiva®) findet als Analgetikum Anwendung während der Einleitung und/oder Aufrechterhaltung der Narkose; besonders bei Eingriffen, die sehr schmerzhaft sind und bei denen ein schnelles Erwachen auch bei langer Operationsdauer erwünscht ist.

Remifentanil kann mit Infusions- und Spritzenpumpen (mit gewichtsbezogener Dosierung) verabreicht werden. Die übliche Verdünnung liegt bei 5 mg Remifentanil pro 50 ml 0,9 %ige NaCl-Lösung. In Abhängigkeit vom Gewicht des Patienten ergeben sich die in der Tabelle aufgeführten Infusionsraten.

- Zur Einleitung der Narkose 1 ml aus Perfusorspritze entnehmen und auf 10 ml verdünnen (1 ml = 10 µg), davon 1 ml pro 10 kg injizieren (d.h. 1 µg/kgKG)

Infusionsraten für Remifentanil (5 mg/50 ml → 1 ml = 100 µg) in ml/h					
Gewicht in kg	**Gewünschte Dosierung in µg/kg/Min.**				
	0,05	**0,1**	**0,2**	**0,3**	**0,4**
5	0,15	0,3	0,6	0,9	1,2
10	0,3	0,6	1,2	1,8	2,4
15	0,45	0,9	1,8	2,7	3,6
20	0,6	1,2	2,4	3,6	4,8
25	0,75	1,5	3,0	4,5	6,0
30	0,9	1,8	3,6	5,4	7,2
35	1,05	2,1	4,2	6,3	8,4
40	1,2	2,4	4,8	7,2	9,6
45	1,35	2,7	5,4	8,1	10,8
50	1,5	3,0	6,0	9,0	12,0
55	1,65	3,3	6,6	9,9	13,2
60	1,8	3,6	7,2	10,8	14,4
65	1,95	3,9	7,8	11,7	15,6

2

Infusionsraten für Remifentanil (5 mg/50 ml → 1 ml = 100 µg) in ml/h					
Gewicht in kg	Gewünschte Dosierung in µg/kg/Min.				
	0,05	0,1	0,2	0,3	0,4
70	2,1	4,2	8,4	12,6	16,8
75	2,25	4,5	9,0	13,5	18,0
80	2,4	4,8	9,6	14,4	19,2
85	2,55	5,1	10,2	15,3	20,4
90	2,7	5,4	10,8	16,2	21,6
95	2,85	5,7	11,4	17,1	22,8
100	3,0	6,0	12,0	18,0	24,0

nach T.A. Crozier, Frankfurter Anästhesiesymposium 1997

Durchführung der Narkoseeinleitung
- Präcurarisierung (z.B. Cisatracurium 0,1 mg/kg)
- Einleitung mit Propofol/Remifentanil (☞ Tabelle)
- Präoxygenierung
- Zur Intubation Relaxierung (z.B. Suxamethonium 1 mg/kg KG)
- Intubation, Lagekontrolle des Tubus ☞ 2.4.10
- Anschluß des Kreisteils, kontrollierte Beatmung mit Raumluft/Sauerstoff, F_iO_2 0,3–0,5 (Pulsoximetrie ☞ 2.7), Normoventilation (Kapnometrie ☞ 2.7)

Narkoseunterhaltung (☞ Tabelle)

Dosierung von Remifentanil und Propofol		
	Remifentanil	Propofol
Einleitung	0,5–1,0 µg/kg (Bolus) bzw. 0,5 µg/kg/Min. (Infusion)	1,0–1,5 mg/kg
Bis zur Intubation	0,3–0,5 µg/kg/Min. (Infusion)	5–6 mg/kg/h
Aufrechterhaltung	0,1–1,0 µg/kg/Min. mit Bolusgaben von 0,5 µg/kg falls erforderlich	Reduktion auf 4–5 mg/kg/h

nach T.A. Crozier, Frankfurter Anästhesiesymposium 1997

Narkoseausleitung
- Propofol-Infusion ca. 5–10 Min. vor OP-Ende beenden (Aufwachzeit hängt im wesentlichen von der Dosis des Hypnotikums ab)
- Remifentanil bis zur letzten Hautnaht
- 15–20 Min. vor OP-Ende länger wirksames Opioid (z.B. Piritramid 0,1 mg/kg i.v.)
- 15–20 Min. vor OP-Ende nicht-Opioid-Analgetikum (z.B. Metamizol 1 g i.v.)
- Wacher Patient mit suffizienter Atmung → Extubation
- Ausreichende Überwachung im Aufwachraum (EKG, RR, Pulsoximeter, Beatmungsgerät ☞ 1.3.2
- PCA ☞ 19.3.2

Tips & Tricks

- Cave: Infusionsschlauch nach Beenden der Ultiva®-Medikation entfernen, da im Totraum des intravenösen Infusionsschlauches noch eine ausreichend große Menge des Analgetikums enthalten sein kann, um Atemdepression, Atemstillstand und/oder Muskelrigidität zu verursachen.
- Eine Antagonisierung von Remifentanil mit Naloxon ist grundsätzlich möglich; Cave: Antagonist (Naloxon) wirkt länger als der Agonist!
- Bei geriatrischen Patienten (> 65 Jahre) sollte die Dosierung von Remifentanil aufgrund der veränderten Pharmakokinetik und -dynamik um 1/3 bzw. 1/2 der normalen Erwachsenen-Dosis reduziert werden. Anästhesie bei geriatrischen Patienten ☞ 4.9

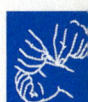

2.3   Maskenbeatmung

2.3.1   Allgemeines

Zufuhr von Luft/Sauerstoff und/oder Narkosegasgemischen beim spontan atmenden Patienten oder als assistierte/kontrollierte Beatmung beim insuffizient oder nicht mehr atmenden Patienten über eine Gesichtsmaske.

Material

- Mehrere Fabrikate in verschiedenen Größen und Größenbezeichnungen erhältlich (z.B. Ambu® 1–6, Rüsch® 1–3, Dräger® 1–4). Je nach Fabrikat variieren die Masken nach Farbe, Art ihres Materials (z.B. Gummi, Silikon) und Transparenz (Kontrolle der Respiration durch Beschlagen mit wasserdampfgesättigter Exspirationsluft möglich); für die Akzeptanz beim Patienten sind solche Unterschiede oft von Bedeutung (z.B. unangenehmer Geruch nach Gummi), für das Gelingen einer Maskenbeatmung nicht
- Funktioneller Totraum des Patienten wird um das Totraumvolumen der Maske vergrößert (je nach Modell ca. 15–35 ml) → für ältere Kinder und Erwachsene wenig relevant,   jedoch für Früh-/Neugeborene, Säuglinge und Kleinkinder (☞ 11.3.3) → für diese Patienten *Rendell-Baker-Soucek-Masken* in den Größen 0–3 mit minimalem Totraum von 2–15 ml bevorzugen
- Alle Masken haben einen 22 mm Innenkonus zum Anschluß von Beatmungsbeutel oder Y-Stück eines Narkosesystems
- *Maskentypen*: Rendell-Baker-Soucek-Masken: Weiche Konsistenz mit Randwulst → formen sich dem kindlichen Gesicht an. Andere Masken: Aufblasbarer Randwulst → individuelle Anformung an das Patientengesicht möglich.

2.3.2   Indikation – Kontraindikation

2

Indikationen

- Einleitung einer Intubationsnarkose (☞ 5.2)
- Maskennarkosen (☞ 5.1)
- Supplementierung unzureichender Regionalanästhesien
- Supplementierung (O_2, O_2/N_2O) und/oder assistierte Beatmung bei analgosedierten Patienten (Intravenöse Anästhesie ☞ 2.2, Ataranalgesie, ☞ 5.6.2)
- Notfälle mit unzureichender Spontanatmung oder Atemstillstand (Reanimationen, ☞ 3.3.1).

Kontraindikationen

- Vorhersehbare technische Unmöglichkeit (Mißbildungen, Erkrankungen, Verletzungen). Bei Vorhersehbarkeit ist unbedingt *Fiberoptische Intubation* ohne Maskenbeatmung anzustreben (☞ 2.4.13)
- Nicht nüchterne Patienten (Ileus, fehlende Nahrungskarenz, ☞ 3.3.7)
- Als nicht nüchtern geltende Patienten (2. Schwangerschaftshälfte, geburtshilfliche Patienten, ☞ 12.2.1).

Klinische Situationen, in denen trotz KI Maskenbeatmung und evtl. Maskennarkosen durchgeführt werden müssen: Intubationsschwierigkeiten bei Ileus-Einleitungen. Notsectio mit schwieriger/unmöglicher Intubation.

 Tips & Tricks

> *Vitale Indikation:* In allen Notfallsituationen mit Hypoxie und fehlender Spontanatmung muß aus vitaler Indikation unverzüglich mit Maske und Beatmungsbeutel/Kreisteil beatmet werden; bei Fehlen jeglicher Hilfsmittel mit Atemspende Mund-zu-Mund oder Mund-zu-Nase.

2.3.3   Technik

Nicht nur bei Routinenarkosen, sondern auch in Notfällen ist die suffiziente Maskenbeatmung mit Beatmungsbeutel oder Kreisteil die erste, für den Patienten essentielle Maßnahme zur Oxygenierung → gewisse Geschicklichkeit durch Übung und ständiges Praktizieren erwerben.

Durchführung

- Auswahl der richtigen *Masken-Größe*, pauschale Festlegungen (z.B. Frauen Größe ,,2", Männer Größe ,,3") nur grober Anhaltspunkt
- Maske muß mit ihrem Randwulst Nasenwurzel, beide Mundwinkel und den Unterkiefer zwischen Kinnspitze und Unterlippe umschließen
- Lagerung; *Cave:* flache Unterlage ohne Kissen empfinden die meisten Pat. als unangenehm, suffiziente Maskenbeatmung oft erschwert. Überstrecken des Kopfes im Atlantookzipitalgelenk *(einfache Jackson-Position)* in dieser Lage führt meist nicht zu besseren Beatmungsbedingungen. Optimale Lagerung ist, wie auch zur Intubation, die *verbesserte Jackson-Position* oder *Schnüffel-position* (Abb. ☞ 2.16): Kopf liegt auf einer 7–10 cm dicken festen Unterlage (zusammengelegtes Laken, Intubationskissen o.ä.; Kopfringe und U-Kissen sind ungeeignet), Hals gebeugt, Kopf im Atlantookzipitalgelenk gestreckt (nicht überstreckt)

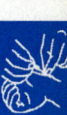

- Ist der Patient eingeschlafen, wird der Unterkiefer mit dem *Esmarch-Heiberg-Handgriff* (beidhändiges Greifen der Mandibula von Kinnspitze bis zum Kieferwinkel und Öffnen des Mundes) durch vorsichtiges Vorziehen in Progenie gebracht und in dieser Stellung mit den Fingern 3–5 der linken Hand (Mittelfinger hält die Kinnspitze, kleiner Finger den Kieferwinkel) fixiert → Luftwege maximal weit und offen, setzen sowohl Spontanatmung als auch assistierter/kontrollierter Beatmung minimalen Widerstand entgegen

- Mit der rechten Hand wird die Maske zuerst an der Nasenwurzel aufgesetzt und dann nach unten auf das Gesicht geklappt (bei korrekter Größenwahl Nase und Mund vollständig umschlossen)

- Vor dem Aufsetzen mit dem linken Zeigefinger die Unterlippe des Pat. etwas nach unten zu ziehen → Maskenwulst hält bei endgültiger Plazierung die Lippen leicht geöffnet. Mit den Endgliedern von Daumen und Zeigefinger der linken Hand *(C-Griff)* Maske locker halten (*cave:* nicht auf das Gesicht des Patienten pressen). Die Finger 3–5 ziehen den Unterkiefer quasi der Maske entgegen, während 1. und 2. Finger die Maske nur locker halten; die Abdichtung geschieht durch den Randwulst.

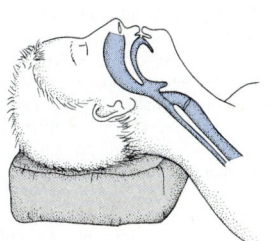 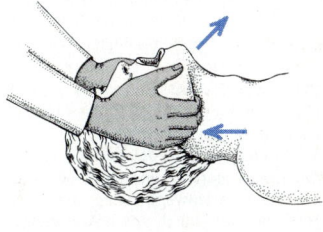

Abb. 2.16: Verbesserte Jackson-Position   Abb. 2.17: Esmarch-Heiberg-Handgriff
[A300–157]   [A300–190]

➤ Nur zu oft wird Unerfahrenheit und/oder mangelhafte Technik äußeren Umständen oder dem Patienten selbst angelastet.

Modifikationen

In einigen Fällen kann die Benutzung des oropharyngealen Guedel-Tubus oder des nasopharyngealen Wendl-Tubus nützlich sein.

- *Guedel-Tubus:* verhindert bzw. beseitigt in passender Größe (000, 00, 0, 1–4 ab Frühgeborenenalter aufwärts) die Verlegung des Oropharyngealraums durch Zunge, Zungengrund oder Mundweichteile bei *zahnlosen Pat.* (Zunge und zurückfallende Lippen verlegen den Rachenraum trotz Esmarch-Heiberg-Handgriff, Mundweichteile werden durch Maske in den Rachenraum gedrückt), *bei Früh-/Neugeborenen, Säuglingen und Kleinkindern* (Zunge relativ groß → leichte Verlegung des Rachenraums) und bei *adipösen Pat.* (massige Gesichtsweichteile, große Zungen und „Stiernacken" → keine optimale Lagerung mit Esmarch-Heiberg-Handgriff in Schnüffelposition und Progenie möglich).

2

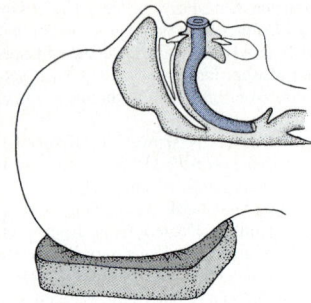

Abb. 2.18:
Korrekte Lage des Guedel Tubus
[A300–157]

- *Wendl-Tubus:* erfüllt gleiche Funktion; ältere Modelle mit variabel zu arretierender Gummischeibe und den Naseneingang überragender Länge für Maskenbeatmung weniger geeignet. Einlage erfolgt mit der abgerundeten schrägen Öffnung zum Septum hin durch den unteren Nasengang, die Spitze muß distal der Uvula und proximal der Epiglottis liegen. Wird auch in flacheren Narkosestadien gut toleriert
- *Kinder bis zum 2./3. Lj.:* Kopf flach auf Unterlage lagern, evtl. mit Kopfring stabilisieren. Unterkiefer nicht in Progenie-Stellung bringen, sondern Mund in Normalstellung leicht öffnen und mit aufgesetzter Maske offenhalten. Guedel-Tubus kann vorteilhaft sein, meist ist jedoch die Spontanatmung/Beatmung mit geöffnetem Mund und ohne Guedel-Tubus leichter
- *Bartträger, adipöse und zahnlose Patienten:* Abdichten der Maske und Freihalten der oberen Atemwege gelingt manchmal erst durch *beidhändiges Halten* → rechte Hand spiegelbildlich zur linken einsetzen; dies empfiehlt sich auch bei längeren Maskennarkosen in Spontanatmung (☞ 5.1). Atmet der Patient nicht spontan, muß ein Helfer die Beatmung übernehmen
- *Kraniofaziale Mißbildungen*, Erkrankungen der *Gesichtsweichteile*, *Verletzungen* oder Zustand nach *Mund-Kiefer-Gesichtschirurgischen Operationen:* Maskenbeatmung kann unmöglich sein.

 Der Guedel-Tubus darf erst eingelegt werden, wenn der Patient narkotisiert ist, da sonst ein Würgereflex mit der Gefahr des Erbrechens ausgelöst werden kann. Er wird mit der Konkavseite nach kranial in den Mund eingeführt und mit einer 180°-Drehung in den Rachenraum geschoben. Die Spitze muß ca. 1 cm proximal der Epiglottis liegen.

Klinisches Monitoring

Korrekte Maskenhaltung → Atemwege offen, Spontanatmung ungehindert; nichtatmende Patienten lassen sich leicht und ohne Widerstand beatmen. Änderung dieser Bedingungen (z.B. Verlegung der Atemwege, Undichtigkeit der Maske) → Optimieren der Maskenhaltung, ggf. erneute Abfolge aller beschriebenen Handgriffe und Modifikationen. Erfolgskontrolle ergibt sich für den Erfahrenen aus dem Gesamteindruck der klinischen Beobachtung (*entspannte Spontanatmung* ohne Hyperventilation, *gleichmäßige Atemexkursion des Epigastriums* durch die überwiegende Bauchatmung; thorakale Atmung wird kaum beobachtet).

Ständiges Nachfüllen des Atembeutels (O_2-Push) ist zeitraubend und führt nicht zum Erfolg. Besonders im Verlauf längerer Maskennarkosen (☞ 5.1) kann ein mehrmaliges Nachregulieren und Optimieren der Maskenhaltung notwendig werden, da schon minimale Haltungsänderungen die Atemwege verlegen können.

Apparatives Monitoring

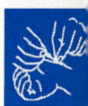

Monitoring der Maskenbeatmung ist Monitoring der Ventilation.

- *Pulsoximetrie:* universelle Methode zur Überwachung der Oxygenierung (☞ 2.7.1)
- *Beatmungsdruck:* bei kontrollierter Beatmung kleiner als 20 cm WS. Höhere Drücke zeigen Verlegung der Atemwege an (→ Optimierung der Maskenhaltung), ggf. Mageninsufflation möglich (Druck des „gastroösophagealen Sphinkters": ca. 25 cm WS). Bei undichter Maske wird kein Beatmungsdruck aufgebaut, der Atembeutel leert sich bzw. bleibt leer. Beatmungsdruckmonitoring im Sinne von *Diskonnektionsmonitoring* unbedeutend, Undichtigkeiten werden unmittelbar an „blasender Maske" und leerem Atembeutel erkannt
- *Atemzug- und -zeitvolumen:* Bei korrekter Maskenhaltung adäquate Werte. Zu niedrige Werte → insuffiziente Maskenhaltung; sie kommen aber auch vor, wenn die Exspirationsluft bei exspiratorisch undichter Maske trotz inspiratorisch adäquater Volumina teilweise in die Umgebung entweicht
- *Kapnometrie:* Bei typischer CO_2-Kurve → korrekte Maskenhaltung. Untypische oder abgeflachte bis fehlende CO_2-Kurven → fehlerhafte Maskenhaltung und/oder Entweichen der Exspirationsluft
- Beatmung mit *Atembeutel und Maske* (z.B. kardiopulmonale Reanimation): Apparatives Monitoring praktisch nicht möglich. *Klinische Zeichen* einer suffizienten Beatmung: Atemexkursionen des Epigastriums (beatmungssynchrones Heben und Senken, cave: auch bei Mageninsufflation möglich), weniger des Thorax'. Beurteilung von *Hautfarbe* und *Pulsoximetrie* setzen suffizienten Kreislauf voraus.

 Ist keine Anschlußmöglichkeit für Kapnometrie für Maskenbeatmung vorhanden, kann man cave den Ansaugschlauch unter dem Maskenwulst durchschieben und erhält so orientierende CO_2-Werte.

2.3.4 Komplikationen

- Hypoxie durch Hypoventilation bei falscher Maskenhaltung mit Verlegung der Atemwege
- Regurgitation, Singultus, Erbrechen (intra- und/oder postnarkotisch) durch Mageninsufflation, fehlerhafte Abstimmung zwischen Eigenatmung und assistierter Beatmung bei Maskennarkosen (☞ 5.1)
- Würge- und Brechreiz durch Guedeltubus
- Lippenhämatome, Blutungen durch Einklemmen der Lippen zwischen den Zahnreihen oder zwischen Zähnen und Guedel-Tubus
- Nasenbluten durch Wendl-Tubus (falsche Größe, fehlende Lubrifikation)
- Kieferluxation ein- oder zweiseitig durch forcierten Esmarch-Handgriff (selten)
- Druckschädigung der Bulbi (selten)
- Druckschädigung des N. facialis (selten).

Tips & Tricks

Folgende harmlosen Komplikationen können gerade beim Streben nach korrekter Technik auftreten: Postnarkotisch Schmerzen und Schwellungen im Kieferwinkel und/oder submandibulär durch krallende Finger. Hierüber sollte vorher aufgeklärt werden, bei Eintreten dieser Komplikation ist der Patient auf jeden Fall zu versorgen (Erklärung, Kühlung, Salbe o.ä.).

2.3.5 Checkliste Maskenbeatmung

✔ Individuelle Auswahl der Maskengröße
✔ Lagerung auf Kopfkissen in verbesserter Jackson-Position, Kinder bis ca. 3 Jahre auf flacher Unterlage
✔ Esmarch-Handgriff, Progenie (außer bei Kindern unter 2–3 Jahren)
✔ Fixation des Kiefers mit 3.–5. Finger
✔ Aufsetzen der Maske an Nasenwurzel, Herunterklappen auf das Gesicht, C-Griff mit Zeigefinge- und Daumenendgliedern.

• Modifikationen:
  – Guedel-Tubus, evtl. Wendl-Tubus
  – Beidhändiges Halten der Maske
• Probleme:
  – Früh-, Neugeborene, Säuglinge, Kleinkinder
  – Zahnlose Patienten, Bartträger, adipöse Patienten
• Kontraindikationen:
  – Mißbildungen, Erkrankungen, Verletzungen
  – Nicht nüchterne Patienten.

2.3.6 Larynxmaske

Da der Intubationsvorgang mit Risiken behaftet ist, stellt die Kehlkopfmaske eine gute Alternative zur Freihaltung der Atemwege dar.

Prinzip
Ein gedeckelter Luftkissenring legt sich um den Eingang des Kehlkopfes herum und dichtet diesen gegen Mundhöhle, Pharynx und Ösophagus ab.
Die Atemgase werden über einen Tubus in das Innere des Luftkissenringes geleitet und den Luftwegen zugeführt.

Anwendungsgebiete
Narkosen in allen operativen Fächern; insbesondere Urologie, Orthopädie, Gynäkologie, Chirurgie, HNO und Zahnheilkunde (ASA I–III). Großbritannien: 64 % aller Narkosen, auch bei größeren chirurgischen Eingriffen (Gastrektomie, Hemikolektomie) sowie in der Geburtshilfe bei der elektiven Sectio caesarea. Die geplante Operationsdauer sollte nicht länger als 2 h sein.

Indikationen im Kindesalter
Untersuchungen in Narkose, Schieloperationen, Durchspülung der Tränengänge, Herniotomien, Zirkumzisionen, Nasen- und Ohreneingriffe.

Kontraindikationen
- Fehlende und/oder unsichere präoperative Nüchternheit
- Verminderte Thorax- oder Lungencompliance.

Vorteile

- Weniger invasiv als eine endotracheale Intubation; keine Hals- oder Schluckbeschwerden bzw. Heiserkeit nach der Narkose
- Bei erhaltener Kehlkopffunktion sicherer Zugang zu den Atemwegen → gute Überbrückungsmaßnahme bei einer Reanimation und unerwarteten Intubationsschwierigkeiten
- Einseitige Belüftung der Lungen (z.B. durch zu weites Vorschieben eines Tubus) wird vermieden
- Die Kehlkopfmaske behält im Gegensatz zur Maskennarkose nach richtiger Positionierung ihre Lage bei und muß nicht mit den Händen gehalten werden → wesentlich größere Bewegungsfreiheit für den Anästhesisten
- Keine Irritation des Kehlkopfes durch herabfließende Sekrete aus dem Nasen-Rachen-Raum
- Die Kehlkopfmaske wird auch in geringer Narkosetiefe toleriert
- Zur Positionierung keine Muskelrelaxantien nötig (erhebliche Kostenreduktion!)
- Bei der Narkoseausleitung kann das Erreichen eines sehr oberflächlichen Narkosestadiums abgewartet werden; die Larynxmaske braucht erst entfernt zu werden, wenn die Schutzreflexe des Patienten vollständig wiedergewonnen sind → Patient kann mit liegender Maske in den Aufwachraum gebracht werden und dort der weiteren Überwachung des Pflegepersonals übergeben werden
- Larynxmaske erzeugt im Vergleich zur Gesichtsmaske eine bessere Dichtigkeit → insb. bei Kindernarkosen deutliche Verringerung der Narkosegasexposition.

Nachteile
- Maske nur bis zu Drücken von ca. 25 cm H_2O dicht → bei maschineller Beatmung kann eine Erhöhung des Spitzendrucks zur Luftinsufflation in den Magen führen → Drucklimitierung am Narkosegerät auf 20 cm stellen
- Schutz vor Aspiration von Mageninhalt in dem Maße, wie er durch einen geblockten Tubus erreicht wird, kann nicht gewährleistet werden
- Gefahr einer intraoperativen Luxation der Larynxmaske
- Hoher Anschaffungspreis.

Benutzung der Larynxmaske
- Maskenbeatmung vor Einbringen der Larynxmaske *nicht* sinnvoll, wegen Gefahr der Mageninsufflation
- Präoxygenierung bei Spontanatmung des Pat. sinnvoll
- Die Narkoseeinleitung erfolgt am besten mit Propofol (ausgeprägte Reflexdämpfung des Hypopharynx); *Cave:* Laryngospasmus beim Positionieren der Maske unter Anwendung von Barbituraten bzw. Etomidate
- Zur Aufrechterhaltung der Narkose wird bei Erwachsenen und älteren Kindern überwiegend die TIVA (☞ 2.2.3) mit Propofol-Dauerinfusion und intermittierenden Gaben von Alfentanil (0,5–1,0 mg) sowie eine Beatmung mit einem Sauerstoff-Lachgas-Gemisch eingesetzt. Kurzeingriffe (< 30 Min.) können unter Spontanatmung des Pat. durchgeführt werden
- *Auswahlkriterien der Maskengröße:* Größe 1 (bis 6,5 kg), Größe 2 (6,5–20 kg), Größe 2,5 (20–30 kg), Größe 3 (30 kg bis kleiner Erw.), Größe 4 (Erw.), Größe 5 (Erw. > 90 kg); Cave: in Grenzbereichen kann das KG irreführen!

2

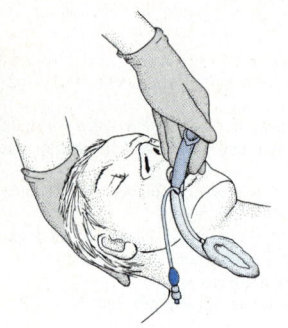 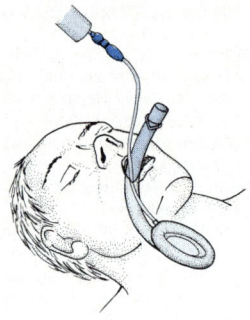

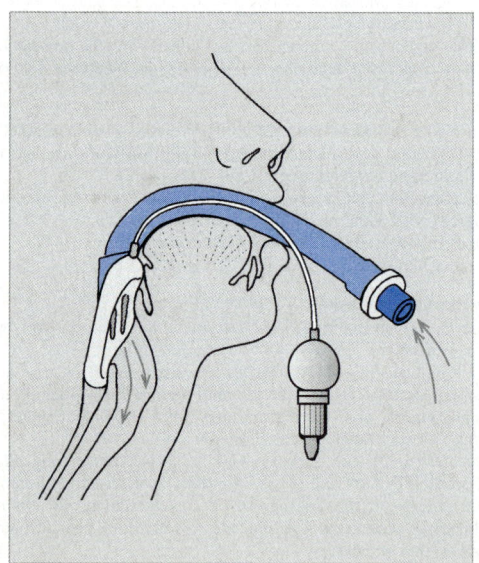

Abb. 2.19: Vorschieben der Larynxmaske, Aufblasen des Luftkissenrings [A300–157]

Technik

- Luftkissenring vollständig entlüften
- Die dem Gaumen zugewandte Seite der Maske mit Gleitmittel (z.B. K-Y-Gel®/Fa. Johnson und Johnson) bestreichen
- Den Kopf des Patienten mit der linken Hand (Rechtshänder!) leicht anheben und im Hals überstrecken; eine Hilfsperson kann den Mund des Pat. leicht öffnen.
- Unter Führung des Zeigefingers (Bleistifthandgriff) wird die entlüftete Kehlkopfmaske am harten Gaumen entlang bis tief in die Mundhöhle eingeführt
- Eine Maskenbeatmung vor Einbringen der Larynxmaske ist wegen der möglichen Mageninsufflation nicht sinnvoll; eine Präoxygenierung bei Spontanatmung des Pat. ist empfehlungswert
- Nach Überwindung des Winkels an der Rachenhinterwand wird die Larynxmaske dann so weit nach vorn geschoben, bis ein leicht federnder Widerstand die korrekte Position kennzeichnet
- Beim Aufblasen des Luftkissens (je nach Maskengröße 10–20 ml) legt sich die Maske von selbst in die richtige Position um den Kehlkopfeingang (*Cave:* Fixation der Maske mit den Händen behindert beim Aufblasen die richtige Positionierung!)
- Vorsichtige Beutelbeatmung, Kontrolle der korrekten Lage: Auskultation der Lungen, Beobachtung der Thoraxbewegungen, Kapnometrie, Pulsoximetrie, Geräusch: „vorbeiblubbernde" Luft.

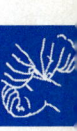

2.3.7 Oropharyngealtubus mit Cuff (Copa®)

Kombiniert die Vorteile der Larynxmaske mit der einfachen und vertrauten Handhabung des Guedel-Tubus; eine zusätzliche Beatmungstechnik, bei der die Hände des Anästhesisten frei bleiben.

Prinzip

Modifizierter Guedel-Tubus mit einer großvolumigen Niedrigdruckmanschette, die den hinteren Pharynx abdichtet und einem 15 mm-Standardkonnektor (farbcodiert) für den Anschluß an Beatmungssysteme. Ein integrierter Beißschutz verhindert eine Obstruktion durch die Zähne des Patienten.

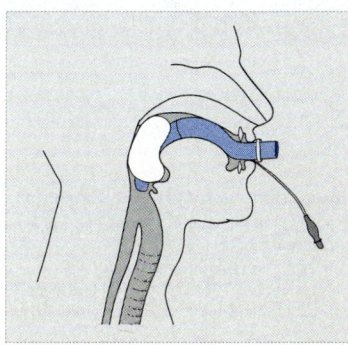

Abb. 2.20:
Copa-Tubus [A300–157]

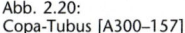

2

Anwendungsgebiete

Operationen am spontan atmenden Patienten in der Gynäkologie, Urologie, Orthopädie, Plastischen Chirurgie, Gefäßchirurgie, bei peripheren chirurgischen Eingriffen, in der Radiologie und in der Gastroenterologie

 Der Gebrauch des Copa®-Tubus sollte auf Eingriffe von kurzer Dauer (< 2 h), mit freiem Zugang zum Kopf, bei jüngeren Patienten beschränkt bleiben.

Kontraindikationen

- Fehlende und/oder unsichere präoperative Nüchternheit
- Patienten mit Hiatushernie und/oder gastroösophagealem Reflux in der Anamnese
- Verminderte Lungencompliance (z.B. Lungenfibrose)
- Kontrollierte Beatmung mit Beatmungsdrücken > 20 cm H_2O
- Anomalien der Atemwege, Tumoren im HNO- bzw. MKG-Bereich
- Intraoperative Lagerung mit extremer Beugung des Kopfes (z.B. Kinn zur Brust) oder intraoperativer Lagewechsel (z.B. Seiten- oder Bauchlage)
- Eingriffe mit Laseranwendung oder von elektrochirurgischen Geräten in unmittelbarer Umgebung des Tubus.

Nachteile

- Derzeit noch keine pädiatrischen Größen
- Bei zahnlosen Patienten Schwierigkeiten der Fixierung
- Kein Schutz der Atemwege vor Aspiration

———— **Benutzung des Copa®-Tubus** ————————————

Wahl der Tubusgröße

- Bereits vor der Narkoseeinleitung die geeignete Tubusgröße wählen
- Am liegenden Patienten Kieferwinkel ertasten, distales Ende des Tubus am Kieferwinkel plazieren
- Der Zahn-/Lippenschutz muß ca. 1 cm vor den Lippen des Patienten sein
- Erfahrungsgemäß muß ein größerer Copa®-Tubus, als ein herkömmlicher Guedeltubus gewählt werden.

Länge in cm	Konnektorfarbe	Empfohlenes Aufblasvolumen
8	grün	25 ml
9	gelb	30 ml
10	rot	35 ml
11	hellgrün	40 ml

Überprüfung von Cuff und Konnektor

- Vorsichtig Spritze in die Öffnung des Ventils einführen und den Ballon voll mit Luft auffüllen:
  ➤ Nicht übermäßig aufblasen!
- Anschließend Spritze mit einer raschen Drehbewegung entfernen:
  ➤ Aufgeblasener Cuff sollte symmetrisch erscheinen.

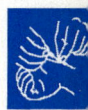

- Bei gehaltenem Cuff Pilotballon mehrmals zusammendrücken → Kontinuität und Luftbewegung sicherstellen
- Nach Kontrolle Luft mit Spritze wieder entfernen: Cuff soll Tubuskörper anliegen, Falten behutsam glätten
- Anschließend Kontrolle des 15 mm-Konnektors und des Narkosekreissystems (Cave: Diskonnektion).

Präoxygenierung und Einleitung der Narkose
- Narkoseeinleitung am besten mit Propofol: ausgeprägte Reflexdämpfung des Hypopharynx
- Tubus kann i.d.R. bei ausreichender Narkosetiefe innerhalb von 30 sec nach der Narkoseeinleitung eingeführt werden
- ➤ Unzureichende Narkosetiefe kann beim Einführen des Tubus zu Husten, Schluckauf, Atemanhalten, Beißen und zu einem Laryngospasmus führen
- ➤ Barbiturate (z.B. Thiopental) zur Narkoseeinleitung eher ungeeignet.

Plazierung des Tubus
- Patienten, wie zur Maskenbeatmung oder Einlage eines Guedel-Tubus, mit leicht überstrecktem Kopf lagern, evtl. zusätzliches Kissen oder Kopfring benutzten
- Das mitgelieferte Fixierband unter dem Nacken des Patienten durchgeführen
- Tubus so in den Mund einführen, daß der distale Teil zum harten Gaumen gebogen ist. Währenddessen Tubus um 180° drehen, anschließend fixieren
- In seiner endgültigen Lage folgt die Krümmung dem Verlauf des Atemwegs zwischen Zunge und Rachenhinterwand.

 Beim Einführen sorgfältig darauf achten, daß der Tubus hinter den Zungengrund geschoben wird, um ein Vorwölben des Zungengrundes an der distalen Tubusspitze zu vermeiden (Cave: Blockade der Tubusspitze und Behinderung der Ventilation). Ggf. Zunge mit einem Zungenspatel glätten.

Sicherung und Kontrolle
- Der Tubus ist optimal plaziert, wenn der Zahn-/Lippenschutzflansch ca. 1 cm über die Lippen des Patienten hervorragt und sich der Beißschutz mittig an der oberen Zahnreihe befindet
- Anschließend Tubus mit den Fixierbändern am Kopf des Patienten befestigen
- Die Blockmanschette wird mit einer großen Spritze luftgefüllt, wobei die injizierte Luftmenge den Tubus vollständig abdichtet und freie Atemwege gewährleistet. Empfohlene Luftmengen (→ Tabelle); individuelles Volumen muß vom Anästhesisten bestimmt werden.

Anschluß am Beatmungssystem
- Beatmungssysteme werden durch vorsichtigen, jedoch festen Druck auf den Konnektor an den Copa®-Tubus angeschlossen
- Darauf achten, daß der Tubus nicht aus seiner Position verschoben wird
- Zunächst vorsichtige Beutelbeatmung und Auskultation der Lungen, Beobachtung der Thoraxbewegungen, Kapnometrie, Pulsoximetrie; ,,blubbernde'' Luftgeräusche durch Leckagen bei zu kleinem Tubus.

Aufrechterhaltung der Narkose ☞ 2.2.3 (TIVA)

2

Entfernen des Tubus
- Nach rechtzeitiger Beendigung der Anästhetika-Zufuhr wird ein korrekt plazierter Tubus bis zur Wiederkehr der Schutzreflexe gut toleriert
- Absaugen der Mundhöhle oder des Tubus vor Widerkehr der Reflexe:
  - ➤ Laryngospasmus bei zu flacher Narkose!
- Wenn der Patient wieder zu schlucken beginnt, Fixierband entfernen
- Beim Vorhandensein von effizienten Schluck- und Hustenreflexen, Luft aus dem Cuff ablassen, Tubus entfernen
- Sobald der Tubus entfernt ist, sollte der Patient in der Lage sein, die eigene Atmung wiederaufzunehmen und ohne Probleme weiterzuatmen
- Tubus als biologischen Problemmüll entsorgen, Tubus darf nicht wiederverwendet werden!

2.4   Intubation

2.4.1   Indikationen

- Im Rahmen der Allgemeinanästhesie bei operativen oder diagnostischen Eingriffen, wenn eine Maskenbeatmung (☞ 5.1) nicht angezeigt ist
- Im Rahmen der Beatmung zur Aufrechterhaltung eines ausreichenden, bedarfsgerechten Gasaustausches bei
  - Polytrauma, Sepsis, Schock
  - primärer kardio-pulmonaler Insuffizienz
  - neurologischen Erkrankungen mit Ateminsuffizienz, z.B. Guillain-Barré-Syndrom
- Zur Sicherung der Atemwege
  - als Schutz vor Aspiration
  - bei Inhalationstrauma
  - bei Blutung und/oder Ödem im Bereich der Halsweichteile
  - bei Tracheomalazie
  - bei beidseitiger Rekurrensparese
  - bei Kehlkopf-Tumor
- Zur Hyperventilation bei Hirndruck.

2.4.2   Anatomie

Sicht bei der direkten Laryngoskopie
- Ventral: laryngeale Epiglottisfläche (mit ihrer Wurzel an der Schildknorpelinnenwand befestigt)
- Nach dorsal anschließend die Plica aryepiglottica, der Aryknorpel (= Stellknorpel) und das Tuberculum corniculatum
- Stimmbänder zwischen dem Schildknorpel (=„Adamsapfel") ventral und den Aryknorpeln dorsal.

➤ Innervation der Stimmbänder durch den N. recurrens (aus dem N. vagus); bei beidseitiger Durchtrennung stehen die Stimmbänder in Paramedian- oder Intermediärstellung (klare Stimme, aber Luftnot bei geringster Belastung!)
• Kaudal der Stimmbänder der Ringknorpel mit Cavum infraglotticum, Trachea, Aufzweigung in Höhe des 5./6. BWK in rechten und linken Hauptbronchus.

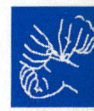

mittlere Atemstellung

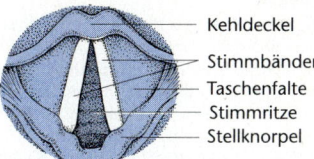

Kehldeckel

Stimmbänder
Taschenfalte
Stimmritze
Stellknorpel

Flüstersprache

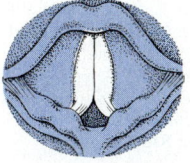

halbgeöffnete
Stimmritze

Phonationsstellung

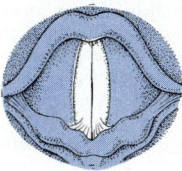

geschlossene
Stimmritze

Abb. 2.21:
Sicht bei direkter Laryngoskopie
[A 300–157]

Besonderheiten
• Der Abstand zwischen vorderer Zahnreihe und Stimmritze beträgt beim Erwachsenen ca. 11–16 cm
• *Wichtig:* Die Stimmritze ist beim Erwachsenen die engste Stelle der oberen Atemwege, ihre Weite bestimmt die erforderliche Tubusgröße (☞ 2.4.5)
• Der rechte Hauptbronchus ist gegenüber der Trachea geringer abgewinkelt als der linke, so daß zu weit eingeführte Tuben meist in den rechten Hauptbronchus gelangen ☞ 7.4
• *Cave* bei Doppellumenintubation (☞ 2.4.4): Der Abstand von der Bifurkation bis zum Abgang des rechten Oberlappenbronchus beträgt nur 2–3 cm!

2.4.3 Laryngoskope

2

Sie dienen dem direkten Betrachten des Kehlkopfeingangs. Das Laryngoskop besteht aus einem Handgriff (im Innern Akku oder Batterien) und einem Spatel. Lichtquelle entweder direkt an der Spatelspitze (Glühbirne) befindlich oder im Griff (Krypton-lampe), dabei Lichtweiterleitung über Fiberglasbündel zur Spatelspitze. Durch recht-winklige Konnektion beider Teile über ein Scharniergelenk und Arretierung ist das Laryngoskop funktionsbereit.

Spateltypen
- **Gebogener Spatel:** z.B. Macintosh; Spitze wird zwischen Epiglottis und Zungen-grund eingeführt und durch Zug in Griffrichtung die Epiglottis aufgerichtet. Verschiedene Spatellängen erhältlich (9,0–15,5 cm), für die Intubation von Neuge-borenen (☞ 11.4) bis hin zu langen Spateln für Erwachsene mit „langem Hals".
  - Vorteil: geringere Traumatisierung der Zähne; größerer Freiraum in der Mund-höhle
  - Nachteil: bei Neugeborenen und Säuglingen u.U. erschwertes Aufrichten der relativ langen Epiglottis

- **Gerader Spatel:** z.B. Miller, Magill, Foregger. Mit diesen Spateln kann die laryngeale Fläche der Epiglottis direkt aufgeladen werden. Ebenfalls verschiedene Spatellängen für alle Altersgruppen erhältlich.
  - Vorteil: bei Neugeborenen und Säuglingen erleichtertes Aufrichten der Epiglottis und bessere Sicht auf Kehlkopfeingang
  - Nachteil: Lockere oder überkronte Oberkieferfrontzähne werden durch direkten Spatelkontakt leichter geschädigt → mehrfaches Aufladen führt zu Glottisödem, bes. gefährlich bei Säuglingen

- **McCoy-Spatel:** Gebogener Spatel mit zusätzlich beweglicher Spitze
  - Besonderheiten: Eine scharniersversehene Spatelspitze, die durch einen mit dem Griff verbundenen Hebel bewegt werden kann, ermöglicht ein Anheben der Epiglottis bei gleichzeitig geringerer Gesamtbewegung des Laryngoskops. Dreh- und Stützpunkt liegt tiefer im Pharynx.
  - Indikationen: Einsatz bei Intubationsschwierigkeiten mit herkömmlichen Spateln, wie Verlagerung des Larynx nach vorn, vorstehendem Oberkiefer-Frontzahnbe-reich, vergrößerter oder nach dorsal verlagerter Zunge, eingeschränkter Nacken-beweglichkeit, eingeschränkter Mundöffnung und Mikrognathie.
  - Größen: 1–4.

- **Bullard-Intubationsbesteck:** Wenn eine nasale fiberoptische Intubation nicht in Frage kommt, besteht die Möglichkeit, oral statt mit dem Bronchoskop (was schwieriger ist als nasal) mit dem Bullard-Besteck (= spezieller Spatel auf normalem Kaltlicht-Handgriff) zu intubieren. Die Technik ist sehr gewöhnungsbedürftig und gehört deshalb nicht unbedingt zur Standardausrüstung einer Anästhesieabteilung. Vor dem indizierten Einsatz auf jeden Fall mind. 5–10 Intubationen am „normalen" Pat. nach i.v.-Narkoseeinleitung üben.

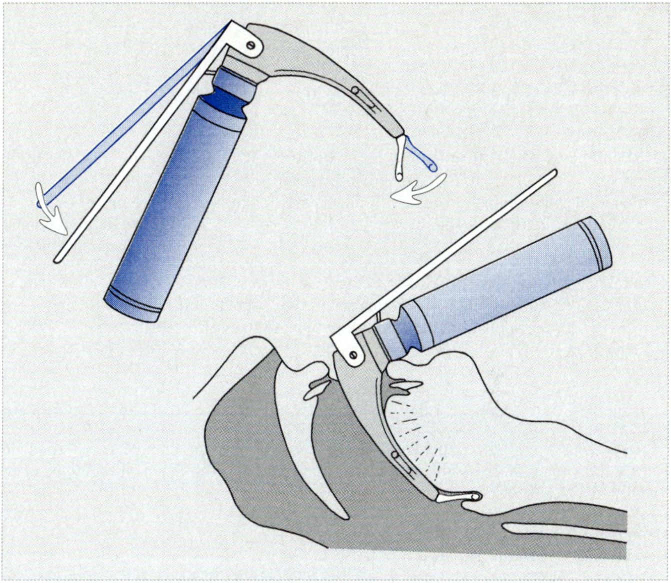

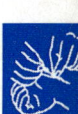

Abb. 2.22: McCoy-Spatel [A300–157]

2.4.4 Endotrachealtuben

Sie dienen der Atemwegsschienung über Mund oder Nase bis zum unteren Drittel der Trachea und sind über einen Konnektor an Beatmungsgeräte anzuschließen. Eine kurz oberhalb der Tubusspitze befindliche Blockung (Cuff) garantiert eine Abdichtung des Tracheallumens.

Material und Form der Tuben sowie Art der Blockung sind zunehmend den verschiedensten operativen Anforderungen bzw. Intubationswegen angepaßt worden. Der Markt bietet eine fast unübersehbare Fülle variierender Modelle. Die folgende Aufstellung umfaßt lediglich die gebräuchlichsten Modifikationen.

Material

Heute meist PVC; relativ knickstabil, dabei sich den anatomischen Strukturen gut anpassend. Einmalgebrauch, da bei Gassterilisation Gefahr der Freisetzung toxischer Produkte. Transparente Tuben bieten den Vorteil, daß der Atemstrom durch Beschlagen der Tubuswand direkt beobachtet werden kann.

2

Spiraltuben
Armierung der Tubuswand (PVC oder Silikon) mittels einer Metallspirale. Vorteil: Maximale Flexibilität, Knick- und Kompressionsstabilität, z.B. bei Bauchlagerung, Eingriffen im Kopf/Hals-Bereich.
➤ Der Konnektor ist nicht abnehmbar, da er fest mit dem Tubus verklebt ist.

Laser-Tuben
Edelstahltubus (teuer!!) für die CO_2-Laser-Chirurgie im Kehlkopfbereich. Der Tubus ist nicht entflammbar, gasdicht und rostfrei mit einer weichen Kunststoffspitze am distalen Ende und doppeltem Cuff. Füllung der Blockungen mit isotonischer Kochsalzlösung!! (erhältliche Größen bei Fa. Mallinckrodt: 4,5, 5,5 und 6,0 mm Innendurchmesser).

Nachteil: Zerstörung der PVC-Cuffs und PVC-Blockerleitungen im Inneren möglich. Der Lasertubus von Rüsch aus Verbundmaterial (Weichgummi mit gewellter Silberfolie und Merocel®-Schaumumhüllung) bietet eine höhere Laserresistenz (erhältliche Größen: 4,0, 5,0 und 6,0 ID).

_____ **Form** _____

Neben den herkömmlichen, leicht halbmondförmig gebogenen Tuben unterschiedlicher Weite und Länge finden sich vor allem in der Kieferchirurgie und im Bereich der HNO modifizierte Formen.

Anwendung
• _Anatomisch geformte Tuben,_ z.B. RAE-Tubus (Fa. Mallinckrodt), Polar-Tubus (Fa. Portex), AGT-Tubus (Fa. Rüsch): Diese Tuben ermöglichen sowohl bei oraler als auch nasaler Intubation ein Herausleiten des Tubusendes über den Unterkiefer oder die Stirn, wodurch bei sicherer Positionierung dem Operateur ein unbehindertes intraorales Arbeiten gewährleistet wird.
• _Mikrolaryngoskopie-Tubus (MLT):_ Für diagnostische oder therapeutische Eingriffe im Kehlkopfbereich, um dem Operateur maximal Platz einzuräumen, bzw. bei tumorbedingter Stenose. Der Tubus weist eine normale Länge bei geringem Durchmesser (je nach Firma 4,0–6,0 mm) auf.
• _Tracheostomietubus:_ Für tracheotomierte Patienten; relativ kurzer, fast rechtwinklig geformter Tubus mit oder ohne Metallspirale. Um ein „Heraushebeln" des Tubus durch direkten Anschluß der Beatmungsschläuche zu verhindern, wird zwischen Tubus und Y-Stück ein ca. 20 cm langer Faltenschlauch („Gänsegurgel") angebracht.
• _Laryngektomietubus (LGT):_ Einsatz bei Operationen am Larynx oder an der Trachea, bei denen ein Tracheostoma angelegt wird und die Beatmung mit herkömmlichen Tuben den freien chirurgischen Zugang nicht ermöglicht. Durch vorgeformte Krümmungen kann das Tubusende sicher auf dem Thorax des Patienten fixiert werden.
• _Doppellumentubus:_ Bei thorakalen Eingriffen (☞ 7.4) zur Ein-Lungen-Beatmung. Der Tubus besteht aus einem trachealen und einem bronchialen Lumen. Der tracheale Anteil endet im unteren Drittel der Trachea, der bronchiale im rechten oder linken Hauptbronchus.
  ➤ Blockung des bronchialen Cuffs lediglich mit 2–5 ml Luft, sonst besteht die Gefahr der Bronchusruptur. Diese Tuben sind auch für tracheotomierte Patienten erhältlich (z.B. Fa. Rüsch).

Blockung

Die Blockung besteht aus einer am distalen Tubusende befindlichen Manschette (Cuff), einer Zuleitung, die entweder in die Tubuswand eingearbeitet oder außen am Tubus fixiert ist sowie einem am freien Ende der Zuleitung befindlichen Kontrollballon mit Ventil oder Stöpselmechanismus.

Cave: Bei Kindern (☞ 11.3.3) bis zur Tubusgröße 5,5 mm inneren Durchmessers (ID) nur ungeblockte Tuben verwenden. Ausnahme: Eingriffe im Hals-Rachen-Bereich, keine Nüchternheit, Magen-Darm-Atonie.

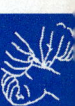

- *Hochdruckmanschetten:* Nur geringes Volumen zur Füllung erforderlich, daher wird schnell ein hoher Cuffdruck mit möglicher Druckschädigung der Trachealwand erreicht. Wegen ihrer relativ festen Manschette finden diese Tuben bei Anästhesien Anwendung, bei denen eine Reintubation wegen Cuffverletzung eine zusätzliche Gefährdung bedeutet (z.B. Ileus, Sectio). Ansonsten nur noch geringe Verbreitung
- *Niederdruckmanschetten:* Hier werden große Füllmengen zur Cuffblockung verwendet, der Druck zur Entfaltung der Manschette ist hingegen niedrig → entsprechend geringes Trauma. Bei Langzeitbeatmung Tuben mit mit einem zusätzlichen intracuff-Druckregulierungsventil (z.B. Lanz-Tubus, Fa. Mallinckrodt) verwenden.

Combitubus®

Spezieller Doppellumentubus der Fa. Kendall: Ösophagusverschlußtubus + konventioneller Endotrachealtubus.

Indikationen
- Schwierige ITN
- Blinde ITN (z.B. keine Sicht durch starke Blutung, massives Erbrechen, Besonderheiten der Anatomie)
- Notfallmedizin (schwer zugänglicher Patient)
- ➤ Anwendung nur möglich bei aufgehobenen Rachenreflexen und bei frei passierbarer Mundhöhle sowie frei passierbarem Pharynx!
- Vorteile:
  - Einfache sichere Handhabung
  - Adäquate Ventilation (sowohl bei trachealer als auch bei ösophagealer Lage)
  - ITN seitlich stehend, ohne Laryngoskop und auch ohne Überstreckung des Kopfes möglich
  - Schutz vor Aspiration von Mageninhalt durch Abdichtung des Ösophagus.

Vorgehen bei der Intubation
- Blindes orales Einführen (oder mit Laryngoskop)
- Zunge und Unterkiefer des Pat. mit Daumen und Zeigefinger fassen und mit anderer Hand Tubus vorschieben, bis sich die beiden schwarzen Ringmarken in Höhe der Zahnreihe befinden
- Pharyngealcuff (blauer Pilotballon) mit 85–100 ml blocken (dichtet Oropharynx ab und stabilisiert die Lage des Tubus)
- Distalen Cuff (weißer Pilotballon) mit 10–15 ml blocken
- Bei blinder ITN liegt der Tubus meist im Ösophagus:
  - Beatmung über blauen längeren Anschluß - Auskultation über der Lunge positiv (Atemluft über seitliche Perforationen in die Trachea)
- Wenn kein Atemgeräusch über der Lunge, Tubus belassen und über transparenten kürzeren Anschluß beatmen (Tubus liegt in der Trachea).

2

Kontraindikationen

- Pat. unter 16 J. oder kleiner 150 cm Körpergröße
- Vorhandene Beiß- und Schluckreflexe
- Bekannte Ösophaguserkrankungen
- Ingestion korrosiver Substanzen
- Supra- und infraglottische Stenosen.
- ➤ Bei ösophagealer Lage, keine endotracheale Absaugung möglich!

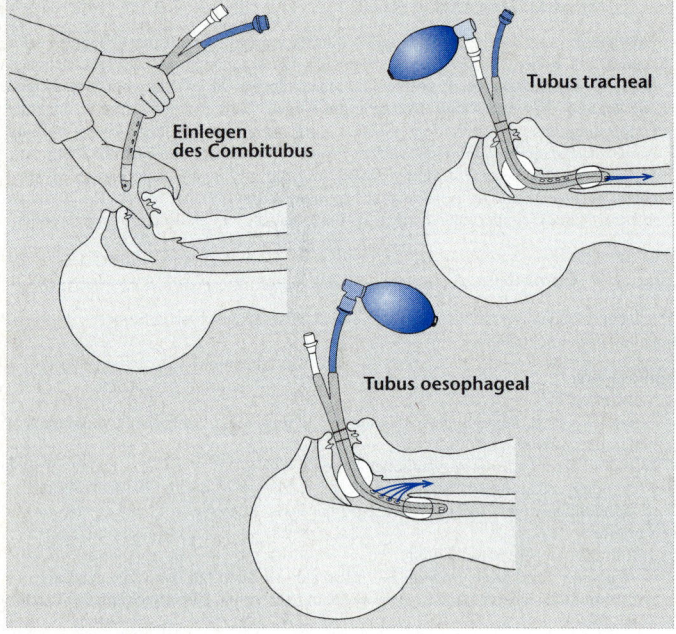

Tubus tracheal

Einlegen des Combitubus

Tubus oesophageal

Abb. 2.23: Combitubus® [A300–157]

2.4.5   Wahl der Tubusgröße

Der gewählte Tubus soll den maximal möglichen Durchmesser haben, um einen geringen Strömungswiderstand zu verursachen ohne bei der Plazierung Läsionen auszulösen. Entscheidender Faktor für die Größe ist das Alter des Patienten (Säuglinge, Kleinkinder ☞ 11.3.3) bzw. beim Erwachsenen das Geschlecht (☞ Tabelle).

Tubusmaße für Erwachsene			
Erwachsene	**ID (mm)**	**Charrière**	**AD (mm)**
Frauen	7,5–8,5	32–36	10,7–12,0
Männer	8,0–9,5	34–40	11,3–13,3

Besonderheiten
- Evtl. ist bei anatomischen Besonderheiten im Nasopharynx, kleiner Mundöffnung oder erschwertem Einstellen des Kehlkopfs sowie bei Verschmälerung des Trachealdurchmessers (z.B. durch Struma) eine kleinere Tubusgröße erforderlich
- Bei Neugeborenen, Säuglingen und Kleinkindern ist der Durchmesser des kleinen Fingers des Patienten ein guter Anhalt für die notwendige Tubusgröße (= Tubusaußendurchmesser!!)
- Neben den Millimeterangaben für den Innendurchmesser eines Tubus sind auch Werte nach Charrière (= Ch.) geläufig, die den Umfang eines Tubus in mm angeben. Wird diese Zahl durch 3 geteilt, so ergibt sich der Wert für den äußeren Durchmesser (AD) des Tubus in mm.

Endotrachealtuben bei der Endoskopie
Bei Bronchoskopien mittels flexiblem Endoskop über einen Endotrachealtubus bei der Intubation die maximal mögliche Tubusgröße anstreben, um eine gleichzeitige ausreichende Belüftung zu gewährleisten.

Doppellumentuben
Bei den Doppellumentuben bieten die Firmen Rüsch und Mallinckrodt Tubengrößen zwischen 28 und 41 Ch. an, die Fa. Portex Tuben mit einem Innendurchmesser jeden Lumens zwischen 5,0 und 6,0 mm (☞ 7.4.4).

Intubationstiefe
Alle Tuben weisen an ihrer Außenseite eine cm-Skala auf, die eine Beurteilung der Intubationstiefe erlaubt.
Daneben sind die meisten Tuben mit einem Röntgenkontraststreifen versehen, der die Kontrolle der Tubuslage auf einer Röntgenaufnahme ermöglicht.

2.4.6 Weiteres Intubationszubehör

- **Führungsstab:** Dabei handelt es sich um einen stabilen, in sich verformbaren Kunststoff- oder seltener Metallmandrin, der in den Tubus eingeführt wird, um die Stabilität des Tubus zu erhöhen (Ileus-Einleitung, Tuben mit Metallspirale) oder die vorgegebene Form bei schwierigen Intubationen zu modifizieren

 Wichtig: Unbedingt vor Intubation kontrollieren, daß die Mandrinspitze nicht über distales Tubusende hinausragt. Gefahr der Tracheaperforation!

- **Intubationszange:** Sie dient bei der nasalen Intubation dem Vorschieben des distalen Tubusendes aus dem Hypopharynx in den Kehlkopf. Am häufigsten findet die Zange nach Magill Anwendung
- **Rachen(Guedel-)tuben** und **Masken** ☞ 2.3.3

- **Absaugung:** Unabdingbare Voraussetzung für jede Anästhesie, egal ob Intubation geplant oder nicht (☞ 1.2.1)
- **Blockerspritze:** Zum Blocken des Cuffs mit Luft oder NaCl. Bei Tuben ohne Ventilmechanismus kann alternativ zum Abstöpseln der Zuleitung eine Klemme angebracht werden.
- **Fixiermaterial:** Um eine Veränderung der Tubuslage oder gar ein Herausrutschen zu verhindern, Tubus entweder mit mehreren Pflasterstreifen (hautfreundliches Pflaster!) oder mittels einer Mullbinde fixieren.
- **Cuffdruckmesser:** Zur Kontrolle des Drucks in der Blockermanschette. Bei Werten über 25 mmHg drohen Läsionen der Trachealschleimhaut. Mehrfache intraoperative Kontrollen erforderlich, da durch Lachgasdiffusion in die Blockung die Raumforderung zunimmt und sich der Druck erhöht.
- **Zwei helfende Hände:** Lassen Sie sich nie von einem drängenden Operateur dazu verleiten, eine Intubation ohne eine eingearbeitete Assistenzperson vorzunehmen!

2.4.7   Checkliste vor Intubation

Vor Beginn jeder Anästhesie alle für die Intubation erforderlichen Instrumente auf Vollständigkeit und Funktionsfähigkeit überprüfen.

✔ Patient ist identifiziert, hat in Anästhesie schriftlich eingewilligt, ist nach Nüchternheit befragt; Zahnprothesen, Schmuck, Nagellack entfernt?
✔ Liegen angeforderte Untersuchungen, alte Akten etc. vor?
✔ Kreislaufüberwachung (EKG, RR), Pulsoximetrie angeschlossen?
✔ Suffizienter venöser Zugang liegt?
✔ Laryngoskop leuchtet ausreichend hell?
✔ Glühbirne ist fest eingeschraubt?
✔ Tubus liegt in vorgesehener Größe bereit?
✔ Blockung ist auf Dichtigkeit überprüft?
✔ Ersatztuben mit kleinerem bzw. größerem Durchmesser liegen bereit?
✔ Absaugung funktioniert?
✔ Absaugkatheter ist konnektiert?
✔ Guedeltubus, Führungsstab, Magillzange sind griffbereit?
✔ Stethoskop vorhanden?
✔ Narkosegeräte im Einleitungsraum und (!) im OP sind überprüft?

2.4.8   Einschätzung von Schwierigkeiten

Mögliche Intubationsschwierigkeiten sollten bereits bei der Prämediktionsvisite erkannt und entsprechend dokumentiert werden.
- Beweglichkeit der HWS eingeschränkt? (z.B. M. Bechterew)
- Gedrungener, adipöser Hals?
- „Fliehendes" Kinn?
- Behinderte Nasenatmung?
- Überkronte oder vorstehende Oberkieferzähne?
- Gelockerte Zähne?
- Zahnprothesen bzw. Zahnklammern?
- Kleine Mundöffnung?

- Große Zunge? eingeschränkte Zungenbeweglichkeit? Uvula sichtbar?
- Struma mit Trachealverlagerung oder -einengung? (Rö-Bild)
- Tumoren im Mundraum oder Kehlkopf?
- Voroperationen im Mund/Halsbereich?
- Angeborene Fehlbildungen im Kopfbereich, z.B. Ohr-Aplasie?
- Nachblutung nach OP im Halsbereich, z.B. Struma, Carotis-TEA?
- Traumatisch bedingte Blutungen, Ödeme im Gesicht, Mund- und Nasenrachenraum?
- Kiefersperre, z.B. durch Abszeß?
- Intubationsprobleme in der Vorgeschichte? Ggf. alte Krankenakte ansehen.
- *Cave:* Unproblematische Vollnarkosen in der Anamnese bedeuten heute nicht mehr unbedingt, daß der Patient gut zu intubieren ist, da Narkosen mit Larynxmasken weit verbreitet sind und keine Aussagen über Intubationsfähigkeit zulassen.

Präoperative Einschätzung von Intubationsschwierigkeiten:

Offenkundig sichtbare ITN-Probleme → elektive fiberoptische ITN im Wachzustand einplanen und aufklären.

Indirekte Hinweise für Intubationsprobleme bei äußerlich unauffälligen Pat.
- Mundöffnung < 4 cm
- Thyreomentaler Abstand (Abstand Schild-Knorpel-Kinnspitze bei voller Extension des Kopfes) < 6 cm (normal > 7 cm)
- Hyomentaler Abstand (Abstand Os hyoideum–Kinnspitze) < 2 Querfinger (normal > 2 Querfinger)
- Mallampati-Klassifikation III + IV (☞ Abb. 2.24)

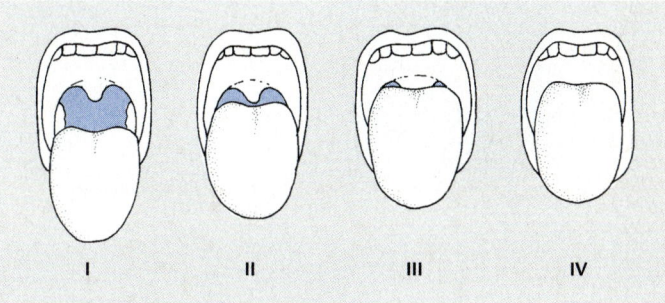

Abb. 2.24: Mallampati-Klassifikation (Sichtbarkeit des weichen Gaumens) in der Modifikation nach Samsoon und Young [A300–157]

- Die verschiedenen Prädikatoren einer zu erwartenden erschwerten ITN können diese nicht zuverlässig vorhersagen. Alle Scores haben eine geringe Spezifität und Sensitivität. Bei einem Zusammentreffen mehrerer Hinweise auf eine erschwerte ITN wird diese aber wahrscheinlicher.

- Sollten sich bei der Untersuchung Hinweise auf mögliche relevante Intubations-schwierigkeiten ergeben, ist der Einsatz der fiberoptischen Intubation (☞ 2.4.13) unter Spontanatmung am wachen Patienten zu diskutieren.
- ➤ Es gilt: Lieber ein nicht intubierter, atmender Patient, als ein anästhesierter, zyanotischer Patient!!
- Den Patienten auf mögliche Intubationsprobleme (z.B. Zahnschädigung) hinweisen (Dokumentation).

2.4.9   Lagerung des Kopfes

Kopf auf eine ca. 7–10 cm hohe Unterlage (Kissen, gefaltete Tücher) legen → sogenannte verbesserte Jackson-Position (☞ Abb. 2.16). Dadurch wird eine Überstreckung des Halses vermieden, durch die der Kehlkopfeingang u.U. schlecht einsehbar und die Tubuseinführung erschwert wird.

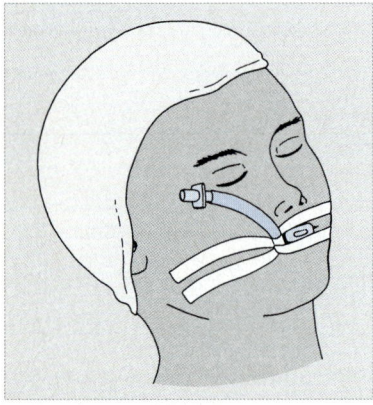

Abb. 2.25: Tubusfixierung
[A300–157]

2.4.10 Orale Intubation

Häufigster und einfachster Intubationsweg. Präoxygenierung: Maske mit einem O_2-Flow von ca. 6 l/Min. in geringem Abstand über Mund und Nase halten und Patienten zu tiefem Einatmen auffordern. Nach Gabe der Einleitungsmedikamente wird zunächst mit der Maske beatmet, u.U. mit Hilfe eines Güdeltubus. Nur wenn dies ausreichend möglich ist, wird ein Relaxans gespritzt.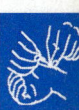

Cave: Nicht jede Intubation wird gelingen; dies ist keine Katastrophe, aber bei jedem relaxierten Patienten **muß** eine Maskenbeatmung durchführbar sein!

- Nach Abwarten des Wirkungseintritts des Relaxans den Kopf leicht reklinieren, mit der rechten Hand den Mund öffnen (Daumen liegt zwischen Nase und Oberlippe, Zeige- und Mittelfinger drängen am Kinn den Unterkiefer nach kaudal) und dann mit der linken Hand das Laryngoskop einführen
- Mit dem Spatel die Zunge nach links drängen, Spatelspitze bis vor die Epiglottis einführen und durch Zug in Griffrichtung den Zungengrund nach ventral drücken, dadurch „Aufrichten" der Epiglottis und Einsicht in den Kehlkopf; Stimmbänder und Trachealringe identifizieren! Dann Tubus unter Sicht einführen. Die Assistenzperson kann bei Bedarf den rechten Mundwinkel mit einem Finger aufspannen und, falls erforderlich, durch leichten Druck auf den Schildknorpel die Stimmbänder unter der Epiglottis besser sichtbar machen.
- Tubus blocken, manuell fixieren, an das Beatmungsgerät konnektieren und durch Auskultation regelrechte Lage überprüfen, dann endgültige Fixierung und erneute Auskultation. Die cm-Markierung des Tubus in Höhe der vorderen Zahnreihe notieren
- Damit der Pat. in der Exzitationsphase nicht auf den Tubus beißt, wird noch z.B. ein Güdeltubus im Mund plaziert.

2.4.11 Nasale Intubation unter Sicht

Ind.: Bei intraoralen Eingriffen, nach Absprache mit dem Operateur.

KI: Notfallintubationen oder nicht nüchterne Patienten. Durchführung nur durch erfahrenen Anästhesisten.

Tubengröße im Normalfall: Männer 7,5 mm ID, Frauen 7,0 mm ID.

Vorbereitung
Bei der Prämedikation Gabe von Nasentropfen zur Schleimhautabschwellung und Verminderung der Sekretproduktion (z.B. Nasivinetten®). Durch wechselseitige Kompression der Nasengänge unter nasaler Atmung überprüfen, welche Nasenseite besser belüftet ist (z.B. bei Septumdeviation).

2

Durchführung

Vorgehen zunächst wie bei oraler Intubation (☞ 2.4.10). Nach Beginn der Maskenbeatmung mit dem kleinen Finger Nasengang mit Lokalanästhetikum-Gel austasten.
Nach Eintritt der Relaxanswirkung Larynx einstellen, im Kehlkopfeingang zu beurteilen, erst dann Tubus durch unteren Nasengang einführen und vorsichtig in den
Hypopharynx vorschieben. Bei Widerstand zurückziehen und mit leichten Drehbewegungen erneut versuchen, *nie mit Gewalt den Tubus vorschieben.* Gegebenenfalls
kleineren Tubus oder andere Nasenseite wählen.

Wird der Tubus im Rachen sichtbar, zunächst Cuff blocken und auf Funktionstüch-
tigkeit überprüfen, entblocken, dann – u.U. mit Hilfe der Magill-Zange – Tubusspitze
in den Kehlkopfeingang plazieren und durch Assistenzperson nasales Tubusende weiter
vorschieben lassen: Stößt der Tubus auf Widerstand (Epiglottis, Stimmritze, ventrale
Wand des Cavum infraglotticum) → versuchen, durch Anteflexion des Kopfes den
Kehlkopf zu passieren.

 Tips & Tricks

- Magensonde durch Tubus vorschieben und als Schiene verwenden. Weiteres
  Vorgehen wie bei oraler Intubation.
- *Cave:* Blutungen im Rahmen der Nasenpassage, die die Sicht einschränken;
  Aspirationsgefahr!
- Bei Durchtritt des Tubus durch die Nase oder durch Manipulation mit der
  Magillzange kann die Blockung beschädigt werden.

2.4.12   „Blinde" nasale Intubation

Ebenfalls dem Geübten in Ausnahmesituation vorbehalten.

Indikationen

- Falls konventionelle Intubation nicht möglich, da Kehlkopf nicht einsehbar
- Falls Relaxierung nicht wünschenswert und direkte Laryngoskopie ohne Relaxierung
  nicht durchführbar (z.B. im Notarztwagen).

Vorgehen

Beim (wieder) spontan atmenden Patienten nasales Vorschieben des Tubus wie
beschrieben und unter ohrnaher Kontrolle der Atemgeräusche am nasalen Tubusende
Versuch, den Tubus in die Trachea zu plazieren.

➤ Erst relaxieren, wenn Tubus eindeutig intratracheal liegt!

2.4.13 Fiberoptische Intubation

Indikationen ☞ 2.4.8, weitere Indikation: HWK-Fraktur, hierbei keine Reklination!

Beim Prämedikationsgespräch ausführliche Aufklärung des Patienten, da seine Kooperation bei der Intubation erforderlich ist. Prämedikation mit Atropin i.m., Gabe von Nasentropfen (☞ 2.4.11.) direkt präoperativ.

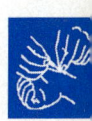

- Ausreichende Lokalanästhesie intranasal und im Rachenraum mit Gel bzw. Spray (z.B. Xylocain-Gel 2 %®, Xylocain-Pumpspray®, 1 Sprühstoß = 10 mg)!
- Analgosedierung: am besten allein mit 10 µg Sufenta mite®.
- ➤ Cave: Atemdepression bei höherer Dosierung oder Kombination mit Dormicum®; gleichzeitig O_2-Gabe über Sonde oder Maske mit hohen Flow (6–8 l/min.), Pulsoximetrie.
- Ausgewählter Tubus wird über die Fiberoptik gestreift und am proximalen Ende mit Pflaster fixiert
- Konnektion des Endoskops mit Lichtquelle und Absaugung (Funktionskontrolle!), zweite Absaugung für normale Katheterabsaugung bereit halten
- Einführen der Optik in den unteren Nasengang der ausgewählten Seite (☞ 2.4.11.) und Vorspiegeln bis Hypopharynx: *Vorschieben des Endoskops nur unter Sicht und nie gegen Widerstand!*
- Darstellung des Kehlkopfeingangs mit Epiglottis und Stimmbändern, jetzt Gabe von Lokalanästhetikum über Absaug- oder zweiten Arbeitskanal, (z.B. 0,5 ml = 20 mg Xylocain 4 % mit Luft in 2 ml-Spritze aufgezogen), dabei Absaugung abklemmen; kräftiges Einspritzen, *geduldiges Abwarten des Wirkungseintritts* (mind. 30 Sek.), dann erst weiteres Vorspiegeln durch Stimmritze und infraglottischen Raum bis vor die Carina, dabei wiederholt Gabe von Lokalanästhetikum; *Cave:* Höchstdosierung von Xylocain: 400 mg
- Jetzt niedrig dosierte Gabe eines Hypnotikums, so daß Spontanatmung noch erhalten ist, Entfernen des Fixierungspflasters und Vorschieben des Tubus durch Nase und Larynx in die Trachea. Optische Lagekontrolle: Die Tubusspitze muß sich wenige cm oberhalb der Carina befinden, erst dann weitere Gabe von Anästhetika. Fixierung.

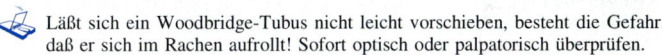 Läßt sich ein Woodbridge-Tubus nicht leicht vorschieben, besteht die Gefahr, daß er sich im Rachen aufrollt! Sofort optisch oder palpatorisch überprüfen.

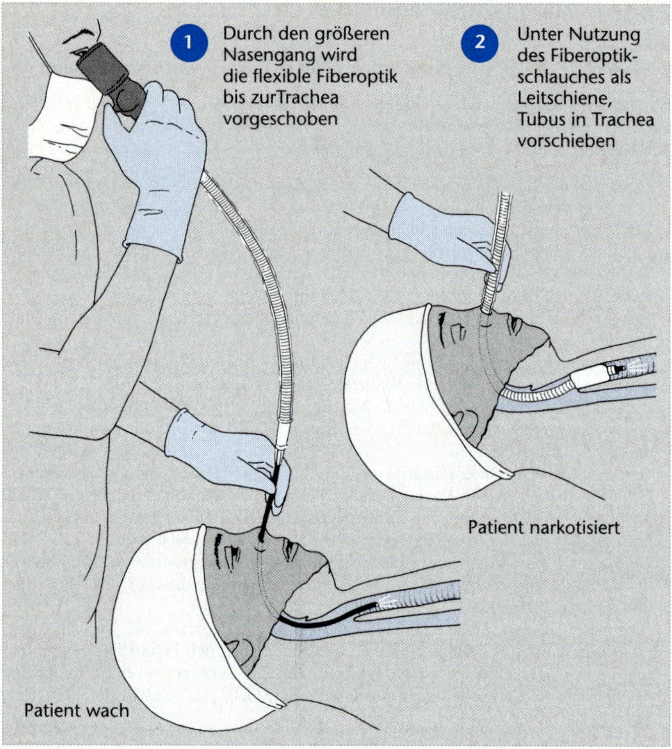

2

1 Durch den größeren Nasengang wird die flexible Fiberoptik bis zurTrachea vorgeschoben

2 Unter Nutzung des Fiberoptik-schlauches als Leitschiene, Tubus in Trachea vorschieben

Patient narkotisiert

Patient wach

1 Durch die Membran des Universaladapters der Maske wird die Fiberoptik eingeführt

2 Dann wird auch der Tubus durch den Adapter geschoben

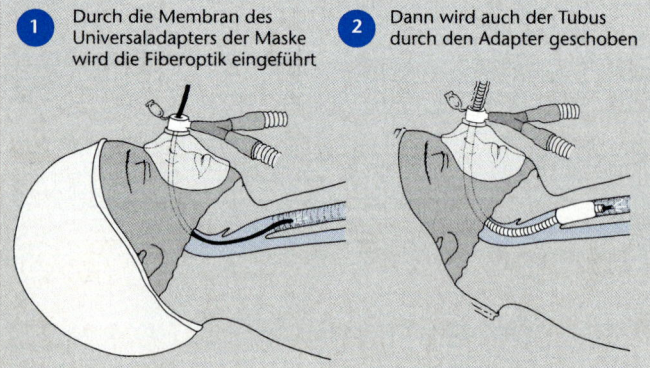

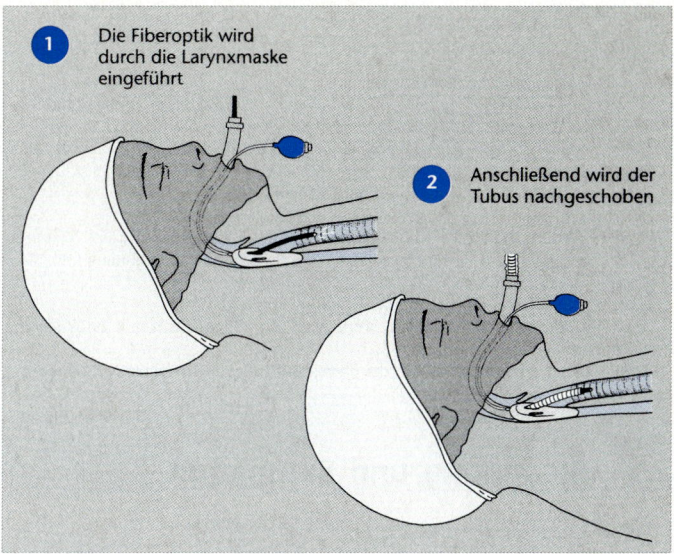
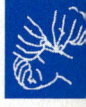

1 Die Fiberoptik wird durch die Larynxmaske eingeführt

2 Anschließend wird der Tubus nachgeschoben

Abb. 2.26: Fiberoptische Intubation [A300–157]

2.4.14 Auswirkung der endotrachealen Intubation

Physiologische Funktion des Nasenraums: Erwärmung, Befeuchtung und Reinigung der Atemluft. Diese Eigenschaften werden durch eine Intubation und Beatmung aufgehoben und müssen von Filtern bzw. Heizungseinrichtungen übernommen werden. Der anatomische Totraum wird beim Erwachsenen durch die Intubation verkleinert, kann jedoch bei Kindern durch Tubus (bzw. Maske) und Konnektoren vergrößert werden. Dies bei der Wahl der Beatmungsparameter berücksichtigen!

2.4.15 Komplikationen

- Intubation nicht möglich (☞ 2.4.8). Durch wiederholte Versuche Blutung und Ödembildung, im weiteren Verlauf evtl. auch erschwerte Maskenbeatmung → Hypoxie mit Rhythmusstörungen bis hin zur Asystolie möglich.
  - ➤ Wichtig: Intubationsversuche rechtzeitig (vor Auftreten einer Hypoxie) abbrechen! Spontanatmung anstreben, evtl. fiberoptische Intubation, diese ist in der Regel dann auch durch schlechte Sicht (z.B. Blutung) erschwert.
- Einseitige Intubation (Zurückziehen, erneute Auskultation)

2

- Intubation in den Ösophagus. Durch Auskultation nicht immer, durch Verwendung der Kapnometrie sofort feststellbar. Nach gelungener Intubation Magen über Sonde entlasten
- Aspiration von Mageninhalt (Procedere ☞ 3.2.4)
- Verletzung von Zähnen (Heraus- oder Abbrechen ☞ 3.2.1); Schleimhautblutungen
- Kreislaufreaktionen, z.B. hyper-/hypotone RR-Werte, Tachy-/Bradykardie (Ursachen: zu flache Anästhesie? Hypovolämie? vagale Reaktion? Hypoxie? kardiale Insuffizienz?)
- Tubusobstruktion (Abknickung, Sekret, Cuffhernie)
- Langzeitschäden:
  - Ulzerationen der Trachealschleimhaut bis hin zur Drucknekrose des Trachealknorpels (bei Cuffdrucken ab ca. 25 mmHg Schleimhautdurchblutung u.U. nicht mehr ausreichend!)
  - Stimmbandulzera, eingeschränkte Schwingfähigkeit
  - Bei nasaler Intubation durch Verlegung der Tuba Eustachii Infektion im Mittelohrbereich
  - Verschleppung von Infektionen der oberen Luftwege in Bronchien und Lunge.

2.5   Beatmung und Extubation

Voraussetzung: Medizinproduktegesetz (MPG) ☞ 1.2.7

- Anwendung von Medizinprodukten nur von Personen, die in die sachgerechte Handhabung unter Berücksichtigung der Gebrauchsanweisung eingewiesen wurden.

2.5.1   Technische Grundlagen ————————————

Beatmungsgerät
- Das Beatmungsgerät übernimmt oder unterstützt die Ventilation.
- Das von der Maschine abgegebene respiratorische Volumen (Tidalvolumen, Atemminutenvolumen) ergibt sich aus Druck- und Flowänderungen pro Zeiteinheit.
- Bei den Intensivbeatmungsgeräten steht die reine Beatmung im Vordergrund, die Atemgasmischung bezieht sich hierbei nur auf den unterschiedlichen inspiratorischen Sauerstoffanteil.

Anästhesiebeatmungsgeräte müssen
- Zusätzlich zur kontrollierten Beatmung und reinen Atemgasmischung noch die volatilen Anästhetika verdunsten
- In Verbindung mit Lachgas, kontrolliert zu dosieren.
- Mit der Anwendung eines Kreissystems in der Lage sein, CO_2 zu eliminieren und eine Rezirkulation der nicht verbrauchten Gase zu ermöglichen.
- Sowohl Applikation als auch Elimination eines Medikamentes (N_2O, volatile Anästhetika) direkt steuern.

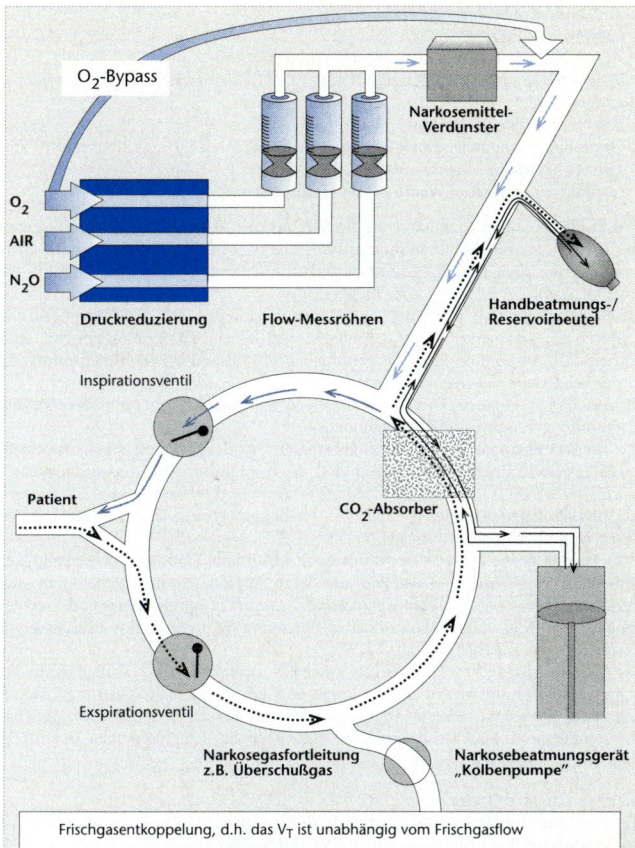

Abb.2.27: Anästhesiebeatmungsgerät, Prinzip Gaslauf, Kreisteil, z.B. Sulla (Firma Dräger) [A300–157]

2

Prinzip der Intensivbeatmungsgeräte
* Konstant-Flow-Prinzip:
    - Atemgas fließt kontinuierlich in das Schlauchsystem
    - In- und Exspiration erfolgen über Öffnen und Schließen des Exspirationsventils.
* Flow-Zerhacker:
    - Fest vorgegebener Gasflow
    - Gasflußunterbrechung durch An- und Abschalten des Inspirationsventils, d.h. zwischenzeitliche Unterbrechung des Gasflusses
    - Inspiration: Inspirationsventil offen, Exspirationsventil geschlossen.

* Druckluft drückt den Atembalg aus, das Gas aus dem Balg gelangt in den Patienten.
* Das Frischgas strömt kontinuierlich in das Kreissystem. Das Volumen zum Patienten setzt sich aus dem Frischgasvolumen und dem Balgvolumen zusammen, d.h. das Vt bzw. AMV ist abhängig vom Frischgasflow.
* Frischgasentkopplung, d.h. Unabhängigkeit des Vt bzw. AMV vom Frischgasflow, ist durch ein gesteuertes Ventil möglich, so daß In- und Exspiration getrennt sind. Während der Inspiration fließt das Frischgas in ein Reservoir (z.B. Handbeatmungsbeutel bei Dräger Cicero).
* Der maschinelle Atemzyklus läßt sich in 4 Arbeitsgänge unterteilen: **Inspiration**-Umschaltung-**Exspiration**-Umschaltung.
* Das **Steuerungsprinzip** eines Beatmungsgerätes ist durch die physikalische Größe festgelegt, deren Erreichen zur Beendigung der Inspirations- bzw. Exspirationsphase führt.
* Als **physikalische Größen** stehen zur Verfügung: Druck, Flow, Volumen, Zeit sowie Kombinationen von diesen.
* Jedes Beatmungsgerät bietet die Möglichkeit, bestimmte Parameter in Abhängigkeit vom Steuerungsprinzip einzustellen; als Folge der Einstellung ergeben sich auch Veränderungen von Beatmungsparametern, die nicht direkt eingestellt werden können. Bsp.: Bei volumenkontrollierter Beatmung führt die direkte Erhöhung von Vt zur indirekten Erhöhung von PAW.
* Die **Begrenzung** eines Beatmungsparameters verhindert das Überschreiten der vorgewählten Einstellgrößen mit der Folge, daß die eigentlichen Steuerungskriterien nicht mehr unbedingt aufrecht erhalten werden: z.B. Erreichen der Druckbegrenzung bei volumenkonstanter Beatmung führt zum Abbruch des Atemhubes, damit aber auch zur Reduzierung des Vt.

Narkosemittelverdunster
* Bei den konventionellen Verdunstern befindet sich das flüssige Narkosemittel in der Verdunster- bzw. Vorratskammer. Ein Teil des Frischgasstromes gelangt direkt mit dem Narkosemittel zusammen und wird bis zur Sättigung mit Narkosemittel angereichert. Die Steuerung dieses Anteils regelt die Narkosegaskonzentration
* Beim Düsenvergaser reißt der Frischgasstrom über eine Venturidüse Narkosemittel mit und zerstäubt es zum feinen Aerosol.
* Beim Desfluran bedient man sich wegen des hohen Dampfdruckes einer neuen Verdunstertechnologie. Hierbei befindet sich die Desfluranflüssigkeit in einem beheizten Vorratsbehälter. Die Zudosierung zum Frischgashauptstrom, d.h. der Kontakt von Frischgas mit Narkosemittel, erfolgt erst am Frischgasausgang des Verdunsters.

2.5.2   Beatmungsformen

In der intensivmedizinischen Beatmung werden Beatmungsformen benötigt, die während des gesamten Atemzyklus die Spontanatmung des Patienten erlauben. Diese sind in der Anästhesie eher nicht angebracht, da der Operateur i.d.R. einen gut relaxierten Patienten benötigt → **kontrollierte Beatmung**

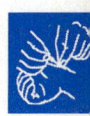

Kontrollierte Beatmung

- Die kontrollierte Beatmung wird in zwei Hauptgruppen unterteilt
- **Volumenkontrollierte Beatmung:** Beatmungsgerät liefert ein voreingestelltes Volumen während eines voreingestellten Zeitraumes→ präzise Kontrolle über Tidalvolumen, Spitzendruck kann stark variieren.
- **Druckkontrollierte** Beatmung: Beatmungsgerät liefert den eingestellten Inspirationsdruck und hält diesen während der eingestellten Inspirationsdauer konstant → präzise Kontrolle über den alveolären Spitzendruck, Tidalvolumen kann stark variieren.
- Beatmungsformen können nicht total voneinander getrennt gesehen werden, da z.B. eine entsprechende Begrenzung (Druckbegrenzung) und Veränderung von z.B. des Atemzeitverhälnisses die Beatmungsformen in ihrem Muster einander angleichen können.

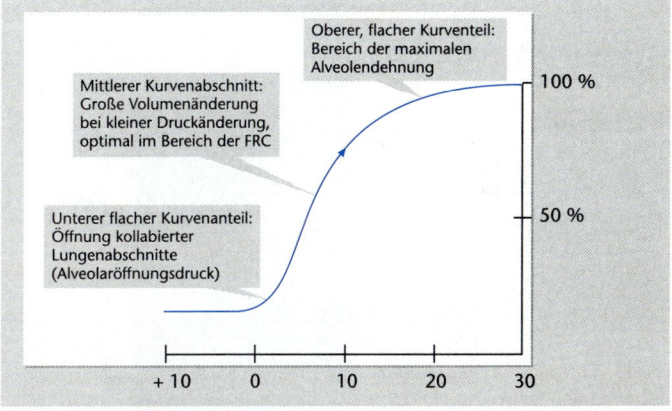

Abb. 2.28: Volumenkontrollierte- und druckkontrollierte Beatmung, Druck- und Flowkurve in Abhängigkeit von der Zeit

2

Verhalten von Druck und Flow bei:

1. Volumenkontrollierter Beatmung*

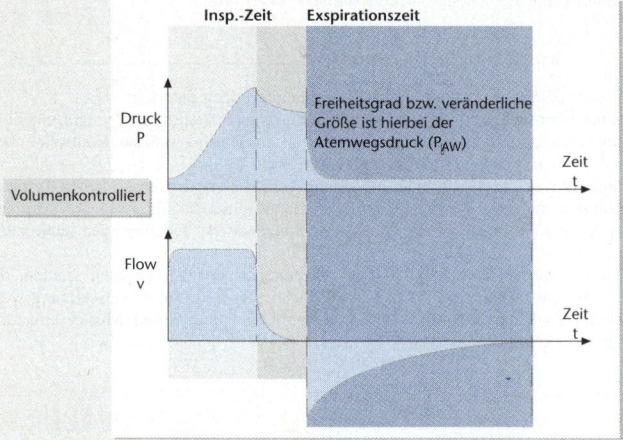

Insp.-Zeit   **Exspirationszeit**

Druck
P

Freiheitsgrad bzw. veränderliche
Größe ist hierbei der
Atemwegsdruck (P_{AW})

Zeit
t

Volumenkontrolliert

Flow
v

Zeit
t

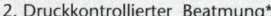

2. Druckkontrollierter Beatmung*

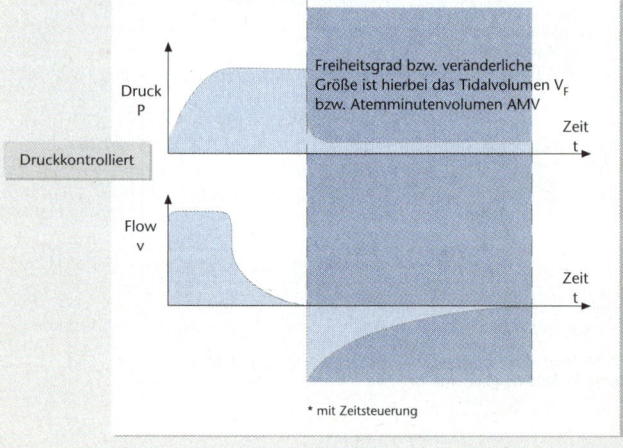

Druck
P

Freiheitsgrad bzw. veränderliche
Größe ist hierbei das Tidalvolumen V_F
bzw. Atemminutenvolumen AMV

Zeit
t

Druckkontrolliert

Flow
v

Zeit
t

* mit Zeitsteuerung

Abb. 2.29: Statische Compliance im Druck-Volumen Diagramm

_____ **Einflußgrößen der maschinellen Beatmung** _____

Einflußgrößen der maschinellen Beatmung

Compliance (C)
Maß für die Dehnbarkeit der Lunge, beschreibt die elastischen Eigenschaften des
Atmungsapparates.

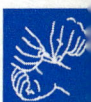

- Angegeben als Quotient aus Volumen- und Druckdifferenz C= ΔV [ml]/ΔP [mbar]
- Je größer die Compliance ist, desto geringer muß der Beatmungsdruck sein, um ein
  bestimmtes Volumen in die Patientenlunge zu insufflieren
- Statische Compliance bei lungengesunden, intubierten Patienten: 50–70 ml/mbar
- Der günstigste Bereich für die maschinelle Beatmung findet sich zwischen den
  beiden Knickpunkten der Druck-Volumenkurve, die aber individuell sehr unterschiedlich ausgeprägt sein kann.

Resistance (R)
Atemwegswiderstand, besser Strömungswiderstand
- Quotient aus Druckdifferenz (Anfang und Ende der gasführenden Leitungen) und
  Gasflow: R= ΔP/V [mbar/l/sec]
- Beim intubierten, lungengesunden Patienten ca. 4–6 mbar/l/sec
- Bei intubierten Patienten machen Tubus und Schlauchsystem mehr als die Hälfte
  des gesamten Widerstandes aus
- Da der Strömungswiderstand umgekehrt proportional der 4. Potenz des Radius ist
  (z.B. Tubus), steigt der Widerstand auf das 16-fache bei Abnahme des Atemwegs-
  durchmessers um die Hälfte.

_____ **Gängige Beatmungsmuster** _____

IPPV = Intermittent Positive pressure Ventilation
Üblicherweise zeitgesteuerte, volumenkonstante Beatmung, die auch mit PEEP benutzt
werden kann.

PCV = Pressure Controlled Ventilation
Beatmungsgerät hält 1zeitgesteuert einen vorgewählten inspiratorischen Maximal-
druck; Tidalvolumen abhängig von Inspirationszeit, Inspirationsflow und den pulmonalen Widerständen.

SIMV = Synchronized Intermittent Mandatory Ventilation
Mischform aus kontrollierter und spontaner Atmung
- Patient erhält eine vorgegebene Anzahl von maschinellen Beatmungshüben, die mit
  seinen Spontanemzügen, sofern vorhanden, synchronisiert sind.
- In einem bestimmten Zeitfenster des Gerätes ruft der Patient durch seine Inspiration
  (Triggerung) den vorher festgelegten Atemzug ab.
- ➤ Sanfte und fließende Narkoseausleitung möglich
- Bei einigen Beatmungsgeräten in der Intensivmedizin besteht die Möglichkeit diesen
  Beatmungsmodus volumenkontrolliert oder druckkontrolliert auszuführen.

MMV = Mandatorische Minuten-Ventilation
Anders als bei SIMV wird eine mandatorische Beatmung nur ausgeführt wenn die
Spontanatmung unter eine vorwählbare Mindestventilation sinkt. Die mandatorischen
Atemhübe werden nicht regelmäßig gegeben, sondern nur wenn eine zu geringe
Ventilation droht.

2

ASB (Assisted Spontaneous Breathing) = IA (Inspiratory Assist) = PSV (Pressure Support Ventilation)
Druckunterstützung
• Jede Einatmung des Patienten löst einen Gasstrom aus, der rasch zum Erreichen des vorgewählten inspiratorischen Druckniveaus führt.
• Für den Patienten folgt daraus ein größeres Atemzugvolumen.

BIPAP = Biphasic Positive Airway Pressure
Sonderform: APRV = Airway Pressure Release Ventilation
• Maschinelle Beatmung und Spontanatmung werden miteinander vermischt.
• Beatmungsgerät liefert zwei unterschiedlich eingestellte Druckniveaus, wobei der Patient auf beiden Druckniveaus spontan atmet. Je nach Einstellung steht an einem Ende der Beatmungsform die zeitgesteuerte druckkontrollierte Beatmung, am anderen Ende die Spontanatmung auf nur einem Druckniveau (= CPAP – Atmung).
• Bei der **APRV – Beatmung** wird das obere Druckniveau nur kurzzeitig (< 1,5 sec.) unterbrochen. In diesem Zeitraum CO_2 -Elimination möglich. APRV ist damit ein BIPAP mit extrem umgekehrten I:E-Verhältnis oder auch CPAP mit kurzzeitiger Niveauabsenkung.

2.5.3 Beatmungspraxis

Voreinstellungen
➤ Beatmung und Beatmungsgerät werden dem Patienten angepaßt und nicht umgekehrt.
• **Beatmungsgrenzwerte**, um Schäden an der Lunge zu verhindern:
 – Atemzugvolumen > 5 ml/kg und < 15 ml/kg (Orientierung am sog. Normgewicht)
 – Atemwegsduck < 35 mbar
 – F_iO_2 < 0,5
 – Atemgasklimatisierung auf 85 % bei 35 °C (bes.Intensivbeatmung)
• **Grundeinstellung IPPV** (Beatmung nach Intubation im Beatmungsmodus IPPV für Erwachsene):
 – Atemfrequenz 10/Min.
 – Atemzugvolumen 10 ml/kg
 – I : E → 1 : 2 (1 : 1,7 z.B. vorgegeben an Cicero oder Cato)
 – Inspirationsflow 30–40 l/Min.
 – F_iO_2 0,33 $\cong$ 2 l N_2O und 1 l O_2 (Einstellung an den Frischgasdosierventilen).
 – Nach dieser Grundeinstellung, Anpassung der Beatmung an den Patienten
 – Mit den oben genannten Werten sind die Patienten oft hyperventiliert → entsprechende Korrektur nach BGA bzw. $PetCO_2$!
• **Grundeinstellung PCV** (Beatmung nach Intubation, druckkontrollierte Beatmung PCV für Erwachsene):
 – Atemfrequenz 10/Min.
 – Beatmungsdruck 15–20 mbar (ggf. über PEEP)
 – I : E → 1 : 2
 – Inspirationsflow 30–40 l/Min.
 – F_iO_2 ~ 0,35

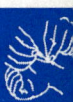

- Bei der o.a. Compliance würde sich für einen Beatmungsdruck von 15 mbar ein Vt von 750–1050 ml ergeben → Anpassung an den Patienten unbedingt erforderlich.
- Atemminutenvolumen bei PCV wegen der Abhängigkeit von der Compliance variabel.

Beurteilung und Steuerung der Beatmung

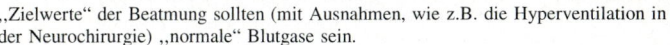

„Zielwerte" der Beatmung sollten (mit Ausnahmen, wie z.B. die Hyperventilation in der Neurochirurgie) „normale" Blutgase sein.

Normalwerte der BGA: paO_2 70–105 mm Hg, $paCO_2$ 35–45 mm Hg

Überwachung einer adäquaten Beatmung

Klinische Überwachung
- Beobachtung der Färbung von Haut und Schleimhäuten, evtl. auch vom Blut im OP-Gebiet
- Beobachtung der (symmetrischen) Thoraxbewegung
- Regelmäßige Auskultation (beidseitige Beatmung? Spastik? feuchte RG?)
- ➤ Wichtig: „Abgleich" der klinischen Beobachtung mit den Meßdaten zur Diagnose von Geräte- oder Patientenproblemen → Plausibilitätskontrolle!

Nicht-invasive Messungen (☞ Monitoring 2.7)
- **Barometrie** (mechanische oder elektronische Messung des Atemwegsdrucks): Hinweis auf Diskonnektion, Veränderungen der Lungen oder Beatmungssituation (Compliance, Resistance)
- **Volumetrie** (mechanische oder elektronische Messung von Vt oder AMV): Hinweis auf patientenbezogen ausreichende Ventilation.
- ➤ Bei nicht frischgasentkoppelten Narkosegeräten mit fallendem Atembalg wird ein eingestelltes AMV auch bei Diskonnektion der Beatmungsschläuche bzw. des Tubus gemessen, da der fallende Atembalg Luft ansaugt.
- **Pulsoximetrie** (Messung der funktionellen Sauerstoffsättigung):
  - Normwert: 95–99 % O_2-Sättigung
  - Kann aber nicht in jedem Fall die Blutgasanalyse ersetzen.
- **Kapnometrie** (Messung der endexspiratorischen CO_2-Konzentration):
  - Normwert: $etCO_2$ = 35–45 mmHg
  - Differenz vom $paCO_2$ $petCO_2$ kann bei gesunden Personen 1–4 mmHg betragen.
  - Normalerweise $petCO_2 < paCO_2$.
- ➤ Einfluß von Perfusion und Ventilation auf die $etCO_2$-Messung: Werden nicht durchblutete Lungenanteile ventiliert, ergibt sich daraus ein $etCO_2$ Abfall, der $paCO_2$ im Blut jedoch steigt (Hinweismöglichkeit auf Lungenembolie). Bei Kreislaufstillstand geht der $etCO_2$-Wert schnell gegen Null.
- **Narkosegasmessung** (In- und exspiratorisch, vorgeschrieben!):
  - Möglichkeit der Narkosesteuerung und Schutz vor Überdosierung (meistens Nebenstrommessung)
  - Inspiratorische O_2-Messung → Schutz vor hypoxischen Gasgemischen.

2

Invasive Messungen

Die beste Beurteilung der Beatmung erhält man aus der art. *Blutgasanalyse* → pulmonaler Gasaustausch, Säure-Basenhaushalt

- Abnahme direkt durch Arterienpunktion (z.B. A. radialis, A. femoralis) oder bei Problempatienten durch einen Arterienkatheter.
- Weniger invasiv: Entnahme von Kapillarblut aus vorher hyperämisierten Arealen: Finger, Zehe oder Ohrläppchen.
- Interpretation von kap. pO_2-Werten schwierig, da häufig falsch niedrig! Im Zweifelsfall art. BGA abnehmen!

Beeinflussung verschiedener Organfunktionen durch die Beatmung

Ursache allen „Übels" ist der unphysiologische Überdruck bei der maschinellen Beatmung, die genauen pathophysiologischen Zusammenhänge sind aber noch nicht ganz geklärt!

Herz-Kreislauf
- Kardiozirkulatorisch: Jede intrathorakale Druckerhöhung führt zur Behinderung des venösen Rückstroms zum re. Herzen → Herzfüllung ↓ → HZV ↓
- Pulmonalzirkulatorisch: Druck/Volumenzunahme in der Lunge komprimiert die alveolennahen Gefäße, in den anderen Bereichen kommt es zur Dehnung und Streckung mit der Möglichkeit der Volumenaufnahme → PVR ↑, lungenvenöser Rückstrom ↓
- Einfluß unmittelbar auf das Herz: Intrathorakale Druckerhöhung führt zur rechtsventrikulären Dehnung und Verschiebung des interventrikulären Septums → Behinderung der linksventrikulären Füllung, Auswurfleistung ↓
- In der Gesamtheit ist HZV-Reduktion um 30–40 % möglich!

Niere
- Durch Überdruckbeatmung kommt es zur Wasser- und Natriumretention
- Drei Kausalketten werden diskutiert:
  - Ausschüttung von ADH durch unterschiedliche Dehnung der Herzvorhöfe (re > li)
  - Stimulation interstitieller Barorezeptoren und kardiopulmonaler Vagusafferenzen → Sympathikuseinfluß auf die Niere ↑ → Umverteilung des renalen Blutflusses zuungunsten der Nierenrinde→ Wirkungserhöhung des Renin-Angiotensin-Aldosteron-Mechanismus
  - Die verringerte Dehnung des li. Vorhofs führt zur Ausschüttung des Atrialen Natriuretischen Faktors (ANF).

Leber
- Die intrathorakale Drucksteigerung führt zu einer Beeinträchtigung der Leberdurchblutung.
- Beeinflussung durch autoregulatorische Mechanismen weniger als in anderen Organsystemen ausgeprägt.

Beatmungsparameter und ihre Auswirkungen

PEEP = Positive End-Exspiratory Pressure
- Während des gesamten Atemzyklus herrscht ein positiver Druck in der Lunge:
  - Verlagerung der Atemruhelage
  - Vergrößerung der funktionellen Residualkapazität
  - Vergrößerung der Gasaustauschfläche.

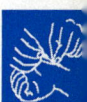

- In der Praxis werden PEEP-Werte von 5–10(–15) mbar benutzt, in der Anästhesie meist 5 mbar. Bei ca. 15 mbar ist die positive Wirkung von PEEP ausgeschöpft
- Wirkung von PEEP: Vermeidung des endexspiratorischen Alveolarkollaps, Wiedereröffnung atelektatischer Bezirke, insgesamt Verbesserung der Oxygenierung:
  - PEEP kann die Beeinflussung auf die Organsysteme verstärken
  - Nur kleine Druckerhöhungen (3–5 mbar), Wirkung überprüfen
  - PEEP-Reduktion auch nur in kleinen Schritten, da es durch o.a. Mechanismen zur Volumenüberlastung kommen kann
  - Je höher der PEEP, desto ausgeprägter die Herz-Kreislauf-Wirkungen (s.o.).

Verhältnis von In- zu Exspiration (I:E)
- Physiologisches I:E Verhätnis = 1 : 2
- Eine Vergrößerung von I:E verlangt mehr Zeit, um einen gleichmäßigen endinspiratorischen Druck in allen Lungenkompartimenten zu erreichen
- Bei volumenkonstanter Beatmung folgt eine Reduzierung des Inpirationsflows und des Atemwegsspitzendrucks, aber Anstieg des Mitteldrucks
- Insgesamt kann eine Vergrößerung von I:E eine Verbesserung der Oxygenierung bewirken
- Jede Erhöhung des Mitteldrucks wirkt kardiozirkulatorisch wie PEEP!

Inspirationsflow
- Erniedrigung führt zur Senkung des Spitzendruckes, d.h. weniger traumatische Beatmung
- 30–40 l/Min. anstreben, falls der Inspirationsflow direkt eingestellt werden kann.

Tidalvolumen
- Große Hubvolumina führen zur Steigerung des Beatmungsdrucks.
- Bei zu großen Werten kommt es zum Baro/Volutrauma der Lunge
- Beachte Beatmungsgrenzwerte!

Low-Flow-Anästhesie

Low-Flow-Anästhesie: Frischgasflow begrenzt auf 1 l/Min.
Minimal-Flow-Anästhesie: Frischgasflow begrenzt auf 0,5 l/Min.

Moderne Anästhesiegeräte (z.B. Cicero, Cato etc.) sind speziell auf Rückatmung ausgelegt. (Frischgasentkopplung, hohe Dichtigkeit, in- und exspiratorisches Atemgasmonitoring).

Vorteile
- Weniger Wärme- und Feuchtigkeitsverluste, d.h. eine bessere Klimatisierung der Atemgase → günstiger für die funktionelle und anatomische Integrität des Epithels der Tracheobronchialschleimhaut.

- Weniger Abgabe von Gasen in die Umwelt. Dazu gehört auch der OP, da trotz Narkosegasabsaugung meistens ein Teil in den Raum geht (Personalbelastung).
- Geringerer Narkosemittelverbrauch → deutliche Kosteneinsparungen (bis zu 75 % im Vergleich zu ,,High-Flow"-Narkosen).

Voraussetzungen
In- und Exspiratorische Messung von O_2, CO_2 und volatilem Anästhetikum, sowie Pulsoximetrie.

Richtlinien für die praktische Ausführung der Low-Flow-Anästhesie
- Narkoseeinleitung wie üblich
- Für ca. 10 Min. Narkose mit hohem Frischgasfluß (d.h. ≥ 4 l/Min.) zum Einwaschen von N_2O und volatilem Anästhetikum in benötigter Höhe,d.h. Orientierung der Exspiratorische Narkosemittelkonzentration am MAC-Wert und natürlich der Klinik, und Auswaschen von Stickstoff
- Reduzieren des Frischgasflusses auf 1 l/Min. (N_2O = 0,5 l/Min. und O_2 = 0,5 l/Min.)
- Alarmgrenze für F_iO_2 auf 30 %
- Falls das Narkosegerät nicht *frischgasentkoppelt* ist, Atemhubvolumen erhöhen, da sich dieses durch den reduzierten Frischgasfluß erniedrigt.
- Um die Narkosemittelkonzentration inspiratorisch konstant zu halten, Vaporeinstellung etwas erhöhen (bis ca. 30 %).
- Für eine schnellere Änderung der Narkosetiefe oder aus anderen Gründen (z.B. Alarm) kann sofort ein hoher Frischgasfluß eingestellt werden.

Von den derzeitigen volatilen Anästhetika ist das *Desfluran besonders für die Anwendung von Narkosen mit niedrigen Frischgasflow geeignet*. Gründe: niedrigste Verteilungskoeffizienten; schnellste An-und Abflutung, auch im Niedrigflußbereich möglich; hohe physikalisch-chemische Stabilität (Stabilität im Atemkalk auch bei höheren Temperaturen); geringste Metabolisierungsrate.

Vermeidung von CO-Bildung
Beim Zusammentreffen von halogenierten Anästhetika mit trockenen CO_2-Absorbentien (,,Atemkalk") kann es zur Bildung von CO kommen.

- Narkosegerät nicht mit gefülltem Absorber ,,trockenfahren".
- Regelmäßig den Atemkalk wechseln.
- Narkosegeräte, die lange ungenutzt stehen, nicht mit Atemkalk befüllen.
- Nach Befüllung den Lieferbehälter wieder fest verschließen.

Jet-Ventilation

Beatmungsverfahren über einen Katheter (Injektorkanüle) direkt in Trachea oder Endotrachealtubus, viele verschiedene Gerätetypen, entsprechend keine einheitlichen Aussagen möglich; im Folgenden deshalb nur eine Basisbeschreibung.

Besonderheiten
- Kleine Gasstöße mit hoher Geschwindigkeit und Frequenz (60–200/Min. = 1–10 Hz) führen zum Gasaustausch
- Ausatmung erfolgt passiv. Wegen der zu kurzen Ausatemzeiten, Gefahr des ,,Air-trapping"

- Durch Venturi-Effekt bei der Inspiration zur zusätzlichen Umgebungsluftansaugung (Entrainment) → Vergrößerung des Hubvolumens, aber auch Abnahme der O_2-Konzentration.
- Einstellgrößen am Ventilator: Atemfrequenz, Inspirationsdauer und Arbeitsdruck.
- Atemhubvolumen zwischen 2–4 ml/Kg KG
- Beatmungssteuerung nur über Pulsoximetrie und Blutgasanalyse möglich
- Narkoseführung durch total intravenöse Anästhesie (☞ TIVA 2.2.3)
- Bei Larynxeingriffen bessere Sichtverhältnisse; fast aufgehobene Exkursionsbewegungen der Lunge.
- Bei Eröffnung der Trachea kann dem Operateur ständig Blut entgegegeschleudert werden.

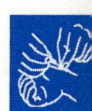

Kontraindikationen
- Stenosen oder Verlegung im Bereich der oberen Luftwege
- schwere restriktive und obstruktive Lungenerkrankung.

2.5.4   Weaning und Extubation

Alle Schritte, die bis zur Spontanatmung des Patienten ohne Unterstützung durch die Atemhilfe führen

Vorher abklären:
- Besteht eine *ausreichende Spontanatmung?,* z.B. Atemfrequenz > 8/Min., Vt > 5 ml/kgKG bei Erwachsenen
- Erlaubt der *Allgemeinzustand* des Patienten eine direkte postoperative Extubation? Alter, Herz-Kreislaufsituation, Op-Dauer, Art der OP, Massentransfusion etc.
- Besteht eine ausreichende *Körpertemperatur?* 36 °C, Abhängig von Alter und Vorerkrankung; Aufwärmen einer perioperativen Hypothermie bis zur Normothermie mit Kältezittern ist mit einer Steigerung des O_2-Verbrauchs um 400–500% verbunden
- Bestehen ausreichende *Vigilanz* und *Schutzreflexe?*
- Besteht *keine Gefährdung der Atemwege* durch Ödem oder Blut ?
- Sind alle die Atmung beeinflussenden *Medikamente* ausreichend abgebaut? (Relaxantien, Opiate etc.)
- Liegen Instrumente und Medikamente für die eventuelle Re-Intubation griffbereit?
- Bei zu erwartenden Problemen: Bereitstellung eines Cook® *Tubuswechselstabes* oder auch eines *Notfall-Koniotomie-Sets* ggf. Tracheotomiebereitschaft durch z.B. HNO-Arzt

Extubation
- ➤ Darf nicht „erzwungen" werden, d.h. evtl. noch länger warten oder evtl. Nachbeatmung und Extubation auf der Intensivstation.
- Mund und Rachenraum von Sekret durch Absaugen befreien:
  - ➤ Manchmal erreicht man den Rachenraum besser über den Zugang über die Nase.
- Über den liegenden Tubus den Absaugkatheter einführen, unter Sog entblocken und den Tubus herausziehen (Zeit sollte 15 sec sein)
- O_2-Zufuhr über die Maske und Kontrolle von Atmung und Kreislauf.
- Patienten mit Asthma bronchiale oder spastischer Bronchitis möglichst bei ausreichender Spontanatmung in tiefer Narkose extubieren.
- Übergabe in den Aufwachraum nur bei ausreichend stabilen Verhältnissen bzgl. Herz/Kreislauf/Lunge

• Transport zum Aufwachraum oder Intensivstation nur mit Arztbegleitung und Überwachung
➤ Die Wahl des richtigen Extubationszeitpunkts gehört für den Anfänger zu den schwierigsten und komplikationsträchtigsten Momenten in der Anästhesie!

Komplikationen
• Laryngo/Bronchospasmus ☞ 3.2.3
• Relaxansüberhang (s.u.)
• Opiatüberhang (s.u.)
• Erbrechen und Aspiration ☞ 3.2.4
• Kreislaufdekompensation ☞ 3.1.4, 3.3
• Luftnot durch lokale Kompression der Atemwege.

Antagonisierung
➤ Die Wirkzeiten von Antagonisten oftmals kürzer als die von Agonisten → Gefahr des Wiederauftretens der Agonistenwirkung
• **Relaxansüberhang** (Zeichen: flache Tachypnoe, Muskelschwäche im Kopf- und Exremitätenbereich) → Pyridostigmin (1–3 mg) oder Neostigmin (0,5–1 mg) nach vorheriger Atropingabe (0,25–0,5 mg)
• **Opiatüberhang** (Zeichen: Keine oder sehr wenige, eher tiefe Atemzüge) fraktionierte Gabe von Naloxon (z.B. 0,04 mg-weise) bis zur ausreichenden Atmung und Vigilanz.

2.6   Lagerung

Lagerung ist Teamwork!

Die Verantwortlichkeit für die Lagerung des Patienten ist in einer Vereinbarung zwischen den Berufsverbänden der Anästhesisten und der Chirurgen geregelt.
Der Anästhesist ist vor allem für die zur Überwachung und Aufrechterhaltung der Vitalparameter notwendigen Zugänge und Geräte, für die Beatmung und die Lagerung des Kopfes und des Infusionsarms zuständig. Außerdem ist er präoperativ während der Narkoseeinleitung und postoperativ im Aufwachraum für die Lagerung d. Pat. und die Überwachung zuständig.

Der Chirurg ist auf lagerungsbedingte erhöhte kardiale und pulmonale Risiken (z.B. bei Kopftieflagerung) hinzuweisen.

 Tips & Tricks
• Exakte Dokumentation der Lagerung und der intraoperativen Lagerungskontrollen!
• Präoperative Aufklärung über das Risiko von Lagerungsschäden.

2.6.1   Komplikationen

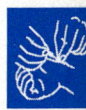

Die Lagerung bzw. Umlagerung des anästhesierten Patienten bedarf besonderer Umsicht und Aufmerksamkeit, da folgende Komplikationen auftreten können:
- *Versehentliche Extubation*
  → Zum Umlagern kurzfristig Schläuche diskonnektieren, damit kein Zug am Tubus entsteht. Bis zum endgültigen Lagerungsende Schläuche nicht am Tisch fixieren
- *Versehentliche Diskonnektion vom Beatmungsgerät*
  → Nach Intubation umgehendes Einstellen der Alarmgrenzen, während der Lagerung ständiger Sichtkontakt mit Tubus und Schläuchen, evtl. manuelle Sicherung
- *Versehentliches Entfernen venöser oder arterieller Zugänge*
  → Bei Umlagerung in Bauchlage Zugänge kurzfristig abstöpseln und zusätzlich mit Pflaster fixieren, ,,Kabelsalat" vermeiden
- *Venöse Luftembolien* (☞ 3.2.7), wenn das OP-Gebiet oberhalb der Herzebene liegt
- *Hornhautschäden des Auges* → Schutz durch Salben bzw. Verkleben des Auges, evtl. Uhrglasverband
- Postoperative Blindheit (selten) → Vermeidung jeglichen Drucks auf den Bulbus (Bauchlage)
- *Gelenküberstreckungen, evtl. Luxation* → Physiologische Gelenkstellungen einrichten – gilt auch für Patienten in Regionalanästhesie, z.B. Steinschnittlagerung bei Patienten mit TEP
- *Druckschäden:*
  - z.B. durch längere Weichteilkompression gegen Metall- oder harte Plastikteile am OP-Tisch (Kehlkopf, Nase, Ohr, Genitale, Fersen) → gefährdete Bereiche ausreichend abpolstern und wiederholt intraoperativ kontrollieren
  - *Durchblutungsstörungen und Kompartmentsyndrom* durch Kompression von Kunststoffgefäßprothesen (Leiste, Knie) oder Druck auf Dialyseshunts → physiologische Lagerung und Abpolsterung
  - Nervenkompression, -überdehnung, -ausriß: betrifft vor allem Plexus brachialis, N. ulnaris, N. peronaeus → physiologische Lagerung und Abpolsterung
- *,,Thoracic outlet-Syndrom"* (Neurovaskuläres Kompressionssy. der oberen Thoraxapertur), z.B. durch rudimentäre Halsrippe → physiolog. Lagerung und Abpolsterung
- *Frakturen oder Luxationen nicht fixierter Extremitäten* → Arme und Beine des Patienten sind vor Narkoseeinleitung und nach jeder Umlagerung so zu fixieren, daß ein Heruntergleiten vom OP-Tisch unmöglich ist. Besonders der extubierte oder kurz vor Extubation befindliche Patient ist durch mögliche motorische Unruhe gefährdet!
- *Thermische Verletzungen* durch Defekte von Heizmatten, Koagulationsgeräten, Wärmestrahlern
- *Plötzliche Veränderung hämodynamischer und pulmonaler Parameter*
  Durch Aufhebung der autonomen reflektorischen Reaktionen auf Lagewechsel ist mit gravierenden Dysregulationen von Blutdruck und Herzfrequenz zu rechnen. In Bauch-, Trendelenburg- und Steinschnittlage Erhöhung des intrathorakalen Drucks und evtl. Verminderung des venösen Rückstroms → vor allem die Beatmungsparameter (Atemzugvolumen, PEEP) sind den Folgen der Lageveränderungen anzupassen.

2

2.6.2   Armlagerung

Routinelagerung ist die Rückenlagerung; Spezielle Lagerungen ☞ in den jeweiligen Fachkapiteln

Bei ausgelagerten Armen beachten:
- Im Schultergelenk keine Abduktion über 90° (Plexusschädigung!)
- Innenrotation im Schultergelenk
- Arm in Thoraxhöhe
- Leichte Beugung und Abpolsterung im Ellbogengelenk (N. ulnaris!)
- Pronation des Handrückens
- Fixierung am Unterarm
- ➤ Der Arm ist kein Sitzplatz für Chirurgen!

2.6.3   Lagerung des Anästhesisten

Viele schwere Unfälle im OP-Bereich sind auf eine unvollständige, unbequeme oder gar falsche Lagerung des schlummernden Anästhesisten an seinem Arbeitsplatz zurückzuführen. Folgende Richtlinien sind unbedingt einzuhalten:

- Entschärfung aller potentiell gefährlichen Kanten und Ecken, insbesondere an alten Narkosegeräten, die noch nicht der neuen Anästhesistenschutzgesetzgebung (ASGG) angepaßt sind
- Schaffung einer glatten Ablagefläche am Narkosegerät (beispielhaft am neuen ,,Cicero'' der Firma Dräger), die zumindest Kopf und einen Arm des Anästhesisten gefahrlos aufnehmen kann; Ausweichfläche für den Kopf kann der OP-Tisch sein, allerdings Vorsicht bei mikrochirurgischen Eingriffen, hier können geringe Tischbewegungen den Operateur zu störenden Zwischenrufen stimulieren
- Polsterung empfindlicher Stellen (individuell unterschiedlich, z.B. Sulcus N. ulnaris) mit Lagerungswatte
- Ausschließliche Verwendung von OP-Stühlen bzw. Hockern mit weicher Polsterung (Hämorrhoiden) und feststellbaren Rollen (Rutschgefahr)
- Beseitigung aller Stolperfallen (umherliegende EKG-Kabel, meterlange Kopfhörerkabel für Walkmänner usw.), die gerade in der Aufwachphase dem noch nicht voll orientierten Anästhesisten gefährlich werden könnten
- Ausreichende Geräuschdämmung gegenüber dem Operationsfeld (dichte OP-Tücher, z.B. mit Filzbelag) verhindert sowohl störende Einflüsse durch unerzogene Chirurgen einerseits als auch Ausbreitung verräterischer pharyngogener Atemgeräusche in Richtung OP-Feld andererseits.

    Erhöhte Vorsicht ist bei bestimmten Operationsfächern angebracht (z.B. Plastische Chirurgie, periphere Gefäßchirurgie), die von vornherein mit einem erhöhten Somniferenzrisiko einhergehen.

2.7   Monitoring

Jede Narkose bedarf eines Standardmonitorings, besondere Anästhesietechniken oder
größere Operationen bzw. Risikopatienten eines entsprechend erweiterten Monitorings.
Dabei obliegt dem Anästhesisten die Aufgabe, den Grad der Invasivität des Monitorings
individuell festzulegen.

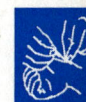

2.7.1   Überwachung der Vitalfunktionen

Herz

- EKG: kontinuierliche Anzeige und akustisches Signal. Erkennbar sind:
  - Arrhythmien (Extrasystolen u.a)
  - Dysfunktion von Erregungsleitung u. -rückbildung
  - Elektrolytentgleisungen (Kalium, Kalzium)
  - DD: Asystolie – Kammerflimmern
  - ST-Strecken-Senkungen (bei entspr. ausgerüsteten Geräten).

- Normalerweise intraoperative Ableitung über 3 Elektroden (vorzugsweise linksprä-
  kordiale Ableitungen, z.B. Ableitung II)
- Bild durch Anordnung der Elektroden (je nach OP-Feld) oft schwer interpretierbar.
  Störungen durch Elekrokauter möglich (Artefakte!)
- Vorteil: nicht invasiv, kaum Gefahren (ungenügende elektr. Absicherung);
  Nachteil: regelmäßiger Pulston täuscht suffizient schlagendes Herz vor.

Blutdruck

- Überwachung des Mindestperfusionsdruckes im arteriellen System
- Aussage über Gefäßtonus

Indirekte Messung nach Riva-Rocci (Einheit: mmHg oder kPa)

Manuelle Messung
- Auskultation der Korotkoff-Geräusche
- Messung am Oberarm über der A. brachialis
- Manschettenbreite soll 2/3 der Länge des Oberarms betragen
  Zu kleine Manschettengröße → falsch hohe Blutdruckwerte
  Zu große Manschettengröße → falsch niedrige Blutdruckwerte.

Faustformel zur Berechnung des arteriellen Mitteldrucks (MAP)
$$MAP = P_{diast.} + 1/3 \times (P_{syst.} - P_{diast.})$$

 Tips & Tricks
- Ist die Messung am Oberarm nicht möglich, kann mit einer speziellen
  Oberschenkelmanschette der Blutdruck gemessen werden.
- Bei Stenosen an Arm- oder Thoraxgefäßen mind. 1 x beide Arme messen
  (Möglichkeit unterschiedlicher Meßwerte).

2

Oszillometrie

- Prinzip: Die beim Einströmen des arteriellen Blutes in das Meßgebiet auftretenden Volumenschwankungen werden von der Manschette als Drucksignal aufgenommen und verschwinden mit zunehmendem Manschettendruck. Auftauchen und Verschwinden der Oszillationen markieren diastolischen bzw. systolischen Blutdruck.
- Vorteile
  - Automat. Messung in vorgewählten Zeitintervallen möglich (z.B. alle 5 Min.)
  - Zusätzliche Anzeige des mittleren arteriellen Drucks (MAP)
  - Vorteilhaft insbesondere bei Neugeborenen und Kindern.

Störmöglichkeiten: wie bei manueller Messung; zusätzlich Druck am Meßarm durch den Operator, Bewegung.

Atmung und O_2-Versorgung

Atemfrequenz

Auszählen der Spirometer- oder Manometerausschläge, bzw. elektronische Bestimmung durch Auswertung der Thoraximpedanzkurven (über geeignetes EKG-Gerät).

Atemzeitvolumen (Volumeter)

Messung der Atemhubvolumens (V_t) und des Atemminutenvolumens (AMV).

Mechanisch

Bewegung von turbinenartigen Rotoren im Gasstrom und deren Übertragung auf die Volumenanzeige eines Zeigerinstruments
- Vorteil: Robuste Konstruktion, wenig störanfällig
- Nachteil: bei kleinen Gasstromstärken ungenau (dann spezielle Kindervolumeter benutzen!).

Elektronisch

Anemometrie: Der Atemgasstrom kühlt eine elektrisch beheizte Drahtglühwendel; dieser Temperaturabfall ist der Atemstromstärke proportional.
- Vorteil: Diskontinuierliches Signal (Atemstrom) wird automatisch integriert und zeigt dauernd den aktuellen Mittelwert für das AMV an; außerdem wird das Volumen eines einzelnen Atemzuges angezeigt (quasi-analog und/oder digital)
- Nachteil: Fehlanzeigen durch hohe Atemgasfeuchte möglich, ungewohnte Darstellung eines einzelnen Atemzuges.

Kapnometrie

Voraussetzung: Korrelation des CO_2-Partialdrucks im Exspirationsgemisch mit dem arteriellen pCO_2. Messung kontinuierlich durch Infrarotabsorption in der Ausatmungsluft des Patienten. Beachten: Bei Diffusionsstörungen kommt es zu einer erhöhten alveolo-arteriellen CO_2-Partialdruckdifferenz (AaDCO_2). Der endexspiratorischen CO_2-Partialdruck ist gegenüber dem $paCO_2$ erniedrigt. Die Differenz bleibt aber auch bei Schwankungen des $paCO_2$ gleich, so daß die Ventilation vom Anästhesisten dennoch anhand des endexspiratorische CO_2-Partialdrucks unter Beachtung dieser Differenz gesteuert werden kann.

 Beachte: Ein Schockgeschehen führt zu pulmonaler Minderperfusion und damit zu einer Vergrößerung der Totraumventilation. Der endexspiratorische CO_2-Partialdruck sinkt, der $paCO_2$ steigt. Konsequenterweise ist die Ventilation zu steigern, obwohl die Kapnometrie eine Hyperventilation vortäuscht.

Pulsoximetrie

Eine der wichtigsten Messungen im Bereich der Anästhesie. Prinzip: Vergleich der reflektierten Lichtanteile von gesättigtem und ungesättigtem Hämoglobin.

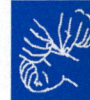

- *Meßorte:* Ohrläppchen oder Finger (am besten Zeigefinger, da stärkste Durchblutung)
- *Probleme:* Messung schwierig bei schwachem peripheren Puls, z.B. durch ausgeprägte Vasokonstriktion (Zentralisation) oder bei peripheren Durchblutungsstörungen sowie bei Hypothermie
- ➤ Dieses Problem kann diagnostischer Hinweis auf entsprechende pathologische Vorgänge (Schock, Hypothermie) sein.

 Tips & Tricks

- *Vorsicht:* Bei Intoxikation mit MetHb oder CO-Hb-Bildnern werden je nach Gerätetyp evtl. falsch hohe Werte angezeigt
- Bei Verwendung mit Sgl. Gerät entsprechend einstellen (HbF!) (☞ 11)
- *Vorsicht:* Federclips können die Durchblutung bei kleinen Fingern einschränken und die Sensorwärme zu Verbrennungen führen → nur bei Kindern > 20 kg KG verwenden.

―――― **Temperatur** ――――――――――――――――――――

Messung der Körpertemperatur fakultativ bei länger dauernden Operationen (> 2h), obligat bei Neugeborenen und Kleinkindern, da diese wegen ihrer relativ großen Oberfläche leichter auskühlen. Geringe Temperaturschwankungen sind tolerabel. Gefährlich sind Abkühlung unter 34 °C oder ein Anstieg um mehr als 2–3 °C über den Normwert. Lebensgefährlich ist besonders die maligne Hyperthermie ☞ 3.2.9. Daher ist es empfehlenswert, bei jeder Narkose die Körpertemperatur kontinuierlich zu überwachen.

Meßpunkte für Temperaturmessung	
Meßort	**Anmerkung**
A.pulmonalis	On-line-Messung möglich. *Voraussetzung:* Pulmonaliskatheter. Störung durch kalte Infusionslösungen möglich
Ösophagus, unteres Drittel	Gute Korrelation zur Kerntemperatur
Nasopharynx	Bei Mukosakontakt gute Korrelation. *Komplikation:* Nasenbluten, insbes. bei Hypertonie oder Gerinnungsstörung
Äußerer Gehörgang	Meßort gewinnt zunehmend an Bedeutung. In der Nähe des Trommelfells gute Übereinstimmung mit der Ösophagustemperatur. *Meßfehler:* unzureichende Einführtiefe der Meßsonde oder Isolierung durch Cerumen. Komplikation: Trommelfellperforation
Rektum	Ungenaue Meßwerte; Temperatur abhängig von der Schleimhautdurchblutung. Evtl. vorhandener Kot wirkt als Isolator
Axilla	Ungenaue Methode im perioperativen Monitoring; Abweichung um ca. −1 °C
Haut	Unterschiedlichste Meßorte mit starken Temperaturschwankungen; Aussagekraft direkt abhängig von der lokalen Durchblutung.

2.7.2 Ergänzende Methoden

Pulmonaliskatheter (Swan-Ganz-Katheter) ☞ 2.1.4

Blutige arterielle Druckmessung (vgl. 2.1.2)

Indikation
• Größere operative Eingriffe
• Risikopatienten (☞ 1.1.4)
• Patient im Schock
• Kardiopulmonaler Bypass
• Kontrollierte Hypotension
• Hypertonie
• Notwendigkeit häufiger arterieller Blutgasanalysen (objektive Beurteilung der Beatmung).

Kontraindikation
Patholog. *Allen-Test* ☞ *Abb. 2.04*

Punktionsorte (nach Häufigkeit)

A. radialis	A. dorsalis pedis	A. femoralis	A. brachialis	A. ulnaris	A. temporalis

Prinzip
Fortleitung der Blutdruckwelle über einen mit physiologischer Kochsalzlösung gefüllten Schlauch zu einem Druckwandler, in dem das mechanische Signal in einen elektrischen Impuls umgewandelt wird. Grafische Darstellung der Druckkurve auf einem Monitor.

Material und Durchführung ☞ 2.1.2

Meßfehler: Fehllagen des Katheters, Leck, Luft im System, Eichfehler, zu lange Schläuche, zu elastische (ungeeignete) Verlängerungen.

Komplikationen
• Gefäßverschluß
• Diskonnektion des Systems mit Blutung
• Infektionen
• Speziell: A. femoralis – hohe Infektionsgefahr wegen Nähe zum Urogenitaltrakt; A. brachialis – hohe Thrombosegefahr.

ZVD/ZVK ☞ 2.1.3

Relaxometrie

Prinzip
Über zwei Hautelektroden im Versorgungsgebiet eines peripheren Nerven (N. ulnaris) wird eine elektrische Reizung appliziert und die Muskelkontraktion beurteilt.

Reizmuster
* Einzelreiz
* Tetanische Stimulation
* Vier Zuckungen innerhalb von zwei Sekunden (train of four = TOF).

Bei letztgenanntem Reizmuster kann vom Abfall der Zuckungsstärke auf den Grad der neuromuskulären Blockade geschlossen werden.

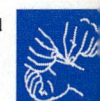

Vorteile der Relaxometrie
Mit diesem nicht-invasiven Verfahren kann quantitativ der Grad der Relaxation bestimmt werden. Der Zeitpunkt einer möglichen Nachrelaxierung ist objektivierbar, und in der Ausleitungsphase kann ein möglicher Relaxantienüberhang besser identifiziert werden.

2.8   Infusionstherapie

Eine gezielte Gabe von Infusionslösungen ist notwendig zur Deckung präoperativer Flüssigkeitsdefizite, zum Ausgleich intraoperativer Volumenverluste und für den perioperativen Erhaltungsbedarf des Operationspatienten.
Die Infusionstherapie muß stets an Alter, bestehendem Krankheitsbild, vorbestehender medikamentöser Therapie und Art des operativen Eingriffs angepaßt sein.

Cave: Kinder reagieren auf Flüssigkeitsverluste sehr empfindlich; eine eintägige Flüssigkeitskarenz kann bei Kindern und Säuglingen zu einer Erniedrigung des Körpergewichtes bis zu 10 % führen (Folgen: hämodynamische Instabilität, Azidose, Nierenversagen ☞ 11.4.5).

2.8.1   Richtlinien der perioperativen Flüssigkeitstherapie ⎯⎯⎯⎯⎯⎯⎯⎯

⎯⎯⎯⎯ **Einschätzung des Flüssigkeitsbedarfs des Patienten** ⎯⎯⎯⎯

* **Genaue Anamnese** des Patienten, z.B. bzgl. Ileus, Peritonitis, Fistelverlusten, Erbrechen, Durchfälle, Schwitzen, Oligurie, Ödemen, Ergüssen, Aszites; Medikamentenanamnese (z.B. Diuretika)
* **Symptome:** *Volumendefizite:* Verminderter Hautturgor („stehende" Hautfalten), Durst, verminderte Füllung der Jugularvenen, trockene Schleimhäute, verminderte Kapillarfüllung (Nagelbett, Konjunktiven), Tachykardie, Hypotonie, Unruhe bis hin zu Verwirrtheit, Krämpfen und Koma; *Volumenüberschüsse:* Ödeme, vermehrte Jugularvenenfüllung, Kurzatmigkeit, Rasselgeräusche über der Lunge
* **Pathologische Laborparameter** (Natrium, Kalium, Hämoglobin, Hämatokrit, Blutgasanalyse)
* **ZVD-Messung** ☞ 2.1.3

- **„Swing"**, „Systolic pressure variation" (SPV) der arteriellen Blutdruckkurve: Die atemsynchronen Schwankungen der blutig gemessenen Druckkurve nehmen bei Volumenmangel zu
- Magenmukosa-Tonometrie.

Praktisches Vorgehen

- Das durch die Nahrungskarenz entstandene Flüssigkeitsdefizit ausgleichen (z.B. 500 ml Ringerlösung infundieren). Präoperative Flüssigkeitsdefizite können mit kristalloiden (Ringerlösung, isotonische Kochsalzlösungen, Glukose 5 %) oder kolloidalen Lösungen (Hydroxyäthylstärke, Gelantine, Dextrane, Humanalbumin) ausgeglichen werden
- Bei kritisch Kranken (z.B. Ileus, Pankreatitis, Schock) zur besseren Abschätzung des Defizites ggf. ZVK-Anlage und Anhebung des zentralen Venendrucks auf 2–3 mmHg
- Vor Einleitung einer rückenmarksnahen Anästhesie (→ Sympatikolyse!) 500 ml Kristalloide verabreichen
- Patienten mit koronarer Herzerkrankung, Myokardinsuffizienz oder generalisierter Arteriosklerose bedürfen **vor** der Einleitung der Narkose einen Ausgleich ihrer Volumendefizite, um eine schwere Kreislaufdekompensation nach Narkoseeinleitung zu vermeiden
- Bei OP's mit größeren zu erwartenden Volumenverlusten oder einer OP-Zeit > 4 h immer einen Dauerurinkatheter legen. ☞ 2.1.7
- ➤ Eine ausreichende Urinproduktion ist bei Nierengesunden der beste Indikator für eine ausreichende Flüssigkeitsgabe
- Ist der Anästhesist zur sofortigen Narkoseeinleitung bei einem hypovolämischen Patienten gezwungen, Vasopressoren (Akrinor® oder Arterenol®) bereithalten und nach Einleitung Patienten in Schocklage bringen.

Intraoperatives Flüssigkeitsmanagement

Die intraoperative Flüssigkeitstherapie ist der Größe des Eingriffs anzupassen, da es bei größeren Eingriffen zu einer vermehrten Verdunstung (z.B. offenes Abdomen), einer vermehrten Ausschwitzung und Sequestration von Plasma (z.B. bei Ileus) und zu einer Umverteilung von Flüssigkeit in das Interstitium (z.B. Schock) kommen kann.

Intraoperatives Flüssigkeitsmanagement bei Erwachsenen		
Erhaltungsbedarf	1–2 ml/kgKG/h	100 ml/h/70kg
Geringes Trauma (z.B. Tonsillektomie)	2–4 ml/kgKG/h	200 ml/h/70kg
Mittleres Trauma (z.B. Cholezystektomie)	3–8 ml/kgKG/h	400 ml/h/70kg
Schweres Trauma (z.B. Aneurysma-OP)	8–10 ml/kgKG/h	700 ml/h/70kg

Intraoperatives Flüssigkeitmanagement bei Kindern	
Geringes Trauma	5 ml/kgKG/h
Mittleres Trauma	7–8 ml/kgKG/h
Schweres Trauma (bei nekrot. Enterokolitis	10 ml/kgKG/h bis 15ml/kgKG/h)

Bei Operationen mit großen Volumenverlusten ist die Abschätzung des Volumenbedarfs häufig sehr schwierig → *Maßnahmen:* regelmäßige ZVD-Messung, Beobachtung des Operationsfeldes, Bilanzierung der Urinproduktion.

Kommt es während der Operation zu Blutverlusten, sollte zunächst eine Volumentherapie mit kolloidalen und kristalloiden Lösungen erfolgen. Bei gesunden Patienten sind bei Normovolämie Hämatokritwerte bis 24 % tolerabel, bevor eine Bluttransfusion erforderlich ist (bei kardialen Risikopatienten sind Bluttransfusionen früher indiziert).

Grundsätze der postoperativen Flüssigkeitstherapie

• Postoperative Volumenverluste (über Drainagen, Sonden, Urinkatheter, Fieber) ausgleichen
• Bis zum Ende der Nahrungskarenz den Erhaltungsbedarf mit kristalloiden Lösungen decken.

2.8.2   Infusionslösungen

Kristalloide Infusionslösungen

Ringerlösung, NaCl 0,9 %, Glucose 5 %:
• Indikationen: Dehydratationszustände, initialer Volumenersatz, Lösungsvermittler für Arzneimittel, Offenhalten von Venenkathetern
• Betreibt man Volumenersatz mit kristalloiden Lösungen, muß man die drei- bis vierfache Menge des tatsächlichen Blutverlustes verabreichen.

Physiologische Kochsalzlösung: 0,9 % Natriumchloridlösung

®   s.o., speziell
      – Isotone Dehydratation
      – Hypertone Dehydratation zur Initialtherapie
      – Coma diabeticum zur Initialtherapie (z.B. 1000 ml in der 1. h)
      – Hypotone Dehydratation
      – Flüssigkeitszufuhr bei parenteraler Ernährung im Wechsel mit freiem Wasser.

     Keine Anwendung bei hypotoner Hyperhydratation.

Ringerlösung

      z.B. Ringerlösung Knoll, 1000 ml, 8,6 g NaCl = 147 mmol/l;
0,3 g KCl = 4 mmol/l; 0,37 g CaCl = 2,5 mmol/l; 155,5 mmol/l Cl⁻

WM   Physiologische Ersatzlösung mit schwach ansäuernden Eigenschaften

IND   s. o., speziell:
- Extrazellulärer Flüssigkeitsverlust
- Initialer Volumenersatz bei polytraumatisiertem Pat.
- Isotone Dehydratation, hypotone Dehydratation, initial bei hypertoner Dehydratation
- Leichte hypochlorämische Alkalose
- Parenterale Ernährung zur isotonen Flüssigkeitszufuhr im Wechsel mit freiem Wasser.

NW   Bei Überdosierung Hypervolämie mit Herzinsuffizienz, Lungenödem.

- Hypertone Dehydratation wird initial mit isotoner Lösung therapiert
- Im Vergleich zur physiologischen Kochsalzlösung 7 mmol/l weniger Na⁺, dafür 4 mmol/l K⁺ und 2,5 mmol/l Ca²⁺
- Bei kurzfristiger Gabe kann physiologische Kochsalzlösung statt Ringerlösung benutzt werden
- Bei Gabe größerer Mengen bzw. längerer Anwendung Bevorzugung von Ringerlösung in Wechsel mit 0,9 % NaCl
- Nicht mit PO₄ mischen
- Bei leichter Azidose eher Ringer-Laktat anwenden.

--------- **Kolloidale Infusionslösungen** ---------

Körpereigene oder körperfremde zellfreie kolloidhaltige Infusionslösungen, die den kolloidosmotischen Druck im Intravasalraum erhöhen und damit Wasser im Intravasalraum binden.
Natürliche *Plasmaersatzmittel,* z.B. Humanalbumin.
Körperfremde Plasmaersatzmittel, z.B. Stärkederivate, Gelatine;
Vorteile: unbegrenzte Beschaffbarkeit, kein Infektionsrisiko, billige Herstellung, lange Haltbarkeit.
Nachteile: Anaphylaxie, Kumulationsgefahr (max. 1 bis 1,5 Liter/70kg/d), Beeinträchtigung der Blutgerinnung.

- Das ideale kolloidale Plasmaersatzmittel sollte
  - Hypovolämisch bedingte hämodynamische Veränderungen besonders auch im Bereich der Mikrozirkulation verbessern
  - Die körpereigenen Regulationsmechanismen unterstützen
  - So lange im Kreislauf bleiben bis Kreislaufstabilisierung erreicht werden kann
  - belastungsarm abgebaut und ausgeschieden werden können
- *Cave:* Bei Anwendung aller Plasmaersatzmittel ist mit anaphylaktoiden NW zu rechnen.

Humanalbumin

    z.B. Humanalbumin 5 % und 20 %

WM   Albuminfraktion ist wesentlicher Bestandteil der Plasmaproteinfraktion mit Einfluß auf Proteinreserve, Arzneimitteltransport, Pufferkapazität und onkotischen Druck.
Wirkdauer (stark abhängig vom zugrundeliegenden Krankheitsbild): ca. 16 h bei Hypalbuminämie, bei starken Eiweißverlusten (Verbrennungspat., Aszites) z.T. deutlich kürzer.

IND   – Volumenmangelschock
       – Lebererkrankung mit Synthesestörungen
       – Nephrotisches Syndrom
       – Substitutionslösung bei Plasmaseparation
       – Evtl. kardiogener Schock
       – Albuminsturz bei SHT
       – Eiweißsubstitution bei Verbrennungspatienten

DOS   100 ml 20%iges Humanalbumin bzw. 250 ml 5%iges Humanalbumin je nach klinischer Symptomatik wiederholt infundieren.

NW   Selten allergische Reaktion

    – Strenge Indikationsstellung wegen hoher Kosten → nicht als primäres Volumenersatzmittel einsetzen
       – *Cave:* Möglichst keine Substitution bei ARDS
       – Im Gegensatz zu Frischplasma HIV-sicher
       – Bei Lebererkrankungen und nephrotischem Sy. keine Normalwerte anstreben, Albumin > 20 g/l halten
       – Applikation möglichst langsam
       – 5 % Lösung zum Volumenersatz, 20 % Lösung für hyperonkotische Ther.
       – Zur Albuminbestimmung ist eine korrekte Blutentnahme wichtig: nach 10 Min.Venenstau Anstieg der Konz. um 15 %. Im Liegen Abfall der Konzentration um 5–8 %
       – Fresh-Frozen-Plasma oder andere Blutkomponenten sind keine Volumenersatzmittel; Einsatz nur bei genauer Indikation, da diese Blutkomponenten ein Infektionsrisiko tragen (Hepatitis, HIV), außerdem sehr teuer und sehr begrenzt verfügbar sind.

Stärkederivate

    z.B. Haes steril 10%
       Substanz: Polyhydroxyäthylstärke, Mol-Gewicht 200 000, 1000 ml = 100 g + 154 mmol Na^+, 154 mmol Cl^-

WM   Stärkepräparat mit Wasserbindungskapazität zur Erhöhung des intravasalen Volumens; Abbau durch Amylase.

IND   – Hypovolämie
       – Schock ☞ 3.3.2
       – Ther. Blutverdünnung bei Gefäßerkrankung wie z.B. Apoplex.

2

DOS 20 ml/kg = 1000 ml tägl. (500–1500 ml/tägl.)
Bei Schock bis 20 ml/kg/h = ca. 1000 ml/h.

NW – Anaphylaktoide Reaktion, Linksherzdekompensation bei übermäßiger Zufuhr (☞ 4.1.4), Hypervolämie
– Hyperamylasämie.

 – Erhöhung von BSG, Serum-Amylase und Cholesterin im Blut
– Dosisreduktion bei Niereninsuffizienz
– Wirkung ähnlich der von Dextranen, weniger schwere Anaphylaxie.

Dextrane

® z.B.
– Dextran-Lösung 40 elektrolytfrei
– Dextran-Lösung 60, Macrodex 6 %, Onkovertin 6 %
– Dextran-Lösung 70 mit E'lyten
– Dextran-Lösung 75 salvia mit 0,9 % NaCl
Substanz: hochmolekulare Polysaccharide. Die Zahl hinter dem Namen gibt .
mit 1000 multipliziert das mittlere Molekulargewicht an.

WM Kolloidale Substanz mit Wasserbindungskapazität zur Erhöhung des intravasalen Volumens. Initialer Volumeneffekt ca. 120 %. *Pharmakokinetik:*
HWZ abhängig vom Mol.-Gewicht, bei 40.000–60.000 ca. 6–9 h, Wirkdauer
ca. 6 h, Elimination: renal bei Mol.-Gewicht < 60.000, zu geringeren Anteilen
enzymatisch (Dextranase) und via Gastrointestinaltrakt.

IND Unterschiedliche Ind. je nach mittlerem Molekulargewicht:
– 40 000: Ther. und Prophylaxe von Mikrozirkulationsstörungen, Thromboseprophylaxe, kolloidaler Volumenersatz, Hörsturz, periphere und zentrale
Durchblutungsstörungen
– 60 000 und 70 000 bzw. 75 000: Ther. und Prophylaxe des hypovolämischen Schocks, geeignet zur akuten präoperativen Hämodilution.

DOS Max. 15 ml/kg tägl.

NW – Anaphylaktoide und anaphylaktische Reaktionen
– Gefahr der akuten Volumenüberladung ☞ 4.1.5
– Nephrotoxizität, bes. nach Gabe größerer Mengen niedermolekularen
Dextrans
– Beeinflussung klinisch-chemischer Untersuchungen möglich: Glukose,
Protein, BSG, Biuret, Fettsäure, Cholesterin, Fructose, spezifisches Urin-
gewicht.

KI *Relativ:* Afibrinogenämie, Hyperhydratationszustände, Hypervolämie,
schwere Herzinsuff., Lungenödem, intrakranielle Blutungen, bekannte Allergie auf Dextrane.

Zur Vermeidung anaphylaktischer/anaphylaktoider NW unmittelbar vor
Beginn einer Dextraninfusion monovalentes Hapten-Dextran in einer Dosierung von 3 g Dextran-1 (=20 ml) beim Erwachsenen (Promit®) langsam i.v.

Gelatine

 z.B. Hämaccel 35
1000 ml = 35 g vernetzte Polypeptide, 145 mmol Na^+, 5,1 mmol K^+,
6,25 mmol Ca^{2+}, 145 mmol Cl^-.

WM   Kolloidale Substanz mit Wasserbindungskapazität zur Erhöhung des intravasalen Volumens. Wirkdauer 4 h. Steigerung der Diurese.

IND   Volumenmangel(schock) infolge Blut- bzw. Plasmaverlust.

DOS   Bei akutem Verlust bis zu 1500 ml infundieren, je nach klinischem
Schweregrad auch mehr.
Infusionsgeschwindigkeit je nach Symptomatik ca. 500 ml/h;
Bei Akutsituationen bis 500 ml in 5 Min.

NW   – Histaminfreisetzung, anaphylaktoide Reaktion
          – Herzinsuff. (☞ 4.1.4), Hypervolämie.

WW   Herzglykoside (Wirkungsverstärkung durch hohen Gehalt an Ca^{2+}; ☞ 1.2.2).

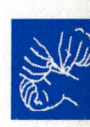

①   – Verstärkung einer evtl. vorhandenen Blutungsneigung
       – Stickstoffbelastung und verzögerte Ausscheidung bei Niereninsuff. beachten
       – Wasserbindungskapazität und Verweildauer ist geringer als bei Dextranen
       – Häufigkeit der Anaphylaxie ist größer als bei Dextranen, dafür im
         Schweregrad geringer
       – Nicht zusammen mit Citratblut infundieren, da hier Rekalzifizierung
         eintritt.

Dosierung, Volumeneffekt und Wirkdauer von Plasmaersatzmitteln			
Lösung	**Dosierung**	**Initialer Volumeneffekt**	**Effektive Wirkdauer**
Dextran 60 4,5 % oder 6 %	max. 15 ml/kg tägl.	ca. 120 %	ca. 5–6 h
Hydroxyäthylstärke 450**/6 %	max. ca. 20 ml/kg tägl.	ca. 100 %	ca. 6–8 h
Hydroxyäthylstärke 200**/ 10 %	max. ca. 20 ml/kg tägl.	ca. 130 %	ca. 3–4 h
Gelatine 3 %	max. ca. 30 ml/kg tägl.	ca. 70 %	ca. 1–2 h
Albumin 5 %	max. ca. 30 ml/kg tägl.	ca. 100 %	ca. 3–4 h
Ringer-Laktat	max. ca. 30 ml/kg tägl.	ca. 25 %	ca. 1 h
** Mittleres Molekulargewicht in Tausend		+	

[Tabelle modifiziert nach Gahr; aus: F.W. Ahnefeld, J.E. Schmitz: Infusionsther., Ernährungsther. 151f., Kohlhammer, Stuttg. (1986)].

Pufferlösungen zum Ausgleich des Säure-Basen-Haushalts

Therapie metabolischer Alkalosen

- *Argininhydrochlorid* (1m-L-Argininhydrochloridlösung)
  Dosis nach BGA: Basenüberschuß (+BE) x 0,3 x kgKG; errechnete Menge z.B. in 100–250 ml NaCl 0.9 % geben
- *Salzsäure* (Salzsäure 7,25 %, 1 ml = 2 mmol H⁺)
  Dosis nach BGA: Basenüberschuß (+BE) x 0,3 x kgKG/2; Verabreichung nur über einen zentralen Venenkatheter, Lösung auf 0,2-molare Lösung verdünnen.

Therapie der metabolischen Azidose

- *Bikarbonat* (Bikarbonat 8,4 %, 1 ml = 1 mmol)
  Dosis nach BGA: Basenüberschuß (BE) x 0,3 x kgKG/2; nicht zusammen mit Katecholaminen infundieren; keine Blindpufferung vornehmen
- *Trometamol* (Tris-THAM®, 1 ml = 3 mmol THAM)
  Dosis nach BGA: THAM-Lsg. 3 molar (ml) = Basenüberschuß (−BE) x 0,1 x kgKG; Kontraindikation bei Niereninsuffizienz (Tris H⁺ wird über den Urin ausgeschieden); enthält kein Natrium; kann über eine pCO_2-Reduktion zur Atemdepression führen; sollte nur über einen zentralen Venenzugang appliziert werden, wirkt als osmotisches Diuretikum (→ Neurochirurgie).

Elektrolytzusätze

Zum Ausgleich eines Kalium- oder Natriumdefizites stehen folgende 1-molare Lösungen zur Verfügung:

5,85 % Natriumchloridlösung

   z.B. Natriumchlorid-Lösung Braun 100 ml Lösung, 1 ml = 1 mmol Na⁺ + 1 mmol Cl⁻

IND   – Hypotone Dehydratation (Salzmangelexsikkose)
– Evtl. hypotone Hyperhydratation unter Intensivkontrolle (Zellüberwässerung)
– Hypochlorämie, Metabolische Alkalose
– Arrhythmien z.B. bei Hyperkaliämie, Intoxikation mit trizyklischen Antidepressiva, M. Addison
– *Third space Syndrome* (z.B. Ileus, Peritonitis).

DOS   Nach Na⁺-Defizit:
Natriumdefizit (mmol) = (140 − Na⁺_{IST}) x kgKG x 0.2
Als Antidot 10–20 ml = 10–20 ml NaCl 5,85 %.

NW   Venenreizung, akute Herzinsuff., Lungenödem, Hypernatriämie bei Überdosierung.

– Nur verdünnt oder über ZVK applizieren
– Zur Vermeidung eines ANV Na$^+$ > 130 mmol/l anstreben
– Vorsicht bei hypotoner Hyperhydratation (z.B. Wasserintoxikation): allenfalls vorsichtige Natriumgabe (nur wenn Hämofiltration nicht möglich) bei gleichzeitiger Diuretikagabe indiziert, da Gesamtkörpernatrium nicht erniedrigt!

Kaliumchlorid

 z.B. Kaliumchlorid, 7,45%ig Braun 100 ml Lösung,
1 ml = 1 mmol K$^+$ + 1 mmol Cl$^-$

IND – Hypokaliämie (< 3,5 mmol/l)
– Coma diabeticum
– Myokardinfarkt zur Prophylaxe von Rhythmusstörungen
– Zusatz zur hochdosierten Glukoseinfusion bei parenteraler Ernährung (1000 kcal erfordern 25–50 mmol K$^+$).

DOS Je nach Klinik in Abhängigkeit vom Defizit; Abfall des K+ im Serum von 4 auf 3 mmol/l = K+-Verlust von ca. 200 mval.

NW – Bei zu schneller Infusion: Auslösung von Übelkeit und Arrythmien bis zur Asystolie
– Bei Überdosierung Hyperkaliämie
– Bei Überdosierung Azidose, Venenreizung
– Bei Paravasat Nekrosenausbildung
– Ein pH-Anstieg um 0,1 senkt das extrazelluläre K$^+$ um 0,4 mmol/l.

 – Konzentrierte Lösung nur über ZVK infundieren
– K$^+$ immer im Zusammenhang mit pH-Wert interpretieren
– Bei Alkalose Verwendung von KCl
– Bei Azidose Verwendung von Kaliumbikarbonat
– Bei Hyperchlorämie Verwendung von Kaliummalat
– Normokaliämie bei Azidose = Hypokaliämie
  Normokaliämie bei Alkalose = Hyperkaliämie
– Bei Hyperkaliämie rasche Senkung des K$^+$ durch Gabe von Natriumbikarbonat, Glukose-Insulin (z.B. 20 IE Insulin in 500 ml Glukose 20 %, 200 ml/h; nach 30 min K$^+$- und BZ-Kontrolle), evtl. Hämodialyse.
– Antidot: Bei kardialen NW im Rahmen einer Hyperkaliämie 10–20 ml 5,85 % NaCl-Lösung.
– Nur im Notfall Infusionsmenge von 20 mmol/h überschreiten.
– Hochnormales Serumkalium bei Arrhythmien oder Digitalisüberdosierung anstreben.

Inzolen HK®

 Inzolen HK
100 ml enthalten: 100 mmol K$^+$; 50 mmol Mg^{2+}; 102 mmol Na$^+$; 0,25 mmol Zn^{2+}; 0,15 mmol Cu^{2+}; 0,1 mmol Mn^{2+} und 0,1 mmol Co^{2+}

IND Hypokaliämie, Magnesiummangel

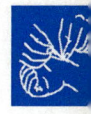

| DOS | Dosierung nach Defizit |

NW — Bei Verwendung zur K$^+$-Substitution werden erhebliche Mengen von Mg^{2+} und anderer Spurenelemente mit infundiert
— Übelkeit und Erbrechen bei zu hoher Infusionsgeschwindigkeit.

2 (!) — Kreislaufreaktionen sind bei schneller i.v.-Gabe deutlich schwächer als bei anderen Kaliumlösungen
— Kann verdünnt und langsam über eine periphere Vene appliziert werden (20 ml Inzolen HK in 500 ml Ringerlösung)
— Nur im Notfall mehr als 20 ml/h verabreichen.

2.9 Medikamente für die Narkose

──────── **Inhalationsanästhetika** ────────────────

Die heute klinisch gebräuchlichen volatilen Anästhetika sind Halothan, Enfluran, Isofluran, Sevofluran, Desfluran und Lachgas. Diese über die Lunge aufgenommenen Anästhetika entfalten ihre Wirkung, indem sie die Nervenleitung in vielen Regionen des zentralen Nervensystems reversibel unterbrechen. Hierbei kommt der Dämpfung der Formatio reticularis (Hirnstamm) eine besondere Bedeutung zu.

Wirkungsmodus
Auf zellulärer Ebene haben die Anästhetika ihren Wirkort an der doppelschichtigen Phospholipidmembran der Nervenzelle. Aufgrund der Lipidlöslichkeit der Inhalationsanästhetika kommt es zu ihrer Aufnahme in die Doppelschichtmembran. Durch diese Aufnahme wird die Integrität der Zellmembran gestört mit entsprechender Behinderung der Ionentransportkanäle und anderer Funktionsproteine.

Eigenschaften der klinisch eingesetzten Inhalationsanästhetika (☞ 22)

	Halothan	En-fluran	Iso-fluran	Sevo-fluran	Des-fluran	Lachgas
Blut/Gas-Verteilungskoeffizient	2,3	1,9	1,4	0,69	0,42	0,47
MAC[1] (Vol %)	0,75	1,68	1,15	2,05	6	105[2]
MAC (Vol %) mit 70 % N$_2$O	0,3	0,6	0,5	1,1	3	–
Ther. Konzentration (endexspir. Vol %)	0,2–1,5	0,2–3,0	0,2–2,5	0,66–3	2–8,5	30–70

[1] MAC - Minimale alveoläre Narkotikumkonzentration bei 1 atm (oder 101,3 kPA); diese Konzentration verhindert bei 50 % der Patienten nach einem Hautschnitt Abwehrbewegungen.
[2] Extrapolierter Wert, anwendbar nur unter hyperbaren Bedingungen

Biotransformation von Inhalationsanästhetika		
Anästhetikum	Metabolismus	Exhalation
Halothan	10–20 %	45–89 %
Enfluran	2–5 %	80–98 %
Isofluran	0,2 %	99,8 %
Sevofluran	ca. 4 %	96 %
Desfluran	0,02 %	99,98 %

Der MAC-Wert verändert sich unter dem Einfluß von:
- Alter (am höchsten bei Säuglingen und Kleinkindern)
- Temperatur (mit steigender Körpertemperatur nimmt die MAC zu; bei Hypothermie vermindert sich der Narkotikaverbrauch)
- Hypoxie, Anämie und Hypotension (senken den MAC)
- Alkohol- und Drogenabhängigkeit (Erhöhung der MAC)
- Schwangerschaft (Reduktion der MAC)
- Sedativa und Opioiden (Reduktion der MAC).

Hypnotika

Wirkmodus
Wirkmodus: Dämpfung des ZNS, bes. der Formatio reticularis. Mit steigender Dosierung fließender Übergang zwischen Sedierung – Schlaf – Narkose – Koma.
Pharmakokinetik: Die wenige Min. anhaltende Wirkdauer beruht auf Umverteilung der Substanz vom Blut ins ZNS, Lunge, Leber innerhalb von Sek. bis Min. Von dort ebenso rasches Abfluten und anschließende Anreicherung in Muskel-, dann in Fettgewebe. Ggf. zusätzliche Analgetikagabe (z.B. Fentanyl) erforderlich, da Thiopental (☞ 22), Etomidat (☞ 22), Ketamin (☞ 22) und Propofol (☞ 22) nicht analgetisch wirksam sind.

Indikation
Narkoseeinleitung: Thiopental und Methohexital (☞ 22) sind häufig eingesetzte Hypnotika für „Routine"-Pat., Methohexital oft bei Kindernarkosen und bei Hirnprotektion, i.m. Applikation möglich, Etomidat für kardiovaskuläre und pulmonale Risikopat., Propofol für sehr kurze Narkosen, Ketamin (☞ 22) in speziellen Fällen (☞ 5.6).

Opioidanalgetika

Wirkmodus
Opioide sind sämtliche Substanzen, die die verschiedenen peripher und zentral lokalisierten Opioidrezeptoren besetzen und aktivieren können. Unterteilung in reine Agonisten (auch: morphinartige Analgetika, z.B. Pethidin (☞ 22), Piritramid (☞ 22), Fentanyl (☞ 22), Analgetika mit gemischter agonistisch-antagonistischer Wirkung (z.B. Pentazocin, Tilidin) und Partialagonisten (z.B. Buprenorphin, Tramadol ☞ 22). Mit dem reinen Antagonisten Naloxon lassen sich die Effekte der Opioidanalgetika

aufheben (Ausnahme: Buprenorphin). *Pharmakokinetik:* Wirkeintritt innerhalb von 2–3 Min. nach i.v. Gabe, Wirkdauer dosisabhängig 1–4 h.

Indikation
- Analgesie bei intravenösen und balancierten Anästhesieverfahren, bei maschinell beatmeten Pat.
- Starke und sehr starke Schmerzen mit rasch sich zurückbildender Ursache (z.B. Myokardinfarkt, postop. Wundschmerz).

Wirkungen und Nebenwirkungen
- *Zentral:* Analgesie, Sedierung, antitussive Wirkung, Atemdepression, Miosis, Übelkeit und Erbrechen, Senkung des zentralen Sympathikotonus, Steigerung des Liquordrucks (durch Hypoventilation)
  Bei Pentazocin zusätzlich Dysphorie (z.B. Angst, Alpträume, Halluzinationen), Steigerung des Sympathikotonus mit Erhöhung des Pulmonalarteriendrucks.
- *Peripher:* Spasmogene Wirkung auf die glatte Muskulatur des GIT und der ableitenden Harnwege (verzögerte Magenentleerung, spastische Obstipation, Harnverhalt, Sekretstau in Gallen- und Pankreaswegen). Histaminfreisetzung, bes. bei Morphin, mit Bronchospasmus und Vasodilatation.

Atemdepression
Wenn Opioide gegen den Schmerz individuell austitriert werden, halten sich schmerzbedingte Steigerung des Atemantriebs und opioidbedingte Dämpfung des Atemzentrums die Waage. Folge: Keine Atemdepression. Dosisanpassung ist wichtig, wenn Schmerzintensität sich ändert.

Sucht
Über längere Zeit hochdosiert mit Opioiden therapierte Pat. zeigen aufgrund einer physischen Abhängigkeit körperliche Entzugserscheinungen (Zittrigkeit, Kaltschweißigkeit, Unruhe), wenn die Substanz abrupt abgesetzt wird. Vermeidbar, wenn Opioid langsam ausschleichend reduziert wird.
Jedes Opioid kann potentiell eine psychische Abhängigkeit auslösen. Bei Pat. mit akuten oder chron. Schmerzen ist diese Gefahr ausgesprochen gering. Entscheidend für die suchtauslösenden, psychotropen Effekte ist ein rapider Anstieg der Opioidkonzentration im ZNS. Je langsamer Opioide anfluten, je gleichmäßiger der Wirkspiegel besteht, desto geringer die Euphorie!

Gewöhnung
Analgetische Toleranzentwicklung bedeutet, die Dosierungen zu erhöhen und/oder die Applikationsintervalle immer mehr zu verkürzen, um noch dieselbe analgetische Wirkung zu erzielen. Nachweisbar tritt dieses Phänomen bei Opioiden nicht auf. Ursächlich zu berücksichtigen: Gesteigerte Schmerzintensität (z.B. Tumorprogression), Resorptionsstörungen, Veränderungen de Begleitmedikation.

Kontraindikationen
- Geburtshilfliche Eingriffe (bis zum Abnabeln)
- Hirnödem, SHT (intrakranieller Druckanstieg). Ausnahme: bei kontrollierter Beatmung und Hyperventilation
- Asthma bronchiale (Bronchospasmus).

Besondere Vorsicht bei:
- Gallengangskolik, Postcholecystektomiesyndrom (spasmogene Wirkung)
- Hypovolämie, Antihypertensiva (verstärkte Blutdrucksenkung)
- Leberfunktionsstörung (Kumulationsgefahr)
- Myxödem (vermehrte Empfindlichkeit des Organismus)
- M. Addison (erhöhte Sensibilität).

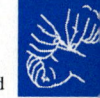

Schwangerschaft, Geburt und Stillzeit
Plazenta- und muttermilchgängige Opioidanalgetika können beim ungeborenen und neugeborenen Kind zu Atemdepression führen: In der Schwangerschaft am ehesten Pethidin 75–100 mg i.m. zur Schmerztherapie ☞ 12.4.2.

───── **Muskelrelaxantien** ──────────────────────

Wirkmodus
Hemmung der neuromuskulären Erregungsübertragung, entweder durch Depolarisation an der motorischen Endplatte (depolarisierende Relaxantien wie Succinylcholin) oder kompetitive Blockade der Azetylcholin-Rezeptoren der Endplatte (nicht-depolarisierende Relaxantien wie Pancuronium, Vecuronium, Rocuronium, Atracurium, Cisatracurium, Mivacurium).

Anwendung
Zur Intubation Succinylcholin. Um die dadurch bewirkten Muskelkontraktionen zu mindern, etwa 1–2 Min. vorher i.v.-Injektion von nicht-depolarisierendem Relaxans (Präkurarisieren).

───── **Lokalanästhetika** ──────────────────────

Angaben zur Substanzklasse ☞ 6.1

───── **Benzodiazepine** ──────────────────────

Wirkmodus: Besetzung spezifischer Benzodiazepinrezeptoren; wirken sedierend, anxiolytisch, antikonvulsiv und muskelrelaxierend.
Indikationen: Prämedikation, Supplementierung von Opiaten, Sedierung bei Regionalanästhesien und schmerzlosen Eingriffen (Endoskopien), Antikonvulsivum.
Substanzen: Diazepam (langwirksam); Flunitrazepam (mittellangwirksam); Midazolam (kurzwirksam).

2.10   Transfusionen

2.10.1   Blutpräparate

2

Produkt	Beschreibung	Indikation
Erythrozyten-konzentrat	Durch Zentrifugation und Entfernung des *buffy coats* (Leukos + Thrombos) sedimentierte Erys, Hk ca 80 %, ca. 250 ml, bei +4 °C ± 2 °C lagerungsfähig, Lagerungsdauer nach Angaben des Herstellers	Routinetransfusion bei akutem Blutverlust, Blutungsanämie, Hb-Anstieg ca. 10 g/l pro EK. Immunisierung gegen leukozytäre Antigene (HLA-System) möglich; ggf. febrile, nicht-hämolytische Transfusionsreaktion
Leukozyten-depletiertes EK	Durch spezielle Filter (z.B. Pall) oder präparative Verfahren Reduktion von Leukos und Thrombos um ca. 99 %. Bezüglich der Übertragung von CMV als sicher anzusehen, wenn CMV-negative EK nicht zur Verfügung stehen	Transfusionsbedürftige chron. Anämien, Pat. mit bekannter Reaktion auf Leukozyten und/oder Thrombozyten, CMV-negative Pat. unter Immunsuppression, Knochenmark-Empfänger, Aplastische Anämien, Osteo-myelosklerose, Panmyelo-pathien, Leukämien, Knochen-markaplasien
Gewaschenes EK	Durch mehrmaliges „Waschen" und Auffüllen mit 0,9 %iger NaCl-Lösung werden Plasma-proteine entfernt, Herstellung zeitintensiv, Rücksprache mit Transfusionsmediziner	Unverträglichkeitserscheinungen gegen Plasmaproteine trotz Gabe buffy coat-freier oder leuko-zytendepletierter EK; Antikörper gegen IgA oder andere Plasma-proteine
Bestrahlte EK	Bestrahlung leukozytenarmer, möglichst gefilterter EK vor der Transfusion mit 30 Gy; gesonderte Anforderung erforderlich, nur kurzfristige Lagerung möglich	Knochenmarktransplantation, Schweres Immundefektsyndrom, Intrauterine Transfusion, Hoch-dosis-Chemotherapie, Früh-geborene (< 37.SSW), Ver-wandtenspenden
Pool-Thrombozyten-Konzentrat	Herstellung durch steriles Zu-sammenführen von 4–8 blut-gruppenkompatibler Einzel-spender-TK (ein Einzelspender-TK enthält ca. 5–8 x 10^{10} Throm-bos in mind. 50 ml Plasma); Lagerungstemp. +22 °C ± 2 °C unter ständiger Agitation (*Cave:* Kühlungstrauma), Lagerungs-dauer max. 5 Tg. nach der Spende	Bei OP's, Spinal- oder Epidural-punktionen sollten die Thrombos über 50 x 10^9/l, bei ausgedehn-ten bzw. besonders risiko-behaf-teten OP's (Auge, Gehirn) über 80 x 10^9/l liegen. 4–6 Einzel-spender-TK führen zu einem Thromboanstieg von ca. 20–30 x 10^9/l. Auswahl sollte nach Kompatibilität im AB0-System erfolgen und Rh-Faktor berück-sichtigt werden

Produkt	Beschreibung	Indikation
Thrombozyt-apherese-TK	Einzelspender-„Hoch-TK" vom Zellseparator, ca. 2–4 x 10^{11} Thrombos in 300 ml Plasma; Lagerungstemp. +22 °C ± 2 °C unter ständiger Agitation (*Cave:* Kühlungstrauma), Lagerungs-dauer max. 5 Tg. nach der Spende; Porengröße des Filters sollte bei Transfusion bei ca. 200 μm liegen	Geringes Sensibilisierungsrisiko, Spenderauswahl (z.B. HLA-Merk-male, CMV negativ) möglich; Immunisierungsprophylaxe bei erforderlicher Langzeittherapie (z.B. chronische Aplasie), Vor-immunisierung durch Vortrans-fusion und Schwangerschaft, Immunthrombozytopenie, Blu-tungskomplikationen bei jungen Rh-negativen Frauen
Fresh Frozen Plasma (FFP)	Unterschiedliche Herstellungs-verfahren (Methylenblau-Plasma, Solvent/Detergent-Plasma und Quarantäne-Plasma); 200–250 ml FFP beinhalten auch die labilen Gerinnungsfaktoren V + VIII in funktionsfähigem Zustand; La-gerungstemp. und Lagerungs-dauer: -40 °C ± 3 °C 24 Mon., -40 °C bis -30 °C ± 3 °C 12 Mon.; Auftauen von Blutkomponenten erfolgt in speziellen Vorrichtun-gen bei 30 °C (z.B. Plasmatherm, Fa. Barkey)	Notfallbehandlung einer klinisch relevanten oder einer manifesten Blutung bei komplexen Störungen des Hämostasesystems (z.B. schwere Leberschäden, DIC), Austausch-transfusion, Thrombotisch-thrombozytopenische Purpura; Nicht angezeigt als Volumen-substitution, Albumin- und Ei-weißersatz, zur parenteralen Er-nährung und zur Substitution von Immunglobulinen; Dosierung: 1 ml FFP/kg KG erhöht den Faktorengehalt um ca. 1–2 %; KI: Plasmaunverträglichkeit

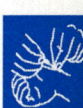

————— **Vorbereitung und Durchführung der Transfusion** —————

Blutkomponenten und Plasmaderivate sind verschreibungspflichtige Arzneimittel, deren Herstellung und Anwendung in den „Richtlinien zur Blutgruppenbestimmung und Bluttransfusion (Hämotherapie)", geregelt wird. Das Transfusionsgesetz wurde Anfang Juli 1998 verabschiedet.

Bei jedem Pat., bei dem Komplikationen im Rahmen von elektiven Eingriffen möglich sind, welche eine akute Transfusion erforderlich machen können, sind Blutgruppen-bestimmung und Antikörpersuchtest durchzuführen. Die Bestimmung der AB0-Blut-gruppe inkl. Rhesus-Faktor, ein Antikörper-Suchtest und die Durchführung der serologischen Verträglichkeitsprobe (Kreuzprobe) erfolgen im Labor. Jeder Konserve wird ein Begleitschein beigefügt. Im Falle weiterer Transfusionen ist die serologische Verträglichkeitsprobe spätestens nach 72 Std. mit einer neuen Blutprobe durchzufüh-ren, um transfusionsrelevante Antikörper durch Boostereffekt nach Transfusionen zu erfassen.

Die Anforderung von Blutkomponenten und Plasmaderivaten muß schriftlich durch den zuständigen Arzt erfolgen (Name, Vorname, Geb.-Datum, klinische Diagnose, Transfusionsanamnese, blutgruppenserologische Untersuchungsergebnisse, zeitliche Dringlichkeit, Transfusionszeitpunkt, Anzahl der Präparate). Ein positiver Antikörper-suchtest muß immer vorher abgeklärt werden. Kälteantikörper (Anti-H bei Blutgruppe A_1, Anti-P_1, -Le(a), -Le(b), -M, -N, soweit keine IgG-Antikörper) sind bei elektiven Eingriffen prohylaktisch zu berücksichtigen. Bei Notfällen können sie vernachlässigt werden, um nicht die schnelle Versorgung der Pat. zu gefährden. Evtl. Eigenblutkon-serven sind zuerst anzufordern.

2

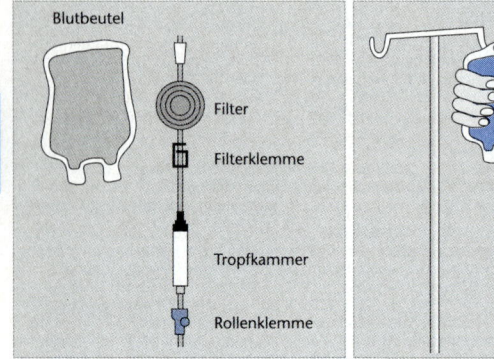

a. Vorbereitung des Sets und des Blutbeutels

b. Füllen des Filters und der Tropf-kammer

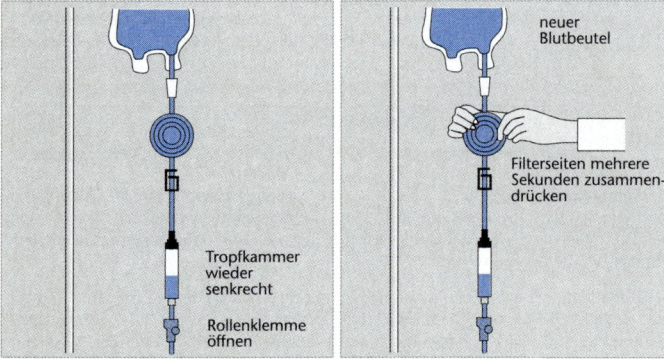

c. Transfusion des Blutes

d. Transfusion der zweiten Einheit

Abb. 2.30: Transfusionsbesteck [A300-157]

Blutröhrchen sind vor der Entnahme eindeutig zu kennzeichnen (Name, Vorname, Geb.-Datum, ggf. Barcodenummer bzw. Patientenaufkleber). Der anfordernde Arzt ist für die Identität der Blutgruppe verantwortlich.

Vor Transfusionsbeginn hat der transfundierende Arzt persönlich zu überprüfen, ob die Konserve für den betreffenden Empfänger bestimmt ist, die Blutgruppe der Konserve (Label) dem Blutgruppenbefund des Empfängers entspricht und die Konservennummer mit den Angaben im Begleitschein übereinstimmt. Zusätzlich sind das Verfallsdatum, die Unversehrtheit des Beutels und die Gültigkeit der Verträglichkeitsprobe zu überprüfen.

Der AB0-Identitätstest (Bedside-Test) ist vom transfundierenden Arzt unmittelbar vor der Transfusion am Empfänger vorzunehmen (schriftliche Dokumentation!). Die Blutgruppe der EK's muß nicht, sollte aber noch einmal überprüft werden (Ausnahme: Eigenblutkonserven!). Die Einleitung der Transfusion von Blutkomponenten führt der transfundierende Arzt über einen sicheren venösen Zugang (z.B. 17 G, gelb) selbst durch: über ein Transfusionsbesteck mit Filter-Tropfkammer (zur Hälfte gefüllt!) 50 ml zügig transfundieren, Pat. während und nach der Transfusion beobachten (Wohlbefinden bei ansprechbaren Pat., RR/Puls, Temperatur, Hautveränderungen).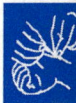

Medikamente bzw. Infusionslösungen dürfen Blut- und Plasmapräparaten nicht beigefügt werden.

Anwärmen von Blutpräparaten nur bei spezieller Indikation (z.B. bei Massivtransfusion, Transfusion bei Neugeborenen, Transfusion bei Pat. mit Kälteantikörpern) und mit zertifizierten Anwärmgeräten (z.B. Plasmatherm/Fa. Barkey). Cave: Die Verwendung eines Wasserbades ist nicht statthaft.

 Tips & Tricks
- Zur Prophylaxe einer Volumenüberlastung (v.a. bei Herz- oder Niereninsuff.) Transfusionsdauer auf 3–4 h verlängern, ggf. Diuretika i.v.
- Bei der Flüssigkeitsbilanzierung aufgedrucktes Volumen mit berechnen
- Leerer Blutbeutel muß 24 h im Kühlschrank aufbewahrt werden zur Klärung von evtl. Transfusionsreaktionen.

Massivtransfusion (OP)
- Mind. 2 großlumige Zugänge (z.B. 14 G braun, 16 G grau)
- Druckinfusion mit spezieller Manschette
- Faustregel: ab 5 EKs Gabe von FFP z.B. 1 FFP auf 2 EK
- *Cave:* Mangel an Gerinnungsfaktoren, Thrombozyten; Azidose (Stabilisator).

Spezifische Risiken der Massiv- und Notfalltransfusionen (n. Kretschmer et al.)
- Nicht zeitgerechte Transfusion
- Hypo-/Hypervolämie
- Fehltransfusion
- Hypothermie
- Hämostasestörungen
- Linksverschiebung der O_2-Bindungskurve
- Azidose
- Hyperkaliämie
- Hypokalzämie (Zitratreaktionen)
- Perfusionsstörungen der Lunge
- Hämolyse.

Notfalltransfusion
- Transfusion von EKs ohne Verträglichkeitsprobe nur bei vitaler Indikation!
- Unbedingt vor Transfusionsbeginn 20 ml Nativblut für nachträgliche Blutgruppenbestimmungen und nachgezogene Verträglichkeitsproben abnehmen
- Bei schon bekannter Blutgruppe des Pat.: Bedside-Test, dann Transfusion
- Bei unbekannter Blutgruppe: EKs der **Blutgruppe 0** transfundieren, wenn möglich **Rh-negativ.**

2

Verträglichkeitsschema ungleicher Transfusionen		
Patient	Verträgliche EK	Verträgliche FFP
A	A oder 0	A oder AB
B	B oder 0	B oder AB
AB	AB, A, B, oder 0	AB
0	0	0, A, B oder AB

Richtwerte für die Bereitstellung von Erythrozytenkonzentraten vor geplanten Eingiffen		
OP-Art	EKs	FFP
Cholezystektomie, Schildrüsenoperation, Hysterektomie, Nephrektomie, Prostatektomie, Operation im Bereich des Magen-Darm-Traktes	2	2
Dickdarmoperation, Ösophagusresektion, Lungeneingriff, Y-Prothese, Totalendoprothese der Hüfte	4	2
Aneurysma der Aorta, Prothesenwechsel der Hüfte	6	4
Operation in der Herzchirurgie	8	6
Diese Zahlen sind als Richtwerte zu verstehen und setzen einen normalen präoperativen Hämoglobinwert voraus; bei Anämie entsprechend höher ansetzen.		

Thrombozyten-Transfusion

Indikation

- Dringend bei Thrombos < 10/nl → akute Blutungsgefahr!
- *Bildungsstörungen,* z.B. Leukämie, Chemotherapie: → bei Blutung wenn Thrombos < 20 /nl, ohne Blutung wenn Thrombos < 10 /nl. Großzügige Ind. bei Risikofaktoren (Alter > 60 J., sept. Temperaturen, Blutungsanamnese)
- *Akuter Blutverlust* oder *Verbrauchskoagulopathie:* ab Thrombos < 50/nl, erst nach Stabilisierung des Inhibitorpotentials (ggf. AT III) und niedrig dosierter Heparingabe.

KI: Immunthrombozytopenie, z.B. M. Werlhof. Keine prophylaktische Gabe, nur bei lokal nicht beherrschbarer Blutung oder OP (Blutungszeit überprüfen).

Therapiekontrolle: Thrombozytenanstieg bei Standarddosis 6 Einfach-TKs bzw. 1 Zellseparator-TK um 20–30/nl. Kontrolle 1 und 24 h post transfusionem.
Cave: ASS und Heparin vermindern Thrombozytenfunktion.

 HLA-Typisierung bei allen chronisch zu substituierenden Pat. vor der ersten Transfusion.

Heparin induzierte Thrombozytopenie (HIT)

Thrombozytopenie (mit oder ohne Blutungskomplikationen) und thrombotisch-embolischen Komplikationen treten nebeneinander auf.

Urs.: Heparinabhängige, immunkomplexbedingte Plättchenaktivierung

Ther.: Heparin absetzen und auf andere Antikoagulation umstellen (z.B. Orgaran® oder gentechnisch hergestelltes Hirudin)

Cave: Unter einer Thrombozytentransfusion kann es zur Verschlechterung kommen

2.10.2 Unerwünschte Wirkungen nach Transfusionen ———

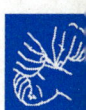

Ätiologie
- *Febrile, nicht hämolytische Transfusionsreaktionen* (Temperaturanstieg > 1° C); Urs.: Übertragung von freigesetzten leukozytären und/oder thrombozytären Inhaltsstoffen (z.B. Zytokine) bzw. präformierte Antikörper des Empfängers gegen Leukozyten, Thrombozyten und Plasmaproteine; bakterielle Kontamination (selten) von EK und TK
- *Urtikarielle Hautreaktionen*
- *Posttransfusionelle Purpura;* Urs.: plättchenspezifische Antikörper (meist Anti-PLA 1)
- *Transfusionsassoziierte akute Lungeninsuffizienz* (TRALI-Sy.); Urs.: granulozytenspezifische Antikörper, die mit dem Spenderplasma übertragen werden
- *Graft-versus-Host-Reaktion* (immunsupprimierte Pat., Verwandtenspende); Urs.: proliferationsfähige Lymphozyten
- *Anaphylaktoide Reaktionen* bei Pat. mit angeborenem IgA-Mangel
- *Unverträglichkeitsreaktionen:* Intravasale Hämolyse durch *Blutgruppenunverträglichkeit.* Bei AB0-Unverträglichkeit fulminante Frühreaktion (Letalität bis 20 %), bei Rhesus- und anderen Antigenunverträglichkeiten eher schleichende Spätreaktion bis zu einer Woche nach Transfusion
- *Citrat-Intoxikation* (nach FFP-Transfusion bei Früh- und Neigeborenen, Pat. mit ausgeprägter Leberfunktionsstörung)
- *Transfusionsbedingte Hyperkaliämie* (bei Frühgeborenen, anurischen Pat., nach Notfall- und Massivtransfusionen)
- *Erregerübertragung* von Infektionskrankheiten (z.B. HBV, HCV, HIV, CMV) bei inaktivierbaren Blutpräparaten (EK, TK usw.).

Symptome
Wache Patienten: Brennender Schmerz in der Transfusionsvene, Unruhe, Engegefühl, Übelkeit, Schüttelfrost und Fieber, Kaltschweißigkeit, Tachypnoe, Kopf-, Kreuz-, Brust- und Gelenkschmerzen.
Während Narkose: Hämolyse, Hämaturie, Blutdruckabfall und Tachykardie.

Im weiteren Verlauf Schock (☞ 3.3.2.) und Verbrauchskoagulopathie: diffuse Blutungen, Thrombozytopenie, Fibrinogenmangel mit nachweisbaren Fibrinogenspaltprodukten; Blutungszeit, Quick-, TZ- und PTT-Werte pathologisch verändert.

Therapie
- Stoppen der Transfusion, Blutkonserve *steril* abklemmen
- Schockbehandlung mit Volumen (Kolloide) und Katecholaminen (z.B. Adrenalin 0,05–0,2 mg i.v., Dopaminperfusor 10 mg/kgKG/Min.) ☞ 3.3.2
- Diurese mit Furosemid (z.B. 20 mg Lasix®) und Mannitol (z.B. 125–250 ml 20 %) über 100 ml/h halten
- Erweitertes Kreislaufmonitoring, großlumige Zugänge, engmaschig BGAs und Elektrolytanalysen
- Sauerstoffangebot anpassen (erhöhte intrapulmonale Shunts)
- 20 000 IE Heparin/24 h zur Prophylaxe der Verbrauchskoagulopathie
- Glukokortikoide hochdosiert, z.B. Methyl-Prednisolon 0,5–1 g i.v. (*Cave:* Wirkung verzögert)
- Alkalisierung des Urins (umstritten)
- Intensivmedizinische Überwachung bei allen schweren Transfusionsreaktionen.

2

Diagnose
- Steril abgeklemmte Blutkonserve zusammen mit 10 ml Vollblut und 5 ml EDTA-Blut *sofort* an Blutbank schicken
- Begleitpapiere und Daten der bereits transfundierten Konserven mitliefern
- *Labor:* Großes BB, Gerinnungsstatus inklusive Fibrinogenspaltprodukten und Fibrinogen, Bilirubin, Harnstoff, Haptoglobin, direkter Coombs Test
- Urin: Hb und Sediment
- ➤ Blut und Urin sollten vor der Therapie abgenommen werden.

 Tips & Tricks
- Häufigste Ursache ist Verwechselung von abgenommenen Kreuzblut, deshalb immer einen bed-side Test durchführen
- Unverträglichkeitsreaktionen werden bei narkotisierten Patienten später erkannt, daher postoperative Transfusion wenn möglich bevorzugen.

2.10.3   Bluttransfusion bei Zeugen Jehovas ─────────────

Spannungsfeld zwischen patienteneigenem Selbstbestimmungsrecht und ärztlichem Grundsatz der Behandlungsfreiheit

- Die religiöse Überzeugung der Zeugen Jehovas schließt auch eine parenterale Aufnahme von Vollblut, von zellulären Blutbestandteilen und von Blutplasma aus. Auch eine präoperative Eigenblutentnahme wird abgelehnt, da das eigene Blut den Körper für längere Zeit verläßt. Viele Zeugen gestatten allerdings eine extrakorporale Blutzirkulation, falls der Kreislauf außerhalb des Körpers geschlossen bleibt (Cell saver?, präoperative isovolämische Hämodilution?) bzw. die Verabreichung von Plasmafraktionen (Gerinnungsfaktoren, Humanalbumin, Immunglobuline).
- Eine Transfusion ist bei erwachsenen Zeugen Jehovas wegen des Selbstbestimmungsrechts und des Rechts auf körperliche Unversehrtheit verfassungsrechtlich (Art. 2 GG) unzulässig.
- Bei minderjährigen Kindern, soweit diese selbst nicht einwilligungsfähig sind, ist grundsätzlich die Entscheidung des Vormundschaftsgerichts über die Vornahme einer Bluttransfusion - gegen den Willen der Eltern - einzuholen (§ 1666 BGB). Ist Eile geboten und kann eine Entscheidung des Vormundschaftsgerichts nicht abgewartet werden, darf und muß der Arzt die Bluttransfusion in Ansehung seiner Hilfeleistungspflicht auch gegen den Willen der Eltern vornehmen. Andernfalls würde er sich dem strafrechtlichen Vorwurf einer „unterlassenen Hilfeleistung" aussetzen.
- Im Rahmen der präoperativen Visite (☞ 1.1) mit dem Operateur und dem Patienten Alternativen (z.B. präoperativ hochdosierte Erythropoetingabe, intraoperative Aprotininverabreichung zur medikamentösen Reduktion des Blutverlustes) und blutsparende Techniken (z.B. Verwendung von Herz-Lungen-Maschinen und Schlauchsystemen mit geringerem Füllvolumen, Wiederaufbereitung von Drainageblut) festlegen und die Toleranz niedriger Hämatokritwerte als üblich ins Auge fassen.

  - Weitere Informationen sind über den *Krankenhausinformationsdienst für Zeugen Jehovas, Am Steinfels, 65618 Selters/Niederselters, Tel.: 06483/41-2991* (8–12 u. 13–17) erhältlich (Keine Hotline, an Feiertagen und Wochenenden nicht besetzt).

2.10.4 Rechtliche Situation

Urteil des 6. Zivilsenats des Bundesgerichtshofes (17.12.1991):
Der Patient ist vor einer im voraus geplanten Operation, bei der intra- oder postoperativ
eine Bluttransfusion erforderlich werden kann, über die Risiken einer Infektion mit
Hepatitis und AIDS durch Fremdblut aufzuklären. Weiterhin ist der Patient auf die
Eigenblutspende als Alternative zu einer Transfusion von fremden Blut hinzuweisen.

Funktionen des Anästhesisten im Bereich der Transfusionsmedizin:
• Indikationsstellung für die Gabe einer Blutkomponente
• Organisation der rechtzeitigen und ausreichenden Anzahl von Blutkomponenten vor
  einem größeren operativen Eingriff
• Durchführung von Identitätstests bei der Blutgabe und Überwachung der Transfusion
• Planung und Durchführung von blutsparenden Maßnahmen.

2.11 Fremdblutsparende Maßnahmen

2.11.1 Cell-saver

Aufbereitung von Blut aus dem Operationsfeld oder einer Blutungshöhle und sofortige
Retransfusion an den Patienten. Die intraoperative Autotransfusion wird heute bei
chirurgischen Eingriffen mit massiven Blutungen (> 1000 ml) angewandt.

Indikationen für den Einsatz des Cell-savers	
Kardiovaskuläre Chirurgie	• Eingriffe bei Extrakorporaler Zirkulation • Thorakale und abdominale Aortenaneurysmen • Viszerale Gefäßchirurgie • Rekonstruktion peripherer Gefäße
Allgemeinchirurgie und Notfälle	• Chirurgie der Leber und der Gallenwege • Organtransplantation • Thorax-, Abdominaltrauma
Gynäkologie	• Extrauteringravidität • Hysterektomie
Neurochirurgie	• Operation von gutartigen Hirntumoren • Aneurysmen
Urologie	• Prostatektomie (nur bei gutartigen Adenomen)
Orthopädie	• Totale Arthroplastik an Hüfte und Knie • Wirbelsäuleneingriffe.

Vorteile
• Ausgezeichnete immunologische Kompatibilität des zurückgewonnenen Blutes
• Reduzierter Bedarf an homologem Blut
• Reduzierte Gefahr einer Übertragung von Infektionskrankheiten

2

- Reduzierung der Blutverdünnung bei E.K.Z.-Eingriffen
- Schnelle Verfügbarkeit bei Notfällen
- Wird allgemein auch von Zeugen Jehovas akzeptiert.

Kontraindikationen
- Tumorchirurgie
- Bakterielle Kontaminationen (Sepsis).

➤ *Cave:* Bei ungenügender Elimination der Antikoagulantien oder bei Patienten mit Koagulopathien.

Ablauf
Intraoperativ verlorenes Blut wird durch das Gerät mit einem sterilen Einmalsystem abgesaugt, filtriert, gewaschen und anschließend retransfundiert.

- Absaugen mit einem chirurgischen Sauger, Antikoagulation des Blutes, weiter durch eine Vakuumpumpe in ein Kardiotomiereservoir. Im Kardiotomiereservoir werden über Innenfilter Verunreinigungen und Luftblasen entfernt, die beim Absaugen unweigerlich mit in das System gelangen. Der Aufbereitungszyklus kann starten, wenn sich im Reservoir genug Blut angesammelt hat, um die Glocke zu füllen. Arbeitsgänge:
- Phase „FÜLLEN": Übertragung des Blutes vom Kardiotomiereservoir zur Glocke. Durch die Zentrifugalkraft in der Glocke sedimentiert das Blut analog dem spezif. Gewicht seiner einzelnen Komponenten. Die Bestandteile mit dem größeren spezifischen Gewicht setzen sich nach außen ab, während der Rest sich zum Innern hin absetzt und zwar in der Reihenfolge: Erythrozyten, buffy-coat, Plasma
- Phase „WASCHEN": Wäsche der konzentrierten Erythrozyten mit Kochsalz-lösung. Bei diesem Prozeß werden aus dem aufgefangenen Blut unerwünschte Anteile durch wiederholtes Diluieren und Abzentrifugieren entfernt, z.B. Zellfragmente, plasma-freies Hämoglobin, Antikoagulantien, aktivierte Serum und Zellenzyme, Proteinre-ste, Fibrinogenspaltprodukte, Bakterien u.ä.
- Phase „LEEREN": Überlauf des gewaschenen Blutes von der Glocke in den Reinfusionsbeutel.

Heparin
Die Herstellung der Heparin- oder Antikoagulantienlösung erfolgt nach dem Grundsatz, daß 3 I.E. Heparin im allgemeinen ausreichend sind, um 1 ml Blut zu antikoagulieren: Auf 1 l NaCl 0, 9 % 30000 I.E. Heparin geben. Zu Beginn des Blutsammelns wird empfohlen, ein sog. „Priming" des Kardiotomiereservoirs mit ca. 250 ml dieser Heparin-Lösung vorzunehmen. Der Fluß während des Blutsammelns sollte bei ca. 60–100 Trpf. pro Minute liegen, außerdem sollte die Heparininfusion gelegentlich geschüttelt werden, um zu vermeiden, daß sich das Heparin an den Wänden des Behälters absetzt. Im allgemeinen sind 50 ml Heparinlösung in der oben genannten Konzentration (d.h. mit 1500 I.E. Heparin) ausreichend, um 500 ml Blut zu antikoa-gulieren.

Die Ausbeute an gewaschenen autologen Erythrozyten ist abhängig von der Sorgfalt beim Absaugen und von der Saugtechnik (Sog zwischen 30 und 60 mmHg). Die Retransfusion soll innerhalb von 6 h erfolgen (Kontaminationsgefahr).

Flußrate
Je höher die Flußrate des Cell-savers ist, desto niedriger wird der Hämatokrit. Aufgrund dieser Gegebenheit muß die Flußrate während der Phase „Füllen" möglichst niedrig werden, um möglichst hohe Hämatokritwerte zu erzielen.

Anhaltswerte	
Flußrate (ml/Min.)	**Hämatokrit (%)**
300	50–70
500	45–55

 Bei der Reinfusion darauf achten, daß ein 40-Mikron-Filter eingesetzt wird.

2.11.2   Eigenblutspende

Die präoperative Eigenblutspende bedarf eines hohen Maßes an organisatorischem Aufwand. Sie ist streng an den voraussichtlichen Operationstermin gekoppelt und verlangt eine gute Kooperation der beteiligten Abteilungen (Anästhesie, Operateure, Transfusionsmediziner).

Indikation
Planbare elektive Eingriffe (wie oben).

Absolute Kontraindikationen
• Schwere kardiozirkulatorische Erkrankungen
• Schwere respiratorische Insuffizienz
• Hämatokrit < 34 %
• Pathologische Gerinnungsparameter
• Akute Infektionskrankheiten.

Relative Kontraindikationen
• Koronare Herzerkrankung
• Kompensierte Herzinsuffizienz
• Mittelgradige respiratorische Störungen
• Schwangerschaft
• Höheres Lebensalter.

Beachten
• Abschätzung des Eigenblutbedarfs (2 bis max. 4 Konserven möglich, je 500 ml)
• Berücksichtigung der Blutregeneration im Intervall
• Haltbarkeit der Konserven (je nach Stabilisator 35–49 Tage)
• Konserven eindeutig kennzeichnen (Verwechslung vermeiden)
• Wöchentliche bis zehntägige Spendeintervalle
• Stimulation der Erythropoese durch orale Eisensubstitution (Tagesdosis 300 mg Eisensulfat)
• In besonderen Fällen auch Gabe von Erythropoetin möglich
• Auftrennung in Blutkomponente (EK, FFP) ist transfusionsmedizinischer Standard
• Infektionsserologische Untersuchung des Spenders (Anti-HIV, HBsAg, Anti-HCV).

2.11.3 Präoperative Hämodilution (HD) ⎯⎯⎯⎯⎯⎯⎯⎯

2

Prinzip
- Präoperativer Gewinn von autologen Erythrozyten durch Blutentnahme
- Substitution durch kolloidale Volumenersatzmittel
- Intraoperativer Verlust von erythrozytenärmerem Blut
- Retransfusion der autologen Konserven nach Blutverlust.

Voraussetzungen
- Normovolämie
- Kardiopulmonale Leistungsfähigkeit.

Indikationen
- Wenn andere blutsparende Verfahren nicht möglich sind
- Als Ergänzung zu weiteren Verfahren
- Patienten mit Polyzythämie.

Relative Kontraindikationen
- Hypovolämie
- Pathologischer Lungenfunktionstest
- Höheres Lebensalter
- Schwere Leberfunktionsstörungen.

Absolute Kontraindikationen
- Anämie (Hb < 11,5 g %, Hkt < 35 %)
- Störungen der Blutgerinnung
- Kardiale Vorerkrankungen (Herzinsuffizienz, KHK)
- Körpergewicht < 35 kg.

Durchführung
- Zeitpunkt individuell festlegen (vor/nach Narkoseeinleitung oder vor OP-Beginn)
- Parallel zur Abnahme Gabe von Kolloiden
- Kontrolle von Hb und Hkt nach Beendigung der HD
- Retransfusion in umgekehrter Reihenfolge zur Abnahme
- Eindeutige Identifikation der Konserven (Name des Pat., Geburtsdatum, Eigenblut-Nr., Entnahmearzt, -datum)
- Bedside-test, falls Retransfusion von einem anderen Arzt oder nicht im gleichen OP-Saal durchgeführt wird.

Intraoperatives Monitoring
- RR-Kontrolle
- EKG (Herzfrequenz)
- Hämatokrit-Kontrolle
- Diurese-Kontrolle
- ZVD-Kontrolle.

Optimaler Hämatokrit
Bezeichnung des Hämatokritwertes, der – bei Abwesenheit von arterieller Hypoxämie – durch Blutverdünnung und Steigerung der Fluidität des Blutes eine optimale Sauerstofftransportkapazität ergibt. Der Wert liegt im Bereich von 25–30 %.

Vorteile der Hämodilution
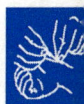
- Bessere Mikrozirkulation durch verminderte Blutviskosität
- Prophylaxe von Thromboembolien bei Patienten mit arterieller Verschlußkrankheit
- Erhöhte Urinausscheidung
- Senkung des Blutbedarfs und aller damit verbundenen Nachteile.

Nachteile der Hämodilution
- Gefahr der postoperativen extrazellulären Flüssigkeitsüberladung
- Gefahr des Lungenödems
- Risiko gehäufter intraoperativer Blutdruckabfälle
- Mögliche Störungen des Elektrolythaushalts.

2.12   Therapeutische Ganzkörperhyperthermie

Neues Verfahren zur Therapie bestimmter Tumorarten, das sich noch in der klinischen Erprobungsphase befindet. Grundlage sind Behandlungserfolge bei kombinierter Chemotherapie mit einer Wärmebehandlung über 41 °C. Derzeit wird der Eingriff in Allgemeinanästhesie durchgeführt.

Voraussetzungen für die Anästhesie
- Pat. in akzeptablem AZ (ausreichende kardiopulmonale Reserven, pulmonale Metastasen per se keine KI), nicht älter als 65 Jahre
- Pat. soll keine herzwirksamen Medikamente erhalten
- Genaueste Aufklärung über die einzelnen Maßnahmen, Gefahren und NW.

Monitoring ☞ 2.1
Neben dem üblichen anästhesiologischen Monitoring ☞ 2.7
- Invasive Blutdruckmessung
- Zentralvenöser Zugang
- Möglichst Pulmonaliskatheter mit Herzzeitvolumenbestimmung (*cave:* einzelne Katheter erlauben keine HZV-Bestimmung über 41 °C), kontinuierlicher Bluttemperaturanzeige
- Rektale Temperatur
- Dauerblasenkatheter.

 Besondere Vorsicht bei der Lagerung! Hyperthermes Gewebe ist äußerst empfindlich für Druckstellen, Verletzungen etc. Das Aufwärmen des Patienten geschieht extrakorporal mit Hilfe einer Rollerpumpe, die das Blut über eine Heizvorrichtung (Level 1) transportiert. Der Anschluß erfolgt i.a. durch Punktion der Femoralgefäße → Aufgabe der onkologischen Kollegen! Das Aufwärmen sollte nicht zu schnell erfolgen, um dem Patienten Möglichkeit zur Anpassung zu geben.

2

Anästhesieverfahren

- Keine volatilen Anästhetika wegen neg. inotroper und vasodilatatorischer Wirkung
- Kein Lachgas (☞ 5.3.1.)
- Anästhesieverfahren der Wahl: Balanced Anaesthesia (☞ 5.5.2.) (z.B. Fentanyl/Midazolam kontinuierlich i.v. über Perfusoren). *Cave:* Während der hyperthermen Phase ist mit einem erhöhten Anästhetikabedarf zu rechnen!
- Auf ausreichend hohe F_iO_2 achten. PO_2 Abfälle unter Hyperthermie sind nicht selten, zumal sich der O_2-Verbrauch unter Erwärmung steigert
- AMV ggf. während der Aufheizperiode anpassen → engmaschige BGA-Kontrollen!

 BGA-Kontrollen sollen bei 37 °C erfolgen und *nicht* auf die tatsächliche Temperatur korrigiert werden. Aufgrund einer geringeren Löslichkeit bei Hyperthermie würden nach Korrektur die Werte höher liegen und eine fälschlich optimale Sauerstoffversorgung des Patienten anzeigen.

Veränderungen während der Hyperthermiebehandlung

- Körpertemperaturanstieg um 1 °C → akuter Blutdruckabfall durch Vasodilatation
- Anstieg der HF (meist bis 130/Min.)
- Verdoppelung bis Vervierfachung des HZV
- Abfall von ZVD und nachfolgend systemischem Blutdruck
- Leichter Anstieg der gemischtvenösen Sättigung.

Therapie/Gegenmaßnahmen

- Ausreichende Volumenzufuhr: Da dem Patienten im Rahmen der Chemotherapie mehrere Liter Kristalloide infundiert werden, Gabe kolloidaler Flüssigkeiten, z.B. HAES 10 %, Humanalbumin 5 %, ggf. auch Ery.-Konz. *Cave:* viele Patienten haben tumorbedingt niedrige Hb-Werte; Werte unter 8,0 g/dl sollten nicht unterschritten werden!
- Katecholamintherapie mit Dopamin, ggf. Noradrenalin notwendig *Cave:* Herzfrequenzsenkung durch z.B. Betablocker unbedingt vermeiden!
- Auf ausreichende Glukosezufuhr achten, da sehr hoher Glukoseverbrauch. Anschließende Insulinzufuhr nicht notwendig
- Urinausscheidung kontrollieren: Urinproduktion sollte 0,5–2 ml/kg/h betragen. *Cave:* Nierenschädigung durch Chemotherapeutika (insbesondere Ifosfamid und seine Metabolite). Carboplatin fällt mit Lasixpräparaten aus, daher in Bedarfsfällen auf Osmodiuretika zurückgreifen.

Abbruchkriterien

- Kritische Blutdruckabfälle trotz ausreichender Volumenther. (ZVD-und PCWP-Werte hochnormal)
- Herzfrequenzanstiege > 150/Min. mit entspr. Kreislaufreaktionen (RR-Abfall etc.).
- Vermehrt ventr. Arrhythmien
- PO_2-Abfälle unter 100 mmHg trotz F_iO_2-Werte über 50 %
- Die Entscheidung zum Abbruch muß individuell getroffen werden, sollte aber zur Vermeidung nachhaltiger Schädigungen des Patienten (hypoxische Hirnschädigungen, Herzinfarkt) frühzeitig erfolgen.

Abkühlungsphase/Verlegungskriterieren

- Abkühlung des Patienten kann durch Eispakete beschleunigt werden (Vorsicht: Kein Eis direkt auf die Haut → Gewebeschädigung!)
- Patienten unbedingt auf eine Intensivstation verlegen. Nachbeatmung ist allein aufgrund des hohen Anästhetikabedarfs i.a. nicht zu vermeiden

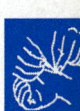

- Bei Magnesium-Substitution vor Therapie zur Vermeidung von Magnesiumverlusten und potentiellen Nierenschädigungen durch das Chemotherapeutikum Ifosfamid mit anhaltender muskelrelaxierender Wirkung rechnen. *Cave:* Extubation
- Verlegung auf die Intensivstation nur unter kreislaufstabilen Verhältnissen bei Temperaturen unter 39 °C. Mit einer Nachbeatmung von mindestens 6 h rechnen.
- Großlumige Zugänge schnellstmöglich entfernen → Infektionsgefahr (Leukozyten-Abfall nach Chemotherapie)
- Im weiteren Verlauf auf gute Urinausscheidung (0,5–2 ml/kg/h) achten. *Cave:* postoperatives Lungenödem.

 Merke: Praktisch alle Patienten sind durch das Behandlungsverfahren über mehrere Tage sehr erschöpft.

Ausblick
Neuartige Geräte (Aquatherm-Geräte), die mittels Warmwasserröhren den Patienten von außen aufheizen, erlauben in Zukunft eine Behandlung lediglich unter Analgosedierung. Mit den beschriebenen hämodynamischen Effekten ist aber ebenfalls zu rechnen.

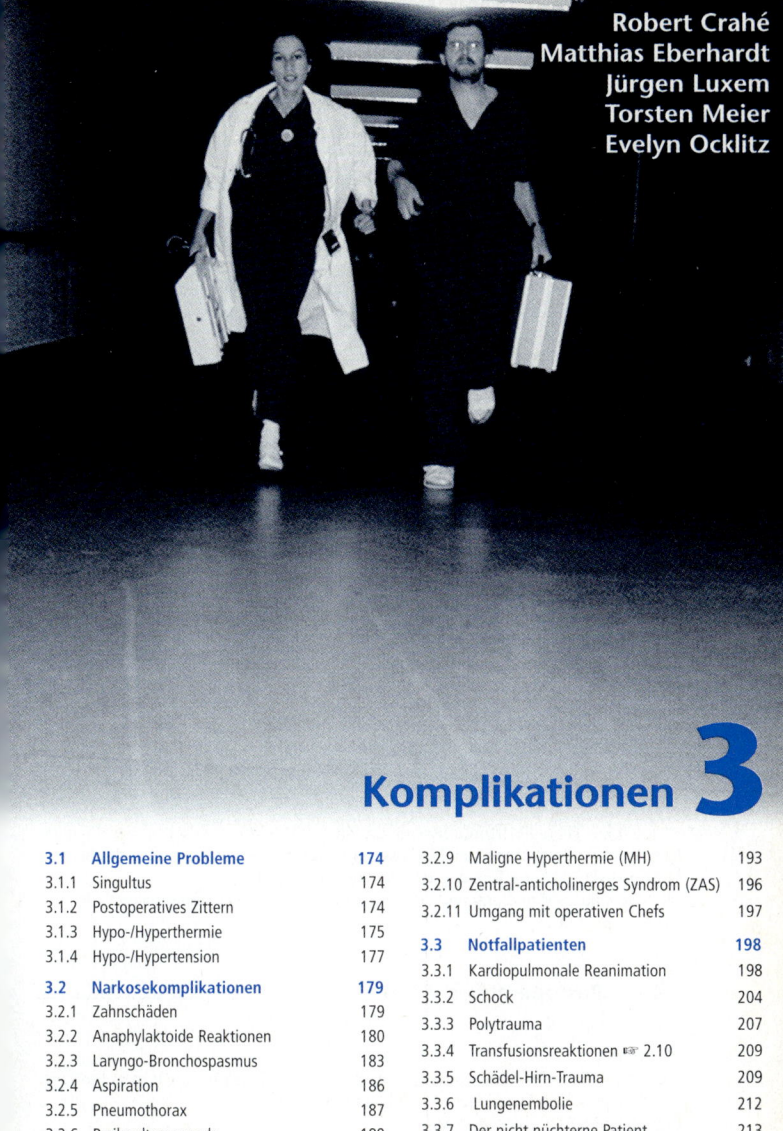

Robert Crahé
Matthias Eberhardt
Jürgen Luxem
Torsten Meier
Evelyn Ocklitz

Komplikationen **3**

3.1 Allgemeine Probleme

3.1.1 Singultus

Der Singultus (Schluckauf) ist eine unwillkürliche, schlagartig einsetzende Kontraktion des Zwerchfells, die zu einer forcierten, stimmhaften Einatmung führt.

3

Vorkommen
• Zentrale Ursachen: Schädelhirntraumata, Insulte, Hirnstammtumoren, Intoxikationen (Alkohol, Urämie), infektiöse Hirnerkrankungen (Meningitis, Enzephalitis), Medikamentennebenwirkungen (z.B. Flunitrazepam)
• Periphere Ursachen: Prozesse, welche zu Affektionen des Zwerchfells oder des N. phrenicus führen (zervikal, mediastinal, pleural, pulmonal, ösophageal, abdominell).

Perioperatives Auftreten
• Überblähung des Magens durch Maskenbeatmung mit hohen inspiratorischen Beatmungsdrücken
• Bei und nach intraabdominellen Eingriffen (insbesondere bei Zwerchfell-nahen OPs: z.B. Vagotomie, Milzexstirpation)
• Magenblutung oder Füllung des Magens mit Blut aus dem Kopf- und Halsbereich oder Ösophagus
• Nach Tracheotomien
• Bei der Narkoseeinleitung durch Manipulationen im Halsbereich (Laryngoskopie, ZVK-Anlage etc.)
• Verdrängende Prozesse im Mediastinum (z.B. Hämatome).

Prophylaxe
• Legen einer Magensonde bei allen intraabdominellen Eingriffen
• Bei Maskenbeatmung keine Beatmungsdrücke höher als 20 mmHg erzeugen
• Während der Exzitationsphase keine Manipulationen im Kopf- und Halsbereich.

Therapie
Meist ist keine Therapie erforderlich, da der Singultus häufig von selbst verschwindet.
• Intraoperativ: Vertiefung der Narkose, ggf. Relaxation; mehrmaliges Drehen der Magensonde (dadurch Reizung der Rachenhinterwand)
• Medikamentös: Metoclopramid (Paspertin®) 10 mg i.v., Triflupromazin (z.B. Psyquil®) 5–10 mg i.v.

3.1.2 Postoperatives Zittern

Vorkommen
• Bei ausgekühlten Patienten; häufiges Auftreten nach Inhalationsnarkosen (größerer Wärmeverlust durch periphere Vasodilatation)
• Beginnendes Alkoholentzugsdelir
• Beginnende Bakteriämie
• Nach Opiatantagonisierung ☞ 5.4.3.

Tips & Tricks
- Durch das postoperative Zittern steigt der endogene Sauerstoffverbrauch des Patienten bis zu 300 % an
- Frühzeichen des Kältezitterns: auftretende Myopotentiale im EKG.

Prophylaxe
- Patienten vor Wärmeverlusten schützen ☞ 3.1.3.
- Narkoseausleitung möglichst nur bei normothermen Patienten
- Ausreichende postoperative Schmerztherapie
- Bei Patienten mit koronarer Herzerkrankung möglichst Nachbeatmung und Extubation auf einer Intensivstation; bei allen Risikopatienten auf eine Opiatantagonisierung verzichten
- ,,Balancierte" Anästhesie bevorzugen
- ➤ Neugeborenen und Kleinkindern fehlt die Möglichkeit der Wärmeproduktion durch Kältezittern.

Therapie
- Medikamentös: 25–50 mg Pethidin (Dolantin®) i.v., auch wenn Pat. keine Schmerzen angibt
- Äußere Wärmezufuhr: z.B. Wärmedecken, Wärmestrahler.

3.1.3 Hypo-/Hyperthermie

Hypothermie (Körperkerntemperatur unter 35 °C)

Meist treten die größten Wärmeverluste schon vor OP-Beginn ein (Patienten liegen unbekleidet auf dem OP-Tisch, periphere Vasodilatation durch Narkotika, kalte Infusionslösungen).

Vorkommen
- Auskühlung der Patienten durch lange OP-Zeiten und feuchte Abdecktücher
- Laparotomien (über das Peritoneum kommt es zu massiven Wärmeverlusten durch Verdunstung von Flüssigkeit)
- Verbrennungen (Verlust des physiologischen Wärmeschutzes)
- Extrakorporale Zirkulation bei herzchirurgischen Eingriffen
- Endokrine Funktionsstörungen (z.B. Hypophyseninsuffizienz, Hypothyreose)
- Besonders bei Kindern (größere Wärmeaustauschfläche).

Die Hypothermie senkt den Stoffwechsel und erhöht die Ischämietoleranz; sie wird in der Herz- und Gefäßchirurgie therapeutisch erfolgreich eingesetzt.

Symptomatik
- Periphere Zyanose
- Vasokonstriktion (→ häufig Fehlfunktion der Pulsoximetrie)
- Bradykarde Rhythmusstörungen
- Herabgesetzter Narkosebedarf
- Erhöhte Flimmerbereitschaft des Herzens
- Kältediurese (Verdopplung der Diurese ab 32 °C).

Prophylaxe

- Patienten schon vor Narkoseeinleitung mit warmen Tüchern oder mit einer Wärmeschutzisolierung bedecken
- Operationssaal vor Operationsbeginn richtig temperieren (bei Neugeborenen Raumtemperatur 26–28 °C)
- OP-Tische mit Wärmematten ausrüsten
- Keine unnötigen Lagerungs- und Wartezeiten in Narkose vor Operationsbeginn
- Angewärmte Infusionslösungen verwenden; keine kalten Blutkonserven transfundieren.

 Tips & Tricks

- Besondere Vorsicht von Wärmeverlusten bei kardialen Risikopatienten, bei Nachweis von positiven Kälteautoantikörpern und bekannter Schwangerschaft im ersten Trimenon.
- Narkose erst beenden, wenn der Patient normotherme Werte erreicht hat, um einen erhöhten Sauerstoffverbrauch und eine metabolische Azidose bei der Wiedererwärmung des Patienten zu vermeiden ☞ 3.1.2.

—————— **Hyperthermie (Körperkerntemperatur über 38,5 °C)** ——————

Vorkommen

- Wärmestau durch luftdichte Abdeckung mit OP-Tüchern (besonders bei Kindern ☞ 11.1.4)
- Bakteriämie, Sepsis
- Anaphylaktische Reaktionen (☞ 3.2.2)
- Zentrale Regulationsstörungen (Mittelhirnsyndrom)
- Maligne Hyperthermie ☞ 3.2.9.

Symptomatik

- Schwitzen
- Tachykardie
- Flüssigkeits- und Elektrolytverluste
- Flush
- ➤ Atropin führt besonders bei Kindern zu einer erhöhten Wärmeretention, deshalb keine Prämedikation mit Atropin bei fiebernden Kindern.

Therapie

- Zunächst stets kausale Therapie anstreben
- Physikalische Maßnahmen: kalte Wadenwickel, Kühlkissen (Maßnahmen bei 38 °C beenden)
- Antipyretika: Acetylsalicylsäure, Paracetamol, Metamizol
- Ausgleich von Flüssigkeits- und Elektrolytverlusten.

3.1.4   Hypo-/Hypertension _____

_____ Hypotension _____

Ursachen

Absolute oder relative Hypovolämie (häufigste perioperative Ursache)
- Blutung
- Dehydratation (Ileus, Fieber, Erbrechen, Z.n. Dialyse, Diuretikatherapie u.a.)
- Vena-cava-Kompressionssyndrom
- Überdruckbeatmung, Beatmung mit hohem PEEP
- Anaphylaktische Reaktionen
- Vorherige arterielle Hypertonie (relative Hypovolämie)
- Nach Phäochromozytomentfernung; Nebennereninsuffizienz ☞ 4.5.6
- Plötzlicher Lagerungswechsel.

Blutdruckabfall durch Vasodilatation
- Rückenmarksnahe Regionalanästhesien
- Narkotika (Inhalationsnarkotika, DHB)
- Vorbehandlung mit Antihypertensiva
- Mediatorenausschüttung (nach Protamin, Pankreasoperationen, Prostataoperationen)
- Sepsissyndrom
- Reperfusionsphase bei Gefäßoperationen
- Monomerfreisetzung durch Knochenzement (Palacosreaktion).

Kardiale Ursachen
- Low-output-Syndrom (myokardiale Ischämien, akuter Myokardinfarkt)
- Rhythmusstörungen (Bradykardien, ventrikuläre Extrasystolie, AV-Dissoziation u.a.)
- Perikardtamponade
- Lungenembolie
- Kardiomyopathie
- Herzklappenerkrankungen
- Negative Inotropie durch Narkotika (Barbiturate, Propofol, Inhalationsnarkotika)
- Pneumothorax.

 Tips & Tricks
- Bei postoperativer Hypotonie können auch eine *Hypoxie* oder der *Narkose-überhang* ursächlich sein.
- Bei Patienten mit *koronarer Herzerkrankung, Myokardinsuffizienz, arterieller Hypertonie, Anämie und Zerebralsklerose* sind hypotensive Phasen unbedingt zu vermeiden (Minderperfusion lebenswichtiger Organsysteme).

Prophylaxe
- Vor Narkoseeinleitung Volumensituation des Patienten beurteilen; bestehende Volumenverluste sind zu korrigieren
- Bei Risikopatienten Monitoring erweitern (Arterielle Druckmessung, zentraler Venenkatheter, evtl. Pulmonaliskatheter)

- Bei Risikopatienten weitgehend auf negativ inotrop wirkende Medikamente verzichten (keine Barbiturate)
- Lange Wartezeiten nach Narkoseeinleitung vor Operationsbeginn vermeiden
- Niedrige Beatmungsdrucke anstreben
➤ Bei sistierender Diurese und relativer Hypotonie: Blutdruckwerte anheben.

Therapie: *Falls möglich, offensichtliche Ursache der Hypotonie beheben.*

Akut
- Kopftieflagerung; Narkosetiefe abflachen; Volumensubstitution (Ringerlösung, Plasmaexpander); Sauerstoffkonzentration erhöhen
- Medikamentös: Cafedrinhydrochlorid u. Theodrinhydrochlorid (Akrinor®), Ampulle (200 mg) immer auf 10 ml verdünnen und vorsichtig dosieren; Noradrenalin (Arterenol®) 0,01 mg-weise verabreichen
- Läßt sich die Hypotonie dadurch nicht ausreichend und anhaltend therapieren → Katecholamine über Perfusoren verabreichen: Dopamin 50 mg/50 ml; Adrenalin (Suprarenin®) 2 mg/50 ml; Noradrenalin 2 mg/50 ml (vorsichtig dosieren).

――――― **Hypertension** ―――――――――――――――――――――――

- Perioperative hypertensive Krisen können zur Entwicklung von zerebrovaskulären Insulten, myokardialer Dekompensation und Koronarinsuffizienz führen
- Patienten mit nicht eingestelltem arteriellen Hypertonus, die zu einem Wahleingriff kommen, sind *präoperativ* zu therapieren.

Ursachen
Ein unter Narkoseeinleitung oder intraoperativ auftretender Hypertonus ist meist durch eine unzureichende Narkosetiefe zu erklären und sollte entsprechend behandelt werden.

Präoperative Ursachen
- Bekannte Hypertonie
- EPH-Gestose ☞ 13.3.4
- Hyperthyreose ☞ 4.5.2
- Phäochromozytom ☞ 4.5.9
- Hirndruck ☞ 10.1
- Aortenisthmusstenose.

Perioperative Ursachen
- Abklemmen der Aorta bei Aortenprothesenimplantation
- Hyperkapnie
- Hypoxie
- Gefüllte Harnblase
- Verabreichung von Lokalanästhetika mit Adrenalinzusatz
- Opiatantagonisierung
- Muskelrelaxantienüberhang → massive Streßreaktion in der Aufwachphase
- Überdosierung von Katecholaminen oder Vasopressoren
- Ketamingabe.

Antihypertensive Therapie auch perioperativ weiterführen (bei Absetzen besteht die Gefahr des **Rebound-Phänomens**).

Blutdruckanstieg bei folgenden Eingriffen unbedingt vermeiden:
- Zerebrale Aneurysma-Operationen
- Aortenaneurysma-Operationen
- Bei und nach koronaren Bypassoperationen
- Bei und nach peripheren Gefäßoperationen.

Therapie
- Kausale Therapie (Vertiefung der Narkose, ausreichende Oxygenation, evtl. Muskelrelaxantien antagonisieren, Blasenkatheter legen)
- Ausreichende postoperative Schmerztherapie
- Antihypertensive Medikation: Urapidil (Ebrantil®), Nitroglycerin (Nitrospray oder verdünnte Nitroglycerinlösung), Dihydralazin (Nepresol®), β-Rezeptorenblocker (bei bekannter Vormedikation), Nifidipin (Adalat®), Clonidin (Catapresan®)
  - Bei Phäochromozytom Phentolamin verwenden
  - Während der Narkose ist eine Therapie mit Antihypertensiva i.d.R. unsinnig; bei Narkoseausleitung sollten Blutdruckspitzen mit vorsichtiger Dosierung kurzwirksamer Antihypertensiva behandelt werden (Nitroglycerin, Urapidil)
  - Postop. Vasodilatantien vorsichtig dosieren (unklare Volumenverhältnisse).

3.2   Narkosekomplikationen

3.2.1   Zahnschäden

Vorkommen
- V.a. bei Intubationsnarkosen durch Hebeln mit dem Laryngoskop
- Schädigung auch durch Maske, Finger des Anästhesisten oder Biß des Patienten auf Tubus oder Guedel-Tubus möglich
- Besonders gefährdet sind vorgeschädigte Zähne, vorstehende obere Schneidezähne sowie Zähne bei Patienten mit erschwerten Intubationsverhältnissen
- Häufigkeit: ca. 1 : 1000–1800 Intubationen, am häufigsten betroffen sind die oberen Schneidezähne ☞ Abb. 3.01.

Arten der Verletzung
Extraktionen, Subluxationen, Luxationen, Schmelzfrakturen, Zahnwurzelfrakturen, Zahnkronenfrakturen, Schäden an prothetischem Ersatz.

Prophylaxe
- Bei der Intubation auf ausreichenden Abstand zwischen oberer Zahnreihe und Laryngoskop achten, nicht hebeln!
- Bei vorgeschädigten Zähnen evtl. Zahnschutz benutzen.

Vorgehen bei Zahnschädigung

- Sofortiges Asservieren abgebrochener Zähne oder Zahnteile (Magill-Zange), Schutz vor Aspiration!
- Schnellstmöglich kieferchirurgisches bzw. zahnärztliches Konsil (bei frühzeitiger Behandlung evtl. Erhalt des Zahnes)
- Je nach Befund Entscheidung, ob Versuch des Zahnerhaltes (durch Drahtschienung und Ruhigstellung) oder Extraktion; in Abhängigkeit von Art der Schädigung, Lockerungsgrad sowie Zustand des Zahnhalteapparates
- Aufklärung des Patienten nach Erwachen aus der Narkose.

 Im Prämedikationsgespräch möglichst ausführlich Zahnstatus erheben und über Zahnschäden als Komplikation aufklären!

3

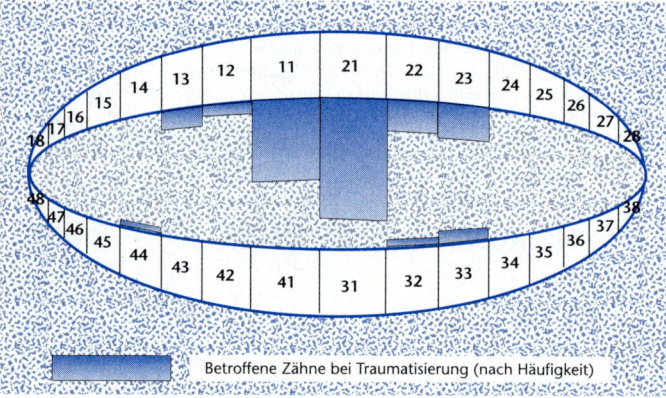

Betroffene Zähne bei Traumatisierung (nach Häufigkeit)

Abb. 3.1: Zahnschäden – betroffene Zähne bei Traumatisierung (n. Häufigkeit) [A300–157]

3.2.2   Anaphylaktoide Reaktionen ───────────

Ätiologie

Freisetzung von Histamin und anderen Mediatoren durch z.B. Blutbestandteile, Kolloide, Lokalanästhetika (insbesondere Aminoester wie Tetracain, Procain und Chlorpromazin durch ihr Abbauprodukt Paraaminobenzoesäure), Kontrastmittel, i.v.-Anästhetika, Opioide, Muskelrelaxantien, Analgetika, Antibiotika, Knochenzement (Palacos), aber auch durch anästhesiologische und chirurgische Maßnahmen.

Bei allen unklaren Kreislaufproblemen innerhalb einer Narkose an anaphylaktoide Reaktionen denken.

Klinik
- **I.** Hauterscheinungen, Juckreiz, Rhinitis
- **II.** Beginnende Herzkreislaufstörungen (Tachykardie, Blutdruckabfall, Herzrhythmusstörungen)
- **III.** Bronchospasmus, Larynxödem, zunehmende Herzkreislaufstörungen bis zum Schock
- **IV.** Herzkreislaufstillstand, Atemstillstand
- ➤ *Cave:* Mitunter werden die Schweregrade nicht einzeln durchlaufen. Fulminante Verläufe sind von Beginn an möglich.

Therapie

Grundsätzlich weitere Allergenzufuhr stoppen. Therapie dem Schweregrad anpassen. Bei Schweregrad I genügt im allgemeinen das Absetzen des Allergens.
- Großlumigen Zugang legen
- Volumenzufuhr (Kolloide und Kristalloide). Dabei beachten, daß kolloidale Substanzen selbst allergen wirken können
- H_1-Rezeptorantagonisten (z.B. Fenistil® 4–8 mg i.v.) und H_2-Rezeptorantagonisten (z.B. Tagamet® 200–400 mg i.v.)
- Adrenalin 0,05–0,2 mg i.v. (Verdünnung 1:10)
- Glukokortikoide hochdosiert, z.B. Methyl-Prednisolon 0,5–1 g i.v. (*cave:* Wirkung erst verzögert, daher bei Schock, Bronchospasmus bzw. Herzstillstand Adrenalin zuerst geben.)
- Bei Bronchospasmus ggf. Aminophyllin
- Bei Larynxödem ggf. Intubation.

Prophylaxe
- Anamnese des Patienten (Asthmatiker, Allergien, Medikamentenunverträglichkeiten) genau erheben
- Bei Patienten mit bekanntem Asthma, multiplen Allergien bzw. Medikamentenunverträglichkeiten H1- und H2-Rezeptorantagonisten vor der Narkose geben (Dosis wie bei Therapie). Hat es bereits eine anaphylaktoide Reaktion des Schweregrades III oder IV gegeben, kann auch Methyl-Prednisolon (0,5–1 g i.v.) vor der Narkose gegeben werden.
- Promit® vor Dextraninfusion.
- Praktisch alle Medikamente und Substanzen können anaphylaktoide Reaktionen auslösen, Einsatz kritisch abwägen.

──────── **Latexallergie** ────────────────────────────────

Mittlerweile die zweithäufigste Ursache intraoperativer anaphylaktischer Reaktionen (An 1. Stelle stehen: Muskelrelaxantien).

Latex wird aus dem Milchsaft des Kautschukbaumes Hevea brasiliensis gewonnen; besteht aus cis-1,4-Polyisopren und Proteinen.
1979 erste Beschreibung latex-induzierter Kontaktekzeme (Typ IV-Reaktion); seit 1987 anaphylaktische Zwischenfälle (Typ I-Reaktion) beschrieben.
Latex-Proteine = Allergie-auslösende Antigene
Hauptallergen = „rubber elongation factor"

Auslösung: perkutan-hämatogen, mucosal-hämatogen, inhalativ, wahrscheinlich auch parenteral

Risikogruppen
- Personen mit häufigem Latex-Kontakt in der Anamnese
- Pat. mit Spina bifida (Dauerkatheter, häufige operative Eingriffe im frühen Lebensalter)
- Pat. mit angeborenen Anomalien des Urogenitaltraktes (Dauerkatheter)
- Medizin. und zahnmedizin. Personal (Handschuhe)
- Atopiker
- Bekannte Allergien auf u.a. Bananen, Kastanien, Kiwi und Avocado (Kreuzreaktionen).

Klinik
- Mediatorfreisetzung führt zu Hypotonie, Tachykardie, Hypoxämie, Bronchospasmus, Ödembildung, Erythem
- Letale Verläufe sind beschrieben.

Prophylaxe
- Bei elektiven Eingriffen und V.a. Latexallergie präoperativ allergologische Diagnostik (Cave: Auslösung anaphylaktischer Reaktionen; evtl. β-Blocker und ACE-Hemmer vorher absetzen)
- Bei Verdacht bzw. bekannter Latexallergie entsprechende Prämedikation mit H_1/H_2-Blockern und Kortikoiden sowie konsequenter Verzicht auf latexhaltige Materialien
- Set latexfreier Produkte für Notfälle bereithalten.

Liste latexfreier Produkte für die Anästhesie (Beispiele, ohne Gewähr)	
Braunülen	Abbocath, Venflow/Ohmeda, Arrow
Arterienpunktionsbesteck	Arrow
Zentrale Zugänge	Arrow (Cave: Membrane der Zuspritzkappen, Hämostaseventil der Drahteinführungsspritze u. Dichtung der Spritzenstempel enthalten Latex!), Epicutaneo-Cava-Katheter nach Shaw
Infusionsleitungen	Infusomatleitungen, Systeme ohne Zuspritzschlauch
Infusionslösungen	Glasflaschen (Verschluß kann Latex enthalten!)
Handschuhe	Neolon/Becton-Dickinson, Manex neoderm/Beiersdorf, Laerdal
Masken	Silikonmasken von Rüsch, Laerdal
Larynxmaske	Logomed
Tuben	Lo contour/Mallinckrodt, Woodbridge/Mallinckrodt, Doppellumen/Mallinckrodt
Guedel-Tuben	Rüsch
Beatmungsbeutel	durchsichtige aus Silikon von Rüsch
Beatmungsschläuche	durchsichtige aus Silikon von Rüsch, IPS
Ambu-Beutel	aus Silikon von Laerdal

Liste latexfreier Produkte für die Anästhesie (Beispiele, ohne Gewähr)	
Absaugkatheter	Contraplast
Pflaster	Leukoderm, Leukosilk/Beiersdorf, Transpore
Perfusorleitungen	Braun Melsungen
Periduralkatheter	Set Epistar CSE/Medimex, Set Epilong/Pajunk
EKG-Elektroden	Lang-Leonhardt, Kontron, Red-Dot/3M
RR-Messung	Dinamap Criticon Soft/Johnson-Johnson, RR-Handmeßgerät mit schwarzem Ball u. transparentem RR-Manschettenpolster von ERKA
Art. Druckmessung	art. Druckleitung von Ohmeda, Transducer und Dohm von Ohmeda
Pulsoxymetrie	Fingerclip DS 100a/Nellcor, Klebesensoren D25, D20, R15/Nellcor
Magensonden	Päd. Magensonde/Mallinckrodt

Therapie
Bei intraoperativem Verdacht auf Latexallergie:

- Entfernung bzw. Austausch aller Latexteile
- Entsprechende medikamentöse Therapie der Anaphylaxie (s.S. 145)
- Evtl. OP abbrechen!

3.2.3 Laryngo-Bronchospasmus

Laryngospasmus

Reflexartiger akuter Verschluß des Kehlkopfs infolge Irritation der Atemwege. Durch Reizung des N. laryngeus superior kommt es zur Kontraktion der thyrohyoidalen Muskeln.

Ätiologie
Irritationsstimuli kommen insbesondere bei zu flachem Narkosestadium während Inhalationsnarkosen zum Tragen: Intubation, Extubation, Einsetzen von Guedel-, Wendl-Tuben oder auch Magensonde, Laryngoskopie, Bronchoskopie, Blut, Sekret bzw. Magensaft im Tracheabereich. Schmerzhafte periphere und vagale Stimuli (z.B. Peritoneumreizung, andere vagale Stimuli). Besonders gefährdet sind Kinder ☞ 11.4.6, 11.5.2.

Klinik
- Bei partiellem Verschluß Stridor, diaphragmale Atmung
- Bei totalem Verschluß paradoxe Atembewegungen (*schlingerndes Schiff*), keine Beatmung mehr möglich
- Zyanose, Tachykardie, später Bradykardie, Arrhythmie infolge Hypoxie, Hyperkapnie, Herzkreislaufstillstand.

3

Therapie
- Ruhe bewahren
- 100% Sauerstoff über Maske anbieten, Atemwege durch Esmarch-Handgriff frei-halten
- Beseitung auslösender Stimuli (z.B. vorsichtiges Absaugen von Sekret und Blut im Larynxbereich, Entfernung oder Guedel- und Wendl-Tubus)
- Schmerzhafte Stimuli wie chirurgische Manipulationen, Umlagerungen, Legen eines Blasenkatheters, Venenpunktionen meiden
- Vertiefung der Narkose durch kurzwirksames i.v.-Anästhetikum (z.B. Etomidate®, Propofol® oder Trapanal®)
- Vorsichtige Beatmungsversuche (*Cave:* Bei zu hohem Beatmungsdruck Aufblähen des Magens). Durch anhaltend positiven Beatmungsdruck versuchen, den Spasmus zu durchbrechen
- Ggf. Muskelrelaxation (10–20 mg Succinylcholin i.v.). *Cave:* Bei bereits bestehen-der Hyperkapnie, Hypoxämie und Bradykardie kann es durch Succinylcholin zum Herzstillstand kommen
- Ist kein Muskelrelaxans verfügbar, als Ultima ratio Nottracheotomie oder Krikotomie durchführen.

Durchführung der Krikotomie
Mit einem Skalpell die Membrana cricothyreoidea zwischen dem leicht zu ertastenden Ring- und Schildknorpel mit einem Längsschnitt durchtrennen und anschließend die eröffnete Trachea intubieren. Für den Notfall kann die Membran auch mit einer dicken Kanüle punktiert werden, hier ist aber insbesondere die Exspiration nur erschwert möglich.

Nottracheotomie-Besteck
Für diejenigen, die das blanke Skalpell scheuen, stellt die Firma International Medical Devices ein Notkoniotomie-Besteck zur Verfügung (NU-TRAKE, Lieferant Fa. Dahlhausen, Köln). Es besteht zum wichtigsten Teil aus einem scharf gebogenen Perforationsdorn, mit dem die Trachea zwischen Ring- und Schildknorpel nach einer kleinen Skalpell-Hautinzision aufgesucht und inseriert wird. Der damit geschaffene Zugang wird durch ein Set von Dilatatoren und einen Adapter ausgebaut und damit eine zuverlässige Verbindung zwischen der Trachea und einem Ambu-Beutel oder Beatmungsschlauch hergestellt.
Ein ähnliches Ensemble (Percutaneous Tracheostomy Set) bietet die Fa. Cook, Mönchengladbach, an.
Das Vorgehen kommt den Punktionstechniken in der Anästhesie etwas näher als eine operative Nottracheotomie oder -koniotomie, so daß die psychologische Hemmschwel-le, sich des Sets zu bedienen, vielleicht niedriger liegt.

➤ Dilatationssets zur Tracheotomie sollten aber nicht in Notfällen benutzt werden, Todesfälle wurden beschrieben.

—————— **Bronchospasmus** ————————————————————

Akute reflektorische Verengung der Bronchien.

Ätiologie
- Prädisponierte Patienten (Asthmatiker, Pat. mit chronischen Bronchitiden, Raucher)
- Anaphylaktoide Reaktionen, Medikamente (Barbiturate, Cholinesterasehemmer, β-Blocker)
- Zusätzlich identische Ursachen wie beim Laryngospasmus
- Zum Bronchospasmus kann es sowohl vor, während als auch lange nach Narkosen kommen.

Klinik
- Exspiratorisches Giemen, bei schwerster Obstruktion das Bild einer „*stummen Lunge*"
- Bei spontan atmenden Patienten Tachypnoe, Dyspnoe mit verlängertem Exspirium, Zyanose, Bewußtseinseintrübung
- Beim beatmeten Patienten ansteigende Beatmungsdrücke
- Anhaltender Bronchospasmus führt zu Hypoxämie, später Hyperkapnie, Lungenblähung, Rechtsherzinsuffizienz (obere und untere Einflußstauung, Tachykardie), Herzkreislaufstillstand.

 Immer ausschließen
  - Verlegung der Atemwege oder des Tubus (z.B. Cuffhernie, abgeknickter Tubus)
  - Laryngospasmus (s.o.), zu flache Narkose
  - Spannungspneumothorax
  - Fehler im Beatmungssystem, z.B. defekte Ventile, abgeknickte Schläuche.

Therapie
- 100 % Sauerstoff über Tubus anbieten
- Maschinelle Beatmung ausstellen und Patient manuell assistiert bzw. kontrolliert beatmen
- Vertiefung der Narkose durch volatiles Inhalationsanästhetikum (wegen bronchodilatatorischer Wirkung *Halothan* bevorzugen).
- Ausreichend hochdosierte bronchodilatatorische Therapie: β$_2$-*Sympathomimetika*, z.B. Salbutamol (Sultanol®) 2 Hübe, Terbutalin (Bricanyl®) 0,5 mg s.c., Fenoterol (Berotec®-Spray) 2 Hübe
- Zusätzlich *Aminophyllin* (Euphyllin®) 5 mg/kg KG als Kurzinfusion zur Aufsättigung über 20 Min., dann stündlich 1 mg/kg KG über Perfusor (*Cave:* Tachyarrhythmien bei Verwendung von β$_2$-Symphathomimetika bzw. Aminophyllin möglich, insbesondere in Kombination mit Halothan)
- *Glukokortikoide*, z.B. Prednisolon (Solu-Decortin H®) 250–500 mg i.v.
- Sekretolyse: Spülung mit 10 ml 0,9 % NaCl, ggf. zusätzlich Adrenalin 1:10 verdünnt
- Bei Anaphylaxie (☞ 3.2.1.) *Adrenalin* (Suprarenin®). Vorsicht bei der Dosierung (einschleichen).

─────── **Prävention des Laryngo-Bronchospasmus** ───────

- Vor allem bei prädisponierten Patienten (Asthmatiker etc.) gute präoperative Sedierung, beruhigende Atmosphäre schaffen, keine unnötigen schmerzhaften Stimuli vor Narkose bzw. bei zu flachem Narkosestadium
- Anästhesiologische und chirurgische Manipulationen erst bei ausreichender Narkosetiefe
- Ggf. Intubation bzw. Laryngoskopie unter zusätzlicher Lokalanästhesie (z.B. Xylocain® 4 % Spray) durchführen.

3

3.2.4   Aspiration

Gefährdet sind Patienten mit vollem Magen, nach Unfall und Schock (verzögerte Magenentleerung), bei Obstruktion im Magen-Darm-Trakt, gastrointestinalen Blutungen, Intoxikationen.
Aspiration ist die häufigste Todesursache bei Schwangeren ☞ 12.2.3

Ätiologie
Aspiration ist nur möglich bei verminderten oder aufgehobenen Schutzreflexen (z.B. auch bei Patienten in stark reduziertem Allgemeinzustand) durch aktives Erbrechen oder passives Regurgieren.
- *Magensaftaspiration:* Bei > 0,4 ml/kg aspiriertem Magensaft mit einem pH < 2,5 tritt ein *Mendelson-Syndrom* (akutes toxisches Lungenödem, Bronchospasmus) auf.
- *Aspiration von festem Material:* Je nach Größe und Menge Verlegung kleiner oder großer Atemwege (Atelektasen, Bronchospasmus).

Klinik
- Klinisch oft stumm!
- Zyanose, feuchte und trockene Rasselgeräusche
- Vermindertes oder aufgehobenes Atemgeräusch und paradoxe Atmung bei Verlegung von Atemwegen
- Hypoxämie, später metabolische Azidose (pulmonale Vasokonstriktion).

Akuttherapie
- Operateur unterrichten, OP ggf. verschieben
- Kopf-Tieflagerung
- Freimachen der Atemwege durch digitale Ausräumung des Nasenrachenraums, Absaugen (unter laryngoskopischer Sicht)
- Endotracheale Intubation, wenn möglich sofortiges endotracheales Absaugen, bevor mit positiver Druckbeatmung begonnen wird. Bei größerem Aspirat sowie Atelektasenbildung kann gezieltes Absaugen mittels Bronchoskopie indiziert sein, insbesondere dann, wenn der Gasaustausch erheblich eingeschränkt ist. Unnötige Bronchoskopien sollten aber vermieden werden, da es initial häufig zu einer Verschlechterung des Gasaustausches kommt
- Kontrollierte Beatmung mit zunächst F_iO_2 1,0 und PEEP
- Blutgasanalyse, evtl. erweitertes Monitoring
- Bei festsitzendem Material Spülung mit jeweils 10 ml NaCl 0,9 %. Spülung bei flüssigem Material vermeiden (→ Ausbreitung in die Peripherie!)
- Evtl. Bronchodilatatoren und Kortikoide bei Bronchospasmus ☞ 3.2.3
- Auf Kreislaufreaktionen gefaßt sein

- Postoperativ Patienten *immer* auf Intensivstation verlegen
- Antibiotische Therapie möglichst nach Antibiogramm.

Diagnostik
Erst nach Akuttherapie.
- *Röntgen-Thorax:* Atelektase, Pneumonie, Lungenödem. Häufig initial relativ unauffällig.
- *Bronchoskopie:* Entfernen von festem Material, Absaugen, evtl. gezielte Bronchiallavage, Gewinnung von Material zur Keimbestimmung, pH-Wert-Bestimmung des Aspirats.

Prävention vgl. Ileuseinleitung ☞ 7.1.5

 Patient sollte für mind. 48 h intensiv überwacht werden, auch wenn sich anfänglich kardiopulmonal keine Auffälligkeiten zeigen.

3.2.5 Pneumothorax

Kollaps des Lungengewebes durch das Eintreten von Luft in den Pleuraspalt mit teilweise erheblichen kardiopulmonalen Beeinträchtigungen. Durch einen Ventilmechanismus kommt es zum lebensbedrohlichen *Spannungspneumothorax*, der entlastet werden muß.

Vorkommen im Zusammenhang mit:
- ZVK-Anlage mit Punktion der V. jugularis interna, V. subclavia und V. anonyma *(besonders bei Kanülierung der V. subclavia Risiko-Nutzen-Abwägung überdenken)*
- Supraklavikulärer Plexus-Blockade; Blockade des Ganglion Stellatum; interkostaler Nervenblockade (Typischerweise tritt der Pneumothorax erst nach 6 bis 12 h nach der Nervenblockade auf)
- Externer Herzdruckmassage
- Mechanischer Beatmung (Emphysematiker sind besonders gefährdet)
- Lungenentzündungen und chronischen Lungenerkrankungen
- Thoraxtrauma
- Thoraxchirurgischen Eingriffen mit Fehlfunktion der Pleuradrainagen (Kinking oder Verstopfung der Drainage)
- Operativen Eingriffen, bei denen es zur Eröffnung der Pleura oder Verletzung des Zwerchfells kommen kann: Intraabdominelle und retroperitoneale Operationen (z.B. Milzexstirpation, Nierenoperationen, Adrenalektomie); radikale Mastektomie; Operationen der unteren und vorderen Halsregionen (Tracheotomie, Mediastinoskopie, Neck dissection, Thyreoid- und Parathyroidektomie)
- Traumatischer Laryngoskopie mit Hypopharynx- oder Oesophagusperforation
- Akupunktur
- Neonaten kommt es zum gehäuften Auftreten eines Spontanpneumothorax (besonders bei bestehendem Atemnotsyndrom).

Symptomatik

Wacher Patient
- Tachykardie und Unruhe (häufig erstes Symptom)
- Brustschmerz (atemabhängig, Ausstrahlung in die Schulterregion)
- Husten, Luftnot, Tachypnoe, Zyanose
- Auskultation und Perkussion: Leises oder aufgehobenes Atemgeräusch, exspiratorisches Giemen; Abnahme des Stimmfremitus; hypersonorer Klopfschall
- Asymmetrische Atemexkursionen
- ➤ Bei der Entwicklung einer postoperativen pulmonalen oder kardiovaskulären Insuffizienz Pneumothorax ausschließen!

3

Beatmeter Patient
Beim anästhesierten Patienten ist der Pneumothorax häufig schwierig zu diagnostizieren. Schnelle Entwicklung eines Spannungspneumothorax möglich!
- Tachykardie; Hypotension; Mediastinalverlagerung mit Verlegung der großen Gefäße und Kompression des Herzens
- Anstieg des Beatmungsdruckes (pulmonale Compliance sinkt)
- Hypoxie, Zyanose (durch zunehmende Atelektasenbildung)
- ZVD-Anstieg
- Evtl. Entwicklung eines Hautemphysems (typisches „Knistern" bei Eindrücken der Haut)
- Auskultation und Perkussion: Abnehmendes Atemgeräusch, Giemen, hypersonorer Klopfschall.

Diagnostik
- Pulsoximetrie
- EKG (Niedervoltage, Rechtsherzbelastungszeichen)
- Röntgen-Thorax in Exspiration und möglichst im Stehen (evtl. nach einigen Stunden wiederholen)
- BGA.

Therapie
- Macht ein Pneumothorax Symptome oder soll der Patient beatmet werden, muß er durch eine Thoraxdrainage entlastet werden (vor Narkose immer prophylaktische Thoraxdrainage legen)
- Bei kleinem Mantelpneumothorax Bettruhe.

Vorgehen bei intraoperativem Pneumothorax
- Lachgasbeatmung unterbrechen und hohe Beatmungsdrücke vermeiden
- Bei Spannungspneumothorax in jedem Falle sofortige Entlastung!

Technik der Thoraxdrainage
Einstichstelle: *mittlere Axillarlinie* in Höhe der Brustwarze (4./5. ICR);
20–24F-Thorax-Trokar-Katheter verwenden; Hautinzision an entsprechender Stelle und stumpfes Präparieren mit dem Zeigefinger, dann Einführung der Thoraxdrainage nach hinten oben.
Einstichstelle: *Medioklavikularlinie*, 2. ICR, ca. 2,5 cm Abstand vom Sternum; Thoraxdrainage in Richtung der Pleurakuppe vorschieben.

Notfalltechnik:

Im Notfall kann ein Spannungspneumothorax auch vom Ungeübten mit einer dicken Braunüle oder einem Pleurocath entlastet werden. Hierbei kann die oben beschriebene Punktionstechnik übernommen werden.

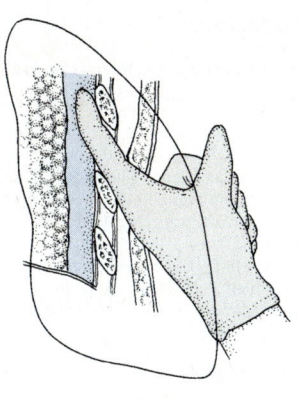
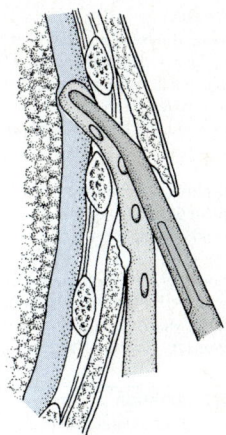

Abb. 3.2: Legen einer Thoraxdrainage [A300–157]

3.2.6   Perikardtamponade

Auftreten von Flüssigkeit oder Blut im Herzbeutel in einer Menge, die ausreicht, um die Pumpfunktion des Herzens zu behindern und evtl. aufzuheben..

Vorkommen

- Obwohl selten, an eine akute Perikardtamponade denken nach:
  - Thoraxtrauma
  - Herzchirurgischen Operationen
  - Anlage eines zentral-venösen Katheters oder eines Pulmonaliskatheters
  - Thorakales Aortenaneurysma.
- Spontan kann es durch Myokardruptur nach Infarkt zum Hämoperikard kommen.
- Entwicklung nicht unerheblicher Perikardergüsse bei:
  - Infektionen (Tuberkulose, Infekten durch kardiotrope Viren, rheumatischem Fieber)
  - Neoplasien (z.B. Bronchialkarzinom)
  - Urämie
  - Postmyokardinfarktsyndrom
  - Postkardiotomiesyndrom
  - Allergischer Perikarditis.

3

Symptomatik

- Starke Dyspnoe; Leistungsminderung; Tachykardie; Hypotension (low cardiac output); auskultatorisch deutlich leiser werdende Herztöne; Rechtsherzbelastungszeichen; ZVD- u. PCWP-Anstieg, Anstieg des peripheren Gefäßwiderstandes (TPR)
- ➤ Ungewöhnlicher Blutdruckabfall (> 10 mmHg) bei Inspiration (Pulsus paradoxus)
- Je nach Kompensationsfähigkeit des Körpers kann es zum kardiogenen Schock kommen, der ohne unverzügliche Entlastung der Tamponade zum Tode führt.

Diagnostik

- Echokardiographie: sehr empfindlicher Ergußnachweis
- Rö.-Thorax: Kardiomegalie, „Bocksbeutelform"
- EKG: Niedervoltage, gelegentl. elektrische Alternierung (wechselnde anatomische Position des Herzens)
- Diagnostische Perikardpunktion.

Therapie

- ➤ Definitive Therapie so schnell wie möglich anstreben; evtl. Thorakotomie an Ort und Stelle; Thorakotomiebesteck sollte bei Pat., die hinsichtlich einer Tamponade besonders gefährdet sind (z.B. Patienten nach herzchirurgischen Eingriffen), griffbereit sein.
- Schocktherapie: Volumensubstitution, Verabreichung von Katecholaminen
- Operative Entlastung: Kardiodepressive Anästhetika vermeiden, keine frequenzsenkenden Medikamente einsetzen, Beatmungsdrucke auf 35–40 cm H_2O Spitzendruck begrenzen, Sauerstoffangebot erhöhen.

Perikardpunktion

Oberkörper des Patienten in ca. 45 Grad Hochlagerung; Punktion mit langer Nadel (möglichst unter Ultraschallkontrolle oder mit EKG-Ableitung über die Nadel) 45 Grad in der Sagittalebene zwischen Xyphoid und dem linkem Rippenbogen kopfwärts.
➤ Aspiration schon von geringfügigen Mengen Flüssigkeit führt zu einer deutlichen Verbesserung der Kreislaufsituation.

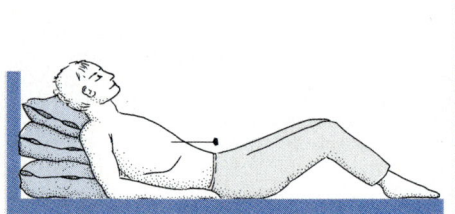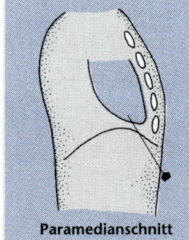

Paramedianschnitt

Abb. 3.3: Topographische Orientierung bei Perikard-Punktion [A300–157]

3.2.7 Luftembolie

Eindringen von Luft in das Gefäßsystem, wodurch es zu einer Verlegung *venöser* bzw. *arterieller* Kapillargebiete mit entsprechender Funktionsstörung der betroffenen Organsysteme kommt.

Vorkommen

Venöse Luftembolie
*   Operationen oberhalb des rechten Herzvorhofs: typische Komplikaton bei neurochirurgischen Eingriffen in sitzender Position (☞ 10.2.3); z.B. Eingriffen an der hinteren Schädelgrube und der HWS (in 25–40 % der Fälle kommt es zu einer Luftembolie)
*   Des weiteren bei: Carotis-OP, Strumektomie, Neck dissection, Ablatio mammae, totaler Hüftendoprothese, Kaiserschnitt-OP, Lebertransplantation, venöser Gefäßplastik, Koronarvenenbypass-OP
*   Bei Verletzungen im Kopf- und Halsbereich, offenem Thoraxtrauma und stumpfem Bauchtrauma
*   Bei der diagnostischen oder therapeutischen Kanülierung großer Venen: Anlage oder Wechsel eines zentralen Venenkatheters oder Pulmonaliskatheters; Anschluß und Abgang von der Herzlungenmaschine; venovenöse Hämofiltration oder Hämodialyse; Kontrastmittelinjektion zur Angiographie
*   Bei allen Verfahren mit Gasinsufflation (z.B. Arthroskopie, Laparoskopie).

Arterielle Luftembolie
*   Durch direktes Eintreten von Luft in das arterielle Gefäßsystem (z.B. bei thoraxchirurgischen Eingriffen, Bypassoperationen, transbronchialer Biopsie)
*   Paradoxe Luftembolie: Durch eine venöse Luftembolie bei bestehendem Rechts-Links-Shunt (z.B. Patienten mit offenem Foramen ovale).

Symptomatik

Abhängig von Luftvolumen, Anzahl der einzelnen Embolien und Art der Embolie; 2 ml/kg pro Minute gelten als letale Dosis.

Venöse Luftembolie
Kleinere Luftembolien verlaufen asymptomatisch, sind aber deutliche Warnhinweise bei entsprechend empfindlichem Monitoring. Bei größeren Luftembolien kommt es zu einer akuten Rechtsherzbelastung mit Blutdruckabfall, Tachykardie, Arrhythmien und Hypoxie. Auskultatorisch läßt sich über dem Herzen ein *Mühlenradgeräusch* feststellen. EKG-Veränderungen sind häufig.

Arterielle Luftembolie
*   Bei koronarer Luftembolie kommt es zu einem Infarktgeschehen mit häufig malignen Arrhythmien
*   Bei Verschleppen von Luft in das cerebrale Gefäßsystem kann es zu einer Vielzahl neurologischer Funktionsstörungen (asymmetrischer Multiplegie, Schwindel, Sehstörungen, Kopfschmerzen, sensorischer Funktionsstörungen, Bewußtlosigkeit) kommen.

Therapie
- Operateur informieren (Lufteintrittsstellen sofort verschließen, OP-Gebiet evtl. mit NaCl fluten); Kompression der Jugularvenen (mögliche Entwicklung einer Bradykardie, Vorsicht bei Patienten mit Karotisstenose); falls möglich Operationsgebiet bis unter Herzhöhe absenken
- Lachgaszufuhr unterbrechen und mit 100 % Sauerstoff weiter beatmen
- PEEP erhöhen; ZVD erhöhen durch zusätzliche Gabe von Infusionsflüssigkeit (*Cave:* Rechtsherzbelastung)
- Versuch der Luftaspiration über den zentralen Venenkatheter oder Pulmonaliskatheter
- Kreislaufstabilisierung (evtl. Gabe von Katecholaminen)
- Bei massiver Luftembolie: Patienten in Kopftief- und Linksseitenlage bringen.

Prophylaxe
- Monitoring bei Operationen mit erhöhtem Luftembolierisiko anpassen: Ösophagusstethoskop, Kapnometrie (durch Verlegung des pulmonalen Gefäßbettes kommt es zum deutlichen Absinken des endexspiratorischen CO_2 bei Anstieg des arteriellen pCO_2), Vorhofvenenkatheter, rechtspräkordialer Ultraschall-Doppler-Flowmeter (bereits 0,25 ml Luft sind nachweisbar; Plazierung durch Kochsalzinjektion über den Vorhofkatheter prüfen)
- PEEP-Beatmung
- Zentralen Venendruck auf hochnormalem Niveau halten
- Lachgaskonzentration niedrig halten oder auf Lachgas verzichten
- Bei Anlage eines zentralen Venenkatheters Pat. in Kopftieflage bringen (besonders bei der Punktion der V. subclavia); Druckinfusionen über zentralvenöse Katheter vermeiden; Vorsicht bei der Mobilisation von Patienten mit zentralem Venenkatheter (Infusionssysteme können auseinanderfallen → Luerlocksysteme benutzen)
- Bei Eingriffen, bei denen größere Venen eröffnet werden können, auf Respiratoren verzichten, mit denen intrathorakal ein negativer Druck erzeugt werden kann
- Bei erhöhtem Luftembolierisiko auf Regionalanästhesien mit Spontanatmung verzichten (Luftembolierisiko unter Überdruckbeatmung geringer).

3.2.8 Hohe/Totale Spinalanästhesie

Lebensbedrohliche Narkosekomplikation einer rückensmarksnahen Anästhesie mit aufsteigender Blockade der Interkostal- und Zwerchfellmuskulatur, einer Sympathikolyse und evtl. einer medullären Blockade mit Atemstillstand.

Vorkommen: Spinalanästhesie, Periduralanästhesie.

Symptome

Hohe Spinalanästhesie
- Übelkeit und Erbrechen (häufig erste Symptome)
- Blutdruckabfall (bedingt durch periphere Vasodilatation und HZV-Abnahme)
- Zunehmende Lähmung der Finger; Patienten können ihre Arme nicht mehr heben
- Bradykardie bei Blockade der Nn. accelerantes Th_1 bis Th_4 (Denervierung des Herzens)
- Dyspnoe mit vermehrtem Einsatz der Atemhilfsmuskulatur wegen Lähmung der Interkostal- und Zwerchfellmuskulatur (C_4 bis Th_7).

Totale Spinalanästhesie
- Gähnen und Sprachstörungen können erste Hinweise sein
- Apnoe, Bewußtseinsverlust, Koma, Mydriasis, Asystolie (zentrale Lähmung).

Faktoren, die zu einer hohen/totalen Spinalanästhesie führen können
- Zu hohe Dosis oder zu großes Volumen des Lokalanästhetikums
- Umlagerung während der Fixationszeit des Lokalanästhetikums
- Zu hohe Injektionsgeschwindigkeit
- Häufige Barbotage (Schnelle Aspiration und Injektion des Lokalanästhetikums)
- Unbemerkte Duraperforation mit Nadel oder Katheter bei der Periduralanästhesie.

Vorsichtsmaßnahmen
- Aspiration vor Verabreichung des Lokalanästhetikums
- Gabe einer Testdosis bei Periduralanästhesie
- Bei fraglicher Duraperforation aspirierte Flüssigkeit mit Glucostix testen
- Dosisreduktion: bei erhöhtem intraabdominellen Druck (Schwangerschaft, extreme Adipositas), Arteriosklerose, thorakaler Periduralanästhesie, hohem Alter.

Therapie
- Volumensubstitution
- Vasopressoren: Akrinor® 1–2 ml; Effortil® 2–10 mg (in der Geburtshilfe Ephedrin)
- Atropin bis zu 1 mg; bei Erfolglosigkeit vorsichtige Gabe von verdünntem Noradrenalin oder Adrenalin
- Sauerstoffbeatmung; Intubation (keine Relaxation notwendig; Sedierung nicht vergessen)
- Kopftieflagerung, Linksseitenlage in der Geburtshilfe
- Reanimation (Verabreichung von Katecholaminen ☞ 3.3.1).

 Keine Angst: Die Mydriasis kann bei Patienten mit totaler Spinalanästhesie trotz Kreislaufstabilisierung länger anhalten!

3.2.9   Maligne Hyperthermie (MH)

Basiert auf einem seltenen genetischen Defekt, der das sarkoplasmatische Retikulum der Skelettmuskulatur betrifft. Sie wird durch Triggersubstanzen ausgelöst und stellt eine lebensbedrohliche Narkosekomplikation dar.

Häufigkeit
1 : 15.000 Narkosen bei Kindern (vermehrtes Auftreten bei Schieloperationen), 1 : 50.000 Narkosen bei Erwachsenen mit erheblichen regionalen Unterschieden.

Ätiologie und Pathogenese
Die Vererbung der MH ist wahrscheinlich autosomal-dominant, von mehreren Genen abhängig und zeigt eine unterschiedliche Ausprägung.

Bei der Malignen Hyperthermie kommt es durch die Verabreichung von Triggersubstanzen (klassischerweise Halothan und Succinylcholin) zu einer intrazellulären Kalziumfreisetzung in der Skelettmuskulatur, die zu einer hypermetabolischen Entgleisung des Organismus führt. Durch die Überladung der Skelettmuskelzelle mit

Kalzium werden eine Reihe von Enzymsystemen (Glykogenolyse, Myosin-ATPase, oxidative Phosphorylierung u.a.) aktiviert, so daß es zu einem Verlust von ATP, zu einer intrazellulären Azidose mit Membranzerstörung und ohne Behandlung zum Untergang der Skelettmuskelzelle und letztlich zum Tode des Patienten kommt.

Narkosemedikamente und Maligne Hyperthermie			
Trigger-substanzen	**In Diskussion befindliche Substanzen**	**Sichere Medikamente**	
Enfluran, Halothan Isofluran, Desfluran, Sevofluran Succinylcholin	Ketamin Butyrophenone (z.B. Haldol®)	Barbiturate Opiate Benzodiazepine Etomidate Pancuronium	Vecuronium Atracurium Droperidol Cholinesterase-hemmer Propofol

Symptomatik

Frühsymptome
- Erhöhter Muskeltonus bis zur Muskelrigidität (in ca. 70 % der Fälle)
- Tachykardie, ventrikuläre Arrhythmien, Blutdruckschwankungen
- Hautmarmorierung, Flush
- Hyperkapnie, Hyperventilation
- paO_2-Erniedrigung, Zyanose
- Hyperkaliämie
- Respiratorische und metabolische Azidose.

Spätsymptome
- Temperaturerhöhung (1–2 °C alle 5 Min., bis 43 °C), Schwitzen, Erwärmung des CO_2-Absorberbehälters
- Myoglobinämie/-urie
- Verbrauchskoagulopathie
- Anstieg der Kreatinkinase
- Nierenversagen.

 Die MH-Symptomatik kann auch in deutlichem zeitlichem Abstand (bis zu 24 h) nach Narkosebeginn auftreten.

Therapie

Sofortmaßnahmen
- Zufuhr von Triggersubstanzen sofort beenden
- Operateur informieren, ggf. Eingriff so schnell wie möglich beenden
- Hyperventilation mit 100 % Sauerstoff (AMV verdreifachen), Frischgasflow erhöhen
- 2,5 mg/kgKG Dantrolen als Schnellinfusion über 15 Min. verabreichen (Assistenz zum Auflösen der Dantrolen-Ampullen herbeirufen, 20 mg-Amp. mit 60 ml Aqua dest. lösen)
- Bei Fortschreiten der MH-Symptomatik Dosierung von Dantrolen erhöhen, es wurden schon Dosen bis 30 mg/kgKG gegeben (Therapieerfolg ist am besten nach dem Verlauf von Herzfrequenz, Körpertemperatur, Base-Exzess und $paCO_2$ abzuschätzen)
- Metabolische Azidose entsprechend mit Natriumbikarbonat puffern (evtl. Blind-pufferung 2 mmol/kg KG)

- Falls Inhalationsanästhetika verwendet wurden, Narkosegerät gegen ein frisches Gerät austauschen; möglichst halboffenes System benutzen
- Oberflächenkühlung, evtl. Lavage mit Eiswasser über eine Magensonde, bei intraabdominellen Eingriffen Kühlung des OP-Gebietes (*Cave:* Hypothermie, bei 38 °C Kühlung einstellen)
- Monitoring erweitern: Kapnometrie, Pulsoximetrie,Temperatursonde, intraarterielle Kanüle, mehrere venöse Zugänge, Blasenkatheter, ZVK o. evtl. Pulmonaliskatheter (gemischt-venöses CO_2 besserer Parameter zur Kontrolle des Hypermetabolismus)
- Antiarrhythmische Therapie (Procain 1–2 mg/kgKG/Min.); auf Lidocain und Herzglykoside verzichten, da sie den intrazellulären Kalziumspiegel erhöhen können; Verapamil vermeiden (führt mit Dantrolen zu Myokardinsuffizienz und Hyperkaliämie).

Weitere Therapie
- Fortführung der Dantrolentherapie (7,5 mg/kgKG über 24 h)
- Heparinisierung
- Verabreichung von Diuretika, falls Urinausscheidung < 1ml/kg/h
- Mindestens 24 h Überwachung auf einer Intensivstation
- Laborchemische Kontrollen: CK, Kalium, Calcium, Natrium, Magnesium, LDH, HBDH, GOT, GPT, Lactat, BZ, Gerinnungsstatus, Myoglobin (Serum u. Urin), Kreatinin, Harnstoff.

Präventive Diagnostik
Halothan-Koffein-Kontrakturtest (In-vitro Test, nur in bestimmten Zentren möglich, einzig sicherer Test; dazu aber OP zur Muskelbiopsie notwendig); Patienten mit Muskel- oder Skelettanomalien zeigen eine höhere Disposition zur MH. Bei Central-core-disease Disposition annähernd gesichert.

Zentren zur Durchführung des In-vitro-Kontrakturtests
Prof. Dr. W. Mortier, Kinderklinik, Kliniken der Stadt Wuppertal
Tel.: 0202/8962441
Prof. Dr. F. Lehmann-Horn, Abt. Angewandte Physiologie, Universität Ulm
Tel.: 0731/5023250
Dr. E. Hartung, Institut für Anästhesiologie, Universität Würzburg
Tel.: 0931/ 2011
Dr. F. Wappler, Abt. für Anästhesiologie, Universitätskrankenhaus Hamburg-Eppendorf, Tel.: 040/4717–2415
Priv.-Doz. Dr. St. Zierz, Neurologische Klinik u. Poliklinik, Universität Bonn,
Tel.: 0228/2802750
Prof. Dr. D. Olthoff, Klinik für Anästhesie u. Intensivtherapie, Universität Leipzig,
Tel.: 0341/397329

MH-Hotline: Prof. Dr. U. Schulte-Sasse, Klinik für Anästhesie und Operative Intensivtherapie, Städtisches Krankenhaus Heilbronn, Am Gesundbrunnen, 74078 Heilbronn, Tel.: 07131/482050.

3

Anästhesie bei MH-verdächtigen Pat. oder Anästhesie bei bekannter MH

✔ Familien- und eigenanamnestische Hinweise auf eine MH-Disposition klären (evtl. vorher In-vitro-Kontrakturtest durchführen lassen)
✔ Falls möglich Regionalanästhesieverfahren bevorzugen; bei Nervenblockaden, die große Mengen an Lokalanästhetika erfordern, Lokalanästhetika vom Estertyp verwenden
✔ Falls nicht möglich „triggerfreies" und streßfreies Anästhesieverfahren wählen, z.B.:
  – Prämedikation mit 5–10 mg Dormicum®
  – Einleitung mit Barbiturat (z.B. Thiopental®) oder Etomidat (z.B. Hypnomidate®)
  – Aufrechterhaltung mit Fentanyl® und Dormicum®
  – Relaxierung mit Vecuronium
✔ Sedierende Prämedikation
✔ Dantrolenprophylaxe (ca. 45 Min. vor Anästhesiebeginn): 2,5 mg/kg über 20 Min. als Kurzinfusion, bei länger dauernden Operationen Dosis nach 6 Stunden wiederholen
✔ Unbenutzten Narkoserespirator und frische Atemschläuche benutzen
✔ Ausreichend Dantrolen griffbereit halten
✔ Monitoring (EKG, Blutdruck, Pulsoximeter, Kapnometer, Temperaturmessung, arterielles und venöses Blutgasmonitoring)
✔ Streßfreie Ausleitung (z.B. in aller Ruhe auf der Intensivstation)
✔ *Cave:* Unter Kaliumsubstitution kann eine MH wieder aufflammen. Parasympatholytika und Sympathomimetika möglichst vermeiden.

3.2.10   Zentral-anticholinerges Syndrom (ZAS)

Hervorgerufen durch relativen oder absoluten Acetylcholinmangel in den zentralen Synapsen (Überwiegen anticholinerger Einflüsse auf die cholinergen Rezeptoren). Geht mit Bewußtseinsstörungen einher.

Vorkommen
• Nach der Prämedikation
• In der Aufwachphase nach Allgemeinanästhesien
• Bei Lokal- bzw. Regionalanästhesien
• Im Rahmen der Intensivtherapie
• Bei Vergiftungen mit anticholinergen Stoffen ☞ 3.3.9

Es kann hervorgerufen werden durch
• Belladonnaalkaloide (Atropin, Scopolamin)
• Inhalationsanästhetika incl. Lachgas
• Hypnotika
• Opiate
• Lokalanästhetika
• Benzodiazepine
• Neuroleptika (Butyrophenone)
• Phenothiazine
• Trizyklische Antidepressiva
• Antiparkinsonmittel
• H_1-/ H_2-Rezeptorenblocker
• Äthylalkohol
• Einige giftige Pflanzen (z.B. Tollkirsche, Stechapfel, Fliegenpilz, Pantherpilz).

Klinik
- Symptome sehr vielfältig
- 2 Verlaufsformen: *Ruhige* Form mit Schläfrigkeit bis zum Koma, *erregte* Form mit Unruhezuständen und Agitiertheit
- *Zentrale Symptome:* Bewußtseinsstörungen, verzögertes Erwachen aus der Narkose, Somnolenz bis Koma, Verwirrtheit, Halluzinationen, Unruhe, Angst, Desorientiertheit, Amnesie, Hyperaktivität, motorische Dyskoordination, aggressives Verhalten, Krämpfe, Atemdepression, zentrale Hyperpyrexie
- *Periphere Symptome:* Mydriasis, Tachykardie, Arrhythmie, rote trockene Haut, Hyperthermie,verminderte Schleim-, Schweiß- und Speichelsekretion, Harnretention, reduzierte intestinale Motilität.

Diagnose
- Zuerst Ausschluß von Narkotikaüberhang, Relaxantienüberhang, Hypoxie, Hyperkapnie sowie Störungen des Wasser- und Elektrolythaushaltes!
- Mindestens 1 zentrales und 2 periphere Symptome
- Diagnose ex juvantibus.

Therapie
- 0,04 mg/kg KG Physostigmin (Anticholium®), zentral wirksamer Cholinesterasehemmer, sehr langsam i.v. oder i.m., titrieren! Max. 2 mg
- Rascher Wirkungseintritt; wenn nach 20 min. keine Wirkung, Ausschluß eines ZAS
- Erneute Gabe erst nach 20 Min. (1/2 der 1. Dosis) oder evtl. Dauertropfinfusion (Wirkung des Physostigmin klingt nach 30-60 Min. ab, erneut Symptome des ZAS möglich)
- Strenge Überwachung der Vitalfunktionen während der Applikation und danach für ca. weitere 2 h.

 Tips & Tricks
- Bei Überdosierung (letale Dosis = 10 mg!) oder zu rascher Injektion des Physostigmin:
  Übelkeit, Erbrechen, vermehrter Speichelfluß, Bradykardie, Krämpfe, Miosis, gesteigerte Bronchosekretion, Bronchospasmus, Harn- und Stuhlabgang, zentrale Atemlähmung (Antidot: Atropin)
- Kontraindikationen für Physostigmin: geschlossenes SHT, Barbituratintoxikation, Dystrophia myotonica, Intoxikation (Insektizide, Kampfstoffe) oder Therapie (Glaukom) durch irreversible Cholinesterasehemmer.

Versehentliche intraarterielle Injektion ☞ 2.1.2

3.2.11 Umgang mit operativen Chefs ───────────

Je nach Typ natürlich!

Der Cholerische
Betritt den OP (triefende Wasserspur hinter sich lassend): ,,Wie ist der denn schon wieder gelagert? Das haben wir doch schon so oft geübt. Wer war das? Die Anästhesie, der Bügel muß ein ganzes Stück nach oben, wie soll ich denn sonst operieren?"

Benigne Form
- Symptome: Harmloses, explosionsartiges Gewitter, meist an besonderen Prodromi erkennbar
- Vorgehen: Kurzfristig ignorieren, Ruhe bewahren. Nach Gewitter folgt meist Sonnenschein und Entspannung.

Maligne Form
- Symptome: Nach Explosion folgt gefährliche pseudorationale Verarbeitung mit postoperativen Folgen (häufiger Schriftverkehr)
- Vorgehen: Permanentes Ignorieren, äußerste Disziplin und Ruhe bewahren, sorgfältige und konsequente Dokumentation aller Vorkommnisse zur lückenlosen Beweislage.

Der Selbstgefällig-Arrogante
Betritt den OP (vornehme Wasserspur hinter sich lassend): ,,Wie geht es denn, meine Lieben? Hat der Patient schon seine Antibiose bekommen?" Fanatischer Anhänger des Absolutismus mit entsprechenden Gebaren.

- Vorgehen: Man unterstellt sich dem Kreis der erlauchten Dienerschaft oder sucht sich langfristig einen neuen Arbeitsplatz.

Der Sachlich-Gerechte
Betritt den OP: ,,Wie ist es zu erklären, daß es erst jetzt losgeht? Läßt sich dieses zukünftig vermeiden?" Passionierter Wahrheits- und Ursachenforscher.

- Vorgehen: Offen, ehrlich und direkt hat sich bewährt.

Der Freundlich-Kooperative
Betritt den OP: ,,Habt ihr schon den gehört: Wird gerade ein Patient vorgeschoben..." Freundliches Wesen, bemüht um harmonische Atmosphäre.

- Vorgehen: Suchen, dann mitmachen!

3.3   Notfallpatienten

3.3.1   Kardiopulmonale Reanimation ─────────

Ind.: Primärer Herzstillstand – Myokardischämie (Kammerflimmern, Asystolie). Sekundärer Herzstillstand – z.B. Hypoxämie, Ersticken, Verbluten.

Klinik: Atemstillstand, präfinale Schnappatmung; Pulslosigkeit (A. carotis); Bewußtlosigkeit; weite, lichtstarre Pupillen (erst nach 30–90 Sek.).

Diagn.: Anhand der klinischen Zeichen sofortige Reanimation einleiten. Weitere diagnostische Maßnahmen erst nach der Basistherapie.

➤ Basismaßnahmen vor erweiterten Maßnahmen!
✔ Basislebensrettung (Phase 1)
✔ Erweiterte Lebensrettung (Phase 2)

- Behandlung respiratorischer Störungen: Freihalten der Atemwege mit einfachen Hilfsmitteln, assistierte und kontrollierte Beatmung, endotracheale Intubation, endotracheales Absaugen
- Notfall-EKG und Schnellinterpretation
- Elektrotherapie: Defibrillation, Schrittmachertherapie
- Medikamente und Infusion: endobronchiale Medikation, peripher- oder zentralvenöse Zugänge, i.v. Medikation

✔ Postreanimation (Phase 3).

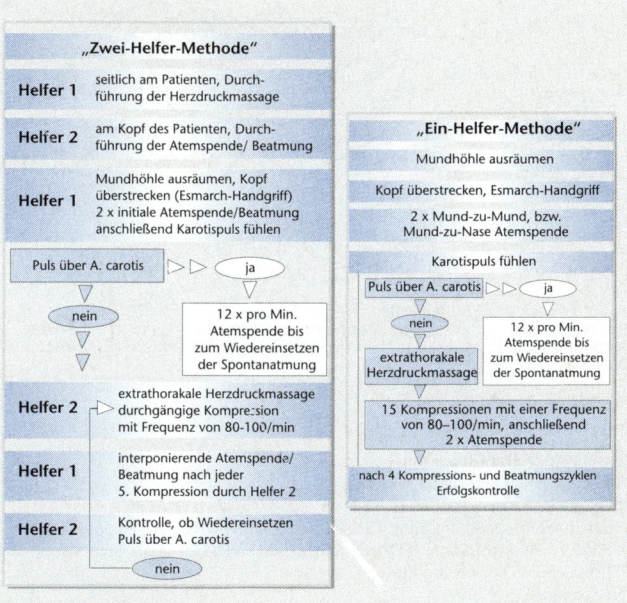

Abb. 3.4: Zwei-Helfer-Methode
[A300–157]   [A300–157]   Abb. 3.5: Ein-Helfer-Methode

Lebensrettende Basismaßnahmen (Phase 1)

= Basic Cardiac Life Support (BCLS). Die Basismaßnahmen der kardiopulmonalen Reanimation müssen innerhalb der ersten 4 Minuten nach Eintritt des Kreislaufstillstandes einsetzen.

Atemwege freimachen (bei Bewußtlosigkeit)
- Ausräumen der Mundhöhle (z.B. Fremdkörper, Zahnprothesen)
- Überstrecken des Kopfes
- Esmarch-Handgriff (Unterkiefer nach vorn und oben ziehen).

Beatmung (bei fehlender Atmung)

- Atemspende: Mund-zu-Mund, Mund-zu-Nase, Mund-zu-Tubus (z.B. Guedel- oder Wendl-Tubus) F_iO_2 ca. 0,17
- Maskenbeatmung (Ambu-Beutel mit Maske und O_2-Reservoir) F_iO_2 ca. 0,8
- Intubationsbeatmung: endotracheale Intubation, manuelle Beutel-Beatmung mit O_2-Reservoir oder maschinelle Beatmung mit F_iO_2 1,0.

3

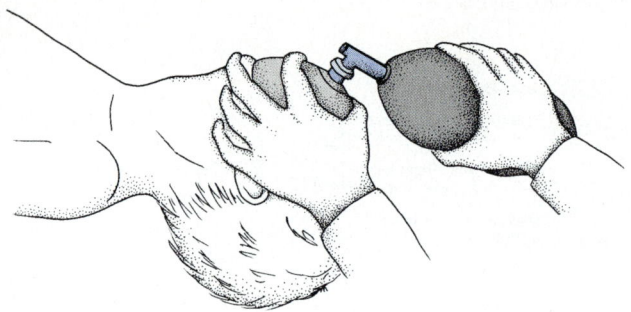

Abb. 3.6: Beatmung mit Ambu-Beutel
Maske mit Daumen und Zeigefinger über Mund und Nasenöffnung pressen, Unterkiefer nach vorn ziehen und mit den restlichen Fingern Kopf in reklinierter Stellung fixieren
[A300–157]

Cirkulation (bei Pulslosigkeit)

Extrathorakale Herzdruckmassage
- Flache Lagerung auf harter Unterlage
- Druckpunkt:
  - Erw.: unteres Sternumdrittel (Sternum drei Querfinger über Xyphoid)
  - Kinder: Brustbeinmitte (Thorax mit beiden Händen umfassen, dabei beide Daumen auf Brustbeinmitte)
- Druckfrequenz:
  - Erw. 80–100/Min.
  - Kinder 90–120/Min.
  - Säugl.: 120–150/Min.

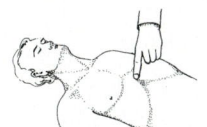 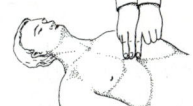 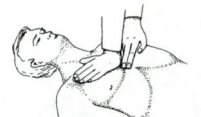

Xiphoid aufsuchen   2 QF nach oben   Handballen auf Druckpunkt

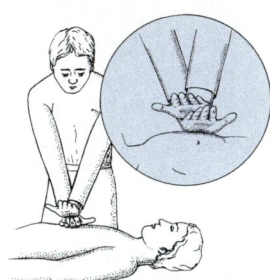 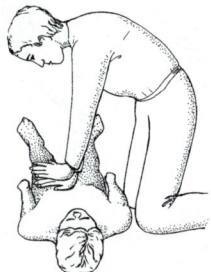

nur Handballen berühren den Körper   Arme gestreckt

Abb. 3.7: Technik der Herzdruckmassage [A300–190]

———— **Erweiterte lebensrettende Maßnahmen (Phase 2)** ————

Advanced Cardiac Life Support (ACLS)
- Endotracheale Intubation
- Venöser Zugang
- EKG-Diagnostik
- Medikamente
- Defibrillation
- Schrittmachertherapie.

3

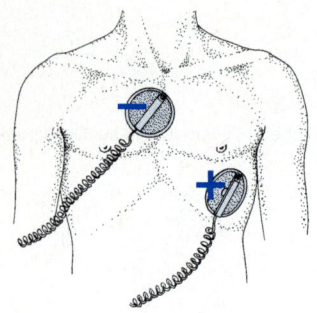

Abb. 3.8: Defibrillation [A300–190]

Prognose

Geringe Aussichten auf eine erfolgreiche Reanimation, wenn der Kreislaufstillstand länger als 4 Min. zurückliegt. Die Wiederbelebungszeit des Gehirns (3–5 Min.) ist der entscheidene Faktor für die Prognose.

➤ Bei Hypothermie ist die Wiederbelebungszeit verlängert!

Komplikationen

- Aspiration von Mageninhalt beim nicht intubierten Patienten (besonders häufig bei falscher Maskenbeatmung ☞ 5.1.3, 3.2.4)
- Rippenfrakturen
- Hämato- und/oder Pneumothorax
- Leber-, Milz-, Zwerchfellruptur und/oder -blutung.

Beendigung der Reanimationsmaßnahmen bei

- Zerebralem Kreislaufstillstand (weite, lichtstarre Pupillen, fehlende Spontanatmung > 30 Min.)
- Kardialem Kreislaufstillstand (therapierefraktäre Asystolie > 30 Minuten)
- Infausten Vorerkrankungen (z.B. fortgeschrittenes Karzinom)
- Suffizientem Wiedereinsetzen von Atmung und Kreislauf
  Merkmale:
  - Tastbare Pulse
  - Wiedereinsetzen der Spontanatmung
  - Wiederkehr des Bewußtseins
  - Engwerden der Pupillen.

 Tips & Tricks

- Reanimierte Patienten bedürfen der Intensivtherapie und -überwachung!
- Beim unterkühlten Patienten ausdauernd reanimieren!

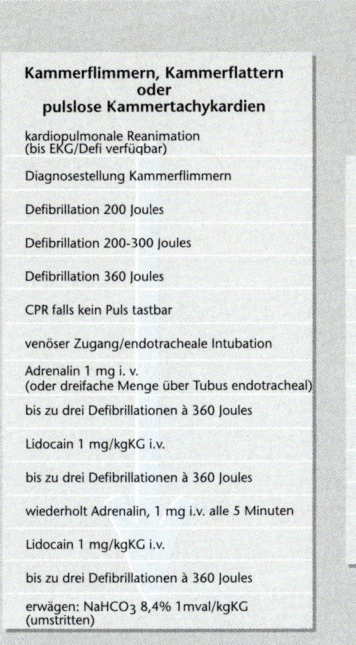

Abb. 3.9: Kammerflimmern [A300] Abb. 3.10: Asystolie [A300]

Intensivtherapie nach Reanimation (Phase 3)

- Kontrollierte Beatmung (p_aCO_2 25–35 mmHg; $p_aO_2 > 100$ mmHg)
- Deafferenzierung (Analgesie-Anästhesie) und Prophylaxe von Krämpfen (Barbiturate: z.B. Thiopental-Bolus 500–1000 mg, anschließend 3–5 mg/kgKG/h)
- Kortikosteroide (z.B. Dexamethason 1 mg/kgKG initial, anschließend 0,2 mg/kgKG alle 6 h über 2–5 Tage)
- Förderung der Reperfusion (normaler bis leicht erhöhter arterieller Mitteldruck)
- Vermeidung globaler Hirnischämie *(Cave:* Minderperfusion)
- Allgemeine intensivtherapeutische Maßnahmen.

Komplikationen
- Irreversible globale Hirnischämie (intrakranieller Druck > RR in der A. carotis)
- Reversible globale Hirnischämie (z.B. Minderperfusion, Hirnödem)
- Hypotension (arterieller Mitteldruck < 70 mmHg)
  Ther.: Volumenersatzmittel 10 ml/kgKG; Ziel: MAD 70–90 mmHg
- Hypoxämie ($p_aO_2 < 100$ mmHg)

- Ther.: kontrollierte Beatmung; Ziel: $p_aO_2 > 100$ mmHg
- Hyperkapnie (pH $< 7,3$; $p_aCO_2 > 45$ mmHg)
  Ther.: AMV steigern; Ziel: p_aCO_2 28–35 mmHg, pH = 7,3–7,45
- Hyperthermie (z.B. Infektionen)
  Ther.: kühlen, kalte Infusionen, Antipyretika, Antibiotika nach Antibiogramm.

Prognose

Ca. 50 % der präklinisch reanimierten Patienten zeigen bleibende neurologische Funktionsstörungen.

3.3.2   Schock

Zentrale Merkmale jeder Schockform: Störung der Austauschfunktion zwischen Blut und Gewebe, Sauerstoffdefizit im Gewebe mit evtl. irreversibler Zellschädigung.

Befund

- Systol. RR Abfall auf < 100 mmHg
- Tachykardie > 100/Min.
- Schockindex: Puls/$RR_{syst.}$ > 1 (Normalwert: 0,5)
- Kaltfeuchte, graue Haut, Hypothermie
- Unruhe, Angst, später Somnolenz, Sopor, Koma
- Periphere Zyanose (nicht bei CO-Intoxikation: rosa Haut)
- Oligurie (< 20 ml/h).

Diagnostik

- *Untersuchung:* Haut, Halsvenenstauung, Herz und Lungen, Körpertemperatur, RR, Puls, Urinausscheidung
- *Labor:* Hb, Gerinnung, Blutgruppe und evtl. Kreuzblut, FFP, E'lyte und BGA
- EKG, Röntgen.

Sofortmaßnahmen

- *Lagerung:* Pat. hinlegen und Beine hochlagern
- ➤ Nicht bei kardiogenem Schock oder SHT
- *Atmung:* O_2-Gabe über Sonde (Maske 4–6 l/ Min.; evtl. Intubation, Beatmung)
- *Flüssigkeitszufuhr:* 2–3 großlumige i.v. periphere Zugänge (in Sonderfällen z.B. bei Verbrennungen auch ZVK) Beachte: Der ZVK hat eine kleinere Durchflußrate als großlumige periphere Zugänge! Hypovolämie durch großzügige Flüssigkeitszufuhr ausgleichen; *nicht bei kardiogenem Schock!*
- *Körpertemperatur:* Ausgleich der Hypothermie durch Decken und Rettungsfolie.

Hypovolämischer Schock

Ätiol.: Blutverluste (z.B. Trauma), Plasmaverluste (z.B. Verbrennung), Wasser-/Elektrolytverluste (z.B. Diarrhoe, Erbrechen)

Klinik: Tachykardie (HF > 120), Hypotonie (systol. RR < 100), zentralvenöser Druck im negativen Bereich, Verwirrtheit, Somnolenz, Blässe, Lippenzyanose, Anurie

Therapie
➤ Volumenverluste werden durch Volumengaben therapiert!
- Sauerstoffgabe (ggf. Intubation und Beatmung)
- Bei Blutverlusten Bluttransfusion und FFP-Gabe (1 „Fresh-Frozen-Plasma" auf 2 Erythrozytenkonzentrate)
- Katecholamine verstärken die Minderperfusion durch Vasokonstriktion, lediglich Gabe als ultima ratio.

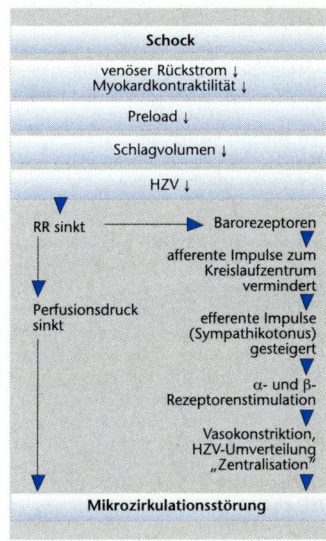

Abb. 3.11:
Pathophysiologie des Schocks [A300–157]

Kardiogener Schock

Ätiologie
- Akute Myokardinsuffizienz (z.B. Infarkt)
- Extreme Herzrhythmusstörung (z.B. Kammertachykardie)
- Mechanische Behinderung der Ventrikelfunktion (z.B. Perikardtamponade)
- Verlegung der Hauptstrombahn (z.B. Lungenembolie).

Klinik
- Anamnestisch meist bekannte Herzerkrankung, Infarktschmerzen etc.
- Zeichen der Linksherzinsuffizienz („brodelnde Lunge", Lungenödem)

- Zeichen der Rechtsherzinsuffizienz (gestaute Halsvenen, ZVD erhöht)
- Blässe, graue Haut, Zyanose
- Meist sitzender Patient bis zur Orthopnoe.

Therapie
- ➤ Zentrale Maßnahme ist die Stabilisierung bzw. Anhebung des (vornehmlich) diastol. RR, der die Koronarperfusion direkt und entscheidend beeinflußt.
- Lagerung: Oberkörper hoch, Beine tief (Senkung des preload)
- Sauerstoffgabe
- Bei Schmerzen vorzugsweise Opiate (z.B. Fentanyl® 0,05–0,1 mg i.v.)
- Bei Unruhe vorzugsweise Midazolam (Dormicum®) 2–5 mg i.v. (kurze HWZ)
- Bei Hypotonie: Dopamin 100 mg und/oder Dobutamin 250 mg in z.B. 500 ml Glukose 5 % (besser über Perfusor) entspricht 200 µg/ml Dopamin, bzw. 500 µg/ml Dobutamin:
  - Dobutamin falls art. systol. RR > 80–90 mmHg oder MAD > 65 mmHg
  - Dopamin falls art. systol. RR < 80–90 mmHg oder MAD < 65 mmHg.
- Bei Bradykardie: Atropin 0,5 mg i.v., bei Wirkungslosigkeit Alupent® bis zu 0,5 mg i.v.
- Bei Kammertachykardie: Xylocain® 100 mg i.v. oder Ajmalin® 50 mg i.v., bei Wirkungslosigkeit Kardioversion
- Bei Tachyarrhythmie: Isoptin® 5 mg i.v., Digoxin i.v. (z.B. Novodigal® 0,4).

――――――― **Septischer Schock** ―――――――――――――――――――――

Ätiologie
Einschwemmung von Endotoxinen gramnegativer oder grampositiver Bakterien in die Blutbahn während einer Allgemeininfektion.
- Hyperdynamischer septischer Schock: *Frühphase:* HZV und HF erhöht, peripherer Widerstand und RR erniedrigt („warme Hypotension")
  Spätphase: Peripherer Widerstand steigt an, HZV nimmt ab („kalte Hypotension")
- Hypodynamischer septischer Schock
  Von Anfang an HZV und RR erniedrigt, peripherer Widerstand erhöht.

Klinik
- Hohes Fieber, Schüttelfrost
- Hyperventilation
- Zu Beginn warme, trockene Haut: Pat. wirkt gesünder, als er ist!
- Später kalte, zyanotische Haut
- Hautblutungen (DIC).

Therapieziel: Beseitigung des Infektionsherdes
- Antibiotika-Therapie
- Azidosekorrektur
- DIC-Prophylaxe
  - Initialphase: Heparin Bolus 5000 IE i.v., dann 1000 IE/h
  - Verbrauchsphase: Gabe von FFP, Thrombozyten und AT III, Fibrinogen ggf. auch PPSB®)
- ZVD erhöht: Katecholamine über Perfusor
- ZVD erniedrigt: Volumenkorrektur.

Anaphylaktischer Schock ☞ 3.2.2

3.3.3   Polytrauma

Gleichzeitige Verletzung versch. Körperregionen in Verbindung mit Verletzungen eines Organs oder Organsystems, wobei mind. eine Verletzung oder die Kombination mehrerer lebensbedrohlich ist.

Anamnese
- Unfallhergang und -zeitpunkt
- Atemstörung?
- Blutverlust (Schätzung)
- Bewußtlosigkeit?
- Letzte Mahlzeit
- Wichtige Erkrankungen oder Medikamente.

Befund
- Bewußtseinszustand
- adäquate Atmung oder Ateminsuffizienz
- Blutung, RR, Puls, Hautfarbe und -temperatur → Schock?
- Prellmarken Abdomen oder Thorax, Hämatome, Abwehrspannung
- Frakturen.

Diagnostik
- Vitalfunktionen? Vor weiterer Diagnostik Atmung und Kreislauf stabilisieren.
- Abschätzen des Blutverlustes durch Erkennen eventueller Verletzungen an Gehirn, Thorax, Abdomen, Becken, Extremitäten
- Ausschluß abdomineller oder thorakaler Blutungen (Sonographie, bei mangelnder Aussagekraft Lavage)
- Rö.: Thorax (obligat), je nach klinischem Verdacht und Zustand: Schädel, Becken, Extremitäten
- CCT: bei geringstem Verdacht auf Beteiligung von Schädel oder Gehirn.

_____   **Therapie des Polytraumas**
           (Einteilung nach Spilker/Ahnefeld) _____

➤ Die Aggressivität des Volumenersatzes hat sich nicht am Schockindex, sondern an der sicheren Kenntnis zu erwartender Blutverluste bei bestimmten Verletzungsmustern zu orientieren.

Reanimationsphase
Ziel: Präklinisch eingeleitete Diagnostik und Therapie intensivieren, Voraussetzungen zur lebensrettenden Operation schaffen.
- Sauerstoffgabe, Intubation und Beatmung, bei Pneumothorax/Spannungspneumothorax Thoraxdrainage
- Blutung stoppen (Kompression, Druckmanschette), ausreichend venöse Zugänge legen (mind. 3 x G14) (ggf. Sheldon-Katheter über V. femoralis bei massivem Blutverlust)
- Ausreichende und *frühzeitige* Volumensubstitution
- Analgesie (Opioide – Mittel der Wahl: Fentanyl); Sedierung (Benzodiazepine – Mittel der Wahl: Midazolam). *Cave:* Beeinträchtigung der Atem- (beim nicht beatmeten) und Herz- Kreislauffunktion des schwerverletzten Patienten. Vollständige Schmerzfreiheit kann meist nur durch eine balancierte Anästhesie mit einem

Opioid erreicht werden. Ziel der Narkose: Durchbrechen der sympathiko-adrenergen Reaktion auf Schreck und Schmerz.
- Kreuzblut – Bestellung dauert 35–45 Min., evtl. Gabe von 0-neg.-Erythrozytenkonzentrat; BB, Gerinnung (Hinw.: Zusätzliche Abnahme von venösem Blut in BGA-Röhrchen zur Schnellbestimmung von Hb in BGA-Gerät)
- Anlage einer zentralen Venendruck- und art. Druckmessung
- Bestimmung der Körperkerntemperatur (bei < 34 °C Beatmung mit angewärmtem Sauerstoff; warme Infusionen sind wenig effektiv)
- Reponieren grob luxierter Frakturen
- Überwachung von RR, EKG, Puls, BGA.

Erste operative Phase
Ziel: Versorgung akut lebensbedrohlicher Verletzungen
- Sofortige OP bei lebensbedrohlichen Verletzungen wie z.B. epiduralem oder akutem subduralen Hämatom, V.cava- oder Aortenbeteiligung, Herzbeuteltamponade, Leberruptur oder massiven intraabdominellen Blutungen
- Parallel Fortsetzung der Volumensubstitution und Korrektur des Wasser-, Elektrolyt-und Säure-/Basenhaushalts.

Erste Stabilisierungsphase
Ziel: Schaffung der Voraussetzungen zur zweiten, optimierenden Operation
- Dauer: ca. 30 Min.bis mehrere Stunden
- Ort: OP-Saal (kurz), Intensivstation (längere Stabilisierungsphase)
- Komplettierung der diagnostischen Maßnahmen
- Evtl. A. pulmonalis-Katheter, CCT, Sono, Urogramm etc.

Zweite operative Phase
Ziel: Versorgung von nicht akut lebensbedrohlichen Verletzungen, deren Komplikationen lebensbedrohlich werden können
- Grundsatzfrage: Erlaubt der Zustand des Patienten eine oft stundenlange Operation?
- Voraussetzung: Stabilisierung von Lungenfunktion, Hämodynamik, O_2-Versorgung, Elektrolythaushalt, Gerinnungsstatus.

Zweite Stabilisierungsphase
Ziel: Endgültige Stabilisierung aller Funktionen
- Dauer: 1 bis mehrere Tage
- Ort: Intensivstation
- Adäquate Beatmung, Kreislaufstabilisierung, adäquate parenterale Ernährung, Kontrolle der Nierenfunktion.

Dritte operative Phase
Versorgung der Verletzungen mit aufgeschobener Dringlichkeit.

Polytrauma

Atemstörung ————▷ ja ————————————————▷ O₂-Gabe, Intubation, Beatmung

▽ nein ▽

Kreislaufstörung ————▷ ja ——▷ Lagerung, Volumengabe, Wärmeschutz, Blutstillung

▽ nein ▽

Bewußtseinsstörung ——▷ ja ————————▷ Freihalten der Atemwege, Aspirationsschutz,
ggfs. Intubation, Überprüfung der Effektivität
der bisherigen Maßnahmen
▽ nein ▽   (primäre Bewußtlosigkeit – Trauma, Alkohol;
sekundäre Bewußtlosigkeit – Herz-Atem-
Stillstand)

Erweiterte Maßnahmen ▷ ja ————————————————▷ ZVK, art. Druckmessung, EKG,
bei Bedarf Thoraxdrainage, OP

▽ nein ▽

Grundversorgung ——————————▷ venöse Zugänge, körperliche Untersuchung,
Beobachtung, weitere Diagnostik

Abb. 3.12: Basismanagement Polytrauma [A300]

Prognose

Letalität ca. 20–40 %. Höchste Sterblichkeit bei polytraumatisierten Patienten und Unterkühlung (Temp. < 32 °C) mit 100 %. Senkung der Letalität durch frühzeitige und effektive Vermeidung der Unterkühlung.

Wärmeverlust jeweils bei
• Langem Zeitraum der Rettung (oft über 1 h), schlechten Witterungsverhältnisse (Kälte/Nässe)
• Langem Transportzeitraum
• Langem Aufenthalt im Schockraum
• Eröffnung von Körperhöhlen im OP.

3.3.4   Transfusionsreaktionen ☞ 2.10

3.3.5   Schädel-Hirn-Trauma

Kopfverletzung mit Bewußtseinsstörungen, vegetativer Begleitsymptomatik und Kopfschmerzen.

Mit über 60 % häufigste Einzelverletzung beim Polytrauma. Ausschlaggebend für die Prognose ist die sachgerechte Erstversorgung der sekundären Hirnschädigung (Hypoxie, Hyperkapnie, Hirnödem), da der primäre Hirnschaden (Verletzung am Schädel) initial nicht versorgt werden kann.

SHT 1°	Commotio cerebri	Kurzdauernde Bewußtseinsstörung ohne Substanzschädigung des Gehirns und ohne Veränderungen im CCT; Kopfschmerz, Übelkeit, Erbrechen, retrograde Amnesie
SHT 2°	Leichte Contusio cerebri	Bewußtlosigkeit bis zu einer Stunde mit Substanzschädigung des Gehirns und Veränderungen im CCT, neurologische Ausfälle bis zu 3 Wo. lang nachweisbar
SHT 3°	Schwere Contusio cerebri	Bewußtlosigkeit über Tage bis Wochen mit Substanzschädigung des Gehirns und Veränderungen im CCT, neurologische Ausfälle länger als 3 Wo. nachweisbar

3

Offenes SHT: Alle Verletzungen, bei denen die Dura eröffnet ist
Geschlossenes SHT: Alle Verletzungen ohne Eröffnung der Dura.

- Primäre Hirnschädigung: durch unmittelbare Gewalt-Einwirkung
- Sekundäre Hirnschädigung: Folge von posttraumatischen Komplikationen
  - Intrakranielle Ursachen: intrakranielle Hämatome, Hirnödem, Meningitis, Enzephalitis, Hirnabzeß
  - Extrakranielle Ursachen: Hypoxie, Hyperkapnie, Anämie.

Symptome
- Durch *erhöhten Hirndruck:*
  - Kopfschmerzen
  - Erbrechen
  - Bewußtseinstrübung
  - Nackensteifigkeit (Meningismus)
- Durch *Hirnstammkompression:*
  - Bewußtlosigkeit
  - Streckstellung der Extremitäten
  - Maximale Pupillenverengung oder träge Lichtreaktion, evtl. auch einseitig;
  später:
  - Atemstörung (z.B. Maschinenatmung, Cheyne-Stokes-Atmung)
  - Zunehmende Pupillenerweiterung, evtl. auch einseitig
  - Aufhebung der Schmerzreaktion
  - Versagen von Atmung und Kreislauf (Einklemmung der Medulla oblongata).

Erstmaßnahmen
- Sicherung der Atmung (großzügige Indikation zur Intubation und Beatmung)
- Hirndrucksenkung (z.B. Hyperventilation p_aCO_2 30–35 mmHg)
- Lagerung: Oberkörper hoch (Drehpunkt Hüfte!); den Kopf nicht isoliert hochlagern, da durch Abknicken des venösen Rückflusses der Hirndruck steigt.
- 2–3 venöse Zugänge
- Blutstillung
- Infusionstherapie bis zur Kreislaufstabilisierung

Diagnostik
- Labor: BGA, BB, Elektrolyte, Gerinnung, Blutgruppe, Kreuzblut
- Neurostatus
- Röntgen (bei Hirndruckzeichen aufgeschoben): Schädel in 2 Ebenen, evtl. Hinterhauptaufnahme, Schädelbasis, HWS, evtl. Dens-Aufnahme, Thorax

- CCT
- Kernspintomographie.

Glasgow Coma Scale		
Augen öffnen	spontan öffnen	4
	öffnen auf Ansprache	3
	öffnen auf Schmerzreiz	2
	keine Reaktion	1
Verbale Reaktion	orientiert	5
	verwirrt, desorientiert	4
	unzusammenhängende Laute	3
	unverständliche Laute	2
	keine verbale Reaktion	1
Motorische Reaktion	befolgt Aufforderung	6
	auf Schmerzreize gezielte Schmerzabwehr	5
	Massenbewegungen	4
	Beugesynergien	3
	Strecksynergien	2
	keine Reaktion	1

Therapie
- Sicherung der zerebralen Durchblutung: Blutdruckkontrolle, Schockbekämpfung ☞ 3.3.2
- Sicherung der zerebralen Sauerstoffzufuhr: Beatmung anhand p_aO_2 und p_aCO_2
- Senkung des erhöhten intrakraniellen Druckes:
  - Kontrollierte Hyperventilation (p_aCO_2 28–35 mmHg, P_{AW} so niedrig wie möglich. *Cave:* $p_aCO_2 < 25$ mmHg – massive zerebrale Vasokonstriktion – Minderperfusion)
  - Lagerung (Oberkörper 30° hoch, Kopf in Mittelstellung stabilisiert)
  - Evtl. Osmotherapie (z.B. Mannit 20 % 3 – 6 – 12 x 100–125 ml in 15 Min.i.v.) mit Osmolalitätskontrolle 2 x in 24 h (< 320–330 mosm/kg Plasma).
    Cave: Dehyratation, Hypernatriämie, Hypokaliämie.
    NW: Rebound – deshalb ausschleichend beenden
  - Kortikosteroide (beim SHT nach wie vor kontrovers diskutiert! Dos.: z.B. Dexamethason initial 100 mg i.v., dann für 1–2 Tage 100–200 mg/die i.v. und schnelle Reduktion auf 48 mg – 24 mg – 12 mg – 0 mg/die)
  - Barbiturate (z.B. Thiopental 500–1000 mg i.v., dann 8 mg/kgKG/h i.v. in den ersten Stunden und anschließend Reduktion auf 3–5 mg/kgKG/h i.v.); Anmerkung: hochdosierte Barbiturattherapie nur als ultima ratio bei therapieresistentem erhöhtem ICP (ICP > 30 mmHg)
  - Liquordrainage
  - Operative Dekompression ☞ 10.2.4
  - Hypothermie, z.B. durch physikalische Kühlung, Paracetamol (Dos.: 2–4 x 1000 mg Supp. oder per Magensonde) oder Relaxierung mit Pancuronium® (Dos.: 4–8 mg i.v., dann 2–4 mg/h i.v. – senkt die Wärmeproduktion).

Prognose
Hohe Frühmortalität: Ca. 50 % der Patienten mit tödlichem SHT sterben in der ersten Stunde nach dem Unfall, 60 % innerhalb der ersten 24 h.

3.3.6   Lungenembolie

Ätiologie
- Risikofaktoren für Thrombembolien: Immobilisation, Trauma, OP, Schwangerschaft, Adipositas
- Luftembolien (☞3.2.7): Eindringen von Luft über Venenkatheter oder direkt aus dem OP-Gebiet in das venöse System, wenn das OP-Feld über der Höhe des rechten Vorhofs liegt, z.B. bei sitzender Position in der Neurochirurgie.

Klinik
- Akuter Thoraxschmerz vor allem bei Inspiration, Dyspnoe, evtl. Hyperventilation, Zyanose, Husten, Halsvenenstauung, Tachykardie, Hypotonie, Schock, Low-output-Syndrom, Herzstillstand
- Anstieg von ZVD und Pulmonalarteriendruck (PAP); Wedge-Druck (PCWP) bleibt im Normbereich
- EKG: Rechtsdrehung des Lagetyps, S_I-Q_{III}-Typ, Rechtsschenkelblock (komplett, inkomplett), Linksverschiebung des R/S-Umschlags, ST-Veränderungen (V_1-V_4, II, III, aVF), Extrasystolien
- Unter Beatmung Abfall des endexspiratorischen CO_2
- BGA: Hypoxie
- Weiterführende Untersuchungen: Röntgen-Thorax, Lungenperfusionsszintigraphie, Pulmonalisangiographie.

Vorgehen bei Thrombembolie
- O_2-Insufflation (z.B. 6–10 l/Min.), Analgesie (z.B. Morphin 5–10 mg i.v., Fentanyl 0,1 mg i.v.), Sedierung (z.B. 5–10 mg Diazepam i.v.)
- Bei respiratorischer Insuffizienz Intubation und Beatmung
- Während der Vollnarkose: F_iO_2 1,0, evtl. PEEP
- Kreislaufunterstützung mit Katecholaminen, z.B. Dopamin 5–10 μg/kg/Min.
- Senkung des PAP z.B. mit Nitroglyzerin 2–6 mg/h i.v. unter engmaschiger Blutdruckkontrolle
- Heparin initial 5000–10 000 IE als Bolus, dann 1000 IE/h (Ziel: Verlängerung der PTT auf das 2-fache) unter strenger Beachtung der Kontraindikationen
- Im Schock (unter strenger Beachtung der Kontraindikationen) Lysetherapie:
  - rt-PA 10 mg Bolus über 2 Minuten, dann 20 mg/h über 2 Stunden, dann 10 mg/h über 5 Stunden
  - Streptokinase: initial 250 000 IE über 30 Min., dann 100 000 IE/h über 24–72 Stunden
  - Urokinase: initial 250 000 IE als Bolus, dann 100 000 IE/h
- Gegebenenfalls Embolektomie nach Trendelenburg.

Vorgehen bei Luftembolie ☞ 3.2.7

3.3.7 Der nicht nüchterne Patient

Anamnese
- Letzte Nahrungsaufnahme (normale Magen-Entleerungszeit 4–6 h)
- Risikofaktoren, die die Entleerungszeit verlängern:
  - Traumen (z.B. Unfälle)
  - Medikamente (z.B. Opioide oder Hypnotika)
  - Mechanische Entleerungshindernisse (z.B. Ileus, Ösophagusdivertikel)
- Raucher (letzte Zigarette)
- Schwangerschaft (Magenhochverlagerung)
- Hohe Nüchternsekretion des Magens, z.B. bei Zollinger-Ellison-Syndrom

Vorgehen
- Blitzintubation (z.B. Magill-Tubus mit Führungsstab, keine Woodbridge-Tuben)
- Sellick-Handgriff bei endotrachealer Intubation durch Hilfsperson
- Bei Intubationsschwierigkeiten Ösophagus intubieren und blocken → Ableiten des Erbrochenen über diesen Tubus ohne Aspirationsgefahr. Dabei die nunmehr schwierigere endotracheale Intubation nicht vergessen!

Aspiration (Prävention und Therapie), **Mendelson-Syndrom** ☞ **3.2.4**

3.3.8 Verbrennungen

Schädigungen des Körpers durch Hitzeeinwirkung. Die nachfolg. Schädigung des Gesamtorganismus wird als Verbrennungskrankheit bezeichnet.

Dabei steht anfangs der hypovolämische Schock durch starke Plasmaverluste über die verbrannten Areale im Vordergrund. Ihm folgt eine Intoxikationsphase durch Toxinanfall infolge der Hitzekoagulation des Gewebes. Die Reparationsvorgänge gehen mit einer katabolen Stoffwechsellage einher. Die fehlende Schutzfunktion der Haut begünstigt Wundinfektionen. *Schock* ☞ *3.3.2*

Verbrennungsgrade	
1°	Schmerz, Rötung, Schwellung, Heilung in 5–10 Tagen ohne Narben Verbrennungstiefe: Epidermis
2°	Schmerz, Rötung, Schwellung, Blasen, narbige Defektheilung in 10–14 Tagen Verbrennungstiefe: bis Dermis
3°	Kein Schmerz mehr, Nekrose, keine spontane Heilung Verbrennungstiefe: bis Subkutis; Hauttransplantation erforderlich
4°	Wie 3°, allerdings in der Tiefe bis auf Muskulatur und Knochen

Anamnese
- Unfallhergang
- Dauer und Intensität der Hitzeeinwirkung
- Inhalationstrauma? Reizgasbeteiligung möglich?

3

Befund
- Ausmaß der Verbrennung → Handflächenregel: Handfläche des Pat. entspricht 1 % KOF
- Tiefe der Verbrennung: Hautrötung, Blasenbildung, Nekrosen
- Schmerz ja/nein.

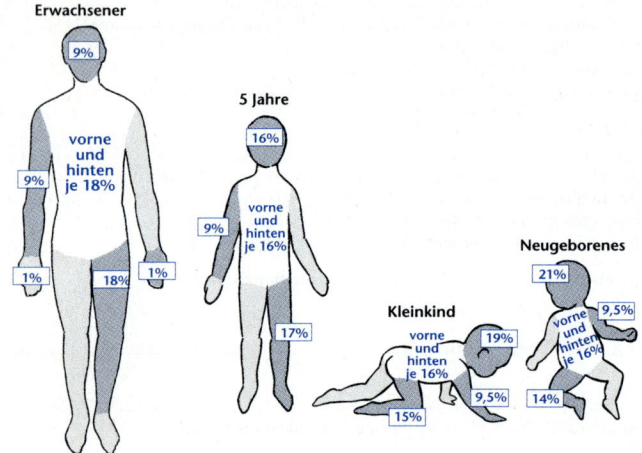

Abb. 3.13: Flächenberechnung bei Verbrennungen [A300–157]

Erstmaßnahmen
- Löschen und Entfernung brennender Kleidungsstücke
- Kühlen (nicht unterkühlen) der Brandverletzung mit kaltem, sauberen Leitungswasser (15–25°C) oder Ringer-Lösung, jedoch nicht länger als 20 Min.
- Steriles Abdecken der Brandverletzung (z.B. Burn-Pack)
- Venöse Zugänge (ggf. ZVK)
- Infusionsbehandlung frühzeitig und ausreichend:
- bei Erwachsenen ca. 1000 ml Ringer-Lactat-Lösung in der ersten Stunden
- bei Kindern 20–30 ml/kgKG pro h; Verhältnis: 2/3 Ringer-Lactat-Lösung und 1/3 Humanalbumin 5 %
- Schmerzbekämpfung: 0,1mg Fentanyl® i.v., 5–10 mg Morphium i.v., 30–40 mg Ketamin i.v.
- Bei tiefen Verbrennungen Benzodiazepine
- Blasenkatheter (Urinbilanz stündlich, anzustreben 1 ml/kg KG pro Std.)
- Bei rein thermischen Inhalationstraumen kein Auxiloson® Spray (Verstärkung der Immunsuppression, besser Adrenalin-Vernebler)
- Bei Inhalationstrauma mit Reizgasen: Auxiloson® Spray
- Ausschluß (bzw. Therapie) einer CO- oder Zyanid-Vergiftung.

Therapie

Infusionstherapie mit kristalloiden Lösungen (s.u.). Nach Möglichkeit keine kolloidalen Lösungen verwenden, da diese sich im erhaltenen Gewebe, dessen Permeabilität gestört ist, anreichern und damit das Ödem verstärken.

Parkland Schema (Erwachsene)	Butenandt & Coerdt–Schema (Kinder)
Ringer Lactat 4 ml x kgKG x % verbrannter KOF in 24 h, davon	5 ml x kgKG x % verbrannter KOF zusätzlich zum physiologischen Erhaltungsbedarf (1800 ml/m²/Tag).
50 % in den ersten 8 h	
25 % in den zweiten 8 h	
25 % in den dritten 8 h	

- Magensonde
- Tetanusprophylaxe
- Wundabstriche
- Monitoring (ZVD, Temperatur, Gewicht, Flüssigkeitsbilanz)
- Hochkalorische Ernährung
- Isolierung des Pat., steriles Abdecken und Arbeiten in beheizten Räumen
- Antibiotikaprophylaxe
- Chirurg. Maßnahmen (Nekroseabtragung, Hauttransplantationen)
- Pflege der Wunden (z.B. Polyvidon®-Salbe oder Braunol®-Salbe).

Komplikationen
- Akutes Nierenversagen (durch Hypovolämie und Toxinfreisetzung)
- Reflektorischer Ileus (vorwiegend durch Toxinfreisetzung)
- Bronchopneumonie, ARDS
- Wundinfektion, insbesondere durch Pseudomonas
- Septischer Schock.

Prognose
Faustregel: 50 % Letalität bei Verbrennungen 3. Grades von 35–40 % KOF

Lebensalter + % verbrannter KOF > 80 = schlechte Prognose
Lebensalter + % verbrannter KOF > 100 = infaust.

Zentrale Anlaufstelle für die Vermittlung von Betten für Schwerbrandverletzte (24 h): 040 / 2882–3998 und –3999

3.3.9   Intoxikationen

In der BRD ca. 200.000 Vergiftungen pro Jahr; davon ca. 85 % suizidal, ca. 10 %, akzidentell und ca. 5 % gewerblich. Die Wirkung der Gifte ist abhängig von Giftart, Giftdosis, Applikationsweg (z.B. oral, i.v.), Einwirkdauer, Zustand des Organismus (z.B. Vorerkrankungen).

Symptome

- Störungen des Bewußtseins, Krampfanfälle
- Störungen der Vitalfunktionen, z.B. Atemstörung (evtl. als Bradypnoe), Atemstillstand, Kreislaufstörung, Kreislaufstillstand
- Störungen im Magen-Darm-Bereich, z.B. Übelkeit, Durchfall, Erbrechen
- Beeinträchtigung der Psyche, z.B. Aggression, Delirium, Euphorie
- Andere Störungen, z.B. Hautrötung, Blasenbildung, Schaum vor dem Mund, starke Mydriasis, starke Miosis.

Elementartherapie

- Sicherung der Vitalfunktionen (z.B. Sicherung der Atem- und Kreislauffunktion, venöser Zugang)
- Verringerung der Resorption (z.B. Unterbindung der Giftaufnahme, Magenspülung, Adsorbentien, induziertes Erbrechen)
- Beschleunigte Elimination (z.B. Dialyse, forcierte Diurese)
- Neutralisation des Giftes (z.B. Alkalisierung des Urins, Antidot)
- Asservierung (z.B. Giftstoff, Erbrochenes, Darminhalt).

Induziertes Erbrechen

- **KI:** Bewußtlosigkeit, Vergiftungen mit Säuren, Laugen, fettlöslichen Substanzen (z.B. Pflanzenschutzmittel), Schaumbildner.
- *Mechanische* Reizung der Rachenhinterwand
- Rasches Trinken *hypertoner Kochsalzlösung:* 1–2 EL auf ein Glas lauwarmes Wasser (Lösung ca. 15 %), Wirkung nach ca. 5 Min., bei Erfolglosigkeit wiederholen. *KI:* Säuglinge, Kleinkinder (*Cave:* resorptive Kochsalzvergiftung!)
- Ipecacuanha-Sirup: Pat. > 12 J. 30 ml, Kinder 15 ml trinken lassen. Nach der Einnahme 2–3 Gläser Wasser trinken lassen. Nach 30 Min.bei Erwachsenen erneute Gabe möglich. *NW:* kardiotoxisch! *KI:* Kinder < 8 Mon.
- Evtl. Apomorphin 0,1 mg/kg **i.m.**, nur bei sehr rasch wirksamen Substanzen. Prämedikation mit 0,1 mg/kg KG Norfenefrin i.m./s.c. bei Erwachsenen, Schulkinder (ab 6 Jahre): 0,2 mg/kg KG Norfenefrin i.m., Kleinkinder (1–6 Jahre): 0,3 mg/kg KG Norfenefrin i.m. zur Kompensation der Kreislaufdepression; anschließend Naloxon 0,4 mg i.v. (Kinder 0,01 mg/kg), um das Erbrechen zu beenden und eine Atemdepression zu verhindern. *I.v.-Gabe* von Apomorphin streng vermeiden, keine Behandlungswiederholung! *KI:* Säuglinge, Atem- und Kreislaufdepression, Vergiftung mit atemdepressiven Substanzen.

Magenspülung

- **KI:** V.a. Ösophagus- und Magenperforation, manifeste Herz- oder Ateminsuff. Bei bewußtlosem Pat. nur nach endotrachealer Intubation! Rel. KI: Gravidität
- **Ind.:** orale Intoxikationen (bei Detergentien, Säuren und Laugen nur nach Sedierung bzw. Intubation). Magenspülungen mehr als 4 h nach Arzneimittelaufnahme nur begrenzt sinnvoll, außer bei Magenstase (z.B. Anticholinergika). Nur mit funktionstüchtiger, effektiver Absaugeinrichtung, da Aspirationsgefahr!

- **Material:** lange Gummischürze anziehen! Magenspülsonde: 80 cm langer Gummi-schlauch (Durchmesser bei Erwachsenen 1 cm, bei Kindern 0,4 cm), Trichter, Klemme, großer Auffangeimer, Meßgefäß, mind. 10 bis zu 100 l warmes Wasser, sterile Röhrchen, Absauger in Bereitschaft.
- **Durchführung**
  - Pat. in aufrechter Haltung. Bei Bewußtseinstrübung: stabile Linksseitenlage, Kopf tief. Prämedikation mit 0,5 mg Atropin i.v.
  - Zur Anästhesie der Mundhöhle Magenschlauch mit Lidocain-Gel bestreichen
  - Pat. auffordern, beim Vorschieben des angefeuchteten Magenschlauchs aktiv zu schlucken, bis ca. 50 cm vorschieben
  - Lagekontrolle (mit *Magenspritze* Luft einblasen und gleichzeitig über dem Epigastrium auskultieren: Blubbern?)
  - Trichter auf das prox. Ende des Schlauchs aufsetzen und unter Pat.-Niveau halten („Aushebern"). Herausfließenden Mageninhalt für toxikologische Untersuchun-gen sammeln
  - Dann Trichter über Pat.-Niveau anheben und etwa 200–500 ml handwarmes Wasser in den Magen ein- und anschließend in den Eimer abfließen lassen
  - Vorgang ca. 20 mal wiederholen bis Rücklauf völlig klar
  - Vor Beendigung der Magenspülung 30 Kohlekompretten zu einer Suspension anrühren, mit ca. 20 ml Laktulose mischen und durch den Schlauch applizieren (Schlauch durchspülen)
  - Den Magenschlauch beim Zurückziehen abklemmen oder mit einem Finger verschließen (Aspirationsgefahr!).

Forcierte Diurese

Bei Vergiftungen mit nierengängigen Substanzen (z.B. ASS, Barbiturate, Meprobamat, Lithium, Ca^{2+}). Voraussetzung: ausreichende Nierendurchblutung und GFR.

KI: Überwässerung, Herzinsuff., Niereninsuff., Hirnödem.

Durchführung

- Venenverweilkanüle, ZVK, Blasenkatheter legen, stündliche Urinbilanzierung.
- Infusion von 500 ml Glukose 5 % und 500 ml NaCl 0,9 % im Wechsel jeweils über eine Stunde
- Zusätzlich 20 mmol KCl und 20 mmol NaCl pro 1 l Infusionslösung
- Furosemid nach ZVD und Ausscheidung (Blasenkatheter zur exakten Urinbilanzie-rung!)
- Bei Vergiftungen mit Barbituraten oder Salizylaten zusätzlich Natriumbikarbonat in die Infusionslösung geben (z.B. 500 ml Glukose 5 % + 45 mmol $NaHCO_3$ + 15 mmol $KHCO_3$ stündl. = Alkali-Diurese)
- Ständige Kontrolle von ZVD (Überwässerung?), BGA, Elektrolyte, Kreatinin
- Bei schweren Vergiftungen mit dialysablen Giften und bei Niereninsuffizienz Peritonealdialyse, Hämodialyse, Hämoperfusion
- Bei Giften mit hoher Plasmaproteinbindung ggf. Plasmapherese
- Bei schweren Vergiftungen mit Blutgiften (CO, Methämoglobinbildner) Austausch-transfusion.

3

————— **Liste Antidota** —————————————————————————————

Atropinsulfat 10 ml Amp.= 100 mg

WM   Hemmung der Acetylcholinwirkung am Parasympathikus

IND   Alkylphosphate z.B. Nervenkampfstoffe, Pflanzenschutzmittel wie E 605
            oder Parasympathomimetika (Physostigminüberdosierung)

DOS   1–2 mg/kgKG i.v., anschließend *Toxogonin®* (Obidoxim).

Physiostigminsalicylat 5 ml Ampulle = 2 mg

WM   peripher und zentral wirkender Antagonist

IND   Atropin-Vergiftung, Tollkirschen, Antidepressiva

DOS   0,03 mg/kgKG i.v.

Auxiloson®-Aerosol Spray = 0,25 mg je Hub

WM   lokal wirkendes Kortison

IND   Reizgasinhalation, Säuren- oder Laugenverletzung in Mund/Rachen

DOS   0,01 mg/kgKG alle 10 Min.; evtl. zusätzl. Gabe von Steroiden i.v.

4-DMAP 10 ml Amp. = 250 mg

WM   Aufhebung der Bindung der Cytochromoxidasen am Mitochondrium (innere
            Erstickung)

IND   Cyanidvergiftungen (HCN, Blausäure, Schwefelwasserstoff)

DOS   3–4 mg/kgKG i.v., anschließend unbedingt *Natriumthiosulfat*!

Natriumthiosulfat 10 ml Amp. = 1000 mg

WM   Umwandlung des Cyanmethämoglobins in ungiftiges Rhodanid

IND   Cyanidvergiftung nach vorheriger Gabe von *4-DMAP*

DOS   50–100 mg/kgKG i.v., vorher unbedingt *4-DMAP*!

Naloxon 1 ml Amp. = 0,4 mg

WM   reiner Opiat-Antagonist

IND   Opiat-Vergiftung (Heroin, Morphium)

DOS   0,01 mg/kgKG i.v., Achtung: schlagartige Entzugssymptomatik, HWZ
            Naloxon < HWZ Opiat!

Sab Simplex® 30 ml Flasche

WM Entschäumer

IND Vergiftungen mit schaumbildenden Substanzen z.B. Waschmitteln

DOS 70 ml beim Erwachsenen; 20 ml bei Kindern oral. *Cave:* Bewußtlosigkeit!

Kohle Pulver 10 g Becher

WM Giftbindung

IND Vergiftung mit wasserlöslichen Substanzen z.B. Tabletten

DOS 250–500 mg/kgKG in ca. 150 ml Wasser oral, evtl. über Magenschlauch

Paraffinöl 250 ml Flasche

WM Giftbindung

IND Vergiftung mit fettlöslichen Substanzen z.B. Benzin, Kohlenwasserstoffen

DOS 3 ml/kgKG oral, evtl. über Magenschlauch

Acetylcystein 25 ml Injektionsflasche = 5 g

WM Giftbindung

IND Vergiftungen mit Paracetamol

DOS 150 mg/kgKG i.v. in 200 ml Glukose 5 % über 15 Min.

Maßnahmen bei speziellen Vergiftungen

Alkylphosphate – Pflanzenschutzmittel
Klinik: Miosis, Bradykardie, Magen-Darm-Spasmen, Krämpfe, Muskellähmungen, Atemlähmung
Ther.: Atropin hochdosiert (5–10–100 mg i.v./Kinder 0,1 mg/kgKG) bis zur Pupillen-erweiterung und zum Verschwinden der Vagussymptomatik, anschliessend Toxogonin® (100 mg langsam i.v.) zur Acetylcholinesteraseaktivierung.

Antidepressiva
Klinik: Erregung, Herzrhythmusstörungen, Halluzinationen, Krämpfe, Koma
Ther.: Magenspülung, Physostigminsalizylat (0,03 mg/kgKG)

Atropinvergiftungen
Klinik: Tachykardie, Hautrötung, Krämpfe, Mydriasis, Erbrechen
Ther.: Magenspülung, Anticholium® (Erw. initial 2 mg i.v.; Kinder 0,5–1 mg i.v.), Sedierung (z.B. Midazolam 3–5 mg i.v.), forcierte Diurese (z.B. Lasix® 20–40 mg)

Barbiturate
Klinik: Ateminsuffizienz bis Atemlähmung, RR-Abfall, Hautbläschen an den Unterschenkeln
Ther.: Magenspülung, forcierte Diurese (Lasix® 20–40 mg i.v.)

Benzodiazepine
Klinik: Benommenheit, Atemdepression, Muskelerschlaffung
Ther.: Magenspülung, *Anexate®*(initial 0,2 mg i.v., wenn keine Besserung innerhalb der ersten 60 Sek. erneute i.v. Gabe von 0,1 mg i.v. Bei Bedarf Wiederholung bis zu einer Gesamtdosis von 1 mg. Beachte: Kurze HWZ)

Betablocker
Klinik: Bradykardie, Sedierung, RR-Abfall; bei Kindern oft Hypoglykämie
Ther.: Magenspülung, Atropin (0,25–0,75 mg i.v.), evtl. Schrittmacher

Brandgase
Klinik: Bei hohen Temperaturen Pyrolyse von Kunststoffen unter Freisetzung von CO, Blausäure und Cyaniden (s.d.)
Ther.: Auxiloson®-Spray (3–5 Hübe initial), Sauerstoff, 4-DMAP (3–4 mg/kgKG i.v.), Natriumthiosulfat (50–100 mg /kgKG i.v.)

CO (Kohlenmonoxidvergiftung)
Klinik: Ab 15 % COHb treten Symptome auf: Kopfschmerz, Schwindel, Bewußtseinsstörungen, Krämpfe, Atemlähmung bei rosiger Haut! (Affinität des CO zum Hb höher als die von O_2)
Ther.: Beatmung mit 100 % O_2

CO_2 (Kohlendioxidvergiftung)
Klinik: Ab 5 Vol. % in der Atemluft treten Symptome auf: Ohrensausen, Schwindel, Dyspnoe, Atemlähmung
Ther.: Frischluft, evtl. Beatmung

Cyanide
Klinik: Bittermandelgeruch, „innere Erstickung" durch Blockade der sauerstoffabhängigen Energiegewinnung in der Zelle (Mitochondrien), zerebrale Krämpfe
Ther.: 4-DMAP (3–4 mg/kgKG i.v.) als Antidot der ersten Wahl (Bildung von Cyanidmethämoglobin unter Einschluß von Fe^{3+}) anschließend Natriumthiosulfat (50–100 mg/kgKG i.v.) als Ergänzungsantidot (Umwandlung in ungiftiges Rhodanid)

Digitalis
Klinik: Trias: Bradykardie, Bigeminus, Brechreiz; außerdem Farbsehen, Halluzinationen
Ther.: Anhebung des Serumkaliums auf hochnormale Werte, *Digitalis Antidot BM®*(1 Flasche mit 80 mg Digitalis-Antitoxin aus Schafglobulin bindet 1 mg Digoxin oder Digoxinderivate bzw. Digitoxin), evtl. Hämoperfusion, Atropin (0,25–0,75 mg i.v.), Schrittmacher

Kalziumantagonisten
Klinik: Hypotonie, Bradykardie, Bewußtseinstrübung, Koma
Ther.: Magenspülung, Calciumglukonat 10 % oder 20 % (meist mehrere Ampullen à 10 ml notwendig), β-Sympathomimetika (z.B. Suprarenin 1:10 000 verdünnt, d.h. 1 Amp. Suprarenin 1:1000 mit 9 ml NaCl 0,9 % verdünnt; i.v.-Gabe langsam in 0,5 ml-Schritten bis zum Wirkungseintritt), Schrittmacher

Methanol
Klinik: Sehstörungen
Ther.: Äthanol i.v. (verhindert Oxydation zu toxischer Ameisensäure) bis Blutalkohol 1‰, forcierte Diurese (Lasix® 20–40 mg i.v.)

Neuroleptika
Klinik: Sedierung, extrapyramidale Symptome
Ther.: Magenspülung, Biperiden® (5–10 mg langsam i.v.)

Opiate
Klinik: Miosis, Bradypnoe, Bradykardie
Ther.: Naloxon (0,01 mg/kgKG i.v.) ggf. in kurzen Abständen wiederholen, Beatmung

Paracetamol
Klinik: Leberzellnekrosen, Gerinnungsstörungen, hämolytische Anämie
Ther.: Magenspülungs, Acetylcystein (150 mg/kgKG initial in isotonischer Glukose-Lösung i.v.)

Psychodelika (Haschisch, Marihuana)
Klinik: Euphorie oder Angst, Panik; Mundtrockenheit, Durst, Hyperakusis
Ther.: Sedierung, Benzodiazepine (z.B. Midazolam 2–5 mg i.v.)

Salizylate
Klinik: Tachypnoe, Schwindel, Ohrensausen, Krämpfe, Koma
Ther.: Magenspülung, Alkalisierung des Harn, forcierte Diurese (Lasix® 20–40 mg i.v.), Hämodialyse

Reizgase
Klinik: lokale Reizerscheinungen, Atemnot, tox. Lungenödem
Ther.: Haut/Schleimhäute spülen, Steroid-Spray (z.B. Auxilloson® 2–5 Hübe), evtl. Steroide systemisch (z.B. Solu-Decortin-H® 250–1000 mg i.v.)

Tetrachlorkohlenwasserstoff/chlorierte Kohlenwasserstoffe
Klinik: Übelkeit, Kopfschmerz, Atemlähmung, Hepatose/Nephrose
Ther.: Magenspülen mit Paraffinöl (3 ml/kgKG). Kein Erbrechen auslösen! Keine Katecholamine!

Weckamine (Amphetamine, Speed)
Klinik: Mydriasis, RR-Anstieg, hypertensive Krise, Herzrhythmusstörung, Krämpfe, Koma
Ther.: Sedierung (z.B. Diazepam 5–10 mg i.v.), Antihypertonika (z.B. Ebrantil® 25–50 mg i.v.).

Vergiftungszentralen mit 24h-Dienst

3

Ort	Erw. [E] Kinder [K]	Telefon	Telefax	e-Mail
Berlin	K/E	030/1 92 40	030/30686–721	berlintox @aol.com
Bonn	K/E	0228/287–32 11	0228/287–33 14	–
Erfurt	K/E	0361/73 07 30,	0361/730–7317	–
Freiburg	K/E	0761/19240	0761/270–44 57	jonitz@ kkl200.ukl. uni-freiburg.de
Göttingen	K/E	0551/1 92 40	0551/3 83 18 81	giznord@ med.uni- goettingen.de
Homburg/Saar	K/E	06841/1 92 40	06841/16 83 14	
Mainz	K/E	06131/1 92 40	06131/232468/9	sacha@zeus. 2-med.klinik. uni-mainz.de
München	K/E	089/1 92 40,	089/41 40 24 67	
Nürnberg	K/E	0911/398–24 51 (Gifttelefon)	0911/398–22 05	
Wien	K/E	A – 0222/406 43 43 Deutsch, Englisch (Französisch)		
Zürich	K/E	CH – 01/2 51 66 66 CH – 01/2 51 51 51 Deutsch, Englisch, Französisch (Italienisch)		

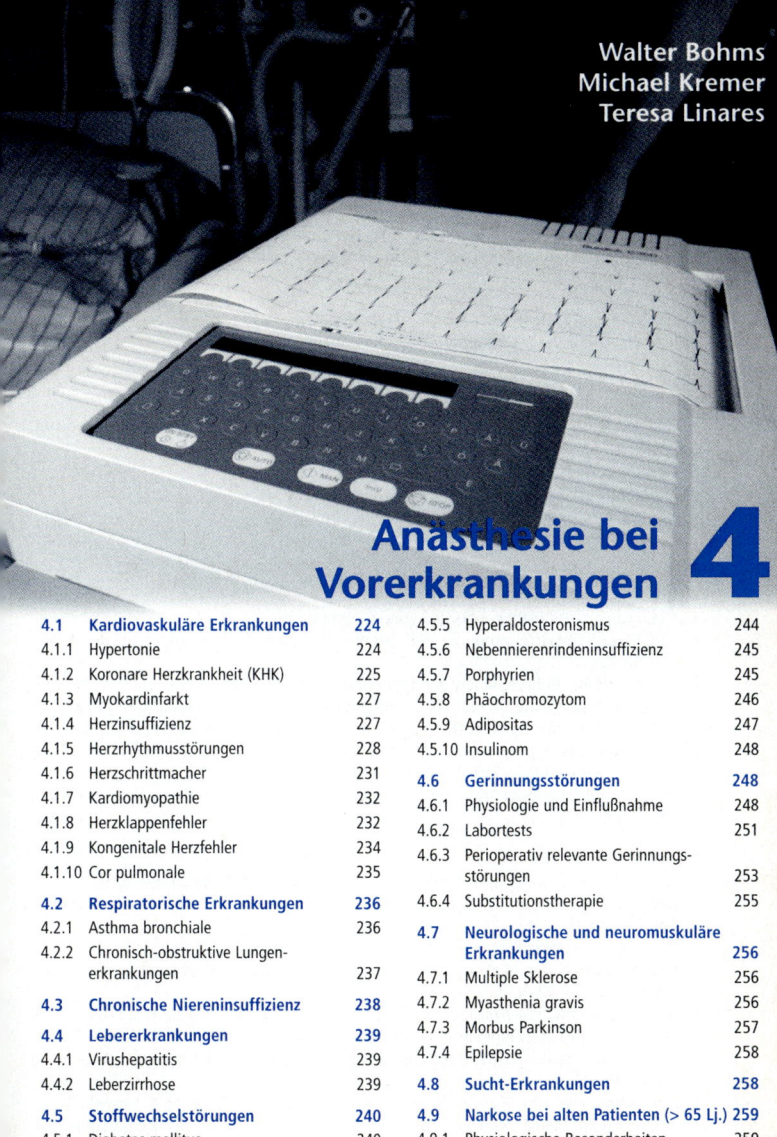

Walter Bohms
Michael Kremer
Teresa Linares

Anästhesie bei Vorerkrankungen 4

4.1   Kardiovaskuläre Erkrankungen

4.1.1   Hypertonie

Definition nach WHO: RR systolisch > 160 mmHg, diastolisch > 95 mmHg; bei Werten > 140/90 mmHg liegt eine Grenzwerthypertonie vor.

Ätiologie
- In über 90 % primäre (essentielle) Hypertonie
- In weniger als 10 % sekundäre (symptomatische) Hypertonie.

Ursachen
- Renal: Nierenarterienstenose, parenchymatöse Nierenerkrankungen
- Endokrin: Phäochromozytom, Hyperthyreose, Cushing-Syndrom, Conn-Syndrom, AGS
- Kardiovaskulär: Aortenisthmusstenose, Aorteninsuffizienz
- Medikamentös: Ovulationshemmer
- Neurogen: erhöhter Hirndruck
- Andere: Polyglobulie, Polyzythämie.

Präoperative Vorbereitung
- Wiederholt RR messen an beiden Armen
- Abklärung eines bisher nicht bekannten Hypertonus
- Für Elektiveingriffe muß der RR präoperativ eingestellt werden, eventuell OP verschieben
- Auf mögliche Folgeschäden der Hypertonie achten: Herz (KHK, Infarkt, Herzinsuffizienz), periphere Gefäßveränderungen (Karotiden!), Nierenfunktionseinschränkungen (Kreatinin, Harnstoff, Krea-Clearance), Störungen der Hirnfunktion
- Bestehende antihypertensive Therapie perioperativ weiterführen (bei Absetzen der Therapie Rebound-Gefahr: krisenhafter Anstieg des RR).
- ➤ *Cave:* Für Elektiveingriffe muß der RR präoperativ eingestellt werden, eventuell OP verschieben.

Narkose
- Ausreichende präoperative Sedierung und Anxiolyse (z.B. Benzodiazepine)
- Intraoperativ besteht sowohl die Gefahr der hypotonen als auch der hypertonen Entgleisung
- Bei Diuretika -Therapie muß mit einer Hypokaliämie gerechnet werden
- Hypertoniker haben häufig eine maskierte Hypovolämie, → adäquate Gabe kristalloider und/oder kolloidaler Infusionen!
- Antihypertonika und Anästhetika, insbesondere Inhalationsanästhetika, können sich in ihrer blutdrucksenkenden und negativ inotropen Wirkung addieren ☞ 2.9
- Bei Spinal- und Periduralanästhesie mit verstärktem Blutdruckabfall rechnen (Sympathikolyse ☞ 6.2.3, 6.3.3)
- Bei *intraoperativen Blutdruckanstiegen* zunächst eine allgemeine Ursache (z.B. Schmerz, zu flache Narkose, Hypoxie, Hyperkapnie, volle Blase) ausschließen. *Therapie:* Inhalationsanästhetika, Nitroglyzerin, Nitroprussid (Höchstdosis beachten), Dihydralazin (Nepresol®), Diazoxid (Hypertonalum®), Urapidil (Ebrantil®) und Nifedipin (Adalat®) ☞ 1.2.2, 22

- Auch postoperativ ist eine Labilität des Blutdrucks zu erwarten, engmaschige Kontrolle in der gesamten perioperativen Phase.

Hypertensive Krise

Plötzlich auftretender krisenhafter Blutdruckanstieg mit diastolischen RR-Werten > 130 mmHg.

Klinik
- Herz: akute Herzinsuff., akute Koronarinsuffizienz, Myokardinfarkt, Lungenödem
- ZNS: Kopfschmerzen, Somnolenz, Verwirrtheit, Krämpfe, Koma, Übelkeit, Erbrechen
- Augen: retinale Blutungen, Papillenödem, Sehstörungen
- Niere: Oligurie.

Therapie
- Oberkörper hochlagern
- Sauerstoffgabe
- Sedierung (z.B. Diazepam)
- Blutdrucksenkung mit Nitroglyzerin, Na-Nitroprussid, Nifedipin (z.B. Adalat®), Urapidil (z.B. Ebrantil®), Diazoxid (z.B. Hypertonalum®), Dihydralazin (z.B. Nepresol®), Clonidin (z.B. Catapresan®)
- Gabe von Diuretika (z.B. Furosemid)
- Engmaschige RR- und EKG-Kontrollen.
- ➤ Überschießende RR-Senkung vermeiden, Absenken in den hochnormalen Bereich.

4.1.2　　　Koronare Herzkrankheit (KHK)

Manifestationen
- Angina pectoris: stabil (ausgelöst durch körperliche Belastung, Streß, Kälte) oder instabil (Beschwerden treten in Ruhe ohne erkennbaren Anlaß auf)
- Myokardinfarkt, akutes oder chronisches Stadium
- Herzinsuffizienz
- Herzrhythmusstörungen.

EKG
- ST-Strecken-Senkung (Innenschichtischämie)
- ST-Strecken-Hebung (transmurale Ischämie)
- Infarktzeichen
- Herzrhythmusstörungen.

Anästhesie
- Bestehende antianginöse oder auch antiarrhythmische Therapie perioperativ fortführen, ggf. nach vorheriger Optimierung der Therapie
- Präoperativ gute Sedierung zur Vermeidung von Streßreaktionen (z.B. mit Benzodiazepinen)
- Bei der Narkoseeinleitung solche Medikamente einsetzen, die das Herzzeitvolumen nicht senken (z.B. Etomidat)

- Intraoperativ stärkere Blutdruckanstiege und -abfälle sowie Tachykardien und Arrhythmien unter allen Umständen vermeiden. Balancierte Anästhesie einsetzen, Vorsicht bei Verwendung volatiler Anästhetika (RR-Abfälle!)
- Volumendefizite konsequent ausgleichen
- Großzügiges invasives Monitoring (z.B. blutige RR-Messung, ZVK, Pulmonaliskatheter)
- Regionalanästhesieverfahren sind möglich, Überlegenheit gegenüber der Vollnarkose jedoch bisher nicht nachgewiesen
- Postoperativ infarktgefährdete Patienten engmaschig überwachen. Die meisten perioperativen Herzinfarkte ereignen sich am 3. postoperativen Tag, eine erhöhte Gefahr besteht während der ersten sechs postoperativen Tage.

 Viele KHK-Patienten stehen unter Antikoagulantientherapie → Kontraindikationen für die Regionalanästhesie beachten.

4

Multifaktorieller kardialer Risikoindex nach Goldman für nicht-kardiochirurgische Operationen	
Risikoparameter	**Punkte**
Alter > 70 Jahre	5
Herzinfarkt in den letzten 6 Monaten	10
3. Herzton, Jugularvenenstauung, Galopprhythmus	11
hochgradige Aortenklappenstenose	3
SVES, kein Sinusrhythmus im präoperativen EKG	7
mehr als 5 VES/min	7
pO_2 < 60 mmHg oder pCO_2 > 50 mmHg K^+ < 3 mmol/l oder HCO_3 < 20 mmol/l Harnstoff > 50 mg/dl oder Kreatinin > 3 mg/dl Zeichen chronischer Lebererkrankung Bettlägerigkeit aus nichtkardialer Ursache	3
Intraperitonealer, intrathorakaler, aortaler Eingriff	3
Notoperation	4
Maximum	53

Auswertung		
Punkte	**Lebensbedrohliche kardiale Komplikationen**	**Herztod**
0–5	0,7 %	0,2 %
6–12	5 %	2 %
13–25	11 %	2 %
> 26	22 %	56 %

Einteilung der Herzerkrankungen nach der New York Heart Association (NYHA)	
I	Ohne Einschränkung der körperlichen Leistungsfähigkeit
II	Leichte Einschränkung unter Belastung, keine Probleme in Ruhe
III	Starke Einschränkung der körperlichen Belastbarkeit, keine Beschwerden in Ruhe
IV	Beschwerden bereits in Ruhe, körperlich nicht belastbar

4.1.3   Myokardinfarkt

Klinik
- Retrosternale Schmerzen, eventuell mit Ausstrahlung in den linken Arm und/oder Schulter, Hals, Oberbauch
- Akute Herzinsuffizienz
- Arrhythmien
- Keine Besserung auf Nitrokörper.

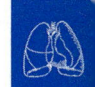

Präoperative Vorbereitung
- Genaue Erhebung der Anamnese und Untersuchung bezüglich Zeichen der Herzinsuffizienz, Angina pectoris, Belastbarkeit, Medikation
- EKG (Zeichen der Ischämie? Herzwandaneurysma? Herzrhythmusstörungen?)
- Röntgen-Thorax (Insuffizienzzeichen?)
- Eventuell weitere Diagnostik veranlassen (Belastungs-EKG, Koronarangiogramm zur Abklärung einer Bypass-Indikation, Myokardszintigramm, Echokardiogramm)
- Die perioperative Reinfarktrate und die Reinfarktletalität sind abhängig vom zeitlichen Abstand zwischen Herzinfarkt und Operationszeitpunkt. In den ersten sechs Monaten nach einem Herzinfarkt keine Wahleingriffe durchgeführt. Bei dringenden Operationen (z.B. Tumoroperationen) zumindest das Ausbilden der Infarktnarbe abwarten (ca. sechs Wochen). Danach spezifische Diagnostik, um das Risiko einzuschätzen. Eventuell zunächst koronare Bypass-OP durchgeführt.

Anästhesie
- Durchführung wie bei KHK ☞ 4.1.2
- Risiko eines perioperativen Reinfarkts läßt sich durch aggressives invasives Monitoring und eine suffiziente postoperative Intensivtherapie deutlich senken!

4.1.4   Herzinsuffizienz

Ursachen
- Kardiovaskulär: KHK (über 70 % der Fälle), Hypertonie, Herzklappenfehler, Kardiomyopathie, Myokarditis, AV-Fisteln, Embolie
- Stoffwechsel (Hyperthyreose, Anämie)
- Sonstige: toxisch (Medikamente, Alkohol), nach Radiatio.

Klinik

- Linksherzinsuffizienz: Belastungs- oder auch Ruhedyspnoe, Stauungsbronchitis, Galopprhythmus, Lungenödem, Abfall des HZV mit Hypotension
- Rechtsherzinsuffizienz: periphere Ödeme, Jugularvenenstauung, Jugularvenenpuls, Hepatomegalie, Aszites, Pleuraergüsse (meist rechts), Cor pulmonale.

Anästhesie

- Präoperativ Therapie der auslösenden Ursache
- Bei manifester Herzinsuffizienz müssen Wahleingriffe verschoben werden
- Intraoperativ geringere Toleranz des Herzens gegenüber Flüssigkeitsbeladung bedenken
- Mit Diuretika vorbehandelte Patienten sind häufig hypovolämisch (RR-Abfall unter Anästhesie), oder weisen Elektrolytdefizite auf
- Präoperative Digitalisierung nicht prophylaktisch durchführen (Gefahren bei Elektrolytstörungen und Hypoxämie), sondern nur bei absoluter Tachyarrhythmie bei Vorhofflimmern, eventuell auch bei einer Insuffizienz des Schweregrades NYHA III bis IV
- ➤ Besonders geeignet ist die balancierte Anästhesie mit Benzodiazepinen, Opioiden und Lachgas. Eventuell kardiale Funktion durch Sympathomimetika (z.B. Dopamin, Dobutamin) unterstützen.

    Regionalanästhesieverfahren können günstig sein, da sie eine Senkung der Nachlast durch Sympathikolyse bewirken. Andererseits besteht die Gefahr des Poolings mit Abfall des venösen Rückstroms zum Herzen und kardialer Dekompensation.

Therapie der akuten Linksherzinsuffizienz

- Diuretika, z.B. 20–80 mg Furosemid i.v. (nur wirksam, wenn $RR_{syst} > 100$ mmHg)
- Nitrate zur Vorlastsenkung, z.B. Nitroglyzerin über Perfusor unter engmaschiger RR-Kontrolle (☞ Tabelle Perfusoreinstellungen)
- Bei erhöhtem Blutdruck Ca^{2+}-Antagonisten (z.B. Nifedipin) über Perfusor unter engmaschiger RR-Kontrolle
- Bei neu aufgetretener Tachyarrhythmia absoluta Digitalisierung, z.B. 0,4 mg Digoxin i.v.
- Gabe von Katecholaminen, z.B. Dopamin und/oder Dobutamin ☞ 1.2.2
- Bei respiratorischer Insuffizienz Beatmung mit PEEP 5–10 cm H_2O.

4.1.5   Herzrhythmusstörungen

Neben der antiarrhythmischen Therapie Ursachen beseitigen oder therapieren.

Ursachen

- Elektrolytstörungen, z.B. Hypokaliämie ☞ 2.8.2
- Medikamente, z.B. Digitalispräparate bei Überdosierung ☞ 1.2.2
- Hypoxämie
- Hyperkapnie
- Herzinsuffizienz ☞ 4.1.4
- KHK und Myokardinfarkt ☞ 4.1.2, 4.1.3

Bradykardie

- Kardial: Sick-Sinus-Syndrom, kompletter AV-Block → Herzschrittmacher, akuter Myokardinfarkt → eventuell Schrittmacher, positiv chronotrope Substanzen
- Vagusreiz: Zug am Peritoneum, Druck auf das Auge, direkter Druck auf den Karotissinus (Operationen am Hals), Valsalva-Manöver → Atropin i.v., ggf. mehrfach wiederholen
- Medikamente: β-Blocker, Digitalis (bei dringlicher OP Schrittmacherindikation), Succinylcholin, Cholinesterasehemmer (mit Atropin i.v. kombinieren), Opioide
- Sonstige: Hypoxie, erhöhter intrakranieller Druck, bei gesunden Patienten oft physiologisch, z.B. Sportler.

AV-Block

Schrittmacherindikation bei komplettem AV-Block, zweitgradigem AV-Block Typ II und gegebenenfalls bei Kombination eines AV-Blocks mit anderen Blöcken, z.B. AV-Block I mit bifaszikulärem Block.

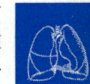

Vorhofflattern und Vorhofflimmern

- Tachyarrhythmia absoluta mit Vorhofflimmern: Digitalisierung, z.B. mit Digoxin. Wenn eine Normalisierung der Frequenz nicht möglich ist, gegebenenfalls β-Blocker oder Verapamil in niedriger Dosierung geben
- Normofrequente absolute Arrhythmie mit Vorhofflimmern: präoperative Therapie bei längerem Bestehen nicht notwendig. Zugrundeliegende Insuffizienz aber vor einem Wahleingriff beseitigen
- Vorhofflattern mit Vorhoffrequenzen von 200–350/Min. kann bei schneller Überleitung (1:1, 2:1) zu lebensbedrohlichen Tachykardien führen. Therapie: Digitalisierung, β-Blocker, Verapamil, gegebenenfalls Kardioversion s.u.

Supraventrikuläre Extrasystolie: Meist harmlos und nicht therapiebedürfig.

Ventrikuläre Extrasystolie

- VES sind (ab Lown II) Zeichen einer Herzerkrankung
- Störung des E'lyt- und Säure-Basen-Haushalts und Hypoxie ausschließen
- Therapie der VES bei hämodynamischer Auswirkung z.B. mit Lidocain 1–1,5 mg/kg i.v., Propafenon 0,5–1 mg/kg langsam i.v.

Supraventrikuläre Tachykardien

- Symptomatische supraventrikuläre Tachykardien vor einem Wahleingriff behandeln
- Medikamentöse Behandlung z.B. mit Verapamil bis zu 5 mg langsam i.v. unter Monitorkontrolle, β-Blocker, bei WPW-Syndrom z.B. Ajmalin, Propafenon.

Lown-Klassifikation

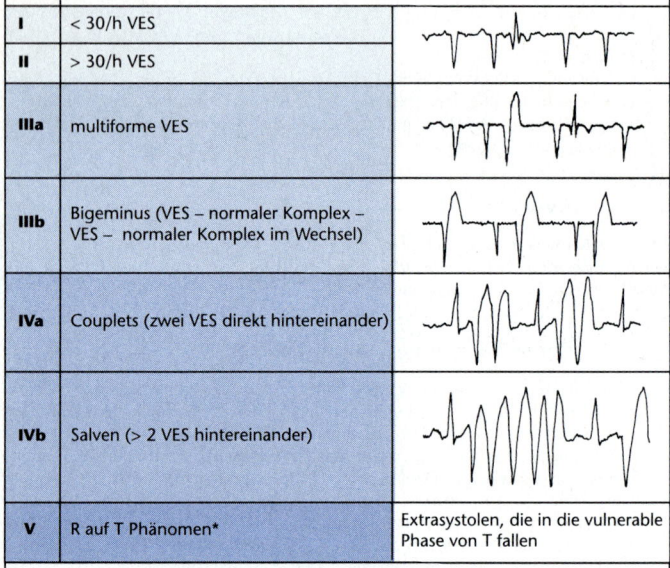

0	keine VES	
I	< 30/h VES	
II	> 30/h VES	
IIIa	multiforme VES	
IIIb	Bigeminus (VES – normaler Komplex – VES – normaler Komplex im Wechsel)	
IVa	Couplets (zwei VES direkt hintereinander)	
IVb	Salven (> 2 VES hintereinander)	
V	R auf T Phänomen*	Extrasystolen, die in die vulnerable Phase von T fallen

*Bei gehäuften VES besteht die Gefahr, daß eine sehr früh erscheinende Extraxystole (ES) in die vulnerable Phase von T fällt:
Vorzeitigkeitsindex　　VI = Zeit Q bis R_{ES}/Zeit Q bis T_{normal}
VI < 1,0 [< 0,9!]: Gefahr des Kammerflimmerns

―――――　**Kardioversion** ――――――――――――――――――――

Indikation
- Hämodynamisch wirksame Rhythmusstörungen, die sofort behandelt werden müssen (ventrikuläre Tachykardien)
- Sonst nicht therapierbares Vorhofflimmern/flattern (elektiv).

Vorgehen
Vorbereitungen ☞ 1.1, 1.2

- Je nach Zustand des Patienten venöser Zugang und Blutdruckmanschette bzw. ZVK und invasive Druckmessung
- Atropin, Lidocain und evt. Orciprenalin (z.B. Alupent®) griffbereit halten
- Defibrillator auf R-Synchronisation stellen
- Präoxygenieren 2–3 Min.

- Kurzwirksames *Einschlafmittel* injizieren
  - Methohexital 0,5–1 mg/kg KG
  - Disoprivan 0,7–1,3 mg/kg KG
- Elektroschock (50–100 Joule, je nach Indikation), bei Mißerfolg beim 2. und 3. Versuch Stromstärke auf 150 bzw. 200 Wsec erhöhen
- Blutdruck/HF-Kontrolle!
- Maskenbeatmung (assistieren) mit reinem Sauerstoff.
- Anschließend Übergabe des Patienten zur Intensivüberwachung (Gefahr von Herzinsuffizienz, Rhythmusstörungen besonders groß).

4.1.6 Herzschrittmacher

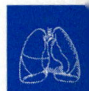

Narkose bei Patienten mit Herzschrittmacher
- Präoperativ muß der Schrittmachertyp und der Zeitpunkt der letzten Schrittmacherkontrolle bekannt sein (Ausweis, sollte höchstens 12 Mo. zurückliegen). Weiterhin ist Kenntnis der Indikation erforderlich
- Funktion des Schrittmachers und noch bestehende Eigenaktion des Herzens sind meist im EKG ersichtlich, ein Sondenbruch kann eventuell im Röntgen-Thorax erkannt werden
- Sind die Befunde nicht eindeutig: kardiologisches Konsil einholen
- Vorsicht bei frequenzadaptierten Schrittmachern: Tachykardien können je nach Modell, z.B. durch Beatmung, zentralvenöser Infusion u.ä. ausgelöst werden.
- Prinzipiell sind alle Anästhesieverfahren möglich.

 Diathermiegeräte können die Schrittmacherfunktion verändern oder stören → Elektrokauter nicht in der direkten Nachbarschaft eines Schrittmachers und nicht mit „Dauerfeuer" benutzen.

Buchstabencode für Herzschrittmacher	
1. Buchstabe: Pacing	V = Ventrikel, A = Vorhof, D = doppelt
2. Buchstabe: Sensing	O = kein, sonst wie 1. Buchstabe
3. Buchstabe: Mode of response	T = getriggert, I = inhibiert, D = doppelt, O = kein
4. Buchstabe: Programmier-barkeit	P = Frequenz u./o. Amplitude programmierbar, M = multiprogrammierbar, O = keine
5. Buchstabe: Tachyarrhythmie-Funktion	B = Aktivität, N = normale Frequenzkonkurrenz, S = scanning, E = extern

AICD (automatic implantable cardioverter-defibrillator)

Es müssen sämtliche Situationen, die vom AICD mit Kammerflimmern oder ventrikulären Tachykardien verwechselt werden könnten, vermieden werden, z.B. Muskelfaszikulationen nach depolarisierenden Muskelrelaxantien, postoperatives Shivering, Benutzung des Elektrokauters länger als 5 Sek.

Buchstabencode AICD (NBD-Code)	
1. Buchstabe: Schockkammer	0 = keine, A = Vorhof, V = Ventrikel, D = Doppelt
2. Buchstabe: Antitachykarde Stimulationskammer	0 = keine, A = Vorhof, V = Ventrikel, D = Doppelt
3. Buchstabe: Tachykardiedetektion	E = EKG, H = Hämodynamik
4. Buchstabe: Antibradykarde Stimulationskammer	0 = keine, A = Vorhof, V = Ventrikel, D = Doppelt

4

4.1.7 Kardiomyopathie

Bei der hypertrophen obstruktiven Kardiomyopathie (HOCM, synonym: IHSS = idiopathische hypertrophe Subaortenstenose) ist die linksventrikuläre Ausflußbahn durch eine pathologische Hypertrophie des Ventrikelseptums und der Hinterwand des linken Ventrikels eingeengt. Durch die zunehmende Obstruktion kommt es zum Anstieg des Druckgradienten zwischen Ventrikel und Aorta bei abnehmendem Blutfluß.

➤ *Cave:* Hypovolämie, Hypotension und Tachykardie vermeiden.

Narkose
• Perioperative Fortführung der Medikation mit β-Blockern
• Keine Gabe positiv inotroper und positiv chronotroper Substanzen (z.B. Katecholamine) → Zunahme der Obstruktion
• Keine Gabe von Vasodilatatoren → Erhöhung des Druckgradienten
• PEEP und hohe Atemwegsdrücke vermeiden → Abnahme des linksventrikulären Preload.

Für ausreichende Volumenzufuhr sorgen (ZVD im oberen Normbereich halten). Indikation für einen Pulmonaliskatheter großzügig stellen zur Kontrolle des Wedge-Drucks (PCWP läßt Rückschluß auf linksventrikulären Füllungsdruck zu).

4.1.8 Herzklappenfehler

Klinische Untersuchung des Patienten entsprechend seiner körperlichen Belastbarkeit, Klassifizierung der Insuffizienz nach NYHA ☞ 4.1.2.

Aortenstenose

• *Symptome:* Angina pectoris, Dyspnoe, linksventrikuläre konzentrische Hypertrophie, Rhythmusstörungen, in die Karotiden fortgeleitetes Systolikum, im EKG Linkshypertrophie
• Pat. werden klinisch meist erst symptomatisch, wenn der Druckgradient > 40 mmHg und die Klappenöffnungsfläche < 0,7 cm^2 ist (normal 2,5–3,5 cm^2).

Narkose ☞ 8.3.3
• Periphere Vasodilatation und damit Anstieg des Druckgradienten vermeiden
• Stärkere Blutdruckanstiege vermindern zwar den Druckgradienten, führen aber zu einem Abfall des HZV

- Herzfrequenz im Normbereich halten, Brady- oder Tachykardien vermeiden
- Zur Narkoseeinleitung eignet sich z.B. Etomidat 0,2–0,3 mg/kg
- Narkose kann als balancierte Anästhesie durchgeführt werden
- Inhalationsanästhetika nur äußerst vorsichtig einsetzen (negativ inotrope Wirkung)
- Arrhythmien intraoperativ behandeln, diastolische Ventrikelfüllung verschlechtert sich bei Verlust des Sinusrhythmus.

Aorteninsuffizienz

- *Symptome:* diastolisches Decrescendo, Linkshypertrophie im EKG, Aortenkonfiguration im Röntgen-Thorax
- Während der Diastole fließt ein Teil des zuvor ausgeworfenen Blutes zurück in den linken Ventrikel (Regurgitationsvolumen)
- Vergrößerung des Regurgitationsvolumens durch Bradykardie und hohen peripheren Widerstand.

Narkose ☞ 8.3.4
- Herzfrequenz im oberen Normbereich halten, mit zunehmender Herzfrequenz sinkt das Regurgitationsvolumen
- Hohe periphere Widerstände vermeiden
- Als Narkoseform ist die balancierte Anästhesie geeignet ☞ 5.5.

 Inhalationsanästhetika senken zwar den peripheren Widerstand, haben aber auch eine unerwünschte negativ inotrope Wirkung ☞ 2.9.

Mitralstenose

- *Symptome:* Lungenstauung, eventuell Lungenödem, Rechtsherzinsuffizienz, Low-output-Syndrom, Stauungsleber mit Leberinsuffizienz, Störungen der Lungenfunktion, im EKG P-sinistro-atriale, Rechtshypertrophie, oft auch Vorhofflimmern mit absoluter Arrhythmie
- Patienten werden meist erst symptomatisch, wenn die Klappenöffnungsfläche auf weniger als 2,5 cm^2 abnimmt (normal ca. 5 cm^2)
- Füllungsbehinderung des linken Ventrikels mit Druckanstieg im linken Vorhof
- Im Verlauf Rückstau des Blutes in das Lungengefäßsystem und Entwicklung eines pulmonalen Hypertonus
- Pat. meist unter Diuretika- bzw. Digitalisther.: *cave* Hypovolämie bzw. Hypokaliämie.

Narkose
- Herzfrequenz im unteren Normbereich halten. Vermeidung von Tachykardien, da sie die Ventrikelfüllung verschlechtern. Bei Tachykardie Gabe von β-Rezeptorenblockern oder Verapamil nach Wirkung
- Herz-Kreislauf-System durch die verwendeten Narkosemittel möglichst wenig beeinflussen, z.B. balancierte Anästhesie ☞ 5.5
- Der pulmonale Gefäßwiderstand darf nicht erhöht werden → Vermeidung von Hypoxie, Hyperkapnie, Azidose, gegebenenfalls auch Verzicht auf Lachgas. Eventuell Behandlung eines erhöhten PAP, z.B. mit Nitroglyzerin (0,5–1 µg/kg/min evtl. in steigender Dosierung) oder Nitroprussid (beginnend mit 1 µg/kg/min i.v., weiter in angepaßter Dosierung)
- Systemischen Blutdruckabfall und Tachykardie vermeiden

- Eventuell Anlage eines Pulmonaliskatheters zur Steuerung der intra- und postoperativen Volumentherapie ☞ 2.1.4
- Flache Narkose vermeiden (Blutdruckanstieg, Tachykardie).

_____ **Mitralinsuffizienz** _____

- *Symptome:* in die Axilla fortgeleitetes Systolikum, im EKG zunächst Zeichen der Linksherzbelastung, später auch der Rechtsherzbelastung, dilatierter linker Ventrikel und Vorhof
- Während der Diastole fließt ein Teil des Blutes in den linken Vorhof zurück (Regurgitationsvolumen), das Regurgitationsvolumen vergrößert sich mit steigendem peripheren Widerstand.

Narkose
- Inhalationsanästhetika mit Vorsicht einsetzen (negativ inotrope Wirkung), günstig ist aber die Senkung des peripheren Widerstandes ☞ 2.9.
- Volumengabe äußerst vorsichtig, um weitere Vorhofdilatation zu vermeiden ☞ 2.8.1
- Bei erhöhtem peripheren Widerstand z.B. Gabe von Nitroglyzerin 30 μg/Min. i.v. (bei Bedarf erhöhen)
- Blutdruckabfälle mit positiv inotropen Substanzen, die den peripheren Widerstand nicht erhöhen, behandeln wie z.B. Dobutamin, Adrenalin in niedriger Dosierung, Enoximone (Perfan®)
- Großzügige Indikation zu invasivem Monitoring ☞ 2.7.

4.1.9   Kongenitale Herzfehler _____

_____ **Einteilung kongenitaler Vitien** _____

Zyanotische Herzfehler mit Rechts-links-Shunt
- Fallotsche Tetralogie
- Transposition der großen Arterien
- gemeinsamer Ventrikel
- Pulmonalatresie
- Trikuspidalatresie
- totale Lungenvenenfehlmündung
- Ebstein-Anomalie

Azyanotische Herzfehler mit Links-rechts-Shunt
- Persistierender Ductus Botalli
- Vorhofseptumdefekt
- Ventrikelseptumdefekt
- Truncus arteriosus
- Endokardkissendefekt

Azyanotische Herzfehler ohne Shunt
- Aortenstenose
- Aortenisthmusstenose
- Pulmonalstenose.

─────── **Narkose** ──────────────────────────────

Herzfehler mit Rechts-Links-Shunt

- Einleitung der Narkose per inhalationem verläuft langsamer als gewöhnlich wegen der verminderten Durchblutung der Lunge
- Intravenöse Einleitung verkürzt wegen des schnellen Übertritts der i.v. applizierten Medikamente in den großen Kreislauf → verminderte Injektionsgeschwindigkeit
- Abfall des peripheren Widerstandes, Blutdruckabfall und hohe Beatmungsdrucke vermeiden, um die Lungendurchblutung nicht weiter zu reduzieren.

 Das Eindringen auch kleinster Luftblasen über venöse Zugänge kann durch direkten Übertritt in den Systemkreislauf Luftembolien (Gehirn, Koronargefäße) verursachen. Herzfehler mit Links-Rechts-Shunt

Herzfehler mit Links-Rechts-Shunt

- Intravenöse Einleitung verläuft langsamer als gewöhnlich, da das Anästhetikum im Lungenkreislauf rezirkuliert.
- Bei Thoraxeröffnung Gefahr größerer Blutungen wegen erweiterter Interkostalarterien → für ausreichenden Volumenersatz sorgen
- Nach Abklemmen der Aorta evtl. starker Blutdruckanstieg → erhöhte Zufuhr eines Inhalationsanästhetikums, gegebenenfalls vorsichtige Gabe eines Vasodilatators.

 Nach Abklemmen der Aorta Hypotension vermeiden → Gefahr der Minderdurchblutung des Rückenmarks.

Pulmonalstenose
Tachykardie (Anstieg des rechtsventrikulären Sauerstoffbedarfs) vermeiden.

Aortenstenose ☞ 4.1.8

Aortenisthmusstenose ☞ 8.4.2

4.1.10   Cor pulmonale ─────────────────────────

Klinik
- Symptome der zugrunde liegenden Lungenerkrankung (z.B. chronische Bronchitis, Emphysem, Fibrose)
- Zeichen der Rechtsherzbelastung wie z.B. Jugularvenenstauung, Leberstauung, Aszites, Ödeme der abhängigen Körperpartien
- EKG: P-pulmonale, Rechtstyp, Rechtsschenkelblock (komplett, inkomplett), ST-Senkung und T-Negativierung rechtspräkordial.

Narkose
- Präoperativ ausreichende Behandlung der auslösenden Lungenerkrankung (☞ 4.2.2) und der Herzinsuffizienz, ☞ 4.1.4
- *Cave:* Keine Wahleingriffe bei manifester Herzinsuffizienz!

4.2 Respiratorische Erkrankungen

4.2.1 Asthma bronchiale ───────────────

Klinik

Auslösung eines akuten Anfalls z.B. durch
- Mechanische Reize (Tubus!)
- Psychischen Streß, körperliche Belastung
- Medikamente, z.B. ASS, β-Blocker, Cholinesterasehemmer, Opiate
- Infektionen.

Prämedikation

4

- Sedierung und Anxiolyse am besten durch Benzodiazepine
- Atropin vermeiden → Sekreteindickung, aber leicht broncholytisch
- Antiasthmatika auch am OP-Tag weitergeben
- Bei Einnahme von Glukokortikoiden über der Cushing-Schwellendosis: perioperative Dosiserhöhung nötig ☞ 4.5.4.

Narkose

- Regionalanästhesien gut geeignet, da potentielle Atemwegsreize wegfallen ☞ 6
- Kurze Eingriffe am besten in Maskennarkose ☞ 5.1
- Zur Einleitung z.B. Etomidate 0,2–0,3 mg/kg i.v., Propofol 2–2,5 mg/kg i.v. oder Ketamin-S, z.B. 0,5–1 mg/kg i.v.
- Verzicht auf Barbiturate (Gefahr eines Bronchospasmus)
- Intubation nur in tiefer Narkose
- Eine Oberflächenanästhesie von Kehlkopf und Trachea sorgt zwar für eine bessere Akzeptanz der Intubation, kann aber ihrerseits atemwegsirritierend sein → besser unterlassen
- Bei Beachtung der KI Larynxmaske geeignet
- Zur Aufrechterhaltung der Narkose möglichst volatile Anästhetika verwenden
- Halothan kann in Kombination mit Aminophyllinen Herzrhythmusstörungen auslösen → in diesem Fall auf Halothan verzichten
- Opiate können in hohen Dosen den Widerstand der Atemwege erhöhen (Tonusveränderung der glatten Bronchialmuskulatur) → zurückhaltende Dosierung
- Muskelrelaxantien: Succinylcholin setzt zwar in geringem Maß Histamin frei, kann aber zur Intubation verwendet werden. Nichtdepolarisierende Muskelrelaxantien zurückhaltend einsetzen, um eine ausreichende Atemfunktion am Narkoseende zu gewährleisten. Pancuronium und Vecuronium bevorzugen (geringste Histaminliberation)
- Beatmung mit ausreichend langer Exspirationszeit, da die Exspiration erschwert ist
- Möglichst keine PEEP-Beatmung, da die FRC bereits erhöht sein kann
- Cholinesterasehemmer dürfen zur Antagonisierung von Muskelrelaxantien wegen ihrer bronchokonstriktorischen Wirkung nicht eingesetzt werden. Falls eine Antagonisierung absolut unumgänglich ist, Atropin geben. Nachbeatmung anstreben
- Extubation, wenn möglich, in tiefer Narkose. Auf endotracheales Absaugen möglichst verzichten, um eine Atemwegsirritation zu vermeiden.

Vorgehen bei Bronchospasmus unter Narkose
- Vertiefung der Narkose mit Inhalationsanästhetikum
- Beatmung mit 100 % Sauerstoff
- Gabe von Bronchodilatatoren, z.B. Aminophyllin 5 mg/kg langsam i.v., dann Fortsetzen der Therapie mit 10 mg/kg in 24 Stunden oder β$_2$-Sympathomimetika, z.B. Salbutamol als Aerosol über Endotrachealtubus
- Evtl. Gabe von Glukokortikoiden, z.B. 40 mg Methylprednisolon i.v.

4.2.2   Chronisch-obstruktive Lungenerkrankungen

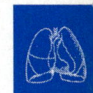

Klinik
- Dyspnoe, Husten, Auswurf, eingeschränkte Belastbarkeit
- Auskultatorisch Giemen durch behinderte Exspiration
- Lungenfunktion: Residualvolumen und funktionelle Residualkapazität erhöht, Vitalkapazität erniedrigt
- Im Röntgen-Thorax vermehrte bronchovaskuläre Zeichnung
- Zeichen einer Rechtsherzbelastung bis zum Cor pulmonale ☞ 4.1.10
- Erniedrigter pO$_2$, pCO$_2$ evtl. erhöht, oft Polyglobulie.

Normalwerte einer arteriellen Blutgasanalyse bei 37 °C
- pH 7,35–7,5
- pO$_2$ 70–100 mmHg
- pCO$_2$ 36–44 mmHg
- HCO$_3$ 22–26 mmol/l
- BE +/– 2

Prämedikation
- Medikamentöse Therapie des Bronchospasmus (☞ 4.2.1), z.B. mit Aminophyllin oder β-Sympathomimetika
- Sekretolyse durch physikalische Atemtherapie, Inhalation, Expektorantien wie z.B. Ambroxol, Acetylcystein
- Spasmolytika auch am OP-Tag geben.

 Präoperativ akute Infekte therapieren. Bei stark eingeschränkter Lungenfunktion keine präoperative Gabe von Sedativa/Anxiolytika → Gefahr: lebensbedrohliche Hypoxie!

Narkose
- Regionalanästhesie nur, wenn
  - die Funktion der Atemmuskulatur erhalten bleibt und
  - im Fall einer erforderlichen Flachlagerung die Atemfunktion ausreicht
- Bei Durchführung einer Maskennarkose ist die geringe Kompensationsbreite bezüglich einer Hypoxie bei Hypoventilation zu bedenken. Als Allgemeinnarkose die Intubationsnarkose mit kontrollierter Beatmung vorziehen
- Für die Narkoseeinleitung sind alle gebräuchlichen Substanzen, abhängig von sonstigen evtl. Kontraindikationen, verwendbar, z.B. Thiopental 3–5 mg/kg i.v.

- Zur Aufrechterhaltung der Narkose sind, außer bei schwerer Rechtsherzbelastung und Cor pulmonale (☞ 4.1.10), Inhalationsanästhetika wegen ihrer bronchodilatatorischen Wirkung besonders geeignet
- Hyperventilation vermeiden, außer bei dringlicher Ind. wie z.B. akutem Hirndruck
- Keine PEEP-Beatmung, da die funktionelle Residualkapazität bereits erhöht ist
- Zurückhaltender Umgang mit Muskelrelaxantien, um einen Relaxansüberhang und damit eine postoperative Beeinträchtigung der Atemmuskulatur zu vermeiden
- Der Pat. sollte bei Extubation möglichst wach sein, da die Atemdepression durch einen Überhang an Anästhetika nur sehr schlecht kompensiert werden kann.

4.3   Chronische Niereninsuffizienz

4

Klinik
In Abhängigkeit vom Stadium der Erkr. weisen die Pat. folgende Störungen auf:
- Polyurie bis zur kompletten Anurie
- Azotämie
- Metabolische Azidose
- Hyponatriämie, Hyperchlorämie, Hyperphosphatämie, Hypokalzämie (bei sekundärem Hyperparathyreoidismus Hyperkalzämie), Hyperkaliämie
- Anämie
- Thrombozytenfunktion: verlängerte Blutungszeit, erhöhte Blutungsneigung
- Polyneuropathie
- Gastrointestinale Symptome: Übelkeit, Erbrechen.

Präoperative Vorbereitung
- Untersuchungen: EKG, Röntgen-Thorax, Blutbild (Anämie), Elektrolyte (K$^+$), Retentionswerte, Urinstatus (Urinvolumen, Proteinurie), Kreatinin-Clearance, Gerinnung, evtl. Blutungszeit (Thrombozytenfunktionsstörung) und Blutgasanalyse
- Urämische Patienten müssen am Vorabend der OP oder am OP-Tag dialysiert werden. Bei Notfalleingriffen eventuell präoperative Kurzdialyse. Unmittelbar präoperativ noch einmal Gerinnung und Serumkalium bestimmen: oberer akzeptabler Wert für Kalium 5,5–6 mmol/l
- Übliche präoperative Sedativa, z.B. Flunitrazepam 1–2 mg per os.

Narkose
- Shuntarm: Keine Punktionen von Venen oder Arterien, keine Blutdruckmanschetten!
- Bei geplanter Peridural- und Spinalanästhesie auf Blutgerinnungstörungen achten
- Eine bestehende metabolische Azidose kann die Krampfschwelle für Lokalanästhetika erniedrigen → auf Zeichen der Toxizität (z.B. Unruhe, Muskelzittern, Krämpfe) achten ☞ 6.1.5
- Restriktive Flüssigkeitstherapie bei terminaler Niereninsuffizienz mit kaliumfreien Lösungen (z.B. Glukose 5 %) bzw. Humanalbumin 5 % als kolloidaler Infusion unter genauer Bilanzierung; im Zweifelsfall Orientierung am ZVD ☞ 2.8
- Die Gabe von Blut orientiert sich am Ausgangswert des Hb: Blutverluste konsequent ausgleichen (Kompensationsmöglichkeiten bei Anämie eingeschränkt); Volumenüberladung vermeiden
- Bei Anwendung der Allgemeinanästhesie anämische Patienten besonders gut präoxygenieren: mindestens 3 Min.100 % O_2 über Maske

- Medikamente (z.B. Barbiturate) zurückhaltend dosieren
- Volatile Anästhetika bei anämischen Pat., die ein kompensatorisch erhöhtes Herzzeitvolumen benötigen, wegen negativ inotroper Wirkung zurückhaltend einsetzen; Abfall der Herzfrequenz und des Blutdrucks vermeiden
- Muskelrelaxantien: Bei den nichtdepolarisierenden Muskelrelaxantien sind Atracurium bzw. Cis-Atracurium (Tracrium® bzw. Nimbex®; kaum renale Elimination) oder Vecuronium (Norcuron®; geringe renale Elimination) oder Mivacurium (Mivacron®; Abbau durch Plasmacholinesterase) zu bevorzugen. Zur genauen Dosierung von Vecuronium, dessen Wirkung bei terminaler Niereninsuffizienz besonders bei wiederholter Gabe verlängert sein kann, Wirkung möglichst per Relaxometrie (☞ 2.7.2) überprüfen.

 Kein Succinylcholin bei grenzwertig hohen oder hohen Kaliumspiegeln wegen der Gefahr der Hyperkaliämie!

4.4 Lebererkrankungen

Bei Leberfunktionsstörungen oder -einschränkungen können Pharmakodynamik und Pharmakokinetik der für die Narkose verwendeten Medikamente verändert sein. Weiterhin können für Narkose und Operation relevante Störungen anderer Organe und Funktionen, wie z.B. der Blutgerinnung, vorliegen (☞ 17.3).

4.4.1 Virushepatitis

- Bei Transaminasenanstieg > 100 U/l und ansonsten unauffälligen Pat. mögliche Hepatitis abgeklären
- Keine elektiven Eingriffe bei akuter Hepatitis!

4.4.2 Leberzirrhose

Zur Klassifikation und Feststellung des Operationsrisikos Kriterien nach Child:

Klassifizierung der Leberzirrhose nach CHILD			
	Gruppe A	**Gruppe B**	**Gruppe C**
Bilirubin (mg/dl)	< 2,0	2,0–3,0	> 3,0
Albumin (g/dl)	> 3,5	3,0–3,5	< 3,0
Aszites	kein	therapierbar	nicht therapierbar
Ernährungszustand	sehr gut	gut	schlecht
Enzephalopathie	keine	geringe	fortgeschritten, Koma
Operationsrisiko	akzeptabel	mittelgradig	hoch

Präoperative Vorbereitung

Störungen des Wasser-Elektrolythaushalts (☞ 2.8.2), des Glukosestoffwechsels (☞ 4.5.1) und der Gerinnung beachten und ggf. korrigieren.

Narkose

Bei vorgeschädigter Leber können verminderte Oxygenierung und Abfall der Durchblutung zur weiteren Funktionseinschränkung führen; Durchblutung der Leber wird beeinträchtigt durch:

- Medikamenten-induzierten Blutdruckabfall
- Hypokapnie
- Hypoxie
- Stimulation der α-adrenergen Rezeptoren, z.B. durch Sympathomimetika
- Chirurgisches (mechanisches) Trauma z.B. durch Sperrer, Haken, Tücher
- Regionalanästhesieverfahren: anwendbar bei normaler Blutgerinnung. Einem Druckabfall durch Sympathikolyse entgegenwirken durch Volumensubstitution
- Alle zur intravenösen Anästhesie verwendeten Medikamente (z.B. Barbiturate, Opioide, Benzodiazepine) können die Leberdurchblutung durch Abfall des Blutdrucks oder Zunahme des vaskulären Widerstands verringern. Barbituratbedarf: bei schweren Lebererkrankungen meist erniedrigt, bei leichteren Formen evtl. wegen einer Enzyminduktion (z.B. chron. Alkoholismus) erhöht. Bedarf an Opioiden und Benzodiazepinen: bei schwer geschädigter oder dekompensierter Leberfunktion erniedrigt → dann evtl. auf diese Substanzen ganz verzichten
- Muskelrelaxantien: Wirkung von Succinylcholin nur bei extremer Leberfunktionseinschränkung beeinträchtigt (erniedrigte Pseudocholinesterase).
  Elimination von Vecuronium und Pancuronium hauptsächlich über die Leber → mit einer verlängerten Wirkung rechnen.
  Atracurium (Tracrium®) bzw. Cis-Atracurium (Nimbex®) werden unabhängig von der Leber eliminiert → bei stark eingeschränkter Funktion Muskelrelaxantien der Wahl
- Inhalationsanästhetika: Beeinträchtigung der Leberfunktion durch Abfall des Blutdrucks möglich. Unterschiedliche Transformation in der Leber (Sevofluran 2–5 %, Desfluran 0,1 %, Isofluran 1 %, Enfluran 5 %, Halothan ca. 20 %), daher auf Halothan verzichten (auch eventuell aus rechtlichen Überlegungen: „Halothan-Hepatitis")
- Postoperatives Vorgehen: Indikation zur Intensivtherapie großzügig stellen.

4.5 Stoffwechselstörungen

4.5.1 Diabetes mellitus

- **Typ I:** Hauptgefahr: Entwicklung einer Ketoazidose, Erhöhung von Laktat und freien Fettsäuren. Je labiler die Blutzuckereinstellung, desto höher die Gefahr einer perioperativen ketoazidotischen Entgleisung.
- **Typ II:** Patient durch Hyperglykämien gefährdet.

Perioperatives Management

- Ziele der perioperativen Therapie: Vermeidung von Hypo- oder Hyperglykämien (akzeptabler BZ-Bereich 80–250 mg/dl), Vermeidung einer Ketoazidose
- Bei der präoperativen Visite Regime der Blutzuckereinstellung feststellen (Diät, orale Antidiabetika, Alt-/Retardinsulin), nach Folgekrankheiten suchen
- Präoperative Untersuchungen: Standardlabor, BZ-Tagesprofil, weitere Untersuchungen (z.B. EKG, Röntgen-Thorax, Blutgasanalyse, Kreatinin-Clearance) in Abhängigkeit von Anamnese, Labor, und körperlicher Befunderhebung
- Für Notfalleingriffe muß eine entgleiste Stoffwechsellage möglichst präoperativ intensivmedizinisch korrigiert werden
- Bei diätetisch und/oder mit oralen Antidiabetika eingestellten Diabetikern Umstellung auf Insulin nur bei Entgleisung
- Perioperativ für die Zeit der Nahrungskarenz keine Retardinsuline geben, Umstellung auf Alt-Insulin
- Intraoperativ keine s.c.-Injektionen von Alt-Insulin, da die Resorption aufgrund der verminderten Hautdurchblutung nicht kontrollierbar ist
- Perioperative Gabe von Alt-Insulin nur unter strenger Kontrolle des Säure-Basen- und Elektrolythaushalts (K$^+$!)
- Postoperative Umstellung auf Retardinsulin erst wieder bei ausreichender oraler Kohlehydratzufuhr.

 Diabetiker möglichst als Erste operieren, nicht erst am Ende des OP-Tages.

Diätetische Einstellung

- Am OP-Tag 4stündlich BZ-Kontrollen
- Intraoperativ alle 1–2 Stunden BZ-Kontrollen
- Bei BZ > 250 mg/dl Gabe von Insulin
- Postoperativ 3–4 mal täglich BZ-Kontrolle.

Diät und orale Antidiabetika

- Die Wirkung oraler Antidiabetika kann bis zu 50 Stunden anhalten
- Durch Arzneimittelinteraktionen, z.B. mit Sulfonamiden, Phenylbutazon u.a., kann die Wirkung oraler Antidiabetika verstärkt sein
- Am OP-Tag keine oralen Antidiabetika
- Alle 3–4 h (intraoperativ alle 1–2 h) BZ-Kontrollen, perioperativ Test auf Aceton
- Bei Hypoglykämien sofortige Gabe hochprozentiger Glukoselösung, z.B. 40 ml Glukose 20 %, dann langsame kontinuierliche Glukose-Infusion, z.B. 500 ml Glukose 10 % über 8 h unter engmaschiger BZ-Kontrolle
- Bei BZ > 250 mg/dl Gabe von Alt-Insulin
- Postoperativ engmaschige BZ-Kontrollen (z.B. alle 3–4 h) bis zur ausreichenden oralen Kohlehydratzufuhr.

Diät und Insulin

- Am Vorabend mit Beginn der Nahrungskarenz Reduktion der Abenddosis Insulin, beim Typ-II-Diabetiker je nach Insulinbedarf auch Verzicht auf Abenddosis
- Alle 4 Stunden BZ-Kontrolle
- Am OP-Tag früh (z.B. 6 oder 7 Uhr) Beginn einer kontinuierlichen Infusion von 150–200 g Glukose/24 h, z.B. 3 x 500 ml Glukose 10 %. Gleichzeitig Altinsulin-Injektion s.c., 1/2 bis 2/3 der üblichen Morgendosis
- Soll Insulin kontinuierlich zugeführt werden, gibt man 2/3 der Gesamttagesdosis über 24 Stunden als Altinsulin i.v.

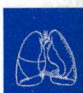

- Test auf Aceton, z.B. 2–3 x pro Tag
- Intraoperativ alle 1–2 h BZ-Kontrolle und ggf. Gabe von Altinsulin i.v.
- In der frühen postoperativen Phase alle 1–2 h, später alle 3–4 h BZ-Kontrolle.

Insulinbedarf bei i.v.-Bolusapplikation	
BZ < 150 mg/dl	Kein Insulin
BZ < 200 mg/dl	8–12 IE Altinsulin i.v.
BZ < 300 mg/dl	12–16 IE Altinsulin i.v.
BZ > 300 mg/dl	16–20 IE Altinsulin i.v.

4.5.2   Hyperthyreose

4

Klinik

- Warme Haut, Schwitzen, Wärmeintoleranz
- Tachykardie, Herzrhythmusstörungen
- Unruhe, Nervosität, feinschlägiger Tremor
- Anamnestisch Gewichtsverlust
- T_3, T_4 erhöht, TSH supprimiert.
- ➤ Keine Wahleingriffe bei manifester Hyperthyreose wegen der Gefahr der thyreotoxischen Krise (hohe Letalität!)
- Zeichen der thyreotoxischen Krise: Fieber, Tachykardie, Herzinsuffizienz, ZNS-Symptome

Therapie der thyreotoxischen Krise

- Thiamazol (z.B. Favistan®) 40–80 mg alle 6–8 h langsam i.v.
- Proloniumiodid (Endojodin®) 1g/Tag i.v.
- Glukokortikoide, z.B. Hydrokortison 3 x tgl. 100 mg i.v., Reduktion ☞ 4.5.4
- β-Blocker, z.B. Propanolol 1 mg langsam i.v., tägliche Höchstdosis 10 mg (Vorsicht bei Herzinsuffizienz)
- Gegebenenfalls Sedierung, z.B. Diazepam 5–10 mg i.v.

Narkose bei Schilddrüsenoperationen

- Bei ausgedehnter Struma präoperativ Trachea-Zielaufnahmen anfertigen, um das Ausmaß einer Einengung und Verdrängung der Trachea abschätzen zu können
- Die Wahl des Narkoseverfahrens (Inhalationsanästhesie/balancierte Anästhesie) richtet sich mehr nach den sonstigen Vorerkrankungen
- Präoperativ gute Sedierung, z.B. 1–2 mg Flunitrazepam per os
- Wegen der Operationslagerung wird mit einem Spiraltubus intubiert, bei Trachealeinengung muß evtl. ein kleinerer Tubusdurchmesser gewählt werden
- Intraoperativ besteht bei stärkerer Oberkörperhochlagerung die Gefahr einer Luftembolie bei Eröffnung größerer venöser Gefäße
- Intraoperativ auftretende Tachykardien bei Manipulation an der Schilddrüse sind meist nicht behandlungsbedürftig, zur Therapie ausgeprägter Tachykardien Gabe von β-Rezeptorenblockern, z.B. 1–3 mg Metoprolol langsam i.v.

- Extubation, wenn möglich, unter direkter Laryngoskopie zur Beurteilung der Stimmbandfunktion
- Mögliche Komplikationen: Rekurrensparese (evtl. Intubation oder Tracheotomie notwendig), Pneumothorax (Drainage), Larynxödem, Nachblutung mit Atemnot und extremer Verdrängung der Trachea (auf schwierige Intubation vorbereitet sein!), Trachealkollaps.

4.5.3 Hypothyreose

Klinik
- Allgemeine Verlangsamung
- Kälteintoleranz
- Bradykardie, Herzinsuffizienz, Kardiomegalie
- T_3, T_4 erniedrigt, TSH erhöht
- ➤ Keine Wahleingriffe bei manifester Hypothyreose.

Narkose
- Verzicht auf medikamentöse Prämedikation → große Gefahr der Atemdepression
- Einleitung durch langsame Injektion von Ketamin-S, z.B. 0,5–1 mg/kg iv., vorsichtige Kombination mit Sedativum, Barbiturate vermeiden (Gefahr des Blutdruckabfalls)
- Anästhetika sehr zurückhaltend dosieren, stark erniedrigter Narkosebedarf
- Ausreichender Wärmeschutz, Gefahr der starken Auskühlung
- Intraop. kontrollierte Beatmung und großzügige Indikationsstellung zur postop. Nachbeatmung bis zur sicher suffizienten Spontanatmung (Hypoventilationsneigung)
- Überwachung des Elektrolythaushalts, Gefahr der Hyponatriämie.

4.5.4 Cushing-Syndrom

Ätiologie
Übermäßige Glukokortikoidausschüttung der Nebennierenrinde aufgrund primärer Tumore der Nebenniere, gesteigerter ACTH-Sekretion oder auch iatrogen (langdauernde Glukokortikoidtherapie).

Klinik: Hyperglykämie, Hypertonie, Flüssigkeitsretention, Osteoporose.

Perioperatives Management
- Präoperativ Störungen des Wasser-Elektrolythaushalts, Hyperglykämie und Hypertonie ausreichend therapieren
- Beim iatrogenen Cushing-Syndrom kommt es aufgrund der hohen exogenen Glukokortikoidzufuhr zu einer sekundären Nebennierenrindenatrophie → adäquate Steigerung der Glukokortikoidausschüttung in Streßsituationen nicht mehr möglich → perioperativ Glukokortikoidzufuhr steigern.

Schema der perioperativen Glukokortikoidsubstitution	
OP-Tag	Prä-, intra- und postoperativ jeweils 100 mg Hydrocortison oder Äquivalent i.v., alternativ 300 mg Hydrocortison pro 24 h über Perfusor
1. postop. Tag	4 x 50 mg Hydrocortison
2. postop. Tag	3 x 50 mg Hydrocortison
3. postop. Tag	2 x 50 mg Hydrocortison
Weiter tägliche Dosisreduktion um 20 % bis zur Ausgangsdosis	

4

Äquivalenzdosen der Glukokortikoide			
Steroid	**Rel. gluko-kortikoide Potenz**	**Rel. mineralokort. Potenz**	**Cushing-Schwelle**
Cortisol	1	1	30 mg/Tag
Prednison/Prednisolon	4	0.6	7,5 mg/Tag
6a-Methylprednisolon	5	–	6 mg/Tag
Triamcinolon	5	–	6 mg/Tag
Paramethason	10	–	3 mg/Tag
Dexamethason	30	–	1,5 mg/Tag

4.5.5   Hyperaldosteronismus

- *Primär* (Conn-Syndrom)*:* Aldosteron-produzierende Tumoren der Nebennierenrinde, Hyperplasie der Nebennierenrinde
- *Sekundär:* Stimulation des Renin-Angiotensin-Systems durch Nierenarterienstenose, maligne Hypertonie, reninproduzierende Tumoren
- *Tertiär:* sekundärer Hyperaldosteronismus, der sich verselbständigt hat.

Klinik
- Hypertonie
- Hypokaliämie mit EKG-Veränderungen, Polyurie, Polydipsie, Muskelschwäche
- Alkalose
- Gelegentlich Hypernatriämie.

Perioperatives Management
- Im Vordergrund steht die präoperative Korrektur der Störungen des Wasser-Elektrolythaushalts und der Hypertonie
- Spezifische medikamentöse Therapie mit dem Aldosteron-Antagonisten Spironolacton (ausreichende Wirkung erst nach mindestens einer Woche).

4.5.6   Nebennierenrindeninsuffizienz

- Primär (Morbus Addison): Destruktion der Nebennierenrinde durch Autoimmunprozesse, Metastasen, Tuberkulose, Waterhouse-Friderichsen-Syndrom
- *Sekundär:* Hypophysenvorderlappen- oder Hypothalamusinsuffizienz, abrupte Unterbrechung einer Langzeitther. mit Glukokortikoiden (Gefahr der Addison-Krise).

Klinik
- Schwäche
- Gewichtsverlust, Dehydratation, Exsikkose, Schock
- Hypotonie
- Evtl. Hypoglykämie
- Hyponatriämie, Hyperkaliämie.

Perioperatives Management
- Präoperativ Korrektur der Störungen des Wasser-Elektrolythaushalts
- Substitution von Glukokortikoiden, perioperativ ☞ 4.5.4.

4.5.7   Porphyrien

Bei den Porphyrien unterscheidet man zwischen den erythropoetischen und den für die Anästhesie besonders wichtigen hepatischen Formen: akute intermittierende Porphyrie, Porphyria variegata, hereditäre Koproporphyrie, Porphyria cutanea tarda (letztere besitzt keine besondere Bedeutung im Hinblick auf eine spezielle Narkoseführung).

Klinik
- Kolikartige Bauchschmerzen
- Polyneuropathie mit peripheren Lähmungen, Hirnnervenfunktionsstörungen, autonome Neuropathie
- Hypertonie
- Adynamie, Fieber
- Photosensibilität (nicht bei akuter intermittierender Porphyrie)
- Auslöser einer akuten Attacke: Streß, Hungern, Dehydratation, weibliche Geschlechtshormone, Medikamente (s.u.).

Therapie
- Absetzen auslösender Noxen
- Glukoseinfusion hochdosiert
- Reichliche Flüssigkeitszufuhr
- Gegebenenfalls Opioide bei Schmerzen (Therapieregime ist nicht gesichert).

Sichere oder mögliche Auslöser hepatischer Porphyrien		
Alkohol	Barbiturate	Benzodiazepine
Chlordiazepoxid	Diphenylhydantoin	Ergotaminpräparate
Etomidat	Griseofulvin	Ketamin
Kortikosteroide	Meprobamat	Methyldopa
Pentazocin	Phenazonpräparate	Sexualhormone
Sulfonamide	Sulfonylharnstoffe	Tolbutamid

Bei hepatischen Porphyrien gefahrlos anwendbare Medikamente		
Droperidol	Succinylcholin	β-Rezeptorenblocker
Lachgas	Atropin	Penicilline
Fentanyl, Morphin	Nichtdepolarisierende	Cephalosporine
Phenothiazine	Muskelrelaxantien	Aminoglykoside.
Chloralhydrat	Cholinesterasehemmer	

4

Narkose
- Möglichst früh am Morgen operieren, langes Fasten vermeiden
- Besonders geeignet ist die klassische Neuroleptanästhesie mit DHB, Fentanyl, und Lachgas/Sauerstoff (☞ 5.4)
- Möglichst auf volatile Anästhetika verzichten, da ihre Sicherheit nicht zweifelsfrei belegt ist
- Regionalanästhesieverfahren sind möglich, Lokalanästhetika zählen nicht zu den Triggersubstanzen. Trotzdem Regionalanästhesie aus rechtlichen Überlegungen nur zurückhaltend anwenden, da jederzeit neurologische Verschlechterungen auftreten können, die dann häufig der Anästhesie zugeordnet werden.

4.5.8   Phäochromozytom

Katecholamin-produzierende Tumore aus chromaffinen Zellen, meist im Nebennierenmark, aber auch an anderen Stellen im Abdomen.

Klinik
- Hypertonie mit Blutdruckkrisen
- Tachykardie
- Schwitzen, erhöhte Körpertemperatur
- Kopfschmerzen
- Gewichtsverlust
- Diabetische Stoffwechsellage
- Orthostatische Beschwerden.

Präoperative Vorbereitung
Pat. vorbehandeln mit α-Rezeptorenblocker Phenoxybenzamin (lange Halbwertszeit: 18–24 h). Dosierung einschleichend, beginnend mit 10 mg/die (z.B. 2 x 5 mg/Tag), bis zum Verschwinden der Symptome. β-Blocker nur bei Herzrhythmusstörungen oder anhaltender Tachykardie einsetzen.

Narkose
- Präoperativ gute Sedierung und Anxiolyse, z.B. Flunitrazepam 1,5–2 mg per os
- Vor Narkoseeinleitung arteriellen Zugang (z.B. A. radialis) in Lokalanästhesie zur kontinuierlichen Blutdruckmessung legen; nach der Einleitung zentralvenösen Katheter, Blasenkatheter und Temperatursonde legen.
- Für die Einleitung eignet sich, sofern keine anderen Kontraindikationen vorliegen, Thiopental, z.B. 3–5 mg/kg. Vor der endotrachealen Intubation ausreichende Narkosetiefe sichern (um keine überschießenden Blutdruckreaktionen zu provozieren), z.B. durch ausreichende vorherige Inhalation eines volatilen Anästhetikums oder durch Gabe von Fentanyl, z.B. 0,005 mg/kg
- Relaxation und Intubation in üblicher Weise
- Fortführung der Narkose als balancierte Anästhesie oder Inhalationsanästhesie. Als Inhalationsanästhetika eignen sich Enfluran und Isofluran; auf Halothan wegen der möglichen Sensibilisierung des Myokards gegenüber Katecholaminen verzichten
- Falls intraoperative RR-Spitzen trotz ausreichender Narkosetiefe: Infusion des α-Rezeptorenblockers Phentolamin, z.B. 30 μg/Min. i.v. in steigender Dosierung unter Blutdruckkontrolle, oder Gabe von Nitroprussid, z.B. 1 μg/kg/Min. in steigender Dosierung unter Blutdruckkontrolle. Nitroprussid besser steuerbar als Phentolamin, andererseits v.a. bei hypovolämischen Patienten u.U. Auslöser von überschießenden Blutdruckabfällen
- Nach Gefäßunterbindung des Tumors wegen der nun fehlenden Katecholaminstimulation mit Blutdruckabfällen rechnen; Therapie durch Volumensubstitution; Vasopressoren selten indiziert.

 Droperidol ist bei Patienten mit Phäochromozytom absolut kontraindiziert, da es krisenhafte Blutdruckanstiege auslösen kann.

4.5.9   Adipositas

Adipositas: errechnetes Idealgewicht um mehr als 20 % überschritten;
Krankhafte Fettsucht: doppeltes Idealgewicht.

- Häufige kardiale Probleme: Hypertonie, Herzinsuffizienz, KHK
- Respiratorische Probleme: Verminderung der funktionellen Residualkapazität, des inspiratorischen und exspiratorischen Reservevolumens, der Compliance und der Lungenkapazität, Erhöhung des Shuntvolumens, häufig Hypoxämie
- Regionalanästhesie:
  - Evtl. technische Probleme
  - Notwendige Flachlagerung wird oft nicht über längere Zeit akzeptiert
  - Möglichst geringe Sedierung
  - O_2-Insufflation
- Allgemeinanästhesie:
  - Immer Intubationsnarkose
  - Durch erhöhten intraabdominellen Druck größere Gefahr der Aspiration
  - Extubation nur in wachem Zustand unter Hochlagerung des Oberkörpers.

4.5.10 Insulinom

Klinik
- Insulinspiegel fällt bei sinkendem BZ nicht ab
- Ausgeprägte Hypoglykämiesymptome, z.B. Hypertonie, Tachykardie, Schwitzen.

Narkose
- Alle Narkoseformen zulässig
- BZ-Messung alle 15 Minuten
- BZ-Spiegel im Bereich 60–100 mg/dl halten; bei Bedarf Glukose 10 %-Infusion langsam mitlaufen lassen, Infusionsgeschwindigkeit am BZ-Spiegel ausrichten
- Nach vollständiger Exstirpation des Tumors mit Anstieg des BZ rechnen → Glukoseinfusion stoppen.

4

4.6 Gerinnungsstörungen

4.6.1 Physiologie und Einflußnahme

Inhibitoren des Gerinnungssystems

AT III
Im Plasma natürlich vorkommender Inhibitor vor allem von Thrombin und Faktor Xa, irreversible Komplexbildung.

- Norm: 75–120 %
- Bei 60–70 % Thromboemboliegefahr
- **AT III-Mangel:** Angeboren oder erworben durch: erhöhten Verlust (massiver Blutverlust, nephrotisches Syndrom, exsudative Enteropathie, Aszites, Verbrennung); erhöhten Verbrauch (Verbrauchskoagulopathie, Sepsis); verminderte Synthese (Leberzirrhose, akutes Leberversagen)
- **Substitution**: Indiziert bei nachgewiesenem Mangel und gleichzeitigem Thromboembolierisiko oder Nichtansprechen einer Heparintherapie

Bei AT III < 70 % verminderte Wirksamkeit von Heparin!
- Dosierung
  - AT III-Anstieg um 1–2 % pro verabreichte Einheit AT III/kg KG
  - Ziel 80 %.
- Kosten:
  - 1000 IE AT III ~ 355,– DM
  - AT III-Bestimmung : Reagenzien ~ 1,80 DM, Sachkosten ~ 6,60 DM.

Primäre Blutstillung bei Verletzung:
• Vasokonstriktion
• ADB-Freisetzung durch Kollagenfreilegung
  → Plättchenagregation („weiße" Thrombus)

Sekundäre Blutstillung:
• Aktivierung der Gerinnungskaskade
• Fixierung des primären Plättchenthrombus durch Fibrin
• durch Einschluß von Erythrozyten „roter" Thrombus

Gerinnungskaskade

Extrinic System:
• langsam ablaufend
• Kontaktaktivierung

XII–XI–IX–VIII

X

Instrinic System:
• schnell ablaufend
• Gewebethromboplastin

VII

Prothrombinaktivator
(= V + Phospholipide + Xa + Ca)

Prothrombin (II) → Thrombin

Fibrinogen (I) → lösliches Fibrin ← XIII

stabiles Fibrin

Fibrinolyse
• Fibrinbildung und- auflösung normalerweise im Gleichgewicht
• Bildung von Plasminogenaktivatoren

Plasminogen → Plasmin

Fibrin → Fibrinspaltprodukte

Abb: 4.1: Komponenten des Gerinnungssystems [A300]

Heparin
• **Unfraktioniert** (hochmolekular): MG 3000–30 000 D, HWZ 60 Min.:
  - Komplexbildung mit AT III
  - Renale Elimination nach enzymat. Abbau (Leber, Lymphe, Plasma), primäre Inaktivierung durch Proteinbindung.

- **Fraktioniert** (niedermolekular): MG 4000–8000 D, HWZ 2–4 h:
  - überwiegend Anti-Xa-Aktivität
  - ➤ PTT und TZ wenig sensible Parameter.
- **Indikation** als schnell wirksames Antikoagulans:

Dosierschema für Heparin		
Thromboseprophylaxe	s.c. unfraktioniert < 90 kg	2 x 7500 IE/Tag oder 3 x 5000 IE/Tag
	s.c. unfraktioniert > 90 kg	3 x 10 000 IE/Tag
	s.c. niedermolekular bei < 90 kg	1 x 2500–3000 IE/Tag
	s.c. niedermolekular bei > 90 kg und Hochrisiko-Patienten	1 x 5000–6000 IE/Tag
	i.v. low dose (unfraktioniert)	200–400 IE/kgKG/Tag
apeutische Gabe	i.v. high dose (unfraktioniert)	400–600 IE/kgKG/Tag, vorher Bolus von 5000 IE.

- Kosten:
  Heparin unfraktioniert 1 Amp. à 25000 IE ~ 1,40 DM, à 5000 IE ~ 0,50 DM, niedermolekular 2500 IE Anti-Xa ~ 3–4,– DM.
- Laborkontrolle:
  - PTT: Verlängerung um das 1,5–2,5-fache
  - TZ: Verlängerung um das 2–3-fache
  - ACT (= Activated Coagulation Time): Bedside-Test bei EKZ, Nativblut plus Oberflächenaktivator → Messen der Gerinnungszeit, Normalbereich 110 ± 15 Sek.
- **Nebenwirkung:** Heparin-induzierte Thrombozytopenie (☞ 2.10.1), Heparinallergie
  ➤ Nicht mit anderen Pharmaka in einer Spritze/Infusion mischen!
- **Antidot Protamin**: Gerinnungsinaktiver Komplex mit Heparin, wirkt selber fibrin-polymerisationshemmend, d.h. Überdosierung verlängert Gerinnungszeit, 1 ml (=10 mg) Protamin neutralisieren 1000 IE (=10 mg) Heparin, schockartige Unverträglichkeitsreaktionen möglich, besonders bei Personen mit Allergie gegen Fischei-weiß
  Kosten: 1000 IE Protamin ~ 3,– DM.

Cumarine
z.B. Phenprocoumon = Marcumar® mit HWZ 7 Tage, Warfarin = Coumadin mit HWZ 44 h, oral zu verabreichen.

- Vitamin K-Antagonisten:
  - Vitamin K = Kofaktor bei γ-Carboxylierung der Faktoren II, VII, IX, X des Prothrombinkomplexes sowie der Proteine C und S (ebenfalls Inhibitoren des Gerinnungssystems)
  - Dosierung nach individuellem Bedarf
  - Laborkontrolle durch Quick-Test
  - Hohe Plasmaproteinbindung, hepatische Elimination.
- Während **Aufsättigungsphase** von 10–14 Tagen kein ausreichender antikoagulato-rischer Schutz, daher Kombination mit Heparin
- Nach **Absetzen** Quick-Normwerte spontan nach etwa 3–6 Tagen, nach oraler Vitamin K-Gabe nach etwa 1–3 Tagen erreicht (große Variationsbreite).

- Bei **Überdosierung**: Vitamin K-Gabe: (Phytomenadion = Konakion®) bei leichteren Blutungen oral 1–5 mg, sonst i.v. 0,2–0,4 mg/kg KG, bei kritischen Blutungen zusätzlich Gabe von Prothrombinkomplex-Konzentraten 30 E/kg KG i.v., allergische Reaktionen auf Vit. K möglich;
Kosten: 10 mg Vit. K ~ 1,30 DM.

Perioperativer Wechsel Cumarin/Heparin
- Cumarin 3 Tage prä-op absetzten, Gerinnungskontrolle 2 x tägl.
- Ab Quick > 30 % Beginn Heparin-Perfusor 20.000 IE/50 ml mit 2 ml/h, nach Gerinnungskontrolle Steigerung in Schritten von 0,5–1 ml/h bis PTT 60–80 Sek.
- OP ab Quick 50–70 % n. Rücksprache mit Operateur, Heparin-Perf. 8h prä-op stoppen
- In Absprache mit Operateur: Nach 12–24h post-op übliche low-dose Heparinisierung, ab einem abzusprechenden Tag wieder Vollheparinisierung (PTT 60–80 Sek.)
- Nach Erreichen von PTT 60–80 Sek. wieder Beginn mit Cumaringabe: z.B. Marcumar mit 4–3–2–1 Tbl. in den ersten 4 Tagen, Heparin weiter bis Quick therapeutisch (ca. 20 %).

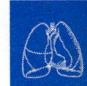

4.6.2 Labortests

Blutungszeit
- **Indikation**: Umfaßt Thrombozytenaggregation und Gerinnung. Einzige in-vivo-Methode zur Erfassung des Blutstillungspotentials der Thrombozyten, da Bildungsgeschwindigkeit und Festigkeit des Plättchenthrombus entscheidend.
- **Durchführung:** Stichinzision in Fingerbeere oder Ohrläppchen, Messen der Zeit bis Blutungsstillstand durch Abtupfen des Blutes mit Filterpapier, (häufig zu kurze Zeiten), besser: Subaquale Blutungszeit.
- **Normwerte:** 1–5 Min. (subaquale Blutungszeit)
- **Interpretation**: Verlängerte Blutungszeit bei Thrombozytopenie und -pathie, schwerer Hypo- bis Afibrinogenämie, hohen Heparinkonzentrationen.

PTT-Test (Partielle Thromboplastinzeit)
- **Indikationen** (Test des intrinsischen Systems):
  - Suchtest bei hämorrhagischen Diathesen (insb. Hämophilie)
  - Überwachung einer Heparintherapie
  - Unspezifisch zum Nachweis einer Hyperkoagulabilität.
- **Normwerte:** 18–40 Sek., je nach Methode
- Verlängerung bei:
  - Normalem Quick-Wert: Verminderung eines der Vorphasenfaktoren
  - Path. Quick-Wert: Verminderung der Faktoren II, X, V und/oder Fibrinogen
  - Gerinnungshemmenden Einflüssen: Heparin, Hirudin, Fibrinogenspaltprodukte, Aprotinin, Protamin, Medikamente (z.B. Gentamycin)
  - Inhibitoren: Autoantikörper, am häufigsten Lupus-Antikoagulanzien.

- Physiologisch bei Neugeborenen bis zur 2. Lebenswoche
- PTT-Dauer primär von Aktivierung der Faktoren V und VIII abhängig→ besonders empfindlicher Test für unfraktioniertes Heparin, nicht aber für niedermolekulares Heparin

- Verkürzung:
  - Hyperkoagulabilität z.B. postoperativ, im akuten Stadium von venösen Thrombo-
    embolien, Entzündungen, 3. Trimenon der Schwangerschaft bis post partum,
    Ovulationshemmer, nach Myokardinfarkt
  - Initialphase einer schwachen fibrinolytischen Therapie.
- Kosten: Reagenzien ~ 0,60 DM, Sachkosten ~ 4,– DM).

Quick-Test (TPZ = Thromboplastinzeit, Prothrombinzeit)

- **Indikationen** (Test des extrinsischen Systems):
  - Überwachung einer Cumarintherapie
  - Suchtest bei hämorrhagischen Diathesen
  - Verlaufskontrolle bei Vit.- K-Mangelzuständen und Lebererkrankungen
  - Zusatzuntersuchung zur Verlaufskontrolle von z.B. Verbrauchskoagulopathie.
- **Normwerte:** 70–120 %
- Verlängerung bei Hyperkoagulabilität
- Verkürzung bei:
  - Verminderung des Prothrombinkomplexes (Vit. K-Mangel, Cumarin-Therapie,
    Proteinsynthesestörung der Leber)
  - Nur ausgeprägte Verminderung von Fibrinogen, Dysfibrinogenämien
  - Gerinnungshemmende Einflüsse: hohe Heparinkonzentrationen, Fibrinogenspalt-
    produkte, Medikamente (Carbenicillin), Gallensäuren
  - Inhibitoren: Autoantikörper
- Kosten: Reagenzien ~ 0,55 DM, Sachkosten ~ 3–4,– DM

- Verlängerung häufig artefiziell (kälteaktivierter Faktor VII)
- Physiologisch beim Neugeborenen in den ersten Lebenswochen (insb. 2. und
  3. Lebenstag)

TZ-Test (Thrombinzeit)

Erfaßt die Abspaltung der Fibrinopeptide von Fibrinogen sowie die Fibrinpolymeri-
sation, nicht jedoch die Quervernetzung des Fibrins durch Faktor XIII.

- **Indikationen** (Test für die zweite Phase der Gerinnung):
  - Überwachung einer Heparin- und Fibrinolysetherapie
  - Suchtest bei V.a. Fibrinbildungsstörung oder schwere Fibrinogenmangelzustände
  - Suchtest zum Nachweis erworbener Thrombin- oder Fibrinpolymerisations-Inhi-
    bitoren.

Bei TZ > 60 % oft sprunghafte Verlängerung auf nicht meßbare Zeiten wegen abnor-
mer Gerinnselbeschaffenheit, die von den Koagulometern schlecht erfaßt wird.

- **Normwerte:** 18–22 Sek.
- Verlängerung bei:
  - Hemmung der Fibrinbildung: Heparin (Dosierung zur Thromboseprophylaxe im
    allg. zu gering für Hemmwirkung in vitro), Hirudin, Fibrinogenspaltprodukte,
    Medikamente (Penicilline), Protamin, Inhibitoren, Hypalbuminämie
  - Hypo-/Afibrinogenämien, Dysfibrinogenämien

➤ Physiologisch beim Neugeborenen (leichtgradig)
➤ Bei TZ-Verlängerung meist ebenfalls PTT verlängert und Quick pathologisch.
• Kosten: Reagenzien ~ 0,57 DM, Sachkosten 4–6,- DM

_____ **Fehlerquellen bei Durchführung
und Interpretation der Labortests** _____

• **Blutentnahmetechnik:**
  – Zu langer venöser Stau erhöht fibrinolytische Aktivität
  – Verzögerte Blutentnahme, kleinlumige Kanülen, zu scharfes Ausspritzen des
    Blutes aktiviert die Gerinnung über Bildung von Thrombinspuren
• **Hämatokrit:** Bei Werten > 60 % erreicht der Citratanteil im Plasma eine kritische
  Grenze, Gerinnungszeiten werden verlängert
• **Unterfüllung der Probe:** Bei vorgegebener Citratmenge Verlängerung der Tester-
  gebnisse
• **Heparineffekt:** Diskrepanz zwischen dem Ergebnis globaler Tests und Einzelfak-
  tor-Bestimmungen, da letztere durch Heparin fast nicht beeinflußt werden
• **Pseudothrombozytopenie:** EDTA-induziert durch Aggregat- bzw. Agglutinatbil-
  dung, normale Zahlen in Citratblut, normale Blutungszeit.

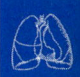

4.6.3　Perioperativ relevante Gerinnungsstörungen _____

Verbrauchskoagulopathie
Aktivierung des intravasalen Gerinnungssystems durch eine auslösende Ursache,
Bildung von Mikrothromben in der Endstrombahn (DIC), dadurch Verbrauch von
Gerinnungsfaktoren und Thrombozyten mit hämorrhagischer Diathese, sekundäre
Hyperfibrinolyse.

Ursachen
Einschwemmung von Prothrombinaktivatoren in die Blutbahn
• Geburtshilfliche Komplikationen (Fruchtwasserembolie, vorzeitige Plazentalösung,
  missed abortion, HELLP-Syndrom)
• Operationen an Thrombokinasereichen Organen (z.B. Prostata, Lunge, Pankreas)
• Manifeste Hämolysen (Fehltransfusionen, hämolytische Krisen)
• Polytrauma
• Verbrennungen

Indirekte Aktivierung über Mediatoren
• z.B. Endotoxine gram-negativer Bakterien führen tierexperimentell zu einer Verbrauchskoagulopathie = Sanarelli-Schwartzmann-Phänomen
• Sepsis (Sonderfall Waterhouse-Friderichsen-Syndrom nach Meningokokkensepsis)

Kontaktaktivierung der Gerinnung
• Störung der Mikrozirkulation im Schock
• Durch körperfremde Oberflächen (z.B. EKZ)

Laborkonstellation

	latente DIC	DIC	DIC plus sek. Fibrinolyse	prim. Hyper-fibrinolyse
Thrombozyten	(↓)	↓	↓	↔
PTT	↔ bis (↓)	↑	↑	↑
Quick	↔	↓	↓	↔ bis ↓
ATIII	(↓)	↓	↓	↔
Fibrinogen	↔ bis (↓)	↓	↓	↓
Fibrinmonomere	(↔)	+ (beweisend)	+	-
Fibrin(ogen)-Spaltprodukte	(↔)	-	+(beweisend)	+

Therapie
- Prophylaxe: Heparinisierung (500 IE/h i.v., bei Blutungsneigung nur 200 IE/h i.v.)
- Manifeste DIC: AT III auf > 80 % der Norm einstellen (dazu in den ersten 24h 3000–5000 IE AT III). Wenn Fibrinogen vermindert, Quick-Wert pathologisch und PTT verlängert, zusätzlich Gabe von FFP (initial 1000–1500 ml/24h) und Thrombozytenkonzentraten. Kein Heparin!
- Post-DIC-Phase: Reaktive Hyperkoagulabilität, daher Vollheparinisierung mit PTT-Verlängerung auf das 1,5–2-fache der Norm unter Berücksichtigung von Kontraindikationen, weiterhin AT III > 80 % der Norm halten.

Differentialdiagnose: Verdünnungskoagulopathie, Verlustkoagulopathie bei starker Blutung/Massivtransfusion: Gleichzeitige Verminderung von Albumin und Hämatokrit sowie Gerinnungsfaktoren, die nicht direkt vom Gerinnungsprozeß betroffen sind, keine Hyperfibrinolyse.

 Ab Blutverlust von 1/3 des Blutvolumens, Bestimmung von PTT, Quick, AT III und Thrombozyten!

─────── **Hyperfibrinolyse** ───────────────

- Bei Operationen an aktivatorreichen Organen wie Uterus, Prostata, Lunge
- Fibrinolytische Therapie
- Reaktive Hyperfibrinolyse bei DIC
- Therapie: Aprotonin (Trasylol®) → Kap 22.

4.6.4   Substitutionstherapie

FFP (Fresh Frozen Plasma)

- Enthält alle Proteine des frischgewonnenen Plasmas in sog. normaler Konzentration: Gerinnungsfaktoren und deren Inhibitoren
- Tiefgefroren (mind. 6 Mon. haltbar, spätestens 30 Min. nach dem Auftauen zu transfundieren) oder lyophilisiert (bis 5 J. haltbar, sofort nach dem Auftauen zu verwenden)
- Auftauen im Wasserbad < 38 °C in 6–30 Min. (Faktoren V und VIII hitzelabil)
- Volumen 250 ± 50 ml (250 Einheiten) Citratplasma, davon etwa 50 ml Stabilisator
- Dosierung:
- 1 ml FFP/kg KG hebt den Quick-Wert um etwa 2 %, die Gerinnungsfaktoren um 1 % an
  ➤ Kein Volumenersatz!
- Kosten: 1 FFP ~ 90,-DM

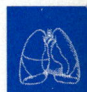

Bei Massentransfusion: Ab dem 5. EK je 1 FFP auf 2–3 EK transfundieren.

Faktorenkonzentrate wie PPSB (Prothrombinkomplex)

Enthält die Faktoren II (HWZ 2–3 d), VII (HWZ 1/4 d), IX (HWZ 1 d) und X (HWZ 1–2d). Je nach Reinigungsgrad noch andere Faktoren in geringerer Menge enthalten.

Dosierung
- 1 Einheit PPSB/kg KG hebt den Quickwert um 0,5–1 % an
- Kosten: 500 E PPSB ~ 460,- DM.

Einzelfaktoren

1 Einheit ist diejenige Aktivität eines Gerinnungsfaktors, die in 1 ml eines Frischplasma-Pools enthalten ist.
1 Einheit eines Faktors/kg KG → Faktorenanstieg im Plasma von 1–2 %.

Fibrinogen
- Norm: 1,8–3,5 mg/dl
- HWZ 4–5 Tage
- Gepooltes Konzentrat, daher hohes Infektionsrisiko

Indikationen: bedrohliche Blutungen infolge Fibrinogenmangel bei Hyperfibrinolysen, Verbrauchskoagulopathie (Heparinschutz!), Synthesestörung, angeborenem Mangel.
➤ Wird bei ausgedehnten Blutverlusten Blut durch Blut ersetzt, bleibt der Fibrinogenspiegel konstant

Dosierung: erforderliche Dosis (g) = erwünschter Anstieg (g/l) x Plasmavolumen (l), dabei ist das Plasmavolumen mit 40 ml/kg KG anzunehmen.

Kosten: 1 g Fibrinogen ~ 215,– DM

4.7 Neurologische und neuromuskuläre Erkrankungen

4.7.1 Multiple Sklerose

Klinik
- Gleichgewichtsstörungen
- Sehstörungen
- Muskelschwäche
- Spastische Lähmungen
- Sensibilitätsstörungen.

4

Narkose
- Häufig Kortikosteroidther., entsprechende perioperative Substitution ☞ 4.5.4
- Regionalanästhesieverfahren können durchgeführt werden, sollten aber aus rechtlichen Überlegungen (neu postoperativ auftretende neurologische Störungen) zurückhaltend angewendet werden.

4.7.2 Myasthenia gravis

Ätiologie
Wahrscheinlich autoimmunologischer Prozeß mit Bildung von Antikörpern gegen die postsynaptischen Azetylcholinrezeptoren der motorischen Endplatte.

Klinik
- Wechselnd ausgeprägte Schwäche der quergestreiften Muskulatur, besonders der Augen- und Schlundmuskulatur: Ptosis, Doppelbilder, Schluckstörungen
- Muskelschwäche manifestiert sich unter anhaltender Belastung, Besserung nach Pausen.

Therapie
- Cholinesteraseinhibitoren, z.B. Pyridostigmin per os alle 3–6 Stunden
- Komplikation der Therapie mit Cholinesterasehemmern ist die cholinerge Krise, die auch durch Muskelschwäche gekennzeichnet ist. Weitere Symptome: Bradykardie, Übelkeit, Speichelfluß, Miosis, Koliken.
- Thymektomie (Besserung der Beschwerden bei 3/4 der Patienten), hochdosierte Gabe von Kortikosteroiden (perioperative Substitution! ☞ 4.5.4).

Narkose
- Perioperative Gefahren: Verschlechterung des Krankheitsbildes, respiratorische Insuffizienz, cholinerge Krise
- Perioperative Fortführung der Therapie der Grunderkrankung
- Prämedikation äußerst zurückhaltend, keine Benzodiazepine wegen der muskelrelaxierenden Wirkung
- Anästhesieverfahren der Wahl ist die Inhalationsanästhesie
- Zur Einleitung übliche Medikamente, z.B. Thiopental 3–5 mg/kg i.v., verwendbar

- Allgemeinanästhesie möglichst als Intubationsnarkose mit kontrollierter Beatmung
- Zurückhaltung bei der Gabe von Opioiden: Atemdepression
- Möglichst keine nichtdepolarisierenden Muskelrelaxantien geben, die Patienten reagieren, als ob bereits eine partielle Relaxation bestände. Sind nichtdepolarisierende Muskelrelaxantien unvermeidlich, muß die Dosis stark reduziert werden. Wirkungskontrolle mit Nervenstimulator.
- Auch auf Succinylcholin sollte verzichtet werden, evtl. Gabe in reduzierter Dosis
- Extubation erst, wenn der Patient wach ist und ausreichend spontan atmet. Eventuell Nachbeatmung
- Postoperativ genaue Kontrolle der Atemfunktion: Gefahr der respiratorischen Insuffizienz.

4.7.3　　Morbus Parkinson

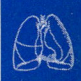

Klinik
- Kardinalsymptome (in wechselnder Bevorzugung): Rigor, Ruhetremor, Hypo- bis Akinesie
- Weitere Symptome: Salbengesicht, Mikrographie, Darm- und Harnblasenatonie, psychische Verlangsamung.

Therapie
- Prinzip: Steigerung der dopaminergen Aktivität, Verminderung der cholinergen Aktivität
- L-Dopa: Exogene Zufuhr der Dopaminvorstufe, 95 % werden aber bereits vor Erreichen der Blut-Hirn-Schranke decarboxyliert
- Carbidopa, Benserazid: Decarboxylasehemmer, steigern den Anteil von L-Dopa, der die Blut-Hirn-Schranke passiert
- Bromocriptin: direkte Stimulation der postsynaptischen dopaminergen Zellen, erniedrigt die benötigte L-Dopa-Menge
- Amantadine: wahrscheinlich vermehrte Freisetzung und verminderte Rückresorption von Dopamin, wirkt sehr schnell und kann perioperativ infundiert werden, falls eine bestehende Dauermedikation abgesetzt werden muß.

Perioperatives Management
- Eventuell wegen ungenügenden Trinkens vorbestehende Hypovolämie präoperativ ausgleichen
- Bestehende Medikation perioperativ fortsetzen.

Narkose
- Gefahren für die Narkose entstehen hauptsächlich durch eine erhöhte Thoraxrigidität, eine erhöhte Aspirationsgefahr durch Schluckstörungen und durch mögliche Verschlechterung der Grunderkrankung aufgrund der Nebenwirkungen der Narkosemedikamente
- Regionalanästhesieverfahren anwendbar
- Neuroleptika (Phenothiazine, z.B. Triflupromazin, Promethazin, und Butyrophenone, z.B. DHBP, Haloperidol) für Prämedikation und Narkose kontraindiziert
- Inhalationsanästhetika im Rahmen der Allgemeinanästhesie anwendbar
- Zurückhaltung beim Einsatz von Opioiden (u.U. Verstärkung der Thoraxrigidität)
- Muskelrelaxantien: keine Einschränkungen.

4.7.4   Epilepsie

Perioperatives Management
- Keine Wahleingriffe bei unzureichend eingestellter Therapie
- Antiepileptika bis einschließlich zum OP-Tag geben, bei Nahrungskarenz
- Umstellung auf intravenöse Gabe
- Für die Prämedikation möglichst Sedativa/Anxiolytika mit antikonvulsiver Potenz, z.B. Benzodiazepine, Barbiturate
- Regionalanästhesie möglich, aber Vorsicht: Lokalanästhetika in hohen Dosen u.U. Krämpfe!
- Volatile Anästhetika: Enfluran wegen seiner epileptogenen Eigenschaften möglichst nicht einsetzten → Mittel der Wahl: Isofluran
- Zur Einleitung Thiopental in üblicher Dosierung geeignet
- Alkalose, z.B. durch Hyperventilation, senkt die Krampfschwelle und muß vermieden werden.

4

4.8   Sucht-Erkrankungen

Akute Alkoholintoxikation

Gefahren
- Atemdepression
- Hypoglykämie
- Störungen des Elektrolythaushalts
- Hypothermie
- Bei chronischem Alkoholabusus Begleiterkrankungen von Leber und Pankreas
- Verzögerte und erschwerte Diagnose zentralnervöser Erkr. und Verletzungen
- Bei Intoxikation in suizidaler Absicht oft Kombination von Medikamenten.

Narkose
- Keine Wahleingriffe bei akuter Intoxikation
- Möglichst präoperativ Korrektur der Störungen des Wasser-Elektrolythaushalts, des Säure-Basen-Haushalts und einer Hypoglykämie
- Evtl. präoperative Magenspülung, bei lebensbedrohlichen Zuständen Hämodialyse
- Patienten sind aspirationsgefährdet: Blitzintubation
- Bei Narkoseeinleitung und -aufrechterhaltung mit einem verringerten Narkosebedarf rechnen (additive Wirkung mit Ethanol), mit einer toxischen Wirkung von Anästhesiemedikamenten in niedrigerer Dosierung als gewöhnlich rechnen
- Postoperativ eventuell verlängerte Atemdepression.

Chronischer Alkoholabusus

Gefahren
- Akutes Alkoholentzugsdelir
- Veränderter Narkosebedarf (Enzyminduktion)

- Begleiterkrankungen von Leber, Pankreas, ZNS, Herz
- Nutritive Störungen.

Narkose

- Der Anästhetikabedarf für Einleitung und Aufrechterhaltung der Narkose kann aufgrund der Enzyminduktion und eines veränderten Verteilungsvolumens erhöht sein, es ist aber auch mit einer geringeren therapeutischen Breite der Medikamente zu rechnen
- Keine perioperative Entzugsbehandlung durchführen
- Mit Alkoholentzugserscheinungen ist bis zu 72 h postoperativ zu rechnen.

—————— **Opiatabhängigkeit** ————————————————————

- Bereits nach kurzer Zeit (je nach Droge bereits ab 3 Stunden nach der letzten Einnahme) kann sich ein Entzugssyndrom entwickeln
- Hat präoperativ keine Entzugsbehandlung stattgefunden, müssen Opioide perioperativ weitergegeben werden
- Keine Opioide zur Analgesie bei ehemaligen Opioidabhängigen.

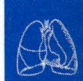

4.9   Narkose bei alten Patienten (> 65 Lj.)

4.9.1   Physiologische Besonderheiten ————————————

Altern bedeutet eine Einschränkung der Leistungsfähigkeit. Die normalen Kompensationsmechanismen sind gegenüber jüngeren Menschen eingeschränkt. Anpassungen an extreme Bedingungen erfolgen langsamer. Die Erkrankungshäufigkeit sowie die Zahl gleichzeitig auftretender Erkrankungen (Multimorbidität) nimmt mit höherem Alter zu.

Alterungsvorgänge

- Bindegewebsvermehrung
- Verminderung des elastischen Gewebes (z.B. Lungenemphysem, Hautfalten)
- Arteriosklerose
- Minderdurchblutung und lokaler Sauerstoffmangel
- Nachlassen der Reparaturmechanismen
- Einschränkung der Kompensationsmöglichkeiten → Leistungsminderung

Herz-Kreislauf-Veränderungen

- Schlagvolumen ↓, Herzzeitvolumen ↓ (Abnahme der Dehnbarkeit)
- Herzvolumen ↑, enddiastatischer Ventrikeldruck ↑ (Spannungssteigerung durch größere Füllung = Frank-Starling-Mechanismus; Herzinsuffizienz durch zunehmende Herzfüllung)
- Druckanstiegsgeschwindigkeit ↓, Druckanstiegszeit des Myokards ↑ (verminderte Reaktionsfähigkeit der Herzmuskelzellen)
- Verlängerung der Kreislaufzeit.

Lunge und Atmung

- Abnahme der elastischen Fasern → Zunahme der statischen Lungenvolumina (RV, FRC) → Abnahme der Vitalkapazität.
- Compliance des Thorax ↓, Compliance Lunge ↑ → Versteifung des gesamten respiratorischen Systems und Erhöhung der Atemarbeit; Verminderung der elastischen Kräfte → verminderte Ausatmung, verstärkt durch einen frühzeitigen Atemwegsverschluß. Zusammen mit der verminderten Muskelkraft (Hustenstoß) eingeschränkte Sekretreinigung des Bronchialsystems → vermehrt Atelektasen sowie Pneumonien.
- Veränderungen sowohl der Belüftung (s.o.) als auch der Durchblutung führen zu einem altersabhängigen Abfall des p_aO_2, da sich der alveoläre O_2-Partialdruck nicht ändert. Dagegen bleibt der p_aCO_2 beim gesunden alten Menschen konstant.
- Hypoxie und Hyperkapnie führen im Alter zu einer unzureichenden Steigerung des Atemantriebs und des Atemzugvolumens → erhöhte CO_2-Produktion (z.B. postoperatives Shivering) mit respiratorischer Azidose.
- Schon eine geringgradige Verminderung der O_2-Aufnahme (Atelektase, Pneumonie, Narkotika-überhang) kann in einer hypoxiebedingten Ischämie (Schock) enden.
- Altersabhängigkeit des p_aO_2 (linearer Abfall des p_aO_2)

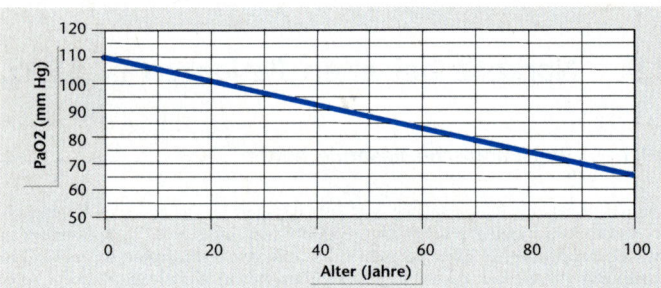

Altersabhängigkeit des p_aO_2 (linearer Abfall des p_aO_2)

Gehirn und zerebrale Funktionen

- Neurotransmitter-Mangel in einzelnen Hirnarealen führt zu Erkrankungen, wie M. Parkinson (Dopamin-Mangel)
- Folgen von arteriosklerotischen Veränderungen des Gefäßsystems sind apoplektische Insulte bzw. diffuse Narbenbildung wie auch hypertone Blutungen.

Niere und Leber

Beide Organe an der Metabolisierung und Ausscheidung von Pharmaka beteiligt (→ Verlängerung der Halbwertzeiten vieler Pharmaka).

- Glomerulären Filtrationsrate ↓, renaler Blutfluß ↓, Konzentrationsfähigkeit ↓ → renale Pharmakonausscheidung ↓
- Durch Verminderung der Renin-Angiotensin-Aldosteron-Sekretion, Möglichkeit von Elektrolytverschiebungen: Hyponatriämie, Hyperkaliämie,

- Kreatininclearance gibt keine verläßlichen Auskunft über eine Niereninsuffizienz: bei abnehmender Muskelmasse ist die anfallende Gesamtkreatininmenge sehr gering.
- Leberdurchblutung ↓ → Entgiftungsfunktionen langsamer.

Wasser- und Elektrolythaushalt
- Flüssigkeitsverschiebungen im Alter, Abnahme der intrazellulären Flüssigkeit
- Durch ungenügende Flüssigkeitsaufnahme, Anstieg der Na^+-Konzentration im Plasma. Da die Nieren die Na^+-Ionen nur unzureichend zurückhalten, Natriumverlust → Verminderung des extrazellulären Volumens. Häufig **Exsikkose**. Labor: scheinbare Normonatriämie verbunden mit Hypokaliämie, als Folge von Diuretika und dem dauernden Zustrom von Natriumionen aus den Zellen.

Magen und Darm
Atrophie der Mucosa des Magen-Darm-Traktes, Verminderung der Säureproduktion des Magens, Abnahme der Peristaltik und damit Verzögerung der Magenentleerung

Temperatur
Einschränkung der Temperaturregulierung bei unterschiedlichen Umgebungstemperaturen.

4.9.2 Erkrankungen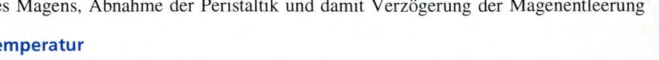

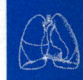

Herz-Kreislauf-Erkrankungen
- KHK mit Angina-pectoris-Beschwerden, Myocardinfarkt ☞ 4.1.2, 4.1.3
- Herzklappenfehler, i.d.R. Verkalkung von Mitral- und/oder Aortenklappe
- Herzrhythmusstörungen: AV-Block- und Schenkelblockbildungen; Sick-sinus-Syndrom, Bradyarrhythmien ☞ 4.1.5
- Herzinsuffizienz infolge von Durchblutungsstörungen, Narbenbildung im Myokard, Elektrolytstörungen, muskuläre Ermüdung ☞ 4.1.4

Medikamentöse Therapie (☞ 22)
- Digitalispräparate: Kompensation der Herzinsuffizienz (keine prophylaktische Digitalisierung: starke Abnahme des Schlagvolumens auch durch Digitalispräparate nicht aufzuheben); Cave! Erhöhter Sauerstoffverbrauch unter Digitalis
- Nitrolingual: Verminderung des Preloads
- Diuretika: Ausschwemmen bei Herzinsuffizienz
- β-Blocker: Reduktion der Herzleistung und damit des Sauerstoffverbrauchs
- Antiarrhythmika: Stabilisierung des Herzrhythmus.

Lungenerkrankungen
- Chronische Bronchitis mit oder ohne spastische Komponente
- Emphysem
- Cor pulmonale (z.B. bei ausgedehntem Emphysem; dadurch Erhöhung des pulmonalen Widerstandes mit Rechtsherzbelastung)
- Pneumonien (bei immobilisierten Patienten durch fehlende Bewegung und mangelhaften Hustenmechanismus).

4.9.3   Medikamentöse Therapie

Antihypertonika, ACE-Hemmer, Nitropräparate, Diuretika, Digitalispräparate, Antiarrhythmika, β-Blocker, Broncholytika, Kortikosteroide, ASS, Cumarinderivate, Antidiabetika, Insulin, Antidepressiva ☞ 22

Nebenwirkungen einzelner Pharmakongruppen	
Medikamentengruppe	**Unerwünschte Begleiterscheinungen**
Antihypertonika, Vasodilatantien	Rebound beim Auslassen, evtl. Kollapsneigung bei Überdosierung
Diuretika	Kaliummangel, Hypovolämie
Digitalispräparate	Toxizitätsverstärkung durch Kaliummangel, Überdosierung: Bradyarrhythmie
Antiarrhythmika, β-Blocker	Bradykardie
Kortikosteroide	Ulcera ventriculi, Osteoporose, Diabetes mellitus, Elektrolytverschiebungen
Antidiabetika	Hypoglykämie
Insulin	Hypoglykämie, Kaliummangel
Antidepressiva	Harnverhalt, Glaukomanfall (anticholinerge Wirkung)
Laxantien	Kaliummangel

Veränderungen der Wirkung von Pharmaka
- Freisetzung von Pharmaka durch verminderte Säureproduktion im Magen verzögert
- Verzögerte Verteilung durch verlängerte Kreislaufzeit infolge Herzinsuffizienz
- Abbau bzw. Ausscheidung von Pharmaka verzögert.

Tabletteninteraktionen
- Antabuseffekte: Clont/Adalat-Infusion (Alkohol)
- *Vermindert Wirkung:* Digoxin und adsorbierende Antazida
- Enzyminduktion: Phenobarbital, Rifampicin
- Verzögerter Arzneimittelmetabolismus durch Hemmung der abbauenden Enzyme: Imipramin erhöht bei Gabe von Neuroleptika
- *Verdrängung aus der Eiweißbindung:* Interaktion von Sulfonamiden und Antidiabetika bzw. Cumarinen, dadurch Wirkungsverstärkung der Antidiabetika (Hypoglykämien), bzw. der Cumarine (verstärkte Blutungsneigung).

4.9.4   Narkosemanagement

Prämedikationsvisite

Notwendig zur Beurteilung der Narkosefähigkeit unter dem Gesichtspunkt bestehender Begleiterkrankungen, dabei Berücksichtigung der bisherigen Therapie; falls möglich (kein Noteingriff), Therapieeinleitung bei noch nicht therapierten Erkrankungen von Herz, Kreislauf und Lunge ☞ 1.1.

Voruntersuchungen ☞ 1.1.1

Alter und ASA-Klassifikation ☞ 1.1.4

ASA-Klassifikation berücksichtigt nur die Erkrankungen! Ein alter Mensch wird daher *allein* aufgrund seiner Vorerkrankungen in eine ASA-Gruppe eingeteilt → ein gesunder alter Mensch ist ASA I.

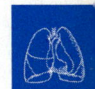

Prämedikation ☞ 1.1.10
- **Weitergeben** am OP-Tag: β-Blocker, Antiarrhythmika, ACE-Hemmer und andere Antihypertonika, Kortikosteroide (**Cave**: Dosissteigerung zur Operation notwendig → Streß), Insulin und Glukoseinfusion (Diabetes mellitus, Typ I und insulinpflichtiger Typ IIb), Antiasthmatika, Thyreostatika, Antiparkinsonmittel, Psychopharmaka
- **Absetzten:** Diuretika, Digitalispräparate, orale Antidiabetika, Lithium (2 Tage präoperativ), ASS (3 Tage präoperativ), Cumarinderivate (ca. 1 Wo. präoperativ bei Routineeingriffen)
- **Umsetzten:** Cumarinderivate auf Heparin.

 Tips & Tricks
- Bei der Prämedikation Untersuchungsstatus mitberücksichtigen: hinfällige und sehr alte Patienten erhalten nur geringe Dosen eines Sedativums oder auch gar keine Prämedikation
- An veränderte Reaktionen auf Tranquilizer und Phenotiazine (Valium, Atosil, Psyquil) zu denken!

Narkosedurchführung

- Vorsichtige Lagerung von Armen, Beinen und Kopf, da durch degenerative Veränderungen die Beweglichkeit in den Gelenken häufig eingeschränkt ist: erhöhte Verletzungsgefahr
- Aufliegende Flächen abpolstern: Haut ist sehr dünn → Gefahr der Decubitusbildung!

Allgemeinnarkose ☞ 5.1, 5.2

Einleitung
- Maskenbeatmung häufig schwierig:
  - Gesicht durch fehlendes Gebiß eingefallen
  - Verminderung der Reklination in der HWS.
- Erhöhter Beatmungsdruck bei Maskenbeatmung:
  - ➤ Überblähung des Abdomens möglich mit der erhöhten Gefahr einer Aspiration.

- Blutdruckabfälle vermeiden: Oft schwierig, da eine Exsikkose besteht und viele Pharmaka negativ inotrop wirken (z.B. Barbiturate)
- Blutdruckanstiege vermeiden: Gefahr der kardialen Dekompensation, Gefäßperforation
- Vermeidung von Herzfrequenzanstiegen: erhöhter Sauerstoffbedarf, evtl. Verminderung des Herzzeitvolumens
- Normoventilation (CO_2 : 40 mmHg): Hypokapnie durch Hyperventilation führt zu einer Vasokonstriktion der Gefäße und damit zur Minderperfusion von Herz und Gehirn; deshalb keine Hyperventilation
- Kein PEEP bei Emphysematikern (FRC schon erheblich erhöht)
- Bei Atemwegsstenosen: langsame Inspiration (Flow so langsam, daß Turbulenzen möglichst vermieden werden), Verhältnis von Inspiration : Exspiration aber nicht größer als 1 : 1 (bei Atemwegsstenosen wird bei zu kurzer Exspirationszeit ein Kollaps von Atemwegen provoziert und dadurch ein sog. Air trapping mit vermindertem Gasaustausch im Alveolarbereich)
- Volumenersatz: Vorsichtige Volumengabe, abrupter Volumenausgleich kann zu kardialer Dekompensation führen
- Hämoglobinwerte bei ca. 10–12 g% einstellen, d.h. auf ausreichende Sauerstoffreserve achten! *Cave!* Patienten mit Polyglobolie (Asthma, Emphysem) vertragen eine Hämodilution auf Werte von 10–12 g%, da die Fließeigenschaften des Blutes verbessert werden.
- Einleitung mit Etomidate: Geringe Depression von Herz und Kreislauf
- Einleitung mit Barbituraten: Starke Depression von Herz und Kreislauf; deshalb langsame Injektion (verlängerte Kreislaufzeit; als Folge stärkere Depession durch höhere lokale Konzentration)
- Einleitung mit Disoprivan: Geringere depressorische Wirkung auf das Kardiovaskularsystem als Barbiturate, jedoch starke Blutdrucksenkung, teilweise Schmerzen bei der Injektion (Reizung der Venenwand).

Inhalationsanästhesie ☞ 5.3
- Reine Gasnarkosen i.d.R. für den alten Menschen ungeeignet:
  - Negativ inotrope Wirkung der Gase (Enfluran, Isofluran, Sevofluran, usw.)
  - Dilatatorische Wirkung auf das Gefäßsystem (Verstärkung eines Volumenmangels)
  - Eine reine Gasnarkose führt zur Bronchodilatation, Verminderung der Atemwegswiderstände (Resistance)
- Zugabe von 0,3–0,6 Vol% zur Narkose bei alten Leuten günstig: bei dieser Konzentration noch keine ausgeprägten Nebenwirkungen auf Herz und Kreislauf.

TIVA mit Fentanyl/Dormicum ☞ 5.4
- Günstig wegen des fehlenden negativen Effektes auf Herz und Kreislauf
- Fentanyl ungünstig bei Atemwegsstenosen (Resistance nimmt zu)
  - ➤ Fentanyl kann Verwirrtheitszustände bei alten Menschen hervorrufen (Arteriosklerose, Transmitter-Störungen)
- Dormicum als kurz wirksames Benzodiazepin mit nur geringen kardiovaskulären Nebenwirkungen führt zu anterograder Amnesie
- Nur vorsichtige Gabe im Alter: geringe Mengen an Dormicum können schon zum Atemstillstand führen.

TIVA mit Disoprivan/Fentanyl ☞ 2.2.3
- Disoprivan wird relativ schnell abgebaut → gut steuerbar; führt jedoch zu einem starken Abfall des systemischen Blutdrucks → nur sehr vorsichtig einsetzten.

Sedoanalgesie ☞ 5.7.2
- Medikamente wirken atemdepressiv; evtl. starke Reduktion der Sauerstoffaufnahme durch Hypoventilation.

Regionalanästhesie (RA) ☞ 6
➤ Als Narkoseverfahren bei Patienten mit pulmonalen Störungen der ITN vorzuziehen
- Kombination RA/Sedoanalgesie bzw. Sedierung wegen möglicher Atemdepression nicht empfehlenswert
- Bei kardial gefährdeten Patienten RA als Monotherapie schlechter als ITN: während der RA kann es, auch bei gutem Sitz, zu einer streßbedingten Adrenalinausschüttung kommen → kardiale Belastung; Sedierung bzw. Sedoanalgesie nur bedingt anwendbar, *Cave!* hypoxische Rhythmusstörungen, Myokardinsuffizienz

Kombinationsnarkose ☞ 5.5.2
Kombination von ITN mit Regionalanästhesie **Methode der Wahl:** ausreichende Sauerstoffversorgung, vegetative Abschirmung, fehlende sympathische Stimulation, geringe Mengen an Narkosegasen und/oder Opiaten notwendig; dadurch schnelle postoperative Erholung.

Intraoperative Überwachung ☞ 2.7

Postoperative Überwachung, AWR ☞ 1.3

─────── **Komplikationen im AWR/Station** ───────

- Nachblutung mit Verminderung des Sauerstoffangebots im Körper → Hypoxie durch Ischämie (Schock)
- Risiko der Ateminsuffizienz stark erhöht durch verzögerten Medikamentenabbau sowie verminderte Ausscheidung über die Nieren
- Temperatursteigerung mit Muskelzittern → bis zu 300 % Anstieg des O_2-Verbrauchs → im AWR Nasensonde mit O_2
- Häufig Hypertonus; Therapie, wenn Hyperkapnie, Hypoxie, Schmerzreiz, volle Blase ausgeschlossen sind
- Eingeschränkte Vigilanz durch Narkoseüberhang, respiratorische Insuffizienz mit Hypoxie und Hyperkapnie, Herz-Kreislaufversagen durch Hypotonie und daher eingeschränkter O_2-Zufuhr zum Gehirn
- Metabolische Störungen (Diabetes mellitus): BZ-Entgleisungen im Sinne von Hyper- und Hypoglyämien möglich (engmaschige Kontrollen notwendig)
- Zur Schmerzbehandlung Kathetertechniken (PDK) vorziehen, ansonsten fraktionierte Opiatgaben (Dipidolor), PCA-Systeme eher ungeeignet; **Cave!** Verlängerte atemdepressive Wirkung von Opiaten (z.B. Fentanyl) mit biphasischem Verlauf (Erholung, dann später erneute Atemdepression); alte Menschen besonders gefährdet, da Kreislaufreaktionen mit Tachykardie auf Hypoxien fehlen: Verlegung auf Allgemeinstation erst wenn nach „Golden Standard" die Opiatzeit vergangen ist (z.B. 2 Std. nach der letzten Fentanylgabe)

- Die im AWR begonnene Therapie auf Station fortsetzen. Für frisch operierte Patienten ist auch auf der Station eine genauere Beobachtung postoperativ angezeigt (Überwachung von Kreislaufparametern, Atmung, Vigilanz, Schmerzverhalten).
- Die Schmerztherapie auf Normalstation birgt größere Gefahren, da i.d.R. keine so strenge Überwachung wie im AWR erfolgt.

4

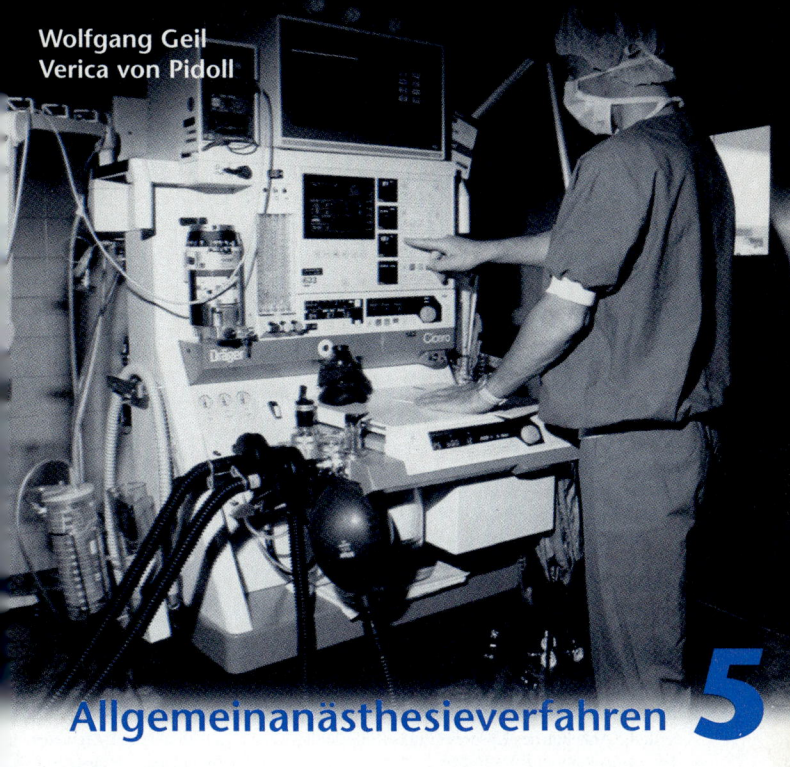

Wolfgang Geil
Verica von Pidoll

Allgemeinanästhesieverfahren 5

5.1   Maskennarkose

Prinzip: Allgemeinanästhesie („Vollnarkose") als Inhalationsanästhesie über die Maske. Die Einleitung erfolgt überwiegend intravenös mit i.v.-Narkotika, bei Kindern auch als Maskeneinleitung per inhalationem; die Narkose wird als Inhalationsanästhesie in Spontanatmung, evtl. in assistierter Spontanatmung fortgeführt.

5.1.1   Indikationen – Voraussetzungen – Kontraindikationen

───────   **Indikationen und Voraussetzungen** ───────────────

➤ *Absolute Indikationen* zu einer Maskennarkose gibt es nicht.

5

- Kurzdauernde Eingriffe (Größenordnung: bis 1 Stunde) außerhalb der Körperhöhlen bei *nüchternen Patienten mit stabilen und unbeeinträchtigten Vitalfunktionen*
- Keine Faktoren seitens des Patienten, die gegen eine reine Inhalationsanästhesie sprechen (extreme Altersklasse, aktueller Zustand, Vorerkrankungen, Begleitmedikation etc.; wird unterschiedlich beurteilt)
- Da die Durchführung den Anästhesisten unmittelbar bindet, muß für weitere Maßnahmen (Injektionen, manuelle Blutdruckmessung etc.) eine *ständige Assistenz* verfügbar sein
- Der Eingriff muß in *Rückenlage* erfolgen (Anästhesist muß freien Zugang zum Kopf des Patienten haben). *Steinschnittlage* ist hinsichtlich Atemmechanik und -funktion (Druckverhältnisse im Abdomen/Thorax, funktionelle Residualkapazität) in der Mehrzahl der typischen kurzdauernden Eingriffe unproblematisch, ebenso das seitliche Anheben des Körpers mittels Keils zur besseren Exposition des OP-Gebietes
- *Adipositas* kann in Rückenlage die Spontanatmung behindern und den Gasaustausch gefährden; geringgradige Adipositas kann durch Trendelenburg-Lage oder Hochlagern des Oberkörpers kompensiert werden, nicht jedoch höhergradige oder extreme Ausprägung.

 Werden freie Spontanatmung und Gasaustausch lagerungsbedingt oder durch andere Faktoren beeinträchtigt und ist das Offenhalten und Freibleiben der Atemwege nicht gewährleistet: primär Intubationsnarkose durchführen oder sekundär auf eine solche übergehen. Im Zweifelsfall ist die Intubationsnarkose das sicherere Verfahren, das Intubationszubehör muß vorbereitet in Reichweite sein.

Typische Anwendungsgebiete
- *Chirurgie:* Wundversorgungen, Eingriffe an der Körperperipherie (z.B. Lipomexstirpationen), proktologische Eingriffe in Steinschnittlage, Zehenamputationen, Metallentfernungen, Bandnähte, Fraktur- und Luxationsrepositionen, Spickdrahtosteosynthesen (Radius, Patella), Schrittmacherimplantationen etc.
- *Gynäkologie:* Abrasiones und Konisationen ☞ 12.1.2
- *Urologie:* Endoskopisch-diagnostische und -therapeutische Eingriffe wie Zystoskopien, Ureterorenoskopien, Steinextraktionen, Ureterenkatheterisierungen, Nephrostomien etc. ☞ 14.3
- Supplementierung unzureichender Lokal- und Regionalanästhesien

Besonderheiten der Indikationsstellung

- Chronisch-obstruktive Lungenerkrankung, Bronchitis und Asthma sind keine Kontraindikation zur Maskennarkose; bei geeigneten Eingriffen (s.o.) kann der Verzicht auf Relaxierung, Intubation und Irritation der Atemwege eine besonders schonende Vollnarkose unter Erhaltung der Spontanatmung ermöglichen
- Bei als nicht nüchtern geltenden Patienten (z.B. bei Cerclagen ☞ 12.2.3) werden in der Praxis Maskennarkosen in Oberkörperhochlagerung und Spontanatmung komplikationslos durchgeführt; die sichere Beherrschung der Technik ist dabei unabdingbar
- Bei Notsectio mit unvorhersehbarer schwieriger/unmöglicher Intubation muß eine Maskennarkose durchgeführt werden! (12.3.3)

Kontraindikationen

- Kinder unter 1–2 Jahren
- Nicht nüchterne oder als nicht nüchtern geltende Patienten (relative KI, s.o.)
- Alle Zustände mit manifester oder zu erwartender kardio-pulmonaler und/oder kardio-zirkulatorischer Instabilität
- Bauch-, Seitenlage und Taschenmesserposition des Patienten ☞ 2.6
- Eröffnung der Körperhöhlen (Abdomen, Thorax), auch minimal-invasive chirurgische Eingriffe mit Pneumoperitoneum
- Kombination aus Steinschnitt-, Anti-Trendelenburg-Lage und Pneumoperitoneum (z.B. laparoskopische Tubensterilisation)
- Operationen im Mund-, Kiefer- und HNO-Bereich
- Länger dauernde Operationen (relative KI, abhängig von der Erfahrung des Anästhesisten)
- ➤ Inhalationsanästhesien mit offenen Narkosesystemen *(Schimmelbusch-Maske, Boyle-Davies-Spatel)* sind obsolet.

5.1.2   Durchführung

Maskennarkosen bevorzugt als *Inhalations-Mononarkose mit i.v. Narkoseeinleitung* durchführen, um den Vorteil der erhaltenen Spontanatmung und schnellen Ausleitung ohne Überhang voll zu nutzen.

- Technik der Maskenhaltung und -beatmung ☞ 2.3
- *Anxiolytische Prämedikation;* zur Vermeidung stärkerer Salivation kann Atropin 0,25–0,5 mg zur Narkoseeinleitung i.v. gegeben werden.

 Die traditionelle analgetische Prämedikation mit Pethidin (Dolantin®) erreicht keine operative Analgesie, der Bedarf an Inhalationsanästhetika wird in klinisch relevantem Ausmaß nicht gesenkt.

- *Monitoring:* EKG-Monitor, Blutdruckmessung (NIBP, manuell oder automatisch), Pulsoximeter
- *Vorbereitung:* Legen einer Venenverweilkanüle, Infusion von 500–1000 ml (je nach Flüssigkeitskarenz) Vollelektrolyt- (z.B. Ringer-Lösung) und/oder Volumenersatzmittel (z.B. Gelatine-, Hydroxyäthylstärke-, Dextranlösung), ggf. Atropin i.v.

- *Narkoseeinleitung:* Spritzen des Einleitungsnarkotikums (z.B. Barbiturat, Propofol, Etomidat) durch einen Helfer, nicht zu schnelle Injektion innerhalb von ca. 60 Sek., Dosierung nach Wirkung, bis der Patient bei erhaltener Spontanatmung schläft (unterer Bereich der üblichen Dosierungsempfehlungen ist meist ausreichend, im Einzelfall ist eine höhere Dosierung erforderlich, maßgebend ist die klinische Wirkung)
  - Thiopental: 2–3 mg/kg KG
  - Methohexital: 0,8–1,5 mg/kg KG
  - Propofol: 1,5–2 mg/kg KG (subjektiv am angenehmsten, oft Träume)
  - Etomidat: 0,2 mg/kg KG (weniger geeignet, kann Myoklonien auslösen)
  - Schon beim Einschlafen Maske mit O_2/N_2O im Verhältnis 1 : 2 (Flow 6 l/Min.) bei offenem Überdruckventil aufsetzen, bei tiefem Schlaf des Patienten korrekte Maskenhaltung herstellen und Inhalationsanästhetikum zusetzen. Die Konzentration (Vapor-Einstellung) wird, ausgehend von 1 Vol.%, stufenweise alle 3–4 Atemzüge um 0,5 Vol.% erhöht bis zur Einleitungskonzentration von:
  - Halothan: 2 Vol.%
  - Enfluran: 4 Vol.%
  - Isofluran: 3 (– 3,5) Vol.%
  - Desfluran: 6–8 Vol.%
  - Sevofluran: 4–5 Vol.%
- ➤ Diese Konzentration wird aufrecht erhalten, bis die klinischen Zeichen des *Toleranzstadiums nach Guedel* erreicht sind.

 Der Zeitbedarf bis zur chirurgischen Toleranz beträgt bis zu 10 Minuten (Hinweis für drängende Operateure); Op-Beginn (Hautschnitt) erst im Toleranzstadium zulassen, da sonst Reflexe wie Atemanhalten, Husten, Erbrechen und Abwehrbewegungen auslösbar sind; vorbereitende Maßnahmen (Abwaschen, Desinfektion) können schon vorher durchgeführt werden.

Narkosezeichen nach Guedel

Sie gelten für nicht prämedizierte Patienten mit Äther-Mononarkose. Für die Technik der i.v.-Einleitung und heutige Inhalationsanästhetika gilt:
- *Stadium I (Analgesie, Amnesie)* und *II (Exzitation)* werden bei i.v.-Einleitung abgekürzt bzw. übersprungen, charakteristische Reflexe (Lidreflex, Schluck-, Würge- und Brechreflex) erlöschen in kürzester Zeit
- Äquivalente des *Stadiums III (Toleranz mit Planum 1–2)* lassen sich durch *Beobachtung der Augen* regelmäßig und hinreichend genau festlegen
  - (Planum 1): Bulbi in Mittelstellung fixiert, Pupillen eng
  - (Planum 2): Bulbi in Mittelstellung fixiert, Pupillen knapp mittelweit; bei anhaltender Vertiefung der Narkose
  - (Planum 3): zunehmende Pupillenerweiterung.

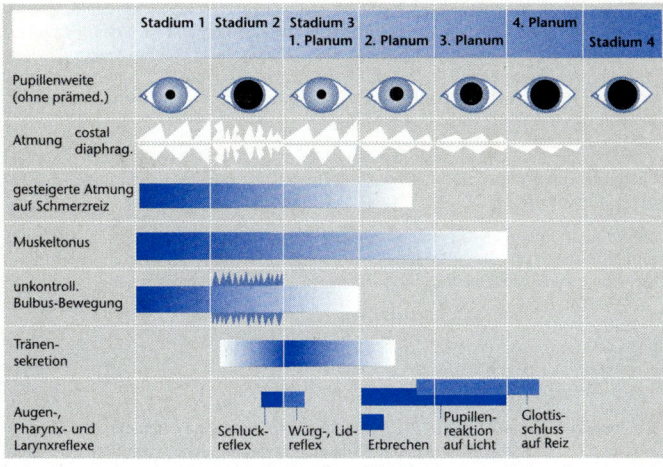

	Stadium 1	Stadium 2	Stadium 3 1. Planum	2. Planum	3. Planum	4. Planum	Stadium 4
Pupillenweite (ohne prämed.)							
Atmung costal diaphrag.							
gesteigerte Atmung auf Schmerzreiz							
Muskeltonus							
unkontroll. Bulbus-Bewegung							
Tränen- sekretion							
Augen-, Pharynx- und Larynxreflexe		Schluck- reflex	Würg-, Lid- reflex	Erbrechen	Pupillen- reaktion auf Licht	Glottis- schluss auf Reiz	

Abb. 5.1: Narkosestadien nach Guedel [A300–157]

- *Narkoseunterhaltung:* Frischgas-Flow auf 3 l/Min. reduzieren (Kostenersparnis), Vapor auf die Erhaltungskonzentration einstellen
  - Halothan: 1,0–1,5 Vol.%
  - Enfluran: 2,5–3 Vol.%
  - Isofluran: 1,5–2,5 Vol.%
  - Desfluran: 5,0–8,0 Vol.%
  - Sevofluran: 1,0–2,0 Vol.%
- ➤ Diese Konzentrationen (meist oberer Bereich) müssen beibehalten werden, solange die eigentlichen operativen Maßnahmen (Schneiden, Sägen, Präparieren, Dilatieren, etc.) durchgeführt werden
- *Kontrolle der Narkosetiefe* (Beobachtung der Augen): die Bulbi bleiben in Mittel-stellung bei engen oder knapp mittelweiten Pupillen. Nur die Pupillenerweiterung in Mittelstellung der Bulbi ohne Kornealreflex deutet den Übergang in Planum 3 und 4 oder gar *Stadium IV (Asphyxie)* an, was bei regelrecht funktionierendem Vapor in der genannten Einstellung kaum möglich ist. Pupillenerweiterung bei divergenter oder konvergenter Schielstellung der Bulbi (mit oder ohne auslösbarem Kornealreflex) zeigt ein Abflachen der Narkose (häufige Situation).

➤ Die Atmung ist im Toleranzstadium bei üblicher chirurgischer Stimulation tief und gleichmäßig → assistierte Beatmung nicht oder nur ausnahmsweise notwendig (leichte Augmentation der Spontanatmung mit dem Atembeutel, Einstellung des Überdruckventils auf 3–5 cm H_2O)

➤ Bei der Ausleitung lassen sich die Augenphänomene nicht so deutlich oder regelmäßig beobachten, starke Pupillenerweiterung tritt oft erst nach dem Erwachen des Patienten auf. Maske und Kiefer halten, bis sich der Patient dagegen wehrt; evtl. Guedel-Tubus schon früher entfernen. Nach Abstellen der Narkosegase und erhöhtem Frischgas-Flow erwachen die Patienten angenehm und ohne Exzitationsphänomene innerhalb von ca. 4–8 Minuten

➤ Zur Supplementierung unzureichender Lokal- oder Regionalanästhesien sind flachere Narkosen meist ausreichend, die Narkosetiefe orientiert sich an den individuellen Erfordernissen.

• *Narkoseausleitung:* Nach Beenden der starken chirurgischen Stimuli für die abschließenden operativen Maßnahmen (Abrasio, Spülen von Abszeßhöhlen, Faszien- und Subkutannähte etc.) Vaporkonzentration reduzieren auf
  - Halothan: 0,5–0,8 Vol.%
  - Enfluran: 0,8–1,5 Vol.%
  - Isofluran: 0,5–1,0 Vol.%
  - Desfluran: 1,0–1,5 Vol.%
  - Sevofluran: 0,5–1,0 Vol.%.

• Bei nur kurzer Dauer (z.B. 1–2 Subkutannähte, wenige Hautnähte) Zufuhr des volatilen Narkotikums ganz beenden, die Lachgaszufuhr bei der vorletzten Hautnaht. Frischgas-Flow (O_2 oder O_2/Raumluft-Gemisch) zur Ausleitung höher als das gemessene oder angenommene Minutenvolumen des Patienten einstellen (6–10 l/Min.), um eine Rückatmung der Narkosegase zu vermeiden.

• Die typischen Eingriffe in Maskennarkose bedingen postoperativ einen Wundschmerz, der mit Opioiden (z.B. Piritramid, Buprenorphin) oder antipyretisch/antiphlogistisch wirkenden Analgetika (z.B. Diclofenac, Metamizol) suffizient behandelt werden kann ☞ 19.3.2.

Maskeneinleitung
Übliche Methode bei kooperativen Kindern, aber auch Säuglingen, um die schmerzhafte Venenpunktion im Wachzustand zu vermeiden; viele Kinder ziehen „Ballonaufblasen" einer Venenpunktion vor; Erklärung und Vereinbarung mit dem Kind bei der Prämedikationsvisite (☞ 1.1) unbedingt erforderlich.

Vorgehen
• Maske dicht aufsetzen, Atembeutel so halten, daß das Kind die atemsynchronen Bewegungen sehen kann. Dem O_2/N_2O-Gemisch 1 : 2 (Flow 6 l/Min.) volatiles Anästhetikum mit 0,5 Vol.% zusetzen und schrittweise alle 3–5 Atemzüge um 0,5 Vol.% bis zur vollen Einleitungskonzentration erhöhen
➤ Die Einleitung verläuft protrahiert, eine ausgeprägte Exzitation mit Bewegungen, Vokalisationen etc. kann auftreten. Um dies zu vermeiden, muß die Einleitungskonzentration bei dichtsitzender Maske zügig erreicht werden. Schon kurze Unterbrechungen (z.B. undicht gehaltene Maske) lassen die alveoläre Partialdrücke prompt abfallen und verzögern die Einleitung
• Wenn das Kind ruhig schläft, legt ein zweiter Arzt oder erfahrener Helfer die Venenverweilkanüle (besonders bei Säuglingen lassen sich die durch die Inhalationsanästhesie dilatierten Venen oft besser punktieren)
• Narkose als Maskennarkose, bei Kindern unter 1–2 Jahren als Intubationsnarkose fortführen (☞ 11)
• Vor der Intubation Lachgas abstellen und mit Sauerstoff beatmen, um Reserven für eine apnoische Oxygenierung während der Intubation zu haben.

Volatile Anästhetika

- Pharmakologie von Halothan, Enfluran, Isofluran, Desfluran und Sevofluran ☞ 22
- Trotz verschiedener physikalisch-chemischer Eigenschaften gibt es in der klinischen Praxis keine wesentlichen Unterschiede im Narkoseverlauf (An- und Abfluten); Normoventilation des Patienten (spontan oder assistiert/kontrolliert) anstreben.

Halothan

- Ätherartiger, oft als angenehm empfundener Geruch, reizt nicht die Atemwege und eignet sich daher besonders zur Maskeneinleitung, kann initial dem O_2/N_2O-Gemisch zugesetzt werden
- Die Exzitation wird schnell durchlaufen, die Narkose verläuft glatt und ohne respiratorische Probleme
- Unter klinisch-praktischem Gesichtspunkt bestgeeignetes Anästhetikum.

Enfluran

- Leicht stechender, unangenehmer Geruch, reizt die Atemwege, daher zuerst O_2/N_2O-Gemisch inhalieren lassen, um Anosmie zu erreichen, dann Enfluran zusetzen
- Provoziert durch Reizung der Atemwege evtl. Husten, Atemanhalten und verzögert die Narkoseeinleitung (evtl. protrahierte Exzitation)
- Erfahrung mit der Substanz und ihrer Anwendung erforderlich, für Maskennarkosen dennoch gut geeignet.

Isofluran

- Stark stechender Geruch, reizt stark die Atemwege, daher zuerst O_2/N_2O-Gemisch inhalieren lassen, um Anosmie zu erreichen, dann Isofluran zusetzen
- Respiratorische Probleme wie bei Enfluran, jedoch in deutlich akzentuierter Weise (ruckartige Atmung, Atemanhalten, Husten)
- Große Erfahrung mit der Substanz erforderlich, für Maskennarkosen nur wenig geeignet (Halothan oder Enfluran bevorzugen).

Desfluran

- Stechender Geruch, Reizung der Atemwege. Die Einleitung einer Narkose mit Desfluran ist deshalb bei Kindern und Erwachsenen potentiell schwierig und komplikationsträchtig (Husten, Anhalten des Atems, schwere Laryngospasmen)
- Bei rascher Anflutung kann es zu exzessiver Tachykardie und Hypertension kommen
- Gemessen an den Aufwachzeiten ist Desfluran den ,,alten'' Inhalationsanästhetika überlegen und dem Propofol vergleichbar. Wegen besserer Vigilanz und früherer Wahrnehmung von Schmerzen muß bei Kindern mit Unruhe und höherem Analgetikabedarf gerechnet werden
- Der relativ hohe MAC-Wert bedingt einen hohen Narkosemittelverbrauch der ohnehin eher teuren Substanz.

Sevofluran

- Mit Sevofluran werden Kinder vergleichbar komplikationslos, aber rascher eingeleitet als mit Halothan. Irritation der Atemwege geringer als bei Enfluran und Isofluran, daher für die Einleitung per inhalationem bei Kindern gut geeignet; ähnlich dem Halothan kaum nennenswerte respiratorische Schwierigkeiten. Kinder und Erwachsene empfinden die Einleitung mit Sevofluran angenehmer als mit Halothan
- Gemessen an den Aufwachzeiten ist Sevofluran den ,,alten'' Inhalationsanästhetika überlegen und dem Propofol vergleichbar. Wegen besserer Vigilanz und früherer Wahrnehmung von Schmerzen muß bei Kindern mit Unruhe und höherem Analgetikabedarf gerechnet werden

• Sevofluran reagiert mit Atemkalk unter Bildung von Compound A bis E (mögliche Nephrotoxizität von Compound A).

Nebenwirkungen der volativen Anästhetika
Herz-Kreislauf- und Atemdepression → Blutdrucksenkung durch Vorgabe von 500–1000 ml Kristalloid- oder Kolloidlösung (bei Kindern entsprechend weniger) abmindern bzw. verhindern.

Kreislauf- und Atemdepression werden außerdem bei zeitgerechter Abstimmung zwischen Narkoseeinleitung und Op-Beginn sowie bedarfsadaptierter Steuerung der Narkosetiefe durch die chirurgische Stimulation antagonisiert. Dieses Gleichgewicht zwischen Depression und Stimulation läßt sich bei den typischen Eingriffen von normaler Dauer zwanglos aufrechterhalten, wenn die Erhaltungskonzentration (Toleranzstadium) bis zum Abschluß operativer Stimuli beibehalten wird.

Analgetika
Intraoperative Analgesie ausschließlich mit Lachgas erzielen, postoperativ mit den bewährten Analgetika (s.o.). Die Addition intravenöser Analgetika ist problematisch; Opioide für die postoperative Anlagesie (Morphin, Piritramid, Pentazocin, Tramadol, Nalbuphin, Buprenorphin etc.) bewirken in üblicher Dosierung keine operative Analgesie und senken nicht relevant den Bedarf des Inhalationsnarkotikums; einige können zu ausgesprochen unerwünschten Nebenwirkungen führen (Blutdruckabfall, Übelkeit und Erbrechen, stark verzögertes Erwachen, Atemdepression). Höhere Dosierungen oder potente Opiate wie Fentanyl und Alfentanil senken zwar den Narkotikumbedarf, führen aber zu einer relevanten Atemdepression, die assistierte/kontrollierte Beatmung erfordert und dem Ziel einer Spontanatmungsnarkose widerspricht.

5.1.3 Komplikationen

Überwiegend *respiratorische Zwischenfälle* im Verlauf einer Maskennarkose, z.B. durch falsche Wahl des Narkosestadiums bzw. dessen Fehleinschätzung und/oder durch falsche Maskenhaltung.

Typisches Problem: Anästhesiologische und/oder chirurgische Stimulationen des Patienten, für die die aktuelle Narkosetiefe nicht ausreicht, führen zu unkoordinierter, ruckartiger Atemtätigkeit, Husten, Atemanhalten, Hypersalivation und Anstieg der Reflex- und Abwehrtätigkeit im gesamten Respirationssystem bis hin zum Laryngospasmus und/oder Bronchospasmus. Durch hypoxische Reizung des Brechzentrums können Erbrechen und Aspiration hinzukommen.

Narkosephasen

Intravenöse Narkoseeinleitung
• Die inadäquate Dosierung des Hypnotikums verhindert ein unkompliziertes Hinübergleiten von der intravenösen Einleitung zur Inhalationsanästhesie. Bei *relativer Unterdosierung* des Hypnotikums erwacht der Patient und wehrt sich gegen die Maskenhaltung, bevor eine ausreichende alveoläre Konzentration erreicht ist; ebenso, wenn bei ausreichender Dosierung verlegte Atemwege, undichte Maske bei falscher Maskenhaltung oder eine zu zögernde Konzentrationserhöhung das Anfluten verhindern (ausgeprägte Exzitation)

- Beatmungsversuche führen oft zur Mageninsufflation, die *Regurgitationen* auslösen kann; die Exzitation per se kann *Erbrechen* auslösen
- Hypersalivation reizt lokal bis zum *Laryngospasmus*; die daraus resultierende *Hypoxie* reizt das Brechzentrum, aggraviert alle Schwierigkeiten und kann schwerwiegende Folgen haben (kardio-zirkulatorische und zerebrale Wirkungen).
  Therapie: Nachinjektion einer geringen Dosis des Hypnotikums, ggf. Atropingabe und Optimierung der Maskenhaltung sowie zügiges Einstellen der Einleitungskonzentration. Bei Thiopental ist die prophylaktische Atropingabe (0,25–0,5 mg) zu empfehlen
- Durch relative Überdosierung und/oder zu schnelle Injektion entsteht Hypoventilation oder Apnoe (Anfluten des Inhalationsanästhetikums unmöglich, Hypoxie).
  Therapie: kontrollierte Beatmung (Normoventilation), sensibel an die wiederkehrende Spontanatmung des Patienten adaptieren
- Gelegentlich treten während der Narkoseeinleitung Herzrhythmusstörungen auf (ventrikuläre Extrasystolie als Bi-oder Trigeminus oder 1:1-Extrasystolie), nicht nur bei Halothan.
  Therapie: schnelle Vertiefung der Narkose durch Erhöhung der Gas-Konzentration.

Maskeneinleitung

Kinder reagieren auf anästhesiologische Stimuli (Verlegung der Atemwege durch Zunge oder Sekret, Reizwirkung von Isofluran und Enfluran, Beatmungsversuche, die mangelhaft an die Spontanatmung adaptiert sind etc.) oft direkt mit *Laryngospasmus*. *Cave:* Tritt auch bei Stimuli ohne lokale Reizung auf, z.B. bei zu früher Venenpunktion, chirurgischen Vorbereitungen etc. Komplikationen lassen sich bei korrekter Technik der Maskeneinleitung vermeiden.

Vorgehen bei Schwierigkeiten

- Sofort F_iO_2 erhöhen (Lachgas reduzieren, evtl. ohne Lachgas einleiten)
- Versuch, den Laryngospasmus mit dosierter Überdruckbeatmung (Sauerstoff) zu durchbrechen
- Im Zweifelsfall Narkose abbrechen (alle Gase abstellen) und mit reinem Sauerstoff beatmen.

 Die Therapie ist besonders schwierig bei noch nicht liegendem venösen Zugang; im Notfall (Bradykardie, Asystolie) kann Atropin (0,025–0,25 mg, je nach Alter) mit einer Subkutannadel in die Zungenunterseite injiziert werden.

Säuglinge und Neugeborene

- Starke Kreislaufdepression im Toleranzstadium vor der Intubation möglich, besonders bei fehlenden Gegenmaßnahmen (z.B. Volumengabe) → fahles, grau-weißes Aussehen bei meist noch niedrig-normaler Herzfrequenz.
  Therapie: wenige Atemzüge mit erhöhter F_iO_2 und Reduktion der Gas-Konzentration bringen prompte Abhilfe
- Die Atemdepression ist während der Einleitung größer als bei älteren Patienten → Spontanatmung sensibel augmentieren und mit zunehmender Narkosetiefe in kontrollierte Beatmung überführen.

Narkoseunterhaltung

- Typisches Problem ist die *Fehleinschätzung der Narkosetiefe:* Die Gas-Konzentration wird verringert, bevor die eigentlichen operativen Maßnahmen abgeschlossen sind. Die Untergrenzen der Erhaltungskonzentrationen (☞ 5.1.2) sollten nicht unterschritten werden, da sonst, meist ohne Prodromi, Abwehrbewegungen und/oder

alle genannten Probleme bis zum Laryngospasmus, Erbrechen mit Aspiration etc. auftreten können
- Ein überproportionaler *Blutdruckabfall* ist durch relativen Volumenmangel bedingt und wird durch Volumengabe prompt behoben
- Bei längeren oder unerwartet länger dauernden Eingriffen kann eine *assistierte Beatmung* notwendig werden (sorgfältig an die Spontanatmung adaptieren).

Narkoseausleitung
Mögliche Komplikationen sind *Exzitation, Diffusionshypoxie und Hypoventilation* (bes. wenn der Patient zu früh sich selbst überlassen wird).
- Bei zeitgerechter Reduktion der Narkosegase wird die Exzitation unkompliziert durchlaufen, erhöhter Frischgas-Flow ermöglicht schnelles Abatmen der Gase, reiner Sauerstoff über 3–5 Minuten verhindert sicher die Diffusionshypoxie
- Bei Salivation Mund- und Rachenraum kurz absaugen
- Halten des Kiefers und Sauerstoffzufuhr über die Maske, bis der Patient ansprechbar ist
- Wie bei der Einleitung kann eine Phase mit Arrhythmien auftreten, die bei O_2-Atmung schnell sistiert.

Prophylaxe von Komplikationen
- Maskennarkosen sollten unter der Anleitung eines erfahrenen Kollegen erlernt werden, Maskeneinleitungen bei Kindern dürfen nur unter Assistenz eines erfahrenen und versierten Kollegen erfolgen
➤ Erkennen und Behandeln einer Hypoxie hat absolute Priorität (Pulsoximeter obligat)
- Intubationszubehör muß bereitliegen, geschulte Assistenz muß anwesend sein
- Unüberlegte und überhastete Intubationsversuche, gerade bei Laryngospasmus oder sonstiger Irritation der Atemwege, können zusätzlich schaden, wenn sie nicht auf Anhieb gelingen (evtl. Intubation mit Notfallrohr) oder zu noch größerer Irritation führen (Verletzungen, Blutungen etc.) → besser kurzdauernde Relaxierung mit einer teilrelaxierenden Dosis Suxamethonium zur Lösung des Laryngospasmus und kontrollierte O_2-Beatmung durchführen
- Bei unmittelbarer Lebensgefahr (hypoxischer Herz-Kreislaufstillstand) muß unverzüglich kardio-pulmonal reanimiert (☞ 3.3.1) werden; ein evtl. vorher bestehender Laryngospasmus löst sich jetzt und ermöglicht die normale Intubation.

5.1.4   Checkliste Maskennarkose

Adäquate Anästhesietechnik bei peripheren Eingriffen der Chirurgie, Gynäkologie, Urologie ohne Eröffnung der Körperhöhlen; zur Supplementierung unzureichender Regionalanästhesien.

Voraussetzungen
✔ Nüchterner Patient, stabile Vitalfunktionen
✔ Keine kardiozirkulatorische Instabilität zu erwarten (Blutverlust)
✔ Operationsdauer bis zu 1 Stunde
✔ Rückenlage oder Steinschnittlage des Patienten.

Kontraindikationen
✔ Nicht nüchterne oder als nicht nüchtern geltende Patienten
✔ Kinder unter 1–2 Jahren
✔ Zu erwartender Blutverlust
✔ Zu erwartende sonstige Instabilitäten (kardiopulmonal, kardiozirkulatorisch)
✔ Eröffnung der Körperhöhlen, minimal-invasive chirurgische Eingriffe mit Pneumoperitoneum
✔ Operationen im HNO- und Mund-Kiefer-Gesichts-Bereich
✔ Länger dauernde Operationen (relative Kontraindikation).

Durchführung
- Narkoseverfahren: Inhalationsanästhesie (Mononarkose) über die Maske
- Kompetente Assistenz, Bereitstellung von Intubationszubehör
- Prämedikation (Anxiolyse)
- Monitoring: EKG, Blutdruckmessung, Pulsoximetrie
- Venenverweilkanüle, 500 (– 1000) ml Volumengabe vor Narkoseeinleitung
- Reduktion der Salivation (Atropin i.v.) vor Narkoseeinleitung (v.a. bei Thiopental)
- Intravenöse Narkoseeinleitung, bevorzugt mit Barbituraten oder Propofol
- Bei Kindern alternativ Maskeneinleitung, Assistenz durch erfahrenen Arzt
- Erhöhen der Gas-Konzentration alle 3–4 Atemzüge bis zur Einleitungskonzentration (Halothan 2, Enfluran 4, Isofluran 3, Sevofluran 4–5, Desfluran 6–8 Vol.%; Isofluran und Desfluran weniger geeignet)
- Im Toleranzstadium (Pupillen eng und mittelständig) Reduktion des Frischgasflows und Einstellen der Erhaltungskonzentration (Halothan 1–1,5, Enfluran 2,5–3, Isofluran 1,5–2,5, Sevofluran 1–2, Desfluran 5–8 Vol.%)
- Für abschließende operative Maßnahmen Reduktion der Gas-Konzentration (Halothan 0,5–0,8, Enfluran 0,8–1,5, Isofluran 0,5–1,0, Sevofluran 0,5, Desfluran 1,0 Vol.%)
- Bei Hautnaht Narkoseausleitung mit hohem Flow, 3–5 Minuten reine O_2-Atmung (Vermeiden der Diffusionshypoxie ☞ 2.9).

Probleme
Überwiegend respiratorische Komplikationen bei inadäquater Dosierung des Einleitungs- und Inhalationsanästhetikums und/oder falscher Maskenhaltung.
- Hypoventilation, Apnoe
- Exzitation
- Reizung der Atemwege mit Husten, Apnoe, Laryngospasmus
- Regurgitation und Erbrechen
- Hypoxie und deren Folgen.

Bei Kindernarkosen, Maskeneinleitungen
- Irritables Tracheobronchialsystem, Laryngospasmus auf Reize aller Art
- Atemdepression
- Kreislaufdepression bei Säuglingen (fahles, grau-weißes Aussehen).

5.2   Intubationsnarkose (ITN)

Meistverwendete, universale Anästhesietechnik mit dem Vorteil freier, gesicherter Atemwege. Prinzip: Allgemeinanästhesie („Vollnarkose") nach verschiedenen Verfahren mit endotrachealer Intubation und Beatmung. Intubation für Narkosezwecke erfolgt nach intravenöser Narkoseeinleitung überwiegend transoral, bei gegebener Indikation transnasal, selten über eine Tracheotomie; im Notfall als ultima ratio über eine Krikotomie.

5.2.1   Indikation

Die Indikation zur ITN wird heute sehr weit gestellt, auch bei Eingriffen, die in weniger invasiver Technik (Maskennarkose ☞ 5.1) durchgeführt werden könnten.

Obligat bei
- Eröffnung der Körperhöhlen (Laparotomie, Thorakotomie, Kraniotomie)
- Maschineller Beatmung (Atemdepression, Relaxierung, Akuter Respiratorischer Insuff.)
- Eingriffen in ungünstigen Lagerungen (Seitenlage, Bauchlage, sitzend, überstreckt, Taschenmesserposition)
- Eingriffen, bei denen intraoperativ kein Zugang zum Kopf des Pat. mehr möglich
- Eingriffen im Hals-Nasen-Ohren- (☞ 15) und Mund-Kiefer-Gesichtsbereich (☞ 16). Evtl. nasale Intubation
- Aspirationsgefährdeten Patienten
- Manifester oder zu erwartender kardiopulmonaler/-zirkulatorischer Instabilität
- Längerer Operationsdauer (ab 1 Stunde).

Kontraindikationen im eigentlichen Sinne gibt es nicht, jedoch kann bei speziellen Krankheitsbildern und/oder in besonderen klinischen Situationen ein modifiziertes Vorgehen notwendig werden (Wachintubation, fiberoptische Intubation ☞ 2.4.13) bzw. kann ein Verzicht auf Relaxierung und/oder Intubation ratsam sein (neuromuskuläre Erkrankungen, Mediastinal-Mass-Syndrom etc.).

5.2.2   Voraussetzungen

Bei der Prämedikationsvisite (☞ 1.1) werden alle relevanten Faktoren für dieses Verfahren erfaßt und der Patient über das Verfahren aufgeklärt ☞ 1.1.9.

- *Eigenanamnese:* frühere Narkose (Probleme); Vor-OP's im Hals-Nasen-Ohren/ Mund-Kiefer-Gesichtsbereich, Kraniofaziale Mißbildungssyndrome?
- *Fremdanamnese:* alte Narkoseprotokolle, Arztbriefe; Intubationsschwierigkeiten oder sonstige Narkosekomplikationen bekannt, dokumentiert?
- *Aktuelle Erkrankungen:* Kehlkopf-, Rachen-, Mundbodentumoren; Abszeß, Struma; sonstige Erkrankungen im Mund-, Rachen-, Kehlkopf-, Tracheobronchialbereich?
- *Klinische Untersuchung:* Mundöffnung eingeschränkt, Kieferklemme, Kopf voll reklinierbar, freie Beweglichkeit der HWS, M. Bechterew; kurzer, dicker Hals, Adipositas; Zahnstatus (Prothesen präoperativ herausnehmen lassen), Prognathie, Mikrogenie, Kiefergelenksankylose?

Alle Befunde werden dokumentiert und kritisch bewertet. Sind *Intubationsschwierig-keiten* möglich oder zu erwarten, muß das Verfahren (erfahrener Anästhesist, besondere Hilfsmittel zur Intubation ☞ 2.4.7) entsprechend vorbereitet werden.

Die Indikation zur *fiberoptischen Intubation in Lokalanästhesie und Wach-zustand* ist heute sehr weit zu stellen; frustrane, gefährdende Intubationsversuche bei vorhersehbaren Intubationsschwierigkeiten können nicht mehr gerechtfertigt werden. Fehlt die Möglichkeit der fiberoptischen Intubation, ist der Patient in eine entsprechend ausgestattete Klinik zu überweisen.

5.2.3　　Durchführung

Standardverfahren ist die *orale Intubation*. Narkoseeinleitung und Intubation erfolgen immer in *Rückenlage* des Patienten, besondere Operationslagerungen werden an-schließend vorgenommen.

Intubation
Technik der endotrachealen Intubation ☞ 2.4. Das Vorgehen entspricht zunächst dem einer Maskennarkose (Prämedikation, Monitoring, Volumengabe), die Anwesenheit einer geschulten Assistenz ist obligat, sämtliches Zubehör muß bereitliegen und geprüft sein (Laryngoskop, Tubus-Cuff).

Narkoseeinleitung
- Atropin 0,25–0,5 mg i.v. falls indiziert, bei Thiopental-Gabe (Salivation) empfeh-lenswert
- Präkurarisierung (z.B. Pancuronium oder Vecuronium 0,025 mg/kg KG)
- Injektion des Einleitungshypnotikums (z.B. Barbiturat) Helfer innerhalb ca. 60 Sek. Die endotracheale Intubation ist einer der stärksten anästhesiologischen Reize – tie-fe Narkose erforderlich, obere Bereiche der üblichen Dosierungen anwenden
  - Thiopental: 3–5 mg/kg KG
  - Methohexital: 1–2 mg/kg KG
  - Etomidat: 0,2–0,3 mg/kg KG (Myoklonien möglich)
  - Propofol: 2–2,5 mg/kg KG.
- ➤ Im Einzelfall können, je nach klinischer Situation und Zustand des Patienten, ab-weichende Dosierungen erforderlich sein; maßgebend ist immer die *klinische Wir-kung*.
- Nach dem Einschlafen Maske aufsetzen (O_2, 6 l/Min.) und nach eingetretener Apnoe beatmen (Technik der Maskenbeatmung ☞ 2.3.3). Die Beatmung mit reinem O_2 ersetzt das N_2-Volumen der funktionellen Residualkapazität durch Sauerstoff und schafft die Reserve für eine *apnoische Oxygenierung* während des Atemstillstandes unter der Intubation. Läßt sich der Patient unproblematisch beatmen, wird voll relaxiert (z.B. Suxamethonium 1 mg/kg KG), nach Abwarten des Wirkungseintritts der Patient intubiert, das Kreisteil angeschlossen
- Nach Kontrolle der Tubuslage wird der Tubus sicher fixiert, auf maschinelle Beatmung umgestellt und die Narkose wie vorgesehen fortgeführt (Inhalationsanäs-thesie ☞ 5.3, Neuroleptanästhesie ☞ 5.4, Balancierte Anästhesie ☞ 5.5)
- Die intraoperative *Kapnometrie* (☞ 2.7) ist zur Kontrolle einer Normoventilation zu empfehlen, da die gängigen Schemata (z.B. Radford-Nomogramm) nur grobe Anhaltspunkte für die Narkosebeatmung liefern → ohne Kontrolle werden viele Patienten hyperventiliert. Abgesehen von den Gefahren einer Hyperventilation

(zerebrale Perfusion, Säure-Basen-Haushalt) fehlt bei niedrigem $PaCO_2$ und reduzierter CO_2-Produktion postoperativ der Atemantrieb, und es resultiert eine protrahierte Apnoe
- Bei *Aspirationsgefährdung* (Ileus, nicht nüchterner Patient) muß das Verfahren modifiziert werden (Ileus-Einleitung ☞ 3.3.7, 7.1.5).

Extubation

- Patient kann am OP-Ende extubiert werden, wenn er *suffizient atmet*. Zuvor noch in Narkose Mund und Rachen *oral* absaugen (*Cave:* Schleimhautläsionen/Blutungen häufig bei nasaler Absaugung). Endotracheales Absaugen durch den Tubus ist nur notwendig, wenn endotracheales Sekret (grobe Rasselgeräusche) vorhanden ist (*Cave:* Gefahr von Bronchospasmus, Laryngospasmus, sympathoadrenergen Kreislaufreaktionen). Wirkt der Tubus mit zunehmendem Erwachen als Fremdkörper (Schluck- und Hustenreiz) → Kreisteil diskonnektieren und Tubus mit dem ersten Hustenstoß unter gleichzeitigem Entblocken herausziehen
- *Extubation in Narkose* ist in bestimmten klinischen Situationen vorzuziehen, um unerwünschte sympythoadrenerge und/oder laryngeale/tracheale Irritationen und Reaktionen zu vermeiden; die Narkose wird dann über Maske (O_2) ausgeleitet. Extubation erfolgt unter *Blähen:* Synchron mit einem Spontanatemzug wird die Inspiration per Atembeutel verstärkt (Überdruckventil auf 8–12 cm WS einstellen), bei der passiven Exspiration wird der Tubus unter Entblocken herausgezogen. Dieses Manöver unterbricht bei korrekter Anwendung nicht den Spontanatemrhythmus des Patienten
- ➤ *Bei Aspirationsgefährdung:* Erst extubieren, wenn die Schutzreflexe (Schluck- und Hustenreflex) sicher wiedergekehrt sind und der Patient weitgehend wach ist
- Unabhängig vom Zeitpunkt erhalten alle Patienten nach der Extubation unverzüglich *Sauerstoff über die aufgesetzte Maske,* bis sie sich gegen die Maskenhaltung wehren
- Patienten verbleiben in der Obhut des Anästhesisten (oder AWR), bis sie wach und orientiert sind, die Vitalfunktionen über eine angemessene Zeit stabil geblieben und alle Narkotikawirkungen sicher abgeklungen sind.

5.2.4   Probleme

Kreislaufreaktionen

- Mononarkose mit dem Einleitungshypnotikum reicht oft nicht aus, um *sympathoadrenerge Reaktionen* (Tachykardie, starker Blutdruckanstieg, Anstieg des intrazerebralen Druckes) auf den Intubationsreiz (Einstellen des Kehlkopfes mit dem Laryngoskop, Wegdrücken des Zungengrundes; Dauer dieses Manövers) zu unterdrücken. Sympathoadrenerge Kreislaufreaktionen können eine erhebliche Gefährdung des Patienten bedingen (z.B. Myokardischämie, Herzversagen, intrazerebrale Blutungen), insbesondere bei entsprechenden Vor- oder Begleiterkrankungen (Hypertonie, KHK, Herzinsuffizienz, Zerebrale Angiome und Aneurysmen)
- *Parasympathische Reaktionen* (Bradykardie bis Asystolie) treten überwiegend bei Kindern auf, bei Erw. selten; routinemäßige prophylaktische Atropingabe aus dieser Indikation ist daher nur bei Kindern indiziert
- *Blutdruckabfall* mit Gefährdung der Koronar- und Zerebraldurchblutung (Myokardischämie, zerebraler Insult): Bei relativer Überdosierung eines oder mehrerer

Narkosemittel (Vasodilatation, negative Inotropie), aber auch bei präop. Flüssigkeitskarenz und nicht erfolgter Volumengabe (klinisch häufige Situation); *Extremfall:* totales Kreislaufversagen, reanimationspflichtig (Katecholamine) ☞ 3.3.1.

Prophylaxe und Therapie

• Tachykardie und Hypertonie bei gefährdeten Patienten konsequent behandeln (z.B. Pindolol, Metoprolol, Clonidin, Urapidil fraktioniert i.v., streng nach Wirkung); eine vorbestehende Medikation mit Antihypertensiva, β-Blockern und Nitropräparaten darf auch am OP-Tag nicht abgesetzt werden ☞ 1.1.10
• Muß die Anschlagszeit eines kompetitiven Relaxans abgewartet werden, kann vor der Intubation eine *Repetitionsdosis des Einleitungshypnotikums* nachgegeben werden (1/4–1/3 der Initialdosis)
• *Schleimhautanästhesie des Kehlkopfes* mit Lidocain-Spray vor der Intubation
• Immer Lubrifikation des Tubus mit Lidocain-Spray oder -Gel → bessere Toleranz des Tubus durch geringere Traumatisierung von Stimmbändern und Trachealepithel
• Lidocain i.v. (1–1,5 mg/kg KG) zur Dämpfung adrenerger Kreislaufreaktionen
• Je nach geplanter OP und Anästhesie kann die Narkose ergänzt und vertieft werden mit 0,1–0,2 mg *Fentanyl* (Wirkungseintritt in 2–3 Min.) und/oder durch Zugabe eines *volatilen Anästhetikums;* Fentanyl verhindert auch Myoklonien durch Etomidat
• *Arteriosklerotiker und Hypertoniker* (hoher peripherer Widerstand, intravasaler Volumenmangel) sind prädisponiert, auf die Narkoseeinleitung zuerst mit Blutdruckabsturz, dann auf die Intubation mit einer Blutdruckkrise zu reagieren → ausreichende Volumen-Vorgabe (500–1000 ml) und adäquate Dosierung der Einleitungsmedikamente. Bei gefährdeten Pat. und bei Unterschreiten der zerebralen Autoregulationsgrenze (MAP 60 mmHg, bei Hypertonikern zu höheren Werten verschoben) Druckabfall konsequent therapieren (z.B. Cafedrin/Theodrenalin, Amezinium, Etilefrin fraktioniert i.v., streng nach Wirkung, immer zusammen mit Volumenzufuhr).

 Pat. *möglichst schonend,* in besonderen Situationen (Ileus, nicht nüchterner Patient, Schock, Trauma) *möglichst schnell und schonend* narkotisieren und intubieren. Standardisierte „Rezepturen" erfüllen diesen Anspruch nicht. Durch überlegten und ausgewogenen Einsatz verschiedener Narkosemittel und Adjuvantien muß der Patient in die individuell adäquate Narkose versetzt werden, in der die Intubation ohne potentiell schädigende Kreislaufreaktion möglich ist.

———— Unvorhergesehene Intubationsschwierigkeiten ————

Narkose eingeleitet, Patient läßt sich nicht intubieren, weil der Kehlkopf nicht einstellbar ist. Patentrezepte für diese Situation gibt es nicht, folgende Aspekte bestimmen das Vorgehen:

• Die Erfolgsrate bei Intubationen korreliert mit der persönlichen Erfahrung des Intubierenden → nach dem ersten erfolglosen Intubationsversuch weiter mit *Maske beatmen* und *kompetente Hilfe* (Facharzt, Ober-, Chefarzt) anfordern
• Durch bestimmte Maßnahmen lassen sich viele Patienten doch noch intubieren:
  – *Lagerung* optimieren: verbesserte Jackson-Position, Intubationskissen verwenden, Beugen des Kopfes, Überstrecken vermeiden (häufiger Fehler)
  – *Hilfsmittel* oder *besondere Technik:* überlanger Spatel, Bougies, blinde Intubation mit gebogener Tubusspitze; retromolare Intubation, Intubation mit Notfallrohr, fiberoptische Intubation des anästhesierten Patienten.

Da Erwachen des Patienten die Abwehr- und Reflextätigkeit aktiviert (Wehren, Beißen, Salivation, Atemanhalten, Laryngospasmus, Hypoxie), muß die *Narkose aufrecht-erhalten* und eine Hypoxie durch *Beatmung mit Sauerstoff* vermieden werden: Atropin, volatiles Anästhetikum in 100 % O_2, Repetition des Einleitungshypnotikums. Ob man den Patienten spontan atmen läßt (erlaubt vielfach eine Identifikation des Glottisein-gangs) oder voll relaxiert, muß individuell entschieden werden. Oft ist es sicherer, den Patienten unter Spontanatmung in tiefe Inhalationsanästhesie zu versetzen anstatt zu relaxieren, besonders wenn Schleimhautödem und/oder Blutungen die Lage kompli-zieren.

➤ Volle Relaxierung nur, wenn man den Patienten sicher mit Maske beatmen kann
➤ Vor einem erneuten Intubationsversuch immer optimale O_2-Sättigung (96–100 %) erzielen (Pulsoximeter).

Gelingt auch dem erfahrenen Anästhesisten die Intubation nicht, sind weitere Versuche zu unterlassen. Ist die Narkose vital indiziert (Sectio caesarea ☞ 12.3.3), wird sie als Maskennarkose in Spontanatmung fortgeführt, ansonsten ausgeleitet. Das weitere Vorgehen muß dann individuell geplant und durchgeführt werden (Fiberoptische Intubation, Wachintubation).

5

 Tips & Tricks

• Mit unvorhergesehenen Intubationsschwierigkeiten rechnen, wenn man bei Intubationsnarkosen auf Suxamethonium verzichtet und initial mit mittellang (Vecuronium, Atracurium) oder lang (Pancuronium) wirkenden Relaxanzien relaxiert
• Falscher Ehrgeiz in Form von mehreren frustranen Intubationsversuchen schadet dem Patienten. Kompetente Hilfe anfordern (forensische Aspekte); im Zweifelsfall Narkose ausleiten. Intubationsschwierigkeiten auf dem Narkose-protokoll dokumentieren (das Problem dabei konkret benennen).

Extubation

Bei der Extubation (zu spät, bei wachem Patienten, Patient kämpft gegen den Tubus, kaut auf dem Tubus) und bei endotrachealem Absaugen können dieselben *sympatho-adrenergen Komplikationen* auftreten wie bei der Intubation.

• Bei Narkosen unter Verwendung von Fentanyl (NLA, Kombinationsnarkosen) gestaltet sich die Extubation opiatbedingt meist eher streßarm und unkompliziert
• Bei reinen Inhalationsanästhesien Extubation in Narkose erwägen
• Die Empfehlung, vor oder nach, nicht aber während der Exzitation zu extubieren, ist eher theoretisch, da ein eigentliches Exzitationsstadium allenfalls modifiziert in Erscheinung tritt und praktisch nicht abgrenzbar ist. Generell gilt: Unabhängig vom Anästhesieverfahren sollte der Patient noch in Narkose *mit Tubus spontan atmen* und für die Extubation vorbereitet sein (Mund, Rachen absaugen); der Tubus wird dann beim ersten Hustenstoß entfernt. Wird dieser Zeitpunkt verpaßt, resultiert oft eine ausgeprägte Reflexaktivierung (Husten, Pressen, Würgen, Atemanhalten, Salivation), das Entfernen des Tubus in dieser Situation ist oft gefolgt von Atemanhalten und Laryngospasmus. Auch hier gibt es keine Patentrezepte, oberstes Gebot ist die Vermeidung bzw. *Therapie einer Hypoxie* und die Anforderung kompetenter *Hilfe*.

Hilfen
- Den *Tubus belassen,* bis sich der Patient beruhigt hat und wieder atmet, dann beim ersten Hustenstoß entfernen
- Bei Atemanhalten und Laryngospasmus nach Entfernen des Tubus die Maske (O_2) aufsetzen und den Unterkiefer im Kieferwinkel energisch vorziehen
- Bei *anhaltendem Laryngospasmus* lokale Ursachen wie Schleim und Blut kurz und effizient absaugen; bei Hypoxie/Zyanose den Spasmus durch Beatmung durchbrechen, evtl. mit einer geringen Dosis Suxamethonium relaxieren
- Unüberlegte und überhastete Reintubationsversuche verschlimmern meist durch lokale Reizungen die Situation meist und sollten unterbleiben.

 Das Erkennen des richtigen Zeitpunktes für die Extubation erfordert Übung unter kompetenter Anleitung; im Zweifelsfall oder bei Komplikationen ist unverzüglich Hilfe anzufordern (forensische Aspekte). Wer Intubationsnarkosen durchführt, sollte sicher mit Maske beatmen können.

Probleme „harmloserer" Art

- *Heiserkeit, Schluckbeschwerden und Halsschmerzen* nach Intubationsnarkosen; oft bei Verwendung eines zu dicken Tubus, fehlender Lubrifikation (Lidocain-Spray) oder traumatischer Intubation (Intubationsschwierigkeiten). Abhilfe: Lutschtabletten (Lokalanästhesie) und Vernebeln unspezifischer Atemwegstherapeutika (Menthol o.ä.). Bei ernsthafterem Ausmaß antiödematöse Maßnahmen (Inhalationen mit β-Mimetika, Glucokortikoide lokal oder i.v.)
- *Zahnschäden* (☞ 3.2.1.) haben nicht nur haftungsrechtliche Relevanz; ein abgebrochener Zahn muß gefunden werden, um eine Aspiration und deren Folgen (Atelektase, Pneumonie) auszuschließen (evtl. Röntgen, Bronchoskopie).

5.2.5   Checkliste Intubationsnarkose

Meistverwendete, universale Anästhesietechnik mit endotrachealer Intubation und Beatmung; weitgefaßte Indikation, bei allen Narkoseverfahren anwendbar.

Indikation obligat bei
✔ Eröffnung von Körperhöhlen
✔ Maschineller Beatmung
✔ Ungünstigen Lagerungen
✔ Fehlendem Zugang zum Kopf des Patienten
✔ HNO-, Mund-Kiefer-Gesichts-Eingriffen
✔ Aspirationsgefahr
✔ Manifester oder zu erwartender kardiopulmonaler Instabilität
✔ Manifester oder zu erwartender kardiozirkulatorischer Instabilität
✔ Operationsdauer über 1 Stunde.

Voraussetzungen
✔ Prämedikationsvisite, Anamnese, klinische Untersuchung, Aufklärung
✔ Indikation stellen, wenn unproblematische Intubation zu erwarten ist
✔ Bei vorhersehbaren Intubationsschwierigkeiten entsprechende Vorbereitung treffen, weitgefaßte Indikation zur fiberoptischen Wach-Intubation in Lokalanästhesie stellen.

Durchführung der Intubation

- Kompetente Assistenz, Bereitstellung und Prüfung des Intubationszubehörs
- Prämedikation (Anxiolyse)
- Monitoring: EKG, Blutdruckmessung, Pulsoximetrie
- Venenverweilkanüle, 500–1000 ml Volumengabe vor Narkoseeinleitung
- Ggf. Atropin (Reduktion der Salivation, bei Bradykardie)
- Präkurarisierung, Priming-dose
- Intravenöse Narkoseeinleitung
- Maskenbeatmung mit Sauerstoff
- Vollrelaxierung
- Einstellen des Kehlkopfes und Intubation
- Anschluß des Kreisteils und Lagekontrolle des Tubus
- Beginn der maschinellen Beatmung, Einstellen des Narkosegasgemisches.

Modifikation

- Zur Reduktion sympathoadrenerger Kreislaufreaktionen bzw. je nach geplanter Anästhesieart: Fentanyl i.v. vor Gabe des Hypnotikums; evtl. Lokal-anästhesie des Kehlkopfes mit Lidocain-Spray vor der Intubation
- Zur Reduktion postoperativer Heiserkeit und Halsschmerzen: Einsprühen des Tubus mit Lidocain-Spray
- Bei nicht nüchternen Pat. und Pat. mit Ileus: Ileuseinleitung ☞ 3.3.7., 7.1.5.

Durchführung der Extubation

- Mund und Rachen absaugen. Endotracheale Absaugung nur bei groben Rasselgeräuschen
- Patienten über Tubus spontan atmen lassen, Narkosegaszufuhr beenden
- Beim ersten Hustenstoß Tubus unter Entblocken herausziehen
- Alternative: Extubation in Narkose unter Blähen, Ausleitung über Maske.

Probleme

- Sympathoadrenerge Reaktionen (Tachykardie, Hypertonie)
- Anstieg des intrazerebralen Drucks
- Blutdruckabfälle
- Besonders gefährdete Patienten: Hypertoniker, Koronarkranke, Pat. mit unerkannten intrazerebralen Gefäßerkrankungen
- Unvorhergesehene Intubationsschwierigkeiten: schwierige, unmögliche Intubation, abhängig von der Erfahrung des Intubierenden
- Mögliche Folgen bei schwieriger Intubation: Reflexaktivierung mit Husten, Atemanhalten, Laryngospasmus, Erbrechen und Aspiration, Hypoxie
- Mögliche Folgen bei Extubation zum falschen Zeitpunkt: Reflexaktivierung mit Husten, Atemanhalten, Laryngospasmus, Erbrechen und Aspiration, Hypoxie.

5.3 Inhalationsanästhesie

Prinzip: Allgemeinanästhesie („Vollnarkose") in Intubations- oder Maskentechnik als „Gasnarkose" mit Lachgas und volatilen Anästhetika. Die Narkoseeinleitung erfolgt intravenös oder per inhalationem (Kinder ☞ 11.4.2). Inhalationsanästhetika (☞ 2.9, 22) wirken durch unspezifische Dämpfung des ZNS, Einzelheiten über den Wirkmechanismus sind ihnen unklar. Ob ihnen eine eigene analgetische Wirkung zukommt, ist fraglich und umstritten. Auch die Analgesie durch Lachgas steht im Vergleich zur rezeptorspezifischen Analgesie durch potente Opiate (☞ 2.9, 22) nicht im Vordergrund der pharmakologischen Eigenschaften.

5.3.1 Indikationen – Kontraindikationen

Indikationen
Absolute Indikationen für eine Inhalationsanästhesie (Mononarkose) gibt es nicht.
Relative Indikation: Unter klinischen, nicht zuletzt organisatorischen Aspekten ist die reine Inhalationsanästhesie das adäquate Anästhesieverfahren für relativ kurze Eingriffe (30–60 Min.) mehr an der Körperperipherie.

Neben den unter Maskennarkosen (☞ 5.1) erwähnten Eingriffen kommen hinzu
• *Chirurgie:* Appendektomien, evtl. Leistenhernien; kleinere unfallchirurgische Eingriffe an den Extremitäten ☞ 7
• *HNO:* Tonsillektomien, Adenotomien, Parazentesen ☞ 15
• *Gynäkologie:* Sectio caesarea ☞ 12.3.3
• *Mund-Kiefer-Gesichtschirurgie:* Zahnextraktionen, Zahnsanierungen ☞ 16.

Bei länger dauernden Eingriffen, zur Dämpfung sympathoadrenerger Intubationsreaktionen oder bei Eröffnung von Körperhöhlen (Laparotomie, Thorakotomie): Kombination mit Opiaten (Fentanyl, Alfentanil).

Kontraindikationen
Volatile Inhalationsanästhetika (☞ 2.9, 22) sind *absolut kontraindiziert* bei
• Bekannter Disposition zur *Malignen Hyperthermie* ☞ 3.2.9
• Erkrankungen, die mit erhöhter Wahrscheinlichkeit der Auslösung einer MH einhergehen (Zusammenhänge unklar, klinische Relevanz umstritten).
  Dazu gehören
  – Muskeldystrophien, Myopathien
  – Bindegewebsanomalien im weitesten Sinn: Osteogenesis imperfecta, Hypermotilität der Gelenke, Skoliose, Kyphose, Lordose
  – Hohes Fieber bei Anstrengungen, Aufregungen, Infektionen
  – Myoglobinurie nach Anstrengungen
  – Erhöhte Kreatinkinase-Spiegel im Serum (präoperatives Screening)
➤ Zwar scheint Halothan, neben Suxamethonium, die stärkste Triggersubstanz für die Auslösung einer Malignen Hyperthermie zu sein, jedoch sollten auch Enfluran und Isofluran sicherheitshalber vermieden werden. Bei Lachgas tritt eine MH nur sehr selten auf.

- Zustände mit kardialer und kardiozirkulatorischer Instabilität:
  - Manifeste Herzinsuffizienz, kardiogener Schock
  - Traumatischer Schock, Blutverlust
  - Kreislaufinsuffizienz jeglicher Genese.
➤ Die negativ inotrope und vasodilatierende Wirkung der Inhalationsanästhetika kann zum irreversiblen Herz-Kreislaufversagen führen. Bei eingeschränkter Leistungsreserve wirkt auch Lachgas kardiodepressiv.
➤ Ob und in welchem Ausmaß volatile Anästhetika die *hypoxische pulmonale Vasokonstriktion (HPV)* hemmen, ist unklar; die klinische Relevanz für die Ein-Lungen-Anästhesie ist umstritten.

Kontraindikationen für Lachgas
Lachgas ist wegen der *Diffusion in lufthaltige Räume* kontraindiziert bei
- Undrainiertem Pneumothorax
- Zwerchfellruptur, -hernie
- Mediastinalemphysem
- Pneumenzephalon
- Pneumoperikard
- OP-Lagerungen mit Gefahr venöser Luftembolien (z.B. sitzende Position)
- Ileus (relative Kontraindikation)
- Tympanoplastik, eingeschränkter Belüftungsmöglichkeit des Mittelohrs (relative Kontraindikation).

Differentialindikation der Inhalationsanästhetika
In verschiedenen Situationen sind einzelne Substanzen unterschiedlich zu bewerten.
- Bei unklarem Fieber, Ikterus und Transaminasenanstieg nach früherer Gasnarkose: Halothan, Enfluran, Isofluran, Desfluran, Sevofluran vermeiden
- Bei einer Wiederholungsnarkose Halothan vermeiden. Die Empfehlungen reichen von mehrmonatiger Karenz bis zum Verzicht auf Reexposition (außer bei Kindern)
- Lebererkrankungen: Ein negativer Einfluß volatiler Anästhetika ist fraglich; Halothan besser vermeiden (mediko-legale Gründe), Enfluran geeignet, Isofluran hat wahrscheinlich günstige Eigenschaften. Bei Sevofluran vorübergehende Überfunktionsstörungen und in Einzelfällen reversible Hepatopathien, bei gleichzeitiger Anwendung von Isoniazid Potenzierung der hepatotoxischen Wirkung. Desfluran kann zu einer immunvermittelten Hepatitis führen
- Intrakranielle Eingriffe (☞ 10.2): Halothan und Desfluran kontraindiziert, Sevofluran wegen geringer Anwendungserfahrung ebenfalls, Isofluran geeignet; bei Hirndruck sind alle volatilen Anästhetika kontraindiziert
- Niereninsuffizienz (☞ 4.3): Enfluran hat fragliches nephrotoxisches Potential (Fluorid-Freisetzung); lange, hochdosierte Applikation vermeiden, Sevofluran kontraindiziert
- Epilepsie (☞ 4.7.4), erhöhte Krampfbereitschaft: Enfluran vermeiden (umstritten)
- Bei Anwendung von Adrenalin zur Lokalanästhesie ist Halothan kontraindiziert
- Frühschwangerschaft (☞ 12.2.3): teratogene und abortive Wirkungen der Inhalationsanästhetika einschließlich Lachgas sind ungeklärt. Desfluran bei geburtshilflichen OP kontraindiziert, die Sicherheit für Mutter und Kind in klinischen Studien bei Sectio gezeigt.

 Wegen der Diffusion in den Tubus-Cuff müssen Hochdruck-Cuffs regelmäßig entlüftet werden bzw. high volume/low pressure-Cuffs mit Cuffdruckmesser kontinuierlich überwacht werden.

5.3.2 Durchführung

- Einleitung und Unterhaltung einer Inhalationsanästhesie als Maskennarkose (☞ 2.3) oder Intubationsnarkose (☞ 2.4). Schon während der Maskenbeatmung volatiles Anästhetikum zuführen, um überlappend mit der i.v.-Narkose die Inhalationsnarkose anfluten zu lassen
- Die Steuerung der Narkose erfolgt anhand klinischer Parameter (Kreislaufverhalten auf operative Stimuli, Beobachtung von Augen/Pupillen); Herzfrequenz und Blutdruck im Bereich der Norm halten. Die hierfür benötigte Gaskonzentration entspricht der *MAC BAR 50 % – MAC BAR 95 %* und korreliert mit der klinischen Einschätzung als Toleranzstadium. In diesem Narkosestadium ist außer für die Intubation und bei Laparotomien keine weitere Muskelrelaxierung erforderlich!
- Werden Muskelrelaxanzien (☞ 2.9) eingesetzt, genügt ca. die Hälfte der üblichen Dosierung, um eine gleich tiefe Muskelrelaxation zu bewirken wie ohne Anwendung volatiler Anästhetika. Inhalationsanästhetika (☞ 22) potenzieren in absteigender Reihenfolge die Wirkung der Muskelrelaxanzien, deren Wirkdauer deutlich verlängert sein kann (bes. bei Enfluran und Isofluran).

 Das Messen der *endexspiratorischen Narkosegaskonzentration* (☞ 2.7) erlaubt nur eine *annähernde Quantifizierung* der Narkosetiefe, denn ein Rückschluß von der endtidalen (= endexspiratorischen) auf die Blut- und Gewebekonzentration (Gehirn) ist nur mittelbar möglich. Die *klinische Einschätzung* der Narkosetiefe ist daher unerläßlich.

5.3.3 Probleme

Die Probleme der Inhalationsanästhesie entsprechen denen der Intubationsnarkose ☞ 5.2.4.

- Ausleitung und Extubation: Die Wahl des richtigen Zeitpunktes für die Reduktion der Anästhetika, Ausleitung und Extubation kann nicht theoretisch vermittelt werden. Erforderlich sind genaue Kenntnisse des Operationsverlaufes, der Eigenheiten der jeweiligen Operateure und das Erlernen des Verfahrens unter kompetenter Anleitung.
  - ➤ Patienten gegen OP-Ende noch in Narkose für die Extubation vorbereiten (Mund, Rachen absaugen, Tubuspflaster lösen) und *spontan atmen* lassen, die anfangs insuffiziente Spontanatmung per Atembeutel sensibel augmentieren (Überdruckventil je nach Flow 3–10 cm Wassersäule) und mit hohem Frischgas-Flow (offenes Überdruckventil) in Spontanatmung ausleiten. Wird mit dem ersten Hustenstoß extubiert, treten keine respiratorischen Probleme auf.
- Bei adäquater Narkosesteuerung wird im Toleranzstadium die kreislaufdepressive Wirkung der Inhalationsanästhesie durch die operativen Stimuli antagonisiert. Zu niedriger Blutdruck ist überwiegend durch Volumenmangel bedingt. Wird bei Blutdruckabfall statt Volumenzufuhr die Narkose abgeflacht, kann es plötzlich zu unliebsamen Reaktionen (Bewegungen, Hypertonie, Tachykardie) kommen (typischer Fehler).
  - ➤ Der Volumenstatus muß optimal sein (Ausgleich präoperativer Flüssigkeitskarenz, Erhaltungsbedarf), intraoperative Volumen- bzw. Blutverluste müssen adäquat ersetzt werden. Bei unerwartet größeren Blutverlusten mit Kreislaufinstabilität sollte die Narkose so mit Fentanyl ergänzt werden, daß die Narkosetiefe deutlich reduziert werden kann (Kombinationsanästhesie ☞ 5.5).

- Auch Narkosen, bei denen ausschließlich zur Intubation 0,1–0,2 mg Fentanyl verwendet wurde, werden im allgemeinen Sprachgebrauch als Inhalationsanästhesie bezeichnet. Bei kurzer OP-Dauer sind niedrigere Gaskonzentration meist ausreichend, mit zunehmender Dauer (ab 30–60 Min.) muß die Konzentration sukzessive erhöht werden, um eine adäquate Narkose aufrecht zu erhalten. Bei nur kurzer Narkose können 0,2 mg Fentanyl in Verbindung mit volatilen Anästhetika *Atemdepression* und *verzögertes Aufwachen* bewirken.
- Nach Inhalationsanästhesien kommt es häufig zu ,,*Shivering*" (= postnarkotischem Zittern), oft in Verbindung mit Frieren und Kreislaufzentralisation bei relativem Volumenmangel und Auskühlung. Diese Reaktionen scheinen weniger häufig und intensiv zu sein, wenn Fentanyl benutzt wurde und der Volumenhaushalt ausgeglichen ist (DD: Wirkung von Pyrogenen). Opioide beeinflussen das Zittern, klinisch wirkt Pethidin (25–50 mg fraktioniert) am besten.
  - ➤ Shivering muß wegen der starken O_2-Verbrauchssteigerung und subjektiven Unannehmlichkeit schnell behandelt werden (s.o).

5   5.4   Neuroleptanästhesie (NLA)

Entwicklung

1959 vorgestelltes Anästhesieverfahren, welches seitdem in vielfältiger Weise modifiziert wurde. Im Sprachgebrauch werden verschiedene Varianten der Kombinationsanästhesien unter dem Begriff NLA subsummiert. Das ursprüngliche Verfahren, später *Neuroleptanalgesie Typ I* genannt, bestand aus:
- i.v.-Analgetika (diverse morphinartige Präparate)
- Neuroleptika (diverse Butyrophenone)
- Meist künstlicher Beatmung mit leichter Hyperventilation
- Beibehaltung eines Zustandes der psychischen Indifferenz (Neurolepsie, ,,Mineralisation")
- Relaxierung nach Bedarf.

Barbiturate oder gasförmige Anästhetika wurden nicht appliziert.

Die Einführung von **Fentanyl** und **Droperidol** etablierte diese Pharmaka als Standardpräparate für die **Neuroleptanalgesie Typ II**. Um neben der psychischen Indifferenz, hervorgerufen durch Fentanyl und hohe Dosen Droperidol (25–50–100 mg), einen Schlafzustand des Patienten zu erzielen, wurde später Lachgas addiert; aus der Neurolept-Analgesie wurde die Neurolept-Anästhesie. Die Prämedikation bestand aus 1–3 ml Thalamonal® (0,05 mg Fentanyl + 2,5 mg Droperidol pro ml Injektionslösung) i.m., die Narkose wurde mit 10–25 mg Droperidol und Fentanyl in **Sättigungsdosis** (0,005–0,01 mg/kg KG) eingeleitet und mit Lachgas und Fentanyl in **Repetitionsdosis** (0,1–0,2 mg) aufrechterhalten.

Um den Patienten bei der Einleitung sicher und tief schlafen zu lassen, benutzte man später **Einleitungshypnotika** und reduzierte das Droperidol auf 5–10 mg. Wegen unerwünschter Wirkungen (innere Angst- und Panikzustände bei scheinbarer äußerer Ruhe) geriet Thalamonal® in Mißkredit und wurde weitgehend durch orale Prämedikation mit Benzodiazepinen ersetzt. Bei kürzeren Eingriffen wird heute vielfach alternativ zu Fentanyl Alfentanil eingesetzt. Welche Rolle zukünftig Sufentanil spielen wird, kann noch nicht gesagt werden. Alle Verfahren, in denen volatile Anästhetika und/oder Benzodiazepine das Droperidol ersetzen, sind strenggenommen keine NLA mehr.

5.4.1   Indikationen – Kontraindikationen

Indikationen

Absolute Indikationen zur NLA gibt es nicht; die Meinungen zur Indikationsstellung sind kontrovers. Organisationsstrukturen (Überwachungsmöglichkeiten, AWR etc.) spielen dabei eine große Rolle.

Vorteile
- Geringe bis fehlende Beeinträchtigung der Herz-Kreislauf-Funktion
- Die operative Analgesie als Hauptzweck einer Anästhesie wird, bei nur geringer Narkosetiefe (Schlaf, Amnesie), über gezielte pharmakologische Beeinflussung der Schmerzrezeptoren erreicht und nicht als Nebenprodukt einer tiefen Narkose mit volatilen Anästhetika, die selbst nicht analgetisch wirken.

Nachteile
- Trotz suffizienter Analgesie nicht immer ausreichende vegetative Reflexdämpfung auf starke Stimuli (Eventeration, Sternotomie etc.), so daß Tachykardie/Hypertonie behandelt werden müssen (β-Blocker, Vasodilatatoren, volatile Anästhetika)
- Vereinzelt inkomplette Amnesie → Patienten erinnerten sich an schmerzfreie Wachheitsphasen während der Op (bes. bei Thalamonal®-Prämedikation).
  - ➤ Bei entsprechenden Eingriffen a priori Kombinationsverfahren mit Inhalationsanästhetika oder Benzodiazepinen (Balancierte Anästhesie ☞ 5.5) erwägen, eine Prämedikation z.B. mit Thalamonal® ist obsolet (Benzodiazepine verwenden).
- Voraussetzungen zur NLA sind angemessene Organisationsstrukturen zur postoperativen Überwachung und das sorgfältige Erlernen dieses Verfahrens.

Kontraindikationen

Kontraindikationen für Fentanyl
- Geburtshilfliche Anästhesie vor Abnabelung (Atemdepression des NG ☞ 12.4).
- *Vorsicht* bei:
  - Ambulanten Eingriffen (Alfentanil bevorzugen, ☞ 1.4)
  - Kurzdauernden Eingriffen (Alfentanil bevorzugen)
  - Asthma bronchiale (☞ 4.2.1): Für die Narkoseeinleitung im Asthmaanfall sind Fentanyl und Alfentanil kontraindiziert (Ketamin bevorzugen, ☞ 2.9). Bei anamnestischen Asthma bronchiale kann Fentanyl verwendet werden (langsame Injektion); Alfentanil vermeiden (höhere Inzidenz von Thoraxrigidität)
  - Ehemaliger Opiatsucht: Fentanyl vermeiden, Inhalations- (☞ 5.3), Regionalanästhesie (☞ 6) bevorzugen; allenfalls geringe Dosen in Narkose einsetzen (Amnesie für die psychischen Wirkungen)
  - Aktueller Opiatsucht: höherer Fentanylbedarf (Balancierte Anästhesie bevorzugen); Naloxon und Nalbuphin sind absolut kontraindiziert (lebensgefährliches Entzugssyndrom auslösbar), keinen perioperativen Entzug anstreben.

Kontraindikationen für Droperidol
- Hypovolämie und Schock
- AV-Block II° und III°
- Parkinsonismus, Therapie mit L-Dopa
- Endogene Depression
- Kinder unter ca. 14 Jahren (Dystonien möglich)
- Epilepsie (Droperidol in hohen Dosen)
- Phäochromozytom (umstritten).

5.4.2 Durchführung

Intubationsnarkose ☞ 5.2, kontrollierte Beatmung ☞ 2.5

Prämedikation
Benzodiazepine (☞ 2.9) p.o., Präparate mit mittellanger oder kurzer Eliminationshalbwertszeit bevorzugen (z.B. Flunitrazepam 1–2 mg, Midazolam 7,5–15 mg); Benzodiazepine tragen intraoperativ neben N_2O zum Schlaf bei. Bei präoperativen Schmerzen, schmerzhaften Umlagerungen (Frakturen) etc. Piritramid i.v. (7,5–15 mg) zu empfehlen (Analgesie plus Sedierung). Keine partiellen Antagonisten (Buprenorphin, Pentazocin, Nalbuphin, Tilidin) verwenden (☞ 2.9).

Präoperative Vorbereitungen (Intubationsnarkose ☞ 5.2)
- Monitoring: EKG, Blutdruckmessung, Pulsoximetrie
- Venenverweilkanüle, 500–1000 ml Volumengabe vor Narkoseeinleitung
- Kompetente Assistenz, Bereitstellung und Prüfung des Intubationszubehörs.

Narkoseeinleitung
- Ggf. Atropin (zur Prophylaxe/Therapie von Bradykardie und Salivation)
- Präkurarisierung, Priming-dose
- Droperidol 2,5–5,0 mg (bei Volumenmangel erst nach Stabilisierung injizieren)
- Fentanyl: Initialdosis (Richtwert 0,01 mg/kg KG) zu ca. 2/3 langsam injizieren (0,35–0,7 mg); *Cave:* Zu schnelle Injektion → krampfartiger Husten, Muskelrigidität im Thoraxbereich
- Kommandoatmung (den Patienten in ruhigem Ton zum Weiteratmen auffordern)
- Injektion des Hypnotikums (Barbiturat, Etomidat, Propofol) nach klinischer Wirkung
- Maskenbeatmung mit Sauerstoff
- Vollrelaxierung
- Intubation und Lagekontrolle des Tubus.
- Nach Anschluß des Kreisteils Beatmung mit N_2O/O_2 im Verhältnis 2 : 1 (F_iO_2 nicht unter 0,3)
  - Zur Reduktion des Atemantriebs mit niedriger Frequenz (8–10 Atemzüge pro Minute) und entsprechenden Zugvolumina beatmen (Hering-Breuer Reflex)
  - Stärkere Hyperventilation vermeiden (Kapnometrie empfehlenswert, $etCO_2$ zwischen 34 und 38 mmHg)
- Anschließend fraktionierte Injektion des restlichen Drittels der Fentanyl-Initialdosis
- Beim Hautschnitt sollte die Initialdosis zu 80–100 % appliziert sein (die Dosierungsangabe 0,01 mg/kg KG ist nur ein grober Anhaltspunkt, besonders bei adipösen und übergewichtigen Patienten reicht eine niedrigere Initialdosis als die errechnete meist aus).

Tips & Tricks

- *Initial*, also vor Beginn operativer Reize, suffizient dosieren (*Sättigungsdosis*), um keine schmerzbedingte Abwehr bzw. sympathikoadrenerge Reaktionen zu provozieren
- Im Gegensatz zur Inhalationsanästhesie muß meistens relaxiert werden. Für eine operativ notwendige Muskelerschlaffung (z.B. Laparotomie) ist eine komplette Relaxation notwendig (volle Gabe der üblichen Dosierungsempfehlungen).

Narkoseunterhaltung

Die Initialdosis Fentanyl (Richtwert 0,01 mg/kg KG) bewirkt für ca. 10–15 Minuten regelhaft eine komplette Anästhesie (Analgesie plus Schlaf) , danach besteht Analgesie und die NLA-typische psychische Indifferenz (Neurolepsie) durch Fentanyl/Droperidol. Der Schlaf wird durch N_2O (Verhältnis $O_2 : N_2O = 1 : 2$) aufrecht erhalten, ggf. unterstützt von einer Benzodiazepin-Prämedikation. Operative Analgesie besteht für ca. 25–45 Minuten (individuelle Unterschiede), ab ca. 30 Minuten (Richtwert) muß mit Zeichen nachlassender Analgesie gerechnet werden. Diese sind

- Tränenfluß
- Schwitzen (Stirn)
- Tachykardie
- Blutdruckanstieg.

Die *Repetitionsdosis* Fentanyl beträgt 0,1 mg (bei großen, schweren Patienten evtl. 0,15–0,2 mg) und bewirkt eine Anästhesie bzw. operative Analgesie mit ungefähr gleicher Dauer wie die Initialdosis (die Wirkdauer der Initialdosis erlaubt klinisch den Rückschluß auf die zu erwartende Wirkdauer der Repetitionsdosis). Bei länger dauernden Operationen und wiederholten Repetitionsdosen kann das Intervall meist sukzessive etwas verlängert werden. Die Gabe muß rechtzeitig erfolgen, ohne eine volle adrenerge Aktivierung abzuwarten. Für die Endphase einer Operation genügt oft eine letzte Repetitionsdosis von 0,05 mg, in den letzten 30 Minuten (45–60 Minuten bei längerer Op-Dauer bzw. höherer Gesamtdosis) soll kein Fentanyl mehr gegeben werden. Die Relaxation getrennt von Analgesie/Anästhesie beurteilen und ggf. entsprechende Repetitionsdosen applizieren.

Narkoseausleitung

Bei adäquater Fentanyl-Dosierung und Normoventilation wird der Patient nach Abstellen des Lachgases (zuvor kurzes Absaugen von Mund und Rachen) wach, ansprechbar und atmet spontan; der Tubus wird gut toleriert. Bleibt die Spontanatmung suffizient (Pulsoymetrie, Kapnometrie bzw. AMV-Messung), wird der Tubus mit der Aufforderung zum Husten unter Entblocken entfernt. Das Abklingen der Relaxanswirkung muß wieder unabhängig davon beurteilt werden (ggf. Antagonisierung oder Nachbeatmung erforderlich).

Postoperative Überwachung

Patienten ausreichend lang überwachen, um eine Atemdepression zu erkennen und ggf. zu therapieren. Anhaltspunkt für die Dauer der Überwachung sind mindestens 2 Stunden nach letzter Fentanyl-Gabe (bei höherer Gesamtdosis länger), in denen der Patient stabil bleiben und suffizient atmen muß (Pulsoximetrie). Anfangs Sauerstoff über eine Nasensonde (4–6 l/Min.) zuführen, später müssen auch ohne O_2-Zufuhr normale Sättigungswerte erreicht werden.

_____ **Modifikationen** _____

Verwendung von *Alfentanil* anstatt Fentanyl bei kurzen Eingriffen (15–45 Min.)
- Dosierung: 0,015–0,02–0,04 mg/kg KG
- Wirkdauer: ca. 10 Min. bei 0,02 mg/kg KG
- Schnellere postoperative Erholung, geringere Atemdepression.

In der Endphase einer Operation kann statt einer letzten Fentanyl-Repetition Alfentanil „on top" (0,5–1,0–2,0 mg) gegeben werden, um einen Opiat-Überhang zu verhindern. Alternative: *volatiles Anästhetikum* in geringer, *subnarkotischer Dosierung* zuführen. Dadurch läßt sich der Patient für die restliche OP-Zeit in Narkose halten und wird nach Abstellen doch schnell wach.

➤ Das Verfahren der NLA kann nur unter kompetenter Anleitung erlernt und geübt werden. Die Abschätzung des individuellen Fentanyl-Bedarfs erfordert klinische Erfahrung, genaue Kenntnis der jeweiligen Operation und subtile Beobachtung von Narkose-, OP-Verlauf und individuellem Patienten.

5

5.4.3   Komplikationen _____

Narkoseeinleitung
Wie bei Intubationsnarkose ☞ 5.2
- Sympathoadrenerge Reaktionen stehen im Hintergrund, da die höhere Fentanyldosierung der NLA diese meist unterdrückt; bei zu geringer Anfangsdosis (z.B. 1/2 der errechneten Initialdosis) werden adrenerge Reaktionen auf die Intubation durch Fentanyl-Nachinjektion kupiert.
- Blutdruckabfall, besonders bei Arteriosklerotikern und Hypertonikern in Verbindung mit Volumenmangel (Flüssigkeitskarenz, fehlende Volumen-Vorgabe). *Therapie:* Droperidol reduzieren (2,5 mg) oder erst nach Volumengabe applizieren (z.B. vor Hautschnitt)
- Husten bei zu schneller Injektion sistiert von allein (Vorbeugung: langsame Injektion in schnell laufende Infusion)
- Thoraxrigidität, evtl. mit Unmöglichkeit zur Beatmung (bes. bei Alfentanil). *Therapie:* Relaxierung (20–50 mg Suxamethonium ausreichend). *Vorbeugung:* langsame Injektion.

Narkoseunterhaltung
Schwierig ist die korrekte und differenzierte Einschätzung der Anästhesiekomponenten Analgesie, Hypnose und Relaxation
- Schwitzen und Tränenfluß bei nachlassender Anästhesie/Analgesie
- Tachykardie und Blutdruckanstieg ebenfalls bei nachlassender Anästhesie/Analgesie (besonders wenn diese Ereignisse mit dem erwarteten Wirkende der letzten Fentanylgabe zeitlich übereinstimmen)
  - ➤ Hypertonie trotz adäquater Fentanylgabe läßt sich durch weitere Fentanylgaben meist nicht behandeln und erfordert andere Maßnahmen (Antihypertonika, Kombination mit volatilen Anästhetika)
- Spannen und Pressen (Laparotomie) ohne Schwitzen/Tränen/Tachykardie ist Zeichen nachlassender Relaxation und erfordert Nachrelaxation.

Tips & Tricks

- Keine Repetition starrer Kombinationen (Fentanyl plus Relaxans). Wird der richtige Zeitpunkt zur Fentanyl-Repetition verpaßt, trotzdem vorerst nur die übliche Repetitionsdosis applizieren
- Tachykardie und Hypertonie dauern entsprechend dem Ausmaß freigesetzter Katecholamine trotz adäquater Anästhesie oft länger an (3–5 Min.). Erst dann entscheiden, ob weiteres Fentanyl notwendig ist (*Cave:* gefährdete Patienten prompt behandeln mit β-Blockern, Antihypertonika).

Narkoseausleitung
Narkoseüberhang und Atemdepression.

Fentanylüberhang
- Fehlendes Erwachen nach Beenden der N_2O-Zufuhr
- Apnoe oder Bradypnoe (Hypokapnie ausschließen)
- Miosis (Stecknadelkopf-Pupillen)
- Normotonie und Normofrequenz.

Ein zusätzlicher Relaxansüberhang kann in dieser Situation klinisch nicht differenziert werden (Relaxometrie einsetzen ☞ 2.7.2).

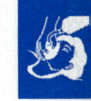

Folgende Maßnahmen können ergriffen werden
- Nachbeatmung mit O_2/Raumluft bis zum Erwachen
- Antagonisierung mit dem reinen Antagonisten Naloxon (1 ml = 0,4 mg mit NaCl verdünnen, nach Wirkung titrieren): Aufhebung aller Fentanyl-Effekte einschließlich Analgesie. Bei sorgfältiger Titration setzt Spontanatmung ein. Bei Überdosierung oder untitrierter Injektion ist ein schlagartiges Erwachen mit starken Schmerzen und sympathoadrenerger Aktivierung bis zur hypertonen Krise möglich. *Cave:* dosisabhängige Wirkdauer 15–45(–90) Min., danach erneute Atemdepression möglich (kompetitiver Antagonismus)
- Antagonisierung mit dem partiellen Agonisten Nalbuphin (2 ml = 20 mg, vorerst 5–10 mg injizieren): Aufheben der Atemdepression (μ-Antagonismus), Analgesie und Sedierung (K-Agonismus).
  Cave: starke Sedierung bei Dosis über 10 mg möglich.

 Die Existenz eines Fentanyl-Rebounds ist widerlegt, dem „Silent Death" liegen primäre Fentanyl-Überhänge zugrunde. *Cave:* frühzeitige Verlegung eines Patienten, der unter den Manipulationen (RR-Messung) und Stimulierungen im Aufwachraum (akustisch/visuell) wach ist und suffizient atmet → nach Wegfall solcher Stimuli im Patientenzimmer kann infolge primären Fentanyl-Überhangs Atemdepression mit „Silent Death" eintreten.

➤ Bei starkem Fentanylüberhang (fehlerhafte Dosierung, hohe Gesamtdosis) auf Antagonisierung verzichten und nachbeatmen („time is nontoxic"). Erfolgreiche Antagonisierung kleinerer Restüberhänge entbindet nicht von der Verpflichtung ausreichend langer postoperativer Überwachung. Patienten nie aus organisatorischen oder sonstigen Gründen zu früh auf Station verlegen. Atemanaleptika sind nicht indiziert.

Relaxansüberhang (ohne gleichzeitigen Fentanylüberhang)
- Aufwachreaktionen (sympathikoadrenerge Stimulierung)
- Fibrillieren, Zucken einzelner Muskelgruppen (Gesicht) oder des ganzen Körpers; angedeutete Bewegungen der Extremitäten (Beugeversuche)
- Tachypnoe, Hechelatmung (Totraumventilation trotz normalem AMV)
- Bei begonnener Erholung (Patient kann Arm beugen, noch kraftloser Händedruckversuch) antagonisieren. Bei tiefer neuromuskulärer Blockade Nachbeatmen mit N_2O/O_2 (2 : 1, Lachgas zur Amnesie für diesen subjektiv als bedrohlich empfundenen Zustand), evtl. geringe Dosis Benzodiazepin (z.B. 2–5 mg Midazolam i.v.).
- ➤ Bei Narkoseüberhängen in allen Zweifelsfällen lieber nachbeatmen, erfahrenen Kollegen hinzuziehen. Wird der Patient unter Berücksichtigung des gesamten Narkoseverlaufs und aller applizierten Medikamente nicht adäquat wach, müssen andere Gründe gesucht bzw. ausgeschlossen werden (z.B. Anticholinerges Syndrom, zerebrale Schädigungen).

5.4.4   Checkliste Neuroleptanästhesie

5

Narkoseverfahren mit zumeist geringer Beeinträchtigung der Herz-Kreislauf-Funktion.

- ✔ Flache Allgemeinanästhesie: N_2O
- ✔ Analgesie: Fentanyl, Alfentanil
- ✔ Neurolepsie: Droperidol
- ✔ Relaxierung: Pancuronium, Vecuronium, Atracurium.

Voraussetzungen
- ✔ Gesicherte postoperative Überwachung
- ✔ Beherrschen der Methode.

Kontraindikationen
- ✔ Geburtshilfliche Anästhesie bis zur Abnabelung
- ✔ Ehemalige Opiatsucht
- ✔ Manifestes Asthma bronchiale.

Kontraindikationen für Droperidol (Fentanyl kann angewandt werden)
- ✔ Hypovolämie und Schock
- ✔ AV-Block II° und III°
- ✔ Parkinsonismus, Therapie mit L-Dopa
- ✔ Endogene Depression
- ✔ Kinder unter ca. 14 Jahren (Dystonien möglich)
- ✔ Epilepsie (Droperidol in hohen Dosen)
- ✔ Phäochromozytom (umstritten).

Besondere Vorsicht bei
- ✔ Ambulanten Eingriffen
- ✔ Kurzdauernden Eingriffen
- ✔ Anamnestischem Asthma bronchiale
- ✔ Aktueller Opiatsucht.

Durchführung

Narkoseeinleitung
• Technik: Intubationsnarkose
• Prämedikation: Benzodiazepine oder Opioide (keine partiellen Antagonisten)
• Monitoring: EKG, Blutdruckmessung, Pulsoximeter
• Kompetente Assistenz
• Ggf. Atropin (gegen Bradykardie und Salivation)
• Präkurarisierung, Priming-dose
• Droperidol 2,5–5,0 mg (bei Volumenmangel erst nach Stabilisierung injizieren)
• Fentanyl: Initialdosis (Richtwert 0,01 mg/kg KG) zu ca. 2/3 langsam injizieren (0,35–0,7 mg)
• Kommandoatmung
• Injektion des Hypnotikums
• Maskenbeatmung mit Sauerstoff
• Vollrelaxierung
• Intubation und Tubuskontrolle
• Beatmung mit N_2O/O_2 (2 : 1), Atemfrequenz 8–10 pro Minute, Normoventilation, allenfalls leichte Hyperventilation ($etCO_2$ 34–38 mmHg)
• Restliches Drittel der Fentanyl-Initialdosis bis zum Hautschnitt injizieren (Sättigungsdosis).

Narkoseunterhaltung
• Wirkdauer der Sättigungsdosis Fentanyl: 30 Minuten (Richtwert)
• Repetitionsdosis: 0,1 (– 0,2) mg alle 30 Minuten (Richtwert)
• Letzte Repetitionsdosis (30–45 Minuten vor Op-Ende): 0,05 (– 0,1) mg, alternativ Alfentanil 0,5–1,0 (– 2,0) mg „on top"
• Relaxierung nach klinischen oder relaxometrischen Kriterien.

Narkoseausleitung
• Abstellen der Lachgaszufuhr
• Extubation, wenn der Patient wach ist und suffizient atmet.

Postoperative Überwachung
• Ausreichend lange Überwachung (grober Richtwert: 2 h nach letzter Fentanyl-Gabe), bei langer Op-Dauer/hoher Gesamtdosis länger
• Sauerstoffzufuhr über Nasensonde (4–6 l/Min.).

Probleme
• Einschätzung des individuellen Fentanyl-Bedarfs
• Mangelhafte Dämpfung starker anästhesiologischer und/oder operativer Reize.
• Atemdepression durch Fentanylüberhang postoperativ
• Unterscheidung zwischen Fentanyl und Relaxansüberhang.

5.5 Balancierte Anästhesie – Kombinationsanästhesie

Die Begriffe „Kombinationsanästhesie", „Balancierte Anästhesie" bzw. „Balanced Anaesthesia" sind nicht einheitlich definiert, sie werden oft synonym gebraucht.

- *Balancierte Anästhesie oder Kombinationsanästhesie* (deutscher Sprachgebrauch) = pragmatische Kombination von Inhalations- und Neuroleptanästhesie
- *Balanced anaesthesia (englischer Sprachgebrauch)* = modifizierte Neuroleptanästhesie, Ersatz des Neuroleptikums (Droperidol) durch ein Benzodiazepin (z.B. Diazepam, Midazolam)
- Unter „Kombinationsanästhesie" wird außerdem die gleichzeitige Anwendung eines Regional- und Allgemeinanästhesieverfahrens (z.B. PDA + ITN) verstanden.

5.5.1 Verfahren – Durchführung – Probleme

5

Verfahren

Zeitgemäße Form der Allgemeinanästhesie, bei der die Vorzüge der Narkoseverfahren Neuroleptanästhesie (☞ 5.4) und Inhalationsanästhesie (☞ 5.3) genutzt, die Nachteile (z.B. Herz-Kreislauf-Depression, Atemdepression, mangelhafte vegetative Abschirmung) minimiert werden. Die Narkosekomponenten Analgesie, Hypnose und Amnesie, ggf. Relaxation, werden durch die Kombination entsprechender Pharmaka erzielt:

- Narkoseeinleitung: i.v.-Narkotikum (z.B. Barbiturat, Etomidat, Propofol; ☞ 2.9, 22)
- Analgesie: Potentes Analgetikum (Fentanyl, Alfentanil) ☞ 2.9
- Hypnose und Amnesie: Lachgas, volatiles Anästhetikum (Halothan, Enfluran, Isofluran; ☞ 2.9, 22)
- Relaxation: kompetitives Muskelrelaxans (z.B. Vecuronium, Pancuronium), zur Intubation evtl. Suxamethonium, ☞ 2.9, 22.

Die balancierte Anästhesie ist das Verfahren der Wahl für alle Eingriffe ab einer bestimmten Dauer (ca. 30–45 Minuten) als Intubationsnarkose (☞ 5.2); für kürzere Eingriffe (bes. an der Körperperipherie) Inhalationsanästhesie (☞ 5.3; ITN oder Maskennarkose ☞ 5.1) bevorzugen.
Vorteile: vorsichtige, individuelle Dosierung der einzelnen Komponenten hält die Nebenwirkungen gering → besondere Eignung auch für alte, oft multimorbide Patienten (z.B. KHK, Hypertonie, Herzinsuffizienz).

Durchführung

Die balancierte Anästhesie bewegt sich zwischen den Polen Neuroleptanästhesie – Inhalationsanästhesie. Je nach Eingriff (Art, Dauer), Patient (aktueller Zustand, Vorerkrankungen) und hausinternen Regelungen besteht die Kombination aus

- Primär NLA bzw. Fentanyl/Alfentanil-Narkose (ohne Droperidol) und Ergänzung durch volatile Anästhetika
- Primär Inhalationsanästhesie und Ergänzung durch Fentanyl/Alfentanil (eher bei kürzeren Eingriffen)

Im Gegensatz zu den „reinen" Verfahren werden bei Kombination die Bestandteile Opioid und volatiles Anästhetikum in reduzierter Dosierung angewandt → gegenseitige Wirkungsverstärkung

➤ Faustregel: Je mehr Fentanyl, umso weniger Gas und umgekehrt.

Fentanyl-Narkose, ergänzt durch volatile Anästhetika
Vorbereitung (Intubationsnarkose ☞ 5.2, NLA ☞ 5.4)

Narkoseeinleitung
- ggf. Atropin (Bradykardie, Salivation)
- Präkurarisierung, Priming-dose
- Fentanyl: als Initaldosis 1/3–1/2 der NLA-Initialdosis (NLA-Richtwert 0,01 mg/kg KG) langsam injizieren (0,2–0,4 mg)
- Kommandoatmung
- Injektion des Hypnotikums (Barbiturat, Etomidat, Propofol); höhere Dosis als bei NLA (☞ 5.4) erforderlich
- Maskenbeatmung mit Sauerstoff
- Vollrelaxierung
- Intubation und Lagekontrolle des Tubus
- Anschluß des Kreisteils und Beatmung mit N_2O/O_2
- Volatiles Anästhetikum zuführen (anfluten lassen)
- Je nach Dauer der präoperativen Vorbereitungen (Lagerung, Desinfektion, Abdecken) zum Schnitt 0,1–0,2 mg Fentanyl.

Narkoseunterhaltung
- Normoventilation (Kapnometrie ☞ 2.7)
- Lachgas/Sauerstoff plus volatiles Anästhetikum in niedriger Dosierung
- Vapor-Einstellung bei 3 l Frischgas-Flow: Halothan 0,3–0,7 Vol.%, Enfluran und Isofluran 0,4–1,0 Vol.%
- Fentanyl-Repetitionsdosen nach Bedarf (Faustregel: längere Intervalle als bei NLA, ca. 30–60 Minuten), Dosis 0,1 mg
- In der Endphase der Operation kein Fentanyl mehr geben, evtl. Konzentration des volatilen Anästhetikums erhöhen.

Narkoseausleitung
- Beenden der Gas-Zufuhr, evtl. mit hohem Frischgas-Flow (N_2O/O_2) auswaschen
- Zur Extubation vorbereiten, Mund/Rachen absaugen
- Leichte Hypoventilation, Spontanatmung erzielen
- Bei letzter Hautnaht Lachgas abstellen
- Extubation, wenn der Patient suffizient atmet und wach wird
- Sauerstoffzufuhr über Maske.

Inhalationsnarkose, ergänzt durch Fentanyl

Vorbereitung (Intubationsnarkose ☞ 5.2, Inhalationsanästhesie ☞ 5.3)

Einleitung und Unterhaltung der Inhalationsanästhesie
- Primär Kombination mit Fentanyl (0,1–0,2 mg) oder Alfentanil (1–2 mg) zur Einleitung/Intubation
- Evtl. 0,05–0,1 mg Fentanyl (0,5–1 mg Alfentanil) zum Schnitt, meist keine weitere Opioid-Repetition mehr.

Narkoseunterhaltung (☞ 5.3)
- Dosierung nach klinischen Erfordernissen (Blutdruck, Herzfrequenz etc.)
- Geringere Konzentrationen des volatilen Anästhetikums als bei reiner Inhalations-anästhesie ausreichend

Narkoseausleitung (☞ 5.3)
- Zur Extubation vorbereiten, Mund/Rachen absaugen
- Spontanatmung in Narkose anstreben
- Extubation mit dem ersten Hustenstoß
- Evtl. Extubation in Narkose
- Sauerstoffzufuhr über Maske.

Bei jeder Form der balancierten Anästhesie: Relaxierung nach klinischen Erfordernissen. Beurteilung der Relaxierung getrennt von Analgesie/Hypnose erforderlich (Relaxometrie ☞ 2.7.2) ; bei hohem Anteil des volatilen Anästhetikums reichen reduzierte Relaxansdosen aus.

Zwischen den beiden Verfahren sind alle denkbaren Varianten (Variabilität der Komponenten Opioid – volatiles Anästhetikum) möglich.

5

 Tips & Tricks
- „Rezepte" für die balancierte Anästhesie gibt es nicht
- Empfehlung: zuerst die klassischen Methoden NLA und Inhalation erlernen, um Vertrautheit mit den entsprechenden Pharmaka zu erwerben; bei sicherem Umgang mit den klassischen Methoden Kombination der pharmakologischen Komponenten zur balancierten Anästhesie.

Alternative: Balanced Anaesthesia
Besonders schonendes Narkoseverfahren für bestimmte Indikationen (z.B. Kardio-anästhesie ☞ 8, Neuroanästhesie ☞ 10) .
- Benzodiazepine (bevorzugt Midazolam) statt volatilem Anästhetikum → Steuerung der Narkose schwierig, große Erfahrung notwendig
- Bei geplanter Nachbeatmung/postoperativer Intensivtherapie: Fentanyl/Flunitrazepam oder Fentanyl/Midazolam repetitiv oder kontinuierlich i.v. (Perfusor).

───── **Probleme** ──────────────────────────────

- Fehldosierung, Überdosierung mit gegenseitiger Potenzierung der Komponenten Opioid – volatiles Anästhetikum
- Narkoseüberhang und Atemdepression:
  - Fehlendes Erwachen
  - Apnoe, Bradypnoe (Hypokapnie ausschließen)
  - Normotonie und -frequenz.

 Tips & Tricks
- Miosis spricht für Opioid-Überhang → Nachbeatmen, evtl. antagonisieren (z.B. Naloxon 0,4 mg fraktioniert, Nalorphin 10 mg, *Cave:* Nalorphin in höherer Dosis → ausgeprägte Sedierung → spontan atmender, kaum erweckbarer Patient)

- Endexspiratorische Narkosegas-Messung (☞ 2.7; klinisch: Geruchsprobe der Exspirationsluft) zeigt Narkose-Überhang durch volatiles Anästhetikum → mit hohem Frischgas-Flow (Luft/Sauerstoff) weiterbeatmen, bis Patient wach wird.

- Sonstige Einflüsse bedenken:
  - Wirksamkeit/Überhang einer Benzodiazepin-Prämedikation (z.B. Flunitrazepam)
  - Zusätzlich intraoperativ erfolgte Applikation von Benzodiazepinen, Droperidol.

 Tips & Tricks

- Bei der balancierten Anästhesie sich auf möglichst wenige Kombinationspartner beschränken: N_2O/O_2 plus
  – Fentanyl + volatiles Anästhetikum *oder*
  – Fentanyl + Benzodiazepin (Balanced Anaesthesia)
- Relaxierung nach klinischen Erfordernissen (z.B. Laparotomie); bei peripheren Eingriffen meist nicht erforderlich
- Kein Polypragmatismus (unüberlegte Pharmaka-Applikationen → schwer zu differenzierende Überhänge möglich)
- Droperidol als Antiemetikum in geringer Dosis (2,5–5,0 mg) vor oder nach der Narkoseausleitung ausreichend.

5.5.2   Kombination Regional-/Allgemeinanästhesie

Addition einer Allgemeinanästhesie (Intubationsnarkose) zu einer Regionalanästhesie:
- Periduralanästhesie (☞ 6.3) plus ITN (überwiegend)
- Spinalanästhesie (☞ 6.2) plus ITN
- Katheter-Plexusanästhesie plus ITN.

Indikationen

- Eingriffe, bei denen die operative Analgesie bei optimalen Bedingungen vollständig durch die Regionalanästhesie erzielt werden kann ☞ 6
  - Totalendoprothesen von Hüfte, Knie
  - Handchirurgie, Replantationen
- Indikationen für die zusätzliche Intubationsnarkose:
  - Sicherung von Ventilation und Gasaustausch
  - Patientenkomfort (lange Op-Dauer, unbequeme Lagerung, Auskühlung, Vermeidung psychischer Beeinträchtigung etc.).

Bei suffizienter Regionalanästhesie genügt als Allgemeinanästhesie eine flache Inhalationsanästhesie, zur Intubation evtl. 0,1–0,2 mg Fentanyl.

Probleme

- Kreislaufdepression (Narkoseeinleitung bei gleichzeitiger Sympathikolyse durch PDA) → Volumenzufuhr (prophylaktisch), Vasopressoren (z.B. Akrinor®, Supratonin®)
- Blutverlust (z.B. bei TEP) → Kreilaufinstabilität, verstärkt durch PDA-bedingte Sympathikolyse → konsequente Volumen- und Blutsubstitution, evtl Einsatz von Vasopressoren (z.B. Akrinor®, Supratonin®)
- Abklingen der Regionalanästhesie → frühzeitige Repetition der Lokalanästhetika, Vermeidung einer Tachyphylaxie ☞ 6.1.5.

Grenzen des Verfahrens

Bei Eingriffen, die zur Analgesie eine ausgedehnte PDA erfordern oder bei denen die operative Analgesie nur teilweise durch die Regionalanästhesie erzielt werden kann, kann die gleichzeitige Anwendung von Regional- und Allgemeinanästhesie gefährlich sein, z.B. bei
- Darmchirurgie (Dickdarm, Dünndarm)
- Gefäßchirurgie (Aortenaneurysmen, abdominale Gefäßprothesen)
- Magen-, Oesophaguschirurgie
- Urologische Eingriffe (z.B. Nierenchirurgie, Retroperitoneale Lymphadenektomie).

 Tips & Tricks
- Die Indikation für gleichzeitige Anwendung von Regional- und Allgemeinanästhesie bei solchen Eingriffen ist umstritten, kein Standard. *Begründung*: Unkalkulierbare Volumenverschiebungen und -verluste (Sympathikolyse bei ausgedehnter PDA, Blutverlust bei gefäßchirurgischen Eingriffen) und Eventerationssyndrom können zur schwer therapierbaren oder therapierefraktären Kreislaufinsuff. führen.
- Narkose als balancierte Anästhesie (☞ 5.5) führen, präoperativ gelegten PDA-Katheter nur zur postop. Schmerzther. benutzen, intraoperativ nicht bestücken
- Intrathekale oder peridurale Opioid-Applikation noch nicht Standard
- Anwendung solcher Methoden nur durch besonders Erfahrene.

5.6 Narkosen mit Ketamin/Ketamin-S

- Anästhetikum mit analgetischen und amnestischen Eigenschaften; analgetische Wirksamkeit besonders bei somatischen, oberflächlichen Schmerzen, weniger bei viszeralen Schmerzen
- Ketamin erzeugt eine besondere Form der Anästhesie: *Dissoziative Anästhesie* (kataleptischer Zustand, pharmakologische Abkopplung zwischen thalamo-neokortikalem und limbischem System); Analgesie und Amnesie ohne eigentlichen Schlafzustand
- Einziges Anästhetikum mit Herz-Kreislauf-Stimulation:
  - Hypertension und Tachykardie
  - Anstieg der Druck-Volumen-Arbeit des Herzens (KI b. manifester Herzinsuff. s.u.)
  - Erheblicher Anstieg des myokardialen Sauerstoffverbrauchs (KI bei KHK s.u.)
- Weitere Wirkungen:
  - Anstieg des intrakraniellen und Augeninnendrucks (KI bei Hirndruck)
  - Bronchodilatatorische Wirkung
  - Hypersalivation (Speicheldrüsen und Tracheobronchialdrüsen) → nicht routinemäßig bei Eingriffen im Rachen-, Kehlkopf-, Tracheal- und Bronchialbereich
  - Anstieg der Uteruskontraktilität
  - Psychomimetische Wirkungen: Halluzinationen, bizarre und furchterregende Träume, postnarkotische Träume unangenehmen Inhalts.

5.6.1 Indikationen – Kontraindikationen

Indikationen

Schmerzhafte, oberflächliche Eingriffe von kurzer Dauer, z.B.
- Wundinzisionen, Abszeßspaltungen
- Einlagen von Streifen, Ketten (septische Wunden)
- Verbandswechsel (Verbrennungswunden)
- Nekrosenabtragungen etc.
- Frakturrepositionen (z.B. Radiusfraktur bei jungen Patienten).

5.6.2 Durchführung

- Verfahren:
  - *Ataranalgesie* (Ketamin plus Benzodiazepin als Ataraktikum)
  - Bei Kleinkindern Ketamin-Mononarkose möglich, bei älteren Patienten (ab ca. 3–4 Jahren) immer mit Benzodiazepin (bevorzugt Midazolam) kombinieren
- Vorbereitung wie bei jeder Allgemein-Anästhesie:
  - Monitoring (☞ 2.7): EKG und NIBP obligat, Pulsoximetrie dringend geraten
  - Sicherer venöser Zugang mit laufender Infusion (z.B. Ringer-Lösung, bei Kindern z.B. Päd III®)
  - Narkosegerät mit Beatmungszubehör (z.B. Masken, Guedel-Tuben) überprüft und funktionsbereit
  - Intubationszubehör überprüft und einsatzbereit in unmittelbarer Reichweite
  - Narkosewagen mit Notfallmedikamenten (☞ 1.2.2) in unmittelbarer Reichweite
  - Geschulte Assistenz anwesend
- Narkoseeinleitung:
  - Hemmung der Salivation mit Atropin (0,25–0,5 mg, bei Kindern entsprechend weniger; ☞ 11.4.2)
  - Midazolam milligrammweise i.v., bis Patient gähnt, Sprache verwaschen wird (2–5 mg meist ausreichend) ; individuelle Dosierung
  - Ketamin 1–2 mg/kg KG, Ketamin-S 0,5–1,0 mg/kg KG *langsam* i.v., bis die typischen Zeichen der Ataranalgesie erkennbar sind (Nicht-Ansprechbarkeit; oft geöffnete Augen, Blick ins Leere, Nystagmus; vertiefte Atmung, gefolgt von kurzen apnoischen Phasen, seufzerartige Inspirationen)
  - Bei unkooperativen, unprämedizierten Kindern intramuskuläre Einleitung möglich: 5–6 mg/kg i.m., mit Atropin (0,01 mg/kg) kombinieren (Mischspritze), Ketamin-S in analgetischer Dosierung (0,25 mg/kg KG), evt. Repetition mit Ketamin-S 0,125–0,25 mg/kg KG
  - Sauerstoffzufuhr über Nasensonde oder Maske (4 l/Min.).

 Tips & Tricks

- Ketamin unbedingt langsam injizieren, sonst ist eine erhebliche sympathoadrenerge Stimulation und Atemdepression möglich
- Muskeltonus der oberen Luftwege sowie Schutzreflexe (Husten-, Niesreflex) bleiben unter Ketamin weitgehend erhalten, bei vollem Magen besteht aber kein sicherer Aspirationsschutz → nicht nüchterne Patienten endotracheal intubieren (Narkosevertiefung mit Barbiturat, Relaxierung).

- Narkoseunterhaltung:
  - Nachinjektion von 1/3–1/2 der Ketamin-Initialdosis bei nachlassender Anästhesie (Unruhe, Abwehrbewegungen, je nach Patient und Eingriff nach 5–10 Minuten zu erwarten) ;
  - Evtl. zusätzlich Nachinjektion von Midazolam 1–2 mg
- Nach der Narkose folgt unterschiedlich langer Nachschlaf (abhängig von der Gesamtdosis Ketamin/Midazolam):
  - Überwachung der Vitalparameter: EKG, Blutdruck; auf suffiziente Atmung achten (evtl. stabile Seitenlagerung herstellen)
  - Ansonsten den Patienten ungestört ausschlafen lassen (optische, akustische Reize bewirken u.U. Desorientiertheit, unangenehme Träume).

 Dauert ein Eingriff vorhersehbar länger und sind vorhersehbar mehrere Repetitionsdosen notwendig → a priori anderes Anästhesieverfahren (z.B. Kombination Inhalationsanästhesie und Ketamin in analgetischer Dosierung (s.u.), Maskennarkose ☞ 5.1) bevorzugen.

Weitere Anwendungen von Ketamin

- Ketamin ist gut geeignet als *analgetische Ergänzung* von Inhalationsanästhesien bei den o.g. kurzen Eingriffen:
  - Narkoseeinleitung mit Hypnotika (z.B. Barbiturat, Propofol)
  - Narkoseunterhaltung durch Inhalationsanästhetika (Maskennarkose ☞ 5.1)
  - Gabe von Ketamin in analgetischer Dosierung (0,5 mg/kg KG)
  - Evtl. Repetition 0,25 (– 0,5) mg/kg KG bei Bedarf
- Vorteile:
  - Keine dissoziative Anästhesie
  - Unerwünschte Nebenwirkungen des Ketamins fehlen weitestgehend (sympathoadrenerge Stimulation, psychomimetische Wirkungen, ICP-Anstieg)
  - Narkose wird primär mit Inhalationsanästhetika aufrecht erhalten, deren Konzentration kann reduziert werden
  - Narkose ist gut steuerbar.

5.6.3   Besonderheiten beim Einsatz ————————————

Kontraindikationen

- Absolute Kontraindikationen für Ketamin:
  - Koronare Herzkrankheit
  - Hypertonie
  - Manifeste Herzinsuffizienz
  - Aorten- und Mitralstenose
  - Aortenaneurysmen (thorakal, abdominal)
  - Unbehandelte Hyperthyreose
  - Phäochromozytom
  - Eklampsie und Präeklampsie
  - Uterusruptur und Nabelschnurvorfall
  - Manifester Hirndruck (SHT, pathologischer intrakranieller Prozeß)
  - Glaukom, perforierende Augenverletzung.

- Weitere Kontraindikationen für routinemäßige Ketaminnarkosen (Mononarkose bzw. Ataranalgesie):
  - Psychiatrische Erkrankungen
  - Epilepsie
  - Eingriffe im Rachen-, Kehlkopf-, Tracheal- und Bronchialbereich
  - Ambulante Anästhesie (u.U. langanhaltende Desorientiertheit, abhängig von Gesamtdosis)
- Kontraindikation für Ataraktika (Benzodiazepine ☞ 2.9):
  - Myasthenia gravis
  - Dystrophe Säuglinge.

Besonderheiten

- *Narkoseeinleitung bei Kreislaufinsuffizienz* (z.B. Volumenmangelschock, septischer Schock ☞ 3.3.2): Hier ist Ketamin wegen seiner kreislaufstimulierenden Wirkung vorteilhaft. Dabei immer gleichzeitig suffiziente Volumensubstitution, vor Narkoseeinleitung möglichst weitgehende Kreislaufstabilisierung anstreben
  Cave: Der kardiogene Schock ist eine absolute Kontraindikation für Ketamin!
- *Sectio caesarea* ☞ 12.3.3
  - Ketamin zur Narkoseeinleitung und/oder analgetischen Ergänzung der Inhalationsanästhesie bis zur Abnabelung gut geeignet
  - bis 1 mg/kg KG keine wesentliche Steigerung von Uterustonus und -kontraktilität zu erwarten → keine negativen Auswirkungen auf fetale Sauerstoffversorgung
  - *Cave:* Präeklampsie, Eklampsie sind absolute Kontraindikationen für Ketamin!
- *Asthma bronchiale* ☞ 4.2.1
  - Möglichst keine Narkoseeinleitung im akuten Asthmaanfall; wenn unumgänglich, Ketamin wegen bronchodilatatorischer Wirkung bevorzugen
  - Prinzip zur Verhinderung eines Asthmaanfalls bei Narkoseeinleitung: zur Intubation *tiefe Narkose* erforderlich (Barbiturat und Propofol sind grundsätzlich geeignet); Ketamin (1–2 mg/kg KG) zur Narkoseeinleitung geeignet (keine zwingende Indikation); Ketamin-S 0,5–1,0 mg/kg KG i.v., b.B. bis 2,5 mg/kg KG i.v.
  - Bei lebensbedrohlichem, therapieresistentem Status asthmaticus: Ketamin 3–7 mg/kg KG i.v. (als Therapeutikum, nicht zur Narkoseeinleitung), dann 100–200 mg/h kontinuierlich i.v. (Perfusor).

 Die Ketamin-Narkose (Ataranalgesie in Spontanatmung) ist kein Verfahren für operative Routineeingriffe (z.B. Extremitätenchirurgie); hier stehen nebenwirkungsärmere und sicherere Verfahren (Masken- oder Intubationsnarkose) zur Verfügung.

5.7   Stand-by

5.7.1   Indikationen – Voraussetzungen ————————————

Überwachung und Sicherung der vitalen Körperfunktionen während diagnostischer und/oder therapeutischer Eingriffe ohne eigentliches Narkoseverfahren.
Stand-by als eigenständige Anästhesieleistung wird zunehmend in Anspruch genommen, um Bedürfnissen und Anforderungen an die Patientensicherheit gerecht zu werden.

Indikationen
- Patienten mit erhöhtem Risiko:
  - Schwerwiegende (Begleit-) Erkrankungen (z.B. kardiovaskulär, kardiopulmonal)
  - Eingeschränkte Organfunktion (z.B. Diabetes mellitus)
  - Fortgeschrittenes Alter (oft multimorbide Patienten)
  - Begleit-/Dauermedikation (mögliche Arzneimittelinteraktionen)
  - Allergieanamnese (z.B. gegen Kontrastmittel)
- Typische Eingriffe mit Stand-by: Eingriffe in anatomisch leicht zugänglichen Operationsgebieten, durch den Operateur durchgeführte Lokalanästhesie, z.B.:
  - Augenchirurgie (Kataraktchirurgie)
  - HNO (Septumkorrekturen, Plastische Operationen)
  - Neurochirurgie (Stereotaktische Operationen, Chemonukleolysen)
- Sedierung/Analgo-Sedierung bei nichtoperativen diagnostischen/therapeutischen Maßnahmen:
  - Radiologische Untersuchungen bei unkooperativen Pat. (Kinder, verwirrte Pat.)
  - Endoskopische Untersuchungen (Gastroenterologie, Urologie)
- Prophylaktisch:
  - Kontrastmitteluntersuchungen bei Allergikern. Da die heute verwendeten Kontrastmittel nicht mehr jodhaltig sind, werden allergische Reaktionen nur noch selten beobachtet. Die Symptome können von Hautrötung, Juckreiz, Quaddeln über Brechreiz und Parästhesien bis hin zu Bronchospasmus und anaphylaktischem Schock reichen ☞ 3.2.2.

Voraussetzungen
- Aufgaben des Anästhesisten mit Stand-by-Funktion:
  - Überwachung und Sicherung der Vitalfunktionen (Herz-Kreislauf, Atmung, ZNS)
  - Frühzeitiges Erkennen und Behandeln von Störungen
- Voraussetzungen zur Durchführung der Stand-by-Funktion:
  - Prämedikationsvisite (☞ 1.1) wie zu einer Narkose, möglichst am Vortag
  - Erhebung aller relevanten Befunde
  - Risikoeinschätzung (z.B. nach ASA ☞ 1.1.4)
  - Aufklärung des Patienten über das Verfahren
  - Dokumentation auf einem Narkoseprotokoll
  - Schriftliche Einwilligung des Patienten.

Vorher mit dem Pat. besprechen, daß im Falle eines Versagens z.B. der Lokalanästhesie durch den Operateur oder bei sonstigen Zwischenfällen eine entsprechende Ther. (z.B. Allgemeinanästhesie) durchgeführt wird. Neben der Aufklärung sollte eine anxiolytische Prämedikation (z.B. Flunitrazepam, Midazolam p.o.) verordnet werden (bei sehr alten Pat. oft entbehrlich. *Cave:* Atemdepression).

Tips & Tricks

Lokalanästhesie mit Stand-by nicht immer das risikoärmere Verfahren:
- Allgemeinanästhesie mit Intubation (ITN ☞ 5.2) kann sicherer sein (Sicherung von Atemwegen, Gasaustausch)
- Adrenalinhaltige Lokalanästhetika (☞ 6.1.4) können kontraindiziert sein (Hypertonie, KHK)
- Gefahr der Atemdepression durch geplante/notwendige Analgo-Sedierung während des Eingriffs → Rücksprache mit dem Operateur nehmen, gemeinsam das Vorgehen besprechen und festlegen.

5.7.2 Durchführung

Der Anästhesist übernimmt während der Stand-by-Funktion die volle ärztliche Verantwortung für den Patienten (zivil- und strafrechtliche Verantwortung), d.h.
- Anwesenheitspflicht
- Keine Delegation zur eigenständigen Durchführung an medizinisches Hilfspersonal.

Voraussetzungen
- Überwachung, Monitoring wie bei einer im gleichen Fall notwendigen und üblichen Allgemein-Anästhesie:
  - EKG und NIBP obligat, Pulsoximetrie (☞ 2.7) empfehlenswert
  - Sicherer venöser Zugang mit laufender Infusion (z.B. Ringer-Lösung)
  - Mindestens Notfall-Ausrüstung (Beatmungszubehör, Notfallmedikamente, Sauerstofflasche/-anschluß) in Reichweite
- Nach Möglichkeit:
  - Narkosegerät mit Beatmungszubehör (z.B. Masken, Guedel-Tuben) überprüft und funktionsbereit
  - Intubationszubehör überprüft und einsatzbereit in unmittelbarer Reichweite
  - Narkosewagen mit Notfallmedikamenten (☞ 1.2.2) in unmittelbarer Reichweite
  - Geschulte Assistenz anwesend.

Sedierung
Meist erwünscht (von Patient und/oder Operateur)
- *Sedierung* des Patienten. Geeignete Medikamente:
  - Benzodiazepine, besonders Midazolam (anxiolytische, amnestische Wirkung)
  - Milligrammweise nach Wirkung titrieren
  - 2–5 mg meist ausreichend, evtl. Repetition 1–2 mg
  - Ziel: Indifferenz und Amnesie; nicht tiefer Schlaf; Atemdepression möglich (Pulsoximetrie ☞ 2.7), evtl. Sauerstoff 2–4 l/Min. (Nasensonde) zuführen
  - Bei alten Patienten Diazepam in geringer Dosis (2–5 mg langsam i.v.) vorteilhaft, schwächere Wirkung/geringere Atemdepression als Midazolam
  - Nach dem Eingriff ausreichende Überwachung (z.B. im AWR).

Tips & Tricks

- Zur Sedierung nicht geeignet:
  - Droperidol oder Thalamonal® → innere Angst und Aufregung trotz scheinbarer äußerer Ruhe möglich;
  - Droperidol/Diazepam-Gemisch (Verfahren obsolet)
- Bei jeder i.v.-Sedierung peroral erfolgte Prämedikation berücksichtigen → evtl. Dosisreduktion
- Kombination mit Opioiden möglichst vermeiden (Atemdepression)
- Die Analgesie (Lokalanästhesie) erfolgt durch den Operateur.

Geeignetes Verfahren bei schmerzlosen Untersuchungen
z.B. CT-Untersuchung bei Kindern, unkooperativen Patienten:
- Propofol in subnarkotischer Dosierung, repetitiv oder kontinuierlich i.v.
- Dosierung individuell nach klinischen Kriterien ermitteln; langsame Titration, bis der Patient schläft
- Atemdepression möglich (Pulsoximetrie ☞ 2,7), evtl. Sauerstoff 2–4 l/Min. (Nasensonde) zuführen.

Herz-Kreislauf-Überwachung
Neben der Sedierung steht die Behandlung von *kardiovaskulären Störungen* (Hypertonien, Tachykardien, Angina pectoris) während des Stand-by im Vordergrund.

- Prophylaxe: Dauermedikation (Antihypertensiva, β-Blocker, Nitropräparate) nicht absetzen, nach Medikationsplan einnehmen lassen
- Bei intraoperativ erforderlicher Medikation Orientierung an der Vormedikation
- Vorgehen bei Hypertonie ☞ 4.1.1, bei Angina pectoris ☞ 4.1.2
  - Nifedipin 10 mg sublingual (Kapsel aufstechen, Inhalt auf/unter die Zunge ausdrücken)
  - Urapidil titriert i.v.
  - Clonidin verdünnt langsam i.v. (cave: initialer Blutdruckanstieg bei schneller Injektion)
  - Hydralazin titriert i.v. (*Cave:* Reflextachykardie, evtl mit β-Blocker kombinieren)
  - β-Blocker (z.B. Metoprolol, Pindolol) titriert i.v.
  - Bei Angina pectoris → Nitro-Spray oder Nitro-Kapsel (Kapsel aufstechen, Inhalt auf/unter die Zunge ausdrücken), Sauerstoff zuführen.

 Stand-by bei Risikopatienten ist eine ernstzunehmende anästhesiologische Aufgabe, die Sorgfaltspflichten entsprechen denen bei einer Allgemein-Anästhesie; Vorbereitung und Durchführung erfordern Kenntnisse und Erfahrung im Umgang mit den eingesetzten Medikamenten (Sedativa, Herz-Kreislauf-Pharmaka).

5.8   Narkosen mit kontrollierter Hypotension

Eine weitere Möglichkeit, ein blutarmes OP-Gebiet zu erreichen, besteht in der Anwendung der sogenannten kontrollierten Hypotension (pharmakologisch induzierte Blutdrucksenkung auf einen mittleren arteriellen Druck von etwa 60 mmHg). Das Verfahren ist zunehmend umstritten: Niedriger Perfusionsdruck der Organe kann eine Mangeldurchblutung bewirken: Hirnischämie, Myokardischämie, Oligurie, Erhöhung des intrapulmonalen Rechts-Links-Shunts.

Kontraindikationen für die kontrollierte Hypotension
- Herzinsuffizienz
- KHK
- Hypertonie
- Hirnarteriosklerose
- Anämie
- Schwere Lungenfunktionsstörung.

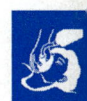

Monitoring
➤ Voraussetzung für die Durchführung der kontrollierten Hypotension
- Kontinuierliche blutige Messung des Blutdrucks
- Messung der Urinproduktion
- Regelmäßig Blutgasanalysen
- ZVD-Messung.

Zur Blutdrucksenkung sind 3 Substanzen üblich (☞ 22)
- Nitroprussid-Natrium = Nipruss®
- Nitroglyzerin = Nitrolingual®
- Isofluran = Forene®.

Boris Bang-Vojdanovski
Matthias Eberhardt

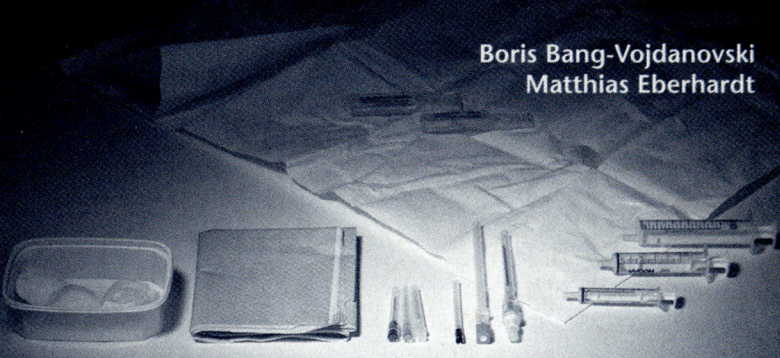

Regionalanästhesieverfahren 6

6.1 Grundlagen – Lokalanästhetika (LA)

- Lokalanästhetika (LA) blockieren reversibel die Fortleitung des Aktionspotentials über Nervenfasern, die Schmerzempfindung wird ohne Ausschaltung des Bewußtseins verhindert.
- Die Empfindlichkeit der einzelnen Nervenfasertypen gegenüber der blockierenden Wirkung von LA ist unterschiedlich. Dünne Nervenfasern werden früher ausgeschaltet als dicke → Reihenfolge des Empfindungsverlustes: Schmerz, Temperatur, Berührung und Druck. Abklingen des Effektes in umgekehrter Reihenfolge → Schmerzempfindung wird zuletzt wieder normalisiert.

6.1.1 Wirkungsmechanismus

- Je geringer die Myelinisierung, desto weniger ist die Nervenfaser gegen die Einwirkung eines LA geschützt → umso schneller wird sie betäubt; Ausnahme: myelinisierte präganglionäre autonome B-Fasern (innervieren die glatten Gefäßmuskelzellen), die vor allen anderen (auch den dünneren) Nervenfasern geblockt werden.
- Diffusion des LA erfolgt in Form der freien Base; das Kation ist die aktive Form des LA-Moleküls, d.h. die Kationenkonzentration des LA bestimmt die Blockade der Erregungsleitung → Alkalisierung der LA-Lösung fördert die Penetranz der Substanz, Ansäuerung (z.B. infiziertes Gewebe) vermindert den Anteil der Base, weniger LA erreicht das Nervengewebe.
- Spinal- oder Periduralanästhesie: Blockade führt zur Gefäßdilatation mit nachfolgendem Blutdruckabfall!

6.1.2 Pharmakologische Eigenschaften

- Analgetische Potenz wird durch Lipidlöslichkeit bestimmt
- Analgesiequalität abhängig von Konzentration des LA; Konzentration niedrig → Analgesie (Verlust der Schmerzempfindung), Konzentration hoch → zusätzlich Anästhesie (Verlust der Berührungsempfindlichkeit)
- Motorische Blockade um so früher und ausgeprägter, je höher Konzentration und Lipidlöslichkeit des LA
- Anschlagzeit abhängig von Diffusionsstrecke, Konzentration des LA, Lipidlöslichkeit und Zusatz von Vasokonstriktoren
- Wirkdauer v.a. bestimmt durch Lipidlöslichkeit und Proteinbindung, weniger durch die Größe der Moleküle, meist ist die Wirkungsdauer umso länger, je höher die Konzentration gewählt wird
- Ausbreitung abhängig von Diffusion und Volumenverteilung (Volumenmenge und Injektionsgeschwindigkeit)
- Gesamtdosis kann durch Veränderungen von Konzentration oder Volumen variiert werden: Gesamtdosis ↑ = Anschlagzeit ↓, Wirkdauer ↑, Erfolgsrate der Nervenblockade ↑ (Cave: exzessive Volumenerhöhung!)
- Vasokonstriktoren (Adrenalin 1:200 000) als Zusatz zu LA → Durchblutung des Gewebes ↓, Resorption des LA ↓ → Anschlagzeit ↑, Wirkdauer ↑
- CO_2-Zusatz → Ansäuerung der Nervenfaser → Anschlagzeit ↑, Analgesietiefe ↑ (umstritten)

- Alkalinisierung (Bikarbonat) → pH ↑, undissoziierte Moleküle ↑ → Diffusion ↑, Anschlagzeit ↓
- Mischung von LA → Anschlagzeit ↓, Wirkdauer ↑, Toxizität ↓

Tabelle 6.1: Einteilung der Lokalanästhetika nach der Wirkungsdauer

Kurze Wirkungsdauer (30–60 Min.)	Mittlere Wirkungsdauer (60–120 Min.)	Lange Wirkungsdauer (–400 Min.)
Procain (Novocain®)	Lidocain (Xylocain®)	Tetracain (Pantocain®)
Chlorprocain (Nesacain®)	Mepivacain (Scandicain®)	Bupivacain (Carbostesin®)
	Prilocain (Xylonest®)	Etidocain (Duranest®)
		Ropivacain (Naropin®)

 Tips & Tricks

- Konzentrationserhöhung eines LA bei unverändertem Volumen (z.B. 10 ml Bupivacain 0,25 % auf 10 ml Bupivacain 0,5 %) → Erhöhung der injizierten LA-Menge → Wirkungseintritt ↑
- Erhöhung der Volumina bei verminderter Konzentration, jedoch gleichbleibender Menge (z.B. von 10 ml Mepivacain 2 % auf 20 ml Mepivacain 1 %) → Ausbreitung des LA vom Injektionsort ↑
- WEDENSKY-Block: Patient ist nach Injektion von LA unempfindlich gegenüber einzelnen Nadelstichen, schreit aber bei Hautschnitt auf; Ursache: noch nicht ausreichende Blockade → Einzelreize werden nicht mehr fortgeleitet, Dauerstimulation läßt einzelne Impulse durch → Patient empfindet in deutlich herabgesetzter Form Schmerzen; Therapie: Abwarten, LA nachinjizieren oder Allgemeinanästhesie.
- Anwärmen von LA (z.B. durch Einstecken in Hosentasche) verkürzt Wirkungseintritt.

6.1.3 Elimination vom Wirkort/Metabolismus

- Als freie Base (nicht dissoziierte Form) diffundiert das LA schnell in die Umgebung, dringt in Blutgefäße ein und wird weggespült; zudem Vasodilatation → Verweildauer am Applikationsort (z.B. Schleimhautoberfläche) ist ohne Zusatz von Vasokonstriktoren nur sehr kurz
- **LA vom Ester-Typ** (z.B. Procain, Tetracain) werden in der Blutbahn durch die Pseudocholinesterase des Plasmas gespalten; Spaltprodukte sind lokalanästhetisch unwirksam und in der entstehenden Konzentration nicht toxisch; Abbau in der Leber von untergeordneter Rolle (Ausnahme: Cocain); Abbaugeschwindigkeit: Procain (1 mg/Min.), Tetracain (0,25 mg/Min.) → sehr kurze HWZ → bei fälschlicher intravasaler Injektion bestehen extrem hohe Plasmaspiegel nur über einen sehr kurzen Zeitraum; dagegen bei Pseudocholinesterasedefizit oder atypischer Pseudocholinesterase → klinisch bedeutsame Verlängerung der HWZ

- **LA vom Amid-Typ** (z.B. Lidocain) werden ausschließlich in der Leberzelle durch Monooxygenasen oxidativ hydroxiliert und durch die Carboxylesterase enzymatisch hydrolisiert (Ausnahme: Prilocain); Metabolismus langsamer als Esterspaltung → HWZ zwischen 1,5 und 3,5 Stunden; Induktion der Leberenzyme durch z.B. Barbiturate erhöht die Metabolisierung, Verminderung der Leberdurchblutung und Lebererkrankungen verzögern die Metabolisierung, Nierenerkrankungen bleiben ohne Einfluß.

6.1.4   Vasokonstriktorenzusatz

- Zusatz von Vasokonstringentien verlängert nicht nur die Dauer der lokalen Wirkung durch Einschränkung der Durchblutung im Operationsgebiet, sondern verhindert gleichzeitig, daß das LA in gefährlicher Konzentration in die Blutbahn gelangt
- Vasokonstringentien erscheinen ebenfalls im Blut → NW (☞ Tab. 6.2) beachten
- Adrenalin (Suprarenin®); 1 Amp. = 1 ml = 1 mg (1 : 1000); Dosierung: 1 : 200 000 → 0,1 mg = 0,1 ml pro 20 ml LA (Tuberkulinspritze); max. Dosierung 0,25 mg = 0,25 ml Adrenalin 1:1000;
- ➤ Cave: kein Adrenalinzusatz bei Halothananästhesie → Arrhythmiegefahr!
- Ornipressin (Sandoz POR 8®); 1 E auf 10 ml LA; geringere Toxizität als Adrenalin; Wirkungseintritt langsamer als bei Adrenalin → Tendenz, die Konzentration zu erhöhen → Risiko der NW ↑, NW: Blutdruckanstieg, Angina pectoris, Bradykardie, Gesichtsblässe („Zentralisation"); keine Inkompatibilität mit Halothan®!
- KI: Anästhesien in Endarteriengebieten (Finger, Ohren, Penis, Zehen) → Gangrängefahr, zirkuläre Inj. an den Extremitäten, Hypertonie, Glaukom (mit geschlossenem Kammerwinkel), Mitralstenose, EPH-Gestose, Thyreotoxikose, Diabetes mellitus, Arteriosklerose, Erkrankungen des Herzmuskels, paroxysmale Tachykardie, hochfrequente Arrhythmia absoluta, KHK, Behandlung mit trizyklischen Antidepressiva.

6.1.5   Nebenwirkungen und Komplikationen ☞ Tab. 6.2

- Je höher die lokal injizierte Dosis eines LA ist, desto höher sind die Plasmaspiegel und desto größer ist die Gefahr toxischer NW
- Je stärker die anästhetische Wirksamkeit eines LA ist, desto ausgeprägter sind die toxischen Wirkungen auf das ZNS
- Je höher die Plasmaspiegel und je schneller ihr Anstieg, desto größer wird die Gefahr zentraler NW und desto ausgeprägter die Schwere der Reaktionen
- Reihenfolge der Toxizität: Tetracain (Pantocain®), Bupivacain (Carbostesin®, Bupivacain-Woelm®), Ropivacain (Naropin®), Etidocain (Duranest®), Lidocain (Xylocain®), Mepivacain (Scandicain®, Meaverin®), Prilocain (Xylonest®), Procain (Novocain®), Chlorprocain (Nesacain®).

Allergie
Allergien auf LA sind extrem selten und werden fast nur bei esterartigen Substanzen beobachtet; die Schwere der allergischen Reaktionen ist unabhängig von der applizierten Dosis.

- Die meisten Aminoester sind Abkömmlinge der Paraaminobenzoesäure, einer Substanz, die bei einigen Patienten allergen wirksam ist. Paraaminobenzoesäure entsteht als Metabolit beim Abbau von Tetracain (Pantocain®), Procain (Novocain®) und Chlorprocain (Nesacain®) durch das Enzym Pseudocholinesterase.
- Beim Abbau der Aminoamide, z.B. Lidocain (Xylocain®), Prilocain (Xylonest®), Mepivacain (Meaverin®), Bupivacain (Carbostesin®), Ropivacain (Naropin®) und Etidocain (Duranest®), entsteht keine Paraaminobenzoesäure, allerdings enthalten einige Handelspräparate Methyl-4-hydroxybenzoat (Methylparaben) als Konservierungsmittel, das wegen der im Molekül enthaltenen Paragruppe allergen wirksam werden kann (z.B. Xylocain®, Xylonest®, Meaverin®, Scandicain®).
- Klinisch können sich allergische Reaktionen wie folgt manifestieren (☞ Tab.): – Allergische Dermatitis (Hautrötung, Juckreiz)
- Asthmaanfall
- Anaphylaktischer Schock.
- Klinische Konsequenzen: Anamnese (☞ 1.1.1), bei allergischer Diathese ggf. präoperative Prophylaxe mit Antihistaminika (z.B. Fenistil®), ständige perioperative Überwachung des Pat.

Zentralnervöse Reaktionen
- Bluthirnschranke wird von kleinen LA-Molekülen ungehindert passiert → schnell hohe Konzentrationen im ZNS
- Biphasischer Verlauf: geringe Plasmaspiegel → inhibitorisch und antikonvulsiv; höhere Konzentration → exzitatorische Symptome
- Präkonvulsive Warnzeichen: Unruhe, Schwindelgefühl, akustische und visuelle Störungen, Tinnitus, Kribbeln (Zunge, Lippen), metallischer Geschmack, verwaschene Sprache, Shivering und Muskelzuckungen
- Weitere Erhöhung der LA-Konzentration → Krampfanfall und Atemstillstand
- Intravasale Injektion → Krampfanfall ohne warnende Vorzeichen.

Tips & Tricks
- Innerhalb der ersten 20–30 Min. nach lokaler Injektion des LA Patienten unbedingt sorgfältig überwachen (verbaler Kontakt!)
- Plötzliche Unruhe des Patienten meist erstes Anzeichen für zentralnervöse Intoxikationssymptome!
- Keine zentralen Analeptika (z.B. Daptazile®, Diamox®, Dopram®) verabreichen, KI bei Intoxikationen mit LA.

Kardiovaskuläre Reaktionen
- Häufigste NW: Störungen der Reizleitung (Verlangsamung, Verbreiterung des QRS-Komplexes, Blockbildung)
- Direkt negativ inotrope Effekte überwiegen → Abnahme der Kontraktionskraft 25 % → massiver Blutdruckabfall, kardiovaskulärer Kollaps
- Reihenfolge der kardiovaskulären NW: Bradykardie, Hypotonus (Cardiac output ↓), ggf. Arrhythmien, Blockbilder, Asystolie
- Von untergeordneter Bedeutung für Herz-Kreislauf-Toxizität: Vasodilatatorische Wirkungen der LA.

Methämoglobinämie

Met-Hb kann keine Sauerstoffmoleküle transportieren. Normalerweise wird entstehen-des Met-Hb im Erythrozyten sofort durch Glukose-6-Phosphat-Dehydrogenase zu Hb reduziert; Ein Enzymmangel (bei 5–20 % der Patienten aus Südeuropa und Afrika) führt zu einer pathologischen Empfindlichkeit gegenüber Met-Hb-bildenden Giften und Neigung zu hämolytischen Krisen nach Zufuhr vieler Pharmaka (z.B. Antimala-riamittel, Sulfonamide etc.); Nachweis: Reduktion von Met-Hb durch Methylenblau im Erythrozyten vermindert.

- Prilocain (Xylonest®; ☞ 22) führt zur Bildung von o-Toluidin → Hemmung der Reduktion von Met-Hb zu Hämoglobin → Met-Hb ↑↑ → Dosierungen > 600 mg Prilocain vermeiden (z.B. bei kontinuierlicher PDA)
- Bei Patienten mit Anämie, Einschränkungen des pulmonalen Gasaustausches und KHK → max. 400 mg Prilocain
- Spitzenwerte 2–3 h nach Applikation; klinische Zeichen: zyanotische Hautverfär-bung ab 3–5g/dl Met-Hb (ca. 15–20 % des Gesamt-Hb)
- Therapie: 10 ml Methylenblau 2 % i.v. (evtl. 1–2 mal wiederholen) oder 10 ml Thionin 0,2 % (Katalysin®) i.v.; bei Glukose-6-Phosphat-Dehydrogenase-Mangel Toluidinblau, da Methylenblau die Methämoglobinämie verstärken würde.

 Tips & Tricks

- Wegen der Met-Hb-Bildung sollte Prilocain (Xylonest®) bei folgenden Risikogruppen nicht angewendet werden: in der geburtshilflichen Anästhesie (☞ 12.3), bei Früh- und Neugeborenen, bei Glukose-6-Phosphat-Dehydroge-nase-Mangel (Anamnese!) und bei ausländischen Patienten!
- Pulsoximeter messen lediglich mit zwei Wellenlängen → nur Erfassung von Oxyhämoglobin und Desoxyhämoglobin (funktionelle Sättigung). Dyshämo-globine (Met-Hb, Kohlenmonoxid-Hb, Sulfhämoglobin) und fetales Hämo-globin werden nicht berücksichtigt und in der Berechnung der Sättigung vernachlässigt → *Cave:* bei z.B. hohen Met-Hb-Konzentrationen ist die mit dem Pulsoximeter gemessene funktionelle Sättigung wesentlich höher als die korrekte fraktionelle Sättigung.

Alle Komplikationen sind therapierbar

Voraussetzungen
- Venöser Zugang
- Narkoseapparat bzw. Beatmungseinheit
- Intubationsinstrumentarium
- Injektionsbereite Medikamente: Sedativa (z.B. Valium®, Dormicum®), Vasopressor (z.B. Supratonin®)
- Griffbereite Medikamente: Succinylcholin (z.B. Succinylcholin-Asta®), Atropin, Orciprenalin (z.B. Alupent®), Elektrolytlösung, β-Blocker (z.B. Beloc®), Norfen-efrin (z.B. Novadral®).

Tabelle 6.2: Nebenwirkungen und Komplikationen durch LA und Adjuvantien

KO	Warnzeichen/Sy.	Therapie	Prophylaxe
Vaso-vagale Reaktion	Schwächegefühl/Blässe, Schwitzen, Übelkeit, Brechreiz, „Ohnmacht"	Horizontallage, Seitenlage in Geburtshilfe, 0,5 mg Atropin i.v., Volumensubstitution (500 ml HAES 3 %®), bis 1 Amp. Supratonin® i.v., 5 mg Valium® od. 2,5 mg Dormicum® i.v	EGK, RR, LA in liegender Position
Allergische Reaktion	Erythem, Unruhe, Angst, Luftnot, Hautreaktionen, RR ↓, HF ↑, Erbrechen, Bauchschmerzen, Bronchospastik, anaphylaktischer Schock	O_2-Gabe (Maske), Suprarenin® (1:10 verdünnt mit 0,9 % NaCl-Lsg.) milliliterweise i.v., Infusion kristalloider Lsg., Fenistil® i.v., Solu-Decortin® i.v.	LA vom Amid-Typ anwenden, Allergen ist ggf. der Stabilisator (Methylparaben)
ZNS-Erregung	Schwindel, metallischer Geschmack, unregelmäßige Atmung, Muskelzuckungen	O_2-Gabe (Maske)	Ständige Aspiration beim Vorschieben der Nadel
	Ohrensausen, Angst	2,5–10 mg Valium® oder 25–50 mg Trapanal® i.v.	Bei hoher Dos. langsame Inj.
	Übelkeit, Erbrechen	1,25–2,5 mg Dehydrobenzperidol®	Während der Inj. mit Pat. sprechen
	Verwirrtheit, Unruhe/Bewußtlosigkeit, RR ↑, HF ↑, generalisierte Krämpfe	O_2-Beatmung (Maske), Sedierung, Relaxation, Intubation	„Immobile Nadel" nach Winnie bei gefäßnahen Blockaden
ZNS Depression	Keine Warnzeichen bei akuter Intoxikation/Bewußtlosigkeit, Atemstillstand, Sphinkterlähmung (Inkontinenz)	Korrektur der metabolischen Azidose (Blindpufferung mit 150 mval $NaHCO_3$, weitere Korrektur nach BGA)	Mittellange LA anwenden wegen geringerer Toxizität
Herz und Kreislauf	HF-Änderungen/Bradykardie, Hypotonie	Atropin®, Alupent®, Supratonin®	Langanhaltende LA für ausgedehnte OPs und postop Analgesie benutzen
	Herz-Kreislaufstillstand	Kardiopulm. Reanimation	Monitoring
Methämoglobinämie	Zyanose, Allgemeinerscheinungen (Kopfschmerzen, Übelkeit, Tachykardie, Atemnot, Unruhe) und hämolytische Anämie nur bei stärkerer Met-Hb-Bildung, Kollaps und Tod bei Met-Hb-Gehalt von 60–70 % am Gesamt Hb	Methylenblau 2 % 10 ml i.v., Thionin 0,2 % (Katalysin®) 10 ml i.v., O_2-Gabe (Maske)	Kein Prilocain (Xylonest®) bei Risikogruppen (☞ 6.1.5); Max. Dosierung von Prilocain (Xylonest®) beachten: 400 mg ohne Adrenalin, 600 mg mit Adrenalin
Intoxikation durch Adrenalin	Herzklopfen, Tachykardie/-arrhythmie, Blässe, kalter Schweiß, RR ↑/Kammerflimmern, hypertone Krise	O_2-Gabe, Sedierung, Nitrolingual®-Spray, β-Rezeptorenblocker (Beloc®, Visken®)	KI für vasokonstriktorhaltige LA beachten, adrenalinfreie LA verwenden

6.1.6   Klinische Anwendung

* Periphere Nervenblockaden (Blockade einzelner Nerven, Blockade von Nervenstämmen bzw. Plexus) ☞ 6.5–6.10.
* Zentrale Nervenblockaden (Periduralanästhesie: lumbal, kaudal, thorakal ☞ 6.3; Spinalanästhesie: hohe, mittelhohe, tiefe, Sattelblock ☞ 6.2)
* Oberflächenanästhesie (Schleimhäute von Nase, Mund, Rachen, Tracheobronchialsystem, Ösophagus oder Genitaltrakt); Lidocain (Xylocain®) 4 %-Lösung oder Gel 2 %, Mepivacain (Meaverin®) Gel 2 %, Tetracain (Pantocain®) 2 %-Lösung; maximale Wirkung nach ca. 5 Min., Wirkungsdauer 15–30 Min. (Lidocain) bis 60 Min. (Tetracain)® in kurzer Zeit relativ hohe Plasmaspiegel
* Infiltrationsanästhesie (extravasal: intradermal, subkutan, intramuskulär; Sonderform: intravenöse Regionalanästhesie ☞ 6.10; Lidocain 1 % (Xylocain®) oder Mepivacain 1 % (Scandicain®, Meaverin®) bevorzugen

Übersicht über die einzelnen Präparate ☞ 22

Tabelle 6.3: Anwendung und Eigenschaften von Lokalanästhetika

Substanz	Anwendung und Konzentration [%]	Wirkungseintritt/-dauer	Maximale Einzeldosis [mg]	Rel. Tox.
Bupivacain (Bupivacain-Woelm®, Carbostesin®)	Infiltration [0,25–0,5] Peridural [0,25–0,75] Spinal [0,5] Nervenblock [0,25–0,5]	langsam/ 4–12 h niedrige Konz.: kürzer	150	4
Ropivacain (Naropin®)	Infiltration [0,75] Peridural [0,75–1,0] Nervenblock [0,75]	langsam/ 3–6 h	250 mg/ 675 mg über 24 h	3
Etidocain (Dur-Anest®)	Infiltration [0,5] Peridural [1] Nervenblock [0,5–1]	rasch/ 4–8 h	300	2
Lidocain (Xylocain®, Lidocain Braun®)	Oberfläche *[2–4] Infiltration [0,5–1] Peridural [1–2] Spinal [5] Nervenblock [1–1,5]	rasch/ 60–120 Min.	200 o. A., 500 m.A.**	1
Mepivacain (Meaverin® Scandicain®)	Infiltration [0,5–1] Peridural [1,5–2] Spinal [4] Nervenblock [1–1,5]	relativ rasch/ 90–180 Min.	300 o.A., 500 m.A.**	1
Prilocain (Xylonest®)	Infiltration [0,5–1] Peridural [2] Nervenblock [1]	relativ rasch/ 90–180 Min.	400 o.A., 600 m.A.**	0,5
Procain (Novocain®)	Infiltration [1] Spinal [2]	langsam/ 30–45 Min.	500 o.A., 600 m.A.**	0,25

* Oberflächenanästhesie: Wirkung nach 5 Min., Wirkungsdauer bei Lidocain etwa 15-30 Min. Aufgrund der schnellen Resorption wird rasch hoher Plasmaspiegel erreicht!
** o. A. = ohne Adrenalin, m. A. = mit Adrenalin

Beispiel für Umrechnung der Maximaldosis von mg in ml:
  Bupivacain: max. Einzeldosis 150 mg = 30 ml Bupivacain 0,5 %
  (1 % Lösung enthält 1 g Wirksubstanz in 100 ml).
Umrechnung von Prozent in Milligramm:
  % x 10 x ml = Gesamtmenge (mg) 30 ml Bupivacain
  0,5 %: 0,5 x 10 ml x 30 = 150 mg.

6.1.7   Thromboembolieprophylaxe/Antikoagulation ⎯⎯⎯⎯

Das Risiko von spinalen Hämatomen ist bei der Durchführung rückenmarksnaher Regionalanästhesien zwar äußerst gering (nach Tryba et al. 1 : 200.000), kann jedoch bei beeinträchtigter Gerinnung dramatische neurologische Folgen für den Patienten haben. Aus diesen Gründen wird die Spinal- bzw. Periduralanästhesie bei Patienten mit bestehender bzw. geplanter Antikoagulation kontrovers diskutiert.

Bei Patienten, die perioperativ Antikoagulatien erhalten werden oder bereits erhalten haben, dürfen unter Beachtung bekannter Vorsichtsmaßnahmen, atraumatischer Vorgehensweise und einer individuellen Nutzen-Risiko-Analyse rückenmarksnahe Regionalanästhesien durchgeführt werden.

Tab. 6.3a: Empfohlene Zeitintervalle zwischen Antikoagulantiengabe und epiduraler/spinaler Punktion bzw. dem Entfernen eines Katheters

Substanz	vor Punktion/ Katheterentfernung	nach Punktion/ Katheterentfernung	Laborkontrolle
unfraktionierte Heparine (low dose)	4 Std.	1 Std.	Thrombozyten bei Therapie > 5 Tage
unfraktionierte Heparine (high dose)	4 Std.	1–2 Std.	aPTT, ACT, Thrombozyten
niedermolekulare Heparine (low dose)	10–12 Std.	4 Std.	Thrombozyten bei Therapie > 5 Tage
Acetylsalizylsäure	> 3 Tage	nach Entfernen des Katheters	Blutungszeit?
nichtsteroidale Antiphlogistika	1–2 Tage	⎯⎯⎯	⎯⎯⎯
Vitamin-K-Antagonisten	mehrere Tage	nach Entfernen des Katheters	Quick, INR

mod. nach W.Gogarten et al.: Empfehlung der DGAI, Oktober 1997,
Anästh. & Intensivmed. 12 (38),623–628, 1997

Die *Einnahme von ASS* oder eine *niedrig dosierte Thromboembolieprophylaxe* mit unfraktionierten oder niedermolekularen Heparinen stellen unter Einhaltung bestimmter Zeitintervalle keine Kontraindikationen für Regionalanästhesien dar (Tab. 6.3a). Gerinnungsanalysen sind bei der Heparinisierung in prophylaktischer Dosierung nicht erforderlich. Bei der Kombination verschiedener Antikoagulantien ist Vorsicht geboten, da hierbei das Blutungsrisiko nicht abschließend beurteilbar ist.

Beachte
- Bereits bestehende Antikoagulation mit Heparinen oder Vitamin-K-Antagonisten in therapeutischer Dosierung stellt eine Kontraindikation für die Punktion bzw. das Entfernen eines Epiduralkatheters dar.
- Kommt es bei Patienten mit beabsichtigter intraoperativer Heparinisierung zu einer blutigen Punktion, so scheint es angebracht, die Operation um mindestens 12 Std. zu verschieben. Eine bereits am Vorabend durchgeführte epidurale Punktion hilft Verzögerungen zu vermeiden.
- Bei der Anwendung eines kontinuierlichen oder Patienten-kontrollierten Analgesieverfahrens sind regelmäßige Visiten durch den Anästhesisten sowie eine hohe Aufmerksamkeit aller an der Betreuung des Patienten beteiligten Personen geboten.
- Die Kernspintomographie ist die diagnostische Methode der Wahl zur genauen Lokalisation und Ausdehnung von Blutungen. Alternativ kann eine Myelographie oder ein CT durchgeführt werden. Die einzige Therapie besteht in der sofortigen entlastenden Laminektomie.

6.2 Spinalanästhesie (SpA)

Syn.: Lumbalanästhesie, Subarachnoidalanästhesie.

Älteste und häufigste zentrale Nervenblockade: Einbringen einer LA-Lösung in den Durasack der unteren Lendenwirbelsäule (lumbaler Subarachnoidalraum)→ vorübergehende Unterbrechung der Erregungsleitung in den Spinalnervenwurzeln; reversible Blockade (sympathisch, sensorisch, motorisch).

Anwendung bei operativen Eingriffen: untere Extremitäten, Becken, Perineum, Unterbauch, Geburtshilfe ☞ 12.3.

6.2.1 Checkliste Anatomie

✔ 33 **Wirbel:** 7 zervikale (C), 12 thorakale (Th), 5 lumbale (L), 5 sakrale (S), 4–5 coccygeale
✔ **Processus spinosus** (Dornfortsatz) der Lendenwirbel verläuft fast horizontal nach hinten, im thorakalen Bereich hingegen dachziegelartig nach unten → steilere Einstichrichtung z.B. bei der thorakalen Periduralanästhesie ☞ 6.3
✔ Physiologische **Krümmungen der Wirbelsäule:** Halslordose, Brustkyphose, Lendenlordose → erschwerter Zugang zum Subarachnoidalraum im Lumbalbereich, Ausgleich durch entsprechende Lagerungsmaßnahmen ☞ 6.2.9
✔ In Rückenlage höchste Punkte der Wirbelsäule bei C5 und L3, tiefste Punkte bei Th5 und S2 → hyperbare LA (schwerer als Liquor) breiten sich in normaler Rückenlage meist bis Th3–6 aus
✔ Bei der Punktion des Subarachnoidalraums im Lendenbereich müssen folgende **Bandstrukturen** durchstochen werden (von außen nach innen): Lig. supraspinale, Lig. interspinale, Lig. flavum
  ➤ *Cave:* → Bei älteren Pat. können Verknöcherungen von den Dornfortsätzen in das Lig. supraspinale einziehen → erschwerte oder unmögliche mediale Lumbalpunktion → paramedialer Zugang

✔ Lig. flavum (gelbe elastische Fasern) setzt der Punktionsnadel großen Widerstand entgegen (Radiergummi).
✔ **Inhalt des Wirbelkanals**:
  - **Rückenmark** (ca. 45 cm lang, vom Foramen magnum bis zum Oberrand L2/L3, der Conus medullaris liegt zwischen L1 und L2); *Cave:* Schädigung des Rückenmarks durch versehentliche Punktion → Punktionen nicht höher als L2/L3, bevorzugt zwischen L3/L4
  - Hüllen des Rückenmarks **(Dura mater, Arachnoidea, Pia mater), Subarachnoidalraum** mit Spinalnervenwurzeln
  - Strukturen zwischen Arachnoidea und Pia mater: Liquor cerebrospinalis und Blutgefäße.
  - 31 symmetrisch angeordnete **Spinalnervenpaare:** 8 zervikale (C), 12 thorakale (Th), 5 lumbale (L), 5 sakrale (S), 1 coccygeales; Hinterwurzel (Radix posterior): leitet überwiegend afferente Impulse (Berührung, Lagesinn, Schmerz, Temperatur), vasodilatatorische Fasern; Vorderwurzel (Radix anterior): leitet überwiegend efferente Impulse zu Drüsen, Eingeweiden und Muskeln; Vereinigung der beiden Wurzeln im Foramen intervertebrale
  - **Liquor cerebrospinalis** (klare, farblose Flüssigkeit; Gesamtvolumen ca. 120–150 ml, im Subarachnoidalraum ca. 75 ml; **Zusammensetzung:** spez. Gew. 1003–1009, Glukose 50–80 mg%, Gesamteiweiß 15–45 mg%, Na^+ 140–150 mmol/l, Cl^- 120–130 mmol/l, $NaHCO_3$ 25–30 mmol/l, pH 7,4–7,6); beeinflußt die Ausbreitung des LA im Subarachnoidalraum, ungehindertes Abtropfen aus der Punktionskanüle sichert die richtige Lage im Subarachnoidalraum
✔ Blutversorgung des Rückenmarks: **A. spinalis ant.** und **Aa. spinales post.**
✔ Spinale **Dermatome** (☞ Abb. 6.2): Jedem Rückenmarksegment ist ein bestimmtes Hautgebiet zugeordnet, das von diesem Segment über einen bestimmten Spinalnerven sensorisch versorgt wird; → Planung und Überprüfung der notwendigen Anästhesieausdehnung
  ➤ *Cave:* Dermatome können sich überlappen, gelten nur für die Haut (darunter liegende Muskeln oder Organe werden meist von anderen Nerven innerviert).

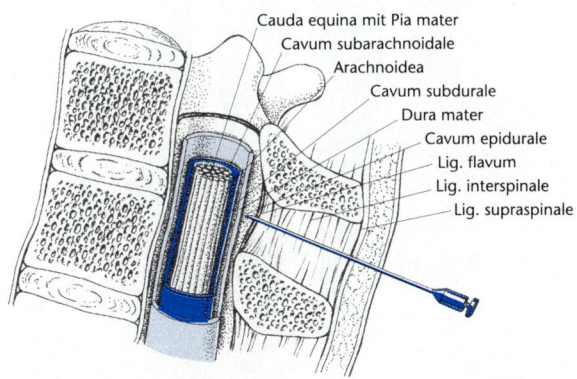

Cauda equina mit Pia mater
Cavum subarachnoidale
Arachnoidea
Cavum subdurale
Dura mater
Cavum epidurale
Lig. flavum
Lig. interspinale
Lig. supraspinale

Abb. 6.1: Topographie des Wirbelkanals [A300-157]

Myotome

- Schultergelenk: Beugung (C5), Streckung (C6, C7, C8)
- Ellenbogengelenk: Beugung (C5, C6), Streckung (C7, C8)
- Handgelenk: Beugung und Streckung (C5, C6)
- Hüftgelenk: Beugung (L2, L3), Streckung (L4, L5)
- Kniegelenk: Beugung (L5, S1), Streckung (L3, L4)
- Sprunggelenk: Dorsalflexion (L4, L5), Plantarflexion (S1, S2)

✔ **Vegetatives Nervensystem**

- Blockade präganglionärer Sympathikusfasern führt zur Vasodilatation im Versorgungsgebiet der betroffenen Nervenfasern (RR↓), nachteilige Effekte schon bei Punktionshöhe L3/L4
- N.vagus wird durch Spinalanästhesie nicht geblockt, hingegen aber parasympathische Fasern des im Sakralbereich entspringenden Plexus hypogastricus inf. (Blase, Genitale, Rektum) → präoperativ Blasenkatheter legen!
- viszerale Repräsentation im Rückenmark stimmt nicht mit den Dermatomen überein ☞ Abb. 6.3

➤ *Cave:* Bei der Sectio caesarea wird im Unterbauch operiert, dennoch muß sich die Anästhesie bis Th4–6 erstrecken, um eine schmerzfreie Operation zu ermöglichen ☞ 12.3.3

6

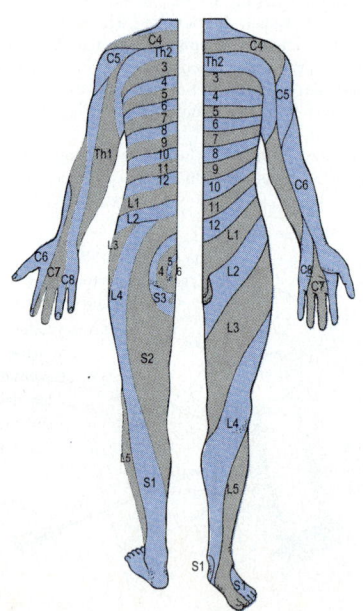

Abb. 6.2: Segmentale Verteilung der Hautsensibilität [A300–190]

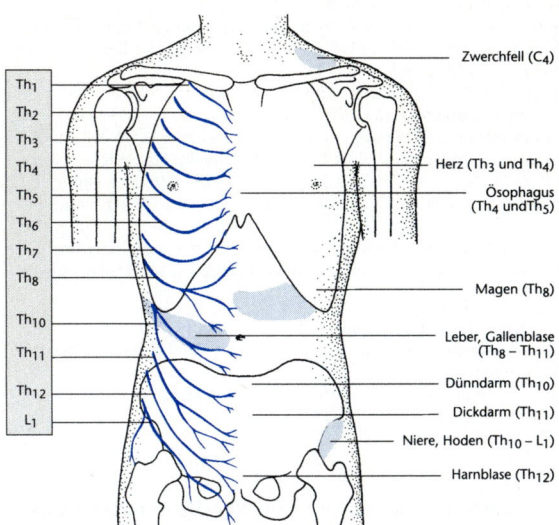

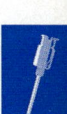

Abb. 6.3: Sensible Versorgung der inneren Organe (zugehörige Rückenmarks-Abschnitte in Klammern; hellblaue Flächen: zugehörige segmentäre Hautbezirke) [A300–190]

6.2.2 Verhalten der LA im Subarachnoidalraum

Bereits wenige Sekunden nach LA-Injektion in den Subarachnoidalraum erfolgt die Blockade der neuralen Erregungsleitung, Weiterleitung der Impulse (Peripherie → Gehirn, Gehirn → Peripherie) im Ausbreitungsgebiet des LA unterbrochen, Hauptwirkort der LA: Vorder- und Hinterwurzeln der Spinalnerven.

- **Reihenfolge der Blockade**
  - Präganglionäre Sympathikusfasern → Gefäßerweiterung (Warmwerden der Haut), ggf. RR ↓; Temperaturfasern → erst kalt, dann warm; „Nadelstichfasern"; Fasern, die stärkeren Schmerz als Nadelstiche leiten; Berührung; Tiefensensibilität; Motorik; Lageempfinden und Vibration
  - Abgestufte Blockade = Sympathikusblockade am höchsten, sensorische Blockade 2–4 Segmente tiefer, motorische Blockade 2 Segmente unter der sensorischen Blockade
- ➤ *Cave:* Da die präganglionären Sympathikusfasern am längsten geblockt bleiben, ist mit einer anhaltenden Störung der Gefäßregulation zu rechnen ☞ 6.1.5.

- **Ausdehnung der Blockade**
  Steuerung der Ausdehnung der Blockade innerhalb bestimmter Grenzen bei Be-
  rücksichtigung folgender Faktoren:
  - Spezifisches Gewicht des LA (hyperbar = schwerer als Liquor → sinkt ab, isobar
    = gleich schwer → bleibt am Injektionsort, hypobar = leichter als Liquor → steigt
    auf) ☞ 6.1.1, 6.1.2, 6.1.3
  - Position des Pat. (sitzende Position – hyperbar ↓, hypobar ↑; Seitenlage – untere
    Seite nach langsamer Injektion eines hyperbaren LA stärker betroffen
    → Beibehalten der Seitenlage für ca. 15 Min. erforderlich; Rückenlage – hyperbar
    von S5–Th5, hypobar bis L3/L4, isobar am Injektionsort)
  - Punktionshöhe (z.B. L2/L3 → Eingriffe bis Th5, L4/L5 → perineale Eingriffe)
  - Volumen und Konzentration des LA (je größer bzw. höher, desto ausgedehnter
    die Anästhesie)
  - Geschwindigkeit der Injektion (schnell → rasche Ausbreitung des LA)
  - Technik der Injektion (Barbotage = Vermischen von LA und Liquor, Anästhe-
    sieausbreitung ↑).

- **Anklingzeit der LA (Anschlagszeit)**
  - Wirkungseintritt meist schon bei Injektion (Kribbeln, Schwerwerden der Beine,
    Wärmegefühl)
  - Fixierungszeit (z.B. Lidocain, Mepivacain ca. 5 Min., Bupivacain 0,5 % hyperbar
    ca. 10–30 Min.) ☞ 22
  - Wirkungsdauer ☞ 22

6.2.3 Systemische Wirkungen der Spinalanästhesie ————

✔ **Herz-Kreislauf-System**
  - Blockade **präganglionärer Sympathikusfasern** (RR ↓, venöses Pooling →
    venöser Rückstrom ↓, HZV ↓, relative Hypovolämie); Blockade von Th5–L2
    (Dilatation der Gefäße des Beckens und der unteren Extremitäten) → kompen-
    satorische Vasokonstriktion oberhalb des blockierten Areals (Kopf, Hals, obere
    Extremitäten) über Barorezeptoren-Reflexreaktion (vermittelt über Th1–Th4) →
    bei gesunden Pat. kann der RR-Abfall durch präoperative Volumenzufuhr
    verhindert werden!
  - **Totale Sympathikusblockade:** Fasern Th1–Th4 (Nn. accelerantes) mitbetroffen,
    d.h. die segmentären Herzreflexe sind erloschen, Efferenzen aus dem Vasomo-
    torenzentrum zu den sympathischen Herznerven blockiert, vasokonstriktorische
    Sympathikusfasern in Kopf, Hals und oberer Extremität geblockt und durch die
    Blockade des N. splanchnicus (Th5–L1) die Katecholaminfreisetzung aus dem
    Nebennierenmark gehemmt → sympathische Reflexreaktionen des Herz-Kreis-
    lauf-Systems vollkommen ausgeschaltet → *Cave:* Besondere Empfindlichkeit
    gegenüber Hypovolämie, Volumenverlusten und Veränderungen der Körperlage
  - **Kardiovaskuläre Nebenwirkungen** durch resorbiertes LA spielen keine Rolle.
✔ **Atemfunktion**
  - Eine respiratorische Insuffizienz ist erst bei Ausschaltung des N. phrenicus (C3–C5)
    zu erwarten
  - Beweglichkeit des Zwerchfells bei abdominellen Eingriffen durch Bauchtücher
    meist behindert.

✔ **Harnblasenfunktion**
Blockade der parasympathischen sakralen Segmente (S2–S4) → Atonie der Blase,
Ausschaltung des Harndranges, keine Relaxierung des Harnblasensphinkters, Penis
schlaff und blutgefüllt (Nn. erigentes)
➤ *Cave:* häufig postoperative Blasenentleerungsstörungen (autonome Fasern von
S2–S4 erlangen als letzte ihre Funktion zurück) → präoperativ Blasenkatheter
legen, ggf. 1 Ampulle Carbachol (Doryl®) i.m.

✔ **Darm**
Ungehemmte parasympathische Aktivität → Darm ist hyperperistaltisch, klein und
kontrahiert; Erleichterung bei explorativen Eingriffen und beim Verschluß des
Abdomens; *Cave:* Manipulationen im Oberbauch werden dennoch als Eingeweide-
schmerz verspürt, da die Impulse über den ungeblockten N.vagus verlaufen.

✔ **Nebenniere**
Katecholaminsekretion des NN-Marks eingeschränkt, Kortisolproduktion in der
NN-Rinde unbeeinflußt (vagale Afferenzen).

6.2.4 Indikationen

• Einfache, preiswerte Methode zur Schmerzausschaltung/Muskelrelaxierung bei einer
  Vielzahl von Operationen
• Operationen unterhalb des Bauchnabels (Th10). Ausdehnung nach oben grundsätz-
  lich möglich, Oberbaucheingriffe sollten jedoch prinzipiell in Allgemeinnarkose mit
  endotrachealer Intubation durchgeführt werden (vermehrt kardiovaskuläre und
  respiratorische Komplikationen)☞ 5.2
• Pat. mit vollem Magen, erhöhtem Risiko, gefährdeten Atemwegen, Diabetes mellitus
  ☞ 3.3.7, 4.5.1
• OP-Dauer nicht unter 10 Min., nicht länger als 3 h
• Muskelrelaxierung bei Myasthenia gravis (KI für Muskelrelaxantien ☞ 2.9).

6.2.5 Kontraindikationen

• Ablehnung der Methode durch den Pat.
• Thromboembolieprophylaxe/Antikoagulation ☞ 6.1.7
• Hypovolämie, Schock
• Infektion im Bereich der Punktionsstelle
• Sepsis
• Neurologische Erkrankungen (z.B. Multiple Sklerose, erhöhter Hirndruck)
• Kardiovaskuläre Erkrankungen (KHK, Myokardinfarkt < 6 Monate, schwere ange-
  borene Herzfehler, erworbene Herzklappenfehler, zerebrale Arteriosklerose, malig-
  ner Hypertonus, Hypotonie)
• **Relative KI:** Kopfschmerzen, Deformitäten der Wirbelsäule, Z.n. Laminektomie,
  Rückenbeschwerden, Wirbelsäulenmetastasen und Pat. mit hohem Risiko.

Die Kontraindikationen bei neurologischen Erkrankungen sind meist forensi-
scher Natur, es soll vermieden werden, daß der Pat. bei einer Verschlimmerung
des neurologischen Krankheitsbildes einen Zusammenhang zur Spinalanästhesie
herstellt.

6.2.6   Präoperative Maßnahmen

- Vorgehen entspricht grundsätzlich dem bei einer Allgemeinanästhesie ☞ 1.1
- Voruntersuchung mit Ausschluß von KI ☞ 6.2.5
- Nach kardiovaskulären, respiratorischen und/oder neurologischen Vorerkrankungen fragen ☞ 4.1, 4.2, 4.7
- Anamnestische Hinweise auf mögliche Gerinnungsstörungen (Antirheumatika, ASS, Lebererkrankung, abnorme Blutungen nach Zahnextraktion etc., häufiges und verlängertes Nasen- und Zahnfleischbluten, unverhältnismäßige Blutungen nach Trauma, Hautblutungen am Rumpf ohne erkennbare Ursachen, Bluterkrankungen in der Familie)
- Medikamenteneinnahme (z.B. β-Blocker → Interaktionen mit Spinalanästhesie)
- Körperliche Untersuchung: Inspektion der Wirbelsäule (Punktionsschwierigkeiten), Beweglichkeit der großen Gelenke (Lagerungsprobleme)
- Laborparameter (☞ 1.1.1), insbesondere Gerinnungssystem
- Aufklärungsgespräch: Vorteile der Spinalanästhesie, Möglichkeit der Sedierung während der Operation, Information über den technischen Ablauf und die Wirkungen der Spinalanästhesie bereits am Prämedikationstag, Hinweis auf die möglichen Nebenwirkungen: postpunktioneller Kopfschmerz (☞ 6.2.12), Infektion, Nervenschäden etc., ggf. Allgemeinanästhesie; ggf. dem Pat. vorgedruckte Abbildungen zeigen (z.B. „Kompendium der Regionalanästhesie", Astra Chemicals GmbH) oder selber zeichnen (im Aufklärungsbogen → gute Dokumentation!).

6

 Tips & Tricks

- Eine starke Sedierung sollte als Prämedikation vermieden werden, da ansonsten die notwendige Mitarbeit des Pat. gefährdet ist → orale Prämedikation mit Benzodiazepinen (z.B. 10 mg Diazepam (Valium®) oder 1–2 mg Flunitrazepam (Rohypnol®)
- Aufgrund der extrem geringen Inzidenz schwerwiegender Blutungskomplikationen bei Pat. mit normalen Gerinnungsverhältnissen (1:200.000) müssen diese über das Risiko einer Blutung nicht aufgeklärt werden. Pat. mit einer Gerinnungsstörung sollten dagegen über ein erhöhtes Blutungsrisiko aufgeklärt werden.

6.2.7   Vorbereitungen

- Pat. an EKG-Monitor anschließen
- Blutdruck messen
- Periphere Venenverweilkanüle anlegen
- Infusion einer Vollelektrolytlösung (z.B. 500 ml Sterofundin®), ggf. Volumenersatzmittel (z.B. 500 ml HAES®-steril)
- Wegen möglicher Nebenwirkungen und Komplikationen immer notwendiges Material für eine Allgemeinanästhesie bereitstellen: Medikamente, Intubationsbesteck, Sauerstoffquelle, Ambu®-Beutel, Beatmungsgerät ☞ 2.3.5, 2.4.7
- In Spritzen aufgezogen: Atropin, Sedativum (z.B. Valium®), i.v.-Anästhetikum (z.B. Brevimytal®), Succinylcholin und/oder nicht-depolarisierende Muskelrelaxantien (z.B. Norcuron®), Vasopressor (z.B. Supratonin®), Katecholamine (z.B. Arterenol®, Suprarenin®).

6.2.8   Material

- Desinfektionsmittel (z.B. Kodan®-Spray); falls das Desinfektionsmittel nicht aufgesprüht wird: Gefäß für Desinfektionslösung, Tupfer oder Kompressen, Tupferklemme zum Abwaschen
- Abdecktuch mit zentraler Öffnung
- Handschuhe (steril), Kopfbedeckung, Mundschutz
- Je eine Kanüle zum Aufziehen des LA (ggf. mit Bakterienfilter), für die Hautquaddel und die Infiltrationsanästhesie
- LA zur Infiltration (z.B. Scandicain® 1 %) und zur Spinalanästhesie (z.B. Carbostesin® 0,5 %), möglichst keine Glasampullen verwenden
- Spinalnadeln (G 25, G 27, G 29) mit Führungskanüle, G 22 nur noch für seltene Ausnahmen bereithalten.

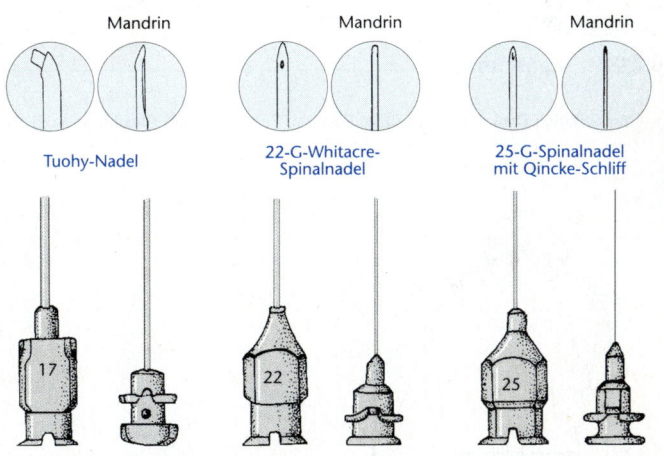

Abb. 6.4: Spinal- und Periduralnadeln, jeweils mit Mandrin [A300–157]

 Tips & Tricks

- Je dünner die Spinalnadel, desto seltener der postpunktionelle Kopfschmerz
- Öffnung der Nadelspitze muß bei der Punktion der Dura immer zur Seite zeigen → geringere Traumatisierung der Durafasern
- Anfänger sollten die Technik der Spinalpunktion mit einer G 22-Nadel üben, da die anatomischen Strukturen besser gefühlt werden können
- Spinalnadeln müssen einen dicht schließenden Mandrin enthalten → Vermeidung einer Verschleppung von Hautzylindern in den Subarachnoidalraum.

Tab. 6.4: Dosierung von Lokalanästhetika in der Spinalanästhesie			
Operationsgebiet	Anästhesieniveau	Dosierung Hyperbare Technik	Dosierung Isobare Technik
Analbereich	S3 (Sattelblock)	0,5–1 ml	Wird nicht durchgeführt
Untere Extremität (ohne Blutsperre)	Th12 (tiefe Spinalanästhesie)	1–1,5 ml	3 ml
Untere Extremität (mit Blutsperre), Leistengegend, Hoden	Th10 (mittelhohe Spinalanästhesie)	1,5–2 ml	4 ml
Unterbauch	Th6 (hohe Spinalanästhesie)	2 ml	5 ml
Hyperbare Lösungen: Bupivacain 0,5 %, Lidocain 5 %, Mepivacain 4 % Isobare Lösungen: Bupivacain 0,5 %, Lidocain 2 %, Prilocain 2 %			

6.2.9   Lagerung

➤ Grundsätzlich Punktion in sitzender Position, Seitenlage und Bauchlage möglich.

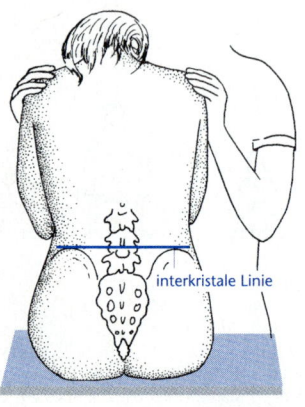

interkristale Linie

Abb. 6.5: Sitzende Position zur Punktion des lumbalen Subarachnoidalraums. Interkristale Linie schneidet den 4. Lendenwirbel-Dornfortsatz und den Zwischenraum L4/L5 [A300–157]

- **Sitzende Position**
  - Gesäß des Pat. an der Hinterkante des OP-Tisches, Beine leicht angewinkelt auf einen Hocker stellen, mit verschränkten Unterarmen auf den Oberschenkeln abstützen, Kinn an die Brust („Katzenbuckel")

→ Aufhebung der Lendenlordose, Vergrößerung der Foramina interlaminaria und der Interspinalräume
- *Vorteile der sitzenden Position:* Bessere Beurteilung der Dornfortsätze und der Medianebene, rascheres Abtropfen des Liquors, weniger schmerzhaft bei Traumatisierung der unteren Extremität, mit hyperbaren LA Beschränkung auf sakrale Segmente möglich.

- **Seitenlage**
  - Körper des Pat. liegt an hinterer Kante des OP-Tisches, Beine an den Bauch ziehen, Brustwirbelsäule zum Buckel krümmen, Kinn auf die Brust („Katzenbuckel"); Wirbelsäule muß parallel zum Tisch verlaufen, Schultern und Beckenschaufeln senkrecht dazu, Kopf wird durch ein Kissen unterstützt
  - Vorteile der Seitenlage: Kollapsneigung seltener, mit hyperbaren LA seitenbetonte oder einseitige Anästhesie möglich.

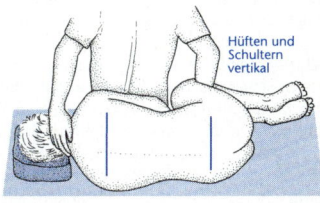

Hüften und Schultern vertikal

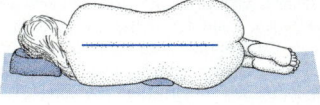

Verlauf Wirbelsäule Frau (breiteres Becken)

Abb. 6.6: Seitenlagerung des Patienten zur Punktion des Subarachnoidalraums. Der Helfer unterstützt die gekrümmte Haltung des Patienten. Verlauf der Wirbelsäule bei der Frau und beim Mann (schmaleres Becken) [A300–157]

Verlauf Wirbelsäule Mann (schmaleres Becken)

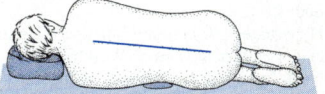

- **Bauchlage**
  Nur vorteilhaft bei der selten angewandten Technik mit hypobaren LA (OP's an Rektum, Kreuzbein, unterer Wirbelsäule).

 Tips & Tricks
- Die sitzende Position erleichtert das Erlernen der Spinalanästhesie
- Die Lage des Pat. muß durch einen Helfer unterstützt und gesichert werden (*Cave:* Kreislaufkollaps).

6.2.10   Technik der Lumbalpunktion

- Nach der Lagerung des Pat. Markieren der Einstichstelle (☞ Abb. 6.5), Leitpunkte: Verbindungslinie der Beckenkämme schneidet meist den Dornfortsatz L4 ☞ 6.2.1
- Anästhesist setzt (!) sich hinter den Pat. (inkl. Kopfbedeckung, Mundschutz und sterilen Handschuhen)
- Großflächige und großzügige Hautdesinfektion an der Punktionsstelle, antrocknen lassen und Überschuß an der Punktionsstelle vollständig abwischen
  - ➤ *Cave:* Kontamination des Subarachnoidalraums mit Desinfektionsmittel
- Abdecken der Punktionsstelle mit einem sterilen Lochtuch
- Aufziehen der LA
- Hautquaddel (z.B. 0,5–1 ml Scandicain® 1 %) an der Punktionsstelle (Pat. vorwarnen), anschließend 1–2 ml LA interspinal infiltrieren.

Vorgehen beim medialen Zugang ☞ Abb. 6.7

- Bei dünnen Spinalnadeln Führungskanüle verwenden, unter Abstützen am Rücken behutsames Vorschieben durch die Hautquaddel und das infiltrierte Gebiet in das Lig. interspinale
- Führungskanüle zwischen Daumen und Zeigefinger der linken Hand fixieren; Finger dürfen sich nicht mehr bewegen; Pat. zum absoluten Stillhalten auffordern
- Durch die Führungskanüle nun in einem Winkel von 70–80° zur Haut (Nadelspitze zeigt nach kranial) mit der rechten Hand die Spinalnadel parallel zur Reihe der Dornfortsätze genau in der Medianebene einführen
- Tiefenorientierung: Hautwiderstand – Gleiten durch Unterhautfettgewebe – Widerstand des Lig. supraspinale – Gleiten durch das Lig. interspinale – Widerstand des Lig. flavum – Gleiten durch den epiduralen Raum – ganz schwacher Widerstand bei Penetration der Dura
- Mandrin nach Erreichen des Subarachnoidalraumes mit der rechten Hand entfernen → Liquor kann frei abfließen; bei sehr dünnen Kanülen muß der Liquor mittels einer 2 ml-Spritze aspiriert werden; Kanüle noch 1 mm weiter vorschieben (→ Austrittsöffnung für LA sicher im Subarachnoidalraum)
- Injektion des vorbereiteten LA durch die aufgesetzte Spritze (mehrmaliger Aspirationstest);
  - ➤ Isobares LA rasch injizieren → gute Durchmischung mit Liquor, evtl. Barbotage (mehrmaliges Ansaugen von Liquor in die aufgesetzte Spritze → Mischung Liquor/LA);
  - ➤ Hyperbares LA langsam injizieren (Unterschichtung des Liquors)
- Nadel entfernen, steriler Wundverband
- Nach Injektion des LA Pat. so lagern, wie für die jeweils angestrebte Anästhesieausdehnung erforderlich *(Cave:* Pressen, Husten).

Vorgehen bei paramedialem Zugang ☞ Abb. 6.7

- Vorteil bei degenerativen Veränderungen der interspinalen Strukturen, schlechte Lagerung des Pat. durch Schmerzen; paramedialer Zugang ist auch bei gestreckter Wirbelsäule immer offen
- Einsetzen der Führungskanüle 1–2 cm seitlich der Dornfortsätze
- Vorschieben der Kanüle lateral der Lig. interspinale
- Durchstechen der paraspinalen Rückenmuskulatur und Erreichen des Lig. flavum
- Weiteres Vorgehen wie bei medialem Zugang.

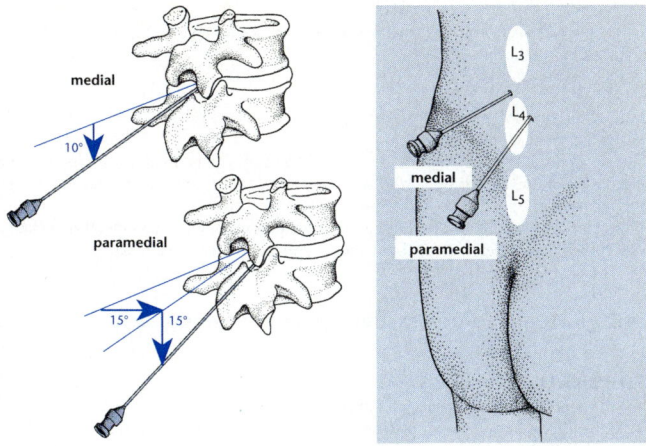

Abb. 6.7: Medialer und paramedialer (seitlicher) Zugang zum Subarachnoidalraum
[A300–157]

Tips & Tricks

- Kein Rückfluß von Liquor → Nadel mehrmals um 90° rotieren, evtl. etwas vor- und zurückschieben; weiterhin kein Liquor → Spinalnadel liegt nicht im Subarach- noidalraum; die Nadelöffnung ist von Dura oder Nervenwurzel bedeckt *(Cave: Keine Spinalanästhesie ohne Liquor! → Gefahr der intraneuralen Injektion)*
- Parästhesien beim Vorschieben der Nadel → Nervenwurzel berührt; Befragung nach der Lokalisation der Parästhesie, Nadel etwas zurückziehen *(Cave:* Bei Parästhesien keine Injektion des LA)
- Liquor blutig tingiert → Aspiration bis Liquor klar, dann Injektion
- Rückfluß von Blut aus der Spinalnadel → Punktion einer Periduralvene bzw. eines Gefäßes im Subarachnoidalraum → Kanülenlage korrigieren
- Liquor trübe → Probe für Diagnostik abnehmen, Spinalanästhesie abbrechen
- Periost (unüberwindbarer Widerstand mit Verbiegen der Nadel) → Nadel zurück- ziehen und leicht kranial ansteigend vorschieben.

6.2.11   Überwachungsmaßnahmen

Frühe Postinjektionsphase
✔ Beobachtung des Pat. (Atmung, Sprache, Blässe, Übelkeit, Erbrechen etc.)
✔ Minütlich RR- und HF-Kontrolle
✔ Überprüfung der Anästhesieausbreitung mit Kältereizen
✔ Intoxikationserscheinungen ☞ 6.1.5

Nach Ablauf der Fixierung
✔ Abschließende Überprüfung von Ausbreitung und Qualität der Anästhesie (Nadelstiche)
✔ Ungenügende Ausbreitung → Wartezeit (10 Min.), ggf. Nachinjektion bzw. Allgemeinanästhesie

Intraoperativ
✔ Gründliche Überwachung wie bei Allgemeinanästhesie ☞ 2.7
✔ Patienten nicht allein lassen
✔ Wurde der Pat. sediert (z.B. 2,5 mg Dormicum®), unbedingt Pulsoximeter und nasale Sauerstoffapplikation bzw. Maske; *Cave:* Meist sinkt im Schlaf die Zunge zurück → Verlegung der Atemwege
✔ Falls eine Allgemeinnarkose durchgeführt werden muß, wird die Operation solange unterbrochen, bis der Pat. intubiert und ausreichend anästhesiert ist.

6.2.12   Komplikationen der Spinalanästhesie ——————

Frühkomplikationen ☞ 6.2.3
• Abgebrochene Nadel; *Therapie:* sofortige chirurgische Intervention
• Versehentliche intravasale Injektion → Intoxikation ☞ Tab. 6.2, 6.1.5
• Blutdruckabfall, meist mit Bradykardie;
  Therapie: ggf. Vasopressor (z.B. Supratonin® 7,5 mg i.v.)
• Übelkeit, Erbrechen; *Therapie:* Beseitigung des Blutdruckabfalls, Sauerstoffzufuhr, Atropin 0,5 mg i.v.; ggf. Dehydrobenzperidol® 1,25 mg i.v.
• Totale Spinalanästhesie ☞ 3.2.8.
➤ *Cave:* Totale SpA ist eine lebensbedrohliche Komplikation

Spätkomplikationen
• Störungen der Blasenfunktion (☞ 6.2.3), Harnverhalt meist Grund für unerklärlichen Blutdruckanstieg; *Therapie:* 1 Ampulle Carbachol (Doryl®) i.m. 4 h nach Spinalanästhesie bzw. Einmalkatheterisierung der Harnblase
• Postpunktionelle Kopfschmerzen (24–48 h post punctionem); *Prophylaxe:* 24stündige Flachlagerung des Pat. post punctionem (überall empfohlen, wissenschaftlich aber nicht gesichert!); *Therapie:* autologer periduraler Blutpatch, 5–10 ml Blut aseptisch aus Vene entnehmen, Punktion des Periduralraums (☞ 6.3.9) ein Segment höher als frühere Punktionsstelle, Injektion des entnommenen Blutes
• Rückenschmerzen (traumatische Punktionsversuche, Periostverletzungen)
• Neurologische Komplikationen (Arachnoiditis, Myelitis, Epiduralabszeß, Caudaequina-Syndrom, aseptische Meningitis).

6.2.13   Kontinuierliche Spinalanästhesie ——————

Seit 1944 bekannt (Tuohy), in Deutschland wurde wegen erhöhter Rate an postpunktionellen Kopfschmerzen lange die kontinuierliche PDA (☞ 6.3) bevorzugt; Renaissance seit Einführung dünner Spinalnadeln (G 26) und passender Mikrokatheter (G 28, Kendall®).

Das Verfahren weist in der klinischen Anwendung viele Vorteile auf (relativ genau begrenzte sensorische Blockade mit geringerer LA-Menge, z.B. 3 ml Bupivacain 0,125 %).

Probleme: Katheterfehllagen, Schwierigkeiten bei der Plazierung des Katheters, Blutungen, Nervenverletzungen, Cauda-equina-Syndrom

→ Katheter nicht weiter als 2 cm über die Nadelspitze hinaus vorschieben, nur isobare bzw. gering hypobare LA benutzen.

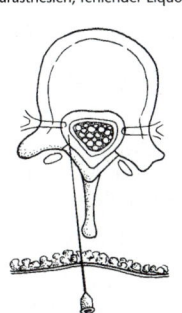
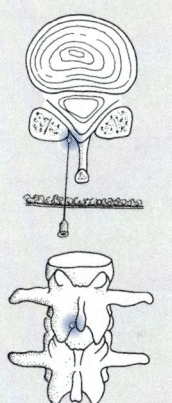
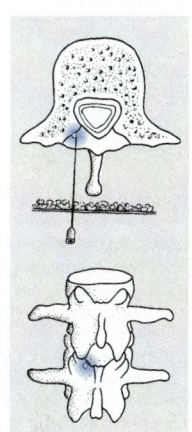

Abb. 6.8: Häufige Fehler bei der Durchführung von Spinal- und Periduralanästhesie:
Links: Nadel weicht seitlich ab → Parästhesien bei Berührung der Nervenwurzel, kein Liquor;
Mitte: Falsche seitliche Nadelführung → Nadel trifft auf untere Lamina;
Rechts: Falsche seitliche Nadelführung → Nadel trifft auf den unteren Processus articularis des oberen Wirbelkörpers. [A300–157]

6.2.14   Spinalanästhesie bei Säuglingen und Kindern ———

Die Verfahren der Regionalanästhesie, insbesondere rückenmarksnahe Verfahren, haben im Bereich der Kinderanästhesie in letzter Zeit immer mehr Verbreitung gefunden und ermöglichen eine nebenwirkungsarme und komplette intra- und postoperative Analgesie. Momentan werden die meisten Regionalanästhesien im Kindesalter in der Orthopädie bei Operationen an den unteren Extremitäten durchgeführt (Eingriffe bis zu 90 Min. bei Säuglingen, bis zu 150 Min. bei älteren Kindern).

➤ Die schmerzfreie Periode nach der Spinalanästhesie bietet dem Kind einen ausge-
zeichneten psychologischen Schonraum in der frühen postoperativen Phase.
➤ Grundsätzlich sollten Regionalanästhesien bei Säuglingen und Kindern nur von
erfahrenen Anästhesisten durchgeführt werden.

Tab. 6.5: Anatomische und physiologische Besonderheiten

	Neugeborene/ Säuglinge	Kleinkinder/1 Jahr	Kinder/Erwachsene
Rückenmarkende	L 3	L 1/2	L 1/2
Liquor	4 ml/kg KG	3 ml/kg KG	2 ml/kg KG
Wirbelsäule in Höhe des Beckenkamms	L 5 - S 1	L 4/5	L 4/5
Distanz Haut-Spinalraum	0,5–1 cm	1–3 cm	2–6 cm
Sympathikus	kardiovaskuläre Stabilität bis ca. 10. Lebensjahr	kardiovaskuläre Stabilität bis ca. 10. Lebensjahr	stark beeinflußt

Besonderheiten der Spinalanästhesie im Kindesalter

• Je jünger das Kind, desto größer ist der Anteil der extrazellulären Flüssigkeit an
der Gesamtkörpermasse (Neugeborene ca. 40 %, Erwachsene ca. 20 %); Säuglinge
und Kleinkinder haben ein relativ höheres Liquorvolumen pro kg KG als Erwachsene,
d.h. LA können bezogen auf das KG höher dosiert werden
• Anschlagzeit und Wirkdauer sind bei der Spinalanästhesie im Säuglingsalter
gegenüber dem Kindes- und Erwachsenenalter deutlich verkürzt
• Das kardiovaskuläre System ist bei Säuglingen und Kindern wesentlich stabiler als
bei Erwachsenen. Schlagvolumen des Herzens bleibt bei jungen Kindern relativ
konstant, Änderung des HZV allein über Frequenzvariation
• Unterschiedliche Pharmakokinetik der LA im Kindesalter, wobei unreife Enzym-
systeme, Unterschiede in den Verteilungsvolumina, die Proteinbindung der LA, ein
höherer Herzindex, ein prozentual größeres Hirn- und Lebergewicht und ein
prozentual geringeres Fett- und Muskelgewebe eine Rolle spielen.

Praktisches Vorgehen

• Präoperative Maßnahmen (☞ 11.2) und Prämedikation (z.B. Dormicum 0,3–
0,5 mg/kg KG) ☞ 11.2.5
• Vorbereitungen im Einleitungsraum (EKG, RR, i.v.-Zugang, Intubationsbereitschaft)
☞ 6.2.7, 11.3, 11.4; perioperative Infusionstherapie z.B. mit 2–5 ml/kg KG/Std.
Ringerlaktat; bei Kindern unter 10 kg OP-Tisch mit beheizbarer Wärmematte
benutzen.
• Ggf. vor der Punktion bei Säuglingen i.m. Applikation von Ketamin (8–10 mg/kg
KG) bzw. bei Kleinkindern i.v.-Sedierung mit Dormicum (0,5–1 mg individuell
langsam injizieren)

- Punktion des Subarachnoidalraums sollte auf dem OP-Tisch in Seitenlage erfolgen (☞ 6.2.9); ggf. bereits auf der Station Vorbehandlung der Punktionsstelle mit EMLA®-Creme; durch die Lagerung des Kindes läßt sich mit Hilfe von Kissen und Neigung des Tisches der tiefste Punkt des Spinalkanals variieren und so eine differenzierte Begrenzung der Ausbreitung erreichen.
- Technik der Lumbalpunktion (☞ 6.2.9); nach großflächiger Desinfektion der Einstichregion Führungskanüle bis zum Ligamentum interspinale vorschieben; zur Punktion werden nur dünne Spinalnadeln (27–29 G) verwendet.
- Langsame Injektion (15–30 s) des LA (z.B. 0,5–1,0 mg/kg KG Bupivacain 0,5 % hyperbar oder isobar) ohne Barbotage; Säuglinge nach erfolgreicher Punktion sofort flach auf den Rücken oder Bauch legen; ggf. perioperative Sauerstoffinsufflation durch eine offene Maske (4–6 L/Min.). Cave: retrolentale Fibroplasie bei Frühgeborenen < 36. SSW (paO_2 in dieser Altersgruppe zwischen 90–100 mm ↑ Hg einstellen)
- Prüfung der motorischen Blockade (Bromage-Schema), sensibles Niveau ggf. mit Pin-Prick-Methode
- Sorgfältige Überwachung der Vitalfunktionen (EKG, RR, Pulsoximeter, Atemfrequenz usw.). Intraoperative Messung der Körpertemperatur (insbesondere bei Säuglingen).
- Kinder während der OP wach lassen→ bessere Möglichkeit zum Kontakt und Mitarbeit
- Verlegung auf eine postoperative Überwachungsstation; wenn motorische Blockade abgeklungen ist, kann der kleine Patient auf eine Normalstation gebracht werden. Gegen eine frühzeitige Flüssigkeitszufuhr (Tee, Milch) ist nichts einzuwenden.

Komplikationen
- Intraoperative Bradykardie und Hypotension (bis zum 10. Lebensjahr kaum zu erwarten, vom 10.–15. Lebensjahr sehr selten ca. 2,9 %)
- Postpunktioneller Kopfschmerz (0,06–0,5 %)
- Übelkeit und Erbrechen nur bei älteren Kindern (0,8–1,6 %)
- Harnretention hauptsächlich bei älteren Kindern (1,1–1,6 %).

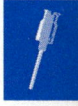

6.3   Periduralanästhesie (PDA)

Syn.: Epiduralanästhesie.
Injektion eines LA in den Periduralraum des Wirbelkanals mit vorübergehender Unterbrechung der neuralen Erregungsleitung und Ausschaltung der extraduralen sensiblen Nervenwurzeln. Durchführung der periduralen Blockade in jeder Höhe der Wirbelsäule möglich, der lumbale Zugang wird am häufigsten angewandt. Anatomische Grundlagen, Wirkungsort der LA und physiologische Auswirkungen der Blockade ☞ 6.2.
Die PDA ist vielseitiger als die Spinalanästhesie, d.h. die Leitungsfunktionen des Nervengewebes können differenzierter und segmentär ausgeschaltet werden → Verwendung der PDA bei chirurgischen Eingriffen (☞ 7.3.5), in der Geburtshilfe (☞ 12.3) und zur Therapie akuter und chronischer Schmerzen.

Tabelle 6.6: PDA und Spinalanästhesie im Vergleich		
Beurteilungskriterium	**Spinalanästhesie**	**Periduralanästhesie**
Stelle der Punktion	lumbal	zervikal, thorakal, kaudal, lumbal
Technik der Punktion	einfach	schwierig
Injektionsort	Subarachnoidalraum	Periduralraum
Menge des LA	gering	groß
Wirkungseintritt	sofort	verzögert
Wirkungsdauer	weniger lang	lang
Ausbreitung	gut steuerbar (hyper-, hypo- und isobare LA)	schlechter steuerbar
Qualität d. Anästhesie	sehr gut	abgeschwächt
Motorische Blockade	sehr gut	abgeschwächt
Toxische Reaktion auf LA	unwahrscheinlich	möglich
Postpunktionelle Kopfschmerzen	bei 0,5–25 %	keine

6

6.3.1   Checkliste Anatomie ───────────────

☞ 6.2.1.

✔ **Periduralraum (= Cavum epidurale):**
- Erstreckt sich vom Foramen magnum bis zum Lig. sacrococcygeum zwischen der Dura mater spinalis und dem äußeren Durablatt (Periost)
- Dorsale Begrenzung durch das Lig. flavum (im Lumbalbereich einige mm dick), seitlich kommuniziert der Periduralraum über die Zwischenwirbellöcher mit dem paravertebralen Raum, die vordere Begrenzung wird durch das hintere Längsband der Wirbelkörper gebildet
- Der Periduralraum ist unterschiedlich weit: Lumbal ca. 5–6 mm, Thoraxmitte ca. 3–5 mm, Zervikal ca. 3 mm und verengt sich posterolateral → Punktion des Periduralraums aus Sicherheitsgründen immer von der Mittellinie.

✔ **Inhalt des Periduralraumes:**
- Der Periduralraum enthält neben Fett- und Bindegewebe besonders zahlreiche Gefäße (Arterien- und Venenplexus, Lymphgefäße) und die Wurzeln der Spinalnerven
- Vordere und hintere Nervenwurzeln sind im Periduralraum noch von Arachnoidea und Pia mater umgeben → Penetration des LA in die Nervenwurzeln behindert, verzögerter Eintritt der Blockade
- Subatmosphärischer (negativer) Druck im Periduralraum (am höchsten in der Lumbalregion → Technik des „hängenden Tropfens" ☞ 6.3.9).

✔ **Praktische Bedeutung der anatomischen Grundlagen:**
- Der sicherste und einfachste Zugang liegt in der mittleren lumbalen Region; die Technik der thorakalen und zervikalen PDA ist schwieriger und komplikationsreicher (dachziegelartiger Verlauf der Dornfortsätze, enger Periduralraum)

- Häufigste Punktionsstelle bei der PDA ist der Zwischenwirbelraum von L3/L4 oder L2/L3
- Die Periduralnadel durchsticht die gleichen Gewebestrukturen wie die Spinalnadel mit Ausnahme von Dura mater und Arachnoidea
- Distanz Haut – Lig. flavum ca. 4–5 cm, Distanz Haut – Dura ca. 4–6 cm, Distanz Lig. flavum – Dura ca. 3–6 mm.

6.3.2   Verhalten der LA im Periduralraum

- Das LA entfaltet seine Wirkung sowohl indirekt nach Diffusion durch die Hirnhäute auf das Rückenmark und die spinalen Wurzeln, als auch direkt auf die paravertebralen Nerven infolge Ausbreitung durch die Foramina intervertebralia. Die injizierte Lösung kann über die Foramina intervertebralia abfließen (v.a. beim jungen Pat.; beim älteren Menschen verursacht die Sklerosierung der Foramina eine stärkere Ausbreitung des injizierten Volumens nach kaudal und kranial → geringere Dosierung notwendig)
- Wirkungsweise der LA und Reihenfolge der Blockade wie bei der Spinalanästhesie ☞ 6.1.2, 6.2.2
- Wirkungseintritt bei PDA deutlich verzögert, höchste Konzentration im Subarachnoidalraum erst nach ca. 10–20 Min. → Hautanalgesie nach ca. 2–6 Min., Operationsanalgesie und Muskelblockade erst nach 20–30 Min. ☞ Tab. 6.6
- Qualitätsunterschiede → motorische Blockade bei PDA oft nicht vollständig (evtl. Anspannen der Oberschenkelmuskulatur und Bewegungen im Fuß möglich)
- PDA benötigt größere Mengen LA, um eine mit der Spinalanästhesie vergleichbare Anästhesieausdehnung zu erreichen.

Faktoren, die die Anästhesieausdehnung beeinflussen

- Anästhesieausbreitung umso ausgedehnter, je größer das Volumen (beim Erwachsenen im Durchschnitt 1,5 ml/Segment)
- Menge des LA (Konzentration x Volumen) sichert Qualität der Anästhesie (Wirkungseintritt, Blockadetiefe, Dauer der sensorischen und motorischen Blockade)
- Injektionsort sollte im Zentrum des zu betäubenden Areals liegen
- Schnelle und kräftige Injektion führt nicht zu einer besseren Ausbreitung (Richtwert 0,3–0,75 ml/Sek.)
- Einfluß der Lagerung geringer als bei der Spinalanästhesie
- Gewicht des Pat. hat keinen Einfluß auf Dosisbedarf und Ausbreitung des LA; jedoch die Größe (nach Bromage): Bei Körpergröße 150 cm 1ml/Segment, bei Körpergröße > 150 cm zusätzlich 0,1 ml für jede 5 cm > 150 cm
- Je älter der Pat., desto geringer die LA-Dosis
- Geringere LA-Dosierung bei Pat. mit höherem Alter, Diabetes mellitus und/oder Arteriosklerose
- Schwangerschaft ☞ 12.2
- Die Resorption der peridural injizierten LA erfolgt anteilig über das Blut → höchste Plasmakonzentrationen 10–20 Min. nach der Injektion *(Cave:* systemisch) → toxische Reaktionen innerhalb der ersten 30 Min. ☞ 6.1.5.

6.3.3   Systemische Wirkungen der PDA

Indirekte Auswirkungen der PDA entsprechen der Spinalanästhesie (☞ 6.2.3); bei Spinalanästhesie tritt praktisch keine direkte toxische Wirkung des LA auf, bei PDA wird jedoch eine große Menge LA in ein gefäßreiches Gebiet injiziert → schnelle toxische Blutspiegel durch versehentliche intravasale Injektion sowie bei relativer oder absoluter Überdosierung → lebensbedrohliche Komplikationen ☞ 6.1.5.

Kardiovaskuläre Wirkungen: Sympathikusblockade setzt zwar langsamer ein und ist initial weniger ausgeprägt, die Schwere der kardiovaskulären NW hängt aber vor allem von der Ausdehnung der Sympathikusblockade ab (☞ 6.2.3); Höhe der sensorischen und sympathischen Blockade stimmen bei der PDA überein

Organdurchblutung: Durchblutung der Leber ↓, renaler Plasmafluß ↓, glomeruläre Filtrationsrate ↓

Atmung: Hohe PDA beeinträchtigt nicht die Ventilation und den pulmonalen Gasaustausch, jedoch den Hustenmechanismus durch Lähmung der Bauch- und Interkostalmuskulatur
Cave: Aspirationsgefahr bei Oberbaucheingriffen

Harnblase: Blasenatonie mit Zunahme des Restharns ☞ 6.2.3

Darm: Bei entsprechender Ausdehnung der PDA ist der Darm klein und kontrahiert (☞ 6.2.3); die Häufigkeit eines paralytischen Ileus wird durch intra- und postoperative PDA vermindert

Nebenniere ☞ 6.2.3

Blutzucker: Fehlender Blutzuckeranstieg unter PDA → intraoperative BZ-Kontolle beim Diabetiker

Schwangerschaft ☞ 12.2.

Thromboembolien: Postoperative thromboembolische Komplikationen (Lungenembolie, Phlebothrombose) nach PDA geringer als nach Allgemeinanästhesie (Blutströmung ↑, fibrinolytische Aktivität ↑, Gerinnungsneigung ↓).

6.3.4   Indikationen

- Eingriffe an den unteren Extremitäten ☞ 7.3.5, 9.6
- Abdominelle Operationen (bevorzugt im Unterbauch ☞ 7.1)
- Oberbaucheingriffe (in Kombination mit Allgemeinanästhesie,☞ 7.1.4)
- Pulmonale und kardiale Erkrankungen ☞ 4.1, 4.2
- Stoffwechselerkrankungen ☞ 4.5
- Geburtshilfliche Analgesie ☞ 12.3
- Postoperative und posttraumatische Analgesie ☞ 19.3.2
- Therapeutische Blockaden.

6.3.5   Kontraindikationen ———————————

KI der PDA entsprechen denen der Spinalanästhesie (☞ 6.2.5), weil bei der PDA immer das Risiko der versehentlichen subarachnoidalen Punktion und Injektion besteht.

6.3.6   Präoperative Maßnahmen ———————————

Grundsätzlich entspricht das Vorgehen (Anamnese, körperliche Untersuchung, Laborwerte, Aufklärungsgespräch, Prämedikation) dem für die Allgemeinnarkose (☞ 1.1) und der Spinalanästhesie ☞ 6.2.6.

Thromboembolieprophylaxe/Antikoagulation ☞ 6.1.7

6.3.7   Material und Vorbereitungen ———————————

Vorbereitungen vgl. Spinalanästhesie ☞ 6.2.7

- Desinfektionsmittel (z.B. Kodan®-Spray); falls das Desinfektionsmittel nicht aufgesprüht wird: Gefäß für Desinfektionslösung, Tupfer und Kompressen, Tupferklemme zum Abwaschen
- Abdecktuch mit zentraler Öffnung
- Handschuhe (steril), Kopfbedeckung, Mundschutz
- Kanüle zum Aufziehen des LA (ggf. mit Bakterienfilter), Kanüle für die Infiltrationsanästhesie, 2 ml Spritze (Hautquaddel und Infiltration), 10 ml Spritze (inkl. 10 ml 0,9 %iges NaCl für Widerstandsverlusttechnik), 20 ml Spritze (zur Injektion des LA)
- LA zur Infiltration (z.B. Scandicain® 1 %) und zur PDA (z.B. Carbostesin® 0,5 %), möglichst keine Glasampullen verwenden
- PD-Kanüle mit stumpfem Anschliff (Einzelinjektion-„single shot"), Tuohy-Kanüle (mit Spitzenkrümmung zur Kathetertechnik)
- Kontinuierliche PDA: durchsichtige PDA-Katheter (G 20, 90–100 cm) aus röntgenfähigem Kunststoff (Teflon, Vinyl, Nylon), Mandrin meist nicht notwendig → Perforationsgefahr, Bakterienfilter.
- Entsprechende Nadeln (s.u.).

Nadeln (☞ Abb. 6.4)
- Tuohy-Nadel (Standardnadel), abgerundete stumpfe Spitze (Risiko der akzidentellen Durapunktion vermindert), seitliche Öffnung (erschwert das Einführen eines PDA-Katheters), gebräuchliche Größen G 18 (1,2 mm) und G 17 (1,5 mm), Länge 9–10 cm
- Crawford-Nadel, kurze Nadelspitze mit glatten Kanten (Gefahr der Durapunktion erhöht), distale Öffnung (erleichtert das Einführen eines PDA-Katheters), gebräuchliche Größe G 18 (1,2 mm)
- Öffnung der Nadelspitze sollte bei Punktion immer nach oben zeigen
- PD-Kanülen sollten ebenfalls einen dicht abschließenden Mandrin enthalten, um ein Verstopfen der Kanüle und das Verschleppen großer Hautzylinder in den Periduralraum zu verhindern.

Tab. 6.6: Lokalanästhetika für die Periduralanästhesie

Lokalanäs-thetikum	Konzen-tration (%)	Volumen (ml)	Gesamt-dosis (mg)	Wirkungsein-tritt (Min.)	Wirkungs-dauer (Min.)
Bupivacain	0,25 – 0,75	15 – 30	150	18 – 30	200 ± 80
Ropivacain	0,75 – 1,0	15 – 25	250	10 – 20	180 ± 120
Etidocain	1	15 – 30	300	10 – 15	200 ± 80
Lidocain	1 – 2	15 – 30	200 – 500*	10 – 30	100 ± 40
Mepivacain	1 – 2	15 – 30	150 – 500*	15 – 20	120 ± 50
Prilocain	1 – 2	15 – 30	150 – 600*	12 – 16	100 ± 40

* = mit Adrenalinzusatz
Wirkungseintritt = Eintritt vollständiger Operationsanalgesie aller geblockten Segmente
Wirkungsdauer = Durchschnittzeit für Regression zweier Segmente

6.3.8   Lagerung

Wie bei der Spinalanästhesie ist grundsätzlich eine Punktion in sitzender Position und Seitenlage möglich ☞ 6.2.9

- *Sitzende Position:* begünstigt die Blockade des Segments S1, außerdem ist der Periduralraum adipöser Pat. einfacher zu punktieren
- *Seitenlage:* Punktion schwieriger; für den Patienten bequemer, keine Kollapsgefahr.

 Tips & Tricks
- Anästhesist sollte sich zur Punktion hinsetzen
- Sitzende Position des Pat. erleichtert das Erlernen der Methode
- Die Lage des Pat. muß durch einen Helfer unterstützt und gesichert werden.

6.3.9   Technik der Periduralpunktion

- Nach der Lagerung des Pat. Einstichstelle markieren (☞ Abb. 6.5), Leitpunkte: Verbindungslinie der Beckenkämme schneidet meist Dornfortsatz L4 ☞ 6.2.1
- Anästhesist setzt (!) sich hinter den Pat. (inkl. Kopfbedeckung, Mundschutz und sterilen Handschuhen)
- Großflächige und großzügige Hautdesinfektion an der Punktionsstelle, Desinfektionsmittel antrocknen lassen und Überschuß an der Punktionsstelle vollständig abwischen *(Cave:* Kontamination des Periduralraumes mit Desinfektionsmittel)
- Abdecken der Punktionsstelle mit einem sterilen Lochtuch
- Aufziehen der LA
- Hautquaddel (z.B. 0,5–1 ml Scandicain® 1 %) an der Punktionsstelle (Pat. vorwarnen), anschließend 1–2 ml LA interspinal infiltrieren
- Aufziehen von 10 ml 0,9%igem NaCl
- Bei kontinuierlicher PDA Set auf Vollständigkeit prüfen (Katheter, Katheteransatzstück, Bakterienfilter), Katheter auf Durchgängigkeit prüfen (Durchspülen mit NaCl 0,9 % → Flüssigkeit tritt am distalen Ende aus)

Auffinden des Periduralraumes

Widerstandsverlustmethode („Loss of resistance", Abb. 6.10):
Einstich in die Haut durch rotierende Bewegung oder vorherige Perforation mittels Lanzette, Punktionsnadel mit Mandrin bis in das Lig. interspinale vorschieben („knirschender Widerstand"), Mandrin entfernen, Aufsetzen einer 10 ml Spritze (gefüllt mit 0,9%igem NaCl) auf die Kanüle, Kanüle mit Daumen und Zeigefinger der linken Hand ergreifen. Handrücken des Anästhesisten stützt sich am Rücken des Pat. ab, rechte Hand ergreift zwischen Zeige- und Mittelfinger die Spritze, während der Daumen auf den Stempel der Spritze drückt. Kanüle unter kontinuierlichem Druck auf den Spritzenstempel (absoluter Injektionswiderstand) weiterführen (Lig. flavum = Grenze zum Periduralraum); nach Durchstechen des Lig. flavum läßt der Widerstand plötzlich nach, der Spritzeninhalt entleert sich → der Periduralraum ist erreicht: Vorschieben der Nadel sofort unterbrechen, Spritze entfernen, Kanüle fixieren *(Cave: Bis zur Dura sind es nur noch Millimeter!)*

Methode des hängenden Tropfens
Diese Technik bedient sich des subatmosphärischen (negativen) Drucks im Periduralraum (☞ 6.3.1). Vorgehen: Einführen der Kanüle bis in unmittelbare Nähe des Lig. flavum, Mandrin entfernen und einen Tropfen 0,9%iges NaCl an den Ansatz der Punktionskanüle hängen, Kanüle langsam (am besten während der Inspirationsphase des Pat. → negativer Druck ↑) weiter vorschieben. Erreicht die Kanüle den Periduralraum, wird der hängende Tropfen in die Kanüle eingesogen.

- Aspirationsprobe nach Auffinden des Periduralraumes (Blut/Liquor?)
- „single shot" (Einzelinjektionstechnik)
  - Injektion der Testdosis (z.B. 3–5 ml Carbostesin® 0,5 %) nach negativer Aspiration, ca. 5 Min. abwarten (ggf. Lage im Subarachnoidalraum?)
  - Nach Testdosis Injektion des LA (0,5 ml/Sek.) unter häufiger Aspiration; Gesamtdosis des LA richtet sich nach der Anzahl der zu blockierenden Segmente
  - Dosiserhöhung bei Injektion in sitzender Position, übermäßiger Körpergröße
  - Dosisreduktion bei hohem Alter, geringer Körpergröße, erhöhtem intraabdominellen Druck (verminderter Periduralraum), Adipositas, Schwangerschaft (30 %), thorakaler PDA (30–50 %), Arteriosklerose.

Dosierung nach Lebensalter	
Jahre	ml/Segment
5	0,5
8	0,7
20	1,5
30	1,4
40	1,3
60	1,0
70	0,9
80	0,7

Kontinuierliche PDA (Kathetertechnik)

- Katheter wird über die Punktionskanüle in kranialer Richtung in den Periduralraum vorgeschoben (ca. 3–4 cm über die Nadelspitze hinaus; beachte die aufgedruckten Distanzmarkierungen an der Nadel und am Katheter), Katheter nicht zu weit einführen *(Cave: seitliche Abweichung, Perforation der Dura)*, Adapter anschließen
- Erneute Aspiration (Blut/ Liquor?) und Injektion der Testdosis (→ „single shot"), Bakterienfilter anschließen, steriler Wundverband
- Das restliche LA kann nach 5 Min. und nach nochmaliger Aspiration injiziert werden

Vor- und Nachteile der Kathetertechnik

- Vorteile: Steuerbare, dem Pat. angepaßte Dosierung; Verlängerung der Anästhesie, Nachblockierung inkomplett ausgeschalteter Segmente, postop. Analgesie mögl.
- Nachteile: Technisch schwieriger, Gefäßverletzung, Perforation, seitliches Abweichen des Katheters, Katheterabriß möglich.

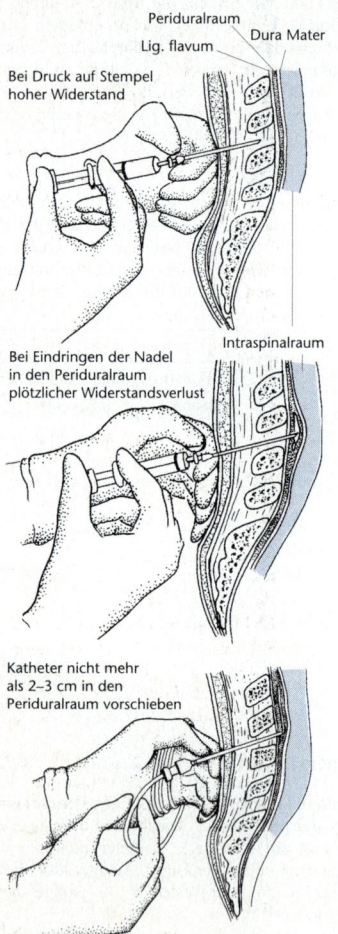

Abb. 6.9: Einführen des PDA-Katheters in den lumbalen Periduralraum [A300–157]

Tips & Tricks

- Widerstandsverlust sollte in zwei Ebenen reproduzierbar sein; Vortäuschen von Widerstandsverlust durch Abweichen der Nadel nach lateral oder Erreichen aufgelockerter Anteile des Lig. interspinale
- Schmerzen während des Vorschiebens (Nadel liegt in der Nähe des sensiblen Periosts), Parästhesien und Muskelzuckungen, knöcherner Widerstand → Nadelrichtung korrigieren; Ursache: Verfehlen der Mittellinie und/oder zu weit nach kranial oder kaudal ausrichtete Nadelspitze
- Rückfluß von Blut bei der Aspiration → Blut ablaufen lassen, damit sich kein Hämatom entwickelt; anschließend ggf. Zwischenwirbelraum wechseln und erneut punktieren
- Aspiration von Liquor → wenn Punktion unterhalb L2, evtl. Übergang auf Spinalanästhesie; Unterscheidung Liquor/NaCl/peridurale Testlösung: Liquor (warm) auf Unterarminnenseite tropfen lassen, Glukoseteststreifen (Glukostix) bei Liquor schwach positiv *(Cave:* falsch negativ bei hypoglykämischen Pat.)
- Um die Aussagekraft der Testdosis zu erhöhen, kann adrenalinhaltiges LA (z.B. Lidocain 2 % mit Adrenalin) injiziert werden; bei intravasaler Lage des Katheters Tachykardie und RR ↑
- *Cave:* PDA-Katheter niemals durch die liegende Kanüle zurückziehen (Gefahr der Abscherung!)
- Sekundäre Perforationen durch den PDA-Katheter sind nie auszuschließen (Spinalraum, benachbarte Gefäße) → vor Repetitionsdosen immer Aspirationskontrolle und Testdosis
- Nachinjektionen bei der kontinuierlichen PDA müssen rechtzeitig erfolgen → Vermeidung einer Tachyphylaxie; Dosierung: halbe Ausgangsdosis
- Verweildauer von PDA-Kathetern ca. 1 Woche (bei infizierter Einstichstelle Katheterspitze in die Mikrobiologie einschicken) → Inkomplett geblockte Segmente (missed segments): typischerweise die Wurzeln von L5 und S1, häufiger bei Bupivacain und Etidocain, weniger bei Lidocain → 30 Min. nach Erstinjektion Hälfte der Ausgangsdosis nachinjizieren (z.B. Lidocain 2 % mit Adrenalin).

———— **Thorakale PDA** ————————————————————————

- Indikation: Eingriffe im Oberbauch und Thorax
- Vorteil gegenüber lumbaler PDA: geringere LA-Menge notwendig (0,5 ml/Segment) → Gefahr tox. Reaktionen vermindert, Sympathikusblockade nicht so ausgeprägt
- Technik der thorakalen PDA aus anatomischen Gründen schwieriger ☞ 6.2.1, 6.3.1 (Abb. 6.10): Lateraler oder paramedianer Zugang in der mittleren BWS, intrakutane Quaddel 1 cm paramedian oder 2,5 cm lateral des kaudalen Endes des Dornfortsatzes, subkutane Infiltration, Vorschieben der Periduralkanüle in einem Winkel von ca. 10° (paramedianer Zugang) bzw. 20° (lateraler Zugang) zur Sagittalebene und ca. 40° zur Vertikalebene geneigt → kein wesentlicher Injektionswiderstand
- ➤ *Cave:* traumatische Punktion des Rückenmarks (extrem selten).

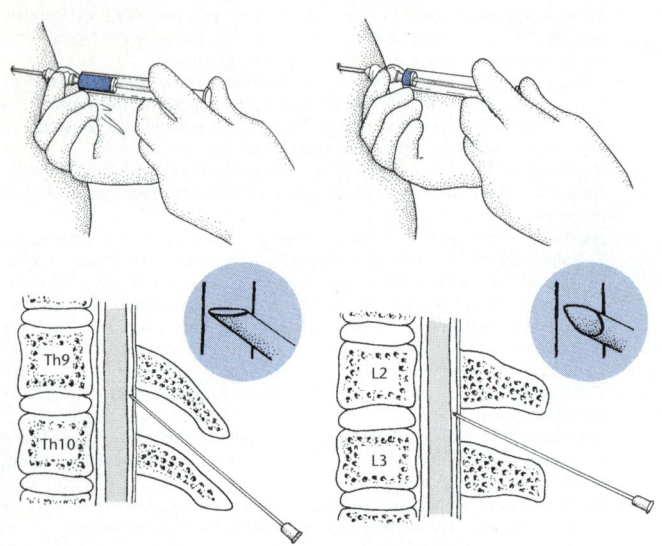

Abb. 6.10: Nadelführung bei verschiedenen Formen der Periduralanästhesie:
Oben: Punktionstechnik (*„Loss of resistance"*)
Unten links: Thorakale PDA: Diagonale Nadelführung, Nadelöffnung nach kranial
Unten rechts: Lumbale PDA: Horizontalere Nadelführung, Nadelöffnung nach lateral
[A300–157]

6.3.10   Überwachung des Patienten nach der Injektion ⸺

✔ Ständiger Sprechkontakt zum Erfassen von Sprachveränderungen als Frühsymptom
  einer evtl. totalen Spinalanästhesie ☞ 6.1.5, 6.2.11, 6.2.12, 3.2.8
✔ Minütliche RR- und HF-Kontrolle
✔ Überprüfung der Anästhesieausdehnung mit Kältereizen
✔ Beobachtung der Motorik: normale Beugung im Knie- und Fußgelenk → kein Block
  (0 %); im Kniegelenk kann gerade noch gebeugt werden, Fußgelenk vollständig
  beweglich → partieller Block (33 %); keine Beugung im Kniegelenk, Fußgelenk
  beweglich → fast vollständiger Block (66 %); Beine und Füße können nicht mehr
  bewegt werden → vollständige Blockade (100 %)
✔ Nach Ablauf der Fixierungszeit abschließende Überprüfung von Ausbreitung und
  Qualität der Anästhesie (Nadelstiche)
✔ Genaue Protokollierung der erreichten Anästhesieausdehnung und Motorik.

6.3.11 Komplikationen der PDA

Vgl. Spinalanästhesie (☞ 6.2.12), daneben jedoch spezifische Komplikationen:

Frühkomplikationen
- Versehentliche Durapunktion → postpunktioneller Kopfschmerz
- Subarachnoidale Injektion des LA → totale Spinalanästhesie
- Punktion einer Periduralvene (häufig. *Cave:* Katheterisierung einer Periduralvene, insbesondere bei Schwangeren wegen starker Venenfüllung ☞ 12.3.1
- Punktion des Rückenmarks → vermeidbar, wenn Kanülierung unterhalb des Conus medullaris erfolgt
- Massive Ausbreitung der PDA (selten, relative Überdosierung des LA)
- Blutdruckabfall (Zeichen und Therapie ☞ 6.1.5, 6.2.3, 6.2.12).

Spätkomplikationen
- Blasenfunktionsstörungen (☞ 6.2.3, 6.2.12), insbesondere bei Pat. mit Prostatahypertrophie; bei thorakaler PDA nicht zu erwarten
- Kopfschmerzen nur bei akzidenteller Perforation der Dura ☞ 6.2.12
- Neurologische Komplikationen:
  - Epidurales Hämatom: Schmerzen im Rücken oder in den Beinen, Schwächegefühl oder Lähmung in beiden Beinen (1 : 200.000)
  - Epiduraler Abszeß: Rückenschmerzen und Druckschmerz im Injektionsgebiet, Fieber und Leukozytose
  - Traumatisierung einer Nervenwurzel: Parästhesien, Lähmungen
  - A.-spinalis-ant.-Syndrom: motorische Schwäche in den Beinen, Sensibilität nur wenig und fleckförmig beeinträchtigt
  - Arachnoiditis und Myelitis: sekundäre Verunreinigungen (z.B. aufsteigende Infektionen über Katheter)
  - Cauda-equina-Syndrom: Störung der Blasenentleerung, Stuhlinkontinenz, (Reithosenanästhesie).
- ➤ Das Auftreten neurologischer Symptome nach Beendigung der Anästhesiewirkung erfordert eine Abklärung (CT, Myelographie), bei nachweisbaren Ursachen (Kompression der Nervenstrukturen) ist eine akute neurochirurgische Revision mit Dekompression erforderlich.

6.3.12 Kombination aus Spinal- und Periduralanästhesie

Rasche und zuverlässige intraoperative Anästhesie, die bei Bedarf intra- und postoperativ ausgedehnt und verlängert werden kann.

Durchführung
- Präoperative Maßnahmen (☞ 1.1, 6.2.6, 6.3.6) Vorbereitungen ☞ 6.2.7, 6.3.7
- Material: Set (z.B. Espocan®) zur kombinierten Spinal- und Katheter-Periduralanästhesie bestehend aus Spinalnadel (G 26), Periduralkanüle (G 18), Spritze, Katheterkupplung und einem Bakterienfilter

- Punktion des Periduralraumes in üblicher „loss of resistance Technik" (☞ 6.3.9); anschließend Spritze entfernen und die Spinalnadel in die Periduralkanüle einführen; normalerweise Spinalnadel soweit einschieben, daß die Nase an ihrem Ansatz der Periduralkanüle einrastet; die Punktion der Dura ist durch einen deutlichen „Klick" spürbar; Mandrin der Spinalnadel entfernen und auf Liquorfluß kontrollieren; bei richtiger intrathekaler Lage Injektion des LA (z.B. 4 ml Carbostesin 0,5 %)
- Nach Durchführung der Spinalanästhesie wird die Spinalnadel entfernt und der PD-Katheter durch die Periduralkanüle bis in die gewünschte Position eingeführt; Periduralkanüle über den Katheter zurückziehen, Katheter bis Anschlag in die Katheterkupplung einschieben und Überwurfmutter fest zudrehen; Bakterienfilter mit NaCl entlüften, an den Katheter ankuppeln und fixieren, anschließend Katheter mit 1–2 ml NaCl durchspülen.

 Tips & Tricks

- Treten beim Vorschieben der Spinalnadel Parästhesien auf, darf die Nadel nicht weiter vorgeschoben werden. Schon vor Erreichen der Endposition wird die Nadel mit einer Hand stabilisiert, der Mandrin entfernt und auf Liquorfluß kontrolliert. Kein Liquorfluß → Spinalnadel zurückziehen ggf. ganz entfernen und Periduralkanüle vorsichtig korrigieren bzw. neu punktieren.
- *Cave:* Applikation einer Testdosis zum Ausschluß einer intrathekalen Fehllage des Katheter ist unter den Bedingungen der vorausgegangenen Spinalanästhesie nicht sofort möglich; soll die Wirkung der Spinalanästhesie intraoperativ ausgebreitet oder verlängert werden, so sollte eine fraktionierte Gabe kleinerer Mengen LA alle 3–5 Min erfolgen, bis das gewünschte Anästhesieniveau erreicht ist. Während der Wirkdauer der Spinalanästhesie ist die Wirkung peridural applizierter LA größer und die Anschlagzeit geringer als bei alleiniger PDA.
- Wurde die OP ohne periduale Nachinjektion abgeschlossen, läßt man am besten die Wirkung der Spinalanästhesie abklingen, um dann eine Testdosis wie üblich zu verabreichen.

6.4   Kaudalanästhesie

Als Sonderform der PDA (☞ 6.3): Injektion von LA in den Sakralkanal des Kreuzbeins (Blockade der sakralen und coccygealen Nervenwurzeln); hohe Dosierung notwendig, um relativ weite Ausdehnung der Anästhesie zu erreichen → Gefahr toxischer Reaktionen; Anästhesiequalität ist meist nur im Sakralbereich ausreichend → strenge Indikationsstellung: Operationen im perinealen Bereich, selten noch in der Geburtshilfe ☞ 12.3.1.

KI entsprechen im wesentlichen denen der Spinal- und Periduralanästhesie (☞ 6.2.5, 6.3.5). Präoperative Maßnahmen (☞ 1.1, 6.2.6), Vorbereitungen (☞ 6.2.7), Material (☞ 6.2.8, 6.3.7), Überwachungsmaßnahmen (☞ 6.2.11), Komplikationen (☞ 6.1.5, 6.2.12, 6.3.12).

Wegen der Nähe zur praktisch niemals sauber zu haltenden Analregion relativ großes Infektionsrisiko.

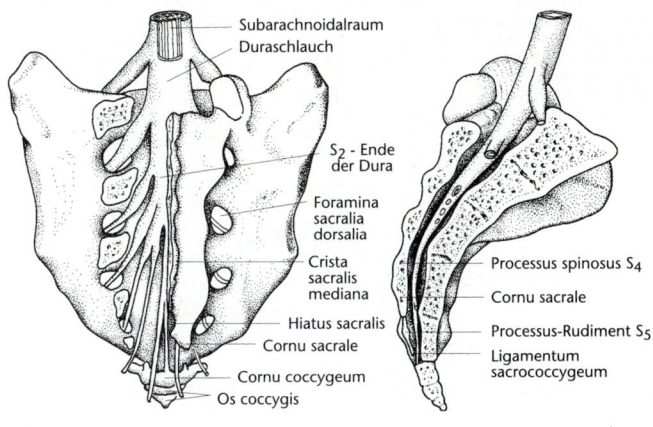

Abb. 6.11: Anatomie des Kreuzbeins [A300–157]

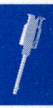

Checkliste Anatomie
✔ **Hiatus sacralis** liegt zwischen den Cornua sacralia dicht proximal vom Kreuzbein-Steißbein-Übergang, gibt den Zugang zum Canalis sacralis frei
✔ **Lig. sacrococcygeum** verschließt den Hiatus sacralis → diese Membran muß bei der Punktion mit der Kanüle durchstochen werden
✔ **Inhalt des Sakralkanals:** sakrale und coccygeale Nerven aus dem **Filum terminale,** Subarachnoidalraum mit Hüllen, Blut- und Lymphgefäße, epidurales Fett
✔ Sakralnerven verlassen das Kreuzbein durch die Foramina sacralia
✔ Sakralnerven innervieren sensorisch: Vagina, anorektale Region, Beckenboden, Sphinkter von Blase und Anus, Haut des Perineums (Ausnahme: Penisbasis, vorderer Anteil der Schamlippen).

Leitpunkte
• Spinae iliacae dorsales craniales
• Steißbeinspitze, Cornua sacralia lateral tastbar
• Injektionsort liegt in der Mitte zwischen den Cornua sacralia.

Lagerung
• Am besten Bauchlage auf abgeknicktem OP-Tisch, evtl. Kissen unter Becken
• Beine spreizen, Außenrotation (Fersen nach außen, Zehen nach innen)
• Bei Schwangeren auch Knie-Ellenbogenlage oder Seitenlage.

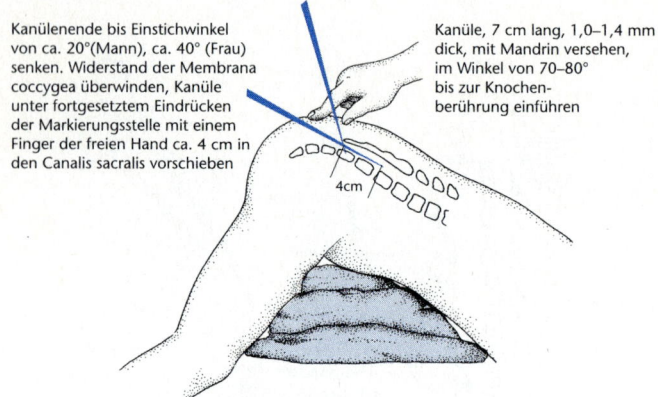

Kanülenende bis Einstichwinkel von ca. 20°(Mann), ca. 40° (Frau) senken. Widerstand der Membrana coccygea überwinden, Kanüle unter fortgesetztem Eindrücken der Markierungsstelle mit einem Finger der freien Hand ca. 4 cm in den Canalis sacralis vorschieben

Kanüle, 7 cm lang, 1,0–1,4 mm dick, mit Mandrin versehen, im Winkel von 70–80° bis zur Knochen-berührung einführen

4cm

Abb. 6.12: Kaudalanästhesie: Penetration des Canalis sacralis [A300–157]

6

Technik der Kaudalanästhesie

- Großflächige und großzügige Desinfektion (vorher Einklemmen einiger Tupfer in die Rima ani, damit kein Desinfektionsmittel in den Anal- und Genitalbereich gelangt
- Hautquaddel am Injektionsort und subkutane, periostnahe Flächeninfiltration (z.B. 1–2 ml Scandicain® 1 %)
- Einführen einer ca. 7 cm langen Kanüle (1,0–1,4 mm) mit Mandrin in einem Winkel von etwa 75° bis zur Knochenberührung
- Aufsuchen des derben Lig. sacrococcygeum durch Abtasten mit der Nadelspitze, Tiefe je nach Körperbau 1–4 cm
- Absenken der Kanüle: Einstichwinkel beim Mann bis 20°, bei der Frau bis 40° ☞ Abb. 6.12
- Nach Überwinden des Membranwiderstandes („loss of resistance") Kanüle ca. 4 cm weit in den Canalis sacralis vorschieben (Markierungshilfe bietet der außen angelegte Mandrin);
  ➤ *Cave:* versehentliche Punktion des bei S2 endenden Durasackes
- Bestehen Zweifel an der richtigen Lage: einige ml Luft injizieren → tastbares Gewebsemphysem bei falscher Lage
- Mandrin entfernen, Aspiration (Liquor/Blut) → Kanüle entfernen, Punktion abbrechen
- Injektion einer Testdosis (3–5 ml LA), 5 Min. Wartezeit, anschließend ca. 3 ml/Segment injizieren
- Die Ausdehnung der Anästhesie ist volumenabhängig: 15–20 ml (S5–L2), 25 ml (S5–Th10).

6.5 Blockaden des Plexus brachialis

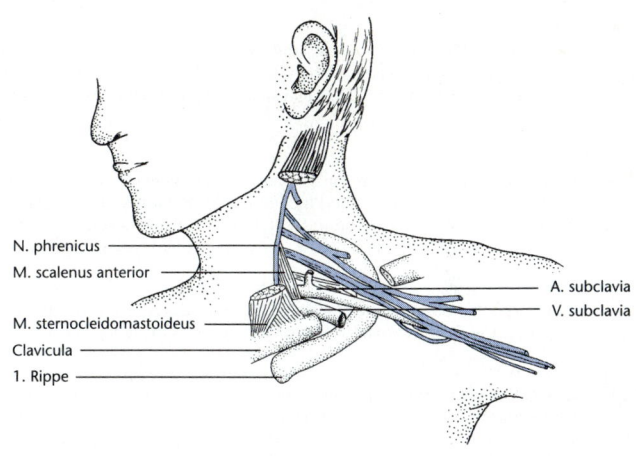

N. phrenicus

M. scalenus anterior

M. sternocleidomastoideus

Clavicula

1. Rippe

A. subclavia

V. subclavia

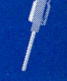

Abb. 6.13: Topographie des Plexus brachialis [A300–157]

6.5.1 Checkliste Anatomie

✔ Die obere Extremität wird überwiegend durch den Plexus brachialis sensibel innerviert; zusätzliche sensible Innervation: N. intercostobrachialis (Th2/3) → Oberarminnenseite, Plexus cervicalis (C2/4) → Schulterbereich

✔ Plexus brachialis wird aus drei Faszikel (C4/5–Th1/2) gebildet: Fasciculus posterior – N. axillaris, N. radialis; Fasciculus lateralis – N. musculocutaneus, lateraler Medianusanteil; Fasciculus medialis – mediane Medianuswurzel, N. ulnaris, N. cutaneus brachii medialis, N. cutaneus antebrachii medialis

✔ Durchtritt des Plexus brachialis durch die vordere Skalenuslücke in Höhe der 1. Rippe, gemeinsamer Verlauf mit A. und V. axillaris in einer Bindegewebsscheide

✔ Anatomischer Ort für die Ausschaltung des Plexus brachialis:
  - **Interskalenärer Zugang nach Winnie** (Austrittsstelle des Plexus brachialis im Paravertebralraum)
  - **Supraklavikulärer Zugang nach Kulenkampff** (Durchtrittstelle des Plexus brachialis durch die Skalenuslücke oberhalb der 1. Rippe)
  - **Axilläre Blockade** (gemeinsamer Gefäß-Nerven-Verlauf im Bereich der Achselhöhle in einem Gefäß-Nervenscheiden-Zylinder).

6.5.2   Interskalenäre Blockade

Blockade durch Injektion von LA in den faszienumscheideten perineuralen Bindege-
websraum zwischen M. scalenus ant. und M. scalenus med. in Höhe von C 6.

Indikationen
OP an Clavicula, Schulter und Oberarm (mit Ausnahme der Oberarminnenseite),
Reposition der Schultergelenksluxation, Methode der Wahl bei erschwerter Anatomie
für die anderen Blockadetechniken (z.b. Adipositas, Lungenemphysem), Schmerztherapie ☞ 19.

Kontraindikationen
Ablehnung der Methode durch den Pat., Pyodermie im Punktionsbereich, Sepsis,
hämorrhagische Diathese, kontralaterale Phrenikus- oder Rekurrensparese, Thoracic-
outlet-Syndrom (Kompressionssyndrom), lokale Nervenschädigungen, systemische
Nervenerkrankungen (z.b. Multiple Sklerose, Polyneuropathie), Allergie gegen LA.

Nebenwirkungen
Horner-Syndrom (Ganglion-stellatum-Bockade), Blockade des N. phrenicus (einseitige
Zwerchfell-Lähmung), Rekurrensparese (Heiserkeit), Lumeneinengung der A. carotis.

Komplikationen
Intravasale Injektion in die Halsgefäße (insbesondere A. vertebralis), ZNS-Intoxikation
(LA-Diffusion durch die Wand der A. vertebralis ☞ 6.1.5), hohe Periduralanästhesie
(☞ 6.3.11), totale Spinalanästhesie (☞ 3.2.8), Plexusschädigung, allergische/toxische
Reaktion auf LA (☞ 6.1.5), Reaktion auf Vasokonstriktorzusatz ☞ 6.1.4.

Vorbereitungen ☞ 6.2.7
Voruntersuchung des Pat. zum Ausschluß der KI ☞ 1.1, 6.2.6.
Periphere Venenverweilkanüle, EKG-Monitor, Blutdruckmanschette, Intubationsbesteck, Beatmungsmöglichkeit, Sauerstoffanschluß; Medikamente: Atropin, Sedativum
(z.B. Dormicum®), Succinylcholin, Vasopressor (z.B. Supratonin®), Katecholamine
(z.B. Suprarenin®), i.v.-Anästhetikum (z.B. Brevimytal®).

Material
Desinfektionslösung (z.B. Kodan®-Spray), Kompressen, Lochtuch, Handschuhe (steril), Kanüle für Hautquaddel, Instrumentarium zur elektrischen Nervenstimulation (z.B.
Alphaplex® RS), Kanüle mit Perfusorleitung („immobile Nadel"), 0,9%ige NaCl-Lösung, zwei 20 ml Spritzen, LA (Hautquaddel: 0,5–1 ml Scandicain® 1 %, Plexus:
20–40 ml Xylocain® 1 %, Scandicain® 1 %, Xylonest® 1 %, Carbostesin® 0,375 %,
Duranest® 1 %).

Technisches Vorgehen
- Kopf des Pat. liegt flach, zur Gegenseite gedreht, Anästhesist steht am Kopfende;
  Hautdesinfektion
- Lateralen Rand des M.sternocleidomastoideus tasten (Kopf leicht anheben)
- Fingerkuppen auf M.scalenus anterior legen, Weitergleiten der Finger (0,5–1,5 cm)
  in die Skalenuslücke (Lücke in tiefer Inspiration besser sichtbar → Anspannung der
  Mm.scaleni), Aufsuchen der Querfortsätze sichert die Position; kräftiger Druck →
  unangenehme Parästhesien
- Einstichstelle in Höhe des 6. Querfortsatzes bzw. Krikoids

6

- Ein Finger kranial, ein Finger kaudal der Einstichstelle in der Skalenuslücke, dazwischen Hautquaddel setzen
- „Immobile Nadel" mit Perfusorleitung mit 0,9%iger NaCl-Lösung durchspülen und an Nervenstimulator (ausgeschaltet!) anschließen
- Einbringen der Nadel durch die Haut, Nadel weist auf Querfortsatz des 6. Halswirbels (45° kaudal, gering nach dorsal gerichtet)
- Einschalten des Nervenstimulators (Helfer), Reizstromstärke vorwählen (1 mA), für kurze Momente (1 ms) wird um die Nadelspitze ein elektrisches Feld erzeugt → Depolarisation im Nerven, wenn er sich in der Nähe befindet und die elektrische Feldstärke ausreichend ist → Kontraktionen der Muskulatur
- Aspiration (Blut/Liquor?)
- Injektion des LA durch Hilfsperson, die Finger des Anästhesisten bleiben in der Skalenuslücke liegen (Fingerdruck oberhalb der Injektionsstelle kann Ausbreitung des LA nach kaudal begünstigen)
- Effekt der Anästhesie vor OP-Beginn überprüfen (Kälte- oder Schmerzreiz).

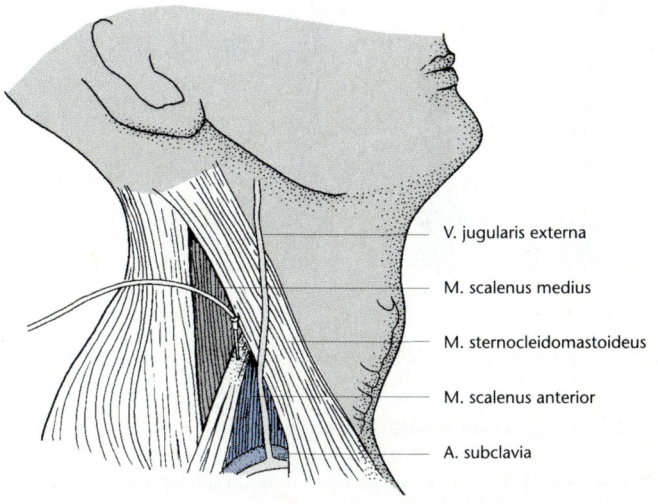

V. jugularis externa

M. scalenus medius

M. sternocleidomastoideus

M. scalenus anterior

A. subclavia

Abb. 6.14: Interskalenäre Blockade des Plexus brachialis [A300–157]

Tips & Tricks

- Leitsatz „no paresthesia, no anesthesia" hat seine Gültigkeit verloren → Plexusanästhesien der oberen und unteren Extremität nur noch mit einem Nervenstimulator durchführen
- Die richtige Lokalisierung des idealen Injektionsortes ist nur gewährleistet, wenn bei niedriger Stromstärke (0,1–0,3 mA bei einer Impulsbreite von 1 ms bzw. 0,3–0,5 mA bei 0,1 ms) die entsprechenden Kennmuskeln Aktionen erkennen lassen
- Schwerwiegende Komplikationen lassen sich durch kaudale Nadelrichtung (45°) vermeiden.

6

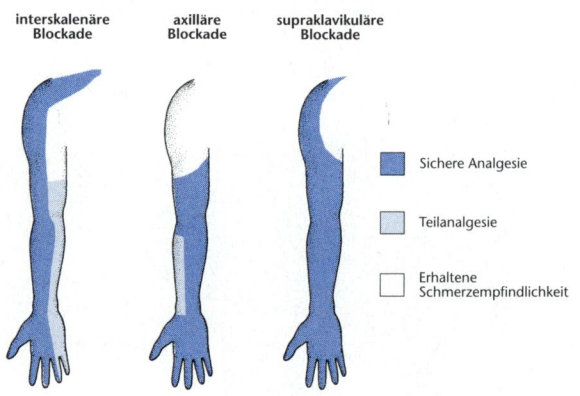

Abb. 6.15: Sensibilitätsausfall nach den verschiedenen Plexusblockaden [A300–157]

6.5.3 Supraklavikuläre Blockade

Proximale Ausschaltung des Plexus brachialis in der Regio colli lateralis im Bereich der Fossa supraclavicularis major.

- *Indikationen:* OP an Oberarm, Unterarm und Hand
- *Kontraindikationen* (☞ 6.5.2):
  spezielle KI: kontralateraler Pneumothorax bei ambulanten Patienten
- *Nebenwirkungen und Komplikationen* (☞ 6.5.2):
  spezielle Komplikationen: Hämatombildung durch Anstechen der A.subclavia, Pneumothorax (Sofortsymptom – Hustenreiz bei Einführen der Kanüle)
- *Voruntersuchung, Vorbereitung, Material* ☞ 6.5.2.

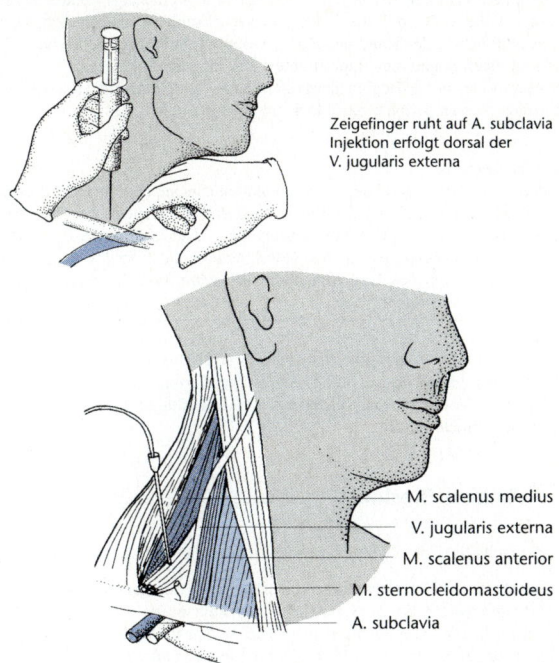

Zeigefinger ruht auf A. subclavia
Injektion erfolgt dorsal der
V. jugularis externa

M. scalenus medius
V. jugularis externa
M. scalenus anterior
M. sternocleidomastoideus
A. subclavia

Abb. 6.16: Subclavia-perivaskuläre Blockade des Plexus brachialis [A300–157]

Technisches Vorgehen

- Pat. liegt auf dem Rücken, Kopf zur kontralateralen Seite gedreht und um ca. 30° angehoben (Erleichterung der Palpation), Arm liegt unter leichtem Zug parallel zur Körperachse (Verringerung des Abstandes Haut – Plexus)
- Hautdesinfektion
- Leitpunkte: Clavicula, V. jugularis externa, A. subclavia (lateral der vorderen Skalenuslücke zu tasten)
- Lateralen Rand des klavikulären Ansatzes des M. sternocleidomastoideus tasten, nach Möglichkeit auch den seitlichen Rand des M. scalenus anterior in der Tiefe.

Technik nach Kulenkampff
Injektionsstelle ca. 1 cm kranial des Oberrandes der Clavicula und 1,5 cm lateral des klavikulären Muskelansatzes des M. sternocleidomastoideus (Markierung). Kopf wieder flach hinlegen, Hautquaddel, Kanüle (0,6–0,8 mm, 4 cm lang) senkrecht zur Haut in Richtung auf die 1. Rippe vorschieben, Nervenstimulator anschließen (☞ 6.5.2), Muskelkontraktionen in der Hand des Pat. gewöhnlich bei einer Tiefe von 2–2,5 cm. Nadel fixieren, nach negativem Aspirationstest LA langsam injizieren.
Effekt der Anästhesie vor OP-Beginn überprüfen (Kälte- und Schmerzreize), bei Teilerfolg können einzelne Nerven peripher nachblockiert werden ☞ 6.7, 6.8.

Perivaskuläre Technik
Palpation der A. subclavia lateral der vorderen Skalenuslücke, Hautquaddel dorsolateral. Kanüle (1,7–2,5 cm lang) dorsal der Pulsation durch die Haut in kaudaler Richtung vorschieben (parallel der Gefäßnervenscheide), Nervenstimulator anschließen (☞ 6.5.2), Muskelkontraktionen an der Hand sichern die korrekte Lage, negativer Aspirationstest, Injektion des LA, Anästhesieausbreitung vor OP-Beginn mit Kälte- und Schmerzreizen überprüfen.

 Methode nach Kulenkampff (klassisches Verfahren) nicht mehr zu empfehlen, da sie zwei wesentliche Nachteile bietet: Orientierung erfordert Kontakt mit der 1. Rippe → Verbiegen der Nadelspitze und Schädigung des Nervengewebes; Gefahr des Pneumothorax.

6

6.5.4   Axilläre Blockade

Einseitige Ausschaltung des Plexus brachialis im Bereich der Achselhöhle.

- *Indikationen:* OP an Unterarm und Hand (☞ 7.3.4), Schmerztherapie ☞ 19
- *Kontraindikationen* (☞ 6.5.2). Spezielle KI: Lymphangitis
- *Nebenwirkungen und Komplikationen* (☞ 6.5.2). Spezielle Komplikationen: Hämatom durch Anstechen der A. axillaris (Nervendruckschäden)
- *Voruntersuchung, Vorbereitung, Material* ☞ 6.5.2

Technisches Vorgehen

- Pat. in Rückenlage, der Arm im Schultergelenk um 100° abduziert, Unterarm im Ellenbogengelenk gebeugt → A. axillaris nach außen gedrängt, Nervenplexus gestreckt und fixiert
- Achselhöhle ausrasieren (im Prämedikationsgespräch mitteilen)
- Leitpunkte: M. pectoralis major (ventrale Begrenzung der Axilla), M. coracobrachialis (oberer Begleitmuskel der A. axillaris), A. axillaris
- Pulsation der A. axillaris soweit als möglich distal verfolgen (Markierung)
- Sorgfältige Hautdesinfektion
- Hautquaddel am Markierungspunkt (gleichzeitige Blockade des N. intercostobrachialis)
- Einstich möglichst hoch in der Axilla in Richtung auf die Gefäßnervenscheide (ca. 30° zur Haut), Nervenstimulator anschließen (☞ 6.5.2), Kanüle (z.B. Plexufix®) radial der A. axillaris vorschieben, Widerstandsverlust („Knacks") nach Penetration der Fascia axillaris → Eintritt in Gefäßnervenscheide

- Fixation der Nadel, nach negativem Aspirationstest Injektion des LA (40 ml Xylonest® 1 % und 20 ml Carbostesin® 0,5 %), während der Injektion distale digitale Kompression → LA breitet sich proximal aus, Oberarm adduzieren
- Latenzzeit ca. 10–15 Min., nach diesem Intervall Überprüfung der Anästhesieausbreitung mittels Kälte- und Schmerzreizen *(Cave:* Nadelstiche im OP-Gebiet).

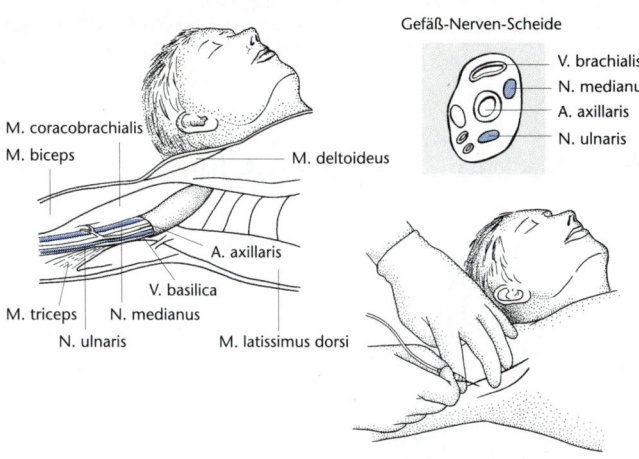

Abb. 6.17: Axilläre Blockade des Plexus brachialis [A300–157]

Oben: Verlauf des Plexus brachialis in der Axilla,
Unten: Punktionstechnik: Palpation des Unterrandes des M. coracobrachialis mit Zeige- und Mittelfinger der linken Hand und Fixierung der A. brachialis gegen den Humerus. Vorschiebender stumpfen Kanüle in Längsrichtung nach proximal in die Gefäßnervenscheide. Injektion des Lokalanästhetikums über eine mit der Kanüle verbundene Zuleitung durch einen Helfer möglich.

Kontinuierliche axilläre Blockade

Kunststoffverweilkatheter (z.B. Plexufix® Katheterset) in Gefäßnervenloge vorschieben; Technik: zunächst normale Punktion der Gefäßnervenscheide mit G 18 oder G 20 Verweilkanüle und Vorschieben der Kunststoffkanüle, nach Entfernen des Metallmandrins Katheter ca. 3–4 cm in die Gefäßnervenscheide vorschieben, Kunststoffkanüle entfernen und Katheter mit Adapter verbinden, gute Fixierung unter steriler Abdeckung.

Tips & Tricks

- Pulsieren der Kanüle gibt keinen Hinweis auf korrekte Lage
- Aspiration von Blut → Nadel zurückziehen und Kompression oder Nadel millimeterweise vorschieben bis kein Blut mehr aspiriert wird, dann Injektion von LA unter ständiger Aspiration
- Grundsätzliche Punktion der A. axillaris zur Plexuslokalisation ist nicht empfehlenswert
- Hämatomprophylaxe durch ausgiebige Kompression (mind. 5 Min.)
- Wenn das LA leicht zu spritzen ist → Kanülenspitze ist wahrscheinlich nach dorsal aus der Gefäßnervenscheide herausgerutscht
- N. axillaris und N. musculocutaneus werden nur sicher erfaßt, wenn genügende Menge LA in die Gefäßnervenscheide injiziert wird.

6.6   Blockaden des Plexus lumbosacralis

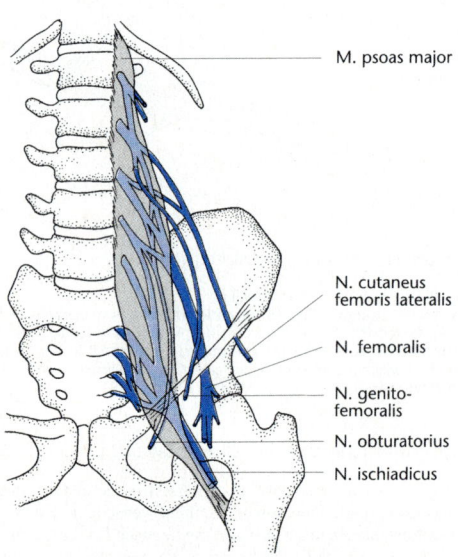

Abb. 6.18: Topographie des Plexus lumbosacralis [A300–157]

M. psoas major

N. cutaneus femoris lateralis

N. femoralis

N. genito-femoralis

N. obturatorius

N. ischiadicus

6.6.1   Checkliste Anatomie

✔ Die untere Extremität wird über den Plexus lumbosacralis (Th12–S3) innerviert
✔ Der Plexus lumbosacralis ist ein reichlich verzweigtes Nervengeflecht: ventral zieht
  er als Plexus lumbalis zum Leistenband, dorsal als Plexus sacralis zum Foramen
  infrapiriforme
✔ Periphere Nerven des Plexus lumbosacralis:
  – N. femoralis (L1–L4)
  – N. cutaneus femoris lateralis (L2–L3)
  – N. genitofemoralis (L1–L2)
  – N. obturatorius (L2–L4)
  – N. ischiadicus (L4–S3)
  – N. cutaneus femoris posterior (S1–S3).
✔ Eine einfache gezielte Injektion wie bei der oberen Extremität (☞ 6.5) ist bei der
  unteren Extremität nicht möglich, da ein gemeinsamer Übertritt eines Hauptnerven-
  kabels auf die unteren Gliedmaßen nicht besteht
✔ Der anatomische Ort für eine Blockade richtet sich nach den anatomischen
  Verhältnissen und der Lagerungsmöglichkeit des Pat.: Psoas-Kompartment-Block,
  Inguinale paravaskuläre Blockade des Plexus lumbalis (3-in-1-Block), Blockade des
  Nervus ischiadicus.

6.6.2   Psoas-Kompartment-Block

Dorsale Ausschaltung des Plexus lumbosacralis mittels LA-Injektion in die Faszien-
scheide um den Plexus lumbosacralis. Alternative zu rückenmarksnahen Techniken,
besonders geeignet für ambulante und perioperative Schmerztherapie ☞

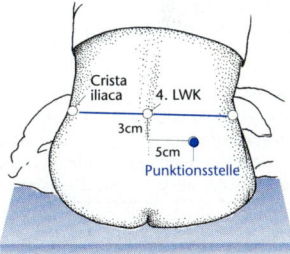

Abb. 6.19:
Leitpunkte beim Psoas-Kompartment-
Block [A300–157]

Crista
iliaca   4. LWK
  3cm
      5cm
      Punktionsstelle

Markierung der Leitpunkte: vom
Dornfortsatz des 4. LWK eine 3 cm
lange Linie nach kaudal in der
Interspinallinie ziehen und vom Endpunkt
eine 5 cm lange Waagerechte nach lateral
auf die zu blockierende Seite auftragen.
Der Endpunkt liegt am medialen Rand
der Crista iliaca und wird markiert.

Ind.: OP an einer unteren Extremität, vorzugsweise Oberschenkel/Kniegelenksbereich (auch mit Blutsperre):
Arthroskopien, Band- und Kapselplastiken, Bursektomien, Frakturrepositionen, Hauttransplantationen, Meniskektomie, Osteosynthese, Wundversorgung; Schmerztherapie ☞ 19

KI: Ablehnung der Methode durch den Pat., Pyodermie im Punktionsbereich, Sepsis, hämorrhagische Diathese, lokale Nervenschädigungen, systemische Nervenerkrankungen (z.B. Multiple Sklerose, Polyneuropathie)

KO: Abdominelle Verletzungen bei rücksichtslosem Vorgehen, Ausfall sensibler Funktionen und motorische Funktionseinschränkung → Pat. im Rahmen der Schmerzther. darauf hinweisen (vorsichtiges Belasten des Beines, entsprechende Transportmöglichkeit bereitstellen); intravasale Injektion, peridurale bzw. spinale Injektion (☞ 6.1.5, 6.2.12, 6.3.11), allergisch/toxische Reaktion auf LA (☞ 6.1.5), Reaktion auf Vasokonstriktorzusatz (☞ 6.1.4); Therapie: ☞ Tab. 6.2

Vorbereitung (☞ 6.2.7): Voruntersuchung des Pat. zum Ausschluß der KI ☞ 1.1, 6.2.6. Periphere Venenverweilkanüle, EKG-Monitor, Blutdruckmeßgerät, Intubationsbesteck, Beatmungsmöglichkeit, Sauerstoffanschluß;
Medikamente (z.B.): Atropin, Sedativum (Dormicum®), Succinylcholin, Vasopressor (Supratonin®), Katecholamine (Suprarenin®), i.v.-Anästhetikum (Brevimythal®)

Material: Desinfektionslösung (z.B. Kodan®-Spray), Kompressen, Lochtuch, Handschuhe (steril), 2 ml Spritze, 10 ml Spritze, Kanüle zur Hautquaddel, teflonisolierte G 22–Kanüle (15 cm lang) mit Nervenstimulator, LA (Hautquaddel: 0,5–1,0 ml Scandicain®1 %; *Plexus für OP:* 30–50 ml Carbostesin® 0,25 % oder Xylonest® 1%; *Schmerztherapie:* 20 ml Carbostesin® 0,125–0,25%).

Technisches Vorgehen

- Lagerung des Pat. wie zur Spinalanästhesie (☞ 6.2.9), bevorzugt in sitzender Position
- Leitpunkte (Dornfortsatz L4, Cristae iliacae) anzeichnen
- Vom Dornfortsatz L4 3 cm lange Linie nach kaudal ziehen, von deren Endpunkt 5 cm lange Waagerechte auf die zu blockierende Seite, Endpunkt markieren
- Hautdesinfektion
- Hautquaddel
- Punktionskanüle senkrecht zur Haut einstechen, Nervenstimulator anschliessen, Kanüle leicht kranial am Querfortsatz vorbei in den M. quadratus lumborum vorschieben, Perforation der Faszie, Muskelkontraktionen, Fixierung der Kanüle
- Nach negativer Aspiration Injektion des LA
- Effekt der Anästhesie vor OP-Beginn mit Kälte- und Schmerzreizen prüfen.

Tips & Tricks

- Inkomplette Blockade des N. ischiadicus und des N. cutaneus femoris poste-
  rior → ggf. Allgemeinanästhesie erforderlich ☞ 5.5.2
- Bei Eingriffen an Unterschenkel und Fuß oft Kombination mit peripheren
  Nervenblockaden (N. tibialis, N. fibularis) erforderlich (☞ 6.9)
  ➤ NW durch höhere Plasmaspiegel des LA bei Kombination mit peripheren
  Nervenblockaden möglich.

6.6.3   Inguinale paravaskuläre Blockade

3-in-1-Block nach Winnie: Kombinierte Leitungsanästhesie der Nn. femoralis, cutaneus femoris lateralis und obturatorius durch eine einzige Injektion in die Nervenge-
fäßscheide des N.femoralis; Analgesie umfaßt die Vorderseite von Ober- und
Unterschenkel sowie mediale und laterale Seite des Oberschenkels. Alternative zu
rückenmarksnahen Verfahren, besonders geeignet zur ambulanten und perioperativen
Schmerztherapie ☞ 19

- **Ind.:** Ausschaltung des Obturatoriusreflexes bei der TUR (☞ 14.4), Wundversor-
  gung im Oberschenkelbereich, operative Eingriffe an der unteren Extremität in
  Kombination mit Blockade des N. ischiadicus, Schmerztherapie ☞ 19
- **Kontraindikationen** und **Komplikationen; Voruntersuchung, Vorbereitung,
  Material** ☞ 6.6.2.

Technisches Vorgehen

- Pat. in Rückenlage (Oberschenkel 15° abduziert), Anästhesist steht auf gegenüber-
  liegender Seite
- Leitpunkte: Leistenband (Verbindungslinie Tuberculum pubicum – Spina iliaca
  anterior superior) und A. femoralis markieren
- Punktionsstelle liegt 1–1,5 cm unterhalb des Leistenbandes, seitlich der Arterie
  (IVAN = Innen: Vene – Arterie – Nerv)
- Hautdesinfektion, Anziehen der Handschuhe, Hautquaddel, Abdecken mit Lochtuch
- Stimulationskanüle (3–5 cm lang) in einem Winkel von 40° zur Haut parallel zur
  Arterie in leicht kranialer Richtung vorschieben (1,5–2,5 cm), rhythmische Zuckun-
  gen im Versorgungsgebiet des N. femoralis zeigen die korrekte Lage an, Fixation
  der Kanüle, nach negativem Aspirationstest Injektion des LA (OP: 30–40 ml
  Xylonest® 1–1,5 %; Schmerztherapie: initial z.B. 25–30 ml Duranest® 1 %, postoperativ (1.–3. Tag) z.B. 25–30 ml Carbostesin® 0,5 % alle 4–8 h, ab 4.Tag z.B.
  25–30 ml Carbostesin® 0,25 %; ambulante Schmerztherapie: z.B. Carbostesin®
  0,125 % bzw. 0,25 %), während der Injektion digitale Kompression → proximale
  LA-Ausbreitung.

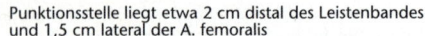

Punktionsstelle liegt etwa 2 cm distal des Leistenbandes
und 1,5 cm lateral der A. femoralis

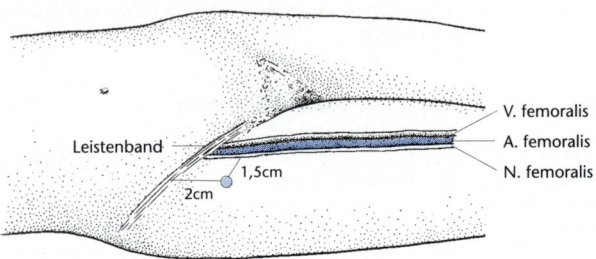

V. femoralis

A. femoralis

Leistenband

N. femoralis

1,5cm

2cm

Abb. 6.20: Leitpunkte des 3-in-1-Block [A300–157]

6

  Cave: In Kombination mit der Blockade des N. ischiadicus (☞ 6.6.4) NW durch
hohe Dosen des LA möglich.

6.6.4   Blockade des N. ischiadicus

Ausschaltung des N. ischiadicus mit LA nach Verlassen des kleinen Beckens durch
das Foramen infrapiriforme (dorsale transgluteale Blockade).

- **Indikationen:** Diagn. und operative Eingriffe im Bereich einer unteren Extremität
  in Kombination mit Psoas-compartment-Block (☞ 6.6.2) oder 3 in 1-Block
  (☞ 6.6.3), alle Eingriffe am Unterschenkel und Fuß, Notfallmedizin (!), Komplettierung unvollständiger Rückenmarksnaher Verfahren, Schmerztherapie ☞ 19
- **Kontraindikationen und Komplikationen; Voruntersuchung, Vorbereitung,
  Material** ☞ 6.6.2.

Technisches Vorgehen

- Pat. liegt in entspannter Seitenlage auf der nicht zu blockierenden Seite, unteres
  Bein gestreckt, oberes Bein im Kniegelenk um 90°, im Hüftgelenk um ca. 25°
  gebeugt
- Leitpunkte: Trochanter major, Spina iliaca posterior superior, Steißbeinspitze
- Spina iliaca posterior superior und Oberrand des Trochanter major sowie Steißbein-
  spitze und Oberrand Trochanter major jeweils durch eine Linie verbinden; von der
  Mitte der oberen Linie Senkrechte nach kaudal auftragen → Schnittpunkt bestimmen
  (in 4–5 cm Tiefe liegt der Austrittspunkt des N.ischiadicus aus dem Becken)

- Hautdesinfektion, Hautquaddel, Anziehen der Handschuhe, Abdecken mit Lochtuch
- Stimulationskanüle (10–15 cm lang, → 0,6–0,8 mm) senkrecht zur Haut einstechen, Nervenstimulator einschalten, Muskelkontraktionen im Innervationsgebiet (Unterschenkel) zeigen die korrekte Lage der Kanüle an. Kanüle fixieren, nach negativem Aspirationstest Injektion des LA (30 ml Xylonest® 1 %, bei kräftigen Pat. 1,5 %)
- Anästhesieausbreitung vor OP-Beginn durch Kälte- und Schmerzreize prüfen.

 Tips & Tricks

- Bei großer Haut-Nerv-Distanz (z.B. Adipositas) ist die Methode technisch schwierig → Geduld erforderlich
- Die hintere Leitungsanästhesie des N. ischiadicus ist eine Blockade des Plexus sacralis; im Gegensatz zu den peripheren Techniken erfolgt eine Betäubung des N.cutaneus femoris posterior → Blutsperre am Oberschenkel wird toleriert
- Bei Kombination mit 3-in-1-Block Maximaldosierungen der LA beachten → aus Gründen der Gesamtdosis kommt als LA nur Xylonest® in Frage; neueste Untersuchungen berichten von einer Erhöhung der Lidocain-Dosierung (Xylocain® 1 % mit Adrenalinzusatz 1 : 400 000) von 50 ml auf 65 ml (Ischiadicusblockade 30 ml, 3-in-1-Block 35 ml), ohne daß toxische Plasmakonzentrationen festgestellt wurden.

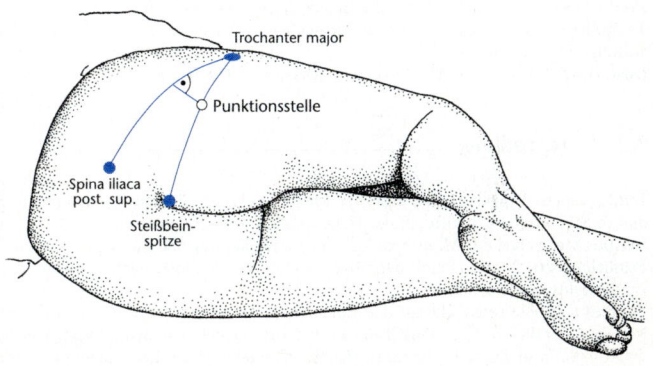

Abb. 6.21: Leitpunkte der dorsalen transglutäalen N.ischiadicus-Blockade [A300–157]

6.7 Blockaden peripherer Nerven im Ellenbogenbereich

6.7.1 N. ulnaris

- **Indikationen:** Ergänzung inkompletter Plexusblockaden; diagnostische, operative und therapeutische Eingriffe an der Hand und am distalen Unterarm
- **Leitpunkte:** Olecranon, Epicondylus medialis humeri
- **Punktionsort:** 1–2 cm proximal des im Sulcus N. ulnaris getasteten N. ulnaris
- **Technik:** Kanüle parallel zur Haut einstechen, vorschieben bis Parästhesien auftreten
- **Dosierung:** 5–8 ml Xylonest® 1 % oder Carbostesin® 0,5 %.
- ➤ *Cave:* Injektion des LA in den Sulcus → Nervenschädigung.

6.7.2 N. medianus

- **Indikationen:** Ergänzung inkompletter Plexusblockaden; diagnostische, operative und therapeutische Eingriffe an der Hand und am distalen Unterarm
- **Leitpunkte:** A. brachialis, Epicondylus medialis humeri, Epicondylus lateralis humeri
- **Punktionsort:** Verbindungslinie der Epicondylen, medial der A. brachialis
- **Technik:** Kanüle senkrecht zur Haut einstechen, und vorschieben bis Parästhesien auftreten (ca. 0,5 cm)
- **Dosierung:** 5 ml Xylonest® 1 % oder Carbostesin® 0,5 %.

6.7.3 N. radialis

- **Indikationen:** Ergänzung inkompletter Plexusblockaden; diagnostische, operative und therapeutische Eingriffe an der Hand und am distalen Unterarm
- **Leitpunkte:** Sehne des M. bizeps, M. brachioradialis, Epicondylus lateralis humeri
- **Punktionsort:** 2 cm lateral der Bizepssehne, ca. 4 Querfinger oberhalb des Epicondylus lateralis humeri
- **Technik:** Kanüle senkrecht auf den Epicondylus lateralis humeri vorschieben, bei Knochenkontakt ca. 1 cm zurückziehen und LA injizieren; erneutes Vorschieben der Kanüle in medialer Richtung bis Knochenkontakt, erneut LA injizieren
- **Dosierung:** 10–15 ml Xylonest® oder Carbostesin® 0,5 %.

 Blockade schwierig und in ihrer Wirkung unsicher.

6.8   Blockade peripherer Nerven im Handwurzelbereich

6.8.1   N. ulnaris

- **Indikation:** OP an der Hand → Handblock = Kombination mit Blockade des N. medianus und des N. radialis
- **Leitpunkte:** Sehne des M. flexor carpi ulnaris
- **Punktionsort:** Beidseits neben der Sehne
- **Technik:** Kanüle senkrecht zur Haut einstechen (0,5–1 cm)
- **Dosierung:** Je 2 ml Xylonest® 1 % oder Carbostesin® 0,5 %.

 Blockade am Handgelenk ist wirksamer und komplikationsärmer als Block am Ellenbogengelenk ☞ 6.7.1.

6.8.2   N. medianus

- **Indikation:** OP an der Hand → Handblock = Kombination mit Blockade des N. ulnaris und des N. radialis
- **Leitpunkte:** Sehne des M. palmaris longus
- **Punktionsort:** Beidseits neben der Sehne; bei Fehlen der Sehne in der Mitte der Handwurzel
- **Technik:** Kanüle senkrecht zur Haut einstechen (0,5–1 cm)
- **Dosierung:** Je 2 ml Xylonest® 1 % oder Carbostesin® 0,5 %.

6.8.3   N. radialis

- **Indikation:** OP an der Hand → Handblock = Kombination mit Blockade des N. ulnaris und des N. medianus
- **Leitpunkt:** Pulsation der A. radialis
- **Punktionsort:** ca. 1 cm ulnar der A. radialis
- **Technik:** Kanüle parallel zur Handwurzel (radiale und ulnare Richtung) einstechen
- **Dosierung:** 5–10 ml Xylonest® 1 % oder Carbostesin® 0,5 %.

6.9   Blockade peripherer Nerven am Fuß

6.9.1   Fußblock

N. tibialis posterior-Blockade, N. fibularis profundus-Blockade, N. fibularis superficialis-Blockade, N. saphenus-Blockade, N. suralis-Blockade. **Indikationen:** OP im Fuß- und Zehenbereich (z.B. Hallux valgus, Dornwarzen), Ergänzung inkompletter Blockaden des Plexus lumbosacralis und inkompletter PDA.

N. tibialis posterior
- **Leitpunkte:** Innenknöchel, A. tibialis
- **Punktionsort:** Beidseits der A. tibialis
- **Technik:** Kanüle senkrecht zur Haut einstechen (0,5–2 cm)
- **Dosierung:** Je 2 ml Xylonest® 1 % oder Carbostesin® 0,5 %.

N. peroneus profundus
- **Leitpunkt:** A. dorsalis pedis
- **Punktionsort:** Beidseits der A. dorsalis pedis
- **Technik:** Kanüle senkrecht zur Haut einstechen, leicht unter die Arterie führen
- **Dosierung:** Je 2 ml Xylonest® 1 % oder Carbostesin® 0,5 %.

N. saphenus
- **Leitpunkte:** Tibiakante, Innenknöchel, Achillessehne
- **Punktionsort:** eine Handbreit oberhalb des Innenknöchels bis zur Achillessehne
- **Technik:** Infiltration eines subkutanen Hautwalls
- **Dosierung:** 10–20 ml Xylonest® 1 % oder Carbostesin® 0,5 %.

N. peroneus superficialis und N. suralis
- **Leitpunkte:** Tibiakante, Außenknöchel, Achillessehne
- **Punktionsort:** eine Handbreit oberhalb des Außenknöchels bis zur Achillessehne
- **Technik:** Infiltration eines subkutanen Hautwalls
- **Dosierung:** 10–20 ml Xylonest® 1 % oder Carbostesin® 0,5 %.

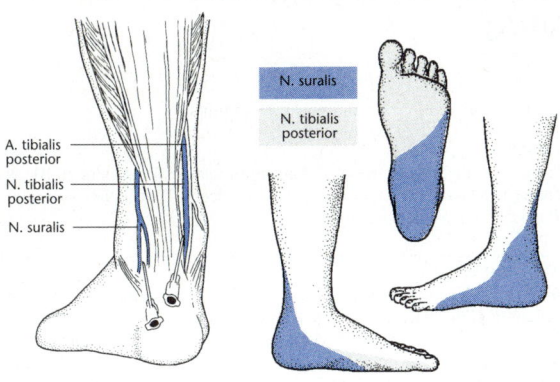

Abb. 6.22 Blockade von N. tibialis post. und N. suralis am Fußgelenk
Links: Punktionsstellen, rechts: Anästhesieausbreitung [A300–157]

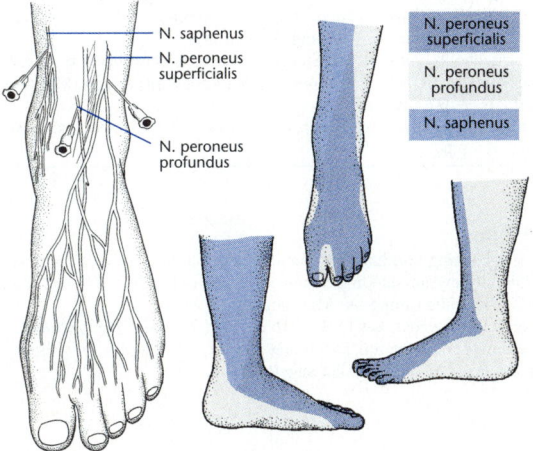

Abb. 6.23: Blockade von N. peroneus profundus, N. peroneus superficialis und
N. saphenus. Links: Punktionsstellen, rechts: Anästhesieausbreitung [A300–157]

6.10 Intravenöse Regionalanästhesie (IVRA)

Indikationen
OP von weniger als 40 Min. an oberer und unterer Extremität.

Kontraindikationen
Überleitungsstörungen (inkomplette Blocks können in einen vollständigen Block übergehen), extreme Bradykardie (Vagotonus), Pat., bei denen Tourniquets kontraindiziert sind (z.B. Sichelzellanämie), Epilepsie.

Technisches Vorgehen
Periphervenösen Zugang legen, Extremität auswickeln (Esmarch-Binde), Blutsperre mit einer doppelkammerigen, pneumatischen Blutleermanschette (obere Extremität max. 300 mmHg, untere Extremität max. 500 mmHg), Injektion von kurz- (z.B. Novocain®) bis mittellang- (z.B. Xylonest®) wirkenden LA über den i.v.-Zugang; Dosierung: obere Extremität z.B. 40–60 ml Xylonest® 0,5 %, untere Extremität z.B. 60–80 ml Xylocain® 0,5 %;
Cave: kein Vasokonstriktorzusatz!

Nach Erreichen des Anästhesieeffektes (Anschlagzeit durchschnittlich 8 Min.) wird der periphere Teil der Abschnürbinde auf den entsprechenden Druckwert gebracht, der proximale Teil entleert → wirksamer Teil der Manschette liegt im anästhetischen Bereich und verursacht keine Beschwerden.
- **Komplikationen:** Plötzliches Nachlassen des Manschettendruckes → Einschwemmen von LA → Intoxikation (*Ther.:* sofortiges Abbinden der Extremität, Sauerstoffgabe, bei Bradykardie 0,25–0,5 mg Atropin i.v.)
- **Vorteile:** Einfache Technik, große Sicherheitsbreite (kontrollierbare Ausdehnung, rasche Rückkehr der Sensibilität), sofortiger Wirkungseintritt, gute Muskelrelaxierung, steuerbare Wirkungsdauer
- **Nachteile:** Staumanschette erforderlich, kein blutleeres OP-Gebiet, Anästhesie rasch aufgehoben.

 Tips & Tricks
- Zur Vermeidung von Intoxikationen (☞ 6.1.5) und NW Manschette am Ende der OP nur langsam und in Etappen öffnen, zwischen Injektion und Manschettenöffnung sollten mind. 20 Min. liegen
- Keine langwirkenden LA (z.B. Carbostesin®, Naropin®) verwenden
- LA kann an der unteren Extremität um ca. 40 % reduziert werden, wenn Manschette am Unterschenkel angelegt wird.

Sawas Eleftheriadis
Hartmut Gehring
Reiner Schäfer
Hartmut Schoenemann

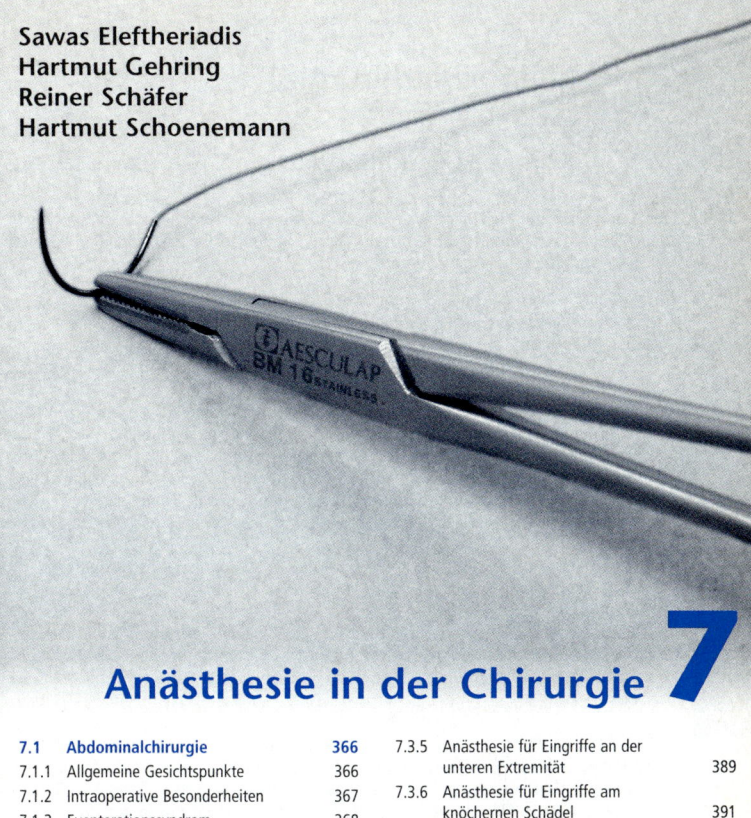

Anästhesie in der Chirurgie 7

7.1 Abdominalchirurgie

7.1.1 Allgemeine Gesichtspunkte ──────────

Der Anästhesist muß sich hier noch mehr als sonst vergewissern, daß alle erforderlichen Maßnahmen durchgeführt worden sind, um den Patienten für den geplanten Eingriff in den bestmöglichen Zustand zu versetzen.

Insbesondere sollten folgende Störungen präoperativ korrigiert werden:
• *Herzkreislaufprobleme* wie kardiale Insuffizienz, Hypertonus und Arrhythmien stehen präoperativ wie auch bei intra- und postoperativen Komplikationen und Todesfällen an erster Stelle → also kardiale Leistungsfähigkeit überprüfen (☞ 1.1.4); im Zweifel internistisches Konsil.
• *Hypovolämie* → Flüssigkeitshaushalt überprüfen. Die meisten Pat. benötigen wegen insensibler Verluste mindestens 500–1000 ml Wasser nach einer über Nacht eingehaltenen Flüssigkeitskarenz. Präoperativ verabfolgte Einläufe und Abführmittel können zudem zu einem Wasserverlust von mehreren Litern führen. Volumenverluste entstehen ferner durch Sequestrierung in den „dritten Raum" z.B. bei Ileus oder Aszites sowie durch massive Durchfälle und Erbrechen oder gastrointestinale Blutungen.
• Vor der Narkoseeinleitung den Volumenbedarf des Patienten einschätzen:
  – Halsvenenfüllung beobachten
  – Hautturgor fühlen
  – Patienten aufsetzen und orthostatische Veränderungen von Blutdruck und Herzfrequenz messen, evt. Op-Tisch kippen oder Beine herunterhängen lassen.
  ➤ Beste Beurteilung durch Anlegen eines zentralvenösen Katheters und Messung des ZVD.

➤ *Cave:* Hypovolämie prädisponiert zu schwerem Blutdruckabfall bei der Narkoseeinleitung, und intraoperativen, wenn es zu zusätzlichen Volumenverlusten kommt. → präoperativ intravasalen Volumenmangel ausgleichen. Substituierenden Flüssigkeit (Kristalloide, Plasmaexpander, HA 5 %, Blut, FFP etc.) nach der Zusammensetzung der Volumenverluste und Art der Elektolytstörungen ausrichten.

────── **Elektrolytstörungen** ──────────

Hypokaliämie (Serumkalium < 3,5 mval/l) ist die häufigste Elektrolytstörung bei abdominalchirurgischen Patienten. Ursache dafür können z.B. Erbrechen, Durchfälle, Ileus, Gallen-, Pankreas-, Darmfisteln und villöse Rektumtumoren sein. Eine hyperventilationsbedingte respiratorische Alkalose (z.B. bei Schmerzen) kann eine Hypokaliämie weiter verstärken.

➤ Für die Anästhesie besonders wichtig, kardiale Auswirkungen des Kaliummangels
• Erregbarkeit des Herzens ist gesteigert → erhöte Gefahr von Rhythmusstörungen
• Verstärkung der toxischen Wirkungen von Digitalis → gehäuft paroxysmale Vorhoftachykardien
➤ Deshalb: Keine elektive Narkoseeinleitung bei Serumkalium unter 3 mval/l.

Bei dringlicher OP
- Ggf. KCl-Lösung (1 mval/ml) mit 20–30 ml/h über den ZVK infundieren, dabei Serumkaliumspiegel und EKG überwachen
- E'lytstörungen bei Deydratation (meistens Na-Imbalancen) korrigieren.

Darmmotilitätsstörungen (Aspirationsgefahr!)

Die übliche präoperative Nahrungskarenz ist keine Garantie für einen leeren Magen, weil bei folgenden Erkrankungen die Entleerungszeit des Magens verlängert sein und daher weiterhin Aspirationsgefahr bestehen kann:
- Ileus, Magenatonie, Pylorusstenose, Magenausgangsstenose, große Pankreaszyste
- Ösophagusstenose bzw. -tumor, Zenkersches Divertikel
- Z.n. Unfall, Schock
- Akutes Abdomen (Appendizitis, Peritonitis)
- Obere gastrointestinale Blutung oder Blutung in den Magen-Darm-Trakt (nach Mittelgesichtsverletzung, Nachblutung nach Tonsillektomie)
- Urämie (urämische Gastritis)
- Koma, Alkoholeinfluß.

➤ Bei diesen Patienten sollte Ileus-Einleitung erfolgen (☞ 7.1.5).

7.1.2   Intraoperative Besonderheiten

Beeinträchtigung des Gasaustausches
Nach der Intubation nimmt die totale Lungencompliance ab (Lagerung, Zwerchfellrelaxierung). Die funktionelle Residualkapazität (FRC) wird bei beatmeten Patienten in Rückenlage um etwa 20 % vermindert. Dadurch steigt die Gefahr der Atelektasenbildung → Anstieg des funktionellen Totraums und Verschlechterung des PaO_2.
Das Ventilations-Perfusions-Verhältnis verschlechtert sich (Zwerchfellrelaxierung, erhöhter intraabdomineller Druck) vor allem in den dorsobasalen Lungenabschnitten, wo die Perfusion ansteigt, die Ventilation aber abnimmt. Medikamente und/oder Anästhetika, die die hypoxisch-pulmonale Vasokonstriktion aufheben, verstärken dieses Mißverhältnis noch weiter.

Daher
- PEEP von 5–10 mmHg einstellen, um die FRC zu erhöhen, dabei auf die hämodynamischen Auswirkungen des PEEP achten (☞ 2.5.2)
- Inspiratorische Sauerstoffkonzentration (F_iO_2) zunächst auf 50 % einstellen
- Die Effektivität dieser Maßnahmen durch Pulsoximetrie überwachen bzw. durch Blutgasanalysen kontrollieren.

Viszerale Reize
Durch Zug am Peritoneum kann es zu Reflexbradykardien kommen → keine Panik, fast immer vorübergehend, sonst in ruhigem Ton dem Operateur mitteilen, evtl. Atropingabe (0,25–0,5 mg i.v.).

Flüssigkeits- und Wärmeverlust
- Flüssigkeitsverluste durch die prä- oder intraoperativ geschädigte Darmwand → besondere Überwachung von: ZVD, evtl. kolloidosmotischem Druck (Eiweißverluste!) und Elektrolyten (Hypokaliämie!) → ausreichende Substitution
- Wärmeverluste besonders durch Verdunstungswärme und Abstrahlung über die eröffnete Bauchhöhle → Wärmezufuhr ☞ 3.1.3.

Anforderungen seitens der Chirurgie
- *Ausgeprägte Muskelrelaxierung:*
  Der Relaxansverbrauch kann unterschiedlich sein je nach Ausgangstonus der Bauchmuskulatur, Operationsgebiet, Inzisionsstelle, Art der OP und der durch Sedativa und Analgetika erreichten Narkosetiefe → im Zweifel Relaxometer ☞ 2.7.2
- *Beeinflussung der Darmmotilität:*
  Ob rückenmarksnahe Anästhesiemethoden intraoperativ (neben einer ITN) angewendet werden können (Darmmotilität!), sollte trotz im allgemeinen guter Erfahrungen mit dem jeweiligen Chirurgen abgesprochen werden.

7.1.3 Eventerationssyndrom

Bei abdominellen Eingriffen bzw. Manipulation an Dünndarm oder Dickdarm tritt oft intraoperativ ein Flush auf, begleitet von Tachykardie, Hypertonie oder Hypotonie, dabei Anstieg des HZV wie bei der hyperdynamen Kreislaufreaktion bei Sepsis. Dies wird vielfach fälschlich als Zeichen mangelnder Narkosetiefe interpretiert. Auch die BGA wird vorübergehend schlechter, das ganze dauert etwa 20–30 Min.

Es wird vermutet, daß durch die mechanische Beeinflussung des Darmes selbst oder Veränderung seiner Durchblutung das Cyclooxygenasesystem aktiviert wird oder präformiertes Prostacyclin freigesetzt wird. Dies führt zur pulmonalen (akute Hypoxämie) und systemischen Vasodilatation (Blutdruckabfall oder HZV-Steigerung, je nach Reaktivität der Kreislauffunktion)und Tachykardie.

➤ Der Flush kann auf den drohenden Blutdruckabfall hinweisen; wenn er eintritt ist in Abhängigkeit vom ZVD ggf. Volumensubstitution bzw. die Gabe vasoaktiver und inotroper Pharmaka (z.B. Dopamin ☞ 1.2.2) indiziert.

7.1.4 Anästhesieverfahren

Grundsätzlich werden fast alle abdominellen Eingriffe in Intubationsnarkose durchgeführt. Häufig angewendet werden aber auch rückenmarksnahe Leitungsanästhesien (Spinal- oder Periduralanästhesie) allein oder in Kombination mit Allgemeinanästhesie. Bei langdauernden abdominellen Eingriffen (z.B. Oberbaucheingriffen), die oft mit erheblichen postoperativen Schmerzen einhergehen, kann eine solche Kombination – vor allem bei Pat. mit eingeschränkter pulmonaler Kompensationsfähigkeit (Adipositas,Ventilationsstörungen) – vorteilhaft sein. Durch den niedrigen Gesamtanästhesikaverbrauch intraoperativ, die optimale Schmerztherapie postoperativ, sowie die bessere Kooperationsfähigkeit und Mobilisierbarkeit des Pat. können oft eine Nachbeatmung vermieden und pulmonale Komplikationen verringert werden.

➤ *Cave:* Kontraindikationen (☞ 6.2.5)

7.1.5 Anästhesie bei speziellen Operationen ⸺⸺⸺

⸺⸺ **Ileus** ⸺⸺⸺⸺⸺⸺⸺⸺⸺⸺⸺⸺⸺

Präoperative Maßnahmen
Neben den „normalen" Vorbereitungen
- *Eine dicke Magensonde legen* (Magensog, Magenspülung). Diese Maßnahme garantiert keinen leeren Magen, mindert jedoch das Volumen der im Magen befindlichen Flüssigkeit und Luft; auf diese Weise wird der intragastrische Druck herabgesetzt. Ein erhöhter intragastrischer Druck kann den gastroösophagealen Sphinktermechanismus überwinden und zu Regurgitation führen.Von zahlreichen Autoren wird empfohlen, die Magensonde kurz vor Narkoseeinleitung zu entfernen, damit sie nicht als Leitschiene für die Regurgitation dient (Unversehrtheit des Sphinktermechanismus wiederherstellen).
- *Antazida* (umstritten): H_2-Rezeptorblocker 1–2 h präoperativ z.B. Cimetidin (Tagamet®) 200 mg oder Ranitidin (Zantic®) 50 mg i.v.
- *Antiemetika* (umstritten): Metoclopramid (Paspertin®) 1 Stunde präoperativ 10 mg i.v. (nicht bei Kindern, mechanischem Ileus, Parkinsonismus).
- Verschluß der Cardia durch spezielle Magensonde (Aspisafe® Fa. BRAUN) Magensonde besitzt am distalen Ende einen kontrolliert aufblasbaren Ballon, der die Regurgitation von Mageninhalt sicher verhindern soll.
  KI: Hiatushernie

Sicherheitsmaßnahmen vor der Ileuseinleitung
- Narkosearbeitsplatz überprüfen
- OP-Sauger zusätzlich zur Anästhesieeinrichtung
- Verstellbarer OP-Tisch (Kopftieflage/45° Kopfhochlage)
- Tubus mit Führungsmandrin und aufgesetzter Blocker-Spritze
- Zwei funktionsfähige Laryngoskope
- Mindestens 1 kompetenter Helfer.

Ileuseinleitung
- *Lagerung:* Die Intubation kann entweder in Kopftieflagerung (Trendelenburg-Lage) oder in Oberkörperhochlagerung 40–45° (Anti-Trendelenburg Lage) erfolgen. Die Kopftieflagerung hat den Vorteil, daß sie eine Aspiration sicher vermeidet, aber die Regurgitation fördert, so daß es während der Intubation zu einer Sichtbehinderung des Anästhesisten kommen kann. Die Oberkörperhochlagerung erschwert dagegen die passive Regurgitation
- *Präoxygenierung,* Flow von mindestens 8 l/Min. Maske (am besten durchsichtige) dicht auf das Gesicht aufsetzen bis SO_2 100 % bzw. maximal (Pulsoximetrie); keine Zwischenbeatmung wegen Gefahr der Magenblähung → Regurgitation
- *Präkurarisierung* (um Druckanstieg im Magen durch succinylcholinbedingte Muskelfaszikulationen zu verringern) mit
  – Alcuronium (z.B. Alloferin®) 0,025 mg/kgKG i.v. (2 mg/70 kg)
  – Pancuronium (z.B. Pavulon®) 0,015 mg/kgKG i.v. (1,1 mg /70 kg)
  – Vecuronium (z.B. Norcuron®) 0,02 mg/kgKG i.v. (1,5 mg/70 kg)

- *Crash Induction (Intubation):*
  - Einleitung der Narkose mit einem schnellwirkenden i.v. Hypnotikum (Thiopental, Methohexital, Etomidat) und sofortige Nachinjektion von Succinycholin (1,2 mg/kgKG). Nach Gabe von Succinylcholin wird die Maske von Gesicht entfernt
  - Sellickscher Handgriff: Nach Injektion des Narkosemittels bis zum Abschluß der Intubation wird von einem Helfer der Kehlkopf durch Druck auf den Ringkorpel (Krikoiddruck) nach hinten gegen die Wirbelsäule verschoben und der Ösophagus dadurch verschlossen (Verhinderung der Regurgitation)
  - Rasche Intubation; Tubus sofort blocken
- *Danach Horizontallage;* Narkose fortsetzen ohne Anwendung von Lachgas bis zur Dekomprimierung des Darmes.
- ➤ *Vorsicht:* Tiefe Inspiration, Schlucken, Würgen sind häufig Frühsymptome einer bevorstehenden Regurgitation.

Besonderheiten
- Bei zu erwartender schwieriger Intubation oder partieller Atemwegsobstruktion Intubation bei Erhaltung der Spontanatmung in tiefer Inhalationsanästhesie
- Kommt es unter der Intubation zu einer Regurgitation, Ösophagus intubieren→ Ableitung des Mageninhalts nach außen
- Danach Intubation der Trachea mit einem zweiten Tubus, während der Helfer den Patienten in Kopftieflage einstellt.

Extubation
Erbrechen kommt nach Extubation genau so häufig vor wie bei der Narkoseeinleitung. Deswegen:
- Decurarisierung am Narkoseende: Parasympathikomimetika (Prostigmin®, Mestinon®) bringen durch Erhöhung des Sphinkterdrucks gewisse Sicherheit
- Dicke Magensonde einlegen (falls noch nicht geschehen) und Magen entleeren
- Pharynx absaugen
- Kopftieflage oder Seitenlage
- Extubation erst, wenn der Patient wach und ansprechbar ist
- Absaugung, Laryngoskop und Ersatztuben müssen griffbereit sein.

Therapie der Aspiration (☞ 3.2.4)

Chronische Ileitis/Colitis

Patienten mit chronisch enzündlichen Darmerkrankungen stehen wegen ihrer gestörten Stoffwechsel- und Flüssigkeitshomöostase oft am Rande der Dekompensation.

- Mit Hypokaliämie rechnen
- Langfristige negative Kaliumbilanz und Malnutrition führen zu einer Retention von Natrium und Chlorid → Zunahme des Gesamtkörperwassers (isotone Hyperhydratation)
- Metabolische Azidose durch enterale Bicarbonat-Verluste
- Hypalbuminämie durch erhöhte Proteinverluste und verminderte Proteinsynthese, v.a. durch pathologische Leberveränderungen (10 % der Erkrankten).

Im septischen Krankheitsverlauf kann es bei Versagen der Natrium-Kalium-Pumpe zur Ausbildung des sog. „Sick-Cell" Syndroms kommen. Wichtiges, prognostisch ungünstiges Zeichen dieses Syndroms ist eine Hyponatriämie.

Besonderheiten für die Anästhesie
• Homöostasestörungen korrigieren
• Nebenerkrankungen der Patienten berücksichtigen (s.o.), insbesondere keine potentiell lebertoxischen Medikamente verwenden (z.B. Halothan)
• Aufrechterhaltung des mesenterialen Blutflusses, um eine optimale Durchblutung der Darmwand sicherzustellen (Dopamin, 2 µg/kg KG/Min.)
• Motilitätshemmung des Darms intraoperativ (evtl. Atropin 0,25–0,5 mg i.v.)
• Motilitätsgewährleistung postoperativ (Periduralanästhesie).

Eingriffe an der Leber (☞ Lebertransplantation 17.3)

Vor jedem Eingriff an der Leber präoperative Beurteilung der Leberfunktion
• Ausscheidungsleistung (Serum-Bilirubin)
• Syntheseleistung (Quick, Serum-Albumin, Cholinesterase)
• Hepatozelluläre Störungen (SGOT, SGPT, LDH, AP) ☞ 21.

Bei einer „normalen" Narkoseeinleitung geht die Leberdurchblutung um ca. 50 % parallel mit der HZV-Abnahme bzw. dem arteriellen Blutdruckabfall zurück → jeder HZV-Abfall schlägt auf die Leber durch.

Notwendige Maßnahmen/Vorbereitungen
• Großlumige intravenöse Zugänge, um schnell eine adäquate Volumensubstitution bzw. Bluttransfusion durchführen zu können (Gefahr massiver intraoperativer Blutverluste)
• ZVK
• Invasive arterielle Blutdruckmessung
• Bei entsprechenden Risikofaktoren Pulmonaliskatheter legen ☞ 2.1.4
• Magensonde
• Urinkatheter
• Ausreichend Blutkonserven und FFP bereit stellen (mind. 4 EK und 2 FFP)!

Abklemmung des Leberhilus
Oft ist für die OP an der Leber die Abklemmung des Leberhilus notwendig → Gefahr von bedeutenden hämodynamischen und metabolischen Veränderungen:
• Hypovolämie (wegen Verminderung des Blutrückstroms zum Herzens um ca. 25 %)
• Blutdruckabfall
• ZVD-Abfall
• Reaktiver Herzfrequenzanstieg.

Um den arteriellen Mitteldruck (MAP) ausreichend hoch zu halten, ist eine entsprechende Volumensubstitution notwendig (Elektrolytlösungen, Plasmaexpander bzw. Blut). Bei der Wiederfreigabe der Leberdurchblutung beachten, daß saure Metabolite, aber auch vermehrt freigewordenes Kalium zu Herzrhythmusstörungen bzw. Herzstillstand führen können → Metabolische Azidose diagnostizieren (BGA) und ggf. durch Natriumbikarbonat ausgleichen ☞ 2.8.2.

Veränderte Medikamentenwirkungen

- Bei Beeinträchtigung der Albuminproduktion ist die Wirksamkeit proteingebundener Substanzen wesentlich erhöht, da der ungebundene Anteil des Pharmakons physiologisch aktiv ist → vor allem die Dosis von Barbituraten und Muskelrelaxantien reduzieren
- Häufig ist aufgrund eines erniedrigten Cholinesterasespiegels die Wirkung von Succinylcholin verlängert
- Für Substanzen, die an *Gammaglobuline* gebunden werden, wie z.B. Pancuronium, ergibt sich wegen des meist erhöhten Globulinspiegels eine höhere Dosierung
- Inhalationsanästhetikum der Wahl ist Isofluran oder Desfluran.

———— Anästhesie beim septischen Schock ————————

Explorative Laparotomie bei vermutetem Sepsisherd
Wichtig: Frühdiagnose, die eine Intervention zu einem günstigen Zeitpunkt ermöglicht.

Präoperative Maßnahmen (falls möglich)

- Korrektur der meist vorhandenen Hypovolämie
- Verbesserung der gestörten Mikrozirkulation und Prophylaxe/Behandlung einer disseminierten intravasalen Gerinnung durch Low-dose-Heparinisierung
- Korrektur des Säuren-Basen-Haushaltes ☞ 2.8.2.

Je nach Zustand des Patienten und Schwere des Schockgeschehens
- Antibiotika
- Vasoaktive Substanzen, z.B. Noradrenalin, beginnend mit 0,5 mg/kg KG/Min.

Voruntersuchungen

- EKG, Rö-Thorax
- Hb, Hk, Leukozyten, kleiner Gerinnungsstatus (Quick, PTT, TZ, Thrombozyten); häufigste Befunde: Gerinnungsstörungen, Thrombozytenabfall → ggf. substituieren ☞ 2.10
- Elektrolyte (Na, K, Cl, Ca) → präop. ausgleichen, z.B. durch K^+-Perfusor
- Serum-Gesamteiweiß → ggf. präoperativ substituieren (Normwerte ☞ 21)
- Blutzucker → ggf. intraoperative Insulintherapie
- Kreatinin → ggf. intraop. Prophylaxe m. Diuretika, z.B. Furosemid 10–20 mg
- Blutgasanalysem → ggf. Hypoxämie und Azidose ausgleichen
- Urinausscheidung → je nach Kreatininwert ggf. Volumensubstitution.

Monitoring während der OP

- EKG
- Invasive arterielle Bludruckmessung
- Zentralvenöser Katheter (so noch nicht vorhanden)
- Temperatursonde rektal oder ösophageal
- Evtl. Pulmonaliskatheter
- Magensonde
- Urinausscheidung.

Diese Überwachung postoperativ auf der Intensivstation weiterführen.

7.1.6 Postop. Besonderheiten nach Oberbaucheingriffen —

Nach operativen Eingriffen, insbesondere solchen im Oberbauch, kommt es zu charakteristischen Funktionseinschränkungen der Atmung, die in eine Hypoxämie münden und den Boden für postoperative Komplikationen bilden können.

Ursache
- Schmerzbedingte Hypoventilation mit Verminderung des regionalen Ventilations-Perfusions-Verhältnisses vor allem in den dorsobasalen Lungenabschnitten
- Atemdepressorische und muskelrelaxierende Rest- und Nebenwirkungen der Medikamente, die zur Narkose verwendet wurden
- Beeinträchtigung des Hustenmechanismus sowie der mukoziliären Clearance → Atelektasen → Shunt-Anstieg → Hypoxämie.

Therapie/Prophylaxe
- Ausreichende Analgesie: periphere Analgetika, Opiate, Analgetikagabe über Periduralkatheter
- Frühmobilisation
- Einfache physiotherapeutische Maßnahmen (Atemgymnastik)
- Medikamenteninhalation (z.B. Mucosolvan®)
- Bronchoskopisches Absaugen
- Apparative Verfahren: Atemtrainer, Beatmungsinhalation mit IPPV, im Extremfall bei postoperativ sich stark verschlechternder BGA Reintubation (im OP oder auf der Intensivstation) mit dem Ziel, durch Steigerung des transpulmonalen Druckes eine vermehrte Entfaltung der Lunge zu bewirken.

7.1.7 Minimal invasive Chirurgie (MIC) ——————

Angewärmtes CO_2 wird über einen Trokar in eine präformierte Höhle (Peritoneum) oder zwischen zwei Gewebeschichten insuffliert (z.B. bei Leisten-Herniotomie, retroperitonealer Nephrektomie). Durch die Abdichtung an der Haut steht das Gas unter Druck und dehnt die Gewebeschichten auseinander. Der Druck wird konstant gehalten und sollte 15 mmHg (~ 2 kPa) nicht überschreiten. Bei Einhaltung dieses Grenzwertes gilt das Verfahren als sicher. Bei intraperitonealer Anwendung wird durch die Lagerung des gesamten Körpers von ± 30° hoch oder tief mit einer Verlagerung des Darms nach kranial (Eingriffe am Dickdarm, Pelviskopien) bzw. kaudal (Oberbaucheingriffe, z.B. lap. Cholezystektomie) die Operationstechnik optimiert.

——————— **Physiologische Auswirkungen** ———————————

Hyperkapnie
☞ Tab. 7.1

Durch die peritoneale CO_2-Resorption, kann jedoch bei extraperitonealer Anwendung deutlich ausgeprägter sein. Damit verbunden:
- HF ↑ und RR ↑ durch die Dehnung des Peritoneums
- Ausweichen des unter Druck stehenden Gases: durch das Zwerchfell in andere Körperhöhlen (Pneumotharax oder Pneumomediastinum) sowie an den Einstichstellen → Hautemphysem.

- Ausprägung unter der sterilen Abdeckung und bei abgedunkelten Raum nicht immer sicher beurteilbar.

Anstieg des Beatmungsdrucks
Korreliert direkt mit dem Winkel der Kopf-tief-Lagerung und dem intraperitonealen Druck.
- DD: einseitige bronchiale Tubusverlagerung, Pneumothorax, Tidalvolumen ↑.

Blutdruckanstieg
Während des Pneumoperitoneum Anstieg bis ca. 40 % des Ausgangsdrucks nach Narkoseeinleitung ebenso normal wie ein moderater Anstieg der Herzfrequenz (ca. 10 %).

Blutdruckabfall
Ebenso wie Änderungen der Herzfrequenz > ± 20 % (☞ Tab. 7.2, Bradykardie, Tachykardie) als Warnzeichen zu werten:
- Ausgeprägter Volumenmangel
- Myokardiale Dekompensation
- CO_2-Embolie.

Anstieg des ZVD
- Verschiebung von Volumen in das thorakale Kompartiment bei Kopf-tief-Lage
- PEEP (zu hoch?)
- Beatmungsdruck (zu hoch? durch Einstellung am Respirator verbesserbar?)
- Rechtsherzinsuffizienz?

─────── **Kontraindikationen** ───────────────────

7

Relative
Bei Vorliegen pathologischer Veränderungen ist sorgfältig das Nutzen-Risiko-Verhältnis abzuwägen:
- Manifeste Herzinsuffizienz: durch Vor- und Nachlast ↑ Gefahr der Dekompensation
- Herzvitien (z.B. persistierendes Foramen ovale): myokardiale Funktion ↓, CO_2-Embolie in die art. Gefäßstrombahn
- Schwere obstruktive Lungenerkrankungen: alveoläre CO_2-Elimination ↓, schwere Hyperkapnie
- Erhöhter intrapulmonaler Shunt: pulmonale Dekompensation mit Hypoxie und schwerer Hyperkapnie
- Ventrikulo-peritonealer Shunt (z.B. bei Kindern zur lap. Appendektomie): Liquor-Ableitung gefährdet, Hirndruck ↑.

Absolute
- Komplexe Herzvitien, die sich bei SVR ↑, Beatmungsdruck ↑ und $PaCO_2$ ↑ unvorhersehbar verhalten (z.B. Aorteninsuffizienz, Mitralklappeninsuffizienz, intrakardial Shunts)
- Gerinnungsstörungen: Quick < 50 %, INR > 1,5, Thrombozyten < 40.000, PTT > 50 s
- Gestörte intrakranielle Compliance → Pat. mit Z.n. SAB, kompensiertem Hirndruck
- Erhöhter Augeninnendruck, Gefahr von Netzhautblutungen → z.B. Glaukom, juvenile rezidivierende Glaskörperblutung, traumatische Blutung, Zentralvenenthrombose, maligner art. Hypertonus.
- Hinweis: Berücksichtigung der krankhaften Veränderungen des Auges im hohen Alter und in der Schwangerschaft.

——— **Anästhesiologisches Management** ———

Vorbereitende Maßnahmen, präoperative Zusatzdiagnostik
- Lungenfunktion (☞ 1.1.4) zur Einschätzung der pulmonalen Leistungsfähigkeit bei obstruktiven (Asthma bronchiale, chronisch-obstruktive Bronchitis, Lungenemphysem) und restriktiven Lungenerkrankungen (Sarkoidose, Lungenfibrose, Pneumokoniosen)
- Blutgasanalyse (☞ 1.1.4) zur Beurteilung einer respiratorischen Partial- ($PaO_2 \downarrow$) oder Globalinsuffizienz ($PaO_2 \downarrow$ und $PaCO_2 \uparrow$)
- Belastungs-EKG bei V.a. KHK und zur Einschätzung der Belastbarkeit nach Herzinfarkt, Echokardiographie bei V.a. Klappendysfunktion oder grenzwertig kompensierter Herzinsuffizienz
- Bei größeren Eingriffen (z.B. Sigmaresektion) oder Anämie → Blutgruppe bestimmen und Erythrozythenkonzentrate bereithalten
- Besonderer Aufmerksamkeit ist auf die Lagerung bei extremen Kopf-tief - oder hoch - Positionen zu richten. Schulterstützen und Arme ausreichend polstern.

Monitoring
- Bei gesunden Patienten und Kinder, obligat:
  - EKG, Blutdruck,
  - Temperatur,
  - Pulsoximetrie,
  - Endexspiratorsiche CO_2-Messung,
  - Magensonde.
- Bei gesunden Patienten und Kinder, empfehlenswert:
  - Muskelrelaxometrie (☞ 2.7.2)
  - Spirometrie,
  - In- und exspiratorische Messung für O_2, CO_2 und Narkosegas.
- Bei pulmonalen und kardialen Risikopatienten:
  - Standard-Überwachung s.o.
  - Invasive Druckmessung (☞ 2.1.2),
  - ZVK (☞ 2.1.3),
  - Evtl. Pulmonalis-Katheter (☞ 2.1.4).
- Weitere Maßnahmen
  - ZVK bei Darmeingriffen:
  - Blasen-Katheter (☞ 2.1.7): bei Niereninsuffizienz, kardialen Risikopatienten und Operationsdauer > 4 h.

Narkoseverfahren und -führung
- Prinzipiell kann eine rein diagnostische Laparoskopie ohne extreme Lagerung in Lokalanästhesie oder einem rückenmarksnahen Verfahren durchgeführt werden.
- Allgemeinnarkose mit Intubation und kontrollierter Beatmung Standardverfahren bei interventionellen Eingriffen mit Lagerung. Aufrechterhaltung als balancierte Anästhesie mit supplementierter Opioid-Gabe.
- Gegenüber den volatilen Anästhetika, **Propofol** als i.v. - Hypnotikum vorteilhaft:
  - ΔPa-$etCO_2$ wird nicht erhöht
  - Hypoxisch pulmonale Vasokonstriktion (auch durch $CO_2 \uparrow$ ausgelöst) wird nicht unterdrückt
  - ► Veränderungen des Gasaustausches ($PaCO_2 \uparrow$, $PaO_2 \downarrow$) während der Narkose somit weniger ausgeprägt gegenüber der Anwendung von Inhalationsanästhetika, nach Entlastung des Pneumoperitoneum rasch reversibel.

- Ausreichende Muskelrelaxierung für die Entspannung der Bauchdecke und für eine ausreichende Distension des OP-Feldes Voraussetzung für optimale OP-Bedingungen, Überwachung durch Relaxometrie (☞ 2.7.2) empfehlenswert.
- Vor CO_2-Insufflation und Lagerung F_iO_2 von 0,5 einstellen → Vermeiden einer akzidentiellen Hypoxie
- N_2O prinzipiell einsetzbar, führt aber durch den Austausch mit N_2 im Darm nach 2 Std. zu einer Verdoppelung der intraluminalen Gasmenge: zwar keine entsprechende Volumenzunahme, aber Druckzunahme im Darm.

──────── **Besonderheiten nach Anlage des Pneumoperitoneum**

Gefahr der Hyperkapnie

Tab. 7.1: Ursachen einer Hyperkapnie während der Laparoskopie			
Ursachen	**Pathophysiologie**	**Besonderheiten**	**Maßnahmen**
Absorption von CO_2	Hautemphysem extraperitoneal > intraperitonal	$PetCO_2$ ↑, $Pa\ CO_2$ ↑↑	AMV ↑, CO_2-Druck ↓, Operateur informieren
Ventilations/ Perfusions- Verhältnis ↓	peritoneale Distension ↑, extreme Kopf-tief-Lage Herzzeitvolumen ↓	verstärkt bei: Adipositas ASA > III	AMV ↑, Tidalvolumen, Gasfluß und PEEP optimieren, Lagerung korrigieren, Volumen ausgleichen, Katecholamine, ggf. Vor- und Nachlast senken
CO_2-Produktion	Narkose zu flach	Bewegung, Tachykardie, Blutdruck ↑↑	Repetition Opioid, ggf. Muskelrelaxans
Akzidentelle Ereignisse	einseitige bronchiale Intubation CO_2-Emphysem	Beatmungsdruck ↑, PaO_2 ↓ Perikard, Pleura, Haut	Auskultation, Lage korrigieren Leckage verschließen, CO_2 ggf. entlasten, engmaschige BGA, Hämodynamik überwachen, Richtwert: ΔPa-$etCO_2$, Bülau-Drainage durch Operateur, Kreislaufstabilisierung
	gravierend: CO_2-Embolie Pneumothorax	$PetCO_2$ ↓↓, $PaCO_2$ ↑↑, art. Druck ↓↓	

Basismaßnahmen
- Atemminutenvolumen ↑ zur CO_2-Elimination: Optimale Einstellung mittels Spirometrie und endtidaler CO_2-Konzentration.
- F_iO_2 ↑ auf 0,5: PaO_2 ↓ durch Lagerung und CO_2-Insufflation → Gefahr der Hypoxämie, Überwachung durch Pulsoximeter.
- *Volumenersatz nach klinischen Gesichtspunkten:* Blutverlust, OP-Zeit, Diurese, Blutdruck, Herzfrequenz, Kopf-tief-Lagerung.
- ΔPa-$etCO_2$ *bestimmen:* gibt Hinweise auf einen Abfall des Herzzeitvolumens, eine Verschlechterung des Gasaustausches und die optimale Einstellung der Beatmung.
- Eine Hypovolämie sollte aggressiv ausgeglichen werden.

Tab. 7.2: Hämodynamische Veränderungen während laparoskopischer Eingriffe				
	zu erwarten	pathologisch	Ursache	Maßnahmen
Blutdruck (mmHg)	MAP ↑ 10–40 %	> 50 % des Ausgangswerts	zu flache Narkose Dehnung des Peritoneums → symphtikotone Reaktion	1. Narkose vertiefen 2. evtl. Nachlast senken
	MAP ↓	Hypotonie	Volumenmangel, Herzinsuffizienz, Hypoxie, Hyperkapnie, Pneumothorax, Pneumoperikard	1. Narkose überprüfen, 2. Volumengabe 3. Auskultation, art. BGA 4. ggf. Katecholamine
HF (1/Min.)	Anstieg bis 20 %	Tachykardie	Volumenmangel, flache Narkose, Hyperkapnie, Pneumothorax, -perikard	Volumenausgleich, Narkose vertiefen Auskultation
		Bradykardie	vagale Reaktion durch Distension des Peritoneums event. Hypoxie	Vagolyse $F_iO_2 \to 1.0$, art. BGA
Arrhythmie	SVES und VES vereinzelt möglich	Salven, polytop, polymorph ventrikulär, supraventrikulär, hämodynamisch wirksam, akutes Blockbild (☞ 4.1.5)	E'lytstörungen, flache Narkose, Dehnung des Peritoneum, Hyperkapnie, Hypoxie, Pneumothorax, -perikard	K^+-Kontrolle, art. BGA, $F_iO_2 \to 1.0$, Auskultation
ZVD (mmHg)	↑ durch Kopf-tief-Lage und IPP ↑	ZVD ↑↑ und MAP ↓ ZVD ↓	Rechtsherzversagen, Volumenverlust	Arterie, BGA, Vorlast senken, Katecholamine Substitution

- Durch das Pneumoperitoneum steigt der periphere Widerstand (SVR) um 20–40 %.
- Kardiale Auswurfleistung wird durch verschiedenen Mechanismen reduziert: Ausmaß dieser Veränderung unter Berücksichtigung der kardialen Performance, des intravasalen Volumens, der Vorlast (Kopf-tief - Lage 15° ↑, 30° ↑↑) und der Nachlast zu beurteilen.
- Prinzipiell wird der venöse Rückfluß durch den Beatmungsdruck und den intraperitonealen Druck deutlich reduziert:
  - Bei normaler Rückenlage, Reduktion des Herzzeitvolumens, wird aber durch die Kopf-tief-Lage häufig maskiert bzw. kann bei eingeschränkter myokardialer Kontraktilität sogar zu einer Dekompensation führen.
  - Das aktuelle intravasale Volumen kann unter diesen Umständen nur durch indirekte klinische Veränderungen (Tachykardie, Hypotonie, „Swing" in der Pulskontour) eingeschätzt werden.
- Durch invasives Monitoring von ZVD und Blutdruck kann bei Patienten mit eingeschränkter myokardialer Pumpfunktion Vor- und Nachlast eingeschätzt werden. Diagnostisch wertvoll hierbei Δ Pa-etCO$_2$.

Tab. 7.3: Veränderungen von Gasaustausch, Atemmechanik und Säure-Basen-Haushalt

Parameter	zu erwarten	pathologisch	Ursache	Maßnahmen
$PaCO_2$ (mmHg)	Anstieg < 40 %	> 47 mmHg	Hypoventilation, CO_2-Resorption CO_2-Produktion ↑ Volumen ↓, HZV ↓	Ursache abklären, ggf. absaugen Narkose vertiefen (Opiode, ggf. Nachrelaxierung) Volumensubstitution, Katecholamine
PaO_2 (mmHg)	Propofol ↓ < 10 % Isofluran ↓ < 20 %	PaO_2 < 80 mmHg	Hypoxie, Fehlbelüftung, Bronchospasmus, pulmonaler Shunt ↑	F_iO_2 → 1.0 bis Abklärung Auskultation, ggf. absaugen, Narkose vertiefen Bronchodilatation: Theophyllin 200 mg i.v., Salbutamol 2 Hub
Δ Pa-etCO$_2$ (mmHg)	Propofol ↑ 3–5 Isofluran ↑ 5–7	> 10 mmHg	CO_2-Resorption↑, CO_2-Embolie, Volumen ↓, HZV ↓	Ursache abklären (s. o.), Volumen, Katecholamine
Beatmungsdruck Compliance C (mL/cm H$_2$O)	Anstieg < 50 % Anstieg < 50 %	P_{peak} > 35 mmHg > 70 %	intraperitonealer Druck ↑ einseitige Belüftung, Tidalvolumen ↑	Optimierung der Beatmung, Druckentlastung Tubuslage kontrollieren, ggf. absaugen, Ausschluß Pneumothorax
AMV (L/Min.)	Anstieg ≥ 50 %	$PaCO_2$ steigt weiterhin	CO_2-Resorption (insb. extraperitoneale Eingriff) CO_2-Produktion	Beatmung optimieren intraperitonealen Druck ↓ Narkose vertiefen
pH	7,25–7,5	< 7,2	respratorische und/oder metabolische Azidose OP-Dauer	Beatmung optimieren Pufferung zurückhaltend (NaHC$_3$- nach BE)

Postoperative Besonderheiten

- **Persistierende Hyperkapnie** durch prolongierte CO_2-Resorption und/oder einge-schränkte Atemmechanik. Bei ausreichendem Atemantrieb wird erhöhter $PaCO_2$ kompensiert, ein Narkoseüberhang kann dagegen die Hyperkapnie verstärken.
- Im Aufwachraum **keine Kapnometrie**
  - Einschätzung der Atemmechanik nach klinischen Gesichtspunkten
  - Bei unklaren Situationen Blutgasanalyse erforderlich. Zur Beurteilung des CO_2-Haushaltes kann auch die zentralvenös entnommene Blutprobe herangezogen werden. Bei der Anwendung von Propofol ist der CO_2-Anstieg rascher reversibel als bei der Anwendung von volatilen Anästhetika. Zeitraum für die Normalisierung des $PaCO_2$ bis zu 3 Std.
- **Übelkeit und Erbrechen**: Während die Anwendung von Propofol die Inzidenz des Erbrechens nur mäßig reduziert, liegt wesentliche Ursache in der Anwendung von Lachgas. Bei TIVA ohne N_2O postoperatives Erbrechen deutlich reduziert.
- **Analgetikabedarf**: Opioidbedarf nach laparoskopischen Eingriffen geringer als nach Schnittverfahren, aber individuell unterschiedlich, u.a. ist die Erwartungshaltung des Patienten gegenüber der „minimal-invasiven Chirugie" wichtig.
- Bei **unspezifischen Beschwerden** des Pat.:
  - $PaCO_2$ und PaO_2 kontrollieren
  - Rö-Thorax zum Ausschluß Pneumoperikard oder thorax
  - Hautemphysem (Hautknistern, asymetrische Contour) ausschließen
  - Intensivmedizinische Betreuung
- Ein **Hautemphysem** ist unter der sterilen Abdeckung und bei abgedunkeltem Raum nicht sicher zu beurteilen. Bei extraperitonealer Anwendung Inzidenz für ein Hautemphysem erhöht. $PaCO_2$ steigt gegenüber der intraperitonealen Anwendung deulich höher an. Verbrauch an CO_2 gibt Hinweise für Leckage, CO_2-Verlust bzw. Verlagerung und ist ein Warnzeichen.
- Bei gleichzeitiger Anwendung von intraperitonealem Druck und PEEP wird das **Herzzeitvolumen** deutlich *reduziert*.
- Cave: ZVD zur Beurteilung des **Volumenverlustes** nicht geeignet: In Kopf-tief-Lage Vorlast ↑, maskiert Volumenverlust. Klinische Zeichen: Tachykardie, schrittweise und prolongierter MAP ↓ ohne Veränderung der Narkosetiefe, Diurese ↓.
- BGA aus dem ZVK erlaubt die Beurteilung von $PvCO_2$, pH, Bikarbonat, BE und Laktat und kann zur Einschätzung von **Metabolismus** und **Gasaustausch** herange-zogen werden.
- Kapilläre BGA bei pathologischen $PaCO_2$, pH und PaO_2 nur eingeschränkt verwertbar.

7.2 Anästhesie in der Gefäßchirurgie

7.2.1 Präoperative Risikofaktoren

Meist besteht eine generalisierte Arteriosklerose mit Beteiligung der koronaren, zerebralen und Nierengefäße.

Häufige Erkrankungen in der Anamnese
- Koronare Herzkrankheit
- Hypertonus
- Herzinsuffizienz
- Zerebrovaskuläre Insuffizienz (Apoplex, Parese)
- Niereninsuffizienz.

Häufige Begleiterkrankungen
- Nikotinabusus
- Pulmonale Vorerkrankungen (COLD)
- Stoffwechselstörungen (Diabetes, Hyperurikämie, Hypercholesterinämie).

➤ Oft sind zwei und mehr Risikofaktoren gleichzeitig vorhanden.

Anamnese und Untersuchung
Gezielt nach entsprechenden Symptomen fahnden:
- Infarkt in der Anamnese
- Angina pectoris
- Rhythmusstörungen
- Ödeme
- Transitorische ischämische Attacken
- Kreatininerhöhung.

Als zusätzliche Voruntersuchungen wünschenswert
- Lungenfunktionsprüfung, zumindest BGA
- Doppler-Untersuchung der Karotiden
- Belastungs-EKG.

7.2.2 Intra- und postoperative Besonderheiten

Kreislauflabilität
- Blutdruckabfall:
  - Bei Einleitung durch periphere Vasodilatation: vorsichtige Dosierung von Barbituraten, eher Sufentanyl statt Fentanyl benutzen
  - Wegen subklinischer Hypovolämie bei Hypertonie, besonders demaskiert bei plötzlichen Blutverlusten
  - Besondere kardiale Belastungssituationen (Clamping und Declamping der Aorta oder anderer großer Gefäße)
- Blutdruckanstieg:
  - Schnell wechselnde Schmerzintensitäten
  - Überschießende Blutdruckregulation.

Postoperative Gefahren
- (Schmerzbedingte) Hypertonie mit Gefahr der kardialen Überlastung bis zum Infarkt
- Neurologische Komplikationen (Apoplex)
- Nachblutung.

7.2.3 Anästhesie bei speziellen Operationen

Carotis-Endarteriektomie (TEA)

Routine-Monitoring
- Invasive Blutdruckmessung
- Nicht-invas. Blutdruckmessung als Reserve
- Kapnometrie → Normoventilieren (pCO$_2$ 35–40 mmHg).

Spezielle Risiken

Abklemmen der A. carotis
(Intraoperativ je nach Methode für 0,5–5 Min.)
➤ Gefahr der Ausschwemmung arteriosklerotischer Plaques
➤ Beeinträchtigung der Durchblutung des Gehrns

Beim Abklemmen der A. carotis interna hängt die Versorgung des Gehrns entscheidend vom Zustand der Kollateralgefäße ab.

Die sichersten Überwachungsmethoden sind EEG-Ableitung oder Registrierung evozierter Potentiale (Minderdurchblutung, Embolisation?). Ihre Anwendung setzt Erfahrung mit den damit verbundenen Problemen voraus (Ableitungstechnik, räumliche Abschirmung, zeitlicher Aufwand, Personal- und Sachmehrkosten) und bleibt damit spezialisierten Abteilungen vorbehalten.

Prophylaxe möglicher Ischämiefolgen: Hirnprotektion ☞ 10.1.2

Hypotonie und Bradykardie bei Reizung des Karotissinus
➤ Durch chirurgische Manipulationen, meist ungefährlich
- Bei entsprechender Prädisposition Prophylaxe mit Atropin, z.B. 0,25–0,5 mg i.v., bis Herzfrequenz zwischen 70 und 80/Min.
- Bei plötzlicher extremer Bradykardie eher Alupent, 50–100 µg i.v. (bei entsprechend prädisponierten Pat. 1 mg auf 10 ml verdünnt bereithalten).

Intraoperative Komplikationen
- Bei Oberkörperhochlagerung (je nach Chirurgie) fast regelmäßig Blutdruckabfall; prophylaktisch je nach Herzinsuffizienzgrad vorher mit Volumen (z.B. 250–500 ml HAES) auffüllen oder Vasopressoren (z.B. 0,3–0,7 ml Akrinor® bzw. Dopamin 2–4 mg/kgKG/Min.) einsetzen
- Antagonisierung des Heparins durch Protamin → manchmal unerwartete Kreislaufwirkung: Druckabfall → bei Abfall bis um 20 % des Ausgangswertes 500 ml Ringer zügig infundieren, darüber z.B. Dopamin 3–6 µg/kg/Min. einsetzen.

Postoperative Komplikationen

- Hypertoniegefahr → weiter invasive Drucküberwachung
- Rhythmusprobleme: Bradykardie → bei HF < 60 Atropin (s.o.).
- ➤ Deshalb am besten: Überwachung auf der Intensiv- oder Wachstation, insbesondere neurologische Überwachung

- ➤ *Cave:* Nachblutungsgefahr mit Kompression des Kehlkopfes, so daß Intubation sehr schwierig werden kann → Fall für erfahrenen Anästhesisten. Bei großem Hämatom Intubation erst im OP im Beisein des Chirurgen **nach** Entfernen der Hautnaht und Entlastung des Hämatoms. Fiberoptische Intubationsausrüstung in Bereitschaft halten, ggf. sofortige Tracheotomie erforderlich!

Bauchaortenaneurysma (BAA)

- Risikoprofil der Patienten s.o.
- Vorbestehende Karotisstenosen sollten vor der BAA-OP saniert werden
- Postoperative Intensivbetreuung muß sichergestellt sein.

Intraoperative Besonderheiten

- Eventerationssyndrom bei Freipräparieren der Aorta ☞ 7.1.3
- Abklemmen der Aorta und Wiedereröffnung der aortalen Strombahn → erhebliche Druck- und Volumenschwankungen zu erwarten
- Gefahr massiver Blutungen.
- ➤ Wichtig ist die Aufrechterhaltung der hämodynamischen Stabilität in der gesamten perioperativen Phase. Vor allem beim Abklemmen und Wiedereröffnen der Aorta muß eine kardiale Belastung rechtzeitig erkannt und gezielt therapiert werden (Volumensubstitution bzw Katecholaminentherapie, s.u.)

Narkoseverfahren

Allgemeinnarkose (Isofluran, Ethrane, NLA, balancierte Anästhesie) evtl. in Kombination mit Regionalanästhesie (thorakale bzw. lumbale Periduralanästhesie).

Notwendiges Monitoring

- Gute venöse Zugänge (Blutungsgefahr) → am besten F8–Schleuse
- EKG (Möglichst Abl. II und V5, um kardiale Ischämien rechtzeitig zu erkennen)
- Arterielle Katheter
- Zentralvenöser Katheter
- evtl. Pulmonalis-Katheter
- Pulsoximetrie
- Kapnometrie
- Urinkatheter
  - ➤ Cell-Saver vorbereiten!

Volumensubstitution bei Bauch-Aorten-Aneurysma

Wichtig: ausreichende und rechtzeitige Volumensubstitution von Anfang an:
- *Ziel:* Vor Narkosebeginn Auffüllen des Pat. mit etwa 10 ml/kgKG Kristalloidlösung (je nach Ausgangs-ZVD bzw. PCWP unter Berücksichtigung einer evtl. bestehenden Herzinsuffizienz)
- *Optimal:* Erstellen einer individuellen Starling-Kurve durch schrittweises Erhöhen des intravasalen Volumens (Ringer bzw. Kolloide), um den Best-Wedge-Druck zu ermitteln (= niedrigster PCWP, bei dem das HZV am höchsten ist); *Nebeneffekt:*

Pat. mit geringer Kompensationsbreite werden durch flachen Kurvenanstieg identifiziert
• Eventerationssyndrom beachten! (Volumen auffüllen).

Operationsphasen

Abklemmen der Aorta (Clamping)
• Der periphere Widerstand steigt um ca 40 %
  → MAP steigt an
  → PCWP steigt an
• Je insuffizienter das Herz ist, desto ausgeprägter sind diese Veränderungen
• Steigerungen des PCWP um mehr als 5 mmHg zeigen eine drohende Ischämie an,
  noch bevor entsprechende EKG-Veränderungen (ST-Strecken-Bewegung in Abl. II
  oder V5) zu sehen sind. Das Herzzeitvolumen sinkt (15–35 %).

Vorgehen bei hämodynamischen Veränderungen
• Starkes Ansteigen des MAP und des PCWP um > als 33 % des Ausgangswertes
  → Nitroperfusor 1–2 mg/h
• Wenn dabei Herzindex < 2 l/m^2/Min., Dopamin, beginnend mit 5µg/kg KG/Min.

Eröffnung des Aneurysmasackes
• Massive Blutung aus Lumbalarterien möglich; entprechendes Volumen nachgeben
• Komplexe Situation (Abklemmen + Blutverlust) erfordert höchste Aufmerksamkeit
  des Anästhesisten!

Declamping der Aorta
Es kommt zur Volumenverschiebung in die unteren Extremitäten. Durch die vorange-
gangene Hypoxie sind die Gefäße stark erweitert. Deswegen vor Declamping der Aorta
für ausreichendes intravasales Volumen sorgen (PCWP um 15 mmHg).

 Tips & Tricks
  • Bei starkem Blutdruckabfall: mit Chirurgen absprechen, die Aorta schrittweise
    aufzumachen
  • Einbau einer Rohrprothese bedingt plötzliches Eröffnen der gesamten abhän-
    gigen Peripherie; etwas günstigere Verhältnisse bei Y-Prothesen, dabei aber
    wiederum höheres Risiko insgesamt durch längere OP-Zeit und kränkere Pat.

Postoperativ
• Extubation eher auf der Intensivstation (auch wegen häufiger Auskühlung der Pat.),
  dort Monitoring weiterführen.
• Für ausreichende Analgesie sorgen und hypertone Phasen vermeiden.

Häufigste postoperative Komplikationen
• Nachblutungen → Hb-Kontrollen
• Niereninsuffizienz → Kontrolle der Ausscheidung
• Pneumonie → Röntgenkontrollen und BGA; Frühmobilisation.

──────── **Rupturiertes BAA** ─────────────────────────

Symptome bei gedeckter Ruptur	Symptome bei freier Ruptur
Bauchschmerzen	Schock
Rückenschmerzen	Schnappatmung
Tastbarer pulsierender intraabdomineller Tumor	Blässe
Peritonismus	Bewußtlosigkeit

Faktoren, die die Letalität und Morbidität beeinflussen
- Richtige Diagnose (2–30 % nicht richtig diagnostizierte rupturierte BAAs)
- Dauer des Schocks
- Intraoperative Hypotoniedauer
- Operationszeit
- Abklemmzeit
- Blutverlust
- Begleiterkrankungen (☞ 7.2.1).
➤ Operationszeiten von mehr als 4 h, Abklemmzeiten von mehr als 75 Min.oder Transfusion von mehr als 15 EK's steigern die Letalität erheblich.
➤ Intraoperative Oligurie oder Anurie ist ein schlechtes prognostisches Zeichen.

Vorgehen
- Schnelle Diagnosesicherung (Sonographie, Computertomographie)
- Sofort in den Operationssaal: Etwa 20 % der Pat. mit gutem Blutdruck bei der Aufnahme entwickeln bis zur Operation eine Hypotonie
- Intubation (falls vorher nicht notwendig) im Operationssaal bei bereitstehen dem Operationsteam
➤ *Vorsicht:* Ein großer Teil der Pat. gerät nach der Intubation in den Schock
- Arteriellen Katheter, zentralvenösen Zugang (F8–Schleuse), evtl. Pulmonalis-Katheter möglichst parallel zur Narkoseeinleitung legen (2. Anästhesist!)

──────── **Akute Verschlüsse peripherer Gefäße** ─────────────────

Neben den oben erwähnten Risikofaktoren häufig absolute Arrhythmie oder Vorhofflimmern.
Oft erhöhte Viskosität (Exsikkose) durch hohes präoperatives Volumendefizit.

Monitoring
Wie bei elektiven Eingriffen: gute venöse Zugänge, Arteria-radialis-Katheter, Blutgasanalysen, ZVK, Blasenkatheter, Blut bereitstellen.

Kritisch: Moment der Wiederherstellung der Durchblutung, wegen
- Blutungsgefahr
- Hypovolämie: Umverteilung des Blutes in die ischämiebedingt erweiterten Gefäße der unteren Extremitäten
- Hyperkaliämie (→ Herzrhythmusstörungen).
  Vorgehen: 5 Min. nach Öffnen K^+ messen und evtl. Glukose/Insulin infundieren
- Auswaschazidose, Gefährdung der Nierenfunktion bei Freisetzung hoher Mengen an Myoglobin aus hypoxiegeschädigten Muskeln.
  Vorgehen: 5 Min. nach Öffnen BE messen und evtl. Bikarbonat infundieren.

─────── **Beckenvenenthrombose** ───────

Betroffen zumeist Pat. mit beeinträchtigtem Allgemeinzustand, z.B. durch Malignome, Ileus, Schwangerschaft oder andere Krankheiten, die mit Hämokonzentration oder Hyperkoagulopathie einhergehen.

Komplikationen
• Plötzlicher massiver Blutverlust bei Fogarty-Manöver
• Lungenembolie durch losgerissene Thromben.

Präoperative Maßnahmen
• 4–6 EK kreuzen lassen, nach Absprache mit Operateur 2–4 davon aufwärmen und im Druckbeutel transfusionsbereit machen
• Falls noch nicht vorhanden, Intensivbett für postoperative Weiterbetreuung organisieren.

Vorgehen
• Einleitung je nach Nüchternheit des Pat. evtl. als Ileuseinleitung
• Nach Intubation mehrere dicklumige periphere Zugänge und ZVK oder auch 7,5 F-Schleuse legen, 2 warme EK transfusionsbereit anschließen
• Arterielle Druckmessung legen
• Ösophagusstethoskop legen und/oder präkordialen Doppler benutzen
• SorgfältigesMonitoring des endexspiratorischen CO_2 oder häufige BGA-Kontrolle
• Beatmung mit 10, wenn möglich 20 cmH_2O PEEP
➤ Vor (besser) oder nach dem Fogarty-Manöver kann vom Chirurgen zur Embolieprophylaxe ein Cavaschirm eingebaut werden.
• Gerinnungstherapie intra- und postoperativ nach Absprache mit dem Operateur, in der Regel Heparinisierung

7.3 Unfallchirurgie

7.3.1 Prämedikationsvisite ───────────────

─────── **Besonderheiten des traumatologischen Patienten** ───────

• Unfallchirurgische Pat. kommen aus allen Altersklassen
• Bei dringlicher OP-Indikation (z.B. offene Frakturen) häufig nicht-nüchterne Pat. ☞ 3.3.7
• Erschwerte Intubation bei Verletzungen, welche die Mundöffnung beeinträchtigen ☞ 2.4.7
• Gefährliche Intubationen bei Verletzungen im Bereich der Halswirbelsäule (drohende Tetraplegie)
• Schockgeschehen bei unklarem Blutverlust, im kompensierten Zustand häufig unterschätzt.

──────── **Präoperative Befunderhebung** ──────────────

Routine-Untersuchung (☞ 1.1). Anamnese (☞ 1.1.1). Körperliche Untersuchung (☞ 1.1.2). Ausmaß und Vollständigkeit richten sich nach der Dringlichkeit des Eingriffs, evtl. ergänzt durch weiterführende Untersuchungen (☞ 1.1.7, 1.1.9).

✔ Aktuelle Laborparameter (BB, Gerinnung, E'lyte, Krea, Transaminasen, BZ, Gesamteiweiß)
✔ Blutgruppe, EK-Anforderung (bei unklaren Situationen großzügig bemessen, z.B. Polytrauma 10 EK)
  Blutentnahme (Laborparameter, Blutgruppe, Kreuzblut) kann immer ohne Zeitverzögerung parallel zur sonstigen Versorgung des Pat. erfolgen, die Befunde liegen dann spätestens in der frühen intraoperativen Phase vor
✔ Rö-Thorax immer, wenn Unfallmechanismus thorakale Beteiligung möglich erscheinen läßt, bei jedem Pat. > 50 J. oder mit auffälliger Anamnese. Eine präoperativ nicht diagnostizierte Rippenserienfraktur bzw. ein Pneumothorax können intraoperativ deletäre Folgen haben
✔ EKG ist indiziert, wenn Unfallmechanismus thorakale Beteiligung/Contusio cordis möglich erscheinen läßt, sowie bei jedem Pat. > 40 J. oder mit auffälliger Anamnese.

 Muß aufgrund der Indikationsstellung des Operateurs auf präoperative Untersuchungen verzichtet werden, so ist dies auf dem Narkoseprotokoll zu vermerken ☞ 1.2.3.

7.3.2　Präoperative Maßnahmen ────────────────

7

• Präoperative Vorbereitung (Ausgleich des Flüssigkeits- und Säure/Basenhaushalts, E'lyte etc.) ist nicht immer möglich
• Zur medikamentösen Prämedikation an evtl. Analgesie-Bedarf des Patienten denken.

 Bei präoperativer Gabe von Opiaten Agonisten (z.B. Pethidin, Piritramid) bevorzugen, um mögliche intra- und postoperative Interferenzen partieller Antagonisten mit hochpotenten Opiatanalgetika zu vermeiden (☞ 19.3, 2.9).

7.3.3　Intraoperatives Narkosemanagement ──────────

──────── **Lagerung des Patienten (vgl. 2.6)** ──────────

Das operative Vorgehen bestimmt die Lagerung, in Zweifelsfällen Rücksprache mit dem Operateur.

• Eingriffe im Bereich obere Extremität und Schulterbereich erfolgen i.d.R. in Rückenlage
  – evtl. Anhebung der betroffenen Seite durch Polstermaterial
  – evtl. Armtisch bei Unterarm- oder Handverletzungen
  – evtl. Bauchlage bei Revisionen im Ellenbogengelenk, Scapulabereich.

- Eingriffe im Bereich untere Extremität und Becken erfolgen i.d.R. in Rückenlage
  - evtl. Anhebung der betroffenen Seite durch Polstermaterial
  - evtl. Bauchlage bei Revisionen im Gebiet Poplitea-/Achillessehne
  - evtl. Extension der betroffenen Extremität.
- Eingriffe im Bereich knöcherner Schädel und zervikale Wirbelsäule erfolgen i.d.R. in Rückenlage:
  - evtl. sitzende Position (☞ 2.6), wenn neurochirurgische Intervention dies erfordert, in Ausnahmen auch bei Eingriffen an der zervikalen Wirbelsäule
- Eingriffe an der thorakalen bzw. lumbalen Wirbelsäule können in Bauchlage erfolgen. Bei der dorso-ventralen Stabilisation entsprechende intraoperative Umlagerung.

Tips & Tricks

- Patienten verlieren bei den Lagerungsmaßnahmen oft erheblich an Körpertemperatur (oft nur leichte Bedeckung, Hautdesinfektion führt zur Verdunstung, laminar-flow-Bedingungen → intraoperative Überwachung ☞ 2.7.1).
- Kontrolle der Lagerung und Auskultation nach Ende der Lagerungsmaßnahmen.

———— **Eingriffe mit Blutsperre oder in Blutleere** ————

- *Blutsperre* mit einem Druck 100 mmHg oberhalb des systolischen Patientenblutdrucks an Arm oder Bein anlegen
- Zur Erzeugung einer „*Blutleere*" die Extremität zuvor mit Hilfe einer Esmarch'schen Binde von distal wickeln
- Nach Anlage der Blutsperre (Zeit genau notieren!) Wicklung entfernen
- Eine Schädigung der unter dem Tourniquet liegenden Gefäße, Nerven und Muskeln hängt von Druck und Dauer der Blutsperre ab
- Die Dauer einer gefahrlosen Blutsperre ist unbekannt (30 Min. bis 2 h). Ob Schädigungen bei längerfristigem Tourniquet durch kurzfristiges Aufheben der Blutsperre nach 1–2 h vermieden werden können, ist umstritten
- Nach jeder Eröffnung der Blutsperre kommt es zu vorübergehender Azidose, K^+-Einschwemmung und Anstieg des pCO_2.

 Etwa eine Stunde nach Anlage der Blutsperre klagen Pat. unter Regionalanästhesie oft über dumpfe Schmerzen im Bereich des Tourniquet. Eine adjuvante intravenöse Sedierung (z.B. Midazolam titrierend in 1-mg-Schritten) und Analgesie (z.B. Pethidin) erweist sich hier als hilfreich, gelegentlich wird jedoch die Einleitung einer Allgemeinanästhesie erforderlich.

———— **Narkoseverfahren** ————

Die meisten Eingriffe im Bereich der Unfallchirurgie lassen sich neben der Allgemeinanästhesie auch in Regionalanästhesie durchführen, vorteilhaft insbesondere bei Patienten, die als „nicht-nüchtern" anzusehen sind.

Allgemeinanästhesie (☞ 5)
Alle Formen sind möglich. Bei instabilen Kreislaufverhältnissen Narkoseführung mit Ketanest/Dormicum vorteilhaft.

Regionalanästhesie (☞ 6)

- Kleine Eingriffe im Hautbereich (Wundversorgung): *Infiltrationsanästhesie*
- Eingriffe an Extremität:
  - *Intravenöse Regionalanästhesie* (☞ 6.10), wenn die Gesamtzeit des Eingriffs 30 Min. nicht überschreitet
  - *Blockade einzelner peripherer Nerven*
  - *Plexusblockade*
  - *Rückenmarksnahe Leitungsanästhesie.*

 Bei einigen Eingriffen (Abstimmung mit Operateur!) muß die Narkose aufrecht erhalten werden, bis der Verband (z.B. Gips) vollständig angelegt und das OP-Gebiet immobilisiert ist. Unkontrollierte Bewegungen des erwachenden Pat. gefährden den Operationserfolg.

Intraoperative Überwachung (☞ 2.7)

- Übliche Überwachungsmaßnahmen je nach Zustand des Pat. und Ausmaß der OP
- Der aus Sterilitätsgründen bei unfallchirurgisch/orthopädischen Operationen erforderliche Laminar flow tauscht bis zu 500x/h die Raumluft des OP's und fördert so die Auskühlung des Pat. → Temperatur überwachen und wärmeerhaltende Maßnahmen, z.B. Infusionswärmer
- Arthroskopien erfordern oft Dunkelheit im OP, welche besondere Anforderungen an die Aufmerksamkeit des Anästhesisten stellt (Pulsoximeter!, möglichst Lichtquelle, z.B. auf den Kopf des Pat. richten).

Hämodilution, Cell Saver und Volumentherapie (☞ 2.11)

7

- Einige unfallchirurgische Operationen können mit einen erheblichen Blutverlust einhergehen
- Durch Anstieg des peripheren Widerstandes können Blutverluste bis zu 25 % ohne Blutdruckveränderungen verlaufen
- Änderungen der Hämoglobinwerte können, insbesondere bei älteren Menschen, durch Dehydratation maskiert werden
- Ein Hämodilutionsversuch kann bei Fehleinschätzung des Blutverlustes zur schnellen Dekompensation führen
- Bei Operationen mit zu erwartendem hohen Blutverlust möglichst Cell Savers zur Retransfusion des Blutes aus dem OP-Gebiet bereit halten ☞ 2.11.1
- Trotzdem genügend große Anzahl Fremdbluteinheiten bereitstellen, denn größere hochakute Blutverluste lassen sich kurzfristig z.T. nur schwer allein durch Cell-Saver-Blut beherrschen.

7.3.4 Anästhesie für Eingriffe an der oberen Extremität

Eingriffe im Bereich der oberen Extremität lassen sich in Allgemeinanästhesie oder Regionalanästhesie durchführen.

Prinzipiell sind auch langandauernde Eingriffe (z.B. die Replantation abgetrennter Finger) in Regionalanästhesie (z.B. Katheter-Plexusanästhesie) durchführbar. Sie stellen aber hohe Anforderungen an die Belastbarkeit des Pat. (psychische Belastung, auf die Dauer oft unerträgliche Rückenschmerzen durch unbequeme Lage auf OP-Tisch). Eine adjuvante intravenöse Sedierung (z.B. Midazolam titrierend in 1-mg-Schritten) und Analgesie (z.B. Pethidin) ist zu erwägen, gelegentlich wird jedoch die Einleitung einer Allgemeinanästhesie erforderlich.

Hand

Regionalanästhesie z.B. durch
- Leitungsanästhesie nach Oberst, intravenöse Regionalanästhesie (☞ 6.10) oder Blockade des Plexus brachialis ☞ 6.5.
- Blockade einzelner Nerven: zur Ergänzung einer unvollständigen Plexusblockade:
  – Blockade des *N. ulnaris* ☞ 6.7.1, 6.8.1
  – Blockade des *N. medianus* ☞ 6.7.2, 6.8.2
  – Blockade des *N. radialis* ☞ 6.7.3, 6.8.3.

Unterarm und Oberarm

Regionalanästhesie, z.B. durch Blockade des Plexus brachialis ☞ 6.5.
Je nach gewünschter Ausbreitung:
- *axilläre Blockade* ☞ 6.5.4
- *supraklavikuläre Plexusblockade* ☞ 6.5.3
- *Interskalenusblockade* n. Winnie ☞ 6.5.2
- *i.v. Regionalanästhesie* ☞ 6.10.

Schulter

- Eingriffe meist in Allgemeinanästhesie
- *Interskalenusblockade* nach Winnie ☞ 6.5.2.

7.3.5 Anästhesie für Eingriffe an der unteren Extremität

Im Bereich der unteren Extremität bietet sich häufig die Regionalanästhesie an
- *Spinalanästhesie* ☞ 6.2
- *Periduralanästhesie* ☞ 6.3
- *Kombinierte Spinal/Periduralanästhesie-Technik* ☞ 6.3.12.

Unterhalb der Rückenmarksebene können auch folgende Methoden angewandt werden:
- *Psoas-Kompartment-Block* ☞ 6.6.2
- *3-in-1-Block* ☞ 6.6.3
- *N.-ischiadicus-Blockade* (☞ 6.6.4) in Kombination mit dem *3-in-1-Block*.

 Auch bei Amputationen können Regionalanästhesieverfahren eingesetzt werden. Beachte die besondere emotionale Belastung des Pat. (insbesondere während des Einsatzes der Knochensäge). Gabe von z.B. Midazolam titrierend in 1-mg-Schritten ist empfehlenswert.

Fuß und Sprunggelenk: Fußblock ☞ 6.9.1

Unterschenkel

- *N. peroneus*
- *N. tibialis*
- *N. saphenus*
- *N.peroneus* mit *N. tibialis* und *N. saphenus*.

Kniegelenk

- Allgemeinanästhesie
- Regionalanästhesieverfahren
- Diagnostische Arthroskopien können auch in Lokalanästhesie mit Stichkanal und intraartikulärer Applikation durchgeführt werden (Knie-Endoprothesen s.a. Hüfte).

Oberschenkel

- Rückenmarksnahe Leitungsanästhesien ☞ 6.2, 6.3
- Blockade des Plexus lumbosacralis ☞ 6.6.

Hüfte

Hüftgelenksnahe Operationen, z.B. TEP, dynamische Hüftschraube

- Prinzipiell ist die Durchführung von hüftgelenksnahen Operationen in Allgemeinanästhesie wie rückenmarksnaher Leitungsanästhesie (☞ 6.2, 6.3) möglich. Es gibt keinen gesicherten Vorteil für ein bestimmtes Verfahren. Für die Entscheidung folgendes bedenken:
  - Vorteil der Periduralanästhesie in Kathetertechnik: einfach zu handhabende, suffiziente postop. Schmerzther. u.a. zur schmerzfreien Frühmobilisation ☞ 19.3.2
  - Es gibt Hinweise darauf, daß rückenmarksnahe Regionalanästhesieverfahren bei Hüftoperationen eine niedrigere Komplikationsrate (Reduktion des Blutverlustes, niedrigere Thrombenembolierate) haben
  - Gerade beim Hüftgelenksersatz handelt es sich häufig um ältere Pat. mit pulmonalen Vorerkrankungen. Ungünstige intraoperative Lagerung und ggf. Sedierung können sich bei Regionalanästhesieverfahren addieren und zu respiratorischen Problemen führen
  - Bei Anwendung von Knochenzement zur Fixation von Prothesen kann es zur akuten passageren Hypotension und respiratorischer Insuff. kommen ☞ 9.5.4
- Eine Kombination von Periduralkatheter und Allgemeinanästhesie bietet sich bei Knie- und Hüftgelenksersatz an
- Bei Volumengabe an Pat., die zur Versorgung hüftgelenksnaher Frakturen kommen, präoperative Volumensituation (Exsikkose, potentiellen Blutverlust > 1 l) bedenken
- Höheres Patientenalter erfordert meist eine vorsichtige Volumensubstitution
- Häufig findet man bei älteren Menschen eine Dehydratation, die Änderungen der Hämoglobinwerte verdecken kann. Neben den allgemeinen Zeichen einer Dehydratation auf ausreichende Urinproduktion (> 50–100 ml/h), Blutdruckverhalten und ggf. ZVD achten.

Becken

Die Allgemeinanästhesie ist zur Versorgung von Beckenfrakturen die Methode der Wahl. Je nach Fraktur ist mit einem Blutverlust von mehreren Litern zu rechnen.

7.3.6   Anästhesie für Eingriffe am knöchernen Schädel

- Die Durchführung von Eingriffen am knöchernen Hirnschädel erfolgt zumeist in
  ·emeinanästhesie, begrenzte Eingriffe (z.B. Bohrloch) evtl. in Lokalanästhesie
  ·nderheiten der Narkoseführung ergeben sich bei der Beteiligung tieferliegender
  ·turen (☞ 3.3.5, 10.2)
  Eingriffe am knöchernden Gesichtsschädel werden i.d.R. in Allgemeinanästhesie durchgeführt. Lokalanästhesie ist im Einzelfall möglich (z.B. Unterkieferverdrahtung ☞ 16.2).

7.3.7   Anästhesie für Eingriffe an der Wirbelsäule

- Methode der Wahl ist die Allgemeinanästhesie
- Erweitertes Monitoring (invasive Blutdruckmessung, ZVK) bei größeren Eingriffen (mit z.T. erheblichen Blutverlusten) häufig sinnvoll
- Je nach Eingriff (z.B. ventro-dorsale Stabilisation) mit großen Blutverlusten rechnen: Anforderung von 6–10 EK, Cell Saver
- Bei Eingriffen im Bereich der thorakalen Wirbelsäule evtl. Ein-Lungen-Anästhesie ☞ 7.4

 Bei Pat. mit Querschnitts-Syndrom (meist ab Th 5 oder höher) fehlen die hemmenden Einflüsse supraspinaler vegetativer Zentren auf den thorakolumbalen Sympathikus (Th1–L3). Auch bei fehlender Wahrnehmung durch den Pat. können Schmerzreize zu einer massiven Neurotransmitterfreisetzung mit bedrohlichem Hypertonus führen.

Prophylaxe dieser *autonomen Hyperreflexie*: Regionalanästhesie oder Allgemeinanästhesie. Hypertensive Entgleisungen nicht durch zentral wirksame Medikamente, sondern durch direkte Vasodilatatoren, periphere α-Blocker, Ganglienblocker behandeln.

7.3.8   Postoperative Betreuung

Überwachung

Allgemeine postoperative Überwachung (☞ 1.3)

Unfallchirurgische Pat. mit Frakturen der langen Röhrenknochen auf Zeichen einer Fettembolie beobachten: Tachypnoe, Tachykardie, pCO_2-Anstieg und pO_2-Abfall.

Schmerztherapie (☞ 19)

Eine adäquate Schmerztherapie kann den Heilungserfolg wesentlich unterstützen, indem eine Frühmobilisation ermöglicht wird und schmerzbedingte Schonhaltungen vermieden werden.

- Immobilisation des OP-Gebietes (ggf. Schienen, Verbände) trägt zur Schmerzentlastung der Pat. bei
- Hochlagerung einer operierten Extremität führt u.a. durch Ödemprophylaxe zur Minderung der Schmerzen
- Operierte mit Peridural-Katheter können durch Gabe eines Lokalanästhetikums (z.B. Bupivacain 0,25 %) als Bolus oder kontinuierlich, oder durch peridurale Gabe eines Opioids (z.B. 2,5mg Morphium in 10ml NaCl) auch postoperativ schmerzfrei sein (adäquate Überwachung des Pat.!!!)
- Bei ausgedehnten unfallchirurgischen Operationen, insbesondere wenn kein Periduralkatheter Verwendung findet, ist die intravenöse patientenkontrollierte Analgesie (PCA) mittels spezieller Spritzenpumpen empfehlenswert.

7.4 Thoraxchirurgie

7.4.1 Prämedikationsvisite

Die Prämedikationsvisite muß klären, ob die pulmonale Situation und der Zustand des Herz-Kreislauf Systems die entsprechenden Veränderungen im Rahmen des jeweiligen Eingriffs kompensieren können.

Anamnese und klinische Untersuchung

Routine-Untersuchung (☞ 1.1), Anamnese (☞ 1.1.1), körperliche Untersuchung (☞ 1.1.2).

Thoraxchirurgische Eingriffe gehen oft mit einer erheblichen Beeinflussung respiratorischer und kardiozirkulatorischer Parameter einher, z.B.
- Pulmonalen Komplikationen wie Atelektasen, Pneumonie, Ödembildung
- Verminderung der Gasaustauschfläche
- Zunahme des intrapulmonalen Rechts-links-Shunts
- Steigerung des pulmonalen Gefäßwiderstandes
- Rechtsherzbelastung.

Präoperative Befunderhebung

Folgende Befunde ergänzen die klinische Beurteilung des Pat. zum elektiven thoraxchirurgischen Eingriff
- Aktuelle Laborparameter (BB, Gerinnung, E'lyte, Krea, Transaminasen, BZ, Gesamteiweiß)
- Blutgruppe → EK-Anforderung
- Rö-Thorax
- EKG
- Blutgasanalyse
- Lungenfunktionsprüfung
- Evtl. Pulmonaliskatheter (z.B. bei vorbestehender Rechtsherzinsuffizienz).

In Abhängigkeit von den Ergebnissen ggf. internistische Konsilaruntersuchung mit der Fragestellung der präoperativen Verbesserbarkeit des Zustandes.

7.4.2   Präoperative Maßnahmen

Chronische Lungenerkrankungen und Infektionen der Atmungsorgane führen vermehrt zu postoperativen Komplikationen.

- Bei Elektiveingriffen optimale medikamentöse Therapie präoperativer Herz/Lungenerkrankungen
- Physikalische Atemtherapie bereits vor Operation beginnen
- Bei Einschränkung der respiratorischen Funktion mit Hyperkapnie oder Hypoxie atemdepressive Substanzen zur Prämedikation vermeiden.

7.4.3   Intraoperatives Narkosemanagement

Lagerung
Zahlreiche Operationen im Bereich der nicht-kardialen Thoraxchirurgie, z.B. Lobektomien, erfolgen in Seitenlage. Zur Vermeidung von Lagerungsschäden erfolgt die Polsterung mit Kissen oder Decken im Bereich von Kopf, Knie und Ellenbogen ☞ 2.6.

Narkoseverfahren
Im Bereich der Thoraxchirurgie ist die Allgemeinanästhesie das Verfahren der Wahl. Die Anwendung volatiler Anästhetika, supplementiert durch Opiate, hat viele Vorteile:
- Bronchodilatierende Wirkung
- Gute Steuerbarkeit (frühzeitige Extubation ☞ 7.4.4.)
- Gute Reflexdämpfung.

Diagnostische Bronchoskopien mit flexiblem Bronchoskop können in Lokalanästhesie durchgeführt werden ☞ 18.3.

———— Besonderheiten der Überwachung (vgl. 1.2.4) ————

Basisüberwachung	• EKG • Unblutige RR-Messung • Präkordiales Stethoskop • Messung von F_iO_2, SaO_2, $etCO_2$ • Körpertemperatur
Risikopatient (z.B. Herzinsuffizienz, COLD) → zusätzlich:	• ZVK, ZVD-Messung • Blasenkatheter, Bilanz
Schwerste kardiopulmonale Funktionseinschränkung → zusätzlich:	• Pulmonaliskatheter, HZV

 Bei Anwendung der Ein-Lungen-Anästhesie wiederholte BGA!

7.4.4   Die Beatmung des thoraxchirurgischen Patienten ——

Seitenlage und Thoraxeröffnung verändern das physiologische Verhältnis von Ventilation und Perfusion:
- In Seitenlage wird die obere Lunge relativ überbelüftet und minderdurchblutet
- Thoraxeröffnung und kontrollierte Beatmung steigern die Überbelüftung der oberen Lunge
- Bei Thoraxeröffnung unter Spontanatmung kollabiert die Lunge der entsprechenden Seite, Zwerchfellbewegung und Sog der intakten Lunge führen während der Atemphasen zu paradoxer Atmung und Mediastinalverschiebung
- Intubation und kontrollierte Beatmung verhindert diese atmungsabhängigen Schwankungen.

—————   **Intraoperative Besonderheiten** —————————————

Ein-Lungen-Beatmung
Die seitengetrennte Beatmung kann bei Infektionen der zu entfernenden Lungenanteile, einseitigen Lungenblutungen oder bestimmten Operationen, z.B. von thorakalen Aneurysmen, notwendig werden. Die Intubation zur *Ein-Lungen-Anästhesie* erfolgt mit doppellumigen Endotrachealtuben, bei kleinen Kindern ggf. durch Bronchusblocker.

Tips zur Intubation mit Doppellumentubus
- Man unterscheidet Tuben zur Intubation in den linken (z.B. Carlens-Tubus) und rechten (z.B. White-Tubus) Hauptbronchus. Letztere müssen der Besonderheit des rechten Oberlappenabgangs gerecht werden
- Intubation: Laryngoskopie in üblicher Weise, mit vorderen Tubusanteil die Stimmritze passieren, Tubus um 90° drehen, um das problemlose Einführen in den entsprechenden Hauptbronchus zu ermöglichen. Tubus langsam vorschieben bis zum Erreichen eines leichten Widerstandes. *Cave:* Intubation von Doppellumentuben mit Carinahaken!
- Bei rechtsseitigen Tuben bronchoskopische Kontrolle, um eine Okklusion des Oberlappenabgangs auszuschließen
- Korrekte Lage des Tubus durch sorgfältige Auskultation der Lungenabschnitte vor und nach partiellem Abklemmen prüfen. Prüfung nach endgültiger Lagerung wiederholen
- Die Plazierung von Bronchusblockern erfolgt immer durch Bronchoskopie.

Die Ein-Lungen-Anästhesie hat eine Erhöhung des intrapulmonalen Rechts-Links-Shunts zur Folge. Eine Kompensation erfolgt teilweise durch:
- Anstieg des Gefäßwiderstandes im Bereich der nicht ventilierten Lunge mit Abnahme der Durchblutung
- Relative Steigerung der Durchblutung im Bereich der ventilierten Lunge.
- ➤ *Konsequenz:* Alle Faktoren, die den pulmonalen Gefäßwiderstand der ventilierten Seite erhöhen (z.B. Hypoxie) oder der nicht-ventilierten Seite erniedrigen (z.B. Hyperventilation, Vasodilatatoren) streng vermeiden. Hohe inspiratorische Sauerstoffkonzentrationen verwenden.

Apnoische Oxygenierung
Indikation: Kurzfristig bewegungsfreies Operationsfeld erforderlich.

Vorgehen
- Intubation mit Einlumentubus
- Hyperventilation mit 100 % Sauerstoff
- Beatmung für max. 10 Min. unterbrechen, kontinuierlichen Sauerstofffluß durch die Atemwege leiten.

Risikoreich, insbesondere wegen der Gefahr einer cerebralen Hypoxie. Bei Operationen mit einer Zeitdauer von nicht mehr als 10 Min. bleibt jedoch der pO_2 meist im Normbereich, allerdings erfolgt eine deutliche CO_2-Retention.

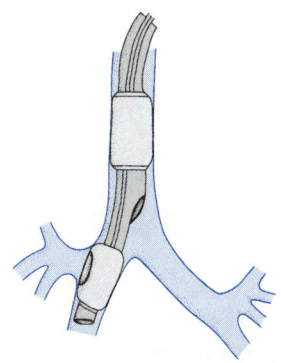
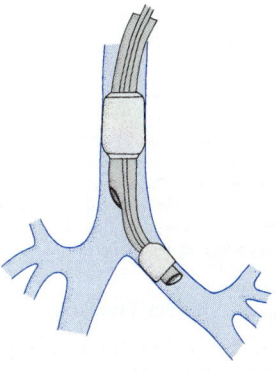

zur „Eine-Lunge-Beatmung" re   zur „Eine-Lunge-Beatmung" li

Abb. 7.1: Doppellumentubus [A200–157]

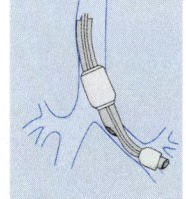
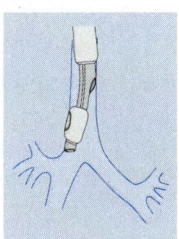
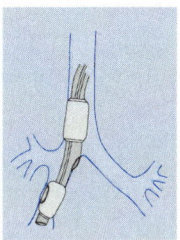

zu tief intubiert,   nicht weit genug   zu tief intubiert,
rechte Lunge wird   intubiert   linke Lunge wird
nicht belüftet   nicht belüftet

Abb. 7.2: Fehllagen des Doppellumentubus [A200–157]

──────── **Postoperative Beatmung** ──────────────────────────

- Die Häufigkeit respiratorischer Komplikationen nach Thorakotomien ist hoch
- Neben Vorerkrankungen, Art und Umfang des Eingriffs hängt die Möglichkeit, einen Pat. noch im OP vom Respirator zu entwöhnen, entscheidend von der präoperativen Atemtherapie ab ☞ 7.4.7
- Eine frühe postoperative Extubation mindert die Gefahr einer Bronchusnahtinsuffizienz.

7.4.5   Anästhesie für diagnostische Maßnahmen ──────────

Bronchoskopie ☞ 18.3

──────── **Lavage** ──

- Die Lavage wird in Allgemeinanästhesie durch wiederholte Instillation von 10 ml erwärmter 0,9 % NaCl-Lösung in den Endotrachealtubus durchgeführt
- Gezielte Applikation des Spülstrahls und Gewinnung von Spülflüssigkeit zur bakteriologischen Untersuchung durch endoskopische Bronchiallavage
- Einseitige Lavage mittels Doppellumentubus, wenn sicher eine Verschleppung infektiösen Materials vermieden werden muß.

──────── **Mediastinoskopie** ───────────────────────────────

- Durchführung einer Mediastinoskopie in Allgemeinanästhesie
- Blutungsgefahr (selten, jedoch dann heftig) → großlumigen venösen Zugang legen, 2 (–4) EK kreuzen
- Basisüberwachung (☞ 7.4.3) reicht in der Regel aus
- Kontrolle des rechten Radialispulses durch Palpation oder Pulsoximeter (Hinweis auf eine Kompression der A. anonyma durch das Mediastinoskop)
- Intubation mit Spiraltubus (z.B. Woodbridge)
- Narkose muß ausreichend tief sein, um die zahlreichen potentiellen Reflexreaktionen abzudämpfen
- Zahlreiche Komplikationen auch postoperativ (z.B. Hämato-, Pneumo-, Chylothorax; Verletzung thorakaler Organe)
- Lagerung und Augenschutz wiederholt überprüfen.

7.4.6   Anästhesie für spezielle Eingriffe ─────────────────

──────── **Bronchopleurale Fisteln** ────────────────────────

Die Entwicklung einer Verbindung zwischen Luftwegen und Pleura kann z.B. auf eine Nahtinsuffizienz nach Resektion hinweisen oder Folge einer Beatmung mit hohen Drucken sein.

Vorgehen
- Entlastung durch Thoraxdrainage ☞ 7.4.7
- Bei persistierenden bronchopleuralen Fisteln evtl. operative Intervention
- Bei großem Fistelvolumen evtl. Beatmung mit Doppellumentubus.

─────── **Lobektomie und Pneumektomie** ───────────

- Lagerung des Patienten zumeist in Seitenlage ☞ 7.4.3
- Je nach Lokalisation und Ausmaß der Resektion erfolgt die Beatmung über Spiral-
  oder Doppellumentubus ☞ 7.4.4
- Besonderheiten bei Lobektomien und Pneumektomien ergeben sich aus den
  Veränderungen des Ventilations-Perfusions-Verhältnisses bei Seitenlagerung, Tho-
  raxeröffnung und ggf. Ein-Lungen-Anästhesie ☞ 7.4.4
- Der postoperativen Entwicklung von Atelektasen und Mediastinalverlagerung nach
  Thorakotomie durch Blähung der Lungen vor Thoraxverschluß entgegenwirken.

 Inadäquater Sog an einer Thoraxdrainage kann zur Mediastinalverlagerung
führen. Bei Pneumektomien Sog auf max. 5 cm H_2O begrenzen oder auf
Dauersog verzichten.

─────── **Lungenabszeß, Bronchiektasien und Bullae** ───────────

Bei *Lungenabszeß* und *Bronchiektasien* muß die Verschleppung infektiösen Materials
zur gesunden Lunge verhindert werden: Intubation mit Doppellumentubus.
Resektion von *Lungenbullae* bei Lungenemphysem erfolgt in Allgemeinnarkose:
- Kein Lachgaszusatz (luftgefüllte Räume!)
- Bullae sind insbesondere bei kontrollierter Beatmung rupturgefährdet: an die
  Entwicklung eines Spannungspneumothorax denken.

─────── **Lungenblutung** ───────────

Starke Blutungen können rasch zur respiratorischen Insuffizienz führen.
- Zügige Intubation, möglichst halbsitzend in Lokalanästhesie beim wachen Pat.
- Beatmung mit 100 % O_2 und Absaugen des Blutes
- Einseitige Blutungen sind eine Indikation für Doppellumentuben
- Gravierende Blutungen machen oft eine operative Revision erforderlich.

 Neben der respiratorischen Insuffizienz droht dem Pat. ein Volumenmangelschock. Bei massiven Blutungen: möglichst frühzeitig mindestens 6 EK kreuzen,
invasive Blutdruckmessung.

─────── **Thorakale Ösophagusresektion** ───────────

Die Resektion von Ösophaguskarzinomen erfolgt durch Laparotomie und rechtsseitige
Thorakotomie in Allgemeinnarkose.

- Erweitertes Monitoring mit invasiver Blutdruckmessung und ZVK ☞ 7.4.3.
- Zwei großlumige venöse Zugänge
- 6 EK kreuzen

- PD-Katheter (☞ 6.3) zur postoperativen Schmerztherapie; lumbale Anlage möglich, dann jedoch Opiate verwenden, z.B. 3–5 mg Morphium in 10ml NaCl (Überwachung!).

 Präoperativ mit Operateur klären, ob zur Erleichterung des operativen Vorgehens eine seitengetrennte Beatmung erforderlich wird!

Thorakale Aortenaneurysmen

Die Operation thorakaler Aortenaneurysmen hat eine hohe perioperative Mortalität.

- Erweitertes Monitoring mit invasiver Blutdruckmessung und ZVK
- Zwei großlumige venöse Zugänge
- 6 EK kreuzen
- Intraoperative Cell-Saver-Bereitschaft herstellen.

 Die arterielle Kanülierung zur invasiven Blutdrucküberwachung muß vor Narkoseeinleitung in Lokalanästhesie erfolgen ☞ 2.7.1).

Aneurysmen der Aorta ascendens
- Aortenklappe häufig mitbetroffen, muß evtl. ersetzt werden
- Durch Dehnung des Klappenrings besteht oft eine Aorteninsuffizienz (entsprechend die Nachlast senken, Bradykardien vermeiden)
- Eingriff erfolgt unter Einsatz der Herz-Lungen-Maschine
- Insbesondere große Aneurysmen können bei der Sternotomie rupturieren, deshalb ggf. femorofemorale Kanülierung vor Sternotomie.

Ersatz des Aortenbogens
Seltene Operation mit sehr hoher Komplikationsrate (Hirnischämie, Hirnembolie, Myokardischämie u.a.).
- Patient nach Narkoseeinleitung durch Herz-Lungen-Maschine (HLM) und Oberflächenkühlung auf eine Ösophagealtemperatur von etwa 15 °C kühlen
- Evtl. Bolusgabe eines Barbiturats, z.B. Trapanal® 5mg/Kg KG und äußere Kühlung des Kopfes durch Eisbeutel (zerebroprotektive Wirkung umstritten)
- Fluß der HLM auf 100ml/Min. reduzieren
- Andere Verfahren arbeiten ohne tiefe Hypothermie oder HLM allein mit externen Shunts oder ergänzen die HLM durch eine spezielle Perfusion des Gehirns.

Dissektionen der Aorta descendens
- Seitenlage rechts mit Ein-Lungen-Anästhesie
- Messung des art. Drucks in A. radialis dextra **und** A. femoralis dextra, somit oberhalb und unterhalb der Aortenklemmen
- Mindestens drei großlumige venöse Zugänge (Schleuse!)
- 6–10 EK kreuzen
- Abklemmen der Aorta führt zu einem drastischen Blutdruckanstieg (Nitroprussid bereithalten!☞ 5.8), ferner zu einer Abnahme der Urinproduktion
- Öffnen der Aorta führt entsprechend zu einem akutem Volumenmangel → direkt vorher: Vasodilatantien aus, Volumen geben, Katecholamine z.B. Arterenol® und weiteres Volumen im Druckbeutel bereithalten.

─────── Trachealrekonstruktion ───────────────────

Neben der Laserung (☞ 15.4) von Trachealstenosen werden z.B. operative Resektion oder Rekonstruktion der Trachea durchgeführt, die in Allgemeinnarkose erfolgen. Die Sicherung der Atemwege erfordert bei Eingriffen im Bereich der Trachea ein besonderes Vorgehen.

- Nach Einleitung zunächst Intubation in üblicher Weise. In Abhängigkeit von der Lokalisation ggf. intraoperativ einen zweiten Tubus unterhalb der Resektionsstelle plazieren
- Notwendigkeit einer postoperativen Nachbeatmung sollte nicht bestehen (→ Gefahr der Nahtinsuffizienz)
- High frequency ventilation kann bei Eingriffen im beengten Trachealbereich das Operationsfeld optimieren ☞ 15.4.

─────── Thoraxtrauma ─────────────────────────

Besonderheiten im anästhesiologischen Vorgehen ergeben sich aus den typischen Verletzungen bei Thoraxtrauma.

- Rippenfrakturen/Rippenserienfraktur
- Pneumo-/Hämatothorax
- Contusio cordis
- Ruptur thorakaler Gefäße (insb. Aorta descendens)
- Herzbeuteltamponade
- Zwerchfellruptur/ Enterothorax
- Lungenkontusion.

 Tips & Tricks

- Gibt es Hinweise auf eine Thoraxbeteiligung bei einer Verletzung, unbedingt präop. Rö-Thorax und möglichst EKG
- Insbesondere vor längeren Operationen unter kontrollierter Beatmung Rippenserienfraktur durch Thoraxdrainage versorgen.

7.4.7 Postoperative Betreuung ──────────────────

─────── Überwachung ──────────────────────────

Allgemeine postoperative Überwachung ☞ 1.3

Bei postoperativer Überwachung eines thoraxchirurgischen Patienten achten auf:

- Entwicklung einer respiratorischen Insuffizienz, Zeichen der Erschöpfung (z.B. Tachypnoe, Zyanose, Abnahme des Wachheitsgrades)
- Ausbildung eines Pneumo-, Hämato-, Chylothorax sowie von Belüftungsstörungen und Ergüssen (Perkussion, Auskultation, Rö-Thorax)
- Zeichen eines Hautemphysems
- Fisteln der Thoraxdrainagen (Luftblasen in Drainageflasche).

―――― **Thoraxdrainagen** ―――――――――――――――――――――――――

Nach Eröffnung des Pleuraraumes, bei bronchopleuraler Fistel und zur Ableitung von Flüssigkeiten wird häufig die Einlage eines Kunststoffkatheters zwischen Pleura visceralis und Pleura parietalis notwendig (vgl. 3.2.5)

Prinzipien der Ableitung

- *Schwerkraft-Drainage:* Verbindung des Katheters mit einer Röhre, die in das Wasser einer Drainageflasche taucht (*Wasserschloß*). Die Röhre sollte bis etwa 2 cm (2 cm H$_2$O) unterhalb der Wasseroberfläche reichen. Je tiefer sie eintaucht, desto höher muß der Druck im Pleuraspalt sein, um Flüssigkeit oder Luft in das Drainagegefäß gelangen zu lassen. Ein Ausgleich des Drucks erfolgt über ein Röhrchen oberhalb der Wasseroberfläche
- *Saugdrainage:* Reicht die Schwerkraft zur Drainage nicht aus, kann die Drainage-flasche mit einer zweiten Flasche verbunden werden, an der eine *Saugung* installiert wird. Die Eindringtiefe des Ausgleichsröhrchens im Sauggefäß bestimmt nun den Sog (meist 10–25 cm H$_2$O)
- *Dreiflaschen-System:* Entleert sich eine größere Menge Flüssigkeit aus dem Pleuraspalt, kann eine Variante des beschriebenen Saugsystems verwendet werden. In diesem *Dreiflaschen-System* dient eine zusätzliche Drainageflasche zum Auffangen des Sekrets.

 Tips & Tricks

- Eine durchgängige Thoraxdrainage mit Wasserschloß muß spielen, d.h. inspiratorisch steigt der Spiegel im Drainageschlauch / Röhre, expiratorisch fällt er; eine Verbindung der abführenden Luftwege mit dem Pleuraspalt wird angezeigt durch Luftblasen im Drainagegefäß
- Bei Hämatothorax Durchgängigkeit der Drainageschläuche durch Auskneten von Blutgerinnseln gewährleisten
- Drainageflaschen stets unterhalb der Punktionsstelle halten
- Verbindungsröhre nie oberhalb der Wasseroberfläche
- Potentieller Spannungspneumothorax bei beatmeten Patienten durch Abklemmen von Thoraxdrainagen.

―――― **Schmerztherapie** ―――――――――――――――――――――――――

Allgemeine postoperative Schmerztherapie ☞ 19

Physikalische und pharmakologische Atemtherapie wird häufig erst durch eine suffiziente Schmerztherapie ermöglicht, d.h. Schmerztherapie vermindert postoperative respiratorische Komplikationen.

- Systemische Analgesie durch periphere und zentrale Analgetika; Atemdepression und antitussive Wirkung von Opioiden berücksichtigen (titrierende Gabe)
- Evtl. Regionalanästhesie: thorakale Periduralanästhesie (☞ 6.3.9), evtl. lumbale PDA mit rückenmarksnaher Opiatapplikation oder Interkostalnervenblockade (☞ 19.2.2).

7

Atemtherapie

Die Schutzfunktion von Schleimhäuten, Zilienschlag und Hustenmechanismus sind beim kranken Patienten oft gestört.

Die prä- und postoperativ durchzuführende *physikalische Atemtherapie* unterstützt die Selbstreinigungsmechanismen zur Verhinderung einer Sekretanschoppung und Belüftungsstörung in der Lunge.

Zur Verbesserung des Gasaustausches regelmäßige Umlagerungen eines nicht mobilen Pat., jeweils 2stündl. Rückenlage und 30° Rechts/Linksseitenlage. Bei hämodynamisch instabilen Patienten sorgfältige Kreislaufüberwachung.

Atemübungen

Die Wahrnehmung des wachen Patienten kann auf seine eigene Atmung gelenkt werden. Der Patient legt seine Hände auf den Thorax und wird aufgefordert, tief einzuatmen und den Bauch aufzufüllen, dann langsam auszuatmen (Biofeedback). Diese Übung wird mehrmals täglich für einige Min. wiederholt und eignet sich für alle kooperationsfähigen Patienten.

Künstliche Totraumvergrößerung

Die Totraumverlängerung erfolgt am häufigsten durch das Giebelrohr, bestehend aus einem Mundstück (à 50 ml) und den Rohrsegmenten (à 100 ml). Prinzip: teilweise Rückatmung der relativ mit CO_2 angereicherten Totraumluft mit Anstieg des pCO_2 und konsekutiver Steigerung des Atemantriebs.

➤ Die Länge des Giebelrohrs muß dem Patienten angepaßt werden:
- Atemfrequenz vor Anwendung des Giebelrohrs bestimmen
- Bei Erw. je nach Zustand mit 150–350 ml beginnen (Adaptation des Pat. an die Totraumvergrößerung im Sinne einer Vertiefung der Atemzüge bei nur geringer Erhöhung der Frequenz bedarf etwa 3 Min.)
- Erneute Frequenzbestimmung nach 3 Min.: Atemfrequenz < 20/Min. → ein Rohrelement hinzufügen, Frequenz > 25/Min. → ein Element entfernen
- Zeitweise Totraumvergrößerung von 200–500ml wird beim Erwachsenen in der Regel gut toleriert
- Anwendung sollte 8–10 x am Tag für jeweils 10 Min., anfangs unter Aufsicht (Cave! Zeichen der Hypoventilation /Hyperkapnie), erfolgen
- Kontraindikationen sind u.a. hochgradiges Asthma bronchiale, Emphysem, manifeste Herzinsuffizienz, gravierende Dyspnoe.

Lagerungsdrainagen

Lagerungsdrainagen unterstützen den Sekretfluß durch Ausnutzung der Schwerkraft. Der verzweigten Anatomie des Bronchialbaums zufolge reicht jedoch die einfache Kopftieflage meist nicht aus. Lagerungen können eine erhebliche psychische und physische (insbes. bei Herz-Kreislauf-Insuffizienz) Belastung für den Pat. bedeuten.

Durchführung

3–4 mal pro Tag für 20–30 Min. in ausreichendem Abstand zu den Mahlzeiten. Auf eine bequeme Lagerung des Pat., insbesondere bei analgosedierten Pat., zur Vermeidung von Druckschäden achten.

Lagerungsdrainagen		
Lappen	**Segment**	**Technik**
Oberlappen	Apikale Segmente	Pat. sitzt aufrecht, evtl. leicht vorwärts geneigt (posteriorer Lappen) oder rückwärts geneigt (anteriorer Lappen)
	Anteriore Segmente	Rückenlage
	Posteriore Segmente – rechter post. Bronchus – linker post. Bronchus	– Linksseitenlage (45° aus Bauchlage) – Rechtsseitenlage (45° aus Bauchlage), Oberkörper um ca. 30 cm erhöht
Rechter Mittellappen		Aus Rückenlage 45° nach li gedreht, Fußende 30 cm über Kopf
Linke Lingula		Aus Rückenlage 45° nach re gedreht, Fußende 30 cm über Kopf
Unterlappen	Apikale Segmente	Bauchlage, Kissen unter Thorax
	Die Drainage der folgenden Unterlappenanteile erfolgt am besten mit dem Fußende 35–45 cm erhöht:	
	Anterior basale Segmente	Rückenlage
	Lateral basale Segmente	Auf kranke Seite gedreht
	Posteriore basale Bronchien	Bauchlage
	Medialer basaler Bronchus	Auf die rechte Seite gedreht

7

Manuelle Techniken

Manuelle Techniken eignen sich gut zur Sekretmobilisation und können effektiv mit Lagerungsdrainagen kombiniert werden. Sie werden mehrmals täglich für einige Minuten durchgeführt.

Abklopfen
- Thoraxwand bedecken; klopfende Hand schüsselförmig gewölbt; Finger geschlossen; Bewegung aus dem Handgelenk
- Wirbelsäule und Nierenlager nicht abklopfen
- Nicht anwenden bei Rippenfrakturen, akuten Infektionen, Herzinsuffizienz, Blutungsneigung.

Vibrationen
Die Vibrationen (z.B. Vibrax®) werden über die Thoraxwand auf das Lungengewebe übertragen und sollen die Geschwindigkeit der ausgeatmeten Luft in den kleinen Bronchien erhöhen und so Sekrete lockern.

Die physikalischen Maßnahmen können durch eine pharmakologische Atemtherapie (z.B. Mucosolvan® , Fluimucil®), evtl. Inhalation (z.B. Tacholiquin® / Mucosolvan® 2 stdl. im Wechsel) unterstützt werden, ebenso durch eine gezielte Antibiotikagabe.

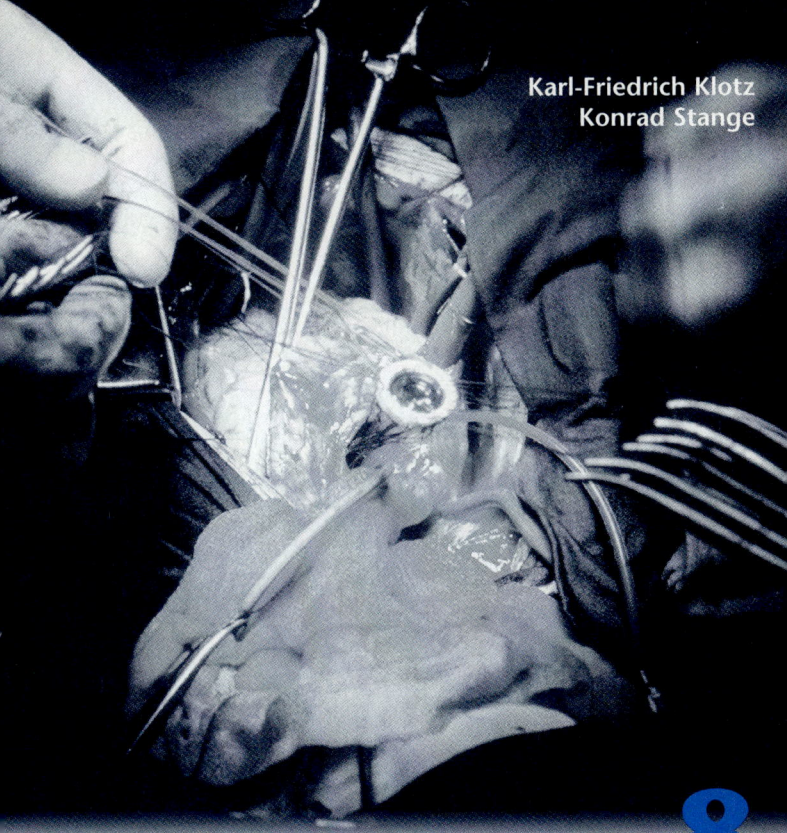

Karl-Friedrich Klotz
Konrad Stange

Anästhesie in der Herzchirurgie **8**

8.1 Besonderheiten der Kardioanästhesie

Alle Anästhetika beeinflussen die kardiovaskuläre Funktion. Bei Pat. mit ohnehin schon eingeschränkter Herzfunktion sind deshalb genaue Kenntnisse der Hämodynamik und der Wirkweise der verwendeten Anästhetika von elementarer Bedeutung für die Narkoseführung.

8.1.1 Präoperative Diagnostik

Anamnese, vorbestehende Medikation

- Aktuelle Beschwerden: Thoraxschmerz, Angina pectoris, Synkopen, Belastungsdyspnoe, Herzrasen, Rhythmusstörungen, Hyper-, Hypotonie; zeitliche Entwicklung der Beschwerden, tageszeitliche Schwankungen?
- Herz-Kreislauf: KHK, Herzinfarkt in der Vergangenheit, welche Lokalisation, welche Therapie: Lyse, PTCA, Stentimplantation, Leistungsfähigkeit des Patienten, Schrittmacherträger, bereits Herz-OP durchgeführt?
- Atmung: Dyspnoe, Asthma cardiale, Emphysem, Zyanose, Hämoptysis, Zeichen der Lungenstauung, aktueller Infekt, Lungenödem?
- ZNS: Benommenheit, Synkopen, zerebraler Insult, evtl. Residuen?

Präoperative Gabe anästhesierelevanter kardialer Vormedikation		
1 Woche präop. absetzen	**Am OP-Tag morgens weglassen**	**Am OP-Tag weitergeben**
Cumarinderivate*	Diuretika	Nitrate
irreversible MAO-Hemmer	Herzglykoside (Spiegel kontrollieren)	Insulin
Aspirin, Nichtsteroidale Antiphlogistika	ACE-Hemmer	Antikonvulsiva
	Calcium-Antagonisten	Heparin
	Betablocker	
	Antiarrhythmika	
* wenn erforderlich auf Heparin umstellen, da mit Protamin antagonisierbar		

Körperliche Untersuchung
☞ *1.1.2*

Speziell

- Herzfrequenz und Herzrhythmus
- Auskultation Herz/Lunge: Strömungsgeräusche über den Gefäßen (Carotiden)
- RR an beiden Armen (Punktionsstelle für art. RR-Messung!)
- Palpation der Arterien, Allen-Test (☞ 2.1.2)
- Periphere Ödeme
- Venenverhältnisse im Punktionsbereich
- Hals: Punktionsverhältnisse für ZVK-Anlage (Struma, Carotis-OP ?, Z.n. Tracheotomie).

8

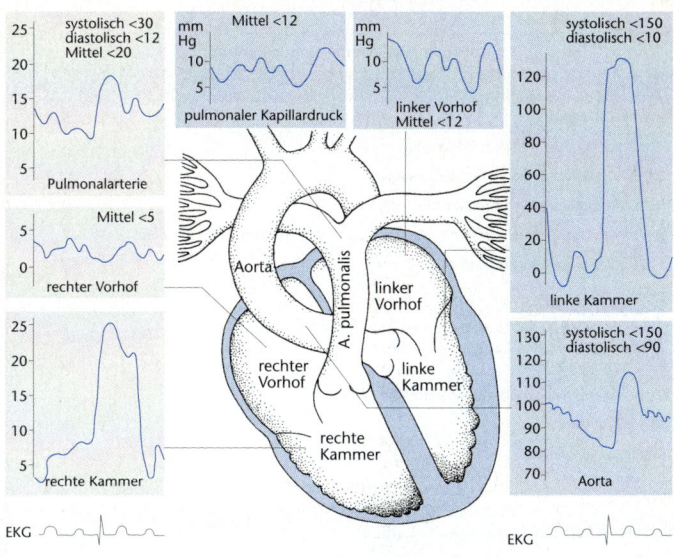

Abb. 8.1: Herzkatheter – normale Druckbefunde [A300–157]

Normalwerte des gesunden Herzens		
Füllung des LV	enddiastolisch	70–95ml/m²
	endsystolisch	24–36 ml/m²
Funktion	Herzindex	2,5–4,2 l/Min./m²
	Schlagindex	40–60 ml/m²
	Ejektionsfraktion	0,60–0,75 %
Gefäßwiderstände	peripherer Widerstand	770–1500 dyn*s*cm⁻⁵
	pulmonaler Widerstand	20–120 dyn*s*cm⁻⁵

Weiterführende präoperative Diagnostik

- *EKG* zur Beurteilung und Dokumentation von Arrhythmien, myokardialer Ischämie, Digitaliseffekt, Überleitungsstörung, Elektrolytentgleisung.
- *Herzkatheter-, Angiographie-, Echokardiographiebefunde*
- *Thoraxröntgenbild* in zwei Ebenen zur Beurteilung von Herzgröße, Lungenstauung, Pleuraergüssen, Gefäßzeichnung (pulmonale Hypertonie) zum Ausschluß parenchymaler Erkrankungen (COPD, Pneumonie, Ödem, Atelektasen, Emphysem)
- *Lungenfunktionsprüfung:* ☞ 1.1.4.
- *Laborchemie* ☞ 1.1.4, 1.1.5, 21
  - Herzenzyme (LDH, CKMB, HBDH; ☞ 21)
  - Troponin (bei akuten kardialen Beschwerden)
- Doppleruntersuchung der Halsarterien.

_____ **Risikoeinschätzung (☞ Kap. 4)** _____

Kardialer Risikoindex nach Goldman	
Kriterium	**Punktzahl**
Alter > 70 Jahre	5
Herzinfarkt in den letzten 6 Monaten	10
S_3-Galopp oder erweiterte Jugularvenen	11
Deutliche valvuläre Aortenstenose	3
Herzrhythmus: kein Sinusrhythmus oder supraventrikuläre Extrasystolen	7
> 5 ventrikuläre Extrasystolen	7
p_aO_2 < 60 oder p_aCO_2 > 50 mm Hg K^+ < 3,0 oder HCO_3^- < 20 mval/l Harnstoff ≥ 50 oder Kreatinin ≥ 3 mg/100 ml; SGOT pathologisch, Zeichen chronischer Lebererkrankungen; Bettlägerigkeit aus nicht- kardialen Ursachen	3
Operation: intraperitoneal, intrathorakal, Aorta	3
Notoperation	4
Maximale Punktzahl	53

Auswertung

Gruppe	Punktzahl	Gruppe	Punktzahl
I	0–5	III	13–25
II	6–12	IV	>26

Lebensbedrohliche Komplikationen und Herztod sind am höchsten in Gruppe IV.

8

- Das Risiko einer schwerwiegenden perioperativen kardialen Komplikation steigt mit zunehmender Punktzahl nach Goldmanschema (entwickelt für nicht-herzchirurgische Operationen) von 1 % in Gruppe I über 7 % (II) und 14 % (III) bis auf 78 % in Gruppe IV.
- Als therapeutische Konsequenz ergibt sich aus dieser Risikoabschätzung eine Modifikation des geplanten Vorgehens:
  - Während Pat. der Gr. I wie geplant operiert werden können, sollten Pat. der Gr. II einem erweiterten Monitoring zugeführt werden. Bei Zuordnung in Gr. III ist eine Verschiebung der OP und eine präop. Optimierung anzustreben. Bei Pat. der Gr. IV sollte die OP-Indikation nochmals kritisch überprüft und womöglich zurückgezogen werden.
- Dieses Goldmanschema gilt nur für nicht-herzchirurgische Patienten, da in der Herzchirurgie gerade die vorhandene kardiale Einschränkung therapiert werden soll.
- In der Herzchirurgie sind folgende Konsequenzen möglich:
  - Einleitung durch zwei erfahrene Anästhesisten
  - Monitoring mit Pulmonalarterienkatheter
  - Einleitung im OP-Saal in Anwesenheit des Operateurs
  - Präoperative Implantation einer intraaortalen Ballonpumpe

8.1.2 Prämedikation, Narkosevorbereitung

Prämedikation

- Die präoperative psychische Belastung ist bei Herzkranken ein erhebliches Einleitungsrisiko → zur Vermeidung von Streßsituationen starke Prämedikation!
- ➤ Ausnahmen:
    - Bei Schlaf-Apnoe-Syndrom keine Prämedikation
    - Bei Hypoxämie (PaO_2 < 75 mmHg) oder Hyperkapnie ($PaCO_2$ > 45 mmHg) keine atemdepressiven Sedativa, da Gefahr der Hypoventilation
    - Bei gravierend eingeschränkter Herzfunktion (z.B. EF < 20 %) eventuell Prämedikation nach venöser Kanülierung im Einleitungsraum.
- Atropin vermeiden: Tachykardie kann Hämodynamik verschlechtern, vor allem bei Mitralstenose, aber auch bei Aortenstenose (Diastolenverkürzung führt durch verminderte Koronardurchblutung zu myokardialer Dekompensation mit HZV-Abfall).

Prämedikationsschema	
Erwachsene und Schulkinder	
abends	0,01–0,02 mg/kg KG Flunitrazepam oder ein anderes Benzodiazepin
OP-Tag morgens	0,01–0,02 mg/kg KG Flunitrazepam
Kleinkinder	
abends	3–4 mg/kg KG Phenobarbital
OP-Tag morgens	0,05–0,1 mg/kg KG Flunitrazepam oder Midazolamsaft

Narkosevorbereitung

Notfallmedikamente
Aufgezogen, auf Tablett.
- Adrenalin:
    - 1. 10 ml-Spritze mit 0,1 mg/ml (Verdünnung 1 : 10)
    - 2. 10 ml-Spritze mit 0,01 mg/ml (Verdünnung 1 : 100)
- Noradrenalin:
    - 1. 10 ml-Spritze mit 0,1 mg/ml (Verdünnung 1 : 10)
    - 2. 10 ml-Spritze mit 0,01 mg/ml (Verdünnung 1 : 100)
- Nitroglycerin:
    - 10 ml-Spritze mit 0,1 mg/ml (Verdünnung 1 : 10)
- Lidocain:
    - 10 ml-Spritze mit 100 mg
- Calciumchlorid 10 %:
    - 10 ml-Spritze mit 1 g.
- ➤ Ein komplett aufgezogenes Tablett sollte im Bereich der Herzchirurgie stets vorbereitet z.B. im Kühlschrank gelagert sein!
- Bereitstellung von 2–4 Erythrozyten-Konzentraten und 2–4 FFP
- Testung der Patientenblutgruppe mit bedside-Test.

Ausrüstung zur Einleitung ☞ 1.1.2

- Spritzenpumpen mit:
  - Kaliumchlorid: 50 mval/50 ml
  - Evtl. Dopamin: 250 mg/50 ml
  - Evtl. Nitroglycerin: 50 mg/50 ml.
- Hypnotikum-Perfusor: z.B. Propofol (500 mg/50 ml)
- Analgetikum-Perfusor: z.B. Sufentanil (250 μg/50 ml)
- Zwei freie Spritzenpumpen zusätzlich.

8.2 Narkoseeinleitung und Durchführung

8.2.1 Narkoseeinleitung

➤ Narkose niemals ohne hämodynamisches Monitoring beginnen!
- Vor Einleitung art. Kanüle legen!
- Vor Einleitung art. Blutgas- und Elektrolytanalyse durchführen!
- Vor Einleitung Bestimmung der ACT = Activated Clotting Time, als schnell verfügbares Maß der Gerinnungsaktivität: Norm 80–120 sec.
- Bei Hochrisikopat. Einleitung nach kompletter OP-Tisch-Vorbereitung, in Anwesenheit des Operateurs und des Kardiotechnikers im OP-Saal.

Vorbereitungen vor medikamentöser Einleitung

- EKG-Elektroden dorsal befestigen: Ableitung II und V5 zur kontinuierlichen Messung von Herzfrequenz, Rhythmus und ST-Segment:
  - Ableitung II registriert Potentialdifferenz rechter Arm - linkes Bein: große p-Welle da Achsenparalellität zwischen Sinus- und AV-Knoten; bessere Unterscheidung zwischen SVES und VES.
  - Ableitung V5–5. ICR - registriert Ischämiezeichen im VW- und Seitenwandbereich.
- Zusätzliches EKG für Defibrillator anlegen, um intraop. synchronisierte Kardioversion zu ermöglichen
- Bei schlechter präop. Herzfunktion evtl. IABP-Elektroden vorbereiten und aufkleben
- Großlumiger (mind. 16G) periphervenöser Zugang (Lokalanästhesie!) mit Elektrolytlösung z.B. Ringer-Lactat
- Art. Zugang über Radialarterie (Lokalanästhesie) zur art. Druckmessung und Blutgasanalyse. Alternativen: linke A. femoralis (rechts für IABP, bzw. HLM freilassen), A. dorsalis pedis.
  - Bei Aortenbogenersatz rechte A. radialis wählen
  - Bei Aorta-descendens-Ersatz: rechte A. radialis **und** rechte A. femoralis.
- Vor Einleitung Antibiotikum geben (Prophylaxe mit Cephalosporinen der ersten oder zweiten Generation)
- Vor Einleitung Magnesiumpräparat (1 g) infundieren: erhöht insbesondere die Rhythmusstabilität.

8

- Vor Einleitung H_1-H_2-Blockade (z.B. 200 mg Tagamet® und 4 mg Fenistil®) bei Patienten mit allergischer Diathese.
- Vor Einleitung Pulsoximetrie und Kapnometrie vorbereiten.

─────── **Medikamentöse Einleitung** ──────────────────────

 Tips & und Tricks

- Bei kardialen Risikopat. möglichst Blutdruckschwankungen während der medikamentösen Einleitung vermeiden. Alle Anästhetika wirken blutdrucksenkend. → Medikamente langsam und unter ständiger Monitorbeobachtung spritzen
- Hypotonie sofort therapieren (Kopf-tief-Lagerung, Arterenol 1 : 100 halbmilliliterweise titrieren).
- Adrenalin kann schnell Rhythmusstörungen auslösen (Kammerflimmern). Erst in tiefer Narkose laryngoskopieren und intubieren, um Hypertonie zu vermeiden.

Vorgehen
- Präoxygenierung über Maske (3–5 Min.) bis Sauerstoffsättigung 100 %
- Starke Analgesie:
  - Fentanyl (7–10 µg/kg KG) langsam oder
  - Sufentanil (0,4–0,8 µg/kg KG)
  - ➤ Blutdruckabfall, Bradykardie.
- Hypnotikum:
  - Etomidat (0,2–0,3 mg/kg KG)
  - Cave: Wirkungsdauer nur 2 min, ggf. mit Benzodiazepinen (Midazolam 2,5–5 mg) oder Isoflurangabe (1–1,5 Vol.-%) kombinieren oder nach 2 Min. 5–10 mg Etomidat nachgeben.
- Relaxierung:
  - Pancuronium (0,1 mg/kg KG), Cave: Tachykardie! oder
  - Vecuronium (0,1 mg/kg KG), Cave: Bradykardie mit Opiaten oder
  - Rocuronium (0,5 mg/kg KG).
- Assistierte/kontrollierte Maskenbeatmung mit Sauerstoff oder Sauerstoff/Raumluft-Gemisch bis Narkosetiefe für Intubation erreicht
- Laryngoskopie: Larynx und Trachea möglichst mit Lidocain 4 % besprühen (1 Hub = 10 mg!)
- Bei ruhigem Kreislauf-/Frequenzverhalten: endotracheale Intubation
- Magensonde legen.

 Nach Abschluß der Stimulation (Intubation, Magensonde) sinkt der Narkosebedarf: Zur Vermeidung von Blutdruckabfall Inhalationsanästhetika reduzieren, Kopf-tief-Lagerung, gegebenenfalls mit Arterenol gegensteuern: 1 : 100 $^1/_2$ ml-weise! Möglichst zurückhaltend mit Volumen.

- Zentralvenöse Zugänge unter höchststerilen Kautelen legen:
- Dreilumiger Zentralvenenkatheter, 8,5F-Schleuse (Pulmonalarterienkatheter-Einschwemmung bei Bedarf möglich) über die rechte V. jugularis int. in Kopf-tief-Lage und Seldingertechnik
  - ➤ Zunächst beide Einführungsdrähte legen, dann zuerst Schleuse danach Dreilumenkatheter inserieren und festnähen
  - ➤ Bei Hochrisikopat. und bei Säuglingen zentralvenöse Zugänge unter Lokalanästhesie vor Narkoseeinleitung legen!

Indikationen für Pulmonalarterienkatheter:

- Infarktgeschehen < 3 Mon.
- eingeschränkte linksventrikuläre Funktion (LVEDP > 20 mmHg, EF < 0,4)
- Notfalloperation
- Aortenklappen- und Mitralklappenoperationen

- Zusätzlich Blasenkatheter, rektale und pharyngeale Temperatursonde legen!
- Lagerung zur Sternotomie (Kissenrolle unter Schulterblätter, Arme an den Stamm lagern).

8.2.2   Narkoseführung bis zum Anschluß an die Herz-Lungen-Maschine

Aufrechterhaltung der Narkose

- Sufentanil-Spritzenpumpe (1 µg/kg KG/h) oder
- Fentanyl-Bolusgabe 7–10 µg/kg KG
- Propofol-Spritzenpumpe (2 mg/kg KG/h)
- Zusätzlich Kombination mit Inhalationsanästhetikum, bes. Isofluran oder Sevofluran
➤ Halothan sehr ungünstig wegen Rhythmusstörungen bei gleichzeitigem Katecholamineinsatz, Desfluran ungünstig wegen möglicher Sympathikusaktivierung
- Alternativ: Kombination mit Flunitrazepam oder Midazolam.
- Zurückhaltend mit Lachgas wegen Gefahr der pulmonalen Hypertonie (maximal 50 % N_2O)
- Muskelrelaxation mit Pancuronium, jeweils 4 mg zu Hautschnitt und vor Beendigung der Bypassphase
- Flüssigkeitsgabe vor Bypass beschränken → Klinik beachten: Bei offenem Thorax Sichtkontrolle der Herzfunktion (Herzgröße, Kontraktion).
- Frühzeitig nach Intubation art. Blutgasanalyse zur Respiratoreinstellung, Normoventilation
- Kalium im oberen Normbereich halten (4,5–5,0 mval/l).

 Zur Sternotomie Apnoe, um die Lunge vor Verletzung durch Säge zu bewahren. Sternotomie ist der stärkste chirurgische Reiz mit hohem Anästhesiebedarf. Dabei Blutdruckanstieg und Tachykardie vermeiden. Narkose vertiefen, zusätzlicher Bolus Sufentanil!

8.2.3   Phase des kardiopulmonalen Bypasses

 Äußerst wichtig: Nach Absprache mit dem Operateur und *vor* Kanülierung der beiden Hohlvenen und der Aorta asc. Heparin (375–400 IE/kg KG) in zentralen Venenkatheter injizieren (vor Injektion Kontrolle der intravasalen Lage durch Aspiration, danach mit NaCl 0,9 % nachspülen). Operateur und Kardiotechniker über Gabe informieren. ACT-Kontrolle *vor* Anschluß an Bypass (400–600 sec, aber mindestens 350 sec)

Stadien der Bypassphase

- **Partieller Bypass**: Herz schlägt noch, Koronarien sind mit Blut perfundiert, Lungenkreislauf ist noch offen, Herz-Lungen-Maschine liefert einen ausreichenden Blutfluß und oxygeniert das Blut, reduzierte Lungenbeatmung noch sinnvoll, da Restmenge durch die pulmonale Strombahn fließt. Herz wird durch Abkühlung oder Fibrillator (Gerät zur Erzeugung hochfrequenten Stroms mit Sonde, die auf Epikard gelegt wird) zum Flimmern gebracht
- **Totaler Bypass**: Aorta ascendens wird am Übergang zum Aortenbogen proximal der aortalen Herz-Lungen-Maschinen-Kanüle abgeklemmt. Nun keine Koronardurchblutung mehr gegeben. Flimmerndes Herz wird durch Kardioplegielösung, die über die nicht mehr perfundierte Aortenwurzel in die Koronarien infundiert wird, zur Asystolie gebracht. Asystolie ist nötig, um den Energieverbrauch des Myokards während der Bypassphase zu minimieren. Kein Blut fließt durch den Lungenkreislauf, die Herz-Lungen-Maschine pumpt das gesamte Blutvolumen, das passiv durch die rechtsatriale Kanüle in das Reservoir strömt, nach Oxygenierung im Membranoxygenator unter Umgehung der Lunge in die aortale Kanüle.
- **Totaler Kreislaufstillstand:** Operationen am Aortenbogen werden im totalen Kreislaufstillstand durchgeführt. Dazu Abkühlung bis zur tiefen Hypothermie (15° C) und Abschalten der Herz-Lungen-Maschine für bis zu einer Stunde.
- Bei Operationen an der Aorta descendens werden die Leistengefäße kanüliert.

Narkoseführung und Überwachung während der Bypass-Phase

Narkoseführung

- Oxygenierung durch Herz-Lungen-Maschine
- Während des partiellen Bypasses sollte noch eine (reduzierte) Lungenbelüftung durchgeführt werden.
- Beatmung kann mit totalem Bypass abgestellt werden:
  - Lungen können aber mit niedrigem Sauerstoffanteil (21–40 %; sonst droht Resorptionsatelektase!) mit PEEP +5 cm H_2O gebläht werden.
  - Falls vom Operateur erwünscht, kann auch diskonnektiert werden.
- ➤ Mit Beginn der Bypassphase alle Alarme an den Monitoren ausstellen, um Störungen zu vermeiden.

- Narkoseführung mit den Spritzenpumpen:
  - Analgesie reduzieren! (Sufentanil 0,5 µg/kg KG/h) oder Fentanyl-Bolusgabe 3–5 µg/kg KG, Propofol-Dosierung beibehalten (2 mg/kg KG/h).
  - Kurz vor Bypassende Relaxierung verstärken (Pancuronium 2–4 mg).
- Blutfluß und Sauerstofftransportkapazität sind während der Bypassphase durch die Herz-Lungen-Maschine definiert, die Drücke in den Kreislaufabschnitten werden über vasoaktive Substanzen gesteuert. Dazu insbesondere Nitroglycerin und Noradrenalin verwenden (oft durch die Kardiotechniker).
- Flüssigkeitszufuhr auf ein Minimum reduzieren. Durch das Priming-Volumen der Herz-Lungen-Maschine kommt es zu einer Verdünnung des Blutes (Hämoglobinwert sinkt um etwa 20 g/l). Da komplette Kreislaufkontrolle gegeben, kann niedriger Hb-Wert toleriert werden.
- Beachte: rasche Abkühlung auf < 30 °C erfordert weniger Narkose, tiefe Hypothermie (18–20 °C) keine. Erneuter Narkoseunterhalt wird bei Wiedererwärmung und vor Abgang vom kardiopulmonalen Bypass notwendig.

Überwachung

- ZNS: Pupillengröße protokollieren. Pupillen werden in tiefer Hypothermie weiter.
- Hämodynamik: MAP soll zwischen 60 und 100 mmHg liegen. Beeinflussung durch Herz-Lungen-Maschinen-Fluß und vasoaktive Substanzen.
- Urinausscheidung überwachen, sollte in der Aufwärmphase zunehmen um eine ausgeglichene Volumenbilanz in der Bypassphase zu erzielen (Ausscheidung von 500–1000 ml anzustreben).
- Temperatur über rektale und pharyngeale Sonde; Temperaturunterschiede von mehr als 2 °C während der Aufwärmphase zeigen inhomogenen Aufwärmvorgang an; → langsamer aufwärmen!
- Labor: alle 20–30 Min. BGA, Hkt, E'lyte, BZ, ACT (muß stets über 400 sec liegen)

--------- **Besonderheiten der extrakorporalen Zirkulation (EKZ)** ---

Bypass

Nach Anschluß der Venenbypasse an die Koronargefäße (distale Anastomosen) bzw. nach Verschluß des Herzens bei Klappenoperationen kann die Aortenklemme gelöst werden. Nun sind die Koronarien wieder an den Blutstrom angeschlossen, das Myokard wieder blutperfundiert, die „Reperfusionsphase" beginnt.

Cave: die Reperfusionsphase (Zeit vom Öffnen der Aortenklemme bis zum Abgehen von der Herz-Lungen-Maschine sollte etwa 50 % der Aortenklemmzeit betragen. Diese Regel kann bei Transplantationen mit langen Klemmzeiten des Transplantats mehrere Stunden betragen. Das Herz muß in dieser Phase wieder rhythmisch und koordiniert schlagen: Interne Defibrillation (10–20 J), evtl. 100 mg Lidocain. Bei fehlendem Eigenrhythmus epikardiale Schrittmacherelektroden aufnähen und stimulieren.

- Blutdruckverhalten:
  - MAP > 100 mmHg (bei normalem Fluß): meist liegt eine periphere Vasokonstriktion vor. Gefahr der metabolischen Azidose und Gewebsminderperfusion. Narkosetiefe ausreichend? Korrektur durch Vasodilatatoren (Nitroglycerin) nötig?
  - MAP < 60 mmHg: es liegt entweder ein inadäquater Fluß oder eine periphere Vasodilatation vor. Ist MAP nicht durch Fluß-Korrektur zu beheben, Vasokonstriktoren einsetzen (Noradrenalin 1 : 100 halbmilliliterweise).
- E'lyte korrigieren:
  - Kalium meist niedrig durch Hämodilution, Urinverluste (s.u.), Flüssigkeitsverschiebungen (bei K< 3 mval/l Arrhythmie). K durch Substitution auf 4,5–5,0 mval/l halten.
- Blutgerinnung während der Bypass-Phase durch ACT (activated clotting time). Wert: 400–600 s. Nachheparinisierung 5000–10 000 Einheiten.
- Urinausscheidung während der Bypass-Phase beobachten:
- Während Kühlungsphase meist reduziert, sollte beim Aufwärmen stark ansteigen. Wenn keine ausgeglichene Bilanz erzielt wird, Diuretika verabreichen (z.B. Lasix 5–10 mg).

8

8.2.4   Abgehen vom Bypass

- Voraussetzungen:
  - Rektaltemperatur mindestens 35 °C, keine Temperaturdifferenz zwischen den Meßorten
  - Blutgase, Säure-Basen-Haushalt, E'lyte im Normbereich
  - Narkosetiefe ausreichend
  - Pupillenweite kontrolliert
  - Epikardial aufgenähte Schrittmacherelektroden funktionskontrolliert
  - Volumen im Reservoir der Herz-Lungen-Maschine ausreichend
  - Ausreichend lange reperfundiert.
  - Cave: Bei Pat., die präop. mit β-Blockern behandelt wurden, kann eine Sotalol-Gabe tachykarde Arrhythmien verhindern (Sotalol-Spritzenpumpe mit 80 mg/50 ml. Aufsättigung mit 80 mg über 6 Std., danach 80 mg/die).
- Narkose weiter durch Propofol-Spritzenpumpe, Analgesie meist noch ausreichend vorhanden, Sufentanil kann abgesetzt werden (günstigere Aufwachphase)
- Alle Alarme wieder aktivieren!
- Unbedingt an die Wiederaufnahme der Beatmung denken! Zunächst Lunge blähen (Atelektasen)!
- O$_2$-Beatmung, Kontrolle von Belüftung und Beatmungsdruck
- Exakte Beobachtung des Herzens: Ist die Füllung zu gering (faltiger Herzmuskel in der Diastole) oder zu viel (aufgeblähtes Herz, geringe Kontraktionsleistung)?
- Wenn alle Voraussetzungen erfüllt sind, wird die Flußrate der Herz-Lungen-Maschine reduziert. Bei halber Leistung kurzes Abwarten, ob die Kontraktilität des Herzens ausreicht: Blutdruck, Rhythmus, Füllung? Danach kann weiter reduziert werden, bis die Maschine steht. Zuerst werden die venösen Kanülen gezogen, über die aortale Kanüle kann die Kreislauffüllung gesteuert werden.
- Evtl. Spritzenpumpen mit Dopamin (250 mg/50 ml), Adrenalin (10 mg/50 ml) oder Nitroglycerin (50 mg/50 ml) einsetzen, um stabile Hämodynamik zu erzielen. 1 g Calcium zur Verbesserung der Herzleistung gut geeignet.
- Herzfrequenz von 90–100/Min. meist am günstigsten (Schrittmacher oder Eigenfrequenz)
- Sofort nach Abgehen von der Maschine, Blutgase kontrollieren!
- Nach Entfernung der venösen Kanülen und stabilen Kreislaufverhältnissen, Heparin (meist nur die Initialdosis) mit Protamin antagonisieren: 1 ml Protamin neutralisiert 1000 IE Heparin der Initialdosis:
  - ➤ Protamin immer über Spritzenpumpe über 10 Min. applizieren, bei schneller Infusion Blutdruckabfall, Tachykardie, akute Herzinsuffizienz
- Nach Protamingabe ACT kontrollieren (jetzt wieder 100–120 sec)
- Volumenverluste ersetzen (Hydroxyäthylstärkelösungen, Gelatinelösungen, Ringer), zunächst gesteuert durch direkte Beurteilung der Herzfüllung dann mit ZVD als Richtlinie.
- FFP, Thrombozytenkonzentrate und andere gerinnungsaktive Substanzen nur bei entsprechenden Laborwerten einsetzen
- Bei Thoraxverschluß Antibiotikagabe wiederholen!
- Patienten erst auf die Intensivstation bringen, wenn Hämodynamik stabil. Transport unter EKG- und art. Druckmonitoring mit griffbereiten Notfallmedikamenten. Vor Transport Narkosetiefe kontrollieren, evtl. Nachinjektion von Anästhetika. Begleitung des Patienten, Übergabe an den Intensivarzt unter Erläuterung des Protokolls.

Schwierigkeiten beim Abgang vom Bypass

Ursachen liegen meist in schon präoperativ schlechter Herz-Kreislauffunktion, aber auch in perioperativer Infarzierung, Luft in Koronararterien, Arrhythmien, (s. Abgangsvoraussetzungen).

Häufige Schwierigkeiten

Kammertachykardien und rezidivierendes Kammerflimmern:
- Interne Defibrillation mit 10–30 J
- Korrektur von Blutgasen, Säure-Basen, Elektrolyten
- Evtl. Glukose-Insulin (Spritzenpumpe mit 50 ml G50% + 20 IE Alt-Insulin auf 5 ml/h einstellen) zur Myokard-Protektion
- Lidocain (1–2 mg/kg KG), Amiodaron (5 mg/kgKG)
- β-Blocker (Propranolol 1 mg, Sotalol 40 mg fraktioniert, Esmolol 100 mg fraktioniert); *cave:* Myokarddepression

Bradyarrhythmische Störungen und Asystolie:
- elektr.: Schrittmacher (Vorhof bzw. sequentiell)
- medik.: Orciprenalin, initial 100 µg i.v., dann weiter 10–30 µg/Min. (3–9 ml/h bei 10 mg Orciprenalin in 50 ml); *cave:* RR-Abfälle möglich
- Weitere Konstellationen ☞ Tabelle

MAP mmHg	LAP mmHg	SVR dyn*s*cm^{-5}	HF 1/Min.	HI l/Min./m^2	Therapeutische Maßnahme Mittel der Wahl
80–100	10–15	1000–1600	80–100	> 2	Normalwerte
< 70	12–20	normal	< 60	< 2,0	Schrittmacher ggf. Orciprenalin
> 110	> 20	> 1600	normal	normal	Nitroglycerin (25–100µg/Min.) Nitroprussid (25–100µg/Min.)
< 80	10–15	< 1000	85	< 1,8	Dopamin (5–20µg/Min.) Adrenalin (2–10µg/Min.) ggfs. Calcium 1–2 g
normal	> 20	> 1600	normal oder > 100	< 2,0	Volumensubstitution Dopamin + Nitroglycerin Adrenalin + Nitroglycerin PDE-III-Hemmer (z.B. Milrinon) ggf. intraaortale Ballonpumpe

8

8.3 Spezielle anästhesiologische Probleme

8.3.1 Herzschrittmacher und AICD

Vorgehen beim Legen eines permanenten Herzschrittmachers

- Meist in Lokalanästhesie mit Stand-by (☞ 5.7). Ist eine Vollnarkose erforderlich, so richtet sich das anästhesiologische Vorgehen nach den Grunderkrankungen des Patienten
- Präoperativ sollten neben der üblichen Anamneseerhebung und körperlichen Untersuchung folgende Untersuchungen vorliegen: EKG, Röntgen-Thorax, Blutbild, Serumelektrolyte und Kreatinin
- Vor der Implantation kann ein temporärer SM nötig sein (über Schleuse eingeschwemmter oder über spezielle Elektroden perkutan arbeitender SM)
- Legen eines periphervenösen Zugangs
- Intraoperativ Überwachung von EKG und Blutdruck
- Die gebräuchlichsten Zugangswege für die Sonde sind V. subclavia, V. jugularis interna; das Schrittmacheraggregat wird nach Kontrolle der regelrechten Lage und Funktion der Elektroden subkutan implantiert
- Ein eventuell gelegter temporärer Schrittmacher darf erst bei einwandfreier Funktion des definitiven Schrittmachers entfernt werden.

Besonderheiten bei Implantation eines AICD

- Immer in Vollnarkose durchführen, da der AICD getestet werden muß (interne Defibrillation)
- Notfallmedikamente vorbereiten
- Vor Operation Schrittmacherelektroden aufkleben und Schrittmacher bereithalten
- Vor der Operation Defi-Elektroden aufkleben
- Art. Kanülierung nötig zur invasiven Blutdrucküberwachung
- Relaxierung zur Vermeidung generalisierter Muskelerregung günstig
- Bei Testung des AICD wird elektrisch Kammerflimmern erzeugt, kontinuierliche Absprache mit Operateur und Kardiologen dringend erforderlich.

8.3.2 Koronarbypass

Empfehlungen für die Narkoseführung

- Bei schlechter Ventrikelfunktion, low-cardiac-output-Status oder nach frischem Herzinfarkt:
  - Erweitertes Monitoring mit Pulmonalarterienkatheter
  - An die Möglichkeit des präoperativen Einsatzes der IABP (diastolische Entlastung des LV, Verbesserung der Koronardurchblutung) denken.
  - Bei diesen Pat. Einleitung im Op-Saal, zwei Anästhesisten, Operateur anwesend.
- Langsame Einleitung mit repetitierenden Dosen Sufentanil, Etomidat, Midazolam
- Relaxierung eher mit Vecuronium (Bradykardie) als mit Pancuronium (Tachykardie). Intubation nach Prüfen der Narkosetiefe und Kreislaufstabilität. Kopf-tief-Lagerung bei Hypotension.

- Hypertension (je nach Ausgangslage) trotz ausreichender Narkosetiefe und Normo-volämie (ZVD) mit Nitroglycerin-Perfusor senken.
- Hypotension mit niedrigen Füllungsdrucken: zunächst Kopf-tief-Lagerung, Volumen geben und $1/2$ ml-weise Noradrenalin 1 : 100 titrieren (gleichzeitig Inhalationsanäs-thetikum stoppen).

8.3.3   Aortenklappenstenose

Hoher Druckgradient zwischen linkem Ventrikel und Aorta → Erhöhung des links-ventrikulären enddiastolischen Druckes (LVEDP) durch Restvolumen → Linkshyper-trophie → Pulmonale Hypertonie und evtl. relative Mitralinsuffizienz.
Diastolischer art. Blutdruck niedrig → Koronarperfusion in Diastole bei sinkendem systemischen Gefäßwiderstand gefährdet. Leichte und mäßige Aortenklappenstenosen tolerieren vorsichtige und sachverständige Narkoseführung. Schwere Aortenstenosen (Aortenöffnungsfläche < 0,5 cm²) reagieren empfindlich auf Anästhesie:

- Venodilatation führt zu Senkung des linksventrikulären Füllungsvolumens → linksventrikuläre systolische Druckminderung → Abnahme des Schlagvolumens.
- Abnahme des Gefäßwiderstandes führt zu diastolischer Druckminderung (s.o.) → größte Vorsicht mit Vasodilatatoren!
- Indikation zum Legen eines Pulmonalarterienkatheters: Bestimmung des syste-mischen Gefäßwiderstandes besonders wichtig!
- Sufentanil, Etomidat werden gut vertragen. Inhalationsanästhetika (auch Isofluran) vermeiden (erniedrigen peripheren Widerstand).
- Ventrikuläre Tachykardien vermeiden (Cave: Pulmonalarterienkatheter, Pancuroni-um).
- Bei supraventrikulärer Tachykardie kardiovertieren (synchrone Vorhofaktion beson-ders wichtig).
- Bradykardien vermeiden (Abfall des HZV), ebenso Blutdruckanstiege (Intubation, Hautschnitt, Sternotomie), und Blutdruckabfälle (Myokardminderperfusion). Schon bei tendenziellem Blutdruckabfall Noradrenalin titrieren.

8.3.4   Aortenklappeninsuffizienz

Hohe Regurgitationsvolumina bei niedrigem Druckgradienten zwischen Aorta und linkem Ventrikel am Systolenende. → hohe linksventrikuläre Volumenbelastung. Folge: Dilatation und Hypertrophie des linken Ventrikels, Aufdehnung des Mitralklap-penringes, Hypertrophie des linken Vorhofes. Dadurch Erhöhung des LVEDP und des linken Vorhofdrucks

Empfehlungen für die Narkoseführung
- Schweregrad durch Beurteilung der Regurgitationsfraktion (RF). RF 0,1 = 10 % (leichte AI) bis RF 0,6 = 60 % des Schlagvolumens (schwere Insuffizienz).
- Bei Zunahme der HF Abnahme von RF und Zunahme von HZV (durch Abnahme des Diastolendauer). Dies ist umgekehrt bei Bradykardie, deshalb unbedingt Bradykardien vermeiden!
- Fibrillation erst unmittelbar **nach** Aortenklemme, sonst droht hoher Rückstrom in den linken Ventrikel mit Gefahr der Distension.

8.3.5   Mitralstenose

Druckgradient zwischen linkem Vorhof (LA) und linkem Ventrikel (LV). Zunahme des LA-Druckes mit LA-Dilatation und Hypertrophie. Pulmonal-venöser Rückstau → Stauungslunge, Lungenödem, pulmonaler Hypertonus. Hypertrophie des RV bei ausgedehntem Rückstau im Lungenkreislauf. Füllung des linken Ventrikels von der Füllungszeit abhängig → Tachykardie hat Abnahme des HZV zur Folge.

Empfehlungen für die Narkoseführung
- Niemals Atropin verwenden
- Vorsicht mit Katecholaminen (insbes. Dobutamin)
- Bei Tachykardie β-Blocker einsetzen (Sotalol 40 mg fraktioniert, Esmolol 100 mg fraktioniert)
- Absolute Tachyarrhythmie unbedingt therapieren, ggf. mit Zusatzgabe von Herzglykosiden behandeln. Digitalis präoperativ nur bei Bradyarrhythmie und hohem Serumspiegel absetzen
- Erhöhung des pulmonalart. Druckes vermeiden → kein Lachgas!

8.3.6   Mitralinsuffizienz

Systolische Regurgitation vom linken Ventrikel (LV) in den linken Vorhof (LA) → LA und LV volumenüberlastet → LA und LV dilatieren (LVEDP-Erhöhung erst bei abnehmender Kontraktilität)

Bei der Systole wirft der LV sowohl in den LA als auch in die Aorta aus; Wie sich das Auswurfvolumen auf die beiden Kompartimente verteilt, ist abhängig vom jeweiligen Widerstand: Linksventrikuläres Auswurfvolumen in die Aorta ist damit hauptsächlich abhängig vom systemischen Gefäßwiderstand (SVR), der allein therapiert werden kann → SVR sollte niedrig sein.

Empfehlungen für die Narkoseführung
- Pulmonalarterienkatheter hilfreich zur Messung von SVR und HZV.
- Lachgas sehr zurückhaltend einsetzen, bei manifester pulmonaler Hypertonie meiden.
- Vasopressoren meiden. Anstieg von SVR erhöht Regurgitationsfraktion. Preload ggf. mit Nitroglycerin senken.

8.3.7   Hypertrophe obstruktive Cardiomyopathie (HOCM)

Synonym: Idiopathische hypertrophe Subaortenstenose (IHSS). Hypertrophie von Ventrikelseptum und linksventrikulärer Hinterwand → Verminderte Dehnbarkeit des linken Ventrikels, Obstruktion der linken Ausflußbahn.

Empfehlungen für die Narkoseführung
- Volumen-/Druckmonitoring über Pulmonalarterienkatheter empfehlenswert.
- Hypovolämie vermeiden (vermindert diastolischen Einstrom, erhöht Druckgradienten, steigert Herzfrequenz)

- Cave: Vasodilatatoren und positiv inotrope Substanzen steigern Druckgradienten: Katecholamine sehr vorsichtig einsetzen.
- Erhöhtes Füllungsvolumen steigert systemischen Blutdruck und linksventrikuläres Volumen, senkt Herzfrequenz → daher eher anzustreben!
- Vasopressoren, Betablocker können eingesetzt werden
- Arrhythmien vermeiden (gute Vorhofkontraktion bei steifem Ventrikel notwendig), ebenso Tachykardien (verkürzte Diastole)
- Hohen Beatmungsdruck vermeiden (Behinderung des venösen Rückflusses)

Notfälle: Perikardtamponade → **3.2.6, Lungenembolie** → **3.3.6**

8.4   Angeborene Herzerkrankungen

8.4.1   Besonderheiten in der Kinder-Kardioanästhesie ——

Häufigkeit: 8 ‰ der Lebendgeburten haben angeborene Herzfehler.
- *Zentral-zyanotische Vitien* durch Rechts-Links-Shunt: Venöses Shuntblut vom rechten Herzen gelangt in den systemischen Kreislauf (meist mit Obstruktion der Lungendurchblutung). Folge: ungenügende arterielle O_2-Sättigung. Beispiele: Fallot-Tetralogie, Transposition der großen Arterien (TGA)
- *Azyanotische Vitien durch Links-Rechts-Shunt:* Arterielles Shuntblut vom linken Herzen bzw. Ductus Botalli gelangt in den Lungenkreislauf. Folge: Zunahme der Lungenperfusion, ebenso linksventrikuläre Belastung durch Regurgitationsvolumen. Beispiele: Persistierender Ductus Arteriosus, VSD
- *Azyanotische Vitien durch Ventrikelausflußbehinderung:* links- bzw. rechtsventrikuläre Widerstands-/Druckerhöhung mit kompensatorischer Ventrikelhypertrophie. Beispiel: Klappenatresien.

8

Klinik der Herzinsuffizienz des Kindes
- Tachypnoe, Nasenflügeln, Blässe, Schwitzen, Tachykardie, Hepatomegalie
- Störungen der kardiorespiratorischen Funktion → *Cave:* Infekte, besonders pulmonale Infekte erhöhen OP- und Narkoserisiko.

Empfehlungen für die Narkoseführung
- Prämedikation muß ausreichende Sedierung (besonders bei Rechts-Links-Shunt-Vitien) sicherstellen
- Bei Bradykardien (Vorgeschichte, Frühgeborene) Atropin (0,02 mg/kg KG) i.m.
- Vor jedem Eingriff mit Chirurgen Blutverlust schätzen, auf Blutvorrat achten
- Vor Einleitung kardiovaskuläre Medikamente vorbereiten (☞ 8.2.2)
- Narkoseeinleitung ☞ 11.4.2. Unruhige Kinder können mit Ketanest® (5–10 mg/kg KG) i.m. eingeleitet werden
  - ➤ Beachte bei Einleitung: Mit Inhalationsanästhetika rasche Einleitung bei Links-Rechts-Shunt, dafür verzögerte i.v.-Einleitung (arterielles Blut shuntet in die Lunge zurück). Umgekehrt beim Rechts-Links-Shunt
- Aufrechterhaltung der Narkose durch Inhalationsanästhetika, besonders, wenn frühe postoperative Extubation bei weniger invasiven Eingriffen erwünscht.

8.4.2   Häufige angeborene Vitien

Aortenisthmusstenose

Stenose der Aorta descendens distal der A. subclavia, entweder proximal des Ductus arteriosus (praeductale Stenose, besser Arcusstenose genannt; ☞ Abb. 8.2) oder distal des Ductus (postductal, besser juxtaductal genannt.

Arcusstenose: selten; meist offener Ductus Botalli, der Aortenblut in die A. pulmonalis shuntet. Dadurch Volumenüberlastung und sekundäre pulmonale Hypertonie.
Ist Pulmonaldruck höher als aortaler Druck → Shuntumkehr von A. pulmonalis in Aorta. Linker Arm und Unterkörper wegen venöser Mischblutversorgung zyanotisch.
Bei persistierender Obstruktion: Durch Rückstau Herzversagen.

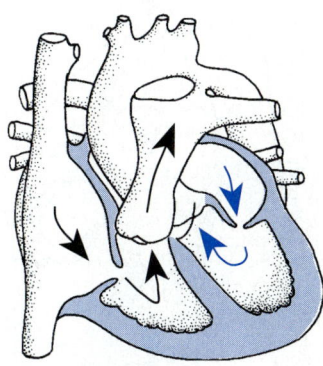

Abb. 8.2: Präduktale Aortenisthmusstenose (Arcusstenose) mit offenem Ductus arteriosus und Rechts-Links-Shunt
[A300–157]

Postduktale Stenose (des Erwachsenen): häufig; gewöhnlich geschlossener Ductus.
Folge: linksventrikuläre Widerstandserhöhung mit Hypertonie der oberen Extremitäten und Körperhälfte, Hypotonie der unteren Körperhälfte. Widerstandshypertrophie des linken Ventrikels: im Extremfall Herzversagen bei Nichtbehandlung.

Empfehlungen für die Narkoseführung bei Korrektur
- Zerebrale Blutungen durch Hypertonie möglich. Bei akutem Eingriff bei Neugeborenen: sofort Prostaglandin E1 (Alprostadil®) 0,1 µg/kg/Min. geben. Zusätzlich Halothan, bei Erwachsenen Nitroglyzerin
- Intraoperativ sind schwere Blutungen aus Kollateralgefäßen möglich: Zusätzlich zum zentralen Zugang ausreichend großlumige venöse Zugänge zum Volumenersatz schaffen. OP in Rechtsseitenlagerung (Tubus kontrollieren). Intubation mit Doppellumentubus mit Operateur diskutieren, Thoraxschnitt zwischen 3. und 4. ICR (Blutung über Intercostalgefäße möglich → Blut bereitstellen, evtl. Cell-saver)

- Gefahr der Minderperfusion des Rückenmarks (Versorgung durch A. spinalis) oder anderer Organe nach Abklemmen der distalen Aorta (evtl. Nierenfunktionsschäden (A. renalis)) → Hypotonie unbedingt vermeiden
- Gefahr der Hypotonie nach Anastomosierung und Lösung der Klemmen → Vasodilatatoren ggf. vorher abstellen. Evtl. Aorta erneut abklemmen (erst distal, dann proximal).

Offener Ductus arteriosus

Schließt sich normalerweise während der ersten 4 Lebensmonate. Wenn nicht: Links-Rechts-Shunt von Aorta in die A. pulmonalis. Folge: pulmonale Hypertonie mit biventrikulärer Hypertrophie durch erhöhtes Lungenperfusionsvolumen. Überschreitet der Pulmonaldruck den Aortendruck: Shuntumkehr in Rechts-Links-Shunt → Abfall der systemischen O_2-Versorgung.

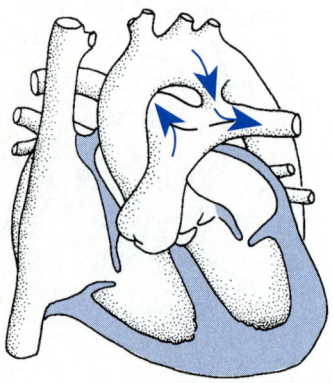

8

Abb. 8.3: Persistierender Ductus arteriosus mit Links-Rechts-Shunt [A300–157]

Empfehlungen für die Narkoseführung bei Korrektur
- Einleitung sowohl i.v. als auch per Inhalation möglich (☞ 11)
- Gute Relaxierung (schwierige Präparation)
- Rechtsseitenlagerung
- Ventilationseinschränkung durch Lungenkomprimierung → 100 % O_2, zwischendurch Lungen blähen.

———— **Fallotsche Tetralogie** ————————————

Verminderte Lungendurchblutung durch **Pulmonalstenose.** Rechts-Links-Shunt durch **Ventrikelseptumdefekt** mit darüber „**reitender Aorta".** **Hypertrophie des rechten Ventrikels.** Folge: Hypoxämie, zentrale Zyanose.

Bei Kindern bis zu 1 Jahr Palliativ-Operation nach Blalock-Taussig (Seit-zu Seit-Anastomose zwischen Aorta descendens und linker Pulmonalarterie). Bei leichteren Formen Korrektur am offenen Herzen bei Kindern um 4 Jahre günstig.

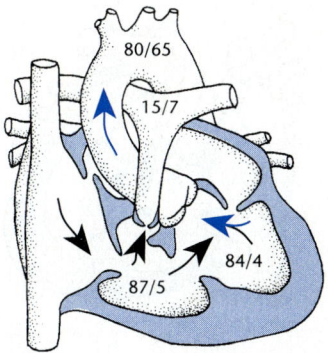

Abb. 8.4: Fallot-Tetralogie. Rechts-Links-Shunt über VSD, verminderte Lungendurchblutung aufgrund der Pulmonalstenose, Hypertrophie des rechten Ventrikels [A300–157]

Empfehlungen für die Narkoseführung
- Hämatokrit ist kompensatorisch schon pränatal erhöht → Thrombosegefahr besonders bei dehydrierten Kindern. Präoperativ ggf. adäquat diluieren. Gerinnungsprobleme nicht selten (→ intra-, postoperativ Blutverlust ↑)
- Inhalationseinleitung verlangsamt (Rezirkulationsvolumen)
- Erhöhung der PVR erhöht den Rechts-Links-Shunt, ebenso Abfall des SVR
- Hypoxämie hängt von der Höhe des Recht-Links-Shuntes bzw. der pulmonalen Minderperfusion ab, deshalb schwer durch F$_i$O$_2$-Erhöhung beeinflußbar.

———— **Transposition der großen Gefäße** ————————

Verschiedene Malpositionsformen möglich. Häufig D-Transposition: Aorta kommt aus rechtem Ventrikel, A. pulmonalis aus linkem Ventrikel (Aorta liegt vorn rechts, A. pulmonalis hinten links). Folge: Venöses Blut fließt über rechten Ventrikel und Aorta direkt zurück in den systemischen Kreislauf, arterielles Blut zurück in den Lungenkreislauf. Zum Überleben sind Shunt-Verbindungen auf Vorhof- bzw. Ventrikelebene notwendig.

Palliativoperationen: Rashkind-Ballonseptostomie des Vorhofes, Vorhof-Septektomie nach Blalock-Henlon, künstliche Shunts zwischen Systemkreislauf und Pulmonalarterie, Banding der Pulmonalarterie

Kurative OP: Umsetzen der großen Arterien= Switch-Operation.

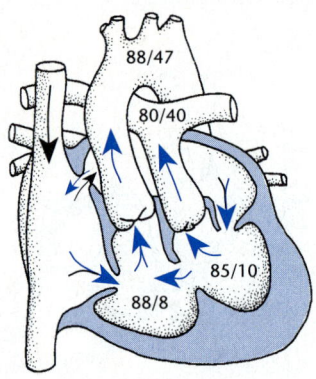

Abb. 8.5: Transposition der großen Arterien, Shunt auf Vorhof- und Ventrikelebene,
Hypertrophie des rechten Ventrikels
[A300–157]

Probleme bei der Narkoseführung

Hypoxämie, Azidose, kardiale Arrhythmien, langsame Narkosegas-Anflutung, verminderte Gerinnungsfaktoren und Thrombozytenzahlen.

8

Vorhof- und Ventrikelseptumdefekt

Beiden Defekten gemeinsam ist die intrakardiale Verbindung, die die Lungen-Perfusion durch den Links-Rechts-Shunt erhöht.

Patienten sind gut oxygeniert. Langfristig droht Anstieg des Lungenwiderstandes durch fibrotischen Umbau der Lungengefäße → Bei fixierter pulmonaler Hypertonie Shunt-Umkehr → Zyanose.
Bei Korrektur: hohes OP-Risiko durch Gefahr des Rechts-Herz-Versagens.

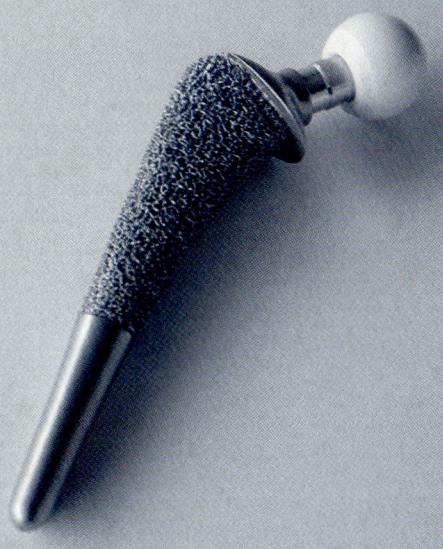

Karl-Friedrich Klotz

Anästhesie in der Orthopädie 9

9.1 Besonderheiten orthopädischer Patienten

9.1.1   Alter

➤ Häufig Patienten aus extremen Altersgruppen.
- Säuglinge und Kinder mit knöchernen Mißbildungen, die sich auch auf die Durchführung der Anästhesie auswirken können, z.B. Kieferknochenanomalien, Thoraxdeformitäten
- Patienten im hohen Alter, häufig mit zusätzlichen Begleiterkrankungen, z.B. Erkrankungen des Herz-Kreislaufsystems und chron. Lungenerkrankungen.

 Auf schwierige Intubation oder problematische Beatmung (hohe Atemwegsdrücke!) vorbereitet sein.

9.1.2   Immobilisation

Orthopädische Erkrankungen, z.B. Lähmungen, Gelenks- oder Wirbelsäulenerkrankungen, erzwingen oft eine lange Immobilisation.

Folgen

- Möglichkeiten des Anästhesisten zur Abschätzung der körperlichen Leistungsfähigkeit sind eingeschränkt
- Abschätzung der Herzleistung (z.B. Belastungs-EKG) schwierig oder unmöglich
- Lange immobilisierte, bettlägerige Patienten können eine verminderte Funktionelle Residualkapazität (FRC) haben und in den abhängigen (posterioren) Lungensegmenten Ödeme entwickeln.

 Auf unvorhergesehene Schwierigkeiten gefaßt sein, besonders kardiorespiratorischer Genese → Invasives Monitoring großzügig anwenden!

9

9.2   Vorbereitungsphase

9.2.1   Eigenblutspende

Viele Operationen in der Orthopädie sind mit sehr hohem Blutverlust verbunden. Sehr häufig sind sie jedoch geplant und lange vorher abzusehen. Damit sind gute Voraussetzung für die präoperative Eigenblutspende gegeben (☞ 2.11.2).
Zeitbedarf für das Eigenblutspendeprogramm: 4–6 Wochen vor dem geplanten Operationstermin.

Erwünschte Anzahl von Eigenblutkonserven für orthopädische Operationen (entspricht der Anzahl an Fremdblutkonserven, die zur OP bereitgestellt werden sollen)		
Hüftgelenksersatz bei Prothesenwechsel	4 EK 6 EK	2 FFP 4 FFP
Kniegelenksersatz	2 EK	
Skolioseoperation	4 EK	2 FFP
Beckenknochenoperation	4 EK	2 FFP
Bandscheibenoperation	2 EK	
Umstellungsosteotomien	2 EK	
(EK: Erythrozytenkonzentrat, FFP: Frisch gefrorenes Plasma)		

9.2.2   Hausärztliche Operationsvorbereitung

- Alle benötigten vorbereitenden Untersuchungen soweit möglich durch den Hausarzt vornehmen lassen.
- Koordination, Planung und Prämedikation z.B. in einer regelmäßig durchgeführten Prämedikationsambulanz organisieren.

9.2.3   Spezialkonsile und Sonderuntersuchungen

- **M. Bechterew**, **Trichterbrust** und **Skoliose**: Ausführliche Beurteilung der Lungenfunktion, insbesondere des Grades der restriktiven Einschränkung. Mundöffnung? HWS-Beweglichkeit?
- **Klumpfuß**, **Kyphoskoliose** und **Osteogenesis imperfecta**: Das früher diskutierte erhöhte Risiko einer Malignen Hyperthermie scheint sich in neueren Untersuchungen nicht zu bestätigen. Risikoabschätzung ☞ 1.1.3
- **Osteoporose:** Auf Elektrolythaushalt achten, besonders Kalziumspiegel!
- **Primär chronische Polyarthritis**: Bei entsprechender Klinik an Perikarderguß denken. Evtl. Echokardiographie durchführen lassen. HWS-Beweglichkeit?

9.3   Besonderheiten der Narkoseführung

9.3.1   Anästhesieverfahren

Für viele orthopädische Operationen bietet sich ein Verfahren der Regionalanästhesie (☞ 6.2, 6.3) an.

Entscheidungskriterien
- Erstes Kriterium: *Patientenwunsch*
- Zu erwartende Operationsdauer und Lagerung: Lange Zeiten in einer unangenehmen Körperposition werden auch bei optimaler Schmerzausschaltung evtl. schlecht toleriert
- Erfahrung des verantwortlichen Anästhesisten mit den zur Wahl stehenden Narkoseverfahren.

Vorteile der Regionalanästhesie
- Schonend für den Patienten
- Vermindertes intra- und postoperatives Thromboserisiko
- Sympathikolyse fördert die Durchblutung und dadurch den Heilungsprozeß
- Bei Vorliegen schwerer respiratorischer Einschränkungen ist meist die Regionalanästhesie der Vollnarkose vorzuziehen
- Orthopädische Operationen sind meist mit starkem postoperativen Schmerz verbunden. Eine Katheterregionalanästhesie kann diesen Schmerz einfacher therapierbar machen.

Nachteile der Regionalanästhesie
- Bei langen Operationen wird besonders von alten und gelenkskranken Patienten die Operationslagerung nicht mehr akzeptiert
- Verschiedene Lagerungen, wie die Seitenlagerung bei Hüftgelenksersatzoperation oder die OP-Tischposition in einer laminar-air-flow-box, machen eine evtl. intraoperativ notwendige Einleitung einer Intubationsnarkose schwierig oder unmöglich
- Operationen mit großen mechanischen Belastungen (z.B. das Einschlagen der Gelenksprothesen) beeinträchtigen den Patienten psychisch → Klage über unangenehmes Gefühl
- Die Durchführung der kontrollierten Hypotension (☞ 5.8) zur Verminderung des intraoperativen Blutverlustes ist beim wachen Patienten kaum durchführbar.

Manchmal bietet sich die **Kombination von Regionalanästhesie mit einer Vollnarkose** an. (→ Vorteile beider Methoden werden vereinigt; erhöhtes Risiko durch den simultanen Einsatz zweier unabhängiger Anästhesieverfahren).

9.3.2   Monitoring

Wegen der evtl. erschwerten präoperativen Einschätzung (☞ 1.1.4), sowie der Patientenstruktur (☞ 9.1) ist bei orthopädischen Patienten ein großzügiges Monitoring angezeigt: „Normalausstattung" (von der WHO empfohlen)
- Guter peripher-venöser Zugang
- Monitor-EKG

- Automatische nicht-invasive Blutdruckmessung
- Pulsoximetrie
- Kapnometrie (bei Intubationsnarkose).

Empfohlenes invasives Management/Regionalanästhesie bei speziellen operativen Eingriffen				
Operation	**DK**	**ZVK**	**Art.**	**PDK**
Hüftgelenksersatz	x	x	x	x
Kniegelenksersatz	x		x	x
Bandscheiben-OP	x	(x)	(x)	
Skoliose-OP	x	x	x	
Becken-OP	x	x	x	x
OP an großen Röhrenknochen	x	(x)	(x)	x

DK: Dauerblasenkatheter
ZVK: zentralvenöser Zugang
Art: arterielle Verweilkanüle
PDK: peridurale Katheteranalgesie (bes. zur postoperativen Analgesie)
( )   nicht bei jungen, gesunden Patienten

➤ *Beachte:* Monitoring der Klinik des Patienten anpassen!

9.3.3   Verwendung von Eigenblutkonserven

Die Verfügbarkeit von Eigenblutkonserven sollte nicht Anlaß dazu geben, mehr zu transfundieren als nötig, da auch mit der Retransfusion von Eigenblut Risiken verbunden sind:
- Konserven können verwechselt werden
- Konserven können bakteriell kontaminiert sein
- Übertransfusionen mit entsprechender Kreislaufbelastung
➤ Eigenblutretransfusion mit der gleichen Vorsicht durchführen wie Fremdbluttransfusion ☞ 2.10.

9.3.4   Einsparung von Fremdblutkonserven

Bei Hüftgelenks-, Kniegelenks- und Extremitätenoperationen kommt es allein durch Sickerblutungen zu Blutverlusten von 1–2 l. Besonders in der Beckenknochenchirurgie können auch plötzliche größere arterielle Blutungen auftreten.

Empfehlung für die Bereitstellung von Blutkonserven und gefrorenem FFP ☞ 9.2.1.

Möglichkeiten der Einsparung von Konserven
- Maschinelle Autotransfusion (z.B. Cell Saver®; ☞ 2.11.1)
- Autotransfusionssysteme ohne Blutaufbereitung (z.B. Solcotrans®)
- Kontrollierte Hypotension ☞ 5.8.

9.4 Bedeutung orthopädischer Krankheiten für die Anästhesie

———— **Morbus Bechterew** ————————————————

Kennzeichen der Erkrankung: Wirbelsäulenversteifungen beginnend am iliosakralen Übergang, später auch in anderen Wirbelsäulenabschnitten. Durch Einschränkung der Brustkorbextensionen kommt es zur Entwicklung von Emphysemen und kardiopulmonalen Komplikationen.

Bedeutung für die Anästhesie
* Restriktive Ventilationsstörung
* Aortenklappeninsuffizienz (häufig noch subklinisch)
* Kardiale Erregungsausbreitungsstörungen
* Halswirbelsäule ist erhöht frakturgefährdet
  – Auf Intubationsschwierigkeiten gefaßt sein!
  – Gelegentlich bestehen asymptomatische HWS-Frakturen
  – Erhöhte Vorsicht bei der intraoperativen Lagerung (eventuell Lagerung schon im Wachzustand testen)
  – Lieber geplant bronchoskopisch intubieren!
* Gelegentlich führt eine begleitende Cricoarytaenoidarthritis zu erhöhter Vulnerabilität der Stimmritzen (schonende Intubation!)
* Rückenmarksnahe Regionalanästhesie häufig nicht durchführbar (Wirbelsäulenversteifungen).

———— **Wirbelsäulenerkrankungen** ————————————————

Häufige Begleiterkrankungen bei Skoliose-Patienten
* Herzklappenfehler
* Prädisposition zu Maligner Hyperthermie (umstritten)
* Muskeldystrophien.

➤ Bei starker Verkrümmung der Wirbelsäule mit restriktiven Lungenfunktionsstörungen rechnen → Lungenfunktionstests veranlassen.

9

———— **Primär chronische Polyarthritis** ————————————————

Mögliche Schwierigkeiten für die Anästhesie
* Halswirbelsäulenversteifung → Intubationsschwierigkeit
* Hypoplastischer Unterkiefer → Intubationsschwierigkeit
* Herzklappenerkrankungen → hämodynamische Insuffizienz ☞ 4.1.8
* Dauertherapie mit Kortikoiden → hämodynamische Insuffizienz
* Bewegungseinschränkung im Handgelenk → schwierige Arterienkanülierung
* Koronare Herzkrankheit ☞ 4.1.2.

───── **Infantile Zerebralparesen** ─────────────────────

Synonym: Spastische Parese.
Operationen häufig schon im Säuglingsalter (oft mehrere erforderlich).

Mögliche Probleme für die Anästhesie
• Erschwerte Lagerung durch Kontrakturen → besondere Abpolsterung verwenden
• Häufig erniedrigter Kardiasphinktertonus → Gefahr der Aspiration sowohl rezidivierend im Krankheitsverlauf (auch unbemerkt) als auch intraop.

 Tips & Tricks
  • Keine Maskennarkose
  • Bei Vollnarkose: Einleitung als Crush-Intubation ☞ 7.1.5
  • Bei V.a. Tracheomalazie lange (12 h) kontinuierliche Überwachung der Atmung.

9.5   Besonderheiten orthopädischer Operationen

9.5.1   Lagerung ─────────────────────────────

Vor Beginn aller Vorbereitungen genaue Absprache der Lagerung mit dem Operateur!

Seitenlagerung
(z.B. bei Hüftgelenksersatz, Schulter-Op.)

Komplikationen
• Luftembolie, wenn das Operationsfeld über Herzniveau liegt
  Gegenmaßnahme: Beatmung mit PEEP
• Druckschädigung der Haut durch die Halterungsteile
  Gegenmaßnahme: gut abpolstern!

Bauchlage
(z.B. bei Eingriffen an der Wirbelsäule)

Komplikationen der Bauchlagerung	
Drohende Komplikation	**Gegenmaßnahme**
Tubusfehllage	regelmäßige beidseitige Auskultation
Durchblutungsstörung der Arme	doppelseitige oder häufig wechselseitige Überwachung der Armdurchblutung durch Pulsoximetrie
Beckenvenenthrombose durch abgewinkelte Lagerung	perioperative Antikoagulation
Nervenschädigung am Arm	gutes Polstern

Komplikationen der Bauchlagerung	
Drohende Komplikation	**Gegenmaßnahme**
Hornhautschädigung am Auge	häufige Lagerungskontrolle, Augen mit Pflaster zukleben
Atmungseinschränkung durch abdominelle Kompression	Bauch muß frei liegen

9.5.2   Laminar air flow box

Orthopädische Operationen werden vielfach in einer geschlossenen Box durchgeführt, die durch Aufbau eines mikrogefilterten laminaren Luftstromes von der Decke zum Operationsfeld eine Reduzierung der Keimdichte zum Ziel hat. Nur der Kopf des Patienten bleibt außerhalb dieser Box und ist somit für den Anästhesisten erreichbar.

Beachte
- Ausreichende Anzahl an Zugängen (großlumig!)
- Gute vorherige Sicherung der intraoperativ schlecht erreichbaren Leitungen (Zugänge, Blasenverweilkatheter, EKG-Leitungen)
- Patienten gegen Auskühlen schützen.

9.5.3   Blutleere an Extremitäten

Die Verwendung von Blutsperre (ohne Exsanguination) oder Blutleere (mit „Auswikkeln" der Extremität vor dem Aufblasen der Manschette) ist in der Orthopädie sehr häufig.

Beeinflussung der Hämodynamik
- *Füllen der Manschette:*
  ZVD, RR, (evtl.) PAP steigt → bei starkem Anstieg: Urapidil (z.B. 5 mg) oder Nitroglyzerin (z.B. 0,1 mg)
- *Entleeren der Manschette:*
  - ZVD, RR sinkt (zum Teil drastisch) durch starken Volumenverlust in das dilatierte Gefäßgebiet → Vor Öffnen von Blutsperremanschetten (bes. Oberschenkel) für genügende Kreislauffüllung sorgen (z.B. ZVD > 10 cm H_2O)
  - Plötzliches Einschwemmen der Stoffwechselmetabolite: Kalium, Laktat, H-Ionen. *Cave*: reaktive Reflexasystolie.

Schmerz
- Bei Regionalanästhesien muß auch die Stelle der Manschette anästhesiert sein.
- Bei Blutsperre von über zwei Stunden können Nervenläsionen auftreten → Vorgehen mit Operateur absprechen, evtl. kurzzeitige Öffnung der Manschette!

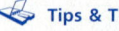 **Tips & Tricks**

- Bei einer Füllungszeit von mehr als einer Stunde entsteht häufig ein *Blutdruckanstieg* unklarer Genese. Eine Vertiefung der Narkose ist selten

erfolgreich → vasoaktive Substanzen einsetzen, z.B. Urapidil (z.B. 5 mg) oder Nitroglyzerin (z.B. 0,1 mg)
- Beim Entleeren der Blutsperremanschette bei Vollnarkose leicht hyperventilieren, bis pCO_2 wieder im Normbereich (Kapnometrie)
- Nach Entleeren der Manschette Blutgase analysieren, gegebenenfalls Azidose ausgleichen
- Keine Entleerung von zwei Manschetten innerhalb von einer halben Stunde.

9.5.4 Knochenzement

Verschiedene künstliche Gelenkimplantate werden mit Knochenzement (z.B.: Palakos®) in der Knochenhöhle fixiert. Der Knochenzement wird mit Druck in die vorbereitete Höhle gepreßt. Daraufhin wird das Implantat eingepaßt. Beim Aushärten kommt es zu starker Wärmeentwicklung.

Cave: mit kardiorespiratorischen Komplikationen (Blutdruckabfall, Abfall der arteriellen Sauerstoffsättigung) rechnen, evtl. auch einige Stunden nach der Operation.

Mögliche Ursachen
- Mikrolungenembolie von Fett und Knochenmarkgewebe, welches durch den hohen Druck in der Knochenhöhle in die venöse Blutbahn eingeschwemmt wird
- Allergoid-toxische Reaktion auf eingeschwemmte Monomere des polymerisierenden Knochenzementes: Die Monomere sind potente periphere Vasodilatatoren und wirken myokarddepressiv.

Mögliche vorbeugende Maßnahmen
- Entlüftung der Knochenhöhle für die Zeit der Zementeinbringung durch ein Bohrloch in die distale Markhöhle
- Knochenzement erst nach erfolgter Teilpolymerisierung (etwa nach zwei bis drei Minuten) in den Organismus einbringen
- Anstreben von respiratorischer (pO_2 > 100 mm Hg) und hämodynamischer Stabilität vor Einbringen des Palakos; besonders auf ausgeglichene Volumensituation achten!

Therapie der Zementreaktion
- Beatmung mit erhöhter F_iO_2 (evtl. 1,0)
- Adrenalin i.v., z.B. 1 mg auf 10 ml-Spritze mit Kochsalzlösung aufziehen → davon 1 ml geben
- Dopamin-Perfusor nach Klinik (z.B. 50mg Dopamin/50ml → 10 ml/h infundieren)
- Akrinor®, fraktionierte Gabe von Einzelbolus = 0,5 ml i.v.

9.5.5 Gefahr der tiefen Beckenvenenthrombose

In 40 bis 50 % der Gelenkersatzoperationen von Knie oder Hüfte entstehen tiefe Beckenvenenthrombosen. In 2 bis 4 % der Operationen kommt es zur Lungenembolie!

Prophylaxe und Therapie
Wegen der hohen Inzidenz muß perioperativ bei großen orthopädischen Operationen, besonders bei denen mit längerer Immobilisierung, eine Thromboseprophylaxe durchgeführt werden. Therapie mit Operateur absprechen!

- Fraktioniertes niedrigmolekulares Heparin 0,3 mg, 1 x tägl. s.c.
- Systemische Gabe von Heparin: z.B.: 10 000 I.E. Heparin/24 h
- Monitorbeobachtung (et CO_2, O_2-Sättigung).
- Operation ☞ 7.2.3

9.6   Spezielle orthopädische Operationen

9.6.1   Hüftgelenkersatz

Vorbereitungen
- Mehrere großlumige venöse *Zugänge* legen
- Vor- und Nachteile der möglichen Anästhesieverfahren abwägen:
- *Regionalanästhesie* reduziert signifikant den Blutverlust!
- *Intubationsnarkose* erlaubt bessere perioperative Antikoagulation
- Exaktes *Flüssigkeitsmonitoring:* Patient darf niemals hypovoläm sein (z.B.: ZVD zwischen 10 und 15 cm H_2O)!

Postoperative Empfehlungen
- Sauerstoffmaske über 24 h: Häufig (auch spät postoperativ) Hypoxämie nach Verwendung von Knochenzement
- Analgesie: günstig über Periduralkatheter ☞ 19
- Antikoagulation (☞ 9.5.5): Lungenembolie ist häufigste Todesursache nach Hüftgelenksersatz
- Auf genaue, ausgeglichene Flüssigkeitsbilanz achten!

9.6.2   Kniegelenkersatz

Intraoperative Empfehlungen
Cave: Sehr komplikationsträchtige Phase beim Öffnen der Blutleere: Zu den hämodynamischen Folgen der Manschettenöffnung (☞ 9.5.3) kommt gleichzeitig die Knochenzementreaktion ☞ 9.5.4

Beim Einschlagen des Führungsstabes in den Schaftknochen (Femur oder Tibia) wird gelegentlich eine starke Abnahme der Sauerstoffsättigung beobachtet (Ursache nicht geklärt) → Unbedingt auf die Pulsoximetrie achten.

 Die Operation erfolgt meist in Blutleere, wodurch der intraoperative Blutverlust minimal ist. Postoperativ ist die Blutungsneigung allerdings sehr hoch.

Postoperative Empfehlungen
- Mit 1–2 l Nachblutung rechnen! → Konserven müssen im Aufwachraum erreichbar sein!
- Ausreichende Analgesie! (sehr schmerzhafte postoperative Phase) ☞ 19
- Gelegentlich ist einige Stunden nach OP-Ende eine unklare Stoffwechselentgleisung zu beobachten: Abfall von Natrium, Kalium, pH, sowie Hyperventilation

9

• Bei Bewußtseinstrübung → unbedingt Aufwachraumüberwachung für 12 h und häufige Blutgasanalyse, auf Möglichkeit der Reintubation und Intensivstationsüberwachung vorbereitet sein.

9.6.3 Wirbelsäulenoperationen

Wichtig für die Anästhesie
• Kopfstreckung oft nicht möglich → bronchoskopische Intubation
• *Cave* bei **Chemonukleolyse:** hohe Anaphylaxierate → Prämedikation mit Antihistaminika (☞ 3.2.2, 1.1.10), große Zugänge!
• Da bei Skolioseoperationen die Arteria spinalis anterior abgeklemmt werden kann und andere Rückenmarksschäden auftreten können, wird vom Operateur evtl. eine Überprüfung der Rückenmarksfunktion gewünscht.

Intraoperative Überprüfung der Rückenmarksfunktionen
Aufwachtest: Test der anterioren (motorischen) Anteile des Rückenmarkes durch intraoperatives Beinahe-Aufwachen. Durchführung durch Neuroleptanalgesie und kurzzeitiges Entziehen des Lachgasanteiles aus dem Atemgemisch. Bei erfolgter Bewegung der unteren Extremitäten auf Aufforderung kann sofort wieder die Narkose durch intravenöse Anästhesie vertieft werden. Schwierig bei reiner Inhalationsanästhesie durchführbar.

Somatosensorisch evozierte Potentiale
Test der posterioren (sensorischen) Anteile des Rückenmarkes. Die nervale Übermittlung von an den Beinen gesetzten Reizen zum Gehirn wird durch Auswertung der EEG-Ableitung geprüft.

Schlechte Beurteilbarkeit bei
• Hypothermie
• Schock
• Inhalationsanästhesie
• Hypotonie.

 Postoperative Empfehlung: Magensonde zunächst liegen lassen, da bei Erbrechen Kopfneigung zur Seite nicht möglich ist.

9.6.4 Beckenknochenoperationen

Wichtig für die Anästhesie
• Genügend Blutkonserven bereitstellen!
• Lagerung oft sehr kompliziert: **Gut absprechen!**
• Wenn große Beckengefäße gefährdet sind: An Zehen beider Beine Pulsoximetriesensoren anbringen
• Überwachung der Nervenfunktion durch somatosensorisch evozierte Potentiale ☞ 9.6.3.

9.6.5   Operation an Extremitätenknochen

Wichtig für die Anästhesie
• Oft sehr lange Operationsdauer!
• Oft hoher Blutverlust durch Sickerblutung → schwierige Flüssigkeitsbilanz
• Gefahr der Fettembolie aus dem Knochenmark!

9.7   Postoperative Versorgung

Blutersatz

• Routinemäßige engmaschige Überwachung von Hämodynamik und Blutbild
• Einsatz von Blutretransfusionssystemen in der frühen postoperativen Phase ☞ 2.11.

Hämodynamik

• Mindestens 24 h Aufwachraumüberwachung bei großen orthopädischen Operationen
• Wegen der Gefahr von Hypoxämiephasen kontinuierliche Überwachung der Sauerstoffsättigung mittels Pulsoximetrie
• Arteriellen Zugang und zentralvenösen Katheter 24 h postoperativ belassen!

Antikoagulation

• Sofort postoperativ sowie nach 6 h routinemäßig Test der Gerinnungsfunktionen: PTT, Quick, Fibrinogen und TZ (evtl. AT III) ☞ 4.6
• Sofort postoperativ Anlegen von Anti-Thrombosestrümpfen
• Antikoagulation mit:
  – Niedermolekularem fraktionierten Heparin (0,3 mg/Tag)
  – Heparinperfusor (z.B. 10 000 IE/Tag).

9

Analgesie

• Besonders Knieoperationen (Gelenkpunktion, Arthroskopie, Gelenkersatz) sind sehr schmerzhaft
• Nach Möglichkeit postoperativ Periduralkatheteranalgesie
• PCA (patient controlled analgesia) gut einsetzbar ☞ 19.3.2
• Meist Opiate (☞ 2.9) notwendig (sublingual, intravenös), wie Piritramid, 10–15 mg (z.B. Dipidolor®), Pethidin, 50–100 mg (z.B. Dolantin®) oder Buprenorphin, 0,15 mg (z.B. Temgesic®)
• Intraartikuläre Injektion von Lokalanästhetika oder Opiaten möglich → mit dem Operateur besprechen!

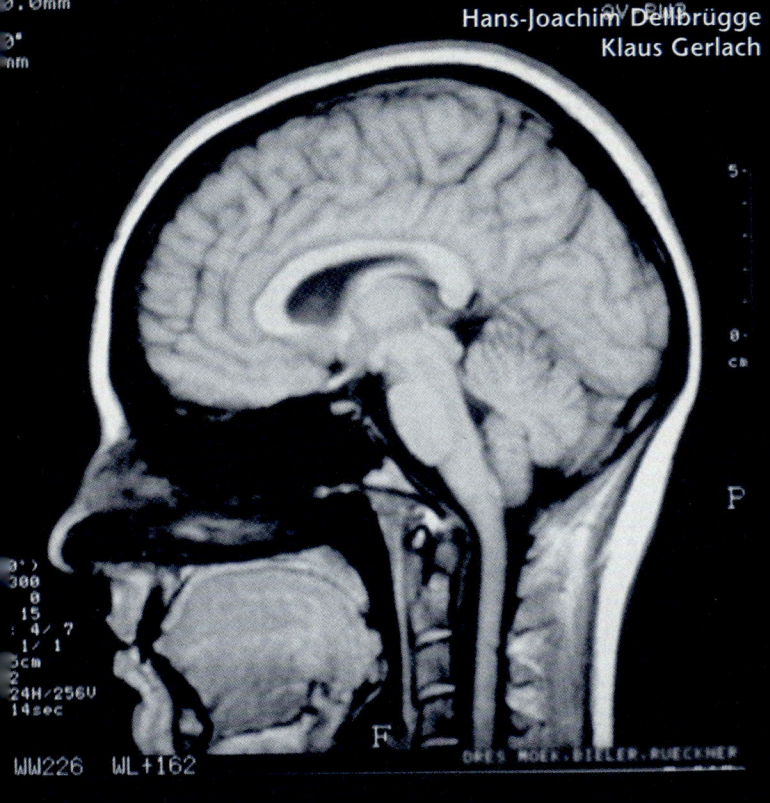

Hans-Joachim Dellbrügge
Klaus Gerlach

Anästhesie in der Neurochirurgie 10

10.1 Allgemeines

10.1.1 Hirndruck, ICP und Hirndurchblutung ─────────

Der ICP beträgt beim Gesunden 5–13 mmHg, die normale Hirnperfusion etwa 700 ml/Min.

Eine Volumenzunahme eines der drei Kompartimente des intrakraniellen Raumes
- Hirnparenchym (Erwachsene: ca. 1400 g)
- Blut in den intrakraniellen Blutgefäßen (ca. 80 ml bei Erwachsenen)
- Liquor (ca. 160 ml, Neubildung pro Tag etwa 500 ml)

führt nach einer kurzen Phase der Kompensation (Liquor wird in Richtung Rückenmark verlagert und die Liquorresorption gesteigert) zu einem immer steiler werdenden Anstieg des ICP.

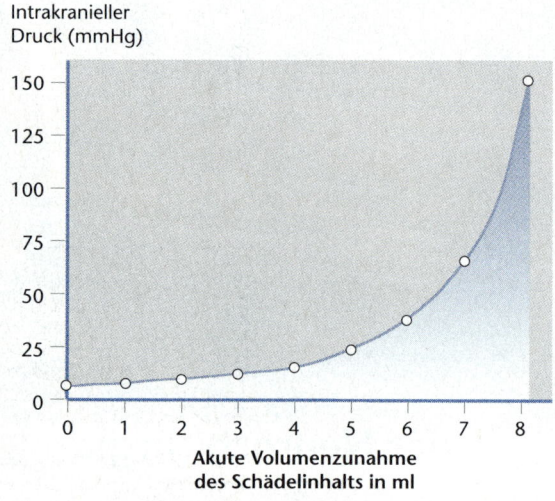

Abb. 10.1: Volumen-Druckbeziehung des intrakraniellen Raumes [A300-157]

10

Folgen
- Abfall des zerebralen Perfusionsdruckes (CPP) → Cushingreflex (Wiederherstellung des CPP über eine Zunahme des arteriellen Blutdrucks)
- Reicht dieser Kompensationsmechanismus nicht aus, tritt bei weiterem Abfall des CPP der Hirntod ein, und zwar durch Massenverschiebung des Gehirns in Richtung auf das Foramen magnum, welche am Tentoriumschlitz unter dem Bild der Einklemmung zum Stillstand kommt.

Zerebraler
Blutfluß
(ml/100g Hirngewebe/min)

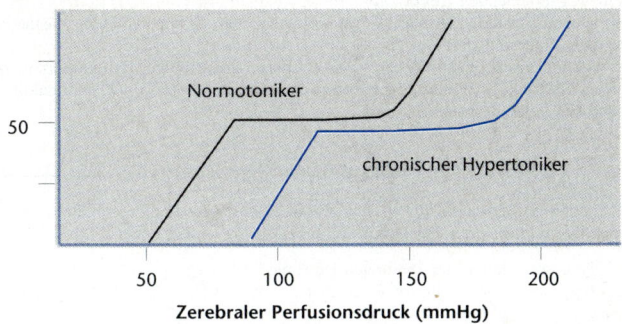

Abb.10.2: Autoregulation der Hirndurchblutung.
Der zerebrale Blutfluß (CBF) ist über einen weiten Blutdruckbereich (ca. 60–150 mmHg
MAP beim Normotoniker) autoreguliert. [A300]

10.1.2   Beeinflussung des Hirndrucks

Hyperventilation

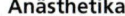

- Regulation des zerebralen Blutflusses über den $paCO_2$ → Hyperventilation verringert den zerebralen Blutfluß durch Gefäßkontraktion um 2 ml/Min. x 100 g Hirngewebe pro mmHg pCO_2-Abnahme
- Kontrahierte Gefäße enthalten weniger Blut → der ICP nimmt ab. Die optimale Ventilation zur ICP-Senkung ist bei einem $paCO_2$ von ca. 30–32 mmHg erreicht
➤ Zu starke Hyperventilation ist gefährlich, unterhalb eines CBF von 20 ml/Min. x 100 g Hirngewebe, entsprechend ca. 20 mmHg $paCO_2$, ist mit einer Ischämie zu rechnen
- Bei Patienten, bei denen der Verdacht auf erhöhten Hirndruck besteht (Hirntumor, Hydrozephalus, SHT oder jede andere Raumforderung), ist die *Hyperventilation* eine basale Maßnahme während der Operation.

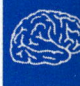

Anästhetika

- Reduktion des zerebralen Blutflusses (→ ICP ↓!) durch alle i.v.-Narkotika außer Ketamin. Barbiturate, Opiate, Benzodiazepine, Etomidat und Propofol sind ohne Einschränkung bei Patienten mit erhöhtem ICP geeignet
- Steigerung des zerebralen Blutflusses (→ ICP ↑) durch alle volatilen Anästhetika und N_2O dosisabhängig und in unterschiedlichem Ausmaß:
  Hochdosierte volatile Anästhetika (ca. 2 MAC) heben die Autoregulation der

Hirndurchblutung auf, unter 1 MAC wird sie beeinträchtigt. Dieser Effekt ist bei Isofluran und wahrscheinlich auch Sevofluran am geringsten ausgeprägt, Konzentrationen, die der einfachen MAC entsprechen, sind vertretbar. N_2O läßt die Autoregulation zwar unbeeinflußt, hat aber einen direkten vasodilatierenden und damit ICP-erhöhenden Effekt

- Beim dekompensierten Hirndruck (z.B. komatöser Patient) sind volatile Anästhetika und N_2O kontraindiziert
- Beim kompensierten Hirndruck (z.B. wacher, unauffälliger Hirntumorpatient) können N_2O und Isofluran bis ~ 0,8 % (Serofluran bis ~ 1,2 Vol %) endtidal unter Hyperventilation verwendet werden.

Blutdrucksteuerung und Antihypertensiva

Bei Patienten mit erhöhtem ICP ist die Autoregulation der Hirndurchblutung beeinträchtigt Der mittlere arterielle Druck sollte bei 80–90 mmHg liegen.

- Bei Hypotonie Gefahr der zerebralen Ischämie
- Bei Hypertonie Gefahr eines ICP-Anstiegs.

➤ Häufig haben Patienten mit erhöhtem ICP intraoperativ oder unter Intensivtherapie zentralbedingt erhebliche RR-Steigerungen → Ausschluß einer mangelnden Narkosetiefe, dann Antihypertensiva einsetzen!

Erlaubt sind Betablocker, Clonidin und Urapidil
Urapidil (z.B. Ebrantil®) hat sich wegen schnellen Wirkungseintritts, guter Steuerbarkeit und Fehlen einer überschießenden Reaktion bewährt. 1ml-weise (1 ml = 5 mg) dosieren bis zum gewünschten Effekt, max. 1 mg/kg KG.

➤ Alle direkten Vasodilatatoren wie Nitroglycerin, Nitroprussid, Dihydralazin, Ca^{2+}-Antagonisten wegen ihres ungünstigen ICP-Effektes vermeiden!

Kortikosteroide

Dexamethason hat einen ausgeprägt resorbierenden Effekt auf das perifokale Ödem von Hirntumoren und wirkt dadurch hirndrucksenkend (z.B. Fortecortin® 4 x 4 mg/d). Beim SHT konnte keine Wirksamkeit nachgewiesen werden.

Osmodiuretika

10

Zügig infundierte Osmodiuretika, z.B. Mannit und Glycerol (z.B. 250 ml Mannit 20 % innerhalb 15 Min.) entziehen allen gut durchbluteten Geweben Wasser → schnell einsetzende Hirndrucksenkung. Zusätzlich Reduktion der Blutviskosität und dadurch reflektorische Vasokonstriktion (→ ICP ↓).

 Die Wirksamkeit ist von einer intakten Blut-Hirnschranke abhängig, die in pathologischen Arealen nicht anzunehmen ist. Es wird also ausschließlich gesundes Hirngewebe entwässert! In den pathologisch veränderten Bereichen passieren Osmodiuretika die durchlässige kapillarendotheliale Schranke, ziehen Wasser ins Interstitium und führen dadurch mit einiger Latenz zum Rebound. Nur unmittelbar vor der operativen Entlastung z.B. eines akuten Hämatoms oder eines dekompensierten Tumors einsetzen.

───────── **Furosemid** ──────────────────────────────

Furosemid hoch dosiert (0,3–1 mg/kg KG, z.B. Lasix®) hat einen deutlich hirndruck-senkenden Effekt (Reduktion der Liquorproduktion und Entwässerung). Wirkung schwächer als die der Osmodiuretika, aber additiv.

───────── **Lagerung** ──────────────────────────────

Oberkörperhochlagerung von ca. 30 ° mit dem Kopf in Neutralposition hat durch die Verbesserung des venösen Abstromes einen deutlichen ICP-senkenden Effekt. Vorteil selbst unter Berücksichtigung des orthostatischen MAP-Abfalls.

10.1.3 Narkosetechnik bei Kraniotomien ─────────

───────── **Begleit- und Prämedikation** ──────────────

- Außer den antianginösen und antihypertonen Medikamenten werden auch die nicht i.v. verabreichbaren Antiepileptica (Carbamazepin, Ergenyl) morgens oral gegeben
- ➤ Unter antiepileptischer Therapie sind teilweise höhere Opioid- und Relaxantien-Dosierungen erforderlich!
- Sedierende und anxiolytische Prämedikation wie üblich außer beim bewußtseins-gestörten Patienten. Die Dexamethasondosis perioperativ verdoppeln (4 x 8 mg/d); Ulkusprophylaxe (z.B. mit Pirenzipin (Gastrozepin®))

───────── **Lagerung zur OP** ──────────────────────

- Die Lagerung zur OP (Bauch-, Rücken-, Seitenlagerung) muß vor Narkoseeinleitung feststehen, damit alle Zugänge an der besser zugänglichen Seite des Patienten angebracht werden können
- Operateur lagert mit!
- Alle intraoperativ nicht mehr zugänglichen Konnektionen sichern, die Auflagestellen unterpolstern, die Augen mit Salbe und Pflaster schützen
- Zusätzlich: Wärmematte zur Temperaturregulierung
- ➤ Bei Desinfektion des Hinterhauptes in Bauchlage zusätzlicher Augenschutz durch 2. Helfer
- Keine extremen Kopfdrehungen, sonst ICP ↑ durch venöse Stauung

───────── **Standardmonitoring** ──────────────────────

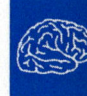

- ✔ EKG
- ✔ Invasive Blutdruckmessung (A. radialis oder dorsalis pedis) ☞ 2.1.2
- ✔ ZVK: Bei kurzen geplanten Liegedauern Zugang über V. basilica wegen guter intraoperativer Zugänglichkeit bevorzugen. V. jugularis interna meiden, da sie das Hirn drainiert und eine durchaus mögliche Thrombosierung bei vorgeschädigtem Zerebrum deletär wäre! V. jugularis externa ist eine häufig mögliche Alternative.
- ✔ Kapnograph: standardmäßige CO_2-Einstellung ~ 35, mittels BGA abgleichen!
- ✔ Pulsoximeter

✔ Körpertemperatur
✔ Laborkontrollen: Hb, Hk, BZ, Elektrolyte, BGA
✔ Nervenstimulator zur Überwachung der Relaxierung ☞ 2.7.2
✔ Urinkatheter.

Einleitung bei Patienten mit Hirndruckproblematik

- Injektion von Fentanyl (1,5–4 µg/kg KG) oder Sufentanil (0,2–0,5 µg/kg KG)
- Injektion von Thiopental (3–5 mg/kg KG titriert)
- Mit Eintritt der Bewußtlosigkeit sofortige Hyperventilation über Maske (F_iO_2=1)
- Relaxation mit nichtdepolarisierendem Relaxans (z.B. Rocuronium 0,6 mg/kg KG)
- Bei besonderer Indikation (z.B. fraglich nüchterner Notfallpatient) kann Succinylcholin nach Präcurarisierung verwendet werden (ICP-Anstieg umstritten)
- Engmaschige Blutdruck-Kontrolle (Vertiefen der Narkose, ggf. Volumengabe)
- Orale Intubation mit nicht zu dünnem Spiraltubus (z.B. Größe 8,5 für Männer, 8,0 für Frauen). Husten und Pressen muß unbedingt verhindert werden!
- Nach Lagekontrolle absolut sichere Pflasterfixation des Tubus, eventuell Gesicht vorher mit Lösungsmittel entfetten.

Narkoseführung

Zwei unterschiedliche Narkoseregime sind gebräuchlich:

- *Balancierte Anästhesie:* N_2O 60–70 %, Isofluran 0,2–0,8 Vol% et oder Sevofluran 0,4 – 1,2 Vol% et, Fentanyl- oder Sufentanilboli nach Bedarf vor den schmerzhaften OP-Phasen (Einspannen des Kopfes in die Mayfieldhalterung, Hautschnitt und Kraniotomie, Zunähen), Hyperventilation auf ~35 mmHg $paCO_2$, kein PEEP (PEEP würde über einen ZVD-Anstieg und eventuellen Blutdruckabfall eine Verminderung des zerebralen Perfusionsdrucks bewirken), Relaxation mit nicht depolarisierendem Muskelrelaxans (z.B. Rocuronium oder Cisatracurium) ab Duraeröffnung bis Duraverschluß unter Nervenstimulatorkontrolle.

- *Total intravenöse Anästhesie (TIVA):* Hyperventilation mit Luft-O_2-Gemisch (F_iO_2 ca 0,35), Fentanyl oder Sufentanil nach Bedarf, ein Perfusor mit initial 6, nach Duraeröffnung 3 mg/kg/h Propofol. Relaxierung wie bei balancierter Anästhesie.

Bei beiden Regimen kann statt der genannten Opioide auch Remifentanil (Ultiva®) eingesetzt werden: Während der Einleitungsphase und der schmerzhaften Phasen der Operation 0,3–0,5 µg/kg KG/min, während der übrigen Phasen 0,15–0,25 µg/kg KG/min.

Unter beiden Regimen mindestens einmal DHBP (2,5–5 mg) als Antiemetikum für die postop. Phase geben. Der Blutdruck sollte etwa dem des Patienten in Ruhe außerhalb der Narkose entsprechen.

Vorteil der TIVA gegenüber balancierter Anästhesie: Intraoperativ werden intrakranielle Druckanstiege vermieden, i.d.R. angenehmeres Aufwachverhalten ohne therapiebedürftigen Blutdruck-Anstieg.

10

Volumensubstitution

Ziel der Volumensubstitution ist, Balance zu halten zwischen Überinfusion (Verstärkung des Hirnödems) und Dehydratation (Kreislaufinstabilität und zerebrale Ischämie).

Substitutionslösungen
- Leicht hypertone Elektrolytlösungen sind günstig, z.B. 500 ml Ringer + 20 ml Inzolen-HK® 1–2 ml/kg/h als Basisinfusion (1 ml Inzolen-HK R= 1 mval K$^+$). Da durch die hyperventilationsbedingte Alkalose das Plasma-K$^+$ abfällt (ca. 0,5 mval/l pro 0,1 pH-Anstieg), kann damit gleichzeitig die nötige K$^+$-Substitution durchgeführt werden. Weitere präoperative Volumendefizite werden mit Ringerlösung ausgeglichen, Blutverluste mit Kolloiden ersetzt: erst 500–1000 ml Hydroxyäthylstärke, dann Gelatine bis Hb < 80–100 g/l; danach EK's + FFP (ca. 3 : 1). Die Urinproduktion sollte intraoperativ 0,5–2ml/kg/h betragen.
- Reine Kohlenhydratlösungen sind kontraindiziert → verstärkte Ödemneigung
- Hyperglykämien müssen vermieden werden, weil der Grad der neuronalen Schädigung in ischämischen Arealen direkt mit der Höhe des Plasma-BZ zusammenhängt → bei BZ > 11 mmol/l (200 mg/dl) Insulin geben!

➤ Zur Blutbilanzierung Saugerinhalt, Tücher, Fußboden und ZVD beobachten!

Narkoseausleitung und Nachbeatmungsindikation

Prinzipiell die Patienten auch nach langen intrakraniellen Eingriffen wachwerden lassen und extubieren, damit sie neurologisch beurteilbar sind → Postop. Komplikation wie z.B. Nachblutung sind durch die Vigilanzänderung schnell zu erfassen.

Voraussetzung für die Ausleitung (☞ 2.5)
- Der Patient muß vor Narkoseeinleitung wach und ansprechbar gewesen sein.
- Stabile Kreislaufverhältnisse
- Temp. > 35 ° (Wärmematte!)
- Intraoperativ keine Massivtransfusion
- Lungenfunktion nicht wesentlich beeinträchtigt
- Keine spezielle neurochirurgische Kontraindikation ☞ 10.2.2

Ausleitung
- Ab Duraverschluß nicht mehr relaxieren
- Fentanyl oder Sufentanil nachgeben für den schmerzhaften Wundverschluß (Remifentanil läuft auf ca. 0,2 µg/kg KG/min weiter bis zum Öffnen der Mayfield-/Mizuho-Halterung)
- Mit Beginn der Hautnaht die Isofluran- bzw. Propofol-Zufuhr beenden
- Eventuellen Relaxansüberhang (bei richtiger Steuerung selten) antagonisieren, sofern keine Komplikationen bestehen. (Relaxometer) ☞ 2.7.2

➤ Im Idealfall atmet der Patient bereits spontan (F$_i$O$_2$ 1,0) zum Ausspannen aus der Mayfield-/Mizuho-Halterung und wird wenige Minuten später extubiert, bevor er hustet.

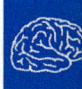

10.2 Anästhesie bei speziellen Eingriffen

10.2.1 Eingriffe an Wirbelsäule und Rückenmark ─────────

- Bei Bauchlagerung Gefahr von Blutdruckabfällen durch Orthostase und Cavakompression! → Thorax und Becken unterpolstern, vorherige Volumengabe! Lagerungsschäden (Augen und Arme) vermeiden!
- Bei OP von Tumoren der Wirbelsäule (häufig Metastasen) mit Blutverlust rechnen, ausreichende Anzahl großlumiger i.v.-Zugänge, ggf. Monitoring erweitern (arterielle Druckmessung, ZVK), Blut bereitstellen
- Methylprednisolon (30 mg/kg), innerhalb von 8 h nach Rückenmarksläsion appliziert, soll die Rückbildungstendenz von neurologischen Ausfällen verbessern
- Instabile Frakturen der HWS zur OP wach und unter sorgfältiger Oberflächenanästhesie und Sedierung (z.B. Sufentanil 5 μg, ggf. bei länger dauerndem Manöver repetieren) fiberoptisch intubieren ☞ 2.4.13.

─────── **Autonome Hyperreflexie** ───────────

Kann in der chronischen Phase von hohen RM-Verletzungen (meist höher als TH 6) auftreten. Plötzliche extreme Aktivität des Sympathikus unterhalb der Läsion mit schwerer Hypertension, reflektorischer Bradykardie, Flush, Schwitzen und Piloerektion. Trigger sind meist volle Blase, volles Rektum, chirurgischer Reiz in zu flacher Narkose.

Therapie
- Trigger beseitigen
- Vasodilatatoren z.B. Nitrolingual® 1–2 mg/h/75 kg KG
- eventuell Alpha-Blocker z.B. Urapidil® (Ebrantil) 10–25 mg i.v.

10.2.2 Infratentorielle Hirntumoren ───────────

Supratentorielle Hirntumoren ☞ 10.1.3

Nach Eingriffen in der hinteren Schädelgrube leiden Patienten postoperativ fast immer unter extremer Übelkeit. Deshalb intraoperativ Antiemetikum geben z.B. $\frac{1}{2}$ h vor OP-Ende 12,5 mg Dolasetronmelisat (Anemet® 0,625 ml).

─────── **Auslösung vegetativer Reflexe** ───────────

Durch chirurgische Manipulation in der Nähe des Hirnstammes oder an sensiblen Hirnnerven können plötzlich vegetative Reflexe ausgelöst werden. Typisch ist die Auslösung einer massiven Hypertonie und Bradykardie (bis zum Herzstillstand) nach Zug am Trigeminus, aber auch Hypotonien sind möglich.

10

Therapie
- Operateur informieren, um Stimulation sofort zu beenden! Suffiziente Herzdruckmassage in Bauchlage möglich: eine Hand unter dem Sternum, mit der anderen Druck auf die BWS
- Wenn nach der OP von großen Tumoren im Kleinhirnbrückenwinkel (Akustikusneurinome) kaudale Hirnnerven (N. Glossopharyngeus, N. Vagus) irritiert sind (→ evtl. Schluckstörungen und Verlegung der oberen Atemwege) den Patienten zunächst intubiert lassen!

OP in halbsitzender Position

Gefahr der Luftembolie, da in den Venen im OP-Gebiet negativer Druck herrscht (☞ 3.2.7).

Früherkennung
- Präkordiales Ultraschall Doppler-Gerät (Änderung des Strömungsgeräusches bei auf den rechten Vorhof zentriertem Schallkopf; sehr empfindlich, aber störanfällig) Noch besser, aber wesentlich teurer, ist der Einsatz eines transösophagealen Echokardiographie-Gerätes
- Kapnograph: exspiratorischer pCO_2-Abfall erst bei größerer Luftmenge, dafür quantitativ und weniger störanfällig.

Therapie
- Operateur informieren: Die Quelle muß sofort gefunden werden, andernfalls nasse Kompressen auf das OP-Feld drücken; bei exzessiver Luftembolie eventuell Kopftieflage (OP extrem erschwert)
- Die Luft über einen präoperativ in den rechten Vorhof plazierten zentralen Venenkatheter (Lagekontrolle durch EKG oder Röntgen) versuchen zu aspirieren.

Vorsichtsmaßnahmen
- Bei der Lagerung die Füße bis auf Kopfniveau anheben (Volumenmobilisierung)
- N_2O-freie Narkose (N_2O würde das Volumen jedes Luftbläschens erheblich vergrößern)
- ZVD durch Volumengabe im Bereich von 8 – 12 mmHg halten
- Der Einsatz von PEEP soll das Eintreten von Luft in den Kreislauf nicht verhindern. Zudem ist der Einsatz von PEEP nicht unproblematisch, da ca. 25 % aller Patienten ein anatomisch offenes Foramen ovale haben und bei ihnen eine paradoxe Luftembolie (Gehirn, Koronarien) begünstigt wird.
- ➤ Das Aufsetzen des Patienten sehr langsam und stufenweise, um RR-Abfälle zu vermeiden. Volumenzufuhr!

10.2.3 Akutversorgung schwerer Schädel-Hirn-Traumata

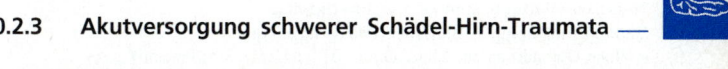

- Sekundärschäden verhindern: Intubation und Beatmung bei < 8 Punkten Glasgow Coma Scale (☞ 3.3.5), hochnormalen MAP anstreben (ca. 100 mmHg)
- Bei Blutdruckabfall des erwachsenen Patienten mit SHT immer von Begleitverletzung ausgehen, nur bei Kleinkindern führt eine intrakranielle Blutung zur Hypovolämie! Immer HWS mit in die Rö-Diagnostik einbeziehen!

- Hirndrucktherapie (☞ 10.1.2)
  Zusätzlich beim therapieresistenten Hirndruck: hochdosierte Barbiturattherapie
  (☞ 10.2.4) und Gabe von TRIS =THAM-Puffer (1 mval/kg, mit NaCl 0,9 % auf
  100 ml verdünnt, Infusionszeit: 10 Min.) jedoch nur bei installierter ICP-Messung.
  Wirkmechanismus: TRIS ist eine nach intrazellulär penetrierende Base, die das
  Ansprechen der azidotischen Hirngefäßzellen auf Hyperventilation wieder herstellt.

 Bei Eingriffen höchster Dringlichkeitsstufe, z.B. Entlastung eines akuten Epiduralhämatoms, keine Verzögerung durch aufwendiges Monitoring!

10.2.4   Aneurysmen

Subarachnoidalblutung (SAB)

Besonderheiten bei Patienten nach SAB
- Generell ist mit einer Hirndruckerhöhung zu rechnen
- Nachblutungsgefahr mit hoher Mortalität → jeden Blutdruck-Anstieg vermeiden!
- Ab dem 3.Tag nach SAB entsteht häufig ein Vasospasmus → Störung der
  Autoregulation → schwere zerebrale Ischämien, Gegenmaßnahmen s.u.
- Als Ausdruck einer Mitreaktion des Gesamtorganismus kommt es häufig zu
  EKG-Veränderungen (T-Inversionen, ST-Veränderungen usw.), die einen Herzinfarkt vortäuschen können, zu Hypovolämie, Hyponatriämie, Leukozytose und Fieber.
- Durch Liquorzirkulationsstörung kann ein Hydrozephalus entstehen.

Therapie der akuten SAB
- Blutdruck-Normalisierung ☞ 10.1.2
- Frühoperation (innerhalb 72 h nach SAB), Zeitpunkt abhängig vom Stadium nach
  Hunt u. Hess und bestehendem Vasospasmus der Hirnbasisarterien bei Aufnahme
- Ca^{2+}-Antagonisten:
  - Ca^{2+}-Antagonisten vom Typ des Nimodipin (z.B. Nimotop®) wurden eingeführt
    unter der Vorstellung, den Vasospasmus der Hirngefäße zu mindern. Die
    Reduzierung ischämischer Defizite ist aber mehr durch direkte Wirkung an der
    Membran der Hirnzelle bedingt.
  - *Dosierung:* 10 ml=2 ml/h im Perfusor über einen ZVK ab Diagnosestellung für
    ca. 14 Tage (auch intraoperativ!), dann orale Gabe.
  - *NW:* RR-Abfall, Rhythmusstörungen, mögliche Steigerung des ICP (Ca^{2+}-Antagonisten sind Vasodilatatoren!) → unreflektierter Einsatz bedenklich, z.B. bei
    Pat. direkt nach Klinikaufnahme mit ungewisser ICP-Situation.

Narkoseeinleitung zum Aneurysmaclipping
Verhinderung abrupter Blutdruckveränderungen durch:
- Hohe Opioddosen zur Einleitung (z.B. 1 µg/kg KG Sufentanil)
- Lokalanästhesiespray in Rachen und Trachea
- Eventuell Thiopental-Nachtitration.

10

Vor Einleitung unbedingt Volumensituation abschätzen (ZVD, Hautturgor)! Ggf. zweiten i.v.-Zugang zur Volumensubstitution während und nach der Einleitung anlegen. Das intravasale Blutvolumen ist grundkrankheitsbedingt reduziert, und die Patienten haben meist eine eintägige aggressive antihypertensive Therapie hinter sich.

Narkoseführung
Die Wahl des Narkoseverfahrens ist zweitrangig: Wichtig ist, daß der Blutdruck normoton gehalten wird und nur mäßig hyperventiliert wird (paCO$_2$ ca. 35 mmHg, der ICP ist durch Anlage einer externen Liquordrainage meist kein Problem), und daß reichlich Blut (6 EK, 4 FFP) für den Fall einer intraoperativen Aneurysmaruptur im OP bereitgestellt wird. Mindestens 2 großlumige periphere Zugänge!

Monitoring
Zusätzlich zum Standardmonitoring (☞ 10.1.3): EEG-Ableitung für die Barbituratdosierung zur Zerebroprotektion (s.u.).

──────── **Zerebroprotektion** ────────────────────────

In seltenen Fällen muß intraoperativ ein Hirngefäß (z.B. A. cerebri media) vorübergehend verschlossen werden, damit das distal gelegene Aneurysma geklippt werden kann. Da es sich um funktionelle Endgefäße handelt, droht zeitabhängig ein Hirninfarkt mit entsprechenden Folgen. In diesem Fall werden vor dem temporären Clippen sog. „zerebroprotektive" Maßnahmen ergriffen, um die Toleranzdauer zu verlängern:

Hochdosierte Barbiturattherapie
Sie senkt durch Reduktion des Funktionsstoffwechsels den O$_2$-Verbrauch des Hirns auf ca. 50 %. Dieser Zustand korreliert mit dem EEG-Bild des „burst-suppression". Der Nutzen einer Barbiturattherapie gilt bei der prophylaktischen Gabe vor inkompletter fokaler Ischämie als gesichert.

Wirkmechanismus
Reduktion des Sauerstoffverbrauchs kann nicht allein für die Wirksamkeit verantwortlich sein, da auch andere Medikamente den Sauerstoffverbrauch um 50 % senken ohne entsprechend protektiv zu sein (z.B. Isofluran). Andererseits wirkt milde Hypothermie hirnprotektiv, während der O$_2$-Verbrauch des Gehirns nur um 15 % reduziert wird. Günstig ist z.B. Methohexital (0,6 %) wegen guter Steuerbarkeit: 3 g in 500 ml Trägerflüssigkeit entspricht einer Konzentration von 6 mg/ml.

Dosierung Methohexital
- Loading dose: 0,2–0,5mg/kg/Min. → nach 10–30 Min. ein burst-suppression-Muster im EEG
- Erhaltungsdosis: 0,1–0,2mg/kg/Min.= für einen 70 kg-Patienten 70–140 ml/h (Infusomat). Langsame Aufsättigung günstiger, damit die erheblichen kardiovaskulären NW (s.u.) nicht zu abrupt einsetzen (rechtzeitige Absprache mit dem Operateur!).

NW: Erheblicher RR-Abfall und Frequenzanstieg durch periphere Vasodilatation und negative Inotropie, HZV bleibt konstant. Diurese wird gesteigert.

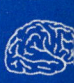

➤ Da gerade während des temporären Verschlusses eine Blutdruckanhebung nötig ist, um eine Kollateralperfusion an den Rändern des Versorgungsgebietes zu begünstigen, sind zusätzliche Volumengabe und Katecholamine häufig unumgänglich. Alpha-Agonisten sind günstig, da sie reflektorisch die Frequenz mitsenken. (Noradrenalin in Perfusor, 5 mg/50 ml Anfangsdosierung 0,5 ml/h, streng nach Wirkung).

 Tips & Tricks

- Keine Hirnprotektion durchführen, wenn MAP nicht zu halten ist!
- Alle anderen Narkotika während der Barbituratnarkose abstellen. Eine postop. Nachbeatmung ist nach längerer (> 2 h) Methohexitalnarkose erforderlich: das Burst-Suppression-Muster im EEG ist zwar ca. 30 Min. nach Zufuhr reversibel, bis zum Erwachen vergehen aber mehrere Stunden.

Weitere Möglichkeiten

- **Mannit:** 25–250 ml 20 %. Hat außer osmodiuretischen auch protektive Wirkungen.
  - **WM:** „Scavenging" (= wegfangen) von freien Radikalen, die in der Ischämie entstehen.
- **Phenytoin:** 125–250 mg, langsam i.v. Etabliertes Protektivum.
  - **WM:** Scavenging von freien Radikalen, Inhibition der Na^+/K^+-ATPase
  - **NW:** Bradykardie, RR-Abfall → langsame Injektion über separaten Zugang, nicht ZVK!
- **Milde Hypothermie:** Körpertemp. 35 °C. Hat einen erheblichen protektiven Effekt, ist mit einer Temperiermatte schnell zu erreichen und schnell reversibel.

——— **Kontrollierte Hypotension** ———

Eine Hypotension für Operationen an Aneurysmen der basalen Hirnarterien ist nicht anzustreben.

Eine Indikation für eine kontrollierte Hypotension besteht bei der Operation großer arteriovenöser Malformationen, blutreicher Tumoren (Hämangioblastom) nach Duraeröffnung und bei größeren Eingriffen im Wirbelsäulenbereich. Die Senkung des MAP auf 50 mmHg erfolgt durch Barbituratnarkose – kurzfristig auch niedriger – durch zusätzliche Isoflurangabe (gut steuerbar!). Natriumnitroprussid ist nur ausnahmsweise nötig.

——— **Vorgehen bei intraop. Ruptur des Aneurysmas** ———

➤ Bei ca. 10–20 % der Frühoperationen!.

Mit bereithängenden Konserven gegen den massiven Blutverlust antransfundieren! MAP steigern. Gelingt es nicht, den MAP zu halten, Operateur informieren, sofortiges temporäres Clipping nötig!
Nach erfolgreichem definitivem Clipping wird zur Durchblutungsverbesserung eine moderate Hypertension (MAP 90–110 mmHg) angestrebt; Hämodilution auf einen Hkt von 30–35 % ist günstig.

10

10.2.5 Angiome

Kleinere arterio-venöse Malformationen bieten perioperativ kaum Besonderheiten. Hyperventilation vermeiden, da hierbei der Blutfluß durch die nicht reagiblen pathologischen Gefäße gesteigert wird! Große Angiome werden präoperativ (teil)embolisiert; bei ihnen kann es nach der OP zu Schwellungen und Blutungen in angrenzenden Arealen kommen, weil diese vorher chronisch unterperfundierten Gebiete plötzlich mit normalem Druck versorgt werden. Diese Patienten im niedrig-normalen RR-Bereich zu halten, ist lebenswichtig.

10.2.6 Hypophysenoperationen

Beim transnasalen Zugang: intraoperativ schlechter lagerungsbedingter Zugang zum Tubus, zu den Armen und Kanülen. Blutdruckabfall beim Aufsetzen des Patienten möglich! Rachentamponade legen, weil sonst Blut in Magen und Trachea laufen kann. Wegen Gefahr einer vorübergehenden Hypophysenfunktionsstörung Hydrocortisontherapie intraoperativ beginnen (z.B. 300 mg/24h als Perfusor)!

Grundkrankheit beachten
M. Cushing: Hypertonie, Hypokaliämie.
Akromegalie: Kardiomegalie; durch Anatomie konventionelle Intubation und Maskenbeatmung schwierig bis unmöglich → fiberoptische Wachintubation! ☞ 2.4.13

10.2.7 Trigeminusneuralgie

OP-Verfahren
- Mikrovaskuläre Dekompression des N. trigeminus (OP nach Janetta). Kraniotomie hintere Schädelgrube ☞ 10.2.2
- Perkutane Thermoläsion: leichte Basissedierung, mehrere Kurznarkosen hintereinander für die schmerzhaften Phasen (Punktion des Foramen ovale, Thermoläsion), dazwischen Kooperation des Patienten nötig zur Lokalisation von Parästhesien und zur Schmerzschwellenbestimmung. Methohexital oder Propofol in absteigender Dosierung hat sich bewährt; O_2-Insufflation; Pulsoximeterkontrolle
- Glycerolinjektion: Basissedierung + Opiat, Wendeltubus kontralateral + Insufflation O_2 + N_2O 1:1, Pulsoximeter!

Komplikationen
RR-Anstieg (Antihypertensiva bereithalten, z.B. Urapidil®) reflektorische Bradykardien bis zum Herzstillstand.

Cave! Bei Glycerolinjektion wird von ITN abgeraten: Patient muß 2mal zügig aufgesetzt werden und nach dem Eingriff mehrere Stunden mit Kinn auf der Brust sitzen!

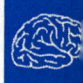

10.2.8   Shuntoperationen

Narkosetechnik und Hirndrucktherapie (☞ 10.1.2, 10.1.3) abhängig vom Bewußtseins-
zustand. Dieser kann von unauffällig bis tiefkomatös reichen. Nach Entlastung des
Ventrikelsystems ist die Ischämiegefahr gebannt, „normale" Anästhesie und postop.
Extubation möglich.

10.2.9   Neuroradiologie

Selektive Angiografien und Lysen, Embolisationen von Angiomen und Aneurysmen
usw. (interventionelle Neuroradiologie) werden in zunehmendem Maße durchgeführt.
Das anästhesiologische Equipment umfaßt die übliche OP-Ausstattung und ein Telefon
für Laborkommunikation und Notfallmanagement (Aneurysmaruptur). Bei der Infusionstherapie muß die kontrastmittelbedingte Diurese berücksichtigt werden.

Stand by
- Auf bequeme Lagerung achten: weiche Unterlage, Kopf und Nackenkissen (Cave:
  Aspirationsgefahr bei Fixierung des Kopfes), Knierolle nach der Femoralispunktion
  (Entlastung der Gelenke bei stundenlangem Liegen auf dem Rücken)
- Bei Embolisationen Monitoring wie bei Aneurysmachirurgie inkl. art. Druckmessung
  und zentralem Venenkatheter; Sedierung mit Midazolam (Titration 1 mg-weise),
  Antagonisten bereithalten oder Propofol im Perfusor (1–3 mg/kg/h)

Anästhesie
- Arbeitsplatz so einrichten, daß die Überwachungsgeräte und Zuleitungen nicht mit
  dem neuroradiologischen Equipment in Konflikt kommen
- Infusionsleitungen verlängern und auf Zugänglichkeit achten
- Gute Fixierung von Tubus und zuführenden Beatmungsschläuchen.

Komplikationen
➤ Kontrastmittelreaktionen (☞ 18): bei bekannter Kontrastmittelallergie Vorbehandlung mit H_1- und H_2-Blockade und Kortison.
➤ Akuter Gefäßverschluß, Aneurysmaruptur: gute Kommunikation zwischen Neuro-
  radiologen und Anästhesisten zwingend, um therapeutische Maßnahmen (Blutdruckregulation, Gerinnung) bedarfsgerecht durchzuführen; Krisenmanagement
  sollte im Vorfeld festgelegt werden (Algorithmen)
Zum Monitoring und Beatmen im NMR- (nuclear magnetic resonance) Scanner ist
eine spezielle amagnetische Ausrüstung notwendig.

10.2.10   Stereotaktische Operationen

CT-gestützte PE's werden beim Erwachsenen in Lokalanästhesie unter Analgosedierung durchgeführt (z.B Fentanyl + Midazolam, oder Sufentanil). Bei Kindern ist eine
Intubationsnarkose erforderlich (☞ 18.1).

10.2.11   Kinderneurochirurgie

Die OP von Hirntumoren und Kraniostenosen bei Kleinkindern bringt aufgrund der anderen Größenrelationen einen relativ größeren Blutverlust mit sich als beim Erwachsenen. Die neuroanästhesiologische Versorgung muß den gegenüber Erwachsenen erhöhten Sauerstoffverbrauch, den fast doppelt so hohen zerebralen Blutfluß, die höhere intrakranielle Elastance und die nach unten verschobene Autoregulation des zerebralen Blutflusses berücksichtigen.

Hirntumoren
Immer komplettes Monitoring durchführen (art. Druckmessung, eventuell ZVK), auch bei technischen Schwierigkeiten. Mehrere periphervenöse Zugänge, notfalls durch Venae sectio; Wärmematte, Temperatur des OP-Saales anheben, je nach Alter 26 °C (Säuglinge) bis 22 °C (Kleinkinder).

Kraniosynostosen
Möglicherweise Intubationsprobleme; bei der Lagerung des Köpfchens zur OP auf ausreichend große und weiche Auflagerungsfläche achten (Kopfring aus Lagerungswatte) , bei Lagerung mit erhöhtem Oberkörper an Luftembolierisiko denken, zwei periphervenöse Zugänge, 1 EK und 1 FFP bereitstellen, um dem häufig großen Blutverlust begegnen zu können.

Dysraphische Mißbildungen (Encephalocele, Meningomyelocele)
Intubationsprobleme, Flüssigkeits- und Eiweißverlust bei offenen Mißbildungen ersetzen, sorgfältige Lagerung, wärmeerhaltende Maßnahmen, ausreichende Zahl peripherer Venenzugänge, eventuell Blasenkatheter.

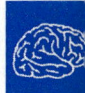

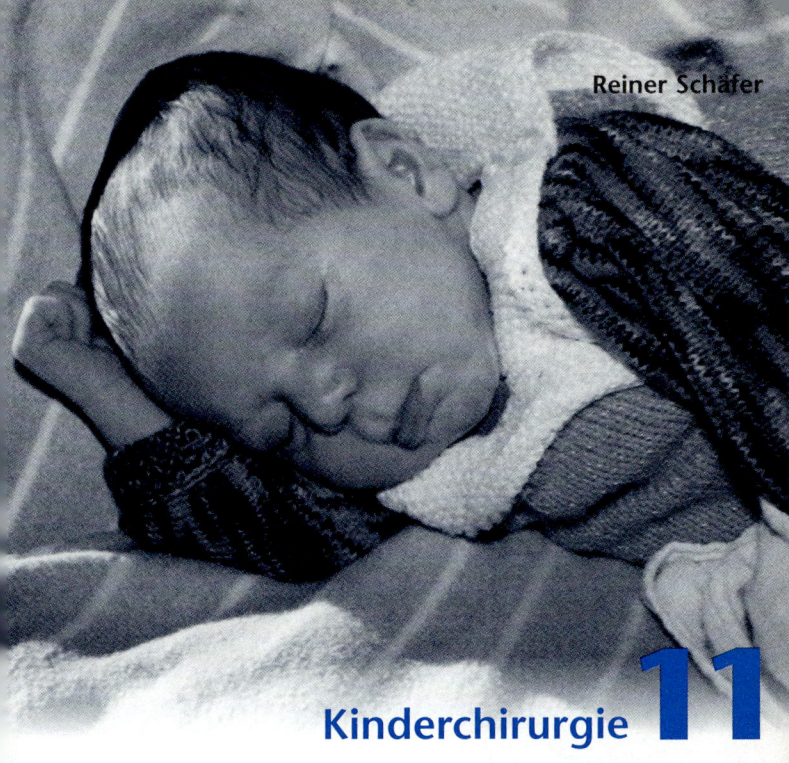

Reiner Schäfer

Kinderchirurgie 11

11.1   Besonderheiten des kleinen Patienten

11.1.1   Luftwege ————————————————————————

- Säuglinge atmen normalerweise durch die Nase, der Anteil der oberen Luftwege am Gesamtwiderstand der Atemwege ist wesentlich geringer als beim Erwachsenen
- ➤ Mechanische Reizung oder Infektionen können die Atmung durch Anschwellen der Schleimhäute schnell behindern
- Der Kehlkopf steht zwei HWK höher und weiter vorn als beim Erwachsenen
- ➤ Die Intubation wird schwieriger, Druck auf den Kehlkopf ist öfter nötig
- Die Epiglottis hat eher eine U-Form!
- ➤ Sie ist schwerer mit dem Intubationsspatel zu zentrieren
- Engste Stelle für den Tubus ist nicht die Stimmband-Passage sondern das Krikoid; die Trachea ist beim Neugeborenen nur ca 4 cm lang
- ➤ Erhöhte Gefahr der Tubusdislokation.

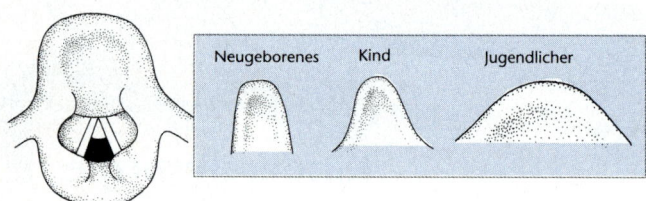

Abb. 11.1: Epiglottisformen [A300–157]

11.1.2   Lungenfunktion, Atemsteuerung ————————————

- Die Compliance der Lunge beträgt nur 5 ml/mbar gegenüber 200 ml/mbar beim Erwachsenen, die Thoraxwand ist aber erheblich dehnungsfähiger
- ➤ Die Lunge kann leichter überbläht werden!
- Säuglinge sind Bauchatmer
- ➤ Beeinträchtigung der Zwerchfellbewegung z.B. durch ein geblähtes Abdomen (Ileus, Maskenbeatmung!) kann bei Spontanatmung während oder nach einer Narkose bedrohlich werden (☞ 11.4.3)
- Surfactant, das die normale Compliance der Lunge ermöglicht, ist normalerweise erst ab der 35. SSW ausreichend vorhanden
- ➤ Bei früher Geborenen akute Gefahr der Ateminsuffizienz!
- Die Atemfrequenz bei Sgl. liegt in Ruhe bei 30 bis 40/Min., hat aber eine enorme Schwankungsbreite (insbes. bei Fühgeborenen)! Atempausen bis zu 20 Sek. kommen besonders nach Narkosen vor; auf CO_2-Anstieg reagiert das Atemzentrum besser als auf Hypoxie, Cave: ausgekühlte Sgl. sprechen fast überhaupt nicht auf CO_2 an!
- ➤ Endexpiratorisches CO_2 messen oder BGA (☞ 11.3.1) ansehen.

11

11.1.3   Herz-Kreislauf

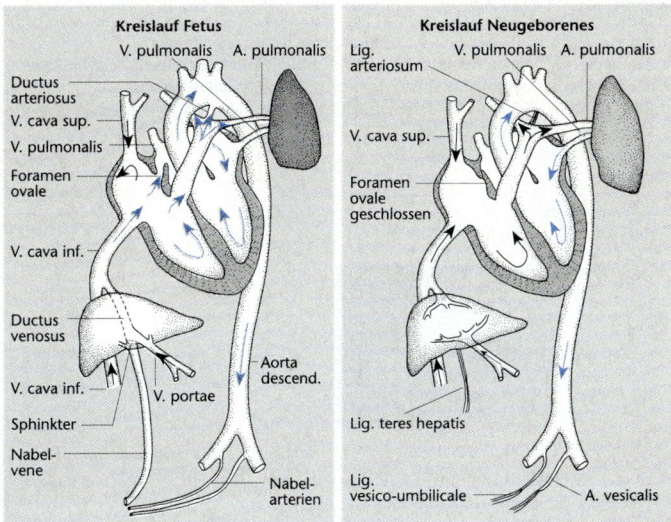

Abb. 11.2: Kreislauf des Fetus (li.) und des Neugeborenen (re.) [A300–157]

Kreislaufverhältnisse kurz vor der Geburt

- Die Umstellung auf die „normalen" Kreislaufverhältnisse ist in den ersten Wochen reversibel. Insbesondere Hypoxämie, Hyperkapnie, Azidose, Sepsis (Nekrotisierende Enterocolitis!) und Barotrauma können so zu einem vermehrten Rechts-Links-Shunt führen
- Das Schlagvolumen ist beim Sgl. kaum steigerbar, eine Erhöhung des HMV ist immer als Herzfrequenzerhöhung zu bemerken. (Normwerte der Herzfrequenz ☞ 20)
- Der Blutdruck ist niedriger als beim Erwachsenen: zwischen 60–80 mmHg systolisch, nach dem ersten Lebensjahr etwa 100 mmHg (Normwerte ☞ 20)
- Fetale Erythrozyten haben eine Lebensdauer von nur ca. 70 Tagen.

 Tips & Tricks

- Zeitweilig sehr niedriger Hb, am tiefsten zwischen dem 2.–3. Monat, möglichst keine elektiven Eingriffe zu diesem Zeitpunkt (Transfusionsregeln ☞ 11.4.5)
- Bei Kleinkindern mit Hb < 10 g/dl erhöht sich das Anästhesierisiko → OP je nach Dringlichkeit aufschieben, Indikation zur Bluttransfusion diskutieren.

11.1.4 Temperaturregulation

➤ Säuglinge neigen, vor allem in Narkose, zur Unterkühlung.
- Das Verhältnis von KOF zu KG ist beim Sgl. 2–2,5 mal so groß wie beim Erwachsenen, die subkutane Fettschicht jedoch meistens dünner
- Neugeborene können keine Wärme durch Muskelzittern erzeugen; teilweise wird diese Funktion durch den Abbau des sog. „Braunen Fettes" ersetzt
- Inhalationsanästhetika wie Halothan oder Isofluran führen durch periphere Vasodilatation zu weiterem Wärmeverlust.

O_2-Verbrauch
mlO_2/kg KG/min

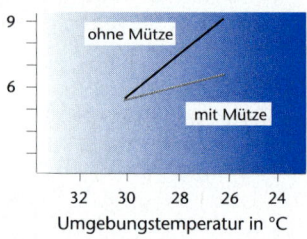

Abb. 11.3: O_2-Verbrauch mit und ohne Mütze [A300–157]

Mögliche Folgen der Hypothermie
- Azidose
- Hypoxie: der O_2-Bedarf kann nach Unterkühlung in der Aufwach-Aufwärmphase auf das 3fache (!) ansteigen
- Atemdepression, Apnoe
- ZNS-Dysfunktion, Krämpfe
- Verlängerte Wirkung von nicht depolarisierenden Muskelrelaxantien.

Maßnahmen zur Vermeidung der Unterkühlung
- Temperatursonde rektal oder ösophageal
- Temperatur im OP auf 26–28 °C stellen, je nach Gewicht des Kindes und Operation (bei offenem Abdomen höher; cave: Temperaturregulation der Operateure!)
- Wärmematte benutzen (Vorsicht bei zentralisierten Sgl.: Verbrennungen möglich!)
- Abdeckphasen möglichst kurz halten
- Anwärmen und Anfeuchten der Beatmungsgase
- Infusionslösungen und Transfusionen anwärmen
- Wärmestrahler benutzen
- Kind soweit möglich in Folie oder Watte einwickeln, Mütze aufziehen (☞ Abb. 11.3)
- Kinder unter 35,5 °C Körpertemperatur vor der Extubation erst aufwärmen!

 Temperaturanstieg während der Narkose → Fieber durch Einschwemmen von Pyrogenen im Rahmen der OP, Atropingabe, Hyperventilation, Hyperkapnie, maligne Hyperthermie (☞ 11.5.1) oder exogen.

11

11.1.5 Nierenfunktion

Die Ausscheidungsfunktion der Niere ist bei Säuglingen gut ausgeprägt, lediglich die Regulierung des Natriumhaushaltes ist eingeschränkt → bei höherem Flüssigkeitsumsatz engmaschige Elektrolytkontrolle. Während der ersten Lebenstage wird eine Wasserbelastung schlecht toleriert.

 Genaue Einstellung der Infusionsgeschwindigkeit (Tropfenzähler, Infusomat, Perfusor), Flüssigkeit nicht „im Schuß" einlaufen lassen ☞ 11.4.5.

11.1.6 Magen-Darm, Nüchternheit

* Bei geplanten Eingriffen Nüchternheitsgrenze für Sgl. 3 h für klare Flüssigkeit, 4 h für Milch o.ä
* Kleinkinder und Schulkinder sollten ca. 6 h nüchtern bleiben
* Geringe Mengen Flüssigkeit, z.B. als Prämedikation sind tolerabel, heben evtl. sogar den Magen pH.
➤ Säuglinge gehören an den Anfang des OP-Programms! Wird die Nüchternheitsgrenze überschritten, muß schon auf Station ein Tropf gelegt werden.

11.1.7 Biochemie, Pharmaka

* Beim Neugeborenen ist die Synthese bzw. Abbauleistung der Leber noch nicht ausgereift → Neigung zum sog. **Neugeborenen-Ikterus:**
  - *Physiol.:* Abbau von Hämatom-Hb, ungenügende Fähigkeit der Leber zur Bilirubinkonjugation
  - *Pathol.:* Rh-Inkompatibilität, Infektionen, Sepsis.
* Höhepunkt des Bilirubinspiegels am 5. postpartalen Tag, Interventionsgrenze 15 mg/dl (→ Phototherapie, ggf. Austauschtransfusion)
* Neugeborene sind von regelmäßiger Glukose-Zufuhr abhängig: Während der Narkose regelmäßig BZ kontrollieren, besonders bei Kindern diabetischer Mütter kurz nach der Geburt
* Wegen des größeren EZR, eines geringeren Fettanteils und der Leberunreife wirken einige Medikamente länger oder stärker als bei Erwachsenen:
  - Barbiturate (Methohexital, Thiopental)
  - Benzodiazepine
  - Opiate (bei unreifem Atemzentrum).
* Geringere Empfindlichkeit gegenüber depolarisierenden Muskelrelaxantien (Succinylcholin, Dosierung etwa 2 mg/kgKG).

Vorgehen bei auffälligem Hautkolorit
* Hb-Wert kontrollieren: wenn unter 10 g/dl, OP je nach Dringlichkeit aufschieben; wenn nicht aufschiebbar, Indikation zur Bluttransfusion diskutieren
* Bilirubinwert kontrollieren, mit Stationsarzt V.a. evtl. Erkrankung des Pat. erörtern → evt. Vitamin-K-Gabe (z.B. Konakion® 1 mg i.m.)

11.2 Präoperative Phase

11.2.1 Präoperative Diagnostik ─────────────

➤ Nach Möglichkeit jedes Kind am Tage vor der OP ansehen!

Anamnese
- Verlauf vorhergegangener Operationen bzw. Narkosen
- Anästhesiologische Besonderheiten in der Familie (Muskelerkrankungen, Narkosezwischenfälle, Intubationsprobleme)
- Kardiale Belastbarkeit (Spielen, Laufen, Turnen)
- Pulmonale Besonderheiten (häufige Bronchitiden, Asthma, Tonsillitiden)
- Nasenatmungsbehinderungen
- Allergien
- Stoffwechselerkrankungen (Diabetes ☞ 4.5.1, Porphyrie, Fruktoseintoleranz)
- Blutungsneigung (☞ 4.6)
- Wurde das Kind vor Termin geboren → Gestationsalter erfragen; bis zur 64. postkonzeptionellen Woche muß mit postoperativen Apnoephasen gerechnet werden (→ postoperative Intensivüberwachung organisieren)
- Nimmt das Kind eine Dauermedikation?
  - *Antiepileptika?* → evtl. Dosiserhöhungen der Narkotika wegen Enzyminduktion nötig
  - *Kortikoide?* → Substitutionsschema mit Stationsarzt absprechen, Dosiserhöhung wegen OP-Streß
  - *Insulin?* → Umstellung perioperativ auf i.v. Altinsulingabe, Blutzuckerkontrollen anordnen.

Körperliche Untersuchung
Besonders achten auf:
- **Allgemeinzustand:** Hautfarbe, Gewicht, Größe (Perzentilentabelle ☞ Kap. 20)
- **Mund/Rachen:** Atmet das Kind ungehindert durch die Nase? → evtl. Nasentropfen geben (Oxymetazolin; z.B. Nasivin®). Ist der Rachen gerötet, Größe der Tonsillen, Beläge? → evtl. Fieber messen, Leukos und CRP bestimmen
- **Gesichtsform** auffällig? Evtl. Intubationsprobleme zu erwarten?
- **Lunge auskultieren:** Giemen, Brummen? (Asthma, Brochitis)
- **Ohren inspizieren:** (wenn möglich und Erfahrung vorhanden) oder Pädiater fragen. Bei Otitis OP verschieben; nach Absprache mit Stationsarzt evtl. lokale Behandlung.

Tips & Tricks
- Stethoskop anwärmen („handwarm")
- Kinder bieten fast immer ein verschärftes Atemgeräusch, dazu manchmal physiologische Nebengeräusche → zum Vergleich gesundes Kind gleichen Alters auskultieren!

Laboruntersuchungen
Sind nur unter besonderen Bedingungen nötig:
- V.a. Infektionen (Leukos, ggf. Differentialblutbild)
- V.a. Anämie (☞ 1.1.4, 1.1.7) Hb, Hk
- Bei Ileus o.ä.: Elektrolyte, BGA.

Röntgen-Thorax: nur bei Herzerkrankungen oder florider pulmonaler Infektion

EKG: nur bei Herzerkrankungen, speziell Vitien

 Kinder-EKG nur vom Fachmann beurteilen lassen, kein Feld für eigene Spekulationen!

11.2.2 Typische Vorerkrankungen

Wegen der anatomischen Verhältnisse der Atemwege (☞ 11.1.1) sollen Kinder, speziell Sgl. vor einem elektiven Eingriff infektfrei sein.

Dies ist ein frommer Wunsch! Viele OPs werden gerade wegen chron. Infektionen angesetzt (Tonsillektomie, Adenotomie), also:
- Bei jedem Kind den optimalen Zeitpunkt der OP im Gespräch mit den Eltern und dem behandelnden Pädiater festlegen!
- Den Operateur davon überzeugen, daß ein zufällig erkälteter Sgl. Probleme bei der Narkose, speziell bei Einleitung und Ausleitung machen kann (Bronchospasmus, Laryngospasmus)
  - ➤ Diese Probleme können schwerwiegend sein! (Hypoxie, Notwendigkeit einer Tracheotomie mit allen Komplikationen) und eine Verlegung auf die Intensivstation nötig machen.
- Sonst OP-Termin um 2–3 Wo. verschieben, bis Kind mind. 10 Tage infektfrei ist.

Impfungen stellen keine eigentliche Kontraindikation für eine Narkose dar, sollten aber nicht weniger als 1 Woche (Totimpfung: Tetanus, Diphterie, Influenza) bzw. zwei Wochen (Lebendimpfung: Polio, Masern, Mumps, Röteln) vor einem Elektiveingriff stattgefunden haben.

11.2.3 Eltern, Aufklärung, juristische Probleme

Viele Eltern gehen mit einem mehr als gesunden Mißtrauen mit ihren Kindern ins Krankenhaus. Besonders diese Eltern zur Vorbereitung des Kindes motivieren!

- Den Eltern alle Vorgänge bei der Narkose erklären (Prämedikation, Einleitung, Intubation, Extubation)
- Sie die Kinder selbst auf wichtige Abschnitte der Narkose (Maskeneinleitung) vorbereiten lassen, wenn sie dies wünschen und können
- Sie die Kinder davon überzeugen lassen, daß sie nach der OP wieder sicher in die Obhut der Eltern zurückkehren werden
- Sie selbst entscheiden lassen, ob sie ihr Kind an die OP-Tür bringen wollen. (Die Anwesenheit eines Elternteils bei der Narkoseeinleitung wird unterschiedlich gehandhabt und ist gerade bei sehr besorgten Eltern eher problematisch).

Aufklärung, juristische Besonderheiten

- Beide Eltern müssen nach dem Aufklärungsgespräch in die Narkose einwilligen, es sei denn, der Eingriff ist dringlich oder dem zweiten Elternteil ist es nur unter unzumutbaren Bedingungen möglich zu unterschreiben
- Eine Einwilligung ist kein Geschäft, sie ist deshalb nicht unmittelbar mit der Geschäftsfähigkeit gekoppelt; der Patient muß aber einsichtsfähig sein. Diese Fähigkeit liegt vor dem 14. Lj. *nicht* vor! Zwischen dem 14. und dem 18. Lj. also im Einzelfall entscheiden, ob die Eltern ihre Einwilligung geben müssen
- Umfang der Aufklärungspflicht ☞ 1.1.9

➤ Ein guter „Draht" zum Stationsarzt wirkt Wunder bezüglich der Terminplanung der Operation und des Aufklärungsgesprächs mit den Eltern (Vorinformation!)

11.2.4   Umgang mit Kindern

Verständnis für Geschehen im Krankenhaus ist ab dem 3.–4. Lebensjahr möglich; ab diesem Alter bei der Prämedikationsvisite versuchen, dem Kind Zweck und Ablauf der Narkose/Operation zu erklären.

➤ Nie versprechen, daß keine Schmerzen zu erwarten sind, z.B. bei Injektionen, Lügen diesbezüglich werden nicht vergessen; viele Kinder sind erstaunlich mutig, wenn man zeigt, daß man ihnen Verständnis zutraut
➤ Ablenkung erhöht die Schmerzschwelle erheblich, also → Lieblingstier mit in den OP nehmen, Erzählen, Unterhalten, oder, wenn man keine Begabung zum Entertainer hat, Zeichentrickfilme über Videoanlage einspielen; 90 % aller Kleinkinder lieben Trickfilme!

11.2.5   Prämedikation

Die Gabe von Prämedikationsmedikamenten stark von der individuellen Befindlichkeit des Kindes abhängig machen, bei Kindern älter als 1 Jahr auch von der Einschätzung der Psyche!

- Die Anwendung von Atropin ist umstritten, es kann bei Kleinkindern alternativ zur i.m.-Gabe auch oral oder rektal in gleicher oder sogar höherer Dosierung (0,01–0,02 mg/kg/KG) verabreicht werden, wenn ein trockener Mund z.B. für eine Maskeneinteilung oder aus anderen Gründen gewünscht wird.
- Sind Kinder von vornherein auffallend bradykard (vgl. Normwerttabelle 20) empfiehlt sich die i.v.-Gabe von Atropin vor der Intubation, auch unabhängig von der Gabe von Succinylcholin.

➤ Kein Atropin bei Temperaturen > 38° C!

11

Richtlinien für die Prämedikation		
	Medikamente	**Anmerkung**
NG und Sgl. **< 6. Lm.** **(oder 7 kgKG)**	Nur Atropin 0,02 mg/kgKG i.m. oder 0,01 mg/kgKG i.v. (im OP)	Zur Vermeidung einer Bradykardie oder bei Hypersalivation
Kinder **bis 6. Lj.**	Midazolam (z.B. Dormicum®) 0,3–0,5 mg/kgKG rektal oder oral (als besondere Zubereitung der Apotheke!) Atropin (s.o.) 0,01–0,02 mg/kgKG,	Beides etwa 20–30 Min.vor OP
Schulkinder	Midazolam oral 0,3 mg/kgKG Opiate z.B. Pethidin (Dolantin®) 1 mg/kgKG i.m. + 0,5 mg/kgKG Promethazin (z.B. Atosil®) i.m.	Opiate z.B. bei schon bestehenden Schmerzen (Frakturen o.ä.)

➤ 1 Std. vor Einleitung EMLA-Pflaster oder -Salbe auf vielversprechende Stellen für die Venenpunktion auftragen: ab 3. Lebensmonat 1–2 Emla Pflaster, ab 6. Lebensmonat 0,5 g Creme auf 5 cm² Haut → Organisation der Station ist gefragt!

11.3 Narkoseausstattung

11.3.1 Monitoring

Monitoringmethoden ☞ 2.7

Besonderheiten bei Kindern

Zugangsweg zum Patienten
• Bei der Lagerung darauf achten, daß alle luftzuführenden Teile des Narkosesystems überblickbar und kontrollierbar sind, insbesondere leicht abknickbare Stellen (Tuben < 6 mm ID)

Klinische Überwachung
• Kopf oder Hals sollten einsehbar sein, um im Falle eines Versagens der Pulsoximetrie eine zentrale Zyanose zu erkennen oder Schwitzen des Kindes (Narkosetiefe!) feststellen zu können
• Ein flaches, kleines Stethoskop gehört bei Kindern unter 6 Jahren auf die linke Thoraxwand geklebt, um Herz- und Atemgeräusch ständig kontrollieren zu können (Hereinrutschen des Tubus!)

 Vorsicht! Keine Einschränkung der Thoraxbeweglichkeit durch größere Pflasterbandagen!

- Messung der *Urinproduktion* bei längeren Operationen, die mit Volumenverschiebungen einhergehen können; statt der oft gescheuten Katheterisierung können auch Plastikbeutel mit Schlauchableitung benutzt werden. Volumensituation eines kleinen Kindes oder Sgl. ist für den nicht Erfahrenen schwierig einzuschätzen ☞ 11.4.5
- *Arterieller Blutdruck* ist durch neuere nicht-invasive Meßgeräte problemlos zu erfassen. Wichtig: richtige Manschettenbreite: 2/3 der Oberarmlänge. RR-Kontrolle immer mitlaufen lassen: Sgl. werden leicht z.B. durch Inhalationsanästhetika, insbesondere Halothan, herzinsuffizient. Bei großen Eingriffen (Tumorchirurgie, Polytrauma) ist auch eine *invasive* RR-Messung indiziert (BGA!)
- Nie ohne Pulsoximetrie arbeiten! Sie stellt *den* wesentlichen Fortschritt im Monitoring gerade bei Kindernarkosen der letzten 10 Jahren dar.
  Außerdem gibt sie sehr häufig gute Hinweise auf die periphere Temperatur und die Volumensituation der Patienten:
  ➤ Fehlmessungen möglich bei CO-Inhalation und bei Intoxikation mit Methämoglobinbildnern (bei einigen Pulsoximetern)
  ➤ Sensoren mit Federclip nur bei Kindern > 20 kg KG, darunter Pflastersensoren (hoher Clipdruck → Durchblutungsbehinderung → Verbrennung!)
- *Temperaturmessung* bei jedem Sgl. und Kind (Gefahr von Auskühlung oder Überwärmung ☞ 11.1.4), Erkennung einer Malignen Hyperthermie)
- *Endexpiratorische CO_2–Messung* als sinnvolle Ergänzung der allgemeinen Monitoring-Maßnahmen, (Kontrolle des Beatmungsvolumens, Früherkennung einer Malignen Hyperthermie ☞ 3.2.9). Ihre Benutzung ist bei Kindern unter 3 kg wegen der damit verbundenen Totraumvergößerung bzw. Atemgasabsaugung evtl. eingeschränkt.

11.3.2 Narkosegeräte

Kinder über 20 kg KG können problemlos mit Narkosegeräten für Erwachsene beatmet werden.

Kleinkinder vom vollendeten **1.–6. Lj:**
Narkosegeräte für Erwachsene *mit folgenden Modifikationen:*
- Kleinlumige Schläuche mit minimierten Ansatzstücken für einen geringen Totraum (Ulmer System)
- Nur **ein** Absorber im Kreisteil zur Herabsetzung des Atemwegswiderstandes, insbesondere bei Spontanatmung
- Kleiner Beatmungsbalg (z.B. bei Geräten der Firma Dräger)
- Kleiner Handbeatmungsbeutel 0,5 l
- Möglichst ein Kinderrotameter zur genaueren Erfassung des AMV, *wenn nur mechanisch gemessen werden kann.*
➤ Für Kinder unter einem Jahr empfiehlt sich für den Anfänger die Handbeatmung, bei entsprechendem Beatmungsgerät und richtiger Parametereinstellung stellt die maschinelle Beatmung aber i.A. kein Problem dar. Noch verbreitet ist das halboffene **Kuhn**-System zur Handbeatmung.

11

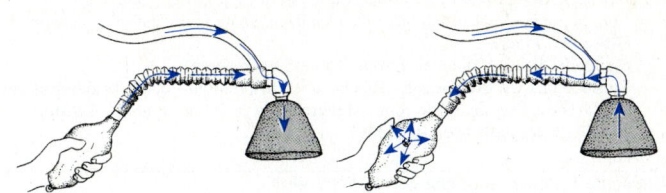

Abb. 11.4: Kuhn-System [A300–157]

- *Einstellung:* Frischgasflow vom 2–3 fachen des AMV (☞ 11.4.3), Abnehmen des Maskenverbindungsstückes zur Prüfung der Dichtigkeit, Verschluß des Beutelloches mit einem Finger
  - ➤ Kurze Schnüffelkontrolle, ob das Narkosegas ankommt, besonders bei Narkosegeräten ohne Narkosegasmessung
  - – *Vorteile:* Nach kurzer Prüfung praktisch keine Versager, keine aufwendige Technik, gute Spontanatmungsmöglichkeit
  - – *Nachteile:* Keine Volumenkontrolle, keine Druckkontrolle, Atemgasanfeuchtung nur durch Befeuchtungsfilter, Narkosegase entweichen in die OP-Luft → bei unproblematischen Narkosen deshalb Überwurfbeutel mit Absaugung installieren, ansonsten drohen Unwillen der im OP Beschäftigten und zu frühe Müdigkeitserscheinungen (Überschreitung der MAK!).

- ➤ Heute durch moderne Geräte, die bis hinunter auf 20 ml AZV einstellbar sind, ersetzbar.

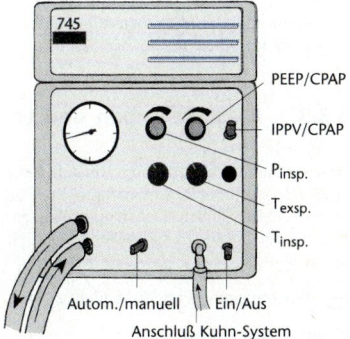

Abb. 11.5: Frontplatte [A300–157]

Für längere Narkosen empfehlen sich drei Gerätetypen

- **Druck- und zeitgesteuertes halboffenes System** *(Typ Dräger-Babylog)*
  - *Vorteile:* keine unbeabsichtigten Druckspitzen, keine Probleme mit Rückatmung (Absorber, Filter)
  - *Nachteile:* keine Volumenkontrolle, kaum Stenosealarm
  - Einstellung: *Atemfrequenz* lt. Tabelle über Inspirations- und Expirationsdauer (f=60/(I+E); *Frischgasflow* vom „Mutternarkosegerät" insgesamt 4–6 l/Min. (O_2 + N_2O), keinesfalls über 10 l/Min.!

Wie stelle ich eine Frequenz von 20/Min. ein?

Frequenz von 20/Min. → 1 Atemzyklus dauert 60/20 = 3 Sek.
→ bei I : E von 1 : 2 → 1 Sek. Insp., 2 Sek. Exspir.

- *Tidalvolumen* kann geschätzt werden: Frischgasflow/Atemfrequenz x Inspirationsanteil in %,

---

Beispiel: Frischgasflow 6 l/Min., Atemfrequenz 30/Min., I:E= 1:2
→ 4000/30 x 0,33 = 44 ml/Atemhub

- *Beatmungsdruck* zwischen 15 und 20 cm H_2O halten, dabei Thoraxexkursion beobachten, Kapnometrie vergleichen

- **Modifikation eines Volumen-Zeitgesteuerten Beatmungssystems** *(Typ Siemens-Elema Servo C/D)*
  - *Vorteil:* auch kleinste Atemminutenvolumina einstellbar (*Cave:* Narkosegaszumischung nur mit besonderer Zusatzeinrichtung)
  - *Nachteil:* Handbeatmung in der Ein-und Ausleitphase nur mit angeschlossenem Kuhn-System

- **Neuere volumenkontrollierte Narkosegeräte** *(Typ Dräger Cicero/Cato/Julian)*
  - *Vorteil:* Atemzugvolumen bis 20 ml einstellbar, Ein- und Ausleitung mit Handsystem möglich, Kompensation der Schlauchcompliance und des damit verbundenen Volumenverlusts bei Cicero und Cato.

11.3.3   Masken, Tuben und Laryngoskope ──────────

Am besten eignen sich die sog. Rendell-Baker Masken, möglichst aus durchsichtigem Plastik (Beurteilung der Lippenfarbe, Speichel o.ä.). Totraum bei Größe 0 bzw. 1 etwa 2–4 ml. Guedel-Tuben nach Kopfgröße (eher großzügig wählen, da Kinder, insbes. Sgl. eine rel. große Zunge haben); bei Sgl. nur bedingt nötig (beißen selten, gute Nasenatmung).

 Bei Inhalationseinleitung nicht zu früh einlegen (Würgereiz, Laryngospasmus)

Tubenart und -größe
Möglichst nur Einmal-Kunststofftuben verwenden, bis zum 7. Lj. ohne Blockermanschette (*Cave:* Ödembildung).

11

Anhaltsgrößen für Tuben					
Alter	Gewicht	Charriere	ID (in mm)	Länge Zahn – Bifurkation	Länge Nase – Bifurkation
Frühgeb.	< 2 kg	12	2,5	10 cm	12 cm
< 6 Mon	5– 7 kg	16	3–3,5	12 cm	14 cm
7–18 Mon	7–11 kg	16–18	3,5–4,0	13 cm	15 cm
2–4 J	12–17 kg	18–22	4,5–5,0	14,5 cm	16,5 cm
4–6 J	17–22 kg	22–24	5,0–5,5	16 cm	18 cm
6–10 J	22–33 kg	24–28	5,5–6,5	20 cm	22 cm

 Tips & Tricks

- Tubus soll etwa so dick sein wie der kleine Finger des Kindes
- Bis Größe 5,5 mm nur ungeblockte Tuben verwenden, da sonst die Gefahr der bedrohlichen Trachealschleimhautschwellung zu groß ist. Bei kleinem Leck evtl. mit feuchter Mullbinde abstopfen.
- Ab einem Beatmungsdruck > 25 mbar muß jeder ungeblockte Tubus undicht sein, sonst ist er zu groß → Tubus gegen kleineren (0.5 mm) auswechseln!

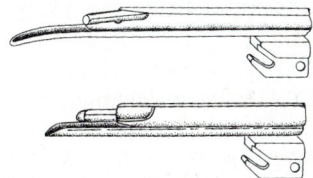

Abb. 11.6: Gerade Laryngoskope für Frühgeborene und Säuglinge [A300–157]

Laryngoskope		
Für Früh- und Neugeborene	Größe 0	gerade
Säuglinge je nach Gewicht	Größe 0 oder 1	gerade
> 1 Jahr/10 kg	Größe 1 oder 2	normal gebogen

11.4 Durchführung der Narkose

11.4.1 Vorbereitungen

Für eine Maskennarkose/Intubationsnarkose
- Temperatur im OP ausreichend? (☞ 3.1.3, 11.1.4)
- Inspektion von Narkosegerät und Material:
  - Sauerstoffschlauch der zentralen Gasanlage fest?
  - Rotameter läuft, System bei Handverschluß dicht?
  - Narkosegas kommt im Beatmungsschlauch an? (eventuell Narkosegasmonitor)
  - Absauger funktioniert?
  - Absaugkatheter klein genug für gewählten Tubus?
  - Laryngoskop funktioniert/leuchtet?
    - ➤ Nicht jeder Spatel paßt zu jedem Griff; testen!
  - Tuben vorhanden (gewählte Größe ☞ 11.3.3, dazu je ein Tubus 0,5 mm größer und 0,5 mm kleiner)?
  - Magill-Zange für nasale Intubation?
  - Pulsoximeter und EKG zeigen an?
  - Präkordiales Stethoskop aufgeklebt (evtl. nach Einleitung)?
- Lagerung: Bes. bei Sgl. muß der (physiolog. unproportional zu große) Kopf z.B. durch maßgeschneiderte Kopfringe so gelagert werden, daß er nicht zur Seite kippt oder zu steil auf die Brust fällt; ggf. zwei Lagerungsmullringe benutzen, Kopf in „Schnüffelposition" bringen.

11.4.2 Narkoseeinleitung

Einleitung des gesunden, nicht erkälteten Kindes/Sgl. je nach Vorliebe (des Anästhesisten und des Kindes) entweder per Inhalation (mit oder ohne vorher gelegtem i.v. Zugang) oder, wenn ein venöser Zugang vorhanden ist, sofort mit Injektionsanästhetika.

Inhalationsmethode

Vorteile
- Spontanatmung bleibt lange erhalten, es kann getestet werden, ob sich das Kind gut mit einer Maske beatmen läßt
- In tiefer Inhalationsnarkose kann auch ohne Einsatz von Relaxantien intubiert werden.

Nachteile
- Erfahrene(r) Helfer(in) zum Legen des venösen Zugangs nötig
- Keine Ileuseinleitung möglich: Kind muß einwandfrei nüchtern sein!
- Bei schwierigen anatomischen Verhältnissen (Neu- oder Frühgeborenen, kranio-fazialen Mißbildungen) wird die Relaxation mit NDMR oder Succinylcholin zusätzlich notwendig sein.

Größe der Kanüle bei:
24 G für Frühgeborene und Sgl.
22 G ab 6 kgKG
20 G ab 15 kgKG

11

- Die richtige Narkosetiefe ist manchmal schwer einzustellen; ist sie zu flach, bekommt das Kind einen Laryngospasmus, ist sie zu tief, wird das Kind, speziell Neugeborene und Sgl. möglicherweise herzinsuffizient
- Längere Dauer: das Kind muß mindestens 5 Min., eher 8 Min. schlafen, ehe ein Intubationsversuch gewagt werden kann
- Austritt von Narkosegasen in die Raumluft, wenn kein spezielles Doppelmasken-system vorhanden ist.

Tips & Tricks

- Vorzeitiger Intubationsversuch, auch wenn das Kind schon zu schlafen scheint, führt ohne Muskelrelaxans unweigerlich zum Laryngo/Bronchospasmus → auf jeden Fall warten, bis das Bellsche Phänomen (Augen blicken nach oben außen) vorbei ist!
- Soll das Kind den venösen Zugang erst im OP erhalten, ist bei schwierigen Venenverhältnissen (Babyspeck!) die Punktion nach Inhalationseinleitung (vor Intubation) leichter!

Bevorzugte Narkosegase zur Einleitung bei Sgl. und Kleinkindern: Halothan oder Sevofluran.
Enflurane und Isofluran sind auch möglich, führen aber wegen des nicht so angenehmen Geruchs eher zu ,,Kampfeinleitungen" und Broncho-Laryngospasmus als Halothan bzw. Sevofluran.

- Sauerstoffflow von 3–6 l/Min. einstellen
- Mit Ulmer System (Kleinkinder) oder Kuhn-System (Säuglinge) ca. 2–3 Min. präoxygenieren → O_2-Reservoir bei Sgl. sehr klein, muß unbedingt aufgefüllt sein, da schon zu Beginn der Einleitung Laryngo/Bronchospasmus möglich
- Nach Aufsetzen der Atemmaske langsam die Gaskonzentration innerhalb von 2 Min. auf 1,5–2,5 Vol% steigern (Halothan) oder bei Sevofluran innerhalb von 2 Min. auf 5–7 Vol% einstellen
- Mit zunehmender Narkosetiefe Atmung beobachten und ggf. assistieren
- Nach 6–8 Min. (bei Sevofluran schon früher) kann ein venöser Zugang gelegt werden (möglichst von einer erfahrenen Hilfsperson/ Kollege/in)

Vorzugsorte (Reihenfolge der Versuche):
Handrücken – Fuß – Handgelenk palmar/Handwurzel – Kopfhaut

- Bei Kindern unter 10 kg Priming für Succinylcholin mit NDMR nicht nötig
- Für i.v.-Einleitung, 1,5–2 mg/kgKG Methohexital oder 3–5 mg/kgKG Thiopental i.v. (auch 0,15–0,3 mg/kg KG Etomidat, z.B. Etomidat-Lipouro (brennt nicht in der Vene!) möglich), dann 2–3 Min. vorher 2–3 mg/kgKG Fentanyl i.v. geben
- Propofol zwar vom Hersteller noch nicht für Kinder < 3 J. zugelassen, wird aber inzwischen schon lebhaft diskutiert und vorgeschlagen, insbes. wegen der guten Intubationsverhältnisse.
- ➤ Spritzengröße dem Kind anpassen: für Sgl. 1 ml Spritzen benutzen bei gleicher Konzentration der Medikamente, um Falschdosierungen zu vermeiden (außer evtl. Atropin)

- Unter speziellen Indikationen auch Einleitung mit Ketamin möglich (1–2 mg/kgKG i.v. oder 5–6 mg/kgKG i.m. Beachte: 1/2 Dosierung bei Ketamin-S!)
- ➤ *Cave:* nicht bei Verdacht auf erhöhten Hirndruck! Ketamin nur nach vorheriger Gabe eines Benzodiazepins (z.B. Midazolam 0,1–0,2 mg/kgKG i.v.)
- Bei einfachen anatomischen Verhältnissen:
  - Intubation ohne Relaxans
  - Sonst z.B. 0,6–1 mg/kg KG Vecuronium i.v.
  - Bei entsprechender Indikation 2–3 mg/kgKG Succinylcholin.
- Neuere Erkenntnisse zu Nebenwirkungen und Risiken von Succinylcholin beachten! (☞ 22).

11.4.3 Intubation und Beatmung

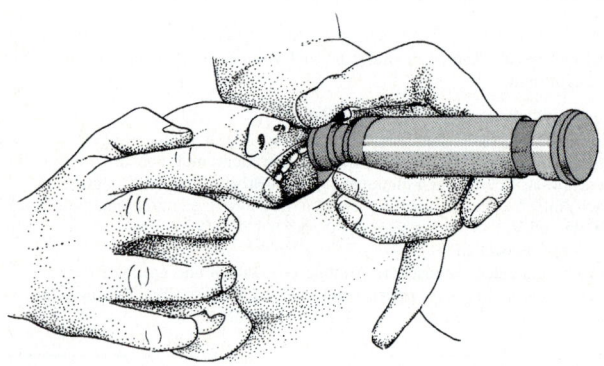

Abb. 11.7: Kopfhaltung bei Intubation
Beachte die Stellung des linken kleinen Fingers zur Einstellung des Kehlkopfes
[A300–157]

Oral intubieren
- Bei Ileuseinleitung; Routineeingriffen wie z.B. Leistenhernie
- Bei Eingriffen am Kopf bzw. im Mund-Kieferbereich Vorgehen unbedingt vorher mit Operateur absprechen

 Erst einseitig intubieren, dann zurückziehen, bis Atemgeräusch beidseits erscheint, dann noch weitere ein bis zwei Zentimeter zurückziehen, je nach Alter (☞ 11.3.3)

11

Nasal intubieren

- Bei längeren OPs; vollständig abgedecktem Kopf; absehbarer postoperativer Nachbeatmung
- Die nasale Intubation, insbes. die Nasenpassage gelingt leichter als beim Erwachsenen, also großzügiger indizieren
- *Vorteil:* Sichere Fixation des Tubus durch langen Weg in der Nase
- *Nachteil:* Tubus kann auch am Austritt aus der Nase abknicken → mit Pflaster schienen

Vorgehen bei evtl. zu erwartender schwieriger Intubation (☞ 2.4.8)

- Bei Sgl. in solchen Situationen evtl. wach intubieren (gewöhnungsbedürftig): Ein i.v. Zugang muß schon liegen
- Ein Helfer hält den Kopf des Kindes so fest wie möglich
- Sobald der Kehlkopfeingang identifiziert und der Tubus „passabel" erscheint, wird das Einschlafmittel in ausreichender Menge (☞ 11.4.2) gegeben und der Tubus eingeführt.

Maßnahmen nach der Intubation

- *Fixieren* des Tubus
- *Magensonde* legen und absaugen: Bei jeder Maskenbeatmung gerät Luft in den Magen, der spätestens nach der Extubation die Eigenatmung behindert (und während intrabadomineller Operationen den Operateur)
- Beatmungsschlauch auf der ganzen Länge (wenn möglich) im Auge behalten, bei Diskonnektion bleibt nur wenig Zeit
- Besonders häufig bei Sgl.: Tubusabknickung wegen der geringen mechanischen Stabilität kleiner Tuben (< 6 mm ID).

 Cave: Druckkontrollierte Beatmungsgeräte (Dräger Babylog) geben keinen zuverlässigen Stenosealarm! Beatmungsgeräusch ständig kontrollieren, besonders bei Sgl. mit Infekten: Tubus verstopft manchmal durch antrocknendes Sekret.

Beatmung

- Physiologische Atemfrequenz (☞ 20) als Leitgröße für die Beatmungsfrequenz schwer festzulegen, es existieren aber diverse Tabellen und Normogramme, denen man unter Berücksichtigung des Körpergewichts, des Patiententotraums, (etwa 2 ml/kg KG), des Totraums im Beatmungsgerät (kompressibles Volumen) und der notwendigen alveolären Ventilation einer Basiseinstellung für Kinder in den ersten Lebensjahren entnehmen kann (☞ Tab. Atemfrequenz 20.3)
- Beatmung bei druckkontrollierten Geräten erst auf 15 cm H_2O einstellen bzw. bei volumenkontrollierten Geräten niedrigstes berechnetes AZV einstellen, dann langsam unter Beobachtung der Thoraxexkursionen und der pCO_2-Meßwerte steigern oder senken

---

Faustregel: 125 ml/kgKG alveoläre Ventilation beim Sgl.
+ 2 ml/kgKG Totraum/Atemzug.
Beispiel: 4 kg Sgl., AF=25 → 4 x 125=500 ml + 4 x 2 x 25 = 200 ml
= 700 ml/Min./25= 24 ml/Atemzug

F_iO_2 bei Frühgeborenen und Sgl. bis 4 Monaten so einstellen, daß die SaO_2 unter 100 % bleibt (Gefahr der retrolentalen Fibroplasie).

11.4.4 Maskennarkose

Methode der Wahl in der Kinderchirurgie ist die Intubationsnarkose. Maskennarkosen können aber indiziert sein bei kurzen elektiven Operationen (< 30 Min.) bei Kindern über einem Jahr.

- *Kontraindikationen:* Kinder unter 6 Mon., nicht nüchterne Kinder, Ileus
- Wegen der relativ kleineren Funktionellen Residualkapazität gelingt die Narkoseeinleitung bei Sgl. und Kindern schneller als bei Erwachsenen
- Spontanatmung nur bei reinen Inhalationsanästhesien oder Ketanest und unter pCO_2-Kontrolle; sonst mit Hand assistieren.

Für die Larynxmaske gilt die gleiche Indikation wie für die Maske ☞ 2.3.6.

11.4.5 Flüssigkeitstherapie, Transfusionen

Der basale Flüssigkeitsbedarf wird bei Sgl. mit einer Elektrolyt/Glukose-Lösung gedeckt, z.B. HG 5® oder Tutofusin-Päd®, Dosierung ☞ 20.

➤ Bei Sgl. (< 1 Jahr) nur mit Perfusor infundieren wegen Gefahr der versehentlichen Überinfusion.
- Zusätzl. Flüssigkeitsverluste mit Ringerlsg. ersetzen
- Fieber erhöht die notwendige Menge z.T. erheblich (pro °C 10 %)
- Besondere OP-Situationen führen zu enorm hohem Flüssigkeitsbedarf (offenes Abdomen, Ileus); Flüssigkeitsverlust dann evtl. auch durch *Humanalbumin* (5%ig) ersetzen → 2–4 ml/kgKG, bis die Herzfrequenz wieder sinkt
➤ Bei gleichbleibender Ventilation macht sich ein Volumendefizit u.a. durch ein Absinken des endexpiratorisch gemessenen pCO_2 bemerkbar → Trendkurve auf Monitor ansehen, aber auch evtl. Temperaturschwankungen mitberücksichtigen (s.u.).
- Wegen der Möglichkeit einer Hypoglykämie intraoperativ bei Sgl. BZ stündlich kontrollieren

 Tips & Tricks
- Tachykardie auch bei zu flacher Narkose (RR steigt) und intraoperativer Temperaturerhöhung → ggf. versuchsweise Opiat geben
- Blutvolumenverluste führen schneller zur Zentralisation als beim Erwachsenen, ohne daß Sgl. tachykarder werden, also grundsätzlich eher etwas mehr Volumen geben.

Transfusionen
➤ *Bereits vor der OP klären!*
- Präparate der Wahl: Erythrozytenkonzentrat, Fresh Frozen Plasma
- Ist für die OP Bereitstellung von Konserven notwendig? Im Zweifel Rücksprache mit Operateur
➤ Blutgruppe des Neugeborenen hauptsächlich von mütterlichen Antikörpern bestimmt; Rücksprache mit Pädiater bzw. Blutbank
- Vor der OP Berechnung des Blutvolumens: 75–80 ml/kgKG
- Festlegen: Wie tief darf der Hb-Wert sinken (Interventionspunkt)? (abhängig vom Normwert für das entsprechende Alter und vom Zustand des Kindes).

Wieviel Blut muß am Interventionspunkt gegeben werden?

• *Beispiel:* Ausgangs-Hb sei 160 g/l.
  Interventions-Hb sei 120 g/l bei Körpergewicht von 6 kg.

  Anfangs-Hb-Gehalt = Blutvolumen x Hb = 80 x 6 x 160 = 76,8 g
  Interventions-Hb-Gehalt = Blutvolumen x Hb = 80 x 6 x 120 = 57,6 g
  Blutverlust darf maximal betragen: 76,8–57,6 = 19,2 g
  entsprechend 19,2 g/ 160 g/l = 120 ml

• Zunächst die Hälfte des verlorengegangenen Blutes ersetzen. Dabei Perfusor oder spezielle Transfusionstropfenkammern für Säuglinge benutzen. Transfusionsgeschwindigkeit nach Fortschreiten des Blutverlustes einstellen, ggf. zweite Hälfte geben.
• Ab einem Volumenverlust von 10 % des Blutvolumens (also im Beispiel ab ca. 50 ml Blutverlust) muß Volumen (z.B. Humanalbumin 5 %), bei Überschreitung der Interventionsgrenze (ab 120 ml) Blut substituiert werden

➤ Schnell auftretende Volumen- und Blutverluste müssen prompter substituiert werden als langsame.

Evtl. erhebliche Blutverluste bei
• Tumor-OPs (z.B. Willms-Tumor)
• Trichterbrust-OP
• Gefäß-OPs (z.B. bei Mißbildungen).

11.4.6　　Extubation ─────────────────────────────

Sgl. und Kleinkinder sind wesentlich eher laryngospasmusbereit als Erwachsene, entsprechend vorsichtig die Narkose ausleiten: nie in der Exzitationsphase! → häufig Augenstellung und Pupillengröße kontrollieren.

• Kind möglichst noch in Narkose zur Spontanatmung kommen lassen, Mund und Rachen absaugen, Narkosegase abdrehen, 100 % O_2 geben und dann jede Irritation von außen (neugierige Kollegen, aufräumende OP-Schwestern, nachuntersuchende Operateure) unterbinden, bis das Kind sich (in der Regel plötzlich und heftig) bewegt, also so wach wie möglich ist.
• Wichtigste Regel: Geduld!
• Tubus unter leichtem Blähen herausziehen, über Maske noch einige Minuten Sauerstoff geben
• *Besondere Vorsicht bei Frühgeborenen und ehemaligen FG.:* auch eine regelmäßige Atmung kann postoperativ wieder aussetzen → längere Überwachung im OP bis zur Übergabe, anschließend Intensiv-Platz oder Sitzwache, wenn kein Intensivbett verfügbar
• Die Körpertemperatur muß vor der Extubation 36 °C überschritten haben (sonst Apnoegefahr)
• Station muß bei Sgl. auf stridorös werdende Atmung achten → ggf. Adrenalinvernebler zum Abschwellen einsetzen.

11.4.7 Postoperative Analgesie

Sgl. können ihre Schmerzen nicht mitteilen. Zeichen: Unruhe, Tachykardie, Schreien → solange Analgetika geben, bis sie schmerzfrei erscheinen. Notwendigkeit einer speziellen postoperativen Schmerztherapie bei Säuglingen ist umstritten. Folgendes Vorgehen scheint empfehlenswert:

- Noch vor der Ausleitung Applikation eines „peripheren" Analgetikums, z.B. Paracetamol rektal (z.B. 20 mg/kgKG bei Sgl.)
- Auf Station oder im AWR je nach Ausdehnung der OP und der Schmerzäußerungen 1 mg/kgKG Pethidin i.m. (oder 0,5 mg/kgKG i.v.; z.B. Dolantin®) oder mehr bei Bedarf
- Möglichst noch intraoperativ periphere Leitungsblockade anlegen!
- ➤ *Ausnahme:* Bei Frühgeborenen und ehemaligen Frühgeborenen bis zum 6. Lebensmonat keine Opiate ohne Intensivüberwachung wegen der erhöhten Gefahr des Atemstillstandes.

11.5 Spezielle Probleme bei Kindern

11.5.1 Maligne Hyperthermie (MH)

Eine MH tritt bei Kindern häufiger auf als bei Erwachsenen, wichtig ist also die Überwachung aller Vorzeichen.

- Tonus der Muskulatur bei der Intubation (mit Succinylcholin) erhöht
- Endexpiratorischer CO_2-Gehalt stark erhöht
- Körpertemperatur erhöht (Spätsysmptom!)
- O_2-Sättigung stark erniedrigt
- Herzrhythmusstörungen
- Bei Verdacht auf MH sofort den Operateur verständigen, um die OP notfalls so schnell wie möglich beenden zu können
- Maßnahmen ☞ 3.2.9 vorbereiten und Oberarzt rufen lassen
- Blutgasanalyse abnehmen
- Entscheidend ist der Säure-Basen-Haushalt (liegt schwere Azidose vor?).

 Sgl. reagieren häufig sehr schnell und heftig auf Schmerzreize mit CO_2-Erhöhung, bei einigen OPs (z.B. urologischen) auch mit Temperaturerhöhung ohne daß eine MH vorliegen muß.

11.5.2 Laryngospasmus

- *Auslöser:* Extubation während der Exzitationsphase, Sekret im Kehlkopfbereich, mechanische Reizung durch Bewegung des Tubus
- *Diagnose:* Nach Extubation frustrane Atembewegungen mit Einziehung des Thorax

- *Vorgehen:* 100 % Sauerstoff über Maske anbieten, Atemwege durch Esmarch-Hand-griff freihalten, vorsichtige Beatmungsversuche
  ➤ *Cave:* bei zu hohem Beatmungsdruck wird nur der Magen gebläht
- Sauerstoffsättigung beobachten
- Alles Nötige zur Reintubation bereitstellen lassen
- Bei weiter abfallender Herzfrequenz laryngoskopieren, evtl. vorhandenes Sekret absaugen und ggf. intubieren
- Wenn Schleimhaut- oder Stimmbandschwellung an der Obstruktion beteiligt sein können, Kortikoid i.v. geben, z.B. Prednisolon 3 mg/kgKG (z.B. Decortin H®).

11.5.3   Reanimation des Neugeborenen

Bei einem schwer asphyktischen Kind sofort nach der Geburt mit der Reanimation beginnen ohne den 1-Minuten-Apgarwert abzuwarten; extrathorakale Herzdruckmas-sage ist schon erforderlich, wenn die Herzfrequenz trotz ausreichender Sauerstoffbe-atmung nach 15–30 Sek. noch ca. unter 80/Min. liegt.

- Absaugen (bei Verdacht auf Mekoniumaspiration auch endotracheal), Wärmeschutz, präkordiales Stethoskop
- Beatmung über Neugeborenen-Beatmungsbeutel und Maske mit Sauerstoff (Atem-frequenz 40/Min.), wenn möglich nasotracheale Intubation (Frühgeborene bis 1000 g 2,0 mm; 1000–2500 g 2,5 mm; > 2500 3,0 mm Tubus), sorgfältig auskultieren (Gefahr der einseitigen Intubation)
- BGA aus Nabelschnurblut (pH > 7,2).

Technik der Reanimation

- Primär Intubation und kontinuierliche Beatmung (F_iO_2: 100 %, Beatmung: 40/Min.)
- Beide Daumen auf das Sternum unmittelbar unterhalb der Intermamillarlinie aufsetzen, die restlichen Finger umschließen den Thorax und dienen als Widerlager
- Kompression des Herzens durch Eindrücken des Sternums (ca. 1–2,5 cm tief, Frequenz: 100–150/Min.)
- Verhältnis Herzmassagen/Beatmung 15:3
- Adrenalin über Tubus oder den Nabelvenenkatheter injizieren; Adrenalin (1:10000) 0,01 mg/kg KG i.v., 0,1 mg/kg KG intratracheal, mehrfach repetierbar
- Erfolg der kardiopulmonalen Reanimation: Hautfarbe des Stamms wird rosig, Pulse der großen Arterien tastbar, Pupillen werden mittelwert oder eng (unzuverlässige Zeichen!)
- Bradykardie: Atropin 0,01–0,03 mg/kg KG → Frequenzanstieg
- Atemdepression durch Opiatüberhang: Naloxon® 0,005–0,02 mg/kg KG
- Verlegung in die Kinderklinik: in Absprache mit dem Geburtshelfer und dem Pädiater, wenn sich der Zustand des Neugeborenen nicht verbessert; Voraussetzun-gen: gut fixierter nasotrachealer Tubus, ausreichende Beatmung und Sauerstoffzu-fuhr; Volumenersatz, Transportinkubator

Pufferung mit Bikarbonat nur, wenn sich nach wiederholten Reanimationsbemühungen (frühestens nach 10 Min.) keine ausreichende Herztätigkeit erzielen läßt. Die 8,4%ige Natriumbikarbona (Sr. Helga!)t-Lösung (1 ml = 1 mval) 1:1 mit Aqua dest. verdünnen, 1 ml NaHCO3 8,4 % pro kg Körpergewicht langsam i.v. NW: Hypernatriämie, Hyperosmolarität, Hirnblutungen; weitere Korrektur entsprechend den Werten der BGA.

11.6 Spezielle Operationen bei Säuglingen

11.6.1 Ösophagusatresien/fisteln ────────────

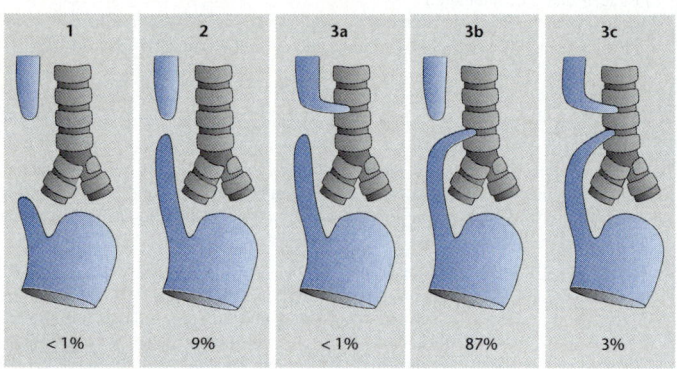

Abb. 11.8: Anatomie von Ösophagusatresien/-fisteln [A300–157]

Probleme

Intra- und präoperative Aspiration mit Pneumonie, Verlegung der Trachea durch den Operateur

- Rachen gut absaugen
- Intubation unter Spontanatmung oder sogar wach
- Tubus über die Fistel hinaus vorschieben
- Evtl. Handbeatmung während der Manipulation an der Trachea, um Verlegungen sofort zu erkennen
- Kontrolle des Beatmungsdruckes, um Blähung des Magens über die Fistel zu vermeiden
- Bei Beatmung auf Lachgas verzichten, um eine Diffusionsüberblähung des Darmes zu vermeiden.

11.6.2 Hypertrophe Pylorusstenose ────────────

Problem: Präoperative Dehydratation, Alkalose, Elektrolytentgleisung → präoperativ ausgleichen. OP ist sonst einfach und kurz, kein Notfall.

- Vor OP nochmals Magen absaugen (Magensonde liegt schon wegen Ther. auf Station)
- Elektrolyte präop. kontrollieren
- Ileuseinleitung.

Nach der eigentlichen Pylorotomie müssen 10–20 ml Luft durch die Magensonde gepumpt werden zur Sichtprüfung, ob die Pylouswand dicht geblieben ist.

11.6.3 Zwerchfellhernien, Enterothorax

Häufigkeit 1:3000

Problem: Durch Agenesie oder Kompression oder beides wird die (meistens linke) Lunge nicht belüftet, Magen, Leber oder Darm befinden sich im Thorax. Muß noch am Geburtstag operiert werden.

- Neugeborenes kommt meist schon intubiert und beatmet, wenn nicht, handelt es sich um einen geringfügigen Befund
- Während der OP Hand-Beatmung, bei geeignetem (modernen) Gerät auch Maschinenbeatmung
- Keine Maskenbeatmung zur Einleitung, sonst Magenüberblähung
- Keine Blähversuche der betroffenen Lungenseite ohne direkte Sicht oder Sichtkontrolle durch den Operateur.

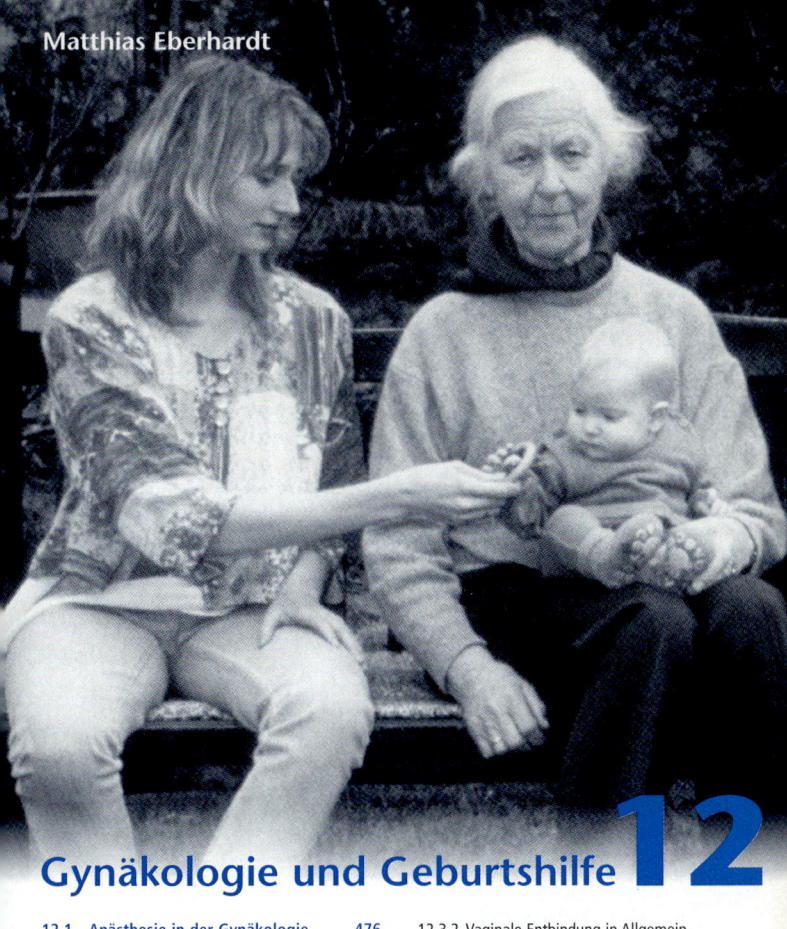

Matthias Eberhardt

Gynäkologie und Geburtshilfe **12**

12.1 Anästhesie in der Gynäkologie

Gynäkologische Patientinnen sind zumeist mittleren Alters und in gutem AZ. Komplikationen treten meist als Folge bekannter Grunderkrankung, wie z.B. Diabetes mellitus ☞ 4.5.1 oder Hypertonus ☞ 4.1.1 auf. Besonderes Augenmerk auf geriatrische Patientinnen richten (Störungen der Herz-Kreislauf-Atem- und Nierenfunktion) ☞ 4.1, 4.2, 4.3.

Präoperative Diagnostik
Routine-Untersuchungen (☞ 1.1), Anamnese (☞ 1.1.1), Körperliche Untersuchung (☞ 1.1.2), Erweiterte Diagnostik (☞ 1.1.7).

Prämedikation
ASA-Score (☞ 1.1.4), Medikamentenverordnung (☞ 1.1.10).

Narkoseverfahren
- Narkoseführung nach den gleichen Richtlinien wie bei der Allgemeinchirurgie (☞ 7.1): bei abdominellen Eingriffen in der Regel Intubationsnarkose (☞ 5.2)
- Regionalanästhesie für kurzdauernde vaginale Operationen grundsätzlich möglich; setzt kooperative Pat. voraus! Nachteil: Operations- und lagerungsbedingte Störungen der Ventilation, mangelnde Muskelrelaxation (z.B. Pressen und Husten der Pat.). Bei kurzen Eingriffen (< 30 Min.), wie z.B. Abrasio (☞ 12.1.2) und Radiumeinlage Kontraindikationen beachten (z.B. nicht nüchterne Pat. ☞ 3.3.7).
- Mittlerweile stellt die Anwendung der Larynxmaske (☞ 2.3.6) für gynäkol. Kurzeingriffe eine feste Alternative dar.

Überwachung der Narkose (☞ 2.7)

12.1.1 Lagerung

Bei gynäkologischen Operationen sind meist anatomisch ungewöhnliche Lagerungen der Pat. erforderlich. Verantwortlich für die Lagerung der Pat. sind Operateur und Anästhesist.

Trendelenburg-Lagerung (☞ 14.2.3)
Pat. liegt auf dem Rücken, Kopftieflagerung, Symphyse höchster Punkt des Stammes. *Ind.:* z.B. Abdominelle Hysterektomie, Eingriffe im Beckenbereich, Laparoskopien.

Steinschnittlage (☞ Abb. 14.1)
Pat. liegt auf dem Rücken, Hüften und Knie gebeugt, Oberschenkel abgespreizt und nach außen rotiert. *Ind.* z.B. Vaginale Hysterektomie, Laparoskopie.

Im Rahmen dieser Lagerungen können folgende Komplikationen auftreten
- Abnahme von Compliance und Vitalkapazität der Lunge bei Spontanatmung durch Beeinträchtigung der Zwechfellbeweglichkeit → Gefahr der respiratorischen Insuffizienz, insbesondere bei Pat. mit Adipositas und COLD

12

- Hochlagerung der Beine führt zu einer Autotransfusion von bis zu 1500 ml Blut → Gefahr der Rechts- bzw. Linksherzdekompensation bei eingeschränkter kardialer Reserve; zusätzlich erhöhter Druck in den Hirnvenen → Bei Disposition Gefahr der Netzhautablösung durch starken Venendruckanstieg
- Gefahr der Hypotonie und Bradykardie durch rasches postoperatives Absenken der unteren Extremitäten; evtl. Kreislaufkollaps bei kardial vorbelasteten Pat. *Cave:* Gefahr der CO_2-Embolie (☞ 3.2.7) bei Laparoskopien in Trendelburg-Lagerung (CO_2-Insufflation bei venöser Gefäßverletzung). Erweitertes perioperatives Monitoring (☞ 2.7).

 Tips & Tricks

- *Cave:* „Um Lagerungsschäden zu vermeiden muß die Ausrüstung dem Patienten angepaßt werden und nicht der Patient der Ausrüstung" (Goldstein). Gefährdete Stellen (Ellenbogen, Handgelenk, Achselhöhle) mit Watte und/oder Schaumstoffschienen abpolstern, Arme nicht zu fest mit Riemen (besser Bänder mit Klettverschluß) fixieren, Überstreckung im Schultergelenk vermeiden wegen möglicher Plexusschäden.
- Tubuskontrolle nach Beendigung der Lagerungsmaßnahmen.

12.1.2 Gynäkologische Eingriffe

Aufklärung und Einverständnis der Pat. (☞ 1.1), Prämedikation (☞ 1.1).

In vitro-Fertilisation/Embryotransfer-Behandlung

Nach hormoneller Stimulationsbehandlung der Ovarien erfolgt über einen kleinen, evtl. ambulant durchführbaren Eingriff (ca. 6 Min.), eine ultraschallgesteuerte transvaginale Follikelpunktion.
- Allgemeinanästhesie (z.B. Maskennarkose mit erhaltener Spontanatmung ☞ 5.1; Larynxmaske (☞ 2.3.6) oder i.v. Anästhesie (z.B. Ketamin/Midazolam) möglich)
- Wird die Follikelpunktion laparoskopisch durchgeführt, immer Intubationsnarkose mit dazugehörigem Monitoring (☞ 5.2).

Cervix-Corpus-Curettage/fraktionierte Abrasio

- Kleiner operativer Eingriff
- Durchführung in Allgemeinanästhesie (z.B. Maskennarkose ☞ 5.1) oder i.v. Anästhesie (☞ 2.2).

 Regionalanästhesie (Spinalanästhesie, Periduralanästhesie, Pudendusblock) lediglich bei Pat. mit eingeschränkter Lungenfunktion (☞ 4.2, 6.2, 6.3).

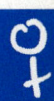

Interruptio (Schwangerschaftsabbruch)

- < 12. SSW: Allgemeinanästhesie oder PDA
- > 12. SSW: Analgesie am besten über PDA-Katheter; anschließend Wehenauslösung mit Prostaglandinen. Bei ungenügender Analgesie (auch aus psych. Gründen) Ergänzung durch Allgemeinanästhesie zur Entwicklung des Feten sowie zur Nachkürettage.

 Es ist keine Arbeitsverweigerung, bei einer Interruptio aus ethischen Gründen nicht zu assistieren. *Ausnahme:* Interruptio aus medizinischer Indikation bei gleichzeitiger vitaler Gefährdung der Mutter.

Radiumeinlage

Strahlentherapie (z.B. Zervix-Ca): Ein mit Radium gefülltes Röhrchen, das mit einer vor der Portio liegenden radiumgefüllten Platte fest verbunden ist, wird intrazervikal und intrauterin eingelegt.

 Wegen der Strahlenbelastung für Anästhesie und medizinisches Personal Regionalanästhesieverfahren bevorzugen.

Laparoskopie/Pelviskopie

Bauchspiegelung zur Beurteilung des inneren Genitale, häufig bei folgenden Indikationen: V.a. Tubenverschluß (zur Sterilitätsabklärung), Endometriose, Genitalmißbildung, Sterilisation, unklare Unterbauchschmerzen, EUG, Myomentfernung, Zystenabtragung.
- Immer Intubationsnarkose mit kontrollierter Beatmung
- Insuffliertes CO_2 (ca. 3–4 l) führt durch erhöhten intraabdominellen Druck zu einem Anstieg des Beatmungsdruckes (evtl. Herz-Kreislauf-Störungen)
- Diffusion von CO_2 in die Blutbahn $\rightarrow$ Anstieg des endexspiratorischen CO_2 (Kapnometrie ☞ 2.7; *cave:* CO_2-Embolie (selten) ☞ 3.2.7)
- Hypothermie bei Insufflation von großen Mengen nicht temperierten CO_2-Gases
- Ggf. postoperative Schmerzen im Schulter-Rückenbereich.

 Cave: Bei EUG kann die Diagnose laparoskopisch erfolgen, zur OP muß meist laparotomiert werden ($\rightarrow$ Gefahr eines hypovolämischen Schocks, rechtzeitig EK bereitstellen).

Ausgedehnte gynäkologische Operationen

Radikale Mastektomie, Hysterektomie, Hysterektomie + Inkontinenz-OP, Ovarektomie, Wertheim-OP
- Bei Risikopatientinnen (z.B. KHK, Hyperthyreose) konsiliarische Untersuchungen anfordern
- Hinweis auf präoperative Eigenblutspende (bei Wahleingriffen) und Fremdblutgabe ☞ 2.10, 2.11
- Allgemeinanästhesieverfahren bevorzugen; zusätzlich Katheter-PDA zur peri- und postoperativen Analgesie bei abdominellen Operationen erwünscht; alternativ PCA-Pumpe (patient controlled analgesia)
- Narkoseführung und intraoperatives Monitoring wie in Allgemeinchirurgie ☞ 7.1.

12

12.2 Anästhesie in der Schwangerschaft

Bei Operationen und Narkosen ist das Risiko für Aborte und frühzeitige Wehentätigkeit erhöht. Durch Blutdruckabfall, Verminderung der Durchblutung der uteroplazentaren Einheit, Hypoventilation mit Hypoxie der Mutter, Hyperkapnie der Mutter und unerwünschten Arzneimittelinteraktionen besteht die Gefahr der fetalen Asphyxie.

- Elektive Eingriffe bis nach der Entbindung verschieben
- Dringliche operative Eingriffe sollten möglichst auf das 2. oder letzte Trimenon verlegt werden
- Notfallmäßige Operationen im 1. Trimenon in Spinal- oder Periduralanästhesie durchführen
- Bei Operationen in der Frühschwangerschaft die Pharmakazufuhr auf ein Minimum beschränken
- Fetales Monitoring (Kardiotokographie) nach der 16. Gestationswo. wünschenswert
- Lagerung: OP-Tisch um 10–20° nach links neigen
- Wenn Allgemeinanästhesie erforderlich, dann immer endotracheale Intubation (Aspirationsgefahr! ☞ 3.2.4). Einleitung mit Barbituraten (z.B. Trapanal®), Aufrechterhaltung der Narkose mit Opiaten und Sauerstoff/Lachgas oder Sauerstoff/Air, Lachgaskonzentration nicht > 50 % (Mitosehemmung), Muskelrelaxantien bei Bedarf, intraoperative Hypotonie vermeiden und ggf. sofort therapieren (Volumenzufuhr, Kopftieflage, Akrinor®).

12.2.1 Physiologische Veränderung in der Schwangerschaft

Kardiovaskuläres System

- Anstieg des mütterlichen Blutvolumens zwischen der 8.–12. SSW (Maximum 30.–34. SSW)
  - Als Anpassung an die erhöhte Kapazität des Gefäßsystems (Uterus, Mammae, Nieren, Skelettmuskeln, Haut)
  - Blutverlust während der Entbindung (ca. 500 ml bei Einzelschwangerschaft, ca. 1000 ml bei Zwillingen und Sectio caesarea) wird gut toleriert; Bluttransfusion im Rahmen der Entbindung normalerweise nicht erforderlich!
- HMV erhöht sich ab der 8. SSW kontinuierlich (Schlagvolumen 30 % ↑, Herzfrequenz 12 % ↑). HMV und Herzarbeit während der Wehentätigkeit nehmen mit jeder Kontraktion zu, die Herzfrequenz nimmt gewöhnlich ab. Verbesserte Gewebsperfusion durch Vasodilatation (hormonell), verbesserte rheolog. Verhältnisse und erhöhtes Herzminutenvolumen
- Vermeintliche Schwangerschaftsanämie durch überproportionalen Anstieg des Plasmavolumens (Plasmavol. ca. 45 % ↑, Erythrozytenvol. ca. 20 % ↑) → Hämodilution (Hkt-Verminderung um 10–15 %, Blutviskositätsverminderung um 12 %), *Cave:* Hb < 11 g/dl (Eisenmangelanämie)
- Erniedrigter RR durch Rückgang des peripheren Widerstandes (RR-Amplitude wird um ca. 10 mmHg größer → oberer Grenzwert 140/90 mmHg). Arterieller RR-Anstieg während der Wehentätigkeit um 15–20 mmHg systolisch und um 10–15 mmHg diastolisch

- Linksbetonte Herzachse im EKG (Zwerchfellhochstand) → bei EKG-Interpretation berücksichtigen. Vereinzelt gespaltener erster HT und weiches systolisches Austreibungsgeräusch. Im Rö-Thorax bisweilen Vortäuschung einer Herzvergrößerung
- Aktivität des Gerinnungssystems nimmt während der Schwangerschaft zu (Hyperkoagulabilität) → Schutz vor lebensbedrohlichen Blutungen; *Cave:* erhöhtes Risiko thromboembolischer Komplikationen. Thromboseprophylaxe: am Abend vor OP 5000–7500 IE Heparin s.c., peri- und postoperativ 2 x 5000–7500 IE s.c. tägl.
- Absinken der Plasmaalbuminkonzentration (Grenzwert 4,4 g/dl) als Folge der Hämodilution → Ödemneigung im letzten Schwangerschaftsdrittel.

 Tips & Tricks

- Abnahme des HMV bis hin zur Schocksymptomatik durch Kompression der V. cava inferior in Rückenlage
- In der Schwangerschaft werden die Grenzen, ab denen von Bluthochdruck gesprochen wird, enger gefaßt: 140 mmHg systolisch, 90 mmHg diastolisch
- Wehenbedingte Steigerungen von HMV, Herzfrequenz und RR können bei Pat. mit einem beeinträchtigten kardiovaskulärem System (z.B. bei Mitralstenose, Mitralinsuffizienz, Aorteninsuffizienz und angeborenen Herzfehlern mit Links-rechts-Shunt) durch den Einsatz von Regionalanästhesieverfahren vermindert werden. Bei geplanter Sectio caesarea ist eine Allgemeinanästhesie vorzuziehen, da sie mit einer geringeren Beeinträchtigung der kardialen Adaptationsmechanismen einhergeht
- Trotz sinkender Aktivität der Serumcholinesterase wird die Wirkung von Succinylcholin und esterartigen LA nicht verlängert
- Serumelektrolyte bleiben im Normbereich.

Respiratorisches System

- Ab dem ersten Trimenon vermehrte Durchblutung der Schleimhäute von Nasopharynx, Kehlkopf, Trachea und Bronchien → Behinderung der Nasenatmung, Begünstigung von Nasenblutungen; *Cave:* Verletzungen bei der direkten Laryngoskopie und durch nicht zartes Einführen eines endotrachealen Tubus bzw. Absaugkatheters
- Steigerung des AMV um 50 % ab der 10.–12. SSW (Atemzugsvolumen 40 % ↑, Atemfrequenz 15 % ↑) → Zunahme der alveolären Ventilation (volatile Anästhetika werden schneller an- und abgeflutet)
- Physiologische Hyperventilation (paO_2 106–108 mmHg, $paCO_2$ 32–33 mmHg); Bikarbonat wird kompensatorisch vermehrt renal eliminiert (Plasmabikarbonatkonz. sinkt von 26 mmol/l auf 22 mmol/l)
- Mit fortschreitender Schwangerschaft wird das Zwerchfell um ca. 4 cm nach kranial verdrängt, dennoch bleiben Vitalkapazität und Totalkapazität der Lungen weitgehend unverändert (→ Zunahme des Brustkorbumfanges durch Abflachung der Rippenstellung). Peripartal 12 bis 20 %ige (ca. 300 ml) Verminderung der funktionellen Residualkapazität; *Cave:* ,,Airway-Closure" führt über Atelektasen- und Shuntbildung zu einer Verminderung der paO_2-Werte → Gefährdung durch Hypoxie, Hyperkapnie und respiratorische Azidose
- Sauerstoffbedarf steigt bis zur Geburt um ca. 25 % (→ präoperativ mehrere Min. mit reinem Sauerstoff präoxygenieren, da paO_2 in der apnoischen Phase der Narkoseeinleitung schnell auf 50 mmHg absinken kann). Ein Intubationsversuch sollte auch nach ausreichender Präoxygenierung nicht länger als 30 Sek. dauern (Ventilation hat Vorrang vor Intubation).

12

Adäquate Analgesie bei der Pat. durch kontinuierliche PDA wünschenswert, da eine übermäßige Hyperventilation bei Wehenschmerz, Ängstlichkeit und emotionaler Erregung zu einer Vasokonstriktion mit Abnahme der Hirn- und Uterusdurchblutung führt.

Gastro-Intestinal-Trakt

- Durch Steigerung des Mageninnendrucks und Tonusverminderung des unteren Ösophagussphinkters kommt es häufiger zu einem Versagen des gastroösophagealen Verschlußmechanismus (Regurgitation bzw. Refluxösophagitis bei 68 % der Schwangeren am Geburtstermin).
- Schwangerschaftsbedingte Verlagerung des Pylorus, Schmerz, Angst oder ein im Rahmen der geburtshilflichen Schmerztherapie verabreichtes Opioid sowie ein erniedrigter vagaler Tonus führen zu einer Verzögerung der Magenentleerung → Schwangere tendieren verstärkt zu Übelkeit und Erbrechen.

 Cave: Schwangere ab dem 2. Trimenon müssen als nicht nüchtern betrachtet werden (erhöhte Aspirationsgefahr!); endotracheale Intubation mit „Ileuseinleitung" (☞ 3.2.4, 3.3.7) auch bei kleinen Eingriffen zwingend erforderlich. Ggf. Prophylaxe mit Natriumzitrat 0,3 mol/l (z.B. 30 ml oral vor Narkoseeinleitung) und/oder einem H_2-Antagonisten (z.B. Ranitidin 300 mg abends und 150 mg mindestens 20 Min. vor Narkoseeinleitung).

12.2.2 Pathophysiologische Veränderung

Aortokavales Kompressionssyndrom

Kompression der Vena Cava inferior
Bei 10 % der Schwangeren (ab 20. SSW) kommt es durch den vergrößerten Uterus in flacher Rückenlage zu einer Kompression der V. cava inferior: Der venöse Rückfluß aus der unteren Körperhälfte wird deutlich vermindert, Herzzeitvolumen und arterieller Blutdruck fallen ab.

Klinik: Blutdruckabfall, Übelkeit, Schwitzen, Schwächegefühl, Tachykardie, Benommenheit, Luftnot, Kollaps.
Cave: Abnahme der Durchblutung der uteroplazentaren Einheit mit möglicher uteroplazentarer Insuffizienz und fetaler Bradykardie, bei längerer Dauer fetale Asphyxie.

Kompression der Aorta abdominalis
Durch den graviden Uterus kann es in Rückenlage auch zu einer Kompression der Aorta abdominalis (in Höhe LWK 4 und LWK 5) kommen, bei 60 % der Schwangeren arterielle Hypotension distal der Kompression → verminderte Uterusdurchblutung mit uteroplazentarer Insuffizienz und evtl. fetaler Asphyxie.

Cave: Im Gegensatz zur Kompression der V. cava inferior meist keine Symptome bei der Schwangeren, insbesondere kein meßbarer Blutdruckabfall am Arm.

Therapie: Rasches Handeln erforderlich! Patientin präoperativ in linke Halbseitenlage bringen (Kippen des OP-Tisches um ca. 15°) oder durch Unterschieben eines Schaumgummikeils unter die rechte Gesäßhälfte Uterus nach links verschieben und bis zur Geburt des Kindes beibehalten. Erst nach richtiger Lagerung erfolgen Volumenzufuhr, Sauerstoffgabe und ggf. Vasopressoren (z.B. Akrinor®, Etilefrin®).

 Tips & Tricks

- Distal der Kompressionsstelle Umverteilung von venösem Blut der unteren Körperhälfte über paravertebrale Venengeflechte und Periduralvenen zur V. azygos. Erweiterte Periduralvenen erhöhen bei einer rückenmarksnahen Regionalanästhesie die Gefahr einer versehentlichen intravasalen LA-Injektion
- Der bei Hypotonie kompensatorisch erhöhte Sympathikotonus mit Vasokonstriktion wird durch rückenmarksnahe Regionalanästhesieverfahren abgeschwächt → Auswirkungen des Kompressionssyndroms werden verstärkt.

--------- **Schwangerschaftsinduzierte Hypertonie (SIH)** ---------

Die SIH bzw. Hypertensive Schwangerschaftserkrankung (früher: EPH-Gestose) stellt neben der *Blutung in graviditate* die häufigste Schwangerschaftskomplikation (4–5 %) dar: Sie tritt meistens im letzten Trimenon auf. *Leitsymptome:* Ödeme, Proteinurie, Hypertonie.

Ödeme

Nur eine generalisierte Ödembildung ist als Risiko zu werten (→ rapide Gewichtszunahme), 500 g/Woche höchstzulässige Gewichtszunahme im letzten Trimenon, insgesamt max. 12 kg. Alleiniges Vorhandensein von peripheren Ödemen hat keine Bedeutung als Risikofaktor.

Hypertonie

Blutdruckwerte > 140/90 mmHg werden in der Schwangerschaft als pathologisch angesehen. Bei vorbestehender Hypertonie wird unterschieden zwischen chronischer Blutdruckerhöhung und Pfropf-Präklampsie (chron. RR-Erhöhung mit neuauftretender Proteinurie); bei einer neu auftretenden, schwangerschaftsinduzierten Hypertonie unterscheidet man die vorübergehende Blutdruckerhöhung (transitorische Hypertonie) von der Präeklampsie (chron. RR-Erhöhung mit Proteinurie).

Therapie der Hypertonie in der Schwangerschaft

- Ruhe
- *Per os:* α-Methyldopa (Presinol®) 3 x tgl. 125–500 mg, Dihydralazin (Nepresol®) 3 x tgl. 12,5–50 mg, Metoprolol (Beloc®) 1 x tgl. 50–100 mg, Atenolol (Tenormin®) 1 x tgl. 50–100 mg; Kl Ca^{++}-Antagonisten, ACE-Hemmer, Diuretika
- *Intravenös (bei RR-Krise):* Dihydralazin (Nepresol®) 4 mg/h, Clonidin (Catapresan®) 0,75 mg/50 ml NaCl → 3 ml/h, Diazoxid (Hypertonalum®) 500 mg/30 Min., Nifedipin (Adalat®) 5 mg/50 ml NaCl → je nach RR-Wert (*Cave:* keine Zulassung im 1. Trimenon); nur kurz vor der Sectio: Natrium-Nitroprussid (Nipruss®) 20–100 μg/Min. und mehr.

 Cave: Nach Beginn der antihypertensiven Therapie erhöhte Gefahr massiver RR-Abfälle nach Narkoseeinleitung.

Proteinurie

> 0,3 g/l im 24h-Urin; hohe renale Eiweißverluste, Hypoproteinämie, Verschiebung des Albumin-Globulin-Quotienten (Albumin sinkt absolut und relativ) → *Cave:* Gefahr der Überdosierung plasmaeiweißgebundener Medikamente.

Komplikationen der SIH

- Präeklampsie: RR > 160/110 mmHg in Ruhe, Proteinurie (> 3 g/24 h); Oligurie (< 400 ml/24 h); Labor: LDH, SGOT/SGPT ↑↑, Thrombozyten ↓, ☞ 12.3.4
- **Drohende Eklampsie:** Auftreten von ZNS-Symptomen: Kopfschmerzen, Ohrensausen, Augenflimmern, Sehstörungen, Somnolenz, Übelkeit, Erbrechen, Hyperreflexie, motorische Unruhe. ☞ 12.3.4
- **Eklampsie:** Krampfanfall (tonisch-klonisch), Zyanose, Bewußtlosigkeit, Zungenbiß, im Anschluß Koma. ☞ 12.3.4
- **Multi-Organ-Versagen** (Niere > Linksherz > Lunge > Leber), Verbrauchskoagulopathie/Disseminierte intravasale Gerinnung (DIC)
- **HELLP-Syndrom:** Ca. ab 34. SSW: Hämolyse (H), erhöhte Leberenzyme (EL) und niedrige Plättchenzahlen (LP); in ca. 90 % der Fälle akuter, rechtsseitiger Oberbauchschmerz (Leberschwellung!); *Cave:* Akutes Nierenversagen, Gehirnblutungen, DIC, pulmonale Komplikationen bis zur Schocklunge, Leberruptur → dringende Schwangerschaftsbeendigung durch Sectio caesarea (☞ 12.3.3 Notsectio) in Allgemeinnarkose notwendig (rückenmarksnahe Regionalanästhesie vermeiden!); nach der Entbindung mind. 24–72 h intensivmedizinische Überwachung (BB, Gerinnungskontrollen alle 6 h), AT III (Kyberin®) 10 IE/kg 3–4 x tgl. i.v. Heparin 15000–30000 IE tgl. i.v.;
  cave: mütterliche Mortalität ca. 3,5 %, perinatale Mortalität > 10 %.

Therapie

- ASS (z.B. Aspirin®) 50–100 mg/Tag oral (Hemmung der Thromboxan-Synthese)
- Antihypertensiva (z.B. α-Methyl-Dopa [Presinol® 0,5–1 g/Tag], Dihydralazin [Nepresol® 50–75 mg/Tag], β-Blocker Metoprolol [Beloc® max. 200 mg/Tag])
- Antikonvulsiva (z.B. Magnesiumascorbat [Magnorbin® 2–4 g i.v.] langsam bei drohender Eklampsie, anschließend Dauertropfinfusion 1 g/h [20 Amp. Magnorbin® 20 % auf 500 ml Basislösung → 20 ml/h], Reflexkontrolle (PSR), Antidot: Kalzium; Diazepam [Valium® 10–20 mg] sehr langsam i.v. bei schwerer Gestose, bei drohender Eklampsie 30–40 mg sehr langsam i.v.)
- Humanalbumin 3 x 50 ml 20 %ig/Tag
- Diuretika nur bei Lungenödem, Flüssigkeit nach Bedarf
- FFP bei vorliegender Gerinnungsstörung.

Fruchtwasserembolie

Schwere, unter der Geburt oder in den ersten Stunden post partum plötzlich auftretende Schocksituation mit Hinweis auf eine Fruchtwassereinschwemmung in die materne Blutbahn (1:20.000–30.000 Geburten).
Mortalität bei massiver Fruchtwasserembolie > 80 %. Diagnosesicherung durch Nachweis von Fruchtwasserbestandteilen im mütterlichen Blut (über ZVK).

Klinik: Dyspnoe, beklemmender Brustschmerz, Tachykardie und Schockzeichen, aktues Cor pulmonale, schwere arterielle Hypoxämie, disseminierte intravasale Gerinnung.

DD: Aspiration von Mageninhalt, Lungenembolie, Luftembolie, LA-Nebenwirkungen

Therapie: Kardiopulmonale Stabilisierung (☞ 3.3.1); endotracheale Intubation, kontrollierte Beatmung (F_iO_2 ↑, ggf. PEEP); fragl. Effekt von Kortikosteroiden; intensivmedizinische Therapie.

 Tips & Tricks
- Gelegentlich Grand Mal-Anfall vor den kardiorespiratorischen Symptomen
- Bronchospasmus ist bei Gebärenden mit einer Fruchtwasserembolie selten (DD: Aspiration).

_____ **Blutungen in der Schwangerschaft** _____

Häufigste Ursache mütterlicher Todesfälle; im letzten Trimenon für Mutter und Kind am gefährlichsten. Die verschiedenen Blutungsursachen gehen mit unterschiedlicher Klinik einher.

Plazenta praevia
Schmerzlose intermittierende oder konstante Blutung ohne ersichtliche Ursache (Blutung beginnt vor dem Blasensprung!).

Vorzeitige Plazentalösung
Plötzliche Bauchschmerzen, verdeckte Blutung (starke Blutung selten), ggf. Schock, DIC, fetale Aspyxie.

Uterusruptur
Starke Bauchschmerzen, Schocksymptomatik, Verschwinden der fetalen Herztöne (fetale Mortalität 50 %).

Therapie: Mehrere periphere Zugänge, Volumensubstitution, ggf. Schocktherapie (☞ 3.3.2); EK und FFP anfordern; Sectiobereitschaft (notfallmäßige Sectio in Allgemeinanästhesie ☞ 12.3.3), Intensivüberwachung (CTG, RR, Puls, Pulsoximetrie etc.).

12.2.3 Narkosemedikamente und Schwangerschaft _____

Bei der Medikamentengabe bedenken:
- ✔ Über 70 % aller Schwangeren nehmen im ersten Schwangerschaftsdrittel Medikamente ein
- ✔ Fast alle Arzneistoffe passieren die Plazenta bzw. gehen in die Muttermilch über → lipophile Substanzen z.B. Thiopental (Trapanal®) passieren die Plazentaschranke schneller als hydrophile Substanzen. Suxamethonium (Succinyl-Asta®), eine quartäre Ammoniumverbindung, passiert die Plazentaschranke nicht. Moleküle über einem mittleren Molekulargewicht (MM) = 6000 können die Plazentaschranke nicht passieren; Diabeteseinstellung in der Schwangerschaft durch Umstellung von einem oralen Antidiabetikum (MM 250–500) auf Insulin (MM ca. 6000); Antikoagulantien durch Umstellung vom teratogenen Phenprocoumon (Marcumar®) auf Heparin (MM 6000–20000); Indikation zur Interruptio muß zusätzlich diskutiert werden.

12

✔ Im fetalen Kreislauf kommt es durch Mischung von arteriellem und venösem Blut zu einer Verdünnung der Pharmaka.

✔ Einige Medikamente, die beim Menschen als Arzneimittel zur Anwendung kommen, sind im Tierversuch embryotoxisch oder fetotoxisch – in vielen Fällen ist unklar, ob dies auch für den Menschen gilt!

➤ In Schwangerschaft und Stillzeit Arzneimittel grundsätzlich nur bei strenger Indikationsstellung

✔ Perinatale Komplikationen oder Schädigungen: z.B. fetale Depression durch Barbiturate, Opiate und Inhalationsnarkotika, ,,Floppy-infant-Syndrom" durch Benzodiazepine, uteruskontrahierende Wirkung durch Ergotalkaloide, verstärkte Blutungen durch Prostaglandinsynthesehemmer, Ikterus neonatorum durch Sulfonamide, ,,Grey-baby-Syndrom" durch Chloramphenicol

✔ Postpartale Beurteilung der Arzneimittelwirkung auf den Feten/Neugeborenen erfolgt über den Apgar-Score, den Säure-Basen-Status und die Bestimmung der Blutgase im Nabelschnurblut. Der Anästhesist muß bei der Auswahl des Narkoseverfahrens und der Verabreichung von Medikamenten berücksichtigen, daß alle während des Geburtsvorganges verwendeten Arzneimittel die fetomaternale Einheit beeinflußen! Diese Auswirkungen sind wahrscheinlich durch eine medikamentös bedingte Veränderung des mütterlichen RR und weniger durch eine direkte Wirkung auf den Muskeltonus des Uterus oder auf das uterine Gefäßsystem bedingt.

───────── **Volatile Anästhetika** (☞ 22) ─────────

• Erniedrigter Anästhetikabedarf (sedierende Progesteronwirkung?) → alveoläre Konzentrationen an Inhalationsanästhetika, die bei nichtschwangeren Pat. keine Bewußtlosigkeit erzeugen können, entsprechen bei schwangeren Pat. u.U. schon fast den für eine Narkose erforderlichen Dosierungen

• Halothan zur Inhalationsanalgesie während der Wehentätigkeit nicht geeignet, da es zu einer Bewußtlosigkeit kommen kann, bevor eine adäquate Analgesie bei der Schwangeren einsetzt.

• Dämpfung der uterinen Wehentätigkeit und des Ruhetonus (Erschlaffung!) kann konzentrationsabhängig von allen halogenierten volatilen Anästhetika verursacht werden (ab 0,5 MAC Einfluß auf die Spontanaktivität, bei 0,8–0,9 MAC unterdrückender Effekt auf Oxytocin). Diese Wirkungen sind bei Unterbrechung der Narkosegaszufuhr und/oder Abflachung der Narkose umkehrbar und verschwinden rasch.

• Lachgas unter klinisch verwendeter Dosierung beeinflußt die Gebärmutteraktivität nicht.

Cave: Volatile Anästhetika können durch uterusrelaxierenden Effekt den Blutverlust nach einer Entbindung (lebensbedrohliche atonische Blutung) erhöhen.

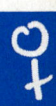

──────── **Intravenöse Anästhetika, Opioide und Sedativa** (☞ 22) ────────────────

- **Barbiturate (z.B. Thiopental)**
  – Wegen fetaler Depression nur als Einleitungsnarkotika bei Sectio (*Cave:* reduzierte Dosierung wegen Hypoproteinämie der Schwangeren → 4–5 mg/kg KG Thiopental i.v.)

- **Opioide (z.B. Morphin, Pethidin)**
  – In hoher Dosierung reduzierte Wehentätigkeit und verzögerter Geburtsfortschritt während der Latenzphase oder frühen Stadien des Geburtsablaufes. Klinisch-analgetische Dosen haben meist keinen Einfluß. Bei Pentazocin (Fortral®) soll es mit Beginn der analgetischen Wirkung zu einer Erhöhung der Wehentätigkeit kommen
  – Orthostatische Hypotension, Übelkeit/Erbrechen, verzögerte Magenentleerung; Pruritus (bei Morphin 70 %), Dämpfung des ZNS, Somnolenz, Harnverhalten und Atemdepression. NW der applizierten Opiate können durch i.v.-Verabreichung von Naloxon antagonisiert werden
  – Einengung der *Beat-to-beat*-Variabilität der fetalen Herzfrequenz, Atemdepression des Neugeborenen, Beeinträchtigung des neurologischen Status und des Verhaltens

- **Ketamin (Ketanest®)**
  – Potente Analgesie bei der Gebärenden ohne Bewußtseinsverlust durch intermittierende i.v. Applikation (jeweils 10–15 mg). Zur Ergänzung bei inkompletter Regionalanästhesie! In niedriger Dosierung keine Depression des Neugeborenen.
  – Dosisabhängiger Einfluß auf die Uterusaktivität: < 1,1 mg/kg geringer Einfluß auf den Ruhetonus, 1,27–2,2 mg/kg deutlicher Anstieg des Ruhetonus, > 2,2 mg/kg Tonussteigerung über 40 %. Kurzfristiger Anstieg der Uterusaktivität bei einer Gesamtdosis von 75–100 mg
  – *Cave:* Nachteilige psychische Veränderungen selbst bei niedrigen Ketamindosierungen

- **Benzodiazepine**
  – Um z.B. während einer Sectio in PDA die Angst der Pat. zu vermindern, ist eine i.v. Applikation kleiner Mengen von Diazepam (2,5–10 mg) oder Midazolam (1–5 mg) erlaubt, da sie keine erkennbar nachteiligen Auswirkungen auf den Feten haben
  – Es kommt zu keiner Beeinflussung der Wehentätigkeit; im Rahmen der Anxiolyse sogar vielmehr zu einer Verbesserung der koordinierten Uterusaktivität.

──────── **Lokalanästhetika** ────────────────

Verkleinerung des periduralen Volumens durch schwangerschaftsbedingte Blutfülle des periduralen Venengeflechts → ein in den Periduralraum injiziertes LA breitet sich über mehr Segmente aus, als dies normalerweise der Fall wäre (peripartal sind bis zu 30 % weniger LA für eine PDA erforderlich).

Die Aktivität des Uterus kann während des Geburtsverlaufes durch die Regionalanästhesie vermindert und der Geburtsverlauf verzögert werden. Die Wahl des LA hat
dabei keine Bedeutung.

 Cave: Parazervikalblockade kontraindiziert! Häufig Vasokonstriktion der Ute-
rus- und Plazentagefäße mit fetaler Bradykardie und Azidose.

Auswahl plazentagängiger Medikamente (☞ 12.2.4)	
Alfentanil (Rapifen®)	Isofluran (Forene®)
Atropin (Atropinsulfat Braun®)	Katecholamine
Barbiturate (Trapanal®)	Ketamin (Ketanest®)
Bupivacain (Carbostesin®)	Lachgas (Stickoxydul Hoechst®)
Buprenorphin (Temgesic®)	Lidocain (Xylocain®)
Droperidol (DHB®)	Mepivacain (Meaverin®)
Diazepam (Valium®)	Morphin (MST-Mundi-pharma®)
Enfluran (Ethrane®)	Naloxon (Narcanti®)
Etidocain (Duranest®)	Pentazocin (Fortral®)
Etomidat (Hypnomidate®)	Pethidin (Dolantin®)
Fentanyl (Fentanyl®-Janssen)	Piritramid (Dipidolor®)
Flunitrazepam (Rohypnol®)	Prilocain (Xylonest®)
Gallamin (Flaxedil®)	Promethazin (Atosil®)
Halothan (Halothan Hoechst®)	Triflupromazin (Psyquil®)

Positivliste in der Schwangerschaft einsetzbarer Medikamente	
Antihistaminika für Narkosezwecke	Lokalanästhetika
Antihypertonika für Narkosezwecke	Inhalationsanästhetika
β-Rezeptoren-Blocker	Intravenöse Anästhetika
Kalziumantagonisten	Muskelrelaxantien
Vasodilatatoren	Infusionslösungen
α- und β-Sympathikomimetika für Narkosezwecke	Parasympathikolytika für Narkosezwecke
Antiarrhythmika	Parasympathomimetika
Digitalis	Opioide für Narkosezwecke
Diuretika für Narkosezwecke	Benzodiazepine für Narkosezwecke
Heparin	Neuroleptika für Narkosezwecke
Theophyllinderivate	

12.2.4 Medikamentennebenwirkungen und Schwangerschaft

Medikamente in der Schwangerschaft		
Analgetika (Narkoanalgetika), Antipyretika, Spasmolytika		
Acetyl-salicyl-säure	Aspirin®, Colfarit®	Keine hochdosierte Langzeitther., ungeeignet im 3.Trimenon. Verzögerung und Verlängerung der Geburt mit erhöhtem Blutverlust. Vorzeitiger Verschluß des Ductus arteriosus Botalli. In der Stillperiode unbedenklich
Atropin	Atropinsulfat Inj. Lsg. Braun®	Keine Bedenken bekannt
Bupre-norphin	Temgesic®	Strenge Indikationsstellung; chron. Einnahme während der Schwangerschaft vermeiden. Atemdepression beim Neugeborenen bei subpartaler Gabe. Einmalige Applikation in der Stillzeit unbedenklich
Chloroquin	Resochin®	Keine Bedenken bei prophylaktischer Anwendung, Innenohr- und Retinaschäden beim Feten in therapeutischer Dosierung. Vom Stillen ist abzuraten
Codein	in verschiedenen Präparaten	Atemdepression und Entzugserscheinungen. In der Stillperiode kontraindiziert
Ergotamin-derivate	div. Migränemittel	Abortgefahr im 1. Schwangerschaftsdrittel, vorzeitige Plazentalösung, Ergotismus. In der Stillperiode kontraindiziert
Fentanyl	Fentanyl® Janssen	Strenge Indikationsstellung; chron. Einnahme während der Schwangerschaft vermeiden, fetales Entzugssynrom, evtl. Hemmung der Uteruskontraktion, subpartale Gabe führt beim Neugeborenen zur Atemdepression. Einmalige Applikation in der Stillzeit unbedenklich (ggf. Stillpause)
Flupirtin-maleat	Katadolon®	Keine Bedenken bekannt. KI in der Stillzeit
Hyoscin-derivate	Buscopan®	Strenge Indikationsstellung in der Schwangerschaft, KI in der Stillperiode
Indometacin	Amuno®	KI, vorzeitiger Verschluß des Ductus arteriosus Botalli, evtl. Tokolyse
Meptazinol	Meptid®	KI in der Schwangerschaft (Ausn.: Wehenschmerz)
Metamizol	Novalgin®, Baralgin®	NW auf Blutbildung möglich, evtl. vorzeitiger Verschluß des Ductus arteriosus Botalli, strenge Indikationsstellung in der Stillperiode
Morphin	MST-Mundi-pharma®	Atemdepression bei subpartaler Gabe beim Neugeborenen möglich. Somatische und psychische Retardierung bei chronischem Gebrauch, fetales Entzugssyndrom. Einmalige Applikation in der Stillzeit unbedenklich
Nalbuphin	Nubain®	KI in der Schwangerschaft (mit Ausnahme der Geburt). Während der Geburtsphase kann es zu einer Atem- und/ oder Kreislaufdepression des Neugeborenen kommen
Paracetamol	ben-u-ron®	Keine Bedenken bekannt. Während der Stillzeit in niedriger Dosierung unbedenklich

Medikamente in der Schwangerschaft		
Pentazocin	Fortral®	Im 1. Schwangerschaftsdrittel nur unter strenger Indikationsstellung. Atemdepression beim NG bei subpartaler Gabe möglich. Einmalige Applikation in der Stillzeit unbedenklich
Pethidin	Dolantin®	Im 1. Schwangerschaftsdrittel nur unter strenger Indikationsstellung. Atemdepression beim Neugeborenen bei subpartaler Gabe möglich. Einmalige Applikation in der Stillzeit unbedenklich
Phenyl-butazon	Butazolidin®, Spondyril®	KI im letzten Trimenon, Langzeitther. wegen möglicher Schädigung der Hämatopoese vermeiden. KI in der Stillzeit.
Piritramid	Dipidolor®	Atemdepression bei subpartaler Gabe möglich. Somatische und psychische Retardierung bei chronischem Gebrauch, fetales Entzugssyndrom. KI in der Stillzeit.
Piroxicam	Felden®	Evtl. hämorrhagische Diathesen, im 1. und 2. Schwangerschaftsdrittel strenge Indikationsstellung, KI im 3. Schwangerschaftsdrittel. KI in der Stillzeit
Tramadol	Tramal®	Keine Bedenken bekannt.
Antiallergika		
Bamipin	Soventol®	Keine Bedenken bekannt
Clemastin	Tavegil®	Strenge Indikationsstellung
Dimetinden	Fenistil®	KI im 1. Trimenon.
Antibiotika, Antimykotika		
Amino-glykoside	Biklin®, Refobacin®, Stanilo®	KI wegen Skelettschädigungen, Nephro- und Ototoxizität
Ampho-tericin B	Ampho-Moronal®	Keine Bedenken bei lokaler Anwendung
Cephalo-sporine		Keine Bedenken bekannt. Mittel der Wahl
Chloram-phenicol	Paraxin®	KI (Grey-Syndrom)
Clindamycin	Sobelin®	Keine Bedenken bekannt
Clotrimazol	Canesten®	Keine Bedenken bei lokaler Anwendung
Ethambutol	Myambutol®	KI wegen N.opticus-Schäden
Erythromycin	Erythrocin®	Keine Bedenken bekannt. KI in der Stillzeit
Griseofulvin	Fulcin S®	KI in der Schwangerschaft und in der Stillzeit
Gyrase-hemmer	Ciprobay®, Quinodis®, Tarivid®	KI in Schwangerschaft und Stillzeit
Isoniazid	Isozid®	Keine Bedenken bekannt
Lincomycin	Albiotic®	Keine Bedenken bekannt
Miconazol	Daktar®	Strenge Indikationsstellung, keine systemische Ther.
Nalidixinsäure	Nogram®	KI im 1. Trimenon

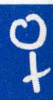

Medikamente in der Schwangerschaft

Nystatin	Moronal®	Strenge Indikationsstellung. KI im 1. Trimenon. Keine Bedenken in der Stillzeit
Paraamino-salicylsäure	PAS®	Keine Bedenken bekannt
Penicilline		Keine Bedenken bekannt. Mittel der Wahl
Polymyxine		KI wegen neurotoxischer Schäden
Rifampicin	Rifa®	Nach Möglichkeit vermeiden
Streptomycin	Streptomycin-Heyl®	KI wegen N. acusticus-Schädigung
Sulfonamide	Aristamid®	KI im 3. Trimenon. KI in der Stillzeit
Tetrazykline		KI wegen Affinität zur Kalzifizierungszone und zum Dentin mit reversibler Milchzahnverfärbung
Trimethoprim	in Bactrim®, Eusaprim®, Cotrim®	KI (Folsäureantagonist)
Antidiabetika		
Orale Antidiabetika	z.B. Euglucon®, Glucophage®	KI wegen teratogener Wirkung
Insuline		Mittel der Wahl (Umstellung sofort nach Feststellung der Schwangerschaft). Keine Bedenken in der Stillperiode (BZ-Kontrollen).
Antiemetika		
Dimen-hydrinat	Vomex A®	Keine Bedenken bekannt
Meto-clopramid	Paspertin®	Strenge Indikationsstellung. Methämoglobinbildung beim Neugeborenen und Frühgeborenen möglich. KI in der Stillperiode wegen zentralnervöser NW beim Neugeborenen
Triflupro-mazin	Psyquil®	KI im 1. Trimenon (kardiovaskuäre Fehlbildungen)
Antiepileptika		
Carbama-zepin Clonazepam	Tegretal® Rivotril®	Als weniger teratogene Substanz anwendbar. Kein Stillverbot (Beobachtung der Kinder wegen Müdigkeit und Trinkschwäche)
Phenytoin	Phenhydan®, Zentropil®	Hydantoinsyndrom in 10 % der Fälle. Kein Stillverbot (Beobachtung der Kinder wegen Müdigkeit und Trink-schwäche)
Mesuximid Phenobarbital Primidon Valproinsäure	Petinutin® Luminal® Myllepsinum ® Leptilan ®	Niedrige Dosierung zwischen 20. und 40. Schwangerschaftstag. Keine Kombination mit Phenobarbital. Umstellung auf Clonazepam oder Carbamazepin. Kein Stillverbot (Beobachtung der Kinder wegen Müdigkeit und Trinkschwäche).

12

Medikamente in der Schwangerschaft		
Antihypertensiva		
Clonidin	Catapressan®	Strenge Indikationsstellung im 1. Trimenon
Diazoxid	Hypertonalum®	KI in der Stillzeit
Dihydrazalin Methyldopa	Nepresol® Presinol®	Keine Bedenken bekannt
Propranolol	Dociton®	Bei Langzeitther. evtl. Wachstumsretardierung, neonatale Hypoglykämie, verminderte kardiovaskuläre Kompensation von Stress
Kalzium-antagonisten	Adalat®	KI in der Schwangerschaft und in der Stillperiode
Rauwolfia-Alkaloide	Reserpin®	Atemdepression, Lethargie und nasale Hypersekretion beim Neugeborenen bei Anwendung im 3. Trimenon. KI in der Stillperiode.
Antihypotensiva		
Amezinium-metilsulfat	Supratonin®	KI im 1. Trimenon
Dihydroergo-tamin	Dihydergot®	KI für parenterale Applikation. Auch bei oraler Gabe ist eine Vasokonstriktion der Uterungefäße mit uteriner Mangeldurchblutung nicht auszuschließen. Keine Bedenken in der Stillperiode
Etilefrin	Effortil®	Keine Bedenken bekannt (leicht wehenhemmend)
Noradrenalin	Arterenol®	Keine Bedenken bekannt
Norfenefrin	Novadral®	Wehensteigernde Wirkung und mögliche Minderperfusion der Plazenta. Keine Bedenken in der Stillperiode.
Antikoagulantien		
Cumarin-derivate	Sintrom®, Marcumar®, Coumadin®	KI in der Schwangerschaft (Hypoplasie der Nasalknochen, Chondrodysplasia punctata, geistige Retardierung). In der Stillperiode ggf. Blutungsstörungen beim Neugeborenen
Heparin	Thrombophob®, Liquemin N®	Keine Bedenken bekannt. Mittel der Wahl (Thrombophob nicht mit Dihydroergotamin kombinieren)
Nadroparin	Fraxiparin 0,3®	KI in der Schwangerschaft. Ein gerinnungshemmender Effekt auf den Sgl. ist unwahrscheinlich
Antitussiva, Bronchospasmolytika		
Ambroxol	Mucosulvan®	Strenge Indikationsstellung im 1. Trim eine Bedenken in der Stillperiode
Bromhexin	Bisolvon®	Keine Bedenken bekannt
Carbuterol	Sultanol®	KI im 1. Trimenon. Tokolytisch wirksam
Fenoterol	Berotec®	Keine Bedenken bekannt. Tokolytisch wirksam
Orciprenalin	Alupent®	Keine Bedenken bekannt. Tokolytisch wirksam
Terbutalin	Bricanyl®	Keine Bedenken bekannt. Tokolytisch wirksam
Theophyllin	Euphyllin®	Keine Bedenken bekannt.

Medikamente in der Schwangerschaft

Kortikoide		
Hydrocortison®, Decadron®, Fortecortin®, Scherisolon®, Volon A®, Urbason®		Strenge Indikationsstellung, evtl. Lippen-Kiefer-Gaumen-Spalten und andere Fehlbildungen bei Langzeither.. Kein Stillhindernis bei mittlerer Dosierung.
Diuretika		
Acetazolamid	Diamox®	Strenge Indikationsstellung. Keine Langzeitther. In der Stillperiode Dehydratationsrisiko beim Neugeborenen
Amilorid	Amilorid®	KI in der Schwangerschaft und in der Stillperiode
Chlortalidon Furosemid Hydrochloro-thiazid Spironolacton	Hygroton® Lasix® Esidrix® Aldactone®	Strenge Indikationsstellung. In der Stillperiode Dehydratationsrisiko beim Neugeborenen
Triamteren	Satropur®	KI in der Schwangerschaft. In der Stillperiode Dehydratationsrisiko beim Neugeborenen.
Inhalationsnarkotika		
Enfluran Halothan Isofluran	Ethrane® Fluothane®, Halothan Hoechst® Forene®	KI im 1. Trimenon. Strenge Indikationsstellung im 2. und 3. Trimenon. In Abhängigkeit von der Konzentration fetale Depression, befristete verminderte Vigilanz beim Neugeborenen. Verzögerte Blutstillung durch Relaxation des graviden Uterus
Desfluran	Suprane®	Strenge Indikationsstellung in Schwangerschaft und Stillzeit
Distickstoff-monoxid	Stickoxydul Hoechst®D	Keine Bedenken bekannt.
Sevofluran	Sevorane®	Die Sicherheit für Mutter und Kind wurde in einer klinischen Studie bei Kaiserschnittgeburten gezeigt
Intravenöse Narkosemittel		
Alfentanil	Rapifen®	KI in der Schwangerschaft und in der Stillperiode
Disoprivan	Propofol®	KI in der Schwangerschaft und in der Stillperiode
Etomidat	Etomidat®-Lipuro	KI in der Schwangerschaft
Etomidat	Hypnomidate®	Strenge Indikationsstellung wegen evtl. embryotoxischer Wirkung des Lösungsvermittlers
Ketamin	Ketanest®	KI bei Präeklampie/Eklampsie
Methohexital	Brevimytal®	Nicht in der Frühschwangerschaft
Remifentanil	Ultiva®	Unter der Geburt nicht empfohlen; 24 Std. nach Anwendung nicht Stillen
Thiopental	Trapanal®	Zu Narkosezwecken keine Bedenken bekannt.
Lokalanästhetika		
Bupivacain	Bupivacain-Woelm®, Carbostesin®	Keine Bedenken bekannt. KI für 0,75 %ige Lösungen

12

Medikamente in der Schwangerschaft		
Etidocain Mepivacain Articain Prilocain	Dur-Anest®, Meaverin®, Scandicain® Ultracain® Xylonest®	Keine Bedenken bekannt
Lidocain	Lidocain Rödler® 1 %, Xylocain®	Strenge Indikationsstellung, KI subpartal. In der Stillperiode keine Bedenken.
Muskelrelaxantien		
Alcuronium Pancuronium Vecuronium	Alloferin® Pancuronium „Organo"® Norcuron®	Keine Bedenken bekannt
Atracurium	Tracrium® Wellcome	Strenge Indikationstellung in der Schwangerschaft
Cisatracurium	Nimbex®	Kontraindiziert
Dantrolen	Dantrolen i.v. Röhm Pharma	Strenge Indikationsstellung in der Schwangerschaft
Mivacurium	Mivacron®	Kontraindiziert
Rocuronium	Esmeron®	Strenge Indikationsstellung
Suxamethoniumchlorid	Succinyl-Asta®	Keine Langzeitanwendung im 1.Trimenon
Neuroleptanalgetika		
Droperidol	Dehydrobenzperidol®	Strenge Indikationsstellung in der Schwangerschaft und in der Stillperiode
Fentanyl	Fentanyl®-Janssen	Strenge Indikationsstellung in der Schwangerschaft. Evtl. Entzugserscheinungen beim Neugeborenen. Bei subpartaler Gabe Atemdepression des Neugeborenen. Kontraktionsfähigkeit des Uterus gehemmt. Bei einmaliger Applikation ist eine Unterbrechung des Stillens nicht erforderlich
Komb.: Droperidol 2,5 mg + Fentanyl 0,05 mg	Thalamonal®	Strenge Indikationsstellung. NW s.o.
Psychopharmaka		
Amitryptilin Clomipramin Imipramin	Saroten® Anafranil® Tofranil®	Strenge Indikationsstellung in der Schwangerschaft und in der Stillperiode
Lithiumsalze	Hypnorex®	In den ersten vier Monaten der Schwangerschaft, sub partum und in der Stillperiode kontraindiziert
Benzodiazepine	Lexotanil®, Librium®, Valium®, Adumbran®, Rohypnol®, Tavor®	Nicht in der Frühschwangerschaft, Ausnahme: Epilepsie. Atemdepression beim Neugeborenen bei subpartaler Gabe. KI in der Stillperiode
Haloperidol	Haldol®	Neuroleptikum der Wahl. Strenge Indikationsstellung in der Stillperide

Medikamente in der Schwangerschaft		
Chlorproma- zin, Levome- promazin Perphenazin Promethazin Triflupromazin	Megaphen® Neurocil® Decentan® Atosil® Psyquil®	Evtl. kardiovaskuläre Mißbildungen bei Applikation im 1. Trimenon. KI in der Schwangerschaft
Schilddrüsentherapeutika		
Levothyroxin	L-Thyroxin®, Euthyrox®	Exakte Dosisüberwachung in der Schwangerschaft. Keine Bedenken in der Stillperiode bekannt
Jod	Jodetten®	KI Langzeitther.. KI in der Stillperiode
Carbimazol Thiamazol	Neo- Thyreostat® Favistan®	In niedriger Dosierung keine Bedenken bekannt. KI in der Stillperiode

 Antiparkinsonmittel außer Anticholinergika und Pravidel nicht in der Früh-schwangerschaft.

Beratungsstellen für Medikamente in der Schwangerschaft

Landesberatungsstelle für Vergiftungser-scheinungen und Embryonaltoxikologie
Spandauer Damm 130
14050 Berlin
Tel.: 030/3068-6734

Universitätsfrauenklinik
Moorenstr. 5
40225 Düsseldorf
Tel.: 0211/811–7520 (Kreißsaal)

Universitätsfrauenklinik
Prittwitzstr. 43
89075 Ulm
Tel.: 0731/502–7625

Universitätsfrauenklinik
Bachstr. 18
07740 Jena
Tel.: 03641/933190
(Frau Prof. Dr. Peiker)

12.3   Anästhesie in der Geburtshilfe

Narkoseverfahren (z.B. Periduralkatheter) werden im Rahmen der Geburtshilfe am häufigsten zur peripartalen Schmerzerleichterung eingesetzt. Dabei ist zu beachten:

- Jede Schwangere frühzeitig über Methoden, NW und Risiken der einzelnen Anästhesie- und Analgesieverfahren, die zur Geburtserleichterung zur Verfügung stehen, informieren ☞ 12.2
- Die Entscheidung über deren Anwendung liegt bei der Schwangeren selbst, Geburtshelfer und Anästhesist sind ihre Berater. Grundsätzlich sollte die Pat. nie zu einem Verfahren überredet werden
- Die Wahl des Analgesie- oder Anästhesieverfahrens kann unter der Geburt jederzeit überdacht und revidiert werden. Dabei hängt die Wahl des Verfahrens von der geburtshilflichen Situation und der Ursache des Schmerzes ab.

12

Schmerzkomponenten (☞ Abb. 12.1)

- Wehenschmerz (sympathische Fasern, die nach Th 10/11/12 und L1 ziehen)
- Zervikaler Dehnungsschmerz (sympathische Fasern nach Th 11/12 und parasympathische Fasern nach S 3/4)
- Dehnungsschmerz der Vagina und des Beckenbodens (über den N. pudendus nach S 3/4)
- Regionalanästhesie und Allgemeinanästhesie zur Schmerzbehandlung bei normalen vaginalen Entbindungen möglichst vermeiden
- Regionale Anästhesieverfahren bevorzugen (z.B. Pudendusblockade, lumbale Periduralanästhesie, Kaudalanästhesie und Spinalanästhesie)
- Pudendusblockade wird für gewöhnlich vom Geburtshelfer durchgeführt; bietet Schmerzerleichterung nur in der unmittelbaren Austreibungsphase; keine Erschlaffung des M. levator ani.

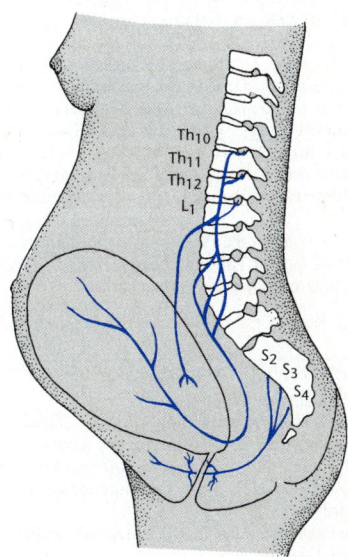

Abb. 12.1: Leitungsbahnen für den Geburtsschmerz. Eröffnungsphase: Th 10–L 11. Austreibungsphase: zus. Segmente L 2–L 4 [A300–157]

——————— **Aspiration** (☞ 3.2.4) ———————

Eine gefürchtete Komplikation im Rahmen der Geburtshilfe und in der Schwangerschaft durchgeführter Narkosen ist die pulmonale Aspiration von Mageninhalt; sie stellt die häufigste anästhesiebedingte Todesursache bei Schwangeren (30–50 %) dar.

- Besonders in der Spätschwangerschaft erhöhtes Aspirationsrisiko
- Erhöhte Aspirationsgefahr bei Intubationsschwierigkeiten und Beatmung über Gesichtsmaske
- Klinik: Bronchospasmus (Beatmungsdruck ↑), Rasselgeräusche, Zyanose, pulmonale Vasokonstriktion, Hypoxämie.

Prophylaktische Maßnahmen (☞ 3.3.7)

- Bei geplanter Sectio caesarea am Vorabend und 1–3 h präoperativ H_2-Rezeptor-Antagonisten (Tagamet® 200 mg, Sostril® 150 mg per os) zur Verminderung der Magensaftsekretion und Anhebung des pH-Wertes und/oder Natriumzitrat 0,3 mol/l (z.B. 30 ml per os) vor der Narkoseeinleitung (Versagerquote ca. 20 %)
- Mit Beginn der Geburtswehen der Pat. orale Flüssigkeits- und Nahrungskarenz empfehlen
- Intravenöse Zufuhr von Elektrolytlösungen zur Vermeidung von Dehydratation
- Rückenmarksnahe Anästhesieverfahren (z.B. kontinuierliche PDA) bevorzugen
- Keine Maskennarkose; Allgemeinnarkose nur mit endotrachealer Intubation (Crush-Intubation vgl. 7.1.5). Für die Phase der Narkoseinleitung sind die gleichen Gesichtspunkte zu berücksichtigen wie bei Pat. mit einem mechanischen oder paralytischen Ileus; ausreichende Präoxygenierung 3–5 Min. bei F_iO_2 1,0 damit eine Maskenbeatmung unmittelbar vor der Intubation unterbleiben kann, Absaugvorrichtung vorbereiten (Suction-Booster), Linksseiten-Lagerung, vorsichtige Präkurarisierung (z.B. 1 mg Vecuronium), Sellickscher-Handgriff (Krikoiddruck), sofortige Blockung der Tubusmanschette nach erfolgreicher Intubation, Extubation erst wenn Schutzreflex wieder vorhanden ist.

 Kommt es trotzdem zu einer Aspiration, sofort Akuttherapie einleiten!

Akuttherapie bei Aspiration

- Rachen rasch absaugen
- Nach endotrachealer Intubation aspiriertes Material absaugen (Oberkörper-Tieflagerung) und zur pH-Bestimmung asservieren (Lackmus-Papier)
- Beatmung mit 100 % Sauerstoff und PEEP 5 cm H_2O
- Keine Bronchiallavage bei saurem Magensaft, da periphere Ausbreitung gefördert wird
- Bei halbfestem aspiriertem Material Spülung des Bronchialsystems mit jeweils 3–5 NaCl 0,9 %
- Blutgasanalyse
- Kortikosteroide z.B. Prednisolon (Solu Decortin® H 1000 mg) solange Giemen vorhanden (umstritten!)
- Ggf. Bronchodilatation mit Aminophyllin (Euphyllin®) 240 mg langsam i.v. (4–6 mg/kg KG) oder Terbutalin (Bricanyl®), 0,25–0,5 mg s.c.
- Antibiotika erst auf der Intensivstation
- Rö-Thorax → interstitielles Ödem, Anschoppung, Atelektasen (u.U. erst nach einigen Stunden!)

12

12.3.1　　Vaginale Entbindung in Regionalanästhesie ─────────

───── **Periduralanästhesie (PDA)** ☞ 6.3 ─────────────

Die Eröffnungsphase wird gelegentlich durch die PDA um ca. 1 h und die Austreibungsphase um 15–30 Min. verlängert. Nach Crawford wird die Eröffnungsphase nicht beeinflußt → vielmehr ein Anstoß zu einer koordinierten Wehentätigkeit durch Wegfall von Schmerz und Erschöpfung. Negative Auswirkungen auf den Feten sind hierdurch nicht zu erwarten.

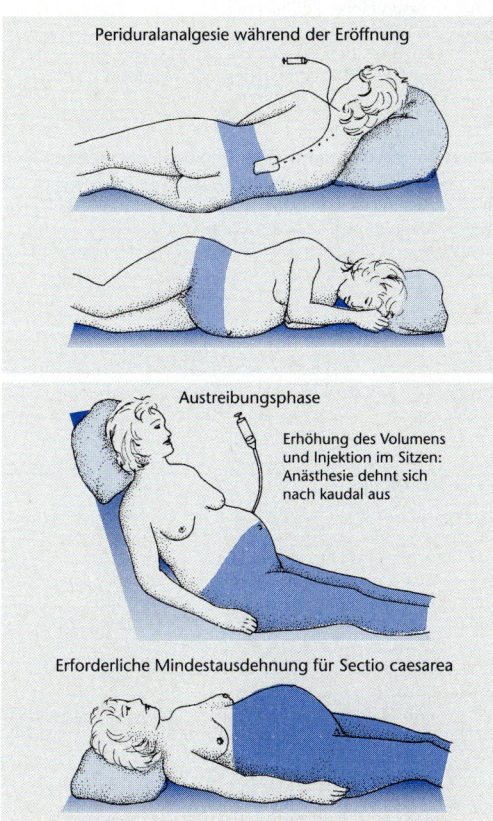

Peridural analgesie während der Eröffnung

Austreibungsphase

Erhöhung des Volumens und Injektion im Sitzen: Anästhesie dehnt sich nach kaudal aus

Erforderliche Mindestausdehnung für Sectio caesarea

Abb. 12.2: Periduralanästhesie in der Geburtshilfe [A300–157]

Ind.: Starker Geburtsschmerz; protrahierter Verlauf der Geburt bei zervikaler Dystokie und Einleitung der Geburt; Schwangerschafts-induzierte-Hypertonie (Verbesserung der plazentaren Perfusion); Anästhesie für vaginale Eingriffe (Vakuumextraktion, Forceps, Nachtastung bei Z.n. Sectio); Risikogeburten (Beckenendlage, Frühgeburt, Zwillinge); Erkrankungen der Mutter (z.B. Herzerkrankungen, respiratorische Störungen, Diabetes mellitus, Präeklampsie, Eklampsie).

KO: Ablehnung durch die Pat., neurologische Erkrankungen (z.B. erhöhter Hirndruck, Bandscheibenprolaps); Gerinnungsstörungen (Quick < 60 %, PTT > 45 s, PTZ > 22 s, Fibrinogen < 120 mg/dl, Thrombozyten < 100000/mm³); Thrombo-embolieprophylaxe/Antikoa-gulation ☞ 6.1.7, empfohlene Zeitintervalle zwischen Antikoagulantiengabe und epiduraler/spinaler Punktion bzw. dem Entfernen des Katheters (Ausnahme: Low dose-Heparinisierung), Infektion an der Punktionsstelle; Sepsis; schwere Hypoto-nie/Schock (< 80 mm Hg systolisch); spezielle geburtshilfliche KI: Dringlichkeit des operativen Eingriffs, Plazenta praevia, Nabelschnurvorfall, akute fetale Aspyxie, Plazentalösung.

Komplikationen bei rückenmarksnahen Regionalanästhesien
Hypotonie (von der Schwangeren tolerierte Blutdruckwerte zwischen 80–90 mmHg können beim Feten zu einer fetalen Bradykardie und Asphyxie führen); Bradykardie (Sympathikolyse), Bainbridge-Reflex ☞ 6.1.5, 6.3.3); intravasale Injektion; totale Spinalanästhesie (☞ 3.2.8); aufsteigende (hohe) Periduralanästhesie (Interkostalläh-mung); epidurales Hämatom/ Infektion; Katheterabriß/abscherung.

 Tips & Tricks
- Gesunden Schwangeren 30 Min. präoperativ 1000 ml Elektrolytlösung bei hoher Peridural- oder Spinalanästhesie (Th 4) bzw. 500 ml Elektrolytlösung bei niedriger Peridural- oder Spinalanästhesie (Th 10) intravenös zuführen
- Bei Hypotonie 10–20 mg Ephedrin Knoll® i.v. oder 1/4–1/2 Ampulle Akrinor® i.v. injizieren. Zusätzlich 100 % Sauerstoff über Nasensonde.

Technische Durchführung (☞ 6.2., 6.3.)
- PDA-erfahrener Arzt erforderlich: Verkleinerung des Periduralraums und erschwerte Orientierung (weichere Bänder der Wirbelsäule) erhöhen in der Schwangerschaft die Gefahr der versehentlichen Durapunktion
- Pat. ist wegen anhaltender uteriner Kontraktionen und Schmerzen oft unruhig → Punktionstechnik und Katheterisierung erschwert (Zeit nehmen, keine Injektion während einer Wehe (zu hohe Ausbreitung des LA), evtl. kurzfristige Tokolyse zur Ausschaltung sehr schmerzhafter Wehentätigkeit)
- Legen des Periduralkatheters in (leichter) Linksseitenlage oder sitzend zur Vermei-dung eines Aortocavalen-Kompressionssyndroms ☞ 12.2.2
- Gebräuchliches Lokalanästhetikum zur PDA: Bupivacain (Carbostesin® 0,125 %, 0,25 %); Injektion in niedriger Konzentration, damit nur die Sensibilität durch die Blockade ausgeschaltet ist. Nach einer Testdosis von 5 ml, in der Eröffnungsphase intermittierend 10–15 ml Bupivacain 0,25 % oder 15–20 ml Bupivacain 0,125 % in Linksseitenlage (Schmerzprojektion Th 10–12 und L1: Hypogastrium, Lumbal-bereich); in der Austreibungsphase 6–10 ml Bupivacain 0,25 % im Sitzen (Schmerz-projektion S2–4: Rektum, Damm, Scheide). Die Wirkung tritt ca. 15–20 Min. nach Erstinjektion ein und hält für etwa 90 Min. an

12

- Applikationsmöglichkeiten per Einzelinjektion; oder kontinuierlich mittels Perfusorpumpe um schwankungsfreies Analgesieniveau sowie größere Kreislaufstabilität zu erreichen
- Bei unvollständiger Blockade in der Eröffnungsphase 15 Min. nach Erstdosis Nachinjektion von 4–6 ml Bupivacain 0,25 %; in der Austreibungsphase 4–8 ml Bupivacain 0,25 % im Sitzen und Position 5 Min. nicht verändern
- Bei einseitiger Lage (Katheter in Wurzeltasche) kann evtl. das Zurückziehen des Katheters (1–2 cm) hilfreich sein.

Spinalanästhesie (☞ 6.2)

Leicht Handhabung, hohe Erfolgsrate, niedrige LA-Dosis (→ keine fetale Depression).

Ind.: Peripartale Situationen (z.B. Zervixriß, operative vaginale Entbindung, manuelle Plazentalösung), die eine sofortige Analgesie erfordern (→ PDA-Katheter zu zeitaufwendig).
KO: Schwangere neigen zu starkem Blutdruckabfall (*Cave:* fetale Hypoxämie), 20 % der Pat. haben trotz 25-G-Nadel postpunktionelle Kopfschmerzen.

 Übelkeit und Erbrechen direkt nach der Punktion → ggf. Blutdruckabfall mit Verminderung des zerebralen Blutflusses; Prophylaxe durch Volumensubstitution (z.B. 1000 ml Elektrolytlösung) vor der Punktion.

Pudendusblock

Blockade im Innervationsgebiet des N. pudendus zur Ausschaltung des perinealen Dehnungsschmerzes und zur perinealen Muskelrelaxierung. Durchführung durch den Geburtshelfer.

Ind.: Analgesie (Perineum, Vulva, unteres Vaginadrittel), Erschlaffung der Beckenbodenmuskulatur, vaginaloperative Entbindungen, Episiotomien, Scheiden- und Dammnaht.
KO: Systemische Komplikationen bei intravasaler Injektion

 Keine Beeinflussung von Wehenschmerz und Preßdrang.

Kaudalanästhesie (☞ 6.4)

Analgesie durch Injektion von 10–12 ml 0,25 %igem Bupivacain über einen Katheter in den sakralen Periduralraum.

- Weniger akzidentelle Duraperforationen und bessere Analgesie des Perineums als bei der kontinuierlichen PDA
- Nachteile: Hygienische Probleme, technische Schwierigkeiten, toxische Reaktionen auf LA (Resorption), versehentliche Injektion in den Kopf des Kindes; für eine Sectio caesarea Analgesieniveau zumeist nicht ausreichend.

12.3.2   Vaginale Entbindung in Allgemeinanästhesie

Selten; immer endotracheale Intubation. Atemminutenvolumen und Gasgemisch bis zur Entwicklung des Kindes wie bei Sectio caesarea ☞ 12.3.3.

Beckenendlage (Steißlage)

Bei Beckenendlagen ist das Kind durch Nabelschnurvorfall, Wehenschwäche, vorzeitige Plazentalösung und Hypoxie gefährdet (*Cave:* Arterielle Hypoxämie und Azidose unter der Geburt durch Kompression der Nabelschnur). Die wichtigsten mütterlichen Gefahren sind Zervixrisse, Dammverletzungen, Retentio placentae und hypovolämischer Schock durch intra- und postpartale Blutungen. Bei Erstgebärenden wird statt der manuellen Extraktion in vielen Kliniken die primäre Sectio caesarea empfohlen.

Zangenextraktion (Forzeps-Entbindung)

Gute Relaxierung des Uterus notwendig; kontinuierliche PDA oder schnelle Einleitung einer tiefen Allgemeinanästhesie mit uterusrelaxierendem Inhalationsnarkotikum (z.B. Ethrane®, Forene®). Wenn Gesäß und Füße des Kindes entwickelt sind, Zufuhr der volatilen Anästhetika unterbrechen und durch Hyperventilation deren Elimination beschleunigen → Vermeiden von Uterusatonie und Verblutungsgefahr.

12.3.3   Anästhesie für die Sectio Caesarea ("Kaiserschnitt")

Ind.: Plazentalösung, Blutungen, chronische Plazentainsuffizienz, Diabetes mellitus, Eklampsie, fetale Asphyxie, Malposition, Mißverhältnis zwischen Kopf und Becken, Nabelschnurvorfall, Placenta praevia, Rh-Isoimmunisierung, Wehen-Dysfunktion.

Je nach Dringlichkeit geplante (primäre) Sectio oder Notsectio

• Notsectio immer in Allgemeinnarkose mit endotrachealer Intubation. Nachteil: erhöhte Aspirationsgefahr (☞ 12.3), fetale Depression mit zunehmender Dauer der Allgemeinnarkose; Vorteil der Allgemeinanästhesie: schnelle und zuverlässige Wirkung, geringe Hypotonie
• Geplante Sectio ist in jeder der bekannten Anästhesietechniken möglich (Allgemeinanästhesie, Peridural- und Spinalanästhesie).

Sectio in Allgemeinanästhesie

• Aufklärung und Einverständnis der Gebärenden (Hinweis auf mögliche KO bei der geburtshilflichen Anästhesie (z.B. Aspiration)
• Aspirationsprophylaxe ☞ 12.3
• Thromboseprophylaxe (z.B. Stützstrümpfe, 8000 IE Depot-Thrombophob s.c.)
• Großlumiger Venenzugang und ausreichende Volumensubstitution vor Narkoseeinleitung

12

- Lagerung der Pat. in Linksseitenlage (OP-Tisch kippen oder Keil unter rechte Gesäßhälfte legen → Aorto-kavales Kompressionssyndrom ☞ 12.2.2. Geräte zur raschen Behandlung einer Aspiration (funktionstüchtiger und leistungsstarker Motorsauger, Suction Booster) bereitstellen und überprüfen
- Hilfsmittel für schwierige Intubation (Führungsstab, Boogie, mehrere Tubusgrößen etc.) in Reichweite ☞ 2.4.6, 2.4.7
- Abdecken und Desinfektion der Pat. noch im Wachzustand (Narkosezeit für den Feten so kurz wie möglich halten)
- Präoxygenierung über 5 Min. mit $F_iO_2 = 1$ (100 % Sauerstoff)
- Narkosebeginn nach Absprache mit dem Operateur/Geburtshelfer
- Präkurarisierung mit nichtdepolarisierendem Muskelrelaxans z.B. Alloferin® (0,025–0,05 mg/kg), Pancuronium® (0,03–0,1 mg/kg), Norcuron® (0,08–0,1 mg/kg)
- Werden die Augenlider der Pat. schwer, Einleitungshypnotikum zügig spritzen: Trapanal® (Thiopental) 3–5 mg/kg KG i.v., Hypnomidate® (Etomidat) 0,15–0,30 mg /kg KG i.v., Ketanest® (Ketamin) 0,75–1 mg/kg KG max. 100 mg (*Cave:* KI für Ketanest® – Präeklampsie, Eklampsie, drohende Asphyxie, Plazentainsuffizienz)
- Nach Einleitung keine Maskenbeatmung (Aspirationsgefahr), Handgriff nach Sellick (Krikoiddruck)
- Sofortige Relaxierung mit Succinylcholin 1–1,5 mg/kg KG
- Nach Atemstillstand rasche Intubation und sofortige Blockung des Tubus
- Operateur über erfolgreiche Intubation verständigen, Schnitt erst nach Intubation!
- Bis zur Entwicklung des Kindes keine Opiate (→ fetale Depression), Narkoseunterhaltung mit 50 % Sauerstoff und 50 % Lachgas, volatile Inhalationsanästhetika in reduzierter Form (Ethrane® bis 1,0 Vol. %, Forene® bis 0,75 Vol. %); *Cave:* $pCO_2 < 25$ mmHg führen zu mütterlicher Alkalose und fetaler Hypoxie mit metabolischer Azidose → Hyperventilation vermeiden!
- 100 % Sauerstoff ab Uterusinzision bis zur Abnabelung des Kindes. Falls Mutter erwacht, Einleitungshypnotikum nachspritzen
- Nach Abnabeln des Kindes Weiterführen der Narkose wie bei bauchchirurgischen Eingriffen ☞ 5.2, 7.1
- Hebamme, Pädiater oder Anästhesist übernehmen das Kind
- Intravenöse Medikation zur Uteruskontraktion nach Angabe des Operateurs (z.B. 10 IE Synthocinon®)
- Narkose nach Beendigung der OP ausleiten, Pat. erst nach Rückkehr der Schutzreflexe bzw. im Wachzustand extubieren.

 Tips & Tricks

- *Cave:* Trotz Nahrungskarenz müssen Pat. unter der Geburt immer als nicht nüchtern betrachtet werden (erhöhte Magensaftsekretion mit Aspirationsgefahr)
- Bei Nabelschnurvorfall Kopftieflagerung und manuelles Hochschieben des führenden kindlichen Teils; evtl. Auffüllung der mütterlichen Harnblase (natürlicher Puffer)
- Bei drohender Uterusruptur Pat. in Normallage bringen
- Immer Spritze 1 ml = 0,005 mg Partusisten® verdünnt mit 19 ml 0,9 % NaCl zur erforderlichen Uterusrelaxierung bereithalten.

———— **Sectio in Regionalanästhesie** (☞ 6.2, 6.3) ————

- Aufklärung und Einverständnis der Pat. erforderlich, aber oft in der Kürze der Zeit nicht möglich (Hinweis auf mögl. Allgemeinnarkose), Aspirationsprophylaxe ☞ 12.3
- Im OP-Saal übliche Vorbereitung mit Möglichkeiten zur Allgemeinanästhesie
- Großlumiger Venenzugang und präoperative Volumensubstitution (500–1000 ml Vollelektrolytlösung)
- O_2-Maske.

Geburtshilfliche KI für Sectio in Regionalanästhesie

- Notsectio
- Nabelschnurvorfall
- Starke Blutung
- Akute kindliche Asphyxie
- Blutende Placenta praevia
- Vorzeitige Plazentalösung.

 Tips & Tricks

- Bei einseitiger Ausbreitung der Lokalanästhesie (Katheter etwas zurückziehen; zur Nachinjektion wird die Pat. auf die schlechter anästhetisiert Seite gelegt)
- Versehentliche Liquorpunktion: Nadel sofort zurückziehen, ggf. Wiederholung in anderer Höhe, Dosis reduzieren, intensive Überwachung wg. evtl. hoher Spinalanästhesie ☞ 3.2.8

Sectio in kontinuierlicher Katheter-PDA/Single-Shot-PDA

- Punktion (/L2/L3 oder L3/L4) in Linksseitenlage oder sitzend, strenge Asepsis, erforderliche Anästhesiehöhe Th 4–5
- Technische Durchführung ☞ 6.2, 6.3
- Gebräuchliches Lokalanästhetikum: Carbostesin® 0,5 % (Bupivacain) → hervorragende Analgesie ohne ausgeprägte Muskellähmung; Testdosis 5 ml, anschließend Nachinjektion (10–15 ml) im Abstand von 10 Min. bis zur erforderlichen Anästhesiehöhe Th 4 (Testung), Injektion nur im wehenfreien Intervall; Kombination Fentanyl®/Carbostesin® bzw. Sufentanil®/Carbostesin® potenziert die intraoperative Analgesie und senkt die Gesamtmenge an Carbostesin®
- Operationsbeginn nach 20–30 Min.
- Kontinuierliche Überwachung von RR und HF, CTG-Dauerüberwachung erwünscht.

Sectio in Spinalanästhesie

Punktion in Linksseitenlage oder sitzend bei L3/L4, wg. erhöhtem intraabdominellem Druck nur 50–75 % der üblichen Dosierung, gebräuchliches Medikament Carbostesin® (Bupivacain) 0,5 %, Vasopressor (Akrinor®) wegen möglichem Blutdruckabfall mit Abnahme der Uterusdurchblutung bereithalten.

12.3.4 Anästhesie bei Präeklampsie/Eklampsie ————

Pathophysiologische Veränderungen ☞ 12.2.2

Perioperative Probleme: Hypovolämie, Ödeme, Hypertonie, Herzinsuffizienz, Prä-Lungenödem, Konvulsionen, Aspirationsgefahr, Hypoproteinämie, Oligurie mit drohendem Nierenversagen, Gerinnungsstörungen und Stoffwechselstörungen durch Leberinsuff.

12

—————— **Narkosevorbereitung** ——————————————————

Normalisierung der lebenswichtigen Funktionen (Atmung, Herz-Kreislauf, Wasser-E'lyt und Säure-Basen-Haushalt, ☞ 1.1); bei HELLP-Syndrom oft Transfusion von Thrombozyten, Erythrozyten und FFP erforderlich (☞ 2.10).

—————— **Anästhesieverfahren** ——————————————————

- Kontinuierliche PDA bei *präeklampischen* Pat. (KI: Gerinnungsstörungen)
- Allgemeinanästhesie bei *eklampischen* Pat. → bessere Überwachung und Aufrechterhaltung der Vitalfunktionen (Einleitungshypnotikum: Trapanal® in reduzierter Dosis, F_iO_2 = 50 %)
- Gefahr der postnarkotischen respiratorischen Insuffizienz durch Muskelschwäche.

 Cave: Magnesiumsulfat (Magnorbin®) und Diazepam (Valium®) potenzieren die Wirkung von depolarisierenden und nichtdepolarisierenden Muskelrelaxantien. → Postoperative Überwachung auf Intensivstation.

- Wechselwirkungen zwischen Antihypertensiva, Sedativa und Anästhetika (☞ 2.9)
- Vasopressoren (Akrinor®) und Uterus-Kontraktionsmittel (Syntochinon®) können schwere hypertensive Krisen auslösen
- Vorsichtige Volumensubstitution unter ZVD-Kontrolle.

—————— **Intraoperative Überwachung** (☞ 2.7) ——————————————

EKG, RR-Messung (evtl. art. RR-Messung), CTG, Pulsoximetrie, Kapnometrie, ZVD, Blutgasanalyse, Dauerkatheter, Labor nach Bedarf (kleines BB, E'lyte, Kreatinin, Harnsäure, Gesamteiweiß, Blutzucker, GOT, GPT, GGT, LDH, Gerinnung, AT III)

12.3.5   Eingriffe im Rahmen der Geburtshilfe ——————

—————— **Cerclage** ——————————————————————

Operativer Verschluß des Zervixkanals. Prophylaktisch ab der 16. SSW, z.B. bei Mehrlingsschwangerschaft, Z.n. rezidivierenden Spätaborten; therapeutisch bei vorzeitiger Muttermund-Eröffnung (max. bis 28. SSW).

- Anästhesiologische Aufklärung und Einverständnis der Pat. (☞ 1.1.9), Prämedikation ☞ 1.1.10
- Regionalanästhesieverfahren bevorzugen; Allgemeinanästhesie nur mit endotrachealer Intubation, Maskennarkose kontraindiziert *(Cave:* Aspirationsgefahr ☞ 12.3).

—————— **Manuelle Plazentalösung** ——————————————————

Ausräumung der Plazenta oder von Plazentaresten aus dem Uterus mittels Kürettage nach einer normalen Entbindung.

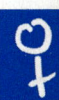

- Anästhesiologische Aufklärung und Einverständnis der Pat. erforderlich (☞ 1.1.9); aus Zeitgründen meist keine medikamentöse Prämedikation (z.B. H_2-Blocker) möglich
- Allgemeinanästhesie nur mit endotrachealer Intubation, Maskennarkose kontraindiziert *(Cave:* Aspirationsgefahr ☞ 12.3)
- *Cave:* Größere Blutverluste möglich (ggf. Blutkonserven nachkreuzen lassen).

Mehrlingsgeburt

Bei Mehrlingsschwangerschaft gehäuft Anämie, Blutungen, Beckenendlagen, Hyperemesis gravidarum, Präeklampsie/Eklampsie und Frühgeburten.

- Vaginale Entbindung in kontinuierlicher PDA (gute Analgesie, kein Opioid erforderlich, keine fetale Depression; *Cave:* Blutdruckabfall)
- Instrumentelle Geburtshilfe → Zangenentbindungen leichter bei Erschlaffung der Beckenmuskulatur durch kontinuierliche PDA, evtl. tiefe Inhalationsanästhesie (→ Beckenendlage)
- Sectio caesarea in Allgemein- oder Regionalanästhesie möglich.

- Gehäuft unreife Kinder und Beckenendlagen → Kontinuierliche PDA bei verlängerter Operationsdauer günstiger für die Feten als Allgemeinanästhesie
- Aortocavale Kompression durch übergroßen Uterus verstärkt → in Rückenlage häufiger massive Hypotension (*Cave:* Blockade des sympathischen Nervensystems durch rückenmarksnahe Regionalanästhesie kann RR-Abfall verstärken!)
- Erhöhter peripartaler Blutverlust (→ Uterusatonie in der Nachgeburtsperiode)
- Fetale Depression (Asphyxie) beim zweiten Feten erhöht (→ Gefahr der vorzeitigen Plazentalösung).

Frühgeburt (< 38. SSW)

- Vaginale Entbindung in kontinuierlicher PDA (→ Relaxierung des Beckenbodens)
- Sectio caesarea in kontinuierlicher PDA (→ Vermeidung der zentral dämpfenden Wirkungen der Allgemeinanästhesie auf den Feten)
- Erhöhte Sensibilität gegenüber Anästhetika, Analgetika, Sedativa (→ Gefahr der fetalen Asphyxie).

Bei Frühgeborenen sollte immer ein Pädiater/Neonatologe hinzugerufen werden; oft postpartale Reanimationsmaßnahmen erforderlich (Anämie, Asphyxie, Atemnotsyndrom, Hypoglykämie, Hypovolämie, Unterkühlung).

Postpartale Tubenligatur

Häufigster operativer Eingriff in der frühen Nachgeburtsperiode.

- Entbindung in Spinal- oder Periduralanästhesie → Eingriff kann kurz nach der Geburt durchgeführt werden; zur Beschwerdefreiheit Sensibilitätsausfall bis Th 5 erforderlich!
- Falls keine rückenmarksnahe Leitungsanästhesie zur Entbildung durchgeführt wurde → Narkose erst 8–12 h nach der Geburt (Stabilisierung des kardiovaskulären Systems, sichere Magenentleerung)

12

- Eingriff in Allgemeinanästhesie → präoperative Gabe (i.m.) eines H_2-Rezeptor-Antagonisten (z.B. Tagamet® 200 mg, Sostril® 150 mg) zur Verminderung der Magensaftsekretion und Anhebung des pH-Wertes (Versagerquote ca. 20 %).

 Da der Uterus bereits kleiner geworden ist, kommt es bei einer postpartalen Tubenligatur seltener als im Rahmen einer Sectio caesarea zu Hypotonie, Übelkeit und Erbrechen.

12.4　Erstversorgung des Neugeborenen

Die entscheidenden Umstellungen der Herz-Kreislauf- und Atemfunktion vollziehen sich bei den allermeisten Neugeborenen ohne wesentliche Komplikationen.

- Die Flüssigkeit in der fetalen Lunge (ca. 100 ml) wird unter der vaginalen Entbindung durch die Kompression des Brustkorbes herausgequetscht.
- Der erste Atemzug erfolgt normalerweise innerhalb von 30 sec post partum. Förderung der Atmung durch taktile, thermische, akustische und vegetative Reize.
- Die Lunge ist bereits nach wenigen Atemzügen voll entfaltet und übernimmt die Gasaustauschfunktion der Plazenta → Der fetale Kreislauf wird umgeschaltet und das rechte Herz pumpt sein gesamtes Blutvolumen in den Lungenkreislauf.
- Der Anstieg der Lungendurchblutung, der arteriellen Sauerstoffsättigung und hormonelle Einflüsse führen zum funktionellen Verschluß des Ductus arteriosus innerhalb der 1. Lebenswoche. Verschluß des Foramen ovale durch Druckanstieg im linken Vorhof → intrakardialer Rechts-Links-Shunt wird beseitigt (i.d.R. ebenfalls innerhalb von 8 Tagen).

 Tips & Tricks
- *Cave:* Atemdepression des Neugeborenen durch schwere Azidose, schwere Hypoxie, Unterkühlung, Hirnschädigung, Medikamenteneinnahme der Mutter (z.B. Alkohol, Anästhetika, Barbiturate, Lokalanästhetika, Magnesiumsulfat, Opioide), und Unreife
- Azidose, Hypoxie, Unterkühlung und kongenitale Infektionen können auch beim reifen Neugeborenen wieder zu einer Umschaltung auf den fetalen Kreislauf führen (Engstellung der arteriellen Lungengefäße).

12.4.1　Versorgung des Neugeborenen ────────────

- Sicherung der Atemwege; Absaugen der Mundhöhle nur bei sicht- oder hörbarem Atemwegshindernis; bei gestörter Atmung anschließendes Absaugen von Nase, Ösophagus und Magen; Nasengänge nicht passierbar → Choanalatresie? Bei mekoniumhaltigem Fruchtwasser muß vor jeder anderen Maßnahme gründlich Mund, Rachen und Kehlkopfeingang (ggf. unter laryngoskopischer Sicht) abgesaugt werden
- Blähen der Lunge durch Handbeatmung (Atembeutel/Maske)
- Verhinderung von Wärmeverlusten: Neugeborenes nach der Geburt sofort in ein warmes Tuch einhüllen und gründlich trockenreiben; Einwickeln in Folie oder frisch angewärmte Tücher; Wärmezufuhr (z.B. Hautkontakt, Radiatoren oder Inkubator)

Ersteinschätzung des Neugeborenen (Apgar-Index) nach 1, 5 und 10 Min.

- **A**tmung (60 Sek. postpartal regelmäßige Atmung, Atemfrequenz 30–60/Min.; 2 = regelmäßig, schreit kräftig; 1 = unregelmäßig, Schnappatmung; 0 = keine Atmung)
- **P**uls (normale Herzfrequenz 120–160/Min; 2 = > 100; 1 = < 100; 0 = kein Puls)
- **G**rundtonus (aktive Bewegungen oder spontan gebeugte Arme und Beine, die einer Streckung Widerstand entgegensetzen; 2 = aktive Bewegung; 1 = geringe Beugung; 0 = schlaffer Muskeltonus)
- **A**ussehen (Hautfarbe unmittelbar nach Geburt blau, am Stamm rasch rosig); (2 = rosig; 1 = Stamm rosig, Extremitäten blau; 0 = blau oder weiß
- **R**eflexaktivität (Beklopfen der Fußsohlen; Niesen, Husten oder kräftiges Schreien nach Einführen eines Katheters in die Nase; 2 = niest, hustet, schreit; 1 = grimassiert; 0 = keine Aktivität).

Zustandsdiagnostik des Neugeborenen n.-Apgar-Index			
Punkte	**0**	**1**	**2**
Herzfrequenz	fehlt	< 100	> 100
Atmung	fehlt	langsam oder unregelmäßig	regelmäßig, schreiend
Absaugreaktion	fehlt	Grimassieren	Husten, Niesen
Hautfarbe	zyanotisch, blaß	Stamm rosig, Extremitäten blau	rosig
Muskeltonus	schlaff	mittel, geringe Beugung	gut, aktive Bewegung

Bewertung:
9–10 Punkte: optimal lebensfrisch
7–8   Punkte: normal lebensfrisch

5–6 Punkte: leichter Depressionszustand
3–4 Punkte: mittlerer Depressionszustand
0–2 Punkte: schwerer Depressionszustand

 Tips & Tricks

- Mäßige Neugeborenendepression (Apgar-Index 3–4) erfordert häufig nur allgemeine Maßnahmen wie Atemwege freimachen, Wärmeschutz, Sauerstoffgabe und stimulierende Maßnahmen.
- Steigt die Herzfrequenz nicht an und bildet sich eine Zyanose nicht zurück, so muß mit einem Neugeborenen-Beatmungsbeutel über Maske beatmet werden; ggf. Intubation.

12.4.2   Neonatale Asphyxie

Unvermögen des Neugeborenen eine ausreichende Atemfunktion herzustellen → Hypoxämie, Hyperkapnie, respiratorische und metabolische Azidose (pH < 7,2) → Myokardinsuffizienz (HF sinkt, HZV sinkt), drohende irreversible zerebrale Schäden → Neugeborenes wird reanimationspflichtig (☞ 12.4.3).

12

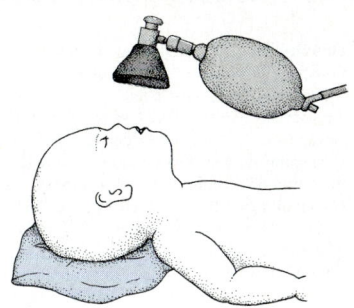

Abb. 12.3:
Bei leichter Neugeborenendepression (Apgar 5–7): Sauerstoffmaske über das Gesicht halten [A300–157]

Ursachen

Akute Plazentainsuffizienz (Plazentaablösung), primäres Versagen der Atemfunktion des Neugeborenen durch Mekoniumaspiration, Sepsis und Unreife.

Risikofaktoren für neonatale Atemstörungen

- **Mütterliche Faktoren:** Plazentalösung, Blutungen in der Schwangerschaft, Diabetes mellitus, Erstgebärende (> 35 Jahre, < 16 Jahre), Herzerkrankungen, Hypertonus, Medikamente (Alkohol, Magnesium, Opioide, Reserpin, Sedativa), Placenta praevia, Präeklampsie/Eklampsie, Infektion nach Blasensprung
- **Fetale Faktoren:** Frühgeburt, Hydramnion, intrauterine Wachstumsverzögerung, Mehrling, grüngefärbtes (mekoniumhaltiges) Fruchtwasser, Übertragung (> 43. SSW)
- **Wehen- und Geburtsfaktoren:** Malposition, Nabelschnurvorfall, Narkosekomplikationen (Blutdruckabfall, Hypoxämie), Zangengeburt, Sturzgeburt, Überdosierung von Analgetika oder Sedativa, verlängerte Geburt, verlängerte Allgemeinanästhesie, Wehensturm.

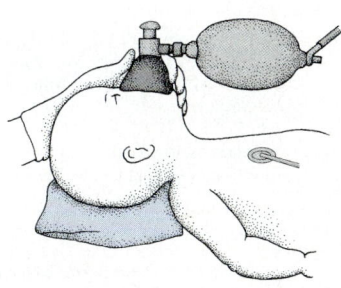

Abb. 12.4:
Vorgehen bei mäßiger Neugeborenendepression [A300–157]

12.4.3 Neugeborenenversorgung im speziellen Fall

- **Grünes** (mekoniumhaltiges) **Fruchtwasser** (→ Gefahr der Mekonium-Aspirationspneumonie mit hoher Letalität): nach Geburt des Kopfes Absaugen des Mund-Nasen-Rachen-Raumes durch Geburtshelferin, nach vollständiger Geburt und Abnabelung Stimmbänder einstellen, Intubation und endotracheale Absaugung, Lavage mit 2–5 ml 0,9 %iger Kochsalzlösung bis Aspirat klar, Magen absaugen, Verlegung in die Kinderklinik erforderlich, (*Cave:* Gehäuft Pneumothorax und Pneumomediastinum bei Mekoniumaspiration)
- **Hypovolämie:** über venösen Zugang (Nabelvene, periphere Vene) 5–10 ml/kg KG 5 %iges Humanalbumin oder 10–20 ml/kg KG Ringerlaktatlösung oder physiologische Kochsalzlösung
- **Hypoglykämie:** Blutglukosebestimmung mittels Stixmethode (< 40 mg %), 5–10 ml/kg KG Glukose 10 % langsam injizieren.

Reanimation des Neugeborenen ☞ **11.5.3**

12.5 Medikamente

Oxytocin

® Orasthin, Syntocinon

WM Über Membranrezeptoren in den glatten Muskelzellen des Myometriums.

IND – Vorzeitige Einleitung der Geburt bei Erkrankungen der Mutter oder Kind (z.B. fetale Erythroblastose, Diabetes mellitus, Präeklampsie, Eklampsie, Hypertonie, HELLP-Syndrom)
– Einleitung der Geburt wegen übertragener Schwangerschaft oder nach vorzeitigem Blasensprung
– Primäre und sekundäre Wehenschwäche
– Postpartale Uterusatonie (heute meist Prostaglandine)
– Uteruskontraktion nach Sectio caesarea oder anderen Operationen am Uterus.

DOS Applikation je nach Klinik i.m., i.v. oder als Dauerinfusion. Nach Basistonus-Variation 1–12 mE/Min.; Dosis zur Geburtseinleitung: Beginn 0,5 mE/Min., dann steigern um 1–2 mE/Min. alle 20–30 Min. bis genügend Wehen (3–10/Min.).

NW – Antidiuretischer Effekt (Vasopressinähnlich)
– Bei Überdosierung uterine Tetanie

KI – Geburtshindernisse, Querlagen
– Vorzeitige Plazentalösung

WW Hypertonie bei gleichzeitiger Gabe eines Vasopressors (z.B. Ephedrin)

Prostaglandine (PGF$_{2\alpha}$ PGE$_2$)

IND   Geburtseinleitung, atonische Nachblutung, Zervixreifung bei Abort, Interruptio

DOS   Gel oder Tabletten für vaginale Applikation

(!)   Vorteil: keine antidiuretische Wirkung

KI   Asthma bronchiale, Nieren- oder Herzerkrankungen, Spätgestosen, Rhesus-Inkompatibilität

Methylergometrin

®   Methergin

WM   – α-sympatomimetisch; Vasokonstriktor. Erhöht den Ruhetonus des Uterus sowie Stärke und Frequenz der Kontraktion.
            – Uteruskontraktion (Vermeidung von Blutungen in der Nachgeburtsphase. Begünstigung der Rückbildung des Uterus.

DOS   Eine Ampulle Methergin® i.v. = 1 ml = 0,2 mg

NW   – Hypertonus mit Hirnblutungen
            – Übelkeit und Erbrechen

KI   – In der Schwangerschaft
            – Ischämische Gefäßerkrankungen
            – Schwere Leber- und Nierenerkrankungen

WW   Schwerer Hypertonus bei gleichzeitiger Anwendung anderer Vasopressoren

(!)   Substanz nicht während der Narkose verabreichen, wurde bereits ein Vasopressor verabreicht, dann sollte Methergin® i.m. appliziert werden.

β$_2$-Sympatikomimetika: Fenoterol, Ritodrine

®   Partusisten, Pre-par

WM   Erregung von β$_1$ und β$_2$-Rezeptoren mit respiratorischen und kardiovaskulären (Neben-)Wirkungen

IND   Wehenhemmung (Tokolyse) unter der Geburt (zur intrauterienen Reanimation, bei diskoordinierter Wehentätigkeit)

DOS   Fenoterol: 460 ml Trägerlösung (Ringer-Lösung) mit 4 Ampullen zu je 10 ml à 0,5 mg Partusisten® i.v. = 2 mg in 500 ml Lösung.
            Ritodrine: 480 ml Trägerlösung (Ringer-Lösung) mit 4 Ampullen zu je 5 ml à 50 mg Pre-Par® = 200 mg in 500 ml Lösung.

NW   Steigerung der Herzfrequenz, Abnahme des arteriellen Blutdrucks, Steigerung des Herzzeitvolumens, Abnahme der Nierendurchblutung und der glomerulären Filtrationsrate, Einschränkung der Urin- und Elektrolytausscheidung, ausgeprägte Wasserretention (lebensbedrohliches Lungenödem)

KI – Angeborene und erworbene, hämodynamisch wirksame Herzfehler sowie Herzmuskel-Erkrankungen; pulmonale Hypertonie, schwere Bronchitis; Niereninsuffizienz; unbehandelte Hyperthyreose, entgleister Diabetes mellitus, Ileussymptomatik; Hyperkalzämie; Glaukum, schwere Blutungen
– Mit β-Sympathomimetika zur Tokolyse behandelte Patientinnen dürfen nicht gleichzeitig mit Halothan narkotisiert werden (ventrikuläre Arrhythmien, Tachykardie, Kammerflimmern).
– Atropin führt zu einer exzessiven Steigerung der Herzfrequenz.

 Wegen ausgeprägter Neigung zur Wasserretention engmaschige Bilanzierung → negative Flüssigkeitsbilanz in den ersten 24 h anstreben!

Cave: Hypokaliämie → K-Substitution ☞ 2.8.2

─────── **Magnesium** ───────────────────────

® Mg-Sulfat Amp. 10 %/ 50 %
1 Amp. a' 10 ml = 1 g (10 %ig) = 98,6 mg entspr. 4,05 mmol
1 Amp. a' 10 ml = 5 g (50 %ig) = 493 mg entspr. 20,25 mmol

WM Membranstabilisierung

IND Tokolyse bei KI gegen β2-Sympathikomimetika; Wadenkrämpfe in der Schwangerschaft

DOS 5 g MgS in 500 ml Ringerlösung → 1 g/100 ml über 60 Min. initial 2–4 g entspr. (8–16 mmol/über 30 Min.), dann 1 g (4 mmol)

NW – Hemmung der neuromuskulärenm Übertragung (Reflexkontrolle);
– *Cave:* Atemstillstand (ab 5–6 mmol/l),
– AV-Block, Bradykardie

KI Myasthenia gravis

WW Wirkungsabschwächung bei gleichzeitiger i.v. Gabe von $Ca^{2+.}$

⊘ – Bilanzierung der Ausscheidung (mindestens 50 ml/h).
– Antidot Ca^{2+}

─────── **α-adrenerge Substanzen** ───────────

Norfenerin (Novadral®), Phenylephrin (Adrianol®), Etilefrin (Effortil®)

Wegen der konstringierenden Wirkung auf die Uterusgefäße und der nachfolgenden Verminderung der Uterusdurchblutung (fetale Hypoxie) in der geburtshilflichen Anästhesie nicht verwenden.
Als Vasopressor können in der geburtshilflichen Anästhesie evtl. Ephedrin (z.B. Ephedrin Knoll®) und Akrinor® eingesetzt werden, da sie die Uterusdurchblutung angeblich nicht beeinträchtigen.

12

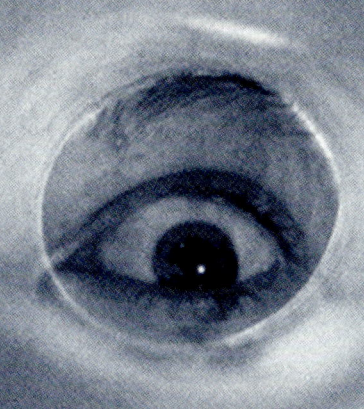

Walter Bohms

Anästhesie in der Ophthalmologie **13**

13

13.1 Der Augenpatient

Augenpatienten sind häufig drei Risikogruppen zuzuordnen:
- **Geriatrische Patienten** in einem multimorbiden Zustand (Zustand nach Herzinfarkt, koronare Herzerkrankung, Herzinsuffizienz, Hypertonus, Diabetes mellitus, Erkrankungen der Lunge) ☞ 4.9
- **Kinder einschließlich Frühgeborene:** Augenerkrankungen des Kindesalters sind häufig Symptome einer anderen Erkrankung (z.B. Infektionen durch Herpes simplex, Toxoplasmose, Röteln) oder vergesellschaftet mit kongenitalen Fehlbildungen (z.B. zerebralen Schäden)
- **Notfallpatienten** sind in der Regel Patienten mittleren Alters (Augenverletzungen, Ablatio retinae).

Checkliste vor Narkosen
✔ Anamnese und Medikamente ☞ 1.1.1, 1.1.10
✔ körperliche Untersuchung ☞ 1.1.2
✔ Routine-Untersuchungen ☞ 1.1.4
✔ Erweiterte Diagnostik ☞ 1.1.5, 1.1.7
✔ Prämedikation ☞ 1.1.10

Prämedikation dient in besonderem Maße der Anxiolyse (Angst vor dem Verlust des Augenlichtes!).

13.1.1 Intraokularer Druck (IOD) und Narkose

Normalwert 14–20 mmHg. Ein erhöhter IOD führt langfristig zur Hornhauttrübung oder Papillenschädigung, ein verminderter IOD zur Glaskörperblutung oder Ablatio retinae.

Erhöhung des IOD	Senkung des IOD
• Intubation	• Carboanhydrasehemmer z.B. Azetazolamid (Diamox®)
• Anstieg des zentralen Venendrucks	• Osmodiuretika
• Hypoventilation (CO_2-Anstieg)	• Erhöhte O_2-Konzentration (signifikant
• Venöse Abflußbehinderung durch Lagerung des Kopfes	nur unter hyperbarer Oxygenierung)
• Husten, Pressen, Erbrechen	• Hyperventilation (CO_2-Abfall)
• PEEP-Beatmung (linearer IOD-Anstieg)	• Sedativa
• Succinylcholin	• Tranquilizer
• Ketamin (Ketanest®)	• Volatile Anästhetika: Halothan, Enfluran,
• Zu flache Narkose	Isofluran (dosisabhängig)
	• Barbiturate
	• Propofol (Disoprivan®)
	• Etomidate (Hypnomidate®)
	• Droperidol (DHBP®)

13.1.2 Operationen

Erkrankung	Intraokulare Operation
Katarakt	Intra- bzw. extrakapsuläre Katarakt-extraktion (ICCE bzw. ECCE)
Glaukom	Periphere Iridektomie
Glaskörpertrübung	Vitrektomie
Hornhauttrübung/Hornhautnarbe	Keratoplastik
	Extraokulare Operation
Netzhautablösung (Ablatio retinae)	Kryopexie, Laserkoagulation
Tränenwegsstenose	Operation nach Toti
Strabismus	Schiel-Operation
Ptosis der Augenlider	Blepharoplastik
Tumoren des Auges (Retinoblastom)	Enukleation

13.2 Narkoseformen

Indikation für Intubationsnarkose	Indikation für Lokalanästhesie (LA)
• Wunsch des Patienten • Übernervöser Patient • Unfallpatient • Geistig retardierter Patient • Pat. mit Verständigungsschwierigkeiten • Komplikationen bei früheren Eingriffen • Nur ein Auge • Kindernarkose • Lange Operationsdauer	• Wunsch des Patienten, soweit möglich • Kooperativer Patient • Kurze Operationsdauer < 45 Min. • Operation, die keine Komplikationen erwarten läßt

 Oft entscheidet der Operateur über die Anästhesieform.

13.2.1 Lokalanästhesie (Retrobulbärblockade)

Ruhigstellung des Auges durch Ausschaltung des Ganglion ciliare.
Wird in der Regel vom Operateur durchgeführt.

Technik

- Vorbereitungen wie zur Allgemeinanästhesie (☞ 2.4.2).
- Einstich im unteren temporalen Orbitaquadranten durch die Haut des Unterlides in Richtung Fissura orbitalis inferior
- Verwendung einer Kanüle mit abgerundeter Spitze.
- Ausschaltung der Lidbewegung durch zusätzliche Infiltration am äußeren Lidwinkel oder am Austritt des N. facialis direkt vor dem Ohr oder durch Injektion unterhalb des Jochbogens.
- Druck auf das Auge mit einen Okulopressor. Lokalanästhesie häufig mit Scandicain 2 % und Carbostesin 0,5 % im Verhältnis 1 : 1 (3–10 ml).

13

_____ **Retrobulbärblockade plus Analgosedierung
("Stand by")** _____

Lokalanästhesie und individuelle Sedierung, zusätzliche Überwachung der Herz-, Kreislaufsituation durch den Anästhesisten.
Wird zur Vermeidung von Kreislaufdysregulationen (Hypertonus, Herzrhythmusstörungen) durch Streß immer häufiger statt alleiniger LA durchgeführt. „Stand by" ☞ 5.7.

Mögliche Komplikationen der Retrobulbärblockade

* Arterielle oder venöse Orbitablutung
* Bulbusperforation durch intraokulare Blutung oder intraokulare Injektion
* N. opticus-Läsion passager (durch Leitungsblock des Lokalanästhetikums) bzw. permanent durch direktes Trauma des N. opticus
* Direkte ZNS-Beeinträchtigung durch Hirnstammanästhesie; *Therapie:* Intubation und Beatmung, bis die Anästhesie abgeklungen ist ☞ 5.2
* Auslösen eines okulo-kardialen Reflexes ☞ 13.3
* Allergische Reaktion auf das Lokalanästhetikum ☞ 2.9, 6.1.5
* Direkte Wirkungen des Lokalanästhetikums durch intravasale Injektion:
  - Zerebral: Krämpfe, Atemstillstand ☞ 2.9, 6.1.5
  - Kardial: Blutdruckabfall, Bradykardie, Asystolie ☞ 2.9, 6.1.5

 Tips & Tricks

* „Stand by" sowohl bei der reinen Retrobulbäranästhesie ohne Sedierung als auch bei der Blockade plus Analgosedierung wegen möglicher Nebenwirkungen der Lokalanästhetika und der atem- und kreislaufdepressiven Wirkung einer Prämedikation
* Individuell dem Patienten angepaßte intraoperative Sedierung, um Unruhe zu vermeiden und eine Kooperation zu sichern
* Ausreichende Oxygenierung des Patienten unter den Operationstüchern durch zusätzliche Sauerstoffinsufflation.

13.2.2   Intubationsnarkose ☞ 5.2 _____

Grundsätze

* Entsprechend den üblichen Regeln der Erwachsenennarkose
* Relaxierung bei intraokularen Eingriffen mit einem nicht depolarisierenden Relaxans (z.B. Pancuronium, Vecuronium, Atracurium; ☞ 2.9)
* Während der Operation ausreichend tiefe Narkose gewährleisten, um den Operationserfolg nicht zu gefährden (IOD-Anstieg)
* Extubation in tiefer Narkose, um Husten und Pressen zu verhindern: Der Patient muß spontan atmen und ein ausreichendes Atemzugvolumen aufweisen (300 ml).

Intraoperatives Monitoring

* Erschwertes Monitoring in der Ophthalmologie!
* Kopfbereich nach dem sterilen Abdecken nicht mehr zugänglich
* Häufig abgedunkelter Operationssaal
* Tubus, Schläuche, Konnektoren optisch nicht mehr zu überwachen.
* Deshalb Überwachung mit Pulsoximetrie, Kapnometrie, Relaxometrie ☞ 2.7.

Tips & Tricks

- Einleitung:
  Zur Narkoseeinleitung möglichst schnell tiefes Narkosestadium erreichen (*Cave:* IOD-Anstieg)
  3 Min. vor Intubation Gabe von Lidocain (1–1,5 mg/kg KG), zur Verhinderung eines IOD-Anstieges
- Ausleitung: Zur Sicherung der Atemwege Wendl-Tubus benutzen.

13.2.3 Durchführung der Narkose bei Kindern ───────────

- Durchführung der Operation in Allgemeinanästhesie
- Besonderheiten der Narkose im Kindesalter berücksichtigen ☞ 11.

 Frühgeborene wegen der Sauerstofftoxizität mit einem Luft/Sauerstoffgemisch beatmen. Die arterielle Sauerstoffsättigung (Pulsoximetrie ☞ 2.7) darf nicht über 93 % ansteigen (Gefahr der retrolentalen Fibroplasie).

13.3 Intra- und postoperative Besonderheiten

Okulo-kardialer Reflex
- Auslösung durch Zug an den extraokulären Augenmuskeln oder durch Druckwirkung auf das Auge; wird durch die Lokalanästhesie nicht verhindert
- Begünstigende Faktoren: Hypoxämie, Hyperkapnie, Streß
- Äußert sich häufig als trigemino-vagaler Reflex mit bradykarden Herzrhythmusstörungen bis hin zu AV-Block oder Asystolie; Tachykardie und Kammerflimmern ebenfalls möglich
- Häufig allein durch Unterbrechung der chirurgischen Maßnahmen behebbar, ansonsten symptomatisch medikamentöse Behandlung.

Intraokulare Gasapplikation durch den Operateur
Bei der Arbeit des Ophthalmologen mit Gas auf die Anwendung von Lachgas zur Narkose verzichten, da Lachgas schneller in gasgefüllte Räume eindringt, als das andere Gas entweichen kann (*Cave:* IOD-Anstieg).

Berührung des Operationstisches
Besondere Vorsicht bei Operationen, die ein Operationsmikroskop erfordern; jede Erschütterung des Operationstisches oder Bewegung des Patienten gefährdet den Operationserfolg; geringe Bewegungen führen zu großen Veränderungen unter dem Mikroskop.

➤ Berührung oder Arbeit (z.B. Blutdruckmessung) am Operationstisch nur nach Vorwarnung!

Postoperative Übelkeit ☞ 1.3.2
- Droperidol (DHBP®) zur Emesisprophylaxe ca. 30 Minuten vor Operationsende oder als Prämedikation [Dosis: 75 µg KG i.v.].

13

Angst

- Erwachen des Patienten aus der Allgemeinanästhesie mit verbundenen Augen führt zur **Angst** erblindet zu sein
  - Den Patienten **vor** der OP über den Verband informieren
  - Aufpassen, daß der Pat. den Verband nicht entfernt und an den Augen reibt

➤ Bei **postop. Schmerzen** an Hornhautverletzungen oder Glaukomanfälle denken.

13.4 Anästhesie bei speziellen Operationen

———— **Anästhesie bei Schiel-Operationen** ————————

- Häufigste Augenoperation im Kindesalter (☞ 11)
- Maligne Hyperthermie 10 mal häufiger als beim Normalpatienten (☞ 3.2.9, 11.5.1)
- Überwachung mit rektaler Temperaturmessung und Kapnometrie (☞ 2.7).

———— **Anästhesie bei Notfallpatienten** ————————————

- **Vorbereitungen zur Schnellintubation** (☞ 3.3.7):
  ➤ Keinen Versuch unternehmen, eine Magensonde zu legen: Erhöhung des IOD → Gefahr des Glaskörperprolapses
- **Präoxygenierung**
  ➤ das verletzte Auge nicht mit der Maske berühren
- **Präcurarisierung**
  ➤ Anschlagszeit des Muskelrelaxans abwarten (1–2 Min.)
- **Barbiturat und depolarisierendes Relaxans applizieren**
  ➤ Kontroverse Diskussion dieser Intubationsform (IOD-Erhöhung durch depolarisierendes Muskelrelaxans) → ggf. nichtdepolarisierendes Muskelrelaxans (Norcuron®, Tracrium®) verwenden.

13.5 Medikamente in der Ophthalmologie

- **Acetazolamid** (Diamox®): Carboanhydrasehemmer; Anwendung systemisch (Dosis: 500 mg i.v.)
  - Ind: Verminderung der Augenwassersekretion über Inhibition der Na^+-Pumpe, Senkung des IOD
  - NW: Hypokaliämie bei chronischer Gabe, metabolische Azidose, Dehydratation.

- **Acetylcholin** (Miochol-E®): Parasymathomimetikum
  - Ind: Injektion in die vordere Augenkammer, um eine Miosis zu erzeugen
  - NW: Blutdruckabfall, Bradykardie, Bronchospasmus.

- **Adrenalin** (Suprarenin®): Sympathomimetikum; Augentropfen-Lösung (AT) 2%ig; lokale Applikation
  - Ind: Verminderung der Kammerwassersekretion und Verbesserung des Abflusses, Senkung des IOD beim Glaukom
  - NW: Hypertonie, Tachykardie, Herzrhythmusstörungen, Vasokonstriktion.
➤ Schwere Herzrhythmusstörungen möglich: Sensiblisierung des Myokards durch Halothan!
  1 Tropfen 2%iger Adrenalinlösung enthält 0,5–1,0 mg Adrenalin (normaler i.v.-Dosisbereich ca. 0,1 mg).

- **Atropin** (Atropin-POS®; Atropinol®): Parasympatholytikum; Augentropfen-Lösungen 0,5 % und 1 %; lokale Anwendung
  - Ind: Mydriatikum
  - NW: Tachykardie, Hemmung der Speichelsekretion, Hautrötung, trockene Haut, psychische Alterationen (Erregungszustände Halluzinationen)
  - KI: Engwinkelglaukom, Prostatahypertrophie.
➤ Systemische Wirkung unbedenklich bei lokaler Anwendung in niedriger Dosierung (0,5 mg).

- **Cyclopentolat** (Cyclopentolat 0,5 %; Zyklolat EDO® sine): Augentropfen-Lösungen 0,5 % und 1 %; lokale Applikation
  - Ind: Einsatz als kurz wirkendes Mydriatikum
  - NW: Krampfanfälle, Ataxie, visuelle Halluzinationen
  - KI: Engwinkelglaukom.

- **Ecothiopatiodid** (Phospholinjodid®): Indirektes Parasympathomimetikum (langwirkender Hemmstoff der Pseudocholinesterase); Augentropfen-Lösung 0,125 %; lokale Anwendung
  - Ind: Miotikum
  - NW: Wirkungsverlängerung von Succinylcholin und Ester-Lokalanästhetika.
➤ Erst 3–6 Wochen nach Therapieende normale Aktivität der Pseudocholinesterase, deshalb auf Succinylcholin bzw. Lokalanästhetika vom Estertyp bei der Narkose verzichten!

- **Osmodiuretika** (Osmofundin®; Mannitol-Lösung 20 %): Anwendung systemisch (125–250 ml i.v.)
  - Ind: Senkung des IOD durch Erhöhung des kolloidosmotischen Druckes.
  - NW: Allergie (selten)

- **Phenylephrin** (Visadron®; Neosynephrin-POS®): Sympathomimetikum; Augentropfen-Lösungen (5 % und 10 %); lokale Anwendung
  - Ind: Zum Abschwellen der Kapillaren, zur Blutstillung und zur Pupillendilatation (Mydriasis)
  - NW: Blutdruckanstieg (evtl. verbunden mit Reflexbradykardie), Tachykardie, Arrhythmie, Kopfschmerzen, Übelkeit, Erbrechen, Subarachnoidalblutung.
➤ 1 Tropfen der 10%igen Lösung enthält ungefähr 5 mg Phenylephrin;
  Empfehlung: nur 5%ige Lösung verwenden.

13

- **Physostigmin:** Indirektes Parasympathomimetikum (Cholinesterase-Hemmstoff); Augentropfen-Lösungen 0,25 % und 0,5 %; lokale Anwendung
  - Ind: Behandlung des erhöhten IOD
  - NW: parasympathomimetisch (Blutdruckabfall, Bradykardie, Bronchospasmus).

- **Pilocarpin** (Borocarpin®-S; Pilocarpol®; Pilogel®): Direktes Parasympathomimetikum; Augentropfen-Lösung (0,5 %, 1 %, 2 %, 3 %); lokale Anwendung
  - Ind: Glaukombehandlung
  - NW:Blutdruckabfall, Bradykardie, Bronchospasmus, Schwitzen, Durchfälle, Erbrechen, Akkommodationsstörungen
  - KI: Herzinsuffizienz, Hyperthyreose.

- **Scopolamin** (Boro-Scopol®): Parasympatholytikum (stärkere Wirkung als Atropin); Augentropfen-Lösung 0,25 %; lokale Anwendung
  - Ind: Mydriatikum
  - NW: Tachykardie, Hemmung der Speichelsekretion, ZNS-Dämpfung bis zur Atemlähmung
  - KI: Engwinkelglaukom.

- **Timolol** (Chibro-Timoptol®; Timohexal®): β-Blocker; Augentropfen-Lösung 0,25 % und 0,5 %; lokale Applikation
  - Ind: Behandlung des chronischen Glaukoms
  - NW: Bradykardie, Bronchospasmus, Exazerbation eines Asthma bronchiale, Herzinsuffizienz, bei Frühgeborenen postoperative Apnoe
  - KI: obstruktive Lungenerkrankungen.

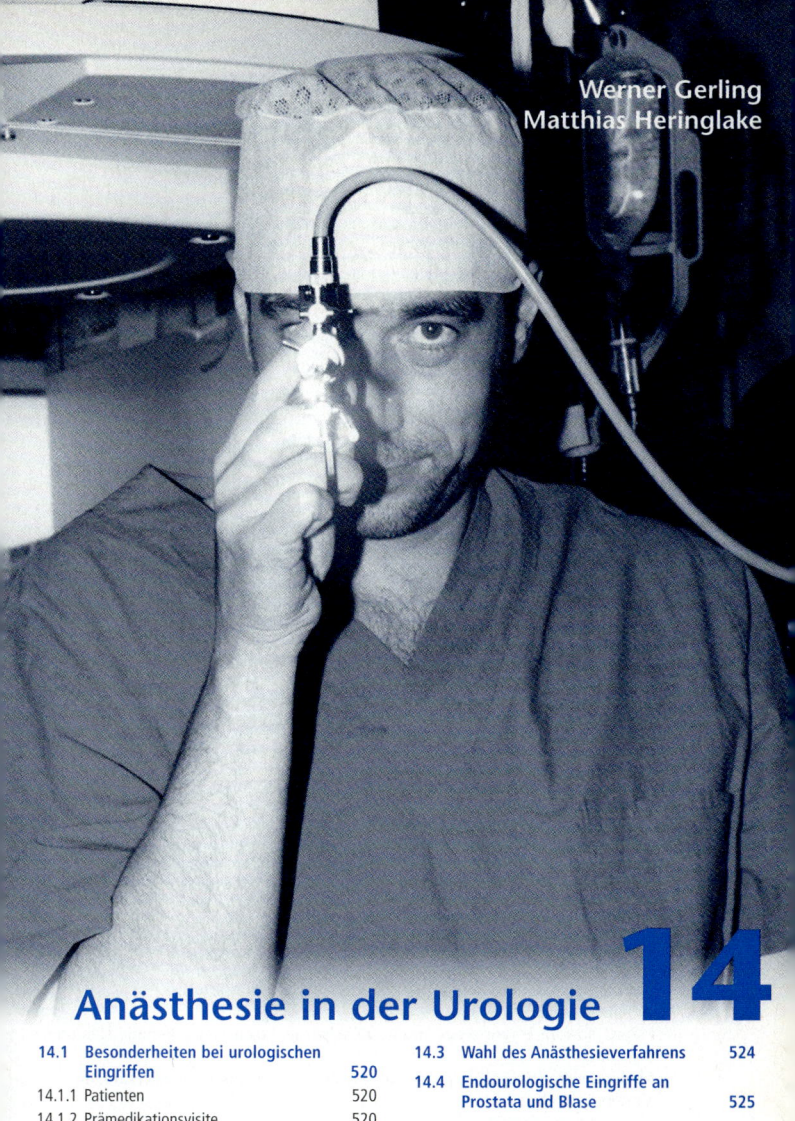

Werner Gerling
Matthias Heringlake

Anästhesie in der Urologie

14

14.1 Besonderheiten bei urologischen Eingriffen

14

14.1.1   Patienten

Zahlreiche urologische Erkrankungen treten bevorzugt in höherem Alter auf: Großer Anteil kardiopulmonaler Risikopatienten.

Typische begleitende Risikofaktoren
- Einschränkung der Nierenfunktion: sowohl krankheitsbedingt (Nierentumore; Schrumpfnieren bei chron. Harnwegsinfekten), als auch unspezifisch (Diabetes mellitus); z.T. mit Dialysepflichtigkeit: ☞ 17.1.2
  - Elektrolytveränderungen
  - u.U. verzögerte Medikamentenelimination ☞ 20.2
  - Störung der Flüssigkeitshomöostase: höhere Empfindlichkeit gegenüber Hyper-(fluid-lung) als auch Hypovolämie (erhöhtes perioperatives Risiko des praerenalen Nierenversagens).
- Anämie: Ausdruck einer chron. Niereninsuffizienz, aber auch akut bei Blutungen im Urogenitalsystem:
  - Verminderte kardiopulmonale Reserve
  - Erhöhtes Risiko perioperativer Ischämien.
- Infektionen der Harnwege: vom unkomplizierten Harnwegsinfekt bis zur katecholaminpflichtigen Urosepsis. Eingriffe an Harnleiter oder Nierenbecken (v.a. PNL ☞ 14.5) prädisponieren zu septischen Verläufen.

14.1.2   Prämedikationsvisite

- Kardiale Vorerkrankungen: ☞ 4.1
  - KHK: Anämien ggf. je nach Ausmaß und Gesamtrisiko des Pat. präoperativ ausgleichen!
  - Vitien: Endokarditisprophylaxe! ☞ 1.1.10
- Pulmonale Vorerkrankungen: ☞ 4.2
  - COLD: bevorzugt SpA, bzw. bei größeren Eingriffen ITN + PDA
- Adipositas: ☞ 4.5.9
  - Ventilationsschwierigkeiten bei bestimmten Lagerungsarten
- Niereninsuffizienz: ☞ 4.3
  - E'lyte: sowohl Hyper- (ggf. präop. Dialyse) als auch Hypokaliämie (Diuretika) beachten
  - Medikamentenspiegel: v.a. bei (sub-)akuter Nierenfunktionseinschränkung
  - Volumenstatus.

14.2 Lagerungsarten

Urologische Eingriffe werden z.T. in extremen Lagerungen durchgeführt: allgemein erhöhtes Risiko von lagerungsbedingten Nervenläsionen (v.a. bei Regionalanästhesie).

14.2.1 Steinschnittlage

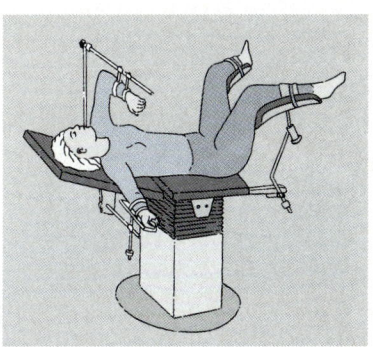

Abb. 14.1:
Steinschnitt-Lagerung [A300–157]

- Ventilation: FRC ↓ und Compliance ↓ (v.a. bei Adipositas) → pulmonale Reserve ↓ und Atemarbeit ↑:
  - ➤ Lagerung erst nach Intubation, großzügige Präoxygenierung bei Maskennarkosen, adäquate O_2-Supplementierung bei Regionalverfahren.
- Kreislauf: Lagerungsinduzierte Veränderungen (± 500 ml) des zentralen Blutvolumens (↑ bei Hochlagerung der Beine: Gefahr der Volumenüberladung, ↓ beim Zurücklagern in Rückenlage: Hypotonie (ggf. Bradykardie) bei unzureichender Volumensubstitution.
  - Kreislaufkontrolle bei Lagewechsel (Umlagerung); ggf. ZVD - Kontrolle
  - Volumenverschiebungen durch an- bzw. abklingende Regionalanästhesie berücksichtigen
  - Volumensubstitution an Normallage ausrichten
  - Bei hypotoner Reaktion während Umlagerung ggf. kurzfristig Akrinor® (1/4–1/2 Amp. fraktioniert)
  - Bei vagaler Reaktion während Umlagerung ggf. Atropin (0,5–1,0 mg).
- Luftembolierisiko ☞3.2.7: OP-Feld über Herzniveau: ggf. Überwachung mit Doppler bzw. präkordialem Stethoskop; bei Beatmung: PEEP und Überwachung des $etCO_2$.

14.2.2 Thorakoabdominale Lagerung und Nierenlagerung

14

Je nach operativen Erfordernissen wird der Pat. für Eingriffe an Niere und Ureter entweder in Rückenlage mit keilförmiger Unterstützung der zu operierenden Flanke (thorakoabdominal) oder in Seitenlage auf eine Nierenbank gelagert (Nierenlagerung). Beide Lagerungen werden unterstützt durch Überstrecken des Oberkörpers und Abknicken der Beine.

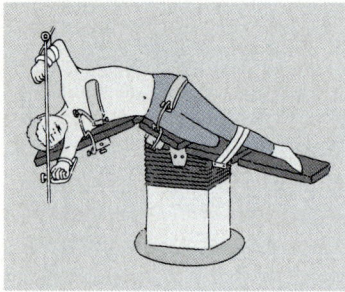

Abb. 14.2: Nierenlagerung
[A300-157]

- Ventilation: Schwer vorhersehbare Veränderungen des Ventilations-Perfusionsverhältnisses:
  ➤ Überwachung der Oxygenierung insbesondere während des Lagewechsels
- Kreislauf: durch überstreckte Lagerung (Beine tief) und ggf. Kompression der V. cava inferior bei extremer Seitenlage erhebliche Blutdruckabfälle möglich.
  ➤ Engmaschige Kreislaufüberwachung während der Lagerungsmaßnahmen
- Da i.d.R. ein Arm hochgelagert wird, kann es zu Schwierigkeiten bei der Blutdruckmessung kommen: am untenliegenden Arm falsch hohe, am obenliegenden falsch niedrige Meßwerte.
Bei invasiver RR-Messung: Transducer auf Herzhöhe ausrichten (gilt auch für ZVD).

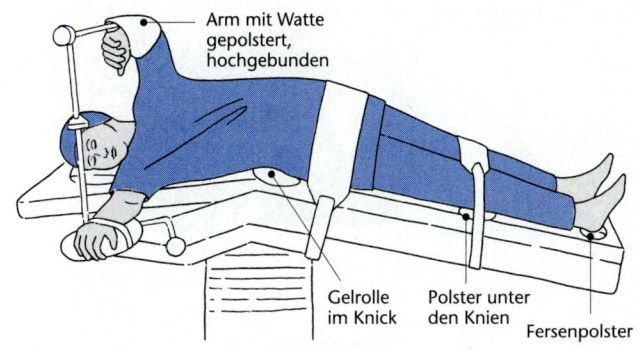

Arm mit Watte
gepolstert,
hochgebunden

Gelrolle　　　Polster unter
im Knick　　　den Knien
　　　　　　　　　　　Fersenpolster

Abb. 14.3: Thorakoabdominale Lagerung [A300-157]

14.2.3　Trendelenburg-Lagerung und Rückenlage

Insbesondere Eingriffe im kleinen Becken (RPE:☞ 14.7) werden oft in überstreckter Rückenlage (Becken unterpolstert und hochgelagert, Beine und Oberkörper abgeknickt) oder in Trendelenburg Lagerung (Beine abgeknickt oder in Steinschnittlage) durchgeführt.

- Ventilation:FRC ↓ und Compliance ↓; Effekt verstärkt bei laparoskopischen Eingriffen.
  - ➤ Bei Oxygenierungsproblemen: großzügiger Einsatz von PEEP.
- Kreislauf: schwer einschätzbare Veränderungen des zentralen Blutvolumens (durch Oberkörper ↓ und (ggf.Beine ↓ oder ↑). ZVD als Maß für die Volumensubstitution i.d.R. nur als Verlaufsparameter geeignet.
  - ➤ Bei Risikopatienten: Volumenstatus aus Füllung und Amplitudenvariabilität (sog. „Swing") der invasiven Blutdruckkurve ableiten.
- Luftembolierisiko.

14

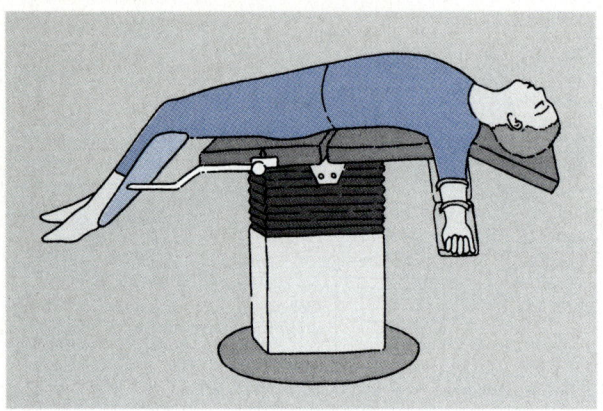

Abb. 14.4: Überstreckte Rückenlagerung

14.3   Wahl des Anästhesieverfahrens

Endourologische Eingriffe an Prostata, Blase und Genitale eignen sich gut für Regionalanästhesieverfahren. Schonendes Verfahren v.a. für Risikopatienten (unter Beachtung der Kontraindikationen ☞ 6.2.5).

Erforderliche Anästhesieausdehnung für endourologische Eingriffe	
Operationsart	**Dermatomhöhe**
OP an Niere und Ureter	Th 6–8 (Xyphoid)
OP an Blase,Prostata und Hoden	Th10 (Nabel)
OP an Penis, Skrotum und Harnröhre	Th12 - L1 (Leistenband)

Vorteile der Regionalanästhesie
- Sichere Muskelrelaxation (Ausnahme: Obturatoriusreflex ☞ 14.4 bei TUR Blase)
- Gute postoperative Analgesie
- Klinische Beurteilbarkeit bei Komplikationen (TUR-Syndrom, Blasenperforation) beim wachen Patienten leichter.

Nachteile der Regionalanästhesie
- Hypotonie durch Sympathikolyse kann bei maskierter Hypovolämie (sog. kompensierter Schock) lebensbedrohlich werden; bei Patienten mit akuter Blutungsproblematik (z.B. blutender Blasentumor) Allgemeinanästhesie i.d.R. sicherer

- Beeinträchtigung der Atemmechanik bei hoher SPA; insbesondere bei Adipositas
- Bei endourologischen Eingriffen kann schmerzinduziertes Pressen bei Manipulation am Ureter deletäre Folgen haben (Harnleiterruptur,-abriß). I.d.R. ist eine Allgemeinanästhesie für diese Eingriffe besser geeignet (auch aus forensischen Erwägungen).

14.4   Endourologische Eingriffe an Prostata und Blase

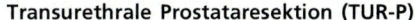

Transurethrale Prostataresektion (TUR-P)

Häufiger Eingriff, dessen Verlauf erheblich von der Erfahrung des Operateurs beeinflußt wird. Da die Prostata gut vaskularisiert ist, kann es u.U. zu einem erheblichen Blutverlust kommen, der aufgrund der eingesetzten Spüllösungen nur geschätzt und nicht genau gemessen werden kann.

- **Lagerungsart**: Steinschnittlage:
- **Anästhesieverfahren**: SPA, ggf. Allgemeinanästhesie (ITN, LM)
- **Monitoring und Zugänge**: bei Risikopatienten: ZVK, ggf. art. RR-Messung, BGA-Kontrollen, großlumige Braunüle
- **Komplikationen**: TUR-Syndrom

TUR-Syndrom
Die Arbeit mit dem Resektoskop (elektrische Schlinge) erfordert elektrolytfreie Spüllösung; trotz Zusatz von Mannit und Sorbit sind diese Lösungen hypoton (Osmolalität ca. 180 mosmol/kg). In Abhängigkeit von der Menge resezierten Gewebes, der Operationszeit (Durchschnitt:10–30 ml absorbierte Flüssigkeit pro Min. Resektionszeit) und der Höhe der Spüllösungsbehälter (druckpassiver Vorgang: Spülbeutel nicht höher als 60 cm über Patientenniveau!) kommt es „zwangsläufig" zum Übertritt hypotoner Flüssigkeit ins Gefäßsystem → Hypotone Hyperhydratation: Leitgröße: Verlauf des Serumnatriums.

Klinik
- **Neurologie:** Unruhe, Verwirrtheit, Eintrübung. Beim wachen Patienten leicht zu erheben: Vorteil der Regionalanästhesie
- **Kreislauf:** Wechselndes Bild mit initialer Volumenbelastung (Blutdruck ↑ ; ZVD ↑); Oxygenierungsstörungen (fluid lung) mit nachfolgender Schocksymptomatik (Blutdruck ↓; Herzfrequenz ↑ ↓)
- **Weitere Komplikationen:** Hypokaliämie, Gerinnungsstörungen, Oligurie, Anurie.

Monitoring der Einschwemmung
Zusatz von Alkohol in die Spüllösung (z.B. 200 ml 96 % Ethanol auf 10 l Spüllösung = 2 % Alkohollösung): Einschwemmung quantifizierbar durch Überwachung der endexpiratorischen Alkoholkonzentration: Gute Korrelation mit Blutalkoholkonzentration; schnell zu erhebender, dynamischer Parameter. Beim wachen und beim beatmeten Patienten einsetzbar.

14

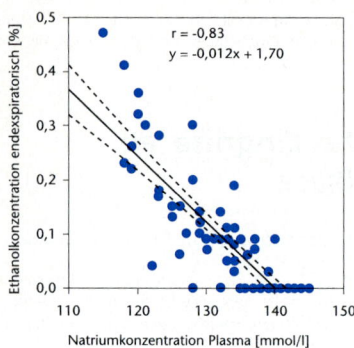

Abb. 14.5: Verhältnis von endexspiratorischer Alkoholkonzentration und Serum-Natrium

Therapie
Rasche Beendigung des Eingriffs, Diuresesteigerung (zunächst: Furosemid 10–20 mg
i.v., ggf. wiederholen). Engmaschige Kontrolle von Kreislauf und ZVD.

- Bei Natrium < 120 mmol: Substitution von NaCl:
  ➤ Korrekt: NaCl Bedarf (mmol) = 0,2 x kg KG x (Na soll - Na ist)
  ➤ Pragmatisch: NaCl 10 % im Perfusor: zunächst 20 ml/h, nach 1/2 Std. Kontrolle
    der E'lyte und Dosisanpassung.
  ➤ Bei zu schnellem Ausgleich der Hyponatriämie besteht die Gefahr zerebraler
    Schädigung: Serum-Natrium nicht schneller als 2–3 mmol/h steigen lassen.

   Flüssigkeitsgabe nach Klinik und ZVD: Der intraoperative Volumen- und
Blutverlust einer TUR-P wird i.d.R. eher unter- als überschätzt. → Pat. nicht
„zu trocken" halten!

──────── **Transurethrale Blasenresektion (TUR-B)** ────────

Häufiger Eingriff mit im Vergleich zur TUR-P deutlich geringerem Einschwemmrisiko.

Nicht selten als Erweiterungseingriff bei Tumornachsorgeuntersuchungen (Urethrozy-
stoskopie + Quadranten-PE)

- **Lagerungsart**: Steinschnittlage
- **Narkoseverfahren**: SPA oder Allgemein - AN (Maske oder ITN)
- Bei Tumorresektion im Bereich der Blasenwand ist manchmal (auch unter SPA)
  ein **Obturatoriusreflex** durch direkte elektrische Reizung des Nerven auslösbar:
  Gefahr der Blasenperforation → Blockade des N. obturatorius mittel 3 in 1 Block
  (☞ 6.6.3) bzw. Relaxierung
- **Monitoring**: i.d.R. kein erweitertes Monitoring erforderlich
- **Komplikationen**: Blasenperforation:
  - Extraperitoneal: Indikation zum Abbruch der OP, Antibiose erforderlich,
    i.d.R. ohne schwerwiegende Folgen

– Intraperitoneal: Übertritt größerer Mengen Spüllösung ins Peritoneum. Klinik beim wachen Patienten (SPA): plötzlicher Schmerz im Bauchraum, Peritonismus, Übelkeit, Erbrechen; i.d.R. offene chirurgische Intervention erforderlich (ITN, großzügige Indikation zu erweitertem Monitoring und postoperativer Intensivtherapie); cave: adäquate Antibiose.

14.5 Eingriffe an Harnleiter und Nierenbecken

Steinrepositionen, Ureterorenoskopien u.ä.

- **Lagerungsart**: Steinschnittlage
- **Narkoseverfahren**: Allgemeinanästhesie (Maske oder ITN)
- **Monitoring**: i.d.R. kein erweitertes Monitoring erforderlich

 Patienten mit Koliken sind nicht nüchtern → ITN mit Ileuseinleitung.

Perkutane Nephrolitholapaxie (PNL)

- Endoskopisches Verfahren zur Zertrümmerung und Absaugung von Nierenbeckensteinen.
- **Lagerungsart**: Bauchlage
- **Narkoseverfahren**: ITN (Spiraltubus)
- **Monitoring und Zugänge**: nach Risiko des Patienten und Einschätzung des Schwierigkeitsgrades der OP durch den Operateur; i.d.R. ZVK, ggf. invasive RR-Messung. Alkoholatemgasmessung.
- **Komplikationen**:
  – Einschwemmung: Bei Eröffnung von Gefäßen: Isotone Hyperhydratation, da Spüllösung NaCl 0,9 %
  – Septische Komplikationen.

 Bei Infektsteinen auf adäquate perioperative Antibiose achten, engmaschige Temperaturkontrolle, Patienten ausreichend lange im AWR überwachen.

14.6 Eingriffe am Hoden

Orchiektomie

Palliativer Eingriff bei Prostatakarzinom

- **Lagerung**: Rückenlage
- **Narkoseverfahren**: bevorzugt SPA (Anästhesie-Höhe > Th 10, da Hoden primär im Bauchraum angelegt werden).

――――――   **Hodenfreilegung** ―――――――――――――――――

Bei Tumorverdacht, Hodentorsion und Infertilitätsbehandlung

- **Lagerung**: Rückenlage
- **Narkoseverfahren**: bevorzugt ITN (OP-Dauer oft schwer kalkulierbar bei Schnellschnitt etc.)

   Bei Hodentorsion → ITN mit Ileuseinleitung!

14

14.7   Große urologische Eingriffe

Hauptprobleme
- Intraoperative **Flüssigkeitsbilanzierung** erschwert bzw. unmöglich durch:
  - ➤ Eröffnete bzw. entfernte Blase
  - ➤ Kurzfristige Ligatur der Ureteren
  - ➤ Ablauf des Urins über Harnleiterschienen auf OP - Tücher etc.
- → Volumensubstitution nach Klinik (Kreislauf, periphere Hauttemperatur, Halsvenenfüllung, häufige BGA- und Hb-Kontrollen).
- **Temperaturverluste:** Normothermie durch adäquates Wärmen (Wärmematte, Warm-Touch®)

――――――   **Radikale Prostatektomie**
            (mit pelviner Lymphadenektomie) ――――――――――

Nicht selten blutungsträchtiger Eingriff bei Prostatakarzinom. Großzügige Volumensubstitution; rechtzeitig EK und FFP bereitstellen bzw. erwärmen. Bei Risikopatienten postoperative Intensivüberwachung.

- **Lagerung**: (überstreckte) Rückenlage
- **Narkoseverfahren**: ITN (ggf. plus PDA)
- **Monitoring und Zugänge**: ggf. erweitertes Monitoring (ZVK und invasive BD - Messung). Minimum: 2 großlumige Braunülen.
- ➤ PDA erst nach ausreichender Volumensubstitution aufspritzen; Gefahr der kombinierten Hypovolämie durch Blutverlust und Sympathikolyse.

――――――   **Transvesikale Prostataadenomenukleation** ――――――――

Transvesikale Ausschälung bei Prostataadenom; mittelgroßer, aber nicht selten mit einem plötzlichen Blutverlust > 500 ml verbundener Eingriff.

- **Lagerung**: (überstreckte) Rückenlage bzw. Trendelenburg
- **Narkoseverfahren**: ITN
- **Monitoring und Zugänge**: erweitertes Monitoring selten erforderlich, 2 großlumige Braunülen
- ➤ Ausreichende Volumengabe vor Eröffnung der Blase.

Cystektomie (mit Ileumconduit bzw. Neoblase) und retroperitonealer Lymphadenektomie

Langer Eingriff mit z.T. erheblichen Volumenverlusten. Ausreichend EK und FFP bereitstellen. Postoperative Intensivüberwachung erforderlich.

- **Lagerung**: (überstreckte) Rückenlage
- **Narkoseverfahren**: ITN (ggf. plus PDA)
- **Monitoring und Zugänge**: regelhaft erweitertes Monitoring, 2–3 großlumige Braunülen
- ➤ Nach Ausgleich des Volumenverlustes durch die Cystektomie kann die Narkose für den rekonstruktiven Teil (Anlage des Conduits resp. der Neoblase) auch überwiegend PDA-gestützt aufrecht erhalten werden.

Nephrektomie/Tumornephrektomie

Spektrum reicht von der einfachen Nephrektomie (z.B. bei Schrumpfniere) über die Nephroureterektomie (bei NB-Karzinomen) bis hin zur Tumornephrektomie mit Cavotomie (bei Nierenzellkarzinomen mit Tumorzapfen); ggf. bis hin zur Thorakotomie und OP unter Einsatz der Herz-Lungen Maschine (selten).

 Zwingend Tumorausdehnung mit Urologen besprechen, Monitoring an den zu erwartenden Eingriff anpassen.

- **Lagerung**: Nierenlagerung, thorakoabdominale Lagerung oder Rückenlage
- **Narkoseverfahren**: ITN (ggf. plus PDA)
- **Monitoring und Zugänge**: angepaßt (s.o.); bei Tumorzapfen erweitertes Monitoring incl. Schleuse; Minimum: 2 großlumige Braunülen
- ➤ Durch Manipulation und Verletzung der großen Gefäßen (V. cava, Aorta) kann es beim Unterbinden der Nierengefäße u.U. zu erheblichen Blutverlusten kommen.
- ➤ Ausreichend Konserven bereitstellen, chirurgische Maßnahmen insbesondere während der Gefäßpräparation intensiv beobachten.
- ➤ PDA erst nach ausreichender Volumensubstitution aufspritzen; Gefahr der kombinierten Hypovolämie durch Blutverlust und Sympathikolyse.

14.8   Extrakorporale Stoßwellenlithotripsie (ESWL)

Häufiges Verfahren zur Behandlung von Nierenbeckensteinen. Neue Geräte machen früher übliches „Bad" überflüssig.

- Lagerungsart: Rückenlage
- **Narkoseverfahren**: Analgosedierung z.B. mit Midazolam (0,01–0,05 mg/kg KG) und Alfentanil (0,015–0,03 mg/kg KG), unter O_2-Insufflation, *Idealfall*: Patient schläft, ist aber leicht erweckbar (= ausreichende Sedierung) und atmet ruhig mit normalem Tidalvolumen (= ausreichende Analgesie)
- **Monitoring und Zugänge**: Standardmonitoring incl. Pulsoximetrie

Tips & Tricks

- Auf intakte Gerinnung achten!
- Applikation der Stoßwellen initial EKG-getriggert. Bei Induktion von Herz-rhythmusstörungen: Stoßwellenenergie herabsetzen.
- Postoperativ ausreichende Überwachung sicherstellen. Besonderes Augen-merk auf ausreichende Vigilanz (oft ambulante Patienten) und Kreislauf (Hauptkomplikation ESWL: Nierenhämatom, ggf. Ruptur).

14

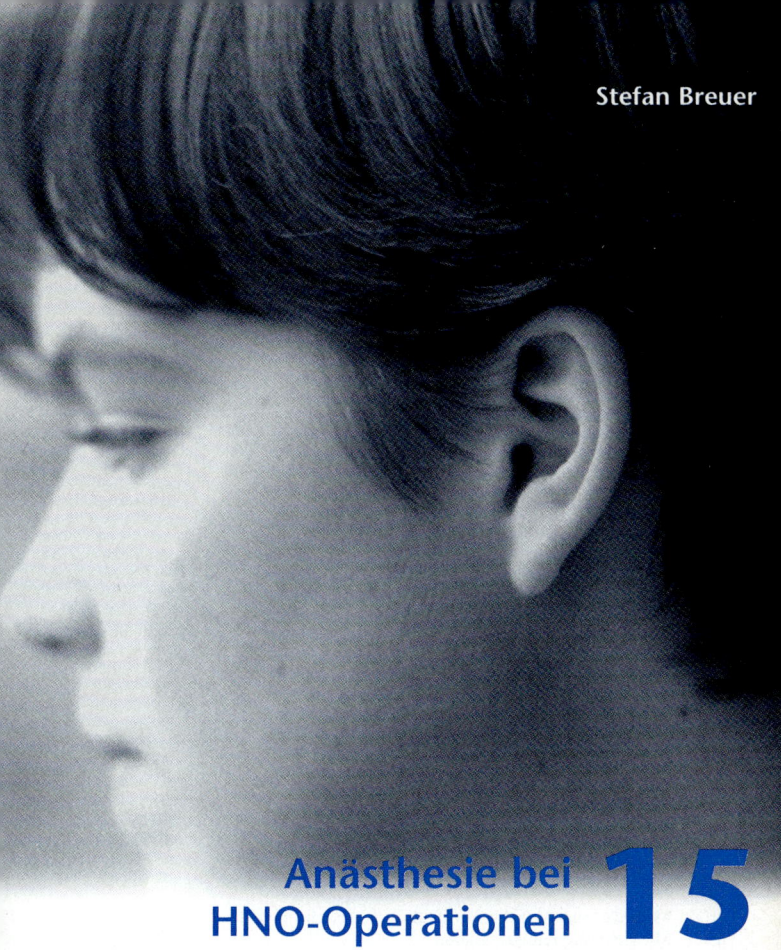

Stefan Breuer

Anästhesie bei HNO-Operationen **15**

15.1   Präoperative Visite

Häufige Vorerkrankungen und Risikofaktoren
Patienten aller Altersgruppen:
- Kleinkinder haben oft chronische Infekte der oberen Luftwege → Gefahren im Rahmen einer Allgemeinnarkose ☞ 5
- Patienten, die an den Nasennebenhöhlen operiert werden, leiden gehäuft an Asthma bronchiale.
➤ Beide Patientengruppen sollen, wenn möglich, nur in einem kompensierten Stadium operiert werden (drohende Gefahren: respiratorische Insuffizienz durch Auslösung eines Broncho- bzw. Laryngospasmus und übermäßige Sekretbildung, vor allem postoperativ ↑)
➤ Bei Patienten mit malignen Tumoren im Bereich der oberen Luftwege oft Alkohol- und Nikotinabusus mit entsprechenden Folgeerkrankungen (chronische Bronchitis, Leberschaden, koronare Herzkrankheit, Kardiomyopathie etc.).

Prämedikation (☞ 1.1)
Cave: Bei Patienten mit gefährdeten Atemwegen (z.B. Raucher, Asthma bronchiale) keine zu starke Sedierung → Ateminsuffizienz vermeiden.

15.2   Besonderheiten bei HNO-Narkosen

15.2.1   Sicherung der Atemwege

Eingriffe in der HNO werden meist in ITN oder seltener in Lokalanästhesie durchgeführt. Durch Verwendung eines Endotrachealtubus wird ein freier Luftweg sichergestellt, der Totraum vermindert und eine Aspiration verhindert.
Dies ist besonders wichtig, da bei OP's im HNO-Bereich Operateur und Anästhesist häufig um die Atemwege „konkurrieren".

- Möglichst nicht-knickbare Spiraltuben verwenden ☞ 2.4.4
- Mit Klebestreifen gut fixieren
- Intraoperativ ist ein Zugang zum Tubus u.U. nicht mehr möglich.

15.2.2   Die schwierige Intubation ☞ 2.4.8

Bei zahlreichen HNO-Eingriffen muß aufgrund von Tumoren, Blutungen, Abszessen und anatomischen Veränderungen nach Voroperationen mit einer schwierigen Intubation gerechnet werden. → unbedingt Vorbefunde (Larynxspiegelbefund) einsehen, gute Abstimmung mit dem Operateur vornehmen.

Möglichkeiten bei schwieriger Intubation
- Blind-nasale Intubation (ggf. als Wachintubation) ☞ 2.4.12
- Intubation über liegenden Mandrin
- Intubationstracheoskop („Notfallrohr")
- Intubation mit dem flexiblen Fiberbronchoskop ☞ 2.4.13
- Perkutane retrograde Intubation
- Krikothyreotomie mit Koniotomiebesteck ☞ 3.2.3
- Notkoniotomie
- Nottracheotomie ☞ 3.2.3.

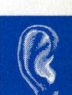

Die drei letztgenannten Methoden nur dann anwenden, wenn keine der anderen Möglichkeiten zum Erfolg führte bzw. zur Verfügung steht. Nach Koniotomie muß der Koniotomiekanal operativ revidiert werden; auf keinen Fall darf die Koniotomie über Tage belassen werden (Langzeitschäden: Verletzungen des Ringknorpels mit konsekutiver Perichondritis, Larynxstenose).

Vorgehen bei zu erwartender schwieriger Intubation
- Indikation für Allgemein-Anästhesie überdenken
- Abschwellende Nasentropfen (z.B. Privin®, Nasivin®, Otriven®)
- Schleimhautanästhesie der oberen Luftwege (z.B. Lidocainspray oder transtracheale Injektion von 2–3 ml Lokalanästhetikum durch das Ligamentum cricothyreoideum)
- Präoxygenierung über mindestens 5 Min.
- Kontrolle einer suffizienten Maskenbeatmung in Schnüffelstellung mit dicht aufsitzender Maske
- Kritische Auswahl der Medikamente zur Narkoseeinleitung bzgl. eines möglichen Einflusses auf Spontanatmung, Dämpfung von Muskeltonus und Reflexen
- Fraktionierte Gabe aller i.v.-Anästhetika
- Bei evtl. Muskelrelaxation Succinylcholin (Relaxans mit der kürzesten Wirkdauer) verwenden; Verzicht auf jegliche Muskelrelaxation nicht immer von Vorteil.

Zusätzliche Aspekte bei fiberoptischer Intubation (☞ 2.4.13)
- Nach Präoxygenierung Einführen des Fiberbronchoskops (mit gleitend gemachtem Tubus versehen)
- Instrument tief in die Trachea einführen, dann Injektion des Einleitungshypnotikums
- Tubus über Bronchoskop in die Trachea vorschieben
- Optische Lagekontrolle: Tubusspitze muß oberhalb der Carina liegen
- Fortführen der Narkose.

 Schwierige Intubationen bei HNO-Patienten immer in Tracheotomiebereitschaft!

15.2.3   Lokale Applikation von Vasokonstriktoren ————

Um ein möglichst blutarmes OP-Gebiet zu erreichen, wird vom Operateur oft ein Vasokonstriktor (Adrenalin = Suprarenin® oder Vasopressin = POR 8®) lokal injiziert.

➤ *Cave:* kardiovaskuläre Nebenwirkungen z.B. Blutdruckanstieg, Tachykardie, Arrhythmien (Adrenalin) und in der Folge Erhöhung des myokardialen Sauerstoffverbrauchs, insbesondere bei Patienten mit bestimmten Vorerkrankungen (Hypertonie, koronare Herzkrankheit) → Dosis von Adrenalin (0,1 mg =10 ml 1:100 000) nicht überschreiten. Innerhalb von 30 Min. kann diese Dosis zweimal wiederholt werden. Halothan, das das Herz gegenüber Katecholaminen sensibilisiert, ist bei Einhaltung der o.g. Höchstdosen nicht grundsätzlich kontraindiziert. Trotzdem Enfluran oder Isofluran bevorzugen, da diese beiden Inhalationsanästhetika das Myokard in wesentlich geringerem Maße gegen Katecholamine sensibilisieren.

15.2.4 Lagerung, Reflexe, Extubation

Intraoperative Lagerung des Patienten
Bei der Lagerung des Kopfes besonders bei alten Menschen darauf achten, daß keine Behinderung des Blutflusses in der Arteria carotis durch übermäßiges Überstrecken des Kopfes auftritt. Schutz der Augen durch Pflaster und Salbe (z.B. Bepanthen®-Augensalbe): Gefahr der Hornhauterosion!

Vagale Reflexe
Bei Manipulationen im Rachen und Larynxbereich immer mit reflektorischen vagalen Reaktionen rechnen. → Atropin griffbereit halten (1 Amp = 0,5 mg).

Extubation nach HNO-Narkosen
Bei allen Eingriffen in Nase, Rachen, Larynx und Trachea ist größte Vorsicht bei der Extubation geboten. Erst dann extubieren, wenn Schutzreflexe vollständig zurückgekehrt sind.

 Cave: Entfernung einer evtl. gelegten Rachentamponade nicht vergessen. Nach der Extubation Patienten auf die Seite lagern, um eine pulmonale Aspiration zu verhindern (stabile Seitenlagerung).

15.3 Spezielle Anästhesie in der HNO

15.3.1 Adenotomie, Parazentese

Wird meist bei Kleinkindern durchgeführt

- Bei akutem Infekt OP um 3 Wochen verschieben, das Kind soll mindestens 10 Tage infektfrei sein
- Prämedikation oral, z.B. Chlorprothixen (Taractan®-Tropfen, Truxal®-Saft) 2 mg/kg KG oder Midazolam-Saft 0,3–0,4 mg/kg (wird von manchen Krankenhausapotheken hergestellt)
- Einleitung der Inhalationsnarkose: bevorzugt i.v., jedoch auch i.m., rektal oder per inhalationem möglich
- Durchführung der OP meist am „hängenden Kopf".
- Nach oraler Intubation wird ein Boyle-Davis-Spatel eingeführt und in eine spezielle Vorrichtung („Spanische Reiter") über dem Kopf des Patienten eingehängt.
- ➤ *Cave:* Kompression, Abknicken, Heraus-oder Tieferrutschen des Tubus! Letzteres kann auch im Rahmen einer Parazentese auftreten, wenn der Kopf von einer Seite auf die andere gedreht wird → immer auskultatorische Kontrolle der Tubuslage nach OP-Beginn, präkordiales Stethoskop anlegen!

➤ Bei der Extubation ist die Gefahr eines Laryngospasmus höher als bei anderen OP: mögliche Larynxirritation durch Lagerung, Sekret und Blut im Nasen-Rachen-Raum, besonders bei Kleinkindern ist die Schwellneigung in der Glottisregion ausgeprägt.

Für die **Narkoseausleitung** gilt daher:
- Gründliches nasales Absaugen vor Extubation
- Bei Nachlassen der Narkosetiefe keine Manipulationen im Larynxbereich mehr
- Extubation erst nach Rückkehr der Schutzreflexe
- Nach Extubation stabile Seitenlage, damit Blut nicht in den Larynxbereich läuft
- Bei postoperativer Unruhe, Hypoxie als Ursache ausschließen
- Zur postoperativen Schmerztherapie Paracetamol-Zäpfchen (z.B. Ben-u-ron®) 250 mg für Kleinkinder, 500 mg für Schulkinder, am besten bereits intraoperativ oder auch präoperativ zusammen mit der Prämedikation applizieren.

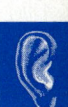

Adenotomien werden häufig im Gegensatz zu Tonsillektomien auch ambulant durchgeführt (☞ 1.4).Voraussetzung ist jedoch, daß die Kinder ansonsten gesund sind, die Klinik vom Wohnort aus innerhalb von 30 Min. mit dem Auto erreichbar ist und eine orale Flüssigkeitsaufnahme 4–6 h postoperativ möglich ist. Vorgehen bei Nachblutung ☞ 15.3.2.

15.3.2　　Tonsillektomien

Patienten: ältere Kinder, junge Erwachsene.

➤ Für Tonsillektomien gelten im Prinzip die gleichen Richtlinien wie für Adenotomien
- Keine zu starke Prämedikation → postoperative Atemwegsprobleme
- Empfehlenswert ist eine balancierte Anästhesie mit Fentanyl oder Alfentanyl (= Rapifen®) und einem Inhalationsanästhetikum ☞ 5.5
- Bei zu oberflächlicher Narkose treten leicht Arrhythmien auf.

──── Nachblutung ─────────────

Nachblutungen sind bei der TE wesentlich häufiger als bei der AT. Sie treten selten schlagartig auf, meist handelt es sich um Sickerblutungen über Stunden → Blutverlust wird deshalb oft unterschätzt. Zu beachten ist deshalb:
- Evtl. erhebliche Hypovolämie
- Voller Magen durch verschlucktes Blut.

Für die Narkose gilt
- Gut laufende venöse Zugänge legen
- Kreuzblut abnehmen
- Crusheinleitung; bei der Auswahl der Medikamente die für den Schock geltenden Grundsätze beachten ☞ 3.3.2, 3.3.7
- Magensonde legen, vor Extubation gründlich absaugen.

 Blutungen und Verlegung der Atemwege sind die häufigsten lebensbedrohlichen Komplikationen in den ersten Stunden nach AT und TE.

──────── **Abszeß-TE** ─────────────────────────────

Wegen meist dringlicher OP-Indikation oft nicht nüchterne Patienten (☞ 3.3.7). Häufig besteht eine Einschränkung der Mundöffnung, die jedoch meist schmerzbedingt und nach Narkoseeinleitung behoben ist. Bei großen Abszessen kann der Operateur durch eine Punktion vor Narkoseeinleitung das Risiko einer Ruptur mit folgender Aspiration während der Einleitung mindern.

➤ Anästhesiologisches Vorgehen wie bei Tonsillektomien üblich.

15

15.3.3   Nasen- und Nasennebenhöhlen-Operationen ────────

Sowohl eine Inhalationsanästhesie (☞ 5.3) als auch eine balancierte Anästhesietechnik (☞ 5.5) mit Opioiden ist möglich. Evtl. präoperative Infiltration mit vasopressiven Substanzen. Nach oraler Intubation Einlegen einer Rachentamponade durch den Anästhesisten, um das Abfließen von Blut und Sekret in den Magen zu verhindern. Das obere Ende der Tamponade muß aus dem Mund heraushängen. Bei OP's im äußeren Nasenbereich ist der Gesamtblutverlust meist gering. Bei OP's im Nasennebenhöhlenbereich können erhebliche Blutverluste auftreten → präoperativ Kreuzblut bereitstellen. Blutdruck durch ausreichende Narkosetiefe, evtl. auch Antihypertonika, im Extremfall durch kontrollierte Hypotension niedrig halten. Leichte Oberkörperhochlagerung senkt zusätzlich den Venendruck der oberen Körperhälfte.

15.3.4   Nasenbluten (Epistaxis) ─────────────────────

Für die Narkose bei nicht beherrschbarem Nasenbluten gilt ähnliches wie für die Narkosen bei TE-Nachblutung (☞ 15.3.2.):
• Hypovolämie
• Voller Magen durch verschlucktes Blut.

Vor der Crush-Einleitung können zur Kompression der Blutung sog. Masingtuben in die Nase eingeführt und geblockt werden.

15.3.5   Operationen am Ohr ──────────────────────────

Häufig lange OP-Zeiten → ggf. entsprechende Maßnahmen (Wärmeschutz, Temperatursonde, Blasenkatheter) ergreifen.

• Wie bei Nasenoperationen muß durch entsprechende Narkoseführung und evtl. Blutdrucksenkung eine weitgehende Blutleere im OP-Gebiet erzielt werden.
• Bei Tympanoplastiken Wirkung von Lachgas auf das Mittelohr beachten: Lachgas ist ca. 30 x besser blutlöslich als Stickstoff und diffundiert unter Narkosebeatmung schneller in das Mittelohr als Stickstoff herausströmen kann → Druckanstieg im Mittelohr innerhalb weniger Minuten → Druckerhöhung kann nach Verschluß eines Trommelfelldefektes mit einem Transplantat zu einer Vorwölbung des Trommelfells mit Dislozierung des frischen Transplantats führen. Wird Lachgas erst nach Ende der OP abgestellt, kann die schnelle Absorption aus dem Mittelohr in einem

Unterdruck resultieren und eine Retraktion des Trommelfelltransplantats herbeiführen → inspiratorische Lachgaskonzentration von 50 % nicht überschreiten, Lachgaszufuhr 15–20 Min. vor Verschluß des Mittelohrs unterbrechen und das Mittelohr vor dem Verschluß mit Luft „spülen".

- Falls der Operateur bei bestimmten OP's (z.B. Dekompression des N. facialis, Akustikusneurinom oder Mastoidektomie) die Identifikation des N. facialis mittels Nervenstimulator wünscht, sind Muskelrelaxantien relativ kontraindiziert → Inhalationsanästhesie ohne Muskelrelaxierung bevorzugen ☞ 5.3.

15.3.6   Tracheotomie

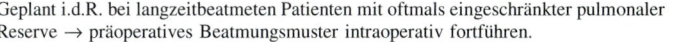
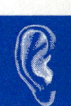

Geplant i.d.R. bei langzeitbeatmeten Patienten mit oftmals eingeschränkter pulmonaler Reserve → präoperatives Beatmungsmuster intraoperativ fortführen.

- Trachealtubus so plazieren, daß der Cuff unterhalb der Tracheotomiestelle zu liegen kommt und so bei Eröffnung der Trachea durch den Operateur nicht beschädigt wird. Häufig läßt sich dies nicht vermeiden → Sauerstoffversorgung durch manuelle Beatmung, Erhöhung des Gasflows, evtl. Erhöhung der inspiratorischen Sauerstoffkonzentration und Zusammenarbeit mit dem Operateur sicherstellen (dieser kann z.B. Undichtigkeiten evtl. manuell verschließen). Vor dem Einführen der Trachealkanüle Tubus bis über den oberen Rand der Inzision zurückziehen, jedoch nicht ganz herausziehen, um bei Kanülierungsschwierigkeiten noch über den Tubus beatmen zu können.
- Seltene Komplikationen: Pneumothorax, Ösophagusperforation.

15.3.7   Laryngo-Bronchoskopie, OP nach Kleinsasser

Wird oft zur Diagnostik von Tumoren und anderen pathologischen Veränderungen im Bereich der oberen Luftwege durchgeführt.

Von vornherein mit erhöhten Atemwegsproblemen (chronische Bronchitis bei Nikotinabusus) und Intubationsschwierigkeiten durch anatomische Veränderungen in den oberen Luftwegen rechnen (☞ 2.4.8).

Vorgehen
Intraoperativ müssen Anästhesist und Operateur sich den Weg teilen. Nach üblicher Narkoseeinleitung intubiert der Operateur mit dem starren Bronchoskop, an dem sich ein Seitanschluß zur Beatmung befindet. Bei der Beatmung über das starre Bronchoskop kommt es wegen der fehlenden Abdichtung immer zu einem mehr oder weniger großen Gasverlust → Erhöhung des Inspirationsflows, manuelle Beatmung. *Cave:* erhöhte Arrhythmiegefahr durch Manipulationen im Larynxbereich.

Um vegetative Reflexe sowie Husten und Pressen zu vermeiden: ausreichend tiefe Narkose mit guter Muskelrelaxation (z.B. balancierte Anästhesietechnik mit Opioiden oder totale intravenöse Anästhesie). Reine Inhalationsnarkose wegen Gasverlust und Umgebungskontamination weniger geeignet.

Die Relaxierung erfolgt entweder mit einem Succinylcholintropf oder mit einem mittellangen nicht depolarisierenden Relaxans (z.B. Vecuronium = Norcuron® 0,05–0,1 mg/kg oder Atracurium = Tracrium® 0,3–0,6 mg/kg).

Postoperativ droht die Gefahr der Atemwegsverlegung durch ein Glottisödem (Leitsymptom: inspiratorischer Stridor), besonders nach Gewebeentnahmen an den Stimmbändern (OP nach Kleinsasser) → intraoperative Gabe von Cortison zur Ödemprophylaxe (z.B. Volon A solubile® 200 mg i.v.).

 Erst nach Rückkehr der Schutzreflexe und ausreichendem Wachheitsgrad extubieren

Abweichend von der hier beschriebenen Technik kann der Eingriff auch in Narkose mit Jet-Ventilation (☞ 2.5.3) durchgeführt werden.

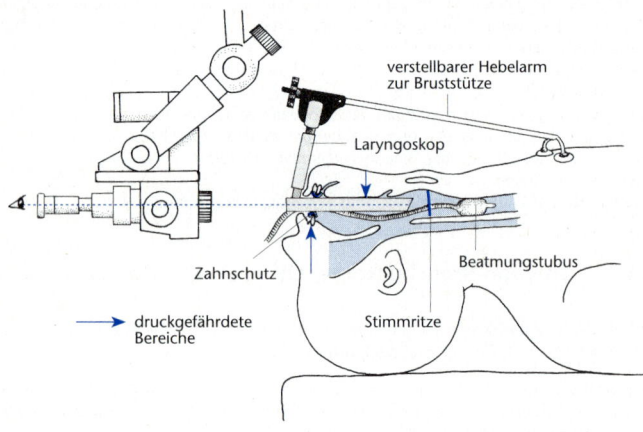

Abb. 15.1: Mikrolaryngoskopie: Stützlaryngoskop mit eingeführtem Instrument; gelenkiger Hebelarm auf dem Brustbein des Patienten abgestützt. Operationsmikroskop mit zusätzlicher Mitbeobachteroptik; endotrachealer Beatmungstubus [A300–157]

15.3.8   Fremdkörperentfernung Larynx und Trachea ————

Fremdkörperaspiration: am häufigsten bei Säuglingen und Kleinkindern bis zum 4. Lj.

Symptomatik
Pötzlicher Husten, Würgen, forcierte Atmung; evtl. Zyanose während der Nahrungsaufnahme oder während des Spielens.

Röntgenaufnahme des Thorax ist häufig nicht aussagekräftig (viele Fremdkörper sind
nicht schattengebend). Evtl. Sekundärveränderungen, wie Atelektasen und pneumoni-
sche Infiltrate.

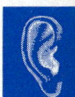

Narkoseführung
- Nach intravenöser Einleitung Einführen des entsprechenden Beatmungsbroncho-
  skops, die es für alle Altersgruppen gibt.
- Die Narkose muß trotz des kurzen Eingriffs ausreichend tief sein (gute Steuerbarkeit
  z.B. durch ein Inhalationsanästhetikum in Kombination mit einem Opioid) ☞ 11.4
- Ausreichendes Monitoring durchführen: EKG, Kapnometrie, Pulsoximetrie (Gefahr
  einer Hypoxie!) ☞ 2.7
- Zur Vermeidung eines Laryngospasmus: Extubation in tiefer Narkose
- Flexible Bronchoskope eignen sich nicht zur Fremdkörperextraktion und bergen vor
  allem das Risiko einer Hypoxie während des Eingriffs in sich
- Zur postoperativen Ödemprophylaxe: Gabe von antiphlogistischen Substanzen (z.B.
  Volon A solubile® 40 mg i.v., Inhalationen postoperativ z.B. mit Micronephrin®).

15.3.9   Mediastinoskopie ————————————————————

Ind.: Diagnostik von Mediastinaltumoren, Feststellung der extrapulmonalen Ausdehnung von Lungentumoren.

Über das Jugulum wird ein Endoskop in das Mediastinum eingeführt → tiefe Narkose
notwendig, um Reflexreaktionen ausreichend zu dämpfen. Der Patient darf keinesfalls
husten, sonst kann es leicht zur Verletzung von Mediastinalorganen kommen →
bevorzugt Inhalationsanästhesie in Kombination mit einem mittellangen Muskelrelaxans (z.B. Vecuronium oder Atracurium) und einem Opioid durchführen.

Komplikationen (sehr selten)
- Blutungen
- Pneumothorax
- Nervenverletzung (N. recurrens, N. phrenicus)
- Verletzung des Ösophagus
- Verletzung des D. thoracicus
- Luftembolie
- Kompression der A. anonyma mit konsekutiver Drucklosigkeit in der rechten
  A. carotis und der rechten A. subclavia.

15

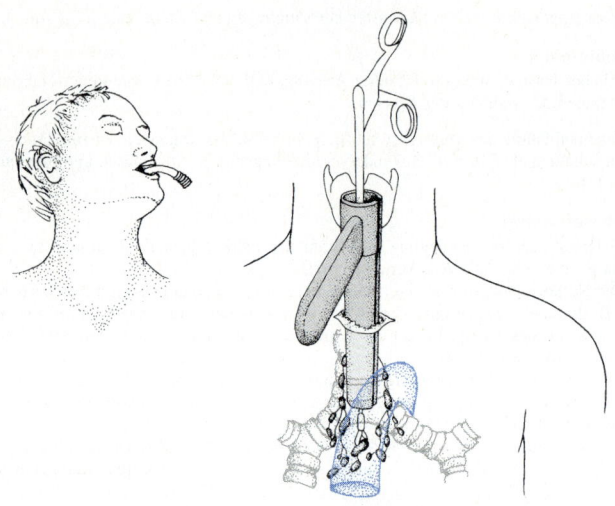

Abb. 15.2: Mediastinoskopie [A300–157]

Mediastinal-mass-syndrome (MMS)

Bei sehr großen Mediastinaltumoren kann ein sog. *Mediastinal-mass-syndrome* (MMS) auftreten.

Unter Spontanatmung werden die Tumormassen durch den negativen Druck im Pleuraspalt von den großen Atemwegen weggezogen → rel. unauffällige klinische Erscheinungen. Anders hingegen unter kontrollierter Beatmung: Durch die Erhöhung des intrathorakalen Drucks bei positiver Druckbeatmung wird der Tumor gegen die ihn umgebenden Mediastinalorgane gepreßt → obere Einflußstauung und Kompression der Trachea mit nachfolgender Hypoxämie.

Therapie
Rückkehr zur Spontanatmung → Druckentlastung im Thorax

➤ *Cave:* Um derartige lebensbedrohliche Situationen zu vermeiden, ist es wichtig, bereits bei der präoperativen Visite entsprechende Risikopatienten zu erfassen. Auf objektiven Befund (massiver Mediastinaltumor im Röntgen/CT) und auf anamnestische Angaben (z.B. Atemnot im Liegen, Kollaps bei intrathorakaler Druckerhöhung, z.B. beim Stuhlgang) ist zu achten.

Narkoseführung
- Venösen Zugang im Gebiet der V. cava inferior legen
- ZVK, falls notwendig in die V. femoralis legen
- Großzügige Indikation zur blutigen Druckmessung
- Intubation bei erhaltener Spontanatmung (am besten mit dem Bronchoskop oder blind nasal). Während des Eingriffs sollte die Spontanatmung erhalten bleiben.

15.3.10 Neck dissection und Laryngektomie

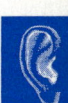

- Anamnestisch oft Alkohol- und Nikotinabusus mit entsprechenden Folge-erkrankungen
- Intubationsschwierigkeiten bei schwerer Obstruktion durch den Tumor
  → evtl. elektive Tracheotomie in Lokalanästhesie ☞ 2.4.8
- Oft erhebliche intraoperative Blutverluste
- Möglichkeit der Luftembolie bei Eröffnung großer Venen
- Auslösung vegetativer Reflexe (z.B. durch Druck auf den Karotissinus)
- Postoperative Atemwegsverlegung durch Weichteilschwellung
- Bei großen OP's umfangreiches Monitoring (blutige arterielle Blutdruckmessung, ZVK, Dauerkatheter, Temperatursonde). Evtl. kontrollierte Hypotension, um Blut-verluste zu begrenzen
- In der Regel balancierte Anästhesie mit Inhalationsanästhetika und Opioiden durchführen. Wegen der oft erheblichen Weichteilschwellung postoperative Nach-beatmung auf der Intensivstation anstreben.

15.4 Besondere Techniken

Laserchirurgie

Wirkung des Lasers hängt von seiner Wellenlänge ab. Der CO_2-Laser besitzt eine größere Wellenlänge und wird fast ganz an der Gewebsoberfäche absorbiert. Der Neodym-YAG-Laser hat mit seiner kürzeren Wellenlänge eine größere Tiefenwirkung. Er wird, wie der Argonlaser, kaum von Wasser, jedoch gut von pigmentiertem Gewebe absorbiert.

Anwendung der Laser
Neodym-YAG-Laser hauptsächlich für die Koagulation von Blutungen und gefäß-reichen Tumoren (M. Osler). CO_2-Laser für die Chirurgie von Kehlkopftumoren und Exzisionen in der Haut.

Gefahren des Lasers
- Reflexionen des Laserstrahls von Instrumenten
- Pneumothorax, transösophageale und bronchopleurale Fisteln bei unsauberer OP-Technik

- Thermische Schädigung des Tubus als schwerste Komplikation: Latex, Gummi, Silikon und Kunststofftuben sind durch Laserlicht entflammbar. Durch den CO_2-Laser werden alle PVC-Tuben entzündet. Neodym-YAG- und Argon-Laser beschädigen Tuben vor allem im Bereich der Tubusmarkierung, Argonlaser außerdem noch im Bereich der Spiralarmierung
- Halothan, Enflurane, Isoflurane? sind zwar nicht brennbar, jedoch kommt es unter Laserlicht zu einer Freisetzung von alveolarschädigenden Pyrolyseprodukten.

Vorgehen zur Vermeidung derartiger Komplikationen

- Verwendung eines weniger brennbaren Gasgemisches. Ein Brand wird durch Sauerstoff und Lachgas gefördert. Ein sicheres Gasgemisch ist ein Luft-Sauerstoff-Gemisch mit 25–30 % Sauerstoffgehalt
- Zur Verhinderung von Hornhautschäden Augen des Patienten durch einen Klebeverband sicher abdecken. Das Personal muß sich mit Sicherheitsbrillen schützen
- Verwendung eines geeigneten Tubus: Für CO_2-Laser Metallendotrachealtuben, die zusätzlich mit einem Latex-oder Schaumstoffcuff, der mit Kochsalz zu blocken ist, versehen sind.
- Mittlerweile sind mehrere Aluminium-Silikon-Tuben auf dem Markt, die für CO_2 und z.T. auch für Nd-YAG-Laser geeignet sind. Eine bessere Alternative zum Umwickeln der Tuben mit Alufolie stellt das Umwickeln mit Merocel-Laserguardfolie dar, die an PVC- und Gummituben gut anhaften und Schutz gegen Argon-, CO_2- und Nd-YAG-Laser bietet

Vorgehen bei Jet-Ventilation zur Laser-Chirurgie der oberen Luftwege

Dabei benützt man entweder eine Metallkanüle oder einen mit Alufolie umwickelten Kunststoffkatheter zur Beatmung. Da bei der Jet-Ventilation immer mit einem Luft-Sauerstoff-Gemisch beatmet wird, ändert sich die Narkoseführung bei Lasereingriffen gegenüber sonstigen OP's ohne Laser kaum.

Maßnahmen bei Tubusbrand

- OP beenden
- Extubation
- Beatmung mit 100 % Sauerstoff über Maske bzw. neuen Tubus
- Bronchoskopie zur Beurteilung des Ausmaßes der Verbrennung und zur Entfernung von Fremdkörpern und Verbrennungsrückständen
- Kortikosteroide
- Postoperativ Weiterführung der PEEP-Beatmung bzw. CPAP-Atmung auf der Intensivstation.

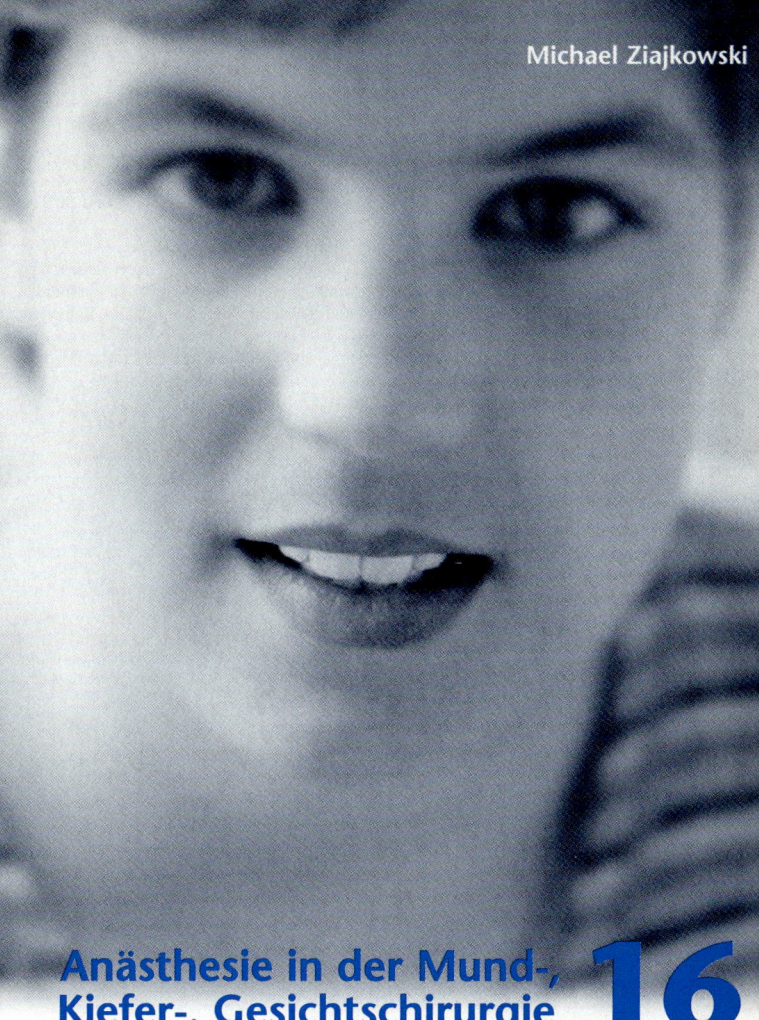

Michael Ziajkowski

Anästhesie in der Mund-, Kiefer-, Gesichtschirurgie
16

16.1   Besonderheiten bei MKG-Eingriffen

- Patientengut in der Kiefer- und Gesichtschirurgie: Vom Säugling bis zum geriatrischen Patienten
- OP-Feld in enger räumlicher Beziehung zu den Atemwegen → Lage und Sitz des Tubus darf Operateur nicht behindern, muß jedoch die Atemwege zuverlässig freihalten (Tubus darf z.B. nicht durch Mundsperrer abgeklemmt werden)
- Kopf während OP meist nicht mehr zugänglich → sichere Tubusfixierung beachten, Druckstellen durch z.B. Verlängerungsschläuche oder Beatmungsfilter vermeiden, Konnektionsstellen sorgfältig sichern und polstern; Augenschutz mit Salbe und Abkleben der Augenlider
- Oft Intubationsschwierigkeiten → entsprechende Vorbereitungen treffen (☞ 2.4.8 und Checkliste Allgemeinanästhesie); Fiberoptische Intubation ☞ 2.4.13
- Postoperative Komplikation: Schwellung oder Nachblutung.

16.1.1   Präoperative Diagnostik

- Anamnese und klinische Untersuchung (☞ 1.1.1, 1.1.2)
- Detaillierte Informationen über den geplanten Eingriff einholen (Ausdehnung, spezielle Lagerung, Umlagerung, Zugangswege usw.)
- Enge Kooperation zwischen Anästhesie und Chirurgie erforderlich
- Intubationsschwierigkeiten abschätzen (☞ 2.4.8): Zahnstatus, Kieferbeweglichkeit, Schneidezahndistanz bei maximaler Mundöffnung (Oberkante untere Zahnreihe zu Unterkante obere Zahnreihe), Weichteilrigidität, Beweglichkeit der Halswirbelsäule, Verhältnis Unterkiefer/Kehlkopf.

16.1.2   Prämedikation

- Prämedikationsvisite ☞ 1.1
- In der Zahn-, Mund- und Kieferheilkunde meist Wahleingriffe → Nahrungskarenz: 6 Stunden bei nicht lebensbedrohlichen Eingriffen, bei Säuglingen unter 6 Monaten 4 Stunden, Dehydratation vermeiden
- Prämedikationsverordnung ☞ 1.1.10
- Bei ambulanten Patienten auf kurze Halbwertszeiten der Sedativa und Anästhetika achten ☞ 1.4, 2.9
- Generelle Atropingabe nicht empfehlenswert, von vielen Operateuren aber erwünscht → evtl. intraoperative Applikation.

16.1.3   Wahl des Anästhesieverfahrens

Lokalanästhesie

Einfach, schnell, relativ risikoarm, Mitarbeit des Patienten möglich, relativ gute Blutleere im OP-Gebiet, kurze postoperative Überwachung, Zeit- und Materialaufwand gering.
- Methode der Wahl bei kurzen, örtlich begrenzten und ambulanten Eingriffen

- Grenzen im Bereich der Traumatologie, Tumorchirurgie, bei odontogenen Entzündungen, präprothetischen Eingriffen, Spaltenchirurgie, kieferorthopädischen Eingriffen und plastischer Kiefer- und Gesichtschirurgie
- Wird vom Operateur durchgeführt (Anästhesie „Stand by", ☞ 5.7).

Lokalanästhesie und Analgosedierung

Für kurzdauernde Eingriffe, z.B. in der Zahnheilkunde, z.B. mit
- Dipidolor® (Piritramid) 0,2 mg/kg KG i.v.
- Dormicum® (Midazolam) 0,05–0,1 mg/kg KG i.v.
- Disoprivan® (Propofol), Infusion nach Wirkung dosieren – große Dosierungsunterschiede.
➤ Ketanest® zur Analgosedierung für Eingriffe im Mund- und Rachenbereich weniger geeignet.

Allgemeinanästhesie (☞ 5)

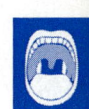

- Bei akut entzündlichen Prozessen (Weichteilabszessen) ist Lokalanästhesie wegen Gewebsazidose und der Möglichkeit der Keimverschleppung durch die Injektionsnadel ungeeignet
- Bei großen und langdauernden Eingriffen (z.B. einseitige vollständige Gebißrevision, Kieferfrakturen)
- Bei unkooperativen Patienten (Kinder oder geistig behinderte Patienten)
- Evtl. bei Allergie gegen Lokalanästhetika oder deren Zusätze (☞ 6.1.5)
- Wenn kontrollierte Hypotension erwünscht ist (☞ 5.8)
- Wenn Schwellung oder Blutung im Bereich des Operationsgebietes zu befürchten ist.

Checkliste Allgemeinanästhesie

✔ Anamnese und Untersuchung (Prämedikationsvisite ☞ 1.1)
✔ Wenn Intubationsschwierigkeiten zu erwarten sind, müssen folgende Instrumente bereitstehen: (☞ 2.4.8)
 – Verschiedene Laryngoskopspatel
 – Güdel-Tubus, Wendl-Tubus
 – Führungsstäbe, Zangen
 – Starres Notfallbronchoskop
 – Fiberoptisches Bronchoskop
 – Larynxmaske
✔ Vorbereitung und Überprüfung (Materialien, Beatmungsgerät und Zubehör, Medikamente; ☞ 1.2.1), Spiraltubus obligat (beweglich, Schutz vor Abknickung)
✔ Intubationsweg nach Absprache mit Operateur festlegen:
 Oral
 – Frakturen Nase, Oberkiefer, Mittelgesicht
 – Tumor Nase, Oberkiefer, Gesicht, Orbita
 – Plastische OP an Oberlippe, Gesicht, Auge
 – Abszeßinzisionen
 – Lippen-Gaumenplastiken
 – Frontobasale Liquorfistel
 – In Notfällen, da schnellere Intubation möglich
 – Bei nasalen Intubationshindernissen
 Nasal
 – Falls intraoperative Okklusionsprüfung notwendig
 – Tumor Unterkiefer, Mundboden, Zunge
 – Rekonstruktion Unterlippe, Mundboden, Zunge, Unterkiefer

✔ Einfluß des Anästhetikums auf Gefäßdilatiation beachten (z.B. Isofluran direkt vasodilatierend): Vermehrte Blutung mit unübersichtlichem Operationsgebiet verlängert OP-Dauer und verschlechtert unter Umständen das kosmetische Ergebnis → Blutungsverminderung durch kontrollierte Hypotension und Hyperventilation
✔ Kein Halothan bei gleichzeitiger Verabreichung adrenalinhaltiger Lokalanästhetika (*Cave:* erhöhte Gefahr der Arrhythmieentstehung).

16.1.4   Monitoring (☞ 2.7)

Visueller Kontakt zwischen Anästhesist und Patient erschwert! → erweitertes Monitoring, d.h.
• Bei Stand-By: EKG, RR-Messung, Pulsoximetrie
• Bei Allgemeinanästhesie: EKG, RR-Messung, Pulsoximetrie, Kapnometrie, präkordiales Stethoskop
• Bei kontrollierter Hypotension und bei langdauernden Eingriffen zusätzlich intraarterielle Druckmessung, ZVD-Registrierung, Messung der Urinausscheidung und der Körpertemperatur, regelmäßige Blutgasanalysen.

16.2   Spezielle Anästhesie

16.2.1   Narkose für Mund- und Zahnbehandlung

• Bei Tumorpatienten oft jahrelanger Alkohol- und Nikotinabusus → evtl. hoher Analgetikabedarf, gesteigerte Blutungsneigung, diffuse Leberschädigung, möglicherweise postoperativ Entzugssymptomatik
• Bei großen Tumoren im Mund oft Intubation erschwert oder unmöglich
  → Fiberoptische nasale Intubation des wachen Patienten in Lokalanästhesie (☞ 2.4.13) oder präoperative Tracheotomie in Lokalanästhesie (auch im Hinblick auf die postoperative Situation in Kooperation mit dem Operateur überlegen)
• Entzündungen und Abszesse oft odontogen verursacht, Patienten oft nicht nüchtern (☞ 3.3.7)
• Mundboden- und Halsphlegmone bieten oft lebensbedrohliche Intubationshindernisse → entsprechende Vorbereitung (☞ 2.4.8 und Checkliste Allgemeinanästhesie)
• Bei Abszessen schmerzbedingte, reflektorische Kieferklemme möglich; nach Relaxation und Analgesie wird diese oft gelöst.

 Tips & Tricks
  • Mechanisch bed. Kieferklemme, z.B. nach Entzündungen mit narbiger Induration oder nach Radiatio → Intubation evtl. unmöglich → ggf. Tracheotomie oder fiberoptische Wachintubation
  • *Cave:* Abszeßperforation durch Manipulation mit Laryngoskop oder Tubus (→ Eiteraspiration!) unbedingt vermeiden!

16.2.2   Narkose für Kieferoperationen

- Außer zur Intubation ist bei ausreichender Narkosetiefe keine besondere Relaxation notwendig
- Intubation möglicherweise erschwert bei Kieferklemmen und Mißbildungen:
  - Mandibulo-fazialen Dysplasien
  - Narbige Veränderungen im Kiefergelenk- oder Kehlkopfbereich, nach Voroperationen, Bestrahlung oder Verletzungen
  - Prognathie
  - → Fiberoptische Wachintubation in ausreichender Lokalanästhesie und ggf. Analgosedierung erwägen; gelegentlich wird auch die blinde nasale Intubation angewendet; notfalls Tracheotomie
- Bei Eingriffen im Bereich Unterkiefer, Lippen und Mundhöhle oder wenn intraoperativ Okklusionsprüfung erfolgen soll: nasale Intubation bevorzugen. *Cave:* Schweres Mittelgesichtstrauma (☞ 16.2.3)
- Pharynxtamponade empfehlenswert → zusätzlicher Schutz vor Aspiration von Blut, Knochen- oder Zahnteilen
- Sehr sorgfältige Tubusfixation, Konnektionsstellen zusätzlich sichern
- Kieferresektionen und andere große Eingriffe im Kieferbereich: großer Blutverlust möglich → Bereitstellung von Blutkonserven
- Bei Kieferverdrahtungen empfiehlt sich schon intraoperativ antiemetische Therapie; Magensonde zur Ernährung
- Patienten erst extubieren, wenn er vollständig erwacht ist und alle Schutzreflexe vorhanden sind.

Bei intermaxillären Kieferverdrahtungen immer eine Drahtschere an definierter Stelle (am Pat.-Bett) bereithalten: Postoperatives Erbrechen oder Atemnot wegen Schwellung erfordern sofortiges Durchtrennen der Verdrahtung.

16.2.3   Narkose für Eingriffe am Gesichtsschädel

Erstversorgung bei Gesichtstrauma
- Bei Gesichtsverletzungen immer an Mitbeteiligung des Gehirns denken
  → orientierende Untersuchung des Ausmaßes der Verletzungen, des Bewußtseinszustandes, der Atem- und Kreislaufsituation
- HWS-Mitverletzungen beachten → bis nach Abschluß der Diagnostik Ruhigstellung (Flexions- und Extensionsbewegungen strikt vermeiden)
- Verlegung der Atemwege durch Zähne, Prothesenteile, Weichteilverletzungen oder die Zunge (bei Unterkieferfrakturen) möglich → Freimachen und Freihalten der Atemwege
- Starke Blutung durch Kompression oder Tamponade stillen
- Wenn intubiert werden muß: nicht nasal, bei V.a. Mittelgesichtsfrakturen mit evtl. Liquorfistel
- Magen oft blutgefüllt → Aspirationsgefahr (Blut und Mageninhalt) → Patienten immer als nicht nüchtern und aspirationsgefährdet betrachten ☞ 3.3.7.

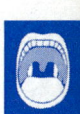

16

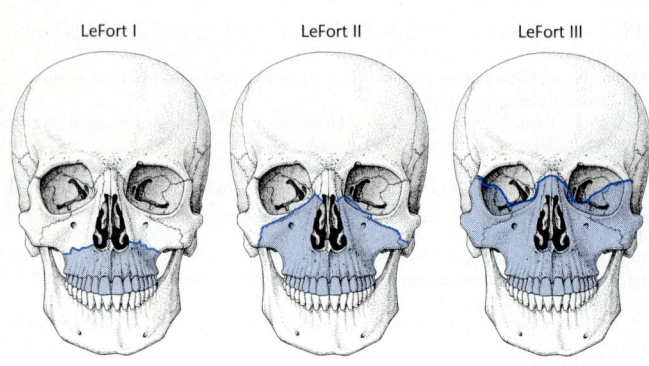

Abb. 16.1: Le Fort-Frakturen [A300–190]

Besonderheiten bei der Narkose

- Bei isolierten Gesichtsverletzungen meist aufgeschobene Dringlichkeit
- Präoperativ möglichst umfassend über das Ausmaß der Verletzungen informieren
- Mit starken Blutungen im Verletzungsbereich rechnen → frühzeitig EK und FFP bereitstellen
- Intraoperative Blutungsverminderung:
  - Leichte Kopfhochlagerung
  - Anästhetika, die eine Erhöhung der peripheren Durchblutung nach sich ziehen (z.B. Isofluran → Abnahme des peripheren Widerstandes) ☞ 2.9 vermeiden
  - Zusätzliche Applikation von Lokalanästhetika mit Vasokonstriktorenzusatz (meist durch den Operateur) → Reduktion der kapillären Durchblutung: dann kein Halothan verwenden (→ Herzrhythmusstörungen; Frequenz- und RR-Anstiege → *Cave:* kardiale Risikopatienten); Vorteile: weniger Blutverluste, bessere Sicht, kürzere OP-Zeit, Reduktion des Narkosemittelbedarfs ☞ 6.1.4
  - Kontrollierte Hypotension (☞ 5.8) erfordert aufwendigeres Monitoring (invasive RR-Messung, Pulsoximetrie, Kapnometrie, Blutgasanalysen), Minderperfusion vitaler Organe muß vermieden werden
    Kontraindikationen: KHK, Herzinsuffizienz, Anämie, Volumenmangel, schlechte Lungenfunktion
- Keine nasale Intubation bei V.a. gleichzeitige frontobasale Schädelfraktur, auch Magensonde/Temperatursonde nur oral einführen
- Elektive Tracheotomie falls:
  - Nasale Intubation kontraindiziert
  - Oraler Tubus im Operationsgebiet behindernd
  - Intermaxilläre Drahtfixation geplant ist
- Bei einigen Eingriffen intraoperative Umintubation notwendig

- Bei Tubusfixierungen in üblicher Weise kann es zur Beeinträchtigung des OP-Gebietes oder Weichteilverziehungen kommen (störend z.B. bei plastischen Operationen) → notfalls Tubus mit Draht an den Schneidezähnen fixieren, bei nasaler Intubation kann Fixation durch transseptale Annaht erfolgen
- Ausleitung schonend:
  - Extubation erst, wenn alle Schutzreflexe vorhanden sind
  - Postoperative Maskenbeatmung sollte hier vermieden werden.

16.2.4   Kraniofaziale OP's bei Säuglingen u. Kleinkindern

- Kinderchirurgie ☞ 11
- Operation meist im Alter von 3–8 Monaten (Lippen- und Kieferspalten), im Alter von 2 Jahren (Gaumenspalten)
- Bei kraniofazialen Dysostosen (M. Crouzon, Apert-Syndrom, Skaphocephalus) vorzeitige Verknöcherung embryonaler Nahtstellen des Gesichtsschädels mit oft anatomisch bedingten Veränderungen der oberen Luftwege (→ gehäufte Atemwegsinfekte), gelegentlich Kombination mit angeborenen Herzfehlern → mit Intubationsproblemen und erschwerter Maskenbeatmung rechnen
- Wahleingriffe → auf guten präoperativen Gesundheitszustand zur Risikominimierung achten (ggf. pädiatrisches Konsil)
- Spiraltubus obligat, möglichst ohne Blockungsmanschette (Larynxödem), besser mit Pharynxtamponade; Intubationsweg nach Absprache mit Operateur festlegen
- Fixierung des Tubus oft schwierig, Rachentamponade fixiert zusätzlich
- Intraoperativ Manipulation am Tubus vermeiden → Gefahr von Laryngospasmus, postoperativem Stridor
- Monitoring bei Kindernarkosen: Temperaturmessung, Schutz vor Wärmeverlusten, Pulsoximetrie, präkordiales Stethoskop, EKG, RR-Messung ☞ 11.3.1
- Extubation nach Rückkehr aller Schutzreflexe, wenn keine Schwellungen im Bereich der oberen Luftwege mehr zu erwarten sind.

16.2.5   Tumorchirurgie

Besonderheiten vgl. Tumorchirurgie in der HNO ☞ 15.3.10.

- Oft Nikotin- und Alkoholabusus
- Blutungen ☞ 1.3.2
- Vagale Reflexe ☞ 15.2.4
- Komplikation bei In- und Extubation ☞ 2.4, 15.2.2, 15.2.4
- Nachbeatmung ☞ 1.3.2.

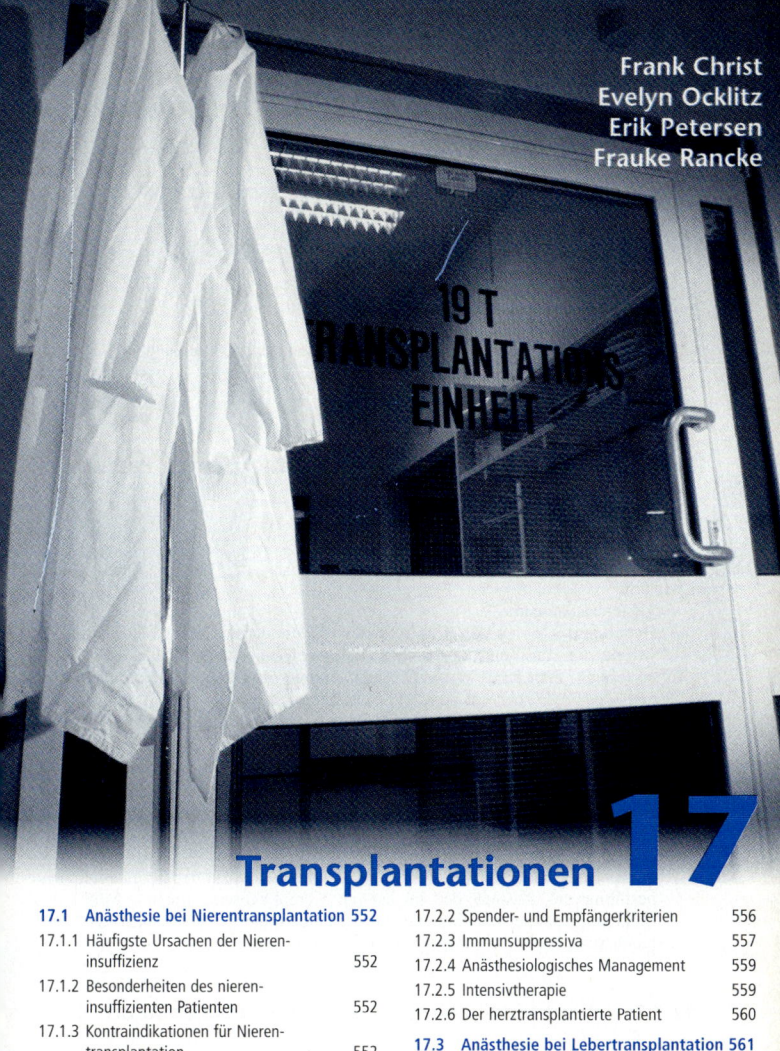

Frank Christ
Evelyn Ocklitz
Erik Petersen
Frauke Rancke

Transplantationen 17

17.1 Anästhesie bei Nierentransplantation

17.1.1 Häufigste Ursachen der Niereninsuffizienz ─────────

In Deutschland wurden 1997 ca. 2300 Nieren transplantiert.

• Glomerulonephritis (40 %)
• Pyelonephritis und weitere interstitielle Erkrankungen (25 %)
• Diabetes mellitus (10 %)
• Zystische (9 %), renovaskuläre (8 %) und systemische Erkrankungen (z.B. Lupus Erythematodes visceralis, Periarteriitis nodosa, Sklerodermie, Wegenersche Granulomatose, zusammen 5 %).

17.1.2 Besonderheiten des niereninsuffizienten Patienten ─

17

• Hyperkaliämie
• Azidose
• Hyper/Hypovolämie (prä/post-Dialyse)
• Anämie
• Begleiterkrankungen:
  – Hypertonus (bis zu 80 %): In vielen Fällen durch Dialyse-Behandlung zu verbessern, sonst meist befriedigend durch Medikamente. Falls durch Renin verursacht, manchmal bilaterale Nephrektomie erforderlich. Durch Ciclosporin und/oder Prednison post-op oft Verschlechterung
  – Generalisierte Arteriosklerose: Myokardiale, zerebrale und periphere Durchblutungsstörungen zählen zu den wesentlichen Komplikationen der Niereninsuff.
  – Magen- und Duodenalulzera: Unter Anwendung von H_2-Blockern und niedrig dosierter Steroidtherapie heute seltener
  – Renale Osteodystrophie: Der sekundäre Hyperparathyreoidismus verursacht eine Ostitis fibrosa cystica, der Vitamin D-Mangel eine Osteomalazie. Häufig auch Osteoporose durch Steroidtherapie
  – Diabetes mellitus (30–50 %): Früher Kontraindikation zur Transplantation; heute bestimmt das Ausmaß der sekundären Komplikationen (diffuse Mikro- und Makroangiopathie) die Eignung für Organübertragung. Möglichkeit der Simultanübertragung Niere/Pankreas bei Typ I-Diabetikern.

17.1.3 Kontraindikationen für Nierentransplantation ─────────

• Malignom (nach kurativer Therapie muß individuell entschieden werden, Wartezeit mind. 2 Jahre bis zur Transplantationsanmeldung, bei Z.n. Mamma-Ca und Malignem Melanom 5 Jahre)
• Schwere systemische Erkr. oder Infektionen (aktive oder chron. aktive Hepatitis, AIDS, Tbc)
• Psychose, Alkoholismus, Drogenabusus
• Schwere geistige Behinderung, Dialysedemenz.

In Fällen schwerer kardialer und pulmonaler Insuffizienz sowie bei klinisch relevanter Arteriosklerose muß im Einzelfall die Transplantationsfähigkeit geprüft werden. Die Indikationsbreite hat sich insgesamt in den letzten Jahren erheblich erweitert, das Altersspektrum schwankt zwischen 1 und ca. 70 Jahren.

17.1.4   Präoperative Untersuchungen

✔ Anamnese und Status (☞ 1.1):
  Frage nach erlaubter Trinkmenge, Restdiurese und Häufigkeit der Dialyse erlauben Einschätzung der intra-operativen Volumentoleranz.
  Medikamente? Letzte Dialyse? Nüchternheit?
  Dialyseshunt lokalisieren und abhorchen! Funktions(un)fähigkeit dokumentieren!
✔ Neben den Routinelaborparametern (Kalium post Dialyse!) Leberwerte, CK und BGA. Bei Kalium über 5,5 mmol/l ist eine erneute Dialyse indiziert, evtl. Glukose-Insulin-Therapie. Hämoglobin direkt nach Dialyse u.U. falsch hoch, Gerinnung wegen Heparintherapie nicht zu verwerten!
✔ EKG: Bei V.a. KHK sind Befunde eines Belastungs-EKG und u.U. einer Koronarangiographie wünschenswert. (In Ausnahmefällen muß im Rahmen der Transplantationsvorbereitung eine Bypassoperation durchgeführt werden.)
✔ Rö-Thorax (Tumor- und Infektionsausschluß)
✔ Zusatzuntersuchungen sind vom individuellen Fall abhängig.

- Meist liegen in der „Transplantationscheckliste" zahlreiche, über Monate oder Jahre zusammengetragene, umfangreiche Voruntersuchungen vor, deren Lektüre einen guten Überblick über Vorgeschichte, Allgemeinzustand und mögliche Risiken des Patienten gibt
- Die aktuelle nephrologische OP-Vorbereitung beinhaltet weitere Untersuchungen wie Hepatitis-, Zytomegalie- und HIV-Serologie, Endoskopie und Sonographie
- Der Patient sollte im Rahmen der OP-Vorbereitungen dialysiert werden. Ausnahme: Kalium unter 4,5 mmol/l und keine Zeichen des Volumenüberschusses (Gewicht?) oder Routinedialyse am selben Tag.

 Bei allen vorbereitenden Maßnahmen Zeitfaktor, d.h. die Ischämiezeit des Transplantats (sollte unter 20 h betragen; in Ausnahmefällen bis 36 h), berücksichtigen.

17.1.5   Chirurgisches Vorgehen

Retroperitoneales Einbringen der Spenderniere in die Fossa iliaca

➤ Vor Implantation Freispülen der Spenderniere (Entfernung der Kardioplegielösung) mit mind. 1 l NaCl oder Ringerlösung, ansonsten schwerste Zwischenfälle mit Auftreten von Hyperkaliämie, Rhythmusstörungen bis zum Herzstillstand möglich!
- Anastomose der V. renalis mit der V.iliaca externa und der A. renalis mit der A. iliaca externa unter jeweiligem Abklemmen der Empfängergefäße. Mit Freigabe der arteriellen Anastomose Beginn der Transplantatdurchblutung, akute Sequestration von ca. 200–300 ml Blut! *Cave:* Blutdruckabfall! (Beginn und Ende der warmen Ischämiezeit notieren!)

- Anschließend antirefluxive Implantation des Harnleiters in die Blase
- Durchschnittlicher Blutverlust intraoperativ bis 500 ml.

17.1.6 Technik der Anästhesie

➤ *Wichtig:* Narkoseeinleitung erst nach Abklärung mit dem Operateur, ob das Transplantat auf jeden Fall verwendbar ist.

Grundsätze

- Mit Ausnahme der depolarisierenden Relaxantien (Kaliumanstieg) kommen beim nüchternen Patienten alle gängigen Anästhetika in Betracht, eventuelle Präferenzen oder Kontraindikationen ergeben sich aus den Begleiterkrankungen und dem Allgemeinzustand, u.U. ist eine Dosisreduktion erforderlich. Mit verlängerter Wirkdauer ist zu rechnen, in der Praxis aber selten Narkoseüberhang!
- Bei den nicht-depolarisierenden Relaxantien Atracurium (= Tracrium®), Cisatracurium (Nimbex®), Vecuronium (Norcuron®) bzw. Rocuronium (Esmeron®) bevorzugen ☞ 2.9
- Auf Enfluran® verzichten (☞ 2.9) (nephrotox. Metabolite, die in geringen Mengen anfallen)
- *Cave:* Alle Inhalationsanästhetika vermindern die renale Durchblutung und die glomeruläre Filtrationsrate!

Narkoseführung (☞ 5)

Sie erfolgt nach den üblichen Kriterien (Puls, RR, BGA, ZVD).

➤ *Cave:* Intra- und postoperative Hypotonien unbedingt vermeiden, da sie das Risiko eines ischämischen akuten Nierenversagens mit sich bringen und die Durchgängigkeit des Dialyseshunts gefährden ☞ 3.1.4.

- Bei arterieller Anastomosenfreigabe RR nicht unter 120 mmHg systolisch fallen lassen, ZVD um 8–10 mm Hg. Falls vasokonstriktorisch aktive Substanzen erforderlich, ist Dopamin® das Mittel der Wahl (3–5µg/kg KG/Min.).

Medikamente und Infusionen
NaCl 0,9 %, Glukose 5 %, HES 10 % (MG 200 000), Humanalbumin 5 %

Nephrologische Medikation: Mit Anästhesiebeginn Gabe eines Antibiotikums (meist Cephalosporinpräparat). Die induktive Immunsuppression in Art und Dosis jeweils mit dem betreuenden Nephrologen absprechen; Medikation sollte bereits präoperativ vom Nephrologen in der Patientenakte festgelegt sein (z.B. Kortikoide, Cyclosporin, Azathioprin, poly- oder monoklonale Antikörper).

Monitoring (☞ 2.7)
- EKG; RR-Manschette (nicht am Shuntarm!! – diesen gut polstern und geschützt lagern); Pulsoximeter, Kapnometrie; ein periphervenöser Zugang (nicht am Shuntarm!!); ZVD-Messung, bei CAPD-Patienten ohne Shunt Indikation zum Einbringen eines großkalibrigen, dialysefähigen ZVK mit dem Nephrologen absprechen
- Wegen immunsuppressiver Therapie unbedingt auf Asepsis achten!

Es gilt: So wenig Gefäßpunktionen wie möglich, da u.U. bei Transplantatdysfunktion später Shuntrevisionen oder -neuanlagen erforderlich werden.

Laborkontrollen

Intra-op: Hb, Hämatokrit (Hkt), Kalium, BGA, BZ
- Bluttransfusion, wenn Hb unter 7,0 g/dl bzw. Hkt unter 20 %. Verwendung spezieller
Filter zur Leukozytenelimination (z.B. SEPACELL R-500 A).
- Bei Hyperkaliämie (über 6,0 mmol/l) Glukose-Insulin-Perfusor, z.B. 50 ml Glukose
50 % plus 8 IE Human Alt-Insulin über 30–60 Min.

17.1.7 Postoperative Überwachung (☞ 1.3)

Für die Extubation gelten dieselben Kriterien wie für jede andere Anästhesie (☞ 2.5.4).
Relaxometer erleichtert die Beurteilung der Relaxation.
Shunt auf Durchgängigkeit abhorchen (dokumentieren!) und bei Verschluß mit
Operateur eventuelle Revision in gleicher Sitzung besprechen.

Postoperativ eine (nephrologische) Intensivüberwachung anstreben
- Weitere Flüssigkeitszufuhr: 5 % Glukose mit 2–4 g NaCl, 100 ml/h;
  - bei Diurese > 250 ml/h: 0,45 % NaCl anstelle der Glukose, Kalium nach Wert
  - bei Diurese < 30 ml/h: bis 1000 ml NaCl 0,9 %, evtl. Lasix® 250–500 mg i.v.
- Engmaschige Kreislaufkontrollen (Hypotonie gefährdet Shunt und Transplantat)
- ZVD-Kontrollen (Hypo/Hypervolämie? Dialyse erforderlich?)
- Laborkontrollen 8-stündlich: Elektrolyte, Hb, Hkt, BZ, Kreatinin
- Medikamente:
  - Immunsuppressive Therapie unterschiedlich je nach Klinik, z.B.: Cyclosporin
  2–3 mg/kg KG/Std. i.v. über 6–12 h oder 1. Dosis 6 h post-op oral 5–8mg/kg
  KG; Azathioprin 2 mg/kg KG/Tag oral
  - Antibiotika (Amoxicillin, Cefotaxim, Ciprofloxacin), bei Penicillinallergie u.U.
  Fosfomycin
  - Diuretika (Furosemid, Mannitol).

17.2 Anästhesie bei Herztransplantation

1997 wurden in Deutschland 562 Herztransplantationen durchgeführt, (1996: 510)
- 1-Jahres-Überlebensrate > 80 %
- 5-Jahres-Überlebensrate 60–65 %

Langzeitprognose nicht sicher vorhersagbar: 40–50 % Transplantatvaskulopathien nach
5 Jahren, Myokardstörungen. Bei 15 % der Transplantierten tritt im Mittel nach
5 Jahren eine ventrikuläre Dysfunktion auf, die sich als diastolische (restriktiv-kon-
striktive) Funktionseinschränkung darstellt.

17.2.1   Indikationen für eine Herztransplantation

Irreversible, im Endstadium befindliche Herzerkrankung mit einer Lebenserwartung unter 12 Mon., die weder durch maximale medikamentöse Therapie noch durch einen anderen kardiochirurgischen Eingriff verbesserbar ist. Häufigste Vorerkrankungen bei Herztransplantationen: Kardiomyopathie ca. 50 %, KHK 40–45 %.

17.2.2   Spender- und Empfängerkriterien

Voraussetzungen beim Spender

- Bis ca. 55 Jahre alt (ideal jünger als 35 Jahre)
- Keine kardiale Vorgeschichte
- Kein kardiales Trauma (z.B. Zustand nach Reanimation, prolongierte Hypotonie)
- Keine systemische Infektion, negative Hepatitis- und HIV-Serologie. Eine lokale Pneumonie ohne Anzeichen einer Septikämie (häufig bei hirntoten und beatmeten Patienten) wird akzeptiert
- Normales EKG. Folgende Veränderungen sind akzeptabel: Durch intrakranielle Drucksteigerungen sind ST-Streckenveränderungen (Hebungen und Senkungen) möglich; durch Hypothermie kann es zur Bradykardie und zu J-Wellen im EKG kommen, die sich der R-Zacke anschließen und nicht als Folge eines Myokardinfarktes zu interpretieren sind
- Normales Echokardiogramm
- AB0-Kompatibilität. Fehlende HLA-Kompatibilität führt nicht zwangsläufig zu schlechteren Ergebnissen (anders als z.B. bei Nierentransplantationen ☞ 17.1)
- Die Herzgröße zwischen Spender und Empfänger sollte nur um etwa 20 % variieren. Frauenherzen haben bei gleicher Größe ein niedrigeres Herzzeitvolumen
- Minimale Vasopressortherapie vor Organentnahme. Viele Spender dehydrieren sehr schnell aufgrund eines sich entwickelnden Diabetes insipidus.
- ➤ *Cave:* Intravasalen Flüssigkeitsverlust beim Spender nicht durch inotrope Substanzen kaschieren. Moderate inotrope Stimulation evtl. notwendig, um den Ausfall des autonomen Nervensystems zu kompensieren. Bei der Volumentherapie: Überwässerung der Lungen mit einer Verschlechterung des Gasaustausches vermeiden (insbesondere, wenn eine Herz-Lungen-Transplantation vorgesehen ist).

Voraussetzungen beim Empfänger

- Unter 60 Jahre alt
- Keine Systemerkrankung, z.B. Malignome, Amyloidose, systemischer Lupus erythematosus, insulinpflichtiger Diabetes mellitus (bei sehr guter Einstellung nicht mehr in allen Zentren als Ausschlußkriterium betrachtet)
- Leber- und Nierenerkrankungen, die oft mit einer terminalen Herzinsuffizienz einhergehen, müssen reversibel sein, da Immunsuppressiva sowohl hepato- als auch nephrotoxisch sind
- Keine aktive Infektion (unter immunsuppressiver Therapie unkontrollierbar)
- Keine chronische obstruktive Lungenerkrankung (COLD), kein erhöhter pulmonaler Gefäßwiderstand (PVR < 500 dyn x sec^{-1} x cm^{-5}), da sich der rechte Ventrikel nicht schnell genug adaptieren könnte
- Gesicherte Patientencompliance (keine Alkohol- oder Drogenanamnese)
- Keine zerebrale Erkrankung (z.B. M. Parkinson, Krampfleiden).

17

17.2.3   Immunsuppressiva

Die Gabe muß vor der Transplantation beginnen, da eine Sensibilisierung der T-Zellen nicht reversibel ist.

Triple Therapie: Steroid (Prednisolon), Cyclosporin A (CyA), Antimitotikum (Azathioprin)

- **Kortikosteroide** ☞ 4.5.4
  WM: Unterdrückung der Frühphase der Immunreaktion, insbesondere Methylprednisolon (z.B. Urbason®). Zahl der zirkulierenden Lymphozyten sinkt (direkte Zell-Lyse), Blockade inflammatorischer Zytokine
  NW: Hyperglykämie, Fettstoffwechselstörungen, Osteoporose, Katarakt, Myopathie, peptisches Ulkus, Hypertonie, Veränderung des Habitus
- **Cyclosporin A** (Sandimmun®)
  WM: Hemmung der Interleukin-2-Synthese → Blockade der Aktivierung von Helferzellen und zytotoxischen T-Zellen. Keine wesentliche Beeinflussung der zellulären Abwehr. Die Dosierung wird mit Hilfe von Spiegelbestimmungen optimiert (Spiegel: bis 3. Monat: 200–300 μg/l; ab 4. Monat: 80–200 μg/l)
  NW: Nephrotoxisch, hepatotoxisch, Hypertonie, neurologische Alterationen (Tremor, Kopfschmerz, Depressionen), Gingivahyperplasie
- **Azathioprin** (Imurek®)
  WM: Hemmung der Purinsynthese → Zellteilung, nur immunsuppresiv auf proliferierende Zellen (bes. in den T-Lymphozyten). Metabolisiert durch Xanthinoxidase (Allopurinol!)
  NW: Leukopenie, Pankreatitis, Hepatitis, Cholestase, Anämie, Thrombopenie
- **Anti-Lymphozyten-Globulin (ALG)** und **Anti-Thymozyten-Globulin (ATG):**
  IgG-Fraktion von mit menschlichen Lymphoblasten und Thymozyten immunisierten Tieren. Die Injektion führt zu einem raschen Abfall zirkulierender T-Lymphozyten. Thymoglobulin Mérieux®: Immunglobulin G aus dem Serum immunisierter Kaninchen. Prophylaxe: 1,25–2,5 mg/kgKG/d für 3–10 Tage; Abstoßung: 2,5– 5 mg/kgKG/d. *Cave:* Bei einigen Patienten können Antikörper gegen die Fremdeiweiße existieren → Sensibilisierungstest mit 1 : 1000-Verdünnung s.c. vor Gabe. Die sehr starke Immunsuppression hat eine erhöhte Inzidenz viraler Infekte, z.B. Herpes simplex oder Zytomegalie zur Folge
  NW: Leukopenie, Thrombozytopenie, Fieber
- **OKT 3:**
  monoklonaler Mausantikörper gegen CD3 der T-Zelle
  NW: Leukopenie, Hypotension, pulmonales Ödem, aseptische Meningitis, Fieber, Nausea

Wechselwirkung von Immunsuppressiva mit Anästhetika
Cyclosporin A steigert hypnotische Wirkung von Barbituraten, die Wirkung von Vecuronium und Atracurium und die nicht analgetische Wirkung von Fentanyl.

Prophylaktische Phase
Aufhalten des Beginns einer Abstoßung: Triple Therapie + polyklonale Anti-Thymozyten-Globulin (ATG), Anti-Lymphozyten-Globulin (ALG), monoklonale Antilymphozyten (OKT 3) Antikörper. Aufgrund der antigenen Eigenschaften dieser Eiweißkörper ist die Zahl der Einsätze beschränkt. Viele Zentren beschränken den Einsatz auf die Abstoßung.

Aufrechterhaltung
Der Einsatz von CyA erlaubt eine deutliche Reduzierung anderer Immunsuppressiva.
Dosis CyA: 14 mg/kgKG/d für 1–3 Monate, Reduktion auf 6 mg/kgKG/d, Spiegel
100–300 ng/l; > 1000 ng/l toxisch!

Akute Abstoßung
Diagnose sichern: Biopsie
moderat: Methylprednisolon 0,5–1,0 g i.v. für 3 Tage
persistierend: Methylprednisolon und 5 mg OKTZ 3 für 10 Tage oder ALG
20 mg/kgKG i.v. für 10–14 Tage.

Beispiel für ein Immunschema in der Klinik		
präoperativ	Azathioprin	4 mg/kg i.v.
intraoperativ	Methyl-prednisolon	500 mg i.v.
postoperativ am OP-Tag = OP-Ende = Std. 0		
5 h nach OP-Ende	Fenistil	1 Amp. i.v.
	Methyl-prednisolon	125 mg i.v.
	Pricktest und Konjunktivaltest für Thymoglobulin mit jeweils 1:10 Lösung	
6 h nach OP-Ende	Thymoglobulin	2,5 mg/kg als Infusion über 4 h
1. postop. Tag	Methyl-prednisolon	2 x 125 mg/d
	Azathioprin	1 x 2 mg/kgKG/d
	Thymoglobulin	2 mg/kgKG/d über 4 h
2.–4. postop. Tag	wie am 1. postoperativen Tag; zusätzlich	
	Cyclosporin A	2 mg/kgKG/d, dann Spiegel von 110–250 µg/l einstellen
ab dem 5. postop. Tag	Azathioprin	1 x 2 mg/kgKG/d p.o.
	Cyclosporin A	nach Spiegel (200–300 µg/l)
	Methyl-prednisolon	30 mg p.o.

17

Beispiel für ein Immunschema in der Klinik		
ab dem 8. postop. Tag	Azathioprin	wöchentliche Reduktion um 50 mg auf eine Erhaltungsdosis von 50 mg
	Methyl-prednisolon	wöchentliche Reduktion um 5 mg auf eine Erhaltungsdosis von 5 mg
	Cyclosporin A	Spiegel 160–280 µg/l
Infektions-prophylave	Cefotiam	2 x 1 g/d bis zum 4. Tag
	Aciclovir	4 x 400 mg 7.–45. Tag

17.2.4 Anästhesiologisches Management

- Postoperative Immunsuppression des Empfängers erfordert streng aseptisches Vorgehen. Infektionen spielen in 50–60 % aller Todesfälle der Transplantierten eine mitentscheidende Rolle
- Perioperatives Monitoring unterscheidet sich nicht von dem anderer kardiochirurgischer Patienten: EKG, arterieller Blutdruck, ZVD, Temperaturen, Diurese. ☞ 2.7
- Der zentralvenöse Katheter wird wegen postoperativer Herzbiopsien nicht über die rechte V. jugularis interna gelegt, sondern über die linke (Biopsien dann einfacher)
- Auf einen pulmonalarteriellen Katheter wird verzichtet: keine pulmonale Hypertonie beim Empfänger, gute Herzfunktion des Spenders, höheres Infektionsrisiko durch den Katheter
- Vorsichtige Narkoseeinleitung: Der Patient hat keine kardiale Reserve
- Die applizierten Medikamente wirken aufgrund des niedrigen Herzzeitvolumens verzögert. Durch die verlängerte Kreislaufzeit der Medikamente erscheint das Verteilungsvolumen vergrößert. Narkose meist in Fentanyl-O_2-Technik oder modifizierte Neurolept-Anästhesie (Fentanyl-Benzodiazepam-O_2-Technik). Ziel ist es, mit einem relativ leeren Herzen die Entwöhnung von der Herz-Lungen-Maschine zu beginnen. Zur Stützung der Herzfunktion frühzeitig Adrenalin, Orciprenalin (Alupent®) und Nitroglycerin einsetzen. Zur Unterstützung der Nierenfunktion Gabe von Dopamin (2 µg/kg/Min.).

17.2.5 Intensivtherapie

Das transplantierte Herz ist denerviert. Bei fehlender parasympathischer Innervation liegt eine um 15–25 Schläge/Min. höhere Grundfrequenz vor. Das Schlagvolumen ist zunächst relativ fixiert, eine Steigerung des CO erfolgt durch Frequenzsteigerung

In den ersten 4 postoperativen Tagen oft hämodynamische Alterationen durch eine vorbestehende pulmonale Hypertonie oder auch die Frühentwicklung einer CyA-induzierten Hypertonie.

Postoperativer Verlauf unterscheidet sich nicht von dem bei anderen großen Herzoperationen: Früh-Extubation anstreben, schnelle Mobilisierung, Katheter und Drainagen wegen der Infektionsgefahr schnellstmöglich entfernen. Orciprenalin oder Adrenalin in niedriger Dosierung für einige Tage, immunsuppressive Therapie.

Komplikationen

- Infektionen (bakteriell: meist gramnegativ; viral: Herpes, Cytomegalie; Pilze: Aspergillus, Candida)
- Hämodynamische Probleme: Rechtsherzversagen (pulmonale Hypertonie, Trikuspidalinsuffizienz), SA-Blockierungen (I°–III°), Rechtsschenkelblock
- Akute Abstoßung: Zunahme ventrikulärer Salven. Diagnose durch Myokardbiopsie. Therapie: 3 x 500–1000 mg Methylprednisolon d, ggf. ATG
- Chronische Abstoßung: 30–40 % der Pat. haben nach 3 Jahren eine Vaskulopathie.

17.2.6   Der herztransplantierte Patient

Streng aseptische Technik ist auch hier unbedingt erforderlich. Bedingt durch die Denervation des transplantierten Herzens treten einige Besonderheiten auf:
- Auftreten von 2 P-Wellen im EKG
- Die Patienten verspüren keinen kardialen Schmerz, Dyspnoe oft einziges Zeichen eines Myokardinfarkts
- Hypertension wird besser toleriert als Hypotension
- Der Spendersinusknoten reagiert nicht auf Atropin, auf Valsalva-Manöver oder Karotissinusmassage
- Eine Sinusknotenantwort auf äußere Ereignisse erfolgt nur sehr zögerlich
- Es werden nur etwa 70 % der Leistung eines normalen Herzens erreicht.
- ➤ *Folge:* verzögerte Streßantwort des Kreislaufs.

Konsequenzen für die Anästhesie

- Zunahme des Herzzeitvolumens nur durch eine Steigerung des Schlagvolumens (venöser Rückstrom, Frank-Starling-Mechanismus)
- Narkoseeinleitung reduziert den venösen Rückstrom, keine kompensatorische Zunahme der Herzfrequenz
- Zur Unterstützung der Herzfunktion läßt sich gut Adrenalin in geringer Dosierung (bis 4 µg/Min.) einsetzen. Perfusor mit 3 mg ad 50 ml: 1 ml/h = 1 µg/Min.
- Eine Änderung der Herzfrequenz ist Spätzeichen einer flachen Narkose, einer Hypoxie, einer Hyperkapnie, einer Hypovolämie
- Medikamente mit kardial depressiver Wirkung sind aufgrund der gestörten kardialen Autoregulation gefährlich
- Regionalanästhesien sind zu bevorzugen; *Cave:* Spinal- oder Periduralanästhesien beeinflussen den venösen Rückstrom und damit das Herzzeitvolumen negativ. Adrenalin muß zur Applikation in geringer Dosierung (Perfusor) bereitstehen
- Anästhesie bei KHK ☞ 4.1.2
- Das Monitoring beschränkt sich auf die üblichen nichtinvasiven Standards.
- Minimale Katheterisation. Strenge Indikation für einen ZVK (linke Seite!). Ein Pulmonalarterienkatheter ist nicht erforderlich
- Insuffizienz der hormonalen Streßantwort durch Steroidtherapie → Hydrokortison
- CMV-negative EK, Leukozytenfilter; Institut für Transfusionsmedizin über den Empfänger rechtzeitig informieren ☞ 2.10
- Veränderte Kreislaufwirkung einiger Medikamente beachten (Tabelle).

17

Veränderte Kreislaufwirkungen einiger Medikamente n. Herztransplantation				
	Sinusrate	**AV-Überleitung**	**Blutdruck**	**Herzzeit-volumen**
Ruhephase	im Gegensatz zum Gesunden ↑	normal	normal	normal
Atropin	–	–		
Digoxin **akut** **chronisch**	– –	– ↓		
Noradrenalin	im Gegensatz zum Gesunden ↑	↑	↑	
Orciprenalin	↑	↑	↓	
β-Blocker	↓	↓	– oder (↓)	
unter Belastung	langsame Zunahme			
– = keine Wirkung; ↑ = Zunahme; ↓ = Abnahme				

17.3   Anästhesie bei Lebertransplantation

In Europa wurden 1996 3907 orthotope Lebertransplantationen (OLT) durchgeführt, 18 % (699) davon in deutschen Zentren. Durchschnittliche Wartezeit in Deutschland, nach Indikationsstellung: 3–9 Mon.

1 Jahres Überlebensrate 77 %
5 Jahres Überlebensrate 66 %.

In den vergangenen fünf Jahren konnten jedoch noch bessere Ergebnisse erzielt werden.

17.3.1   Indikationen-Kontraindikationen

Der **beste Zeitpunkt** für die OLT ist schwer festzulegen, nicht selten durch nicht kontrollierbare Faktoren, wie perakute Entwicklung des Leberversagens oder Vorhandensein eines kompatiblen Spenderorgans bestimmt.

Die **besten Ergebnisse** bei Transplantationen noch **vor** einer zunehmenden Dekompensation anderer Organsysteme, v.a. wenn es noch nicht zu schweren Folgeschäden gekommen ist, z.B. irreversibles hepatorenales oder hepatopulmonales Syndrom, Varizenblutungen.

————— **Indikationen zur OLT** ————————————————

Sollte im Transplantationsteam mit allen involvierten Fachgebieten getroffen werden
→ interdisziplinäre Entscheidung. Dringlichkeit je nach Zustand des Patienten.

Endstadium einer chronischer Lebererkrankungen, akutes Leberversagen
- Leberzirrhose bei kongenitalen Erkrankungen
- Äthyltoxische Leberzirrhose (nur bei nachgewiesener Abstinenz)
- Zirkumskripter hepatozellulärer Tumor (< 5 cm)
- Leberzirrhose bei Hepatitis B, C, D:
  - ➤ Auch ein persistierendes Risiko der Re-infektion des transplantierten Organs mit
    dem Virus ist keine absolute Kontraindikation, da die Entwicklung einer Zirrhose
    individuell verschieden ist und viele Jahre dauern kann.
- Chronische Autoimmunhepatitis
- Budd-Chiari Syndrom
- Primär sklerosierende Cholangitis
- Primär billiäre Zirrhosen
- Veno Occlusive Disease (z.B. nach Knochenmarkstransplantation)
- Leberversagen nach Noxen: Intoxikationen (Pilze, Medikamente), Infektionen,
  Halothanhepatitis.
- Akutes Leberversagen unbekannter Genese.

————— **Kontraindikationen zur OLT** ————————————————

- Nicht therapierte maligne Grunderkrankung oder diffuse Metastasierung
- ➤ Patienten haben nicht selten einen Zweittumor z.B. Ösophaguskarzinom oder La-
  rynxkarzinom
- Unkontrollierte Infektion
- Höhergradige Herzinsuffizienz
- Erworbene Immundefektsyndrome (z.B. AIDS)
- Schwere neurologische und psychiatrische Abnormalitäten, die nicht auf das
  Leberversagen zurückzuführen sind
- Persistierender Alkohol- oder Drogenabusus
- Zu erwartende niedrige Compliance bei der notwendigen postoperativen Betreuung
  und medikamentösen Therapie (z.B. Immunsupression).

17.3.2   Präoperative Evaluation des Patienten ——————————

- **Anamnese und körperliche Untersuchung:**
  - Ursache der Leberfunktionsstörung
  - Gegenwärtige körperliche Belastungsfähigkeit: Häufig aufgrund der Leberfunk-
    tionsstörung deutlich eingeschränkt, ohne daß dafür kardiale oder pulmonale
    Ursachen zu eruieren sind!
- **Kardiale Funktion:**
  - Häufig hyperdyname Herzkreislaufsituation mit niedrigen Gefäßwiderstand und
    erhöhten HZV
  - Pulmonaler Hypertonus? Wenn ausgeprägt kann dieser besonders in der Reper-
    fusion zur kardialen Dekompensation führen
  - Hypervolämie durch sekundären Hyperaldosteronismus
  - Ödeme durch Hypoalbuminämie und Wasserretention

- – Perikarderguß?
- – Kardiomyopathie (Cave: alkoholbedingtes Leberversagen).
- **Pulmonale Funktion:**
  - – Auskultation: Zeichen der pulmonalen Stauung, häufig basale Atelektasen bei Aszites, Pleuraerguß? Muß möglicherweise präoperativ drainiert werden
  - – Röntgen Thorax
  - – Art. Blutgasanalyse: Cave intrapulmonaler Shunt, Test: Messung des P_aO_2 - Anstiegs bei Erhöhung der inspiratorischen Sauerstoffkonzentration
  - – Lungenfunktionstest.
- **Leberfunktion:**
  - – Klassifikation nach Child ☞ 4.4.2
  - – Aszites: Wieviel punktiert? Wie oft?
  - – Bisherige Blutungsanamnese: Gastrointestinale Blutungen, vor allem aus Ösophagusvarizen → Vorsicht beim Legen der Magensonde; Umgehungskreisläufe; Störung der Blutgerinnung vor allem der Vitamin K abhängigen Faktoren (II, VII, IX, X) sowie Inhibitoren der Koagulation und fibrinolytischer Proteine (Plasminogen und α Antiplasmin) ☞ 4.6; Thrombozytopenie (präoperative Substitution jedoch nur bei weniger als 20 000 Thrombozyten/μl Thrombozytenkonzentrate ☞ 2.10).
- **Nierenfunktion:**
  - – Kreatinin, Harnstoff, Kreatininclearance
  - ➤ Elektrolytstörungen: häufig Hyponatriämie
  - ➤ Hepatorenales Syndrom: Abnahme des renalen Blutflusses, der glomulären Filtrationsrate und des Urinvolumens mit Hyponatriämie, schlechte Prognose, wenn nicht umgehend transplantiert wird.
- **Katabolismus:** Meist extremer Katabolismus, wobei eine positive Stickstoffbilanz bei diesen Patienten schwer zu erreichen ist und das Risiko von neurologischen Komplikationen beinhaltet.
- **Neurologischer Status:**
  - – Diskutierte Ursachen: Zunahme von neurotoxischen Substanzen, die durch die geschädigte Leber nicht mehr abgebaut werden, Veränderungen der Bluthirnschranke, Veränderungen der Konzentration von Neurotransmittern
  - – Von leichten Bewußtseinstörungen bis Coma hepaticum
  - – Ggf. Therapie der erhöhten Ammoniakkonzentration
  - ➤ Cave Sedativa!!
  - – Großzügige Indikation zur Intubation aufgrund der erhöhten Aspirationsgefahr
  - – Intrazerebrale Blutung muß als Ursache ausgeschlossen sein
  - – Intrakranielle Druckerhöhung kann vorhanden sein aufgrund eines Hirnödems (Grad IV der hepatischen Enzephalopathie).
- **Laborparameter:**
  - – Hb, Hkt, Albumin, Gesamteiweiß
  - – E'lyte
  - – Gerinnungsstatus
  - – Quick, PTT, Thrombozyten, Blutungszeit, Thrombelastogramm bei V.a. Thrombozytenfunktionsstörung (→ 4.6)
  - – BGA
  - – Glukosekonzentration im Serum (Hypoglykämie ist häufig zu beobachten, nach Reperfusion eher eine Hyperglykämie)
  - – Serologie mit Titerbestimmung der wichtigsten Viren (z.B. CMV, Hepatits, HIV etc.), Pilze und Parasiten

- **Zusätzlich ggf:** Belastungs-EKG und Herzechokardiographie, Herzkatheterunter-
  suchung, HNO- und zahnärztliches Konsil, psychiatrisches Konsil, zwingend bei
  alkoholtoxischer Leberzirrhose.

──────── **Besonderheiten der Pharmakokinetik und -dynamik** ────

Bei Patienten im Leberversagen aufgrund der Störungen des hepatischen Blutflusses,
des Plasmavolumens, der Syntheseleistung und der Clearancefunktion der Leber
verändert. Jedoch interindividuelle Unterschiede in Ausprägung der einzelnen Faktoren
→ bisher keine eindeutigen Richtlinien zur medikamentösen Therapie.

- Phase I der Biotransformation (Oxydation, Reduktion und Hydrolyse) beim Leberschaden mehr betroffen als Phase II (Konjugation) → Medikamente, die vor allem
  einer Phase II Metabolisation (z.B. Oxazepam) unterworfen sind, bieten gewisse
  Vorteile (z.B. bei Diazepam spielt Phase I eine größere Rolle).
- Albuminkonzentration vor und nach erfolgreicher Lebertransplantation kann niedrig
  sein: Proteinbindung für saure Medikamente ist reduziert, für basische (z.B. Lidocain und Propranonol), die an das normal konzentrierte α-1-Glykoprotein gebunden
  werden, relativ erhöht.

17

17.3.3   Anästhesiologisches Management ──────────

──────── **Narkoseeinleitung (☞ 5.2.3)** ────────────

- Alle üblichen Einleitungsmedikamente können verwendet werden
- Präoxygenierung und Denitrogenierung sollte immer von einer **Ileuseinleitung mit
  Krikoiddruck** gefolgt werden (☞ 7.1.5)

──────── **Aufrechterhaltung der Narkose** ────────────

- Sauerstoff - Luftgemisch, kein Lachgas aufgrund der Distension der Darmschlingen
  (5.3.1)
- Volatile Anästhetika in geringer Dosierung (wobei Isofluran und Sevofluran den anderen
  volatilen Anästhetika überlegen zu sein scheinen, trotzdem Gefahr einer potentiellen
  Reduktion der art. Perfusion der Leber und damit des Sauerstoffangebotes)
- Alternativ kontinuierliche Infusion von Propofol (z.B. 200–300 mg/h)
- Relaxation mit z.B. Pancuronium (Atracurium eher vermeiden → schlechtere
  Clearance von Laudanosin)
- Kontinuierliche Infusion eines Analgetikums (z.B. Fentanyl oder Sufentanyl)
- Aprotinin kann, muß aber nicht gegeben werden, Loading Dose 500000 IE gefolgt
  von Dauerinfusion mit 500000 IE/h.

Zugänge
- ➤ Meist nach Narkoseeinleitung
- 2 große periphere Verweilkanülen (12 oder 13G)
- 3-Lumen ZVK (12G+12G+16G)
- Swan-Ganz Katheter (☞ 1.2.4)
- Ggf. veno-venöser Shunt (15 oder 17 French).

───── **Monitoring (☞ 2.7)** ─────

- EKG: Dabei multivektorielles EKG mit ST-Segment-Analyse empfehlenswert
- Nicht invasive und invasive Blutdruckmessung (ggf. in 2 Arterien)
- Pulsoximetrie
- Kapnographie
- Swan-Ganz Katheter mit kontinuierlicher Messung der gemischt venösen O_2-Sättigung (CVP, PCWP, HZV, Sauerstoffangebot, Sauerstoffverbrauch, systemischer und pulmonaler Gefäßwiderstand)
- Kontinuierliche zentrale und periphere Temperaturmessung
- Blutgerinnungsanalyse: Quick, PTT, Thrombozyten, ggf. Thrombelastogramm, AT III, (☞ 4.6)
- Ggf. kontinuierliches Monitoring mittels intrakranieller Druckmessung notwendig.

───── **Antibiotikaprophylaxe** ─────

Aufgrund des erhöhten perioperativen Blutverlustes muß die Antibiotikagabe öfters wiederholt werden, bis keine signifikanten Blutungen mehr bestehen oder Plasmaspiegel bestimmt worden sind.

Selektive Dekontamination des Darms, z.B. 80 mg Gentamicin + 50 mg Polymyxin.

───── **Perioperativer Blutverlust** ─────

Die Menge an transfundierten Erythrozytenkonzentraten hängt neben der **Indikationsstellung** und der **Erfahrung** der beteiligten Personen vor allem vom **präoperativen Zustand** des Patienten ab. In einer großen amerikanischen Studie betrug die durchschnittlich transfundierte Menge 28.5 Erythrozytenkonzentrate (EK) und die maximale 251 EK. Eine Reduktion des Transfusionsbedarfs konnte in den vergangen Jahren jedoch in fast allen Zentren erzielt werden.

Technik der Bluttransfusion (☞ 2.10)
- Blutwärmer (Schnellinfusionssysteme z.B. Level 1)
- Maschinelle Autotransfusion (kann auch bei malignen Tumoren durchgeführt werden, wenn das gewonnene Blut vor Retransfusion radioaktiv mit z.B. 50 Gy bestrahlt wird)
- Alle Erythrozytenkonzentrate sollten über Leukozytenfilter gegeben werden.

───── **Veno-venöser Bypass** ─────

In der anhepatischen Phase muß die V. cava proximal und distal der Lebervenen geklemmt und eröffnet werden. Um in der anhepatischen Phase den venösen Rückstrom zum Herzen aufrechtzuerhalten wird in vielen Zentren ein veno-venöser Bypass verwendet.

Vorteile
- Venöse Stauung des Darms oft deutlich geringer ausgeprägt
- Bessere Nierenfunktion durch eine geringere venöse Stauung der Nierenvenen
- Bessere renale Perfusion
- Bei manchen Systemen gut steuerbare Erwärmung des Patienten, die sich positiv auf die Blutgerinnung auswirken kann.

Praktisches Vorgehen
• Shunt wird proximal in die V. jug. int. oder V. subclavia (selten V. axillaris) und distal in der V. portae und V. iliaca communis eingeführt
• Blutstrom durch eine Biopumpe unterstützt: distaler Zufluß über ein Y-Stück
• Antikoagulation nicht notwendig
• Blutfluß ca. 15–30 % des HZV, über die Biopumpe geregelt, dabei distales Ansaugen der Shunts an die Gefäßwände vermeiden, 800 ml/Min längerfristig nicht unterschreiten
➤ Gefahr der Luftembolie und Thromboembolie
➤ Bei Kindern unter 20 kg KG wird i.d.R. kein veno-venöser Bypass verwendet.

─────── **Organpreservation** ───────────────────────────────

Vor Explantation der zu transplantierenden Leber wird diese zum Schutz des Organs mit einer speziellen Lösung perfundiert, wobei die meisten Zentren die „University of Wisconsins Preservation Solution" (**UW-Lösung**) verwenden. Die UW Lösung enthält neben E'lyten, Kolloiden auch Sauerstoffradikalenfänger, Antioxidantien und Adenosin.

17

• Zusammensetzung der UW-Lösung:
  – Na^+ 25 mM, K^+ 120 mM, Gesamtosmolarität 320 mOsm, K^+ 100 mM, KH_2PO_4 25mM, $MgSO_4$ 5mM, Adenosin 5 mM, Glutathion mM, Allopurinol 1mM, Hydroxyäthylstärke 50 g/l
➤ Cave: Kaliumkonzentration der Lösung!
• Unmittelbar vor Reperfusion wird die neu implantierte Leber mit 500–600 ml Blut durchspült → Ausspülen der verbleibenden Konservierungslösung aus der Leber
➤ Bei der Reperfusion kann es trotzdem zur plötzlichen Hyperkaliämie mit typischen EKG Veränderungen und Bradykardie bis zum Herzstillstand kommen
• Akuttherapie Ca-Chlorid i.v., Senkung der Kaliumkonzentration mit üblichen konservativen Mitteln, ggf. Hämofilter.

─────── **Operative Vorgehen** ───────────────────────────────

Operatives Vorgehen und besondere Risiken		
Phase der Leber-transplantation	**Chirurgische Maßnahme**	**Risiken**
Vor der anhepatischen Phase	Eröffnen des Abdomens Präparation der Leberpforte Mobilisation der Leber	Volumenverschiebung durch Drainage des Aszites Blutung aus venösen Umgehungskreisläufen
Anhepatische Phase	Abklemmen der V. portae Abklemmen der A. hepatica Start des veno-venösen Bypass Abklemmen der V. cava inferior	Abnahme des venösen Rückflusses zum Herzen Oligurie Zitratintoxikation

Operatives Vorgehen und besondere Risiken		
Phase der Leber-transplantation	**Chirurgische Maßnahme**	**Risiken**
Neohepatische Phase	Anastomose mit V. cava inferior Durchspülen der Transplantatleber Anastomose mit V. portae, A. hepatica und des Gallenganges	Blutungen und Koagulopathie Hyperkaliämie Arrhythmien Metabolische Azidose Hämodynamische Instabilität

Hämodynamische Veränderungen während OLT

- In der **prä- und anhepatischen** Phase der OLT lassen sich meist stabile hämodynamische Zustände herstellen.
- In der **anhepatischen** Phase oft Rückgang der hyperdynamen Kreislaufsituation
- Vor der Phase der Reperfusion
  - Linksventrikulären Füllungsdruck durch adäquate intravenöse Flüssigkeitstherapie anheben; möglichen plötzlichen Blutverlust berücksichtigen!
  - Intraoperativ können bei kardial nicht vorbelasteten Patienten Hb Werte von 7–9 g/dl toleriert werden!
  - Hb vor der Reperfusion auf mindestens 9–10 g/dl anheben
  - Falls bereits Katecholamine z.B. Dopamin kontinuierlich infundiert werden, kann die Dosierung kurz vor Reperfusion erhöht werden: auch andere Substanzen können eingesetzt werden (z.B. Adrenalin, Arterenol, Dobutamin, Isoproteronol).
- **In** der Phase der **Reperfusion** fast immer ausgeprägte hämodynamische Instabilität: durch Hypotension, pulmonalen Hypertonus, Arrhythmien bis zum Herzstillstand, schlechte Lungenfunktion und vermehrte Blutungsneigung.

Gerinnungsstörung (☞ 4.6)

- Intraoperative Gerinnungsstörungen häufig
- Präoperative Gerinnungsparameter erlauben nicht unbedingt Rückschluß auf den intraoperativen Transfusionsbedarf → Funktion der Gerinnungskaskade perioperativ häufig überprüfen und ggf. korrigieren
- Einige Zentren verwenden Thrombelastogramme: erlauben Aussage über alle Gerinnungsparameter und deren Interaktion.
- Insbesondere in der Reperfusion kann es zu einer plötzlichen Verschlechterung der Gerinnung kommen: neben chirurgischen Komplikationen v.a. deutliche Zunahme der Fibrinolyse, Abfall der Temperatur und der Kalziumkonzentration, Verlust oder Verbrauch von Gerinnungsfaktoren
- Wichtigster Faktor bei der Kontrolle der intraoperativen Blutung ist jedoch eine gute chirurgische Blutstillung.

—————— **Metabolische Störungen** ——————————————

- Metabolische Azidose häufig
- **Häufigste Ursachen**: schlechte Gewebeperfusion, fehlende oder reduzierte Meta-bolisation von Laktat, Zitrat oder anderen Säuren → ggf. Substitution von Natri-um-Bikarbonat
- ➤ Bei höheren Dosierung akuter Natrium-Anstieg möglich mit Gefahr einer pontinen Demyelinisierung
- Nach erfolgreicher OLT kann bei einer guten Transplantatfunktion auch eine metabolischen Alkalose, aufgrund der plötzlich suffizienten Metabolisation der Säuren, entstehen.
- Cave Hypokalziämie bedingt durch Zitrat aus EK und FFP, sowie der fehlenden Metabolisation von Zitrat in der anhepatischen Phase
- Hyperkalziämie durch Überkorrektur unbedingt vermeiden, da aufgrund des Ischä-mie/Reperfusionsschadens der intrazelluläre Kalziumgehalt ohnehin erhöht ist.

—————— **Immunsuppression** ——————————————————

- Immunsuppression unbedingt notwendig, dabei unterschiedliche Regime verbreitet
- Meist intraoperativ vor Reperfusion begonnen und entsprechend den postoperativen Befunden modifiziert. (z.B. Cyclosporin oder Tacrolimus, Prednisolon und Azath-rioprin).
- Vorteile für die Organfunktion scheint die frühzeitige Anwendung von Kortikoiden (spätestens nach der Einleitung der Anästhesie) zu bieten.

17.3.4   Postoperative Komplikationen ——————————

Die eigentliche Herausforderung bei der OLT beginnt häufig erst nach der Transplan-tation. Ohne die moderne Intensivmedizin sind die bisherigen Erfolg bei der OLT nicht denkbar; sie steht im Zentrum jedes erfolgreichen Lebertransplantationsteams.

Postoperative Komplikationen relativ häufig zu beobachten!

- Initial:
  - Transplantatdysfunktion bis „non function"
  - Chirurgische Komplikationen, z.B. Blutungen, Gefäßverschlüsse, Kinking der A. hepatica, Nahtinsuffizienten an den Anastomosen.
- Spät:
  - Abstoßung des Organs
  - Infektionen.
- Fast alle Organsysteme können pathologische Veränderungen aufweisen: Störungen der Leberfunktion mit persitierender pathologischer Blutgerinnung, Beeinträchti-gung der pulmonalen und renalen Funktion im Vordergrund.
- Re-Operationen relativ häufig: meist durch Nachblutungen oder Infektionen bedingt.
- Die anästhesiologische Betreuung dieser Patienten stellt ähnliche Ansprüche an den Anästhesisten wie die OLT selbst.

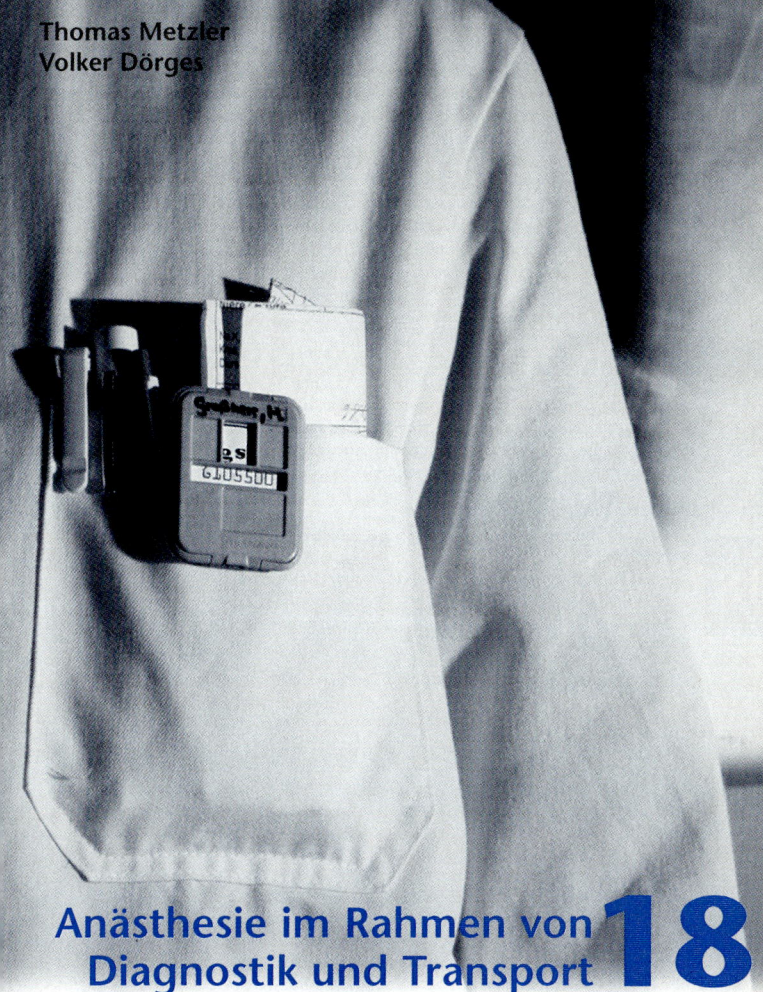

Thomas Metzler
Volker Dörges

Anästhesie im Rahmen von Diagnostik und Transport **18**

➤ Meist schwerkranke Risikopatienten. Oft sind Ausstattung mit Geräten und Raum begrenzt. Die größte Gefahr für den Anästhesisten besteht darin, die Situation als solche nicht ernst zu nehmen („nur Diagnostik") und so mögliche Gefahrenmomente zu unterschätzen.

• Die Ausstattung des Untersuchungsraumes muß deshalb den grundsätzlichen Anforderungen (☞ 1.2) genügen.

• Da die Untersuchungen oft in abgedunkelten Räumen ablaufen, möglichst Taschenlampe bereithalten (regelmäßig Gesicht des Patienten anschauen).

• Vorbereitung des Patienten zu diagnostischen Eingriffen genauso wie für operative Eingriffe (☞ 1.1): Nüchternheit, intravenöser Zugang, Prämedikation usw.

• Viele diagnostische Eingriffe werden von den Patienten in Lokalanästhesie (LA), ein Großteil in Regionalanästhesie, jeweils mit zusätzlicher Sedierung gut toleriert. Bei unruhigen Patienten, Säuglingen und Kleinkindern sowie speziellen Diagnostikverfahren (z.B. zerebralen Angiographien) eine Allgemeinnarkose bevorzugen!

• Hierbei je nach veranschlagter Dauer (+ Zuschlag nach individueller Selbsteinschätzung des Operateurs) das Narkoseverfahren wählen ☞ 1.1.8

• Nach Abschluß der diagnostischen Maßnahmen die Patienten, sofern nicht intensivpflichtig, noch 1/2–1 Stunde im Aufwachraum (AWR) überwachen lassen! (Opioidnachwirkungen, Allergien des verzögerten Typs).

Vorgehen bei bekannter Allergie
• Ist eine Kontrastmittelapplikation bei bekannten Allergikern geplant, möglichst eine halbe Stunde vor Untersuchungsbeginn prophylaktisch Kortikosteroide (z.B. Prednisolon: 1–2mg/kgKG) und/oder H$_1$- und H$_2$-Blocker (z.B. je 1 Amp. Tavegil® (Clemastin) + Zantic® (Ranitidin) geben.

• Vor allem bei Allergikern auf eine suffiziente Sedierung achten (z.B. mit Dormicum® 0,05–0,1mg/kg i.v.) ☞ 3.2.2.

18

18.1 Anästhesie in der Radiologie

18.1.1   CT und konventionelles Röntgen

Unruhige Patienten und Kinder
Bei Röntgenuntersuchungen hängt die Bildauflösung ganz entscheidend von der absoluten Ruhe = Konstanz des Untersuchungsfeldes ab. Vor allem bei langdauernden Untersuchungen (harter Röntgentisch, unbequeme Lagerung), senilen Patienten und Kindern ist o.g. Ruhe nur mit Sedierung oder Narkose (Regional- oder Allgemeinanästhesie) zu gewährleisten. Dabei ist bei langer Untersuchungsdauer und/oder senilen Patienten oft eine suffiziente Sedierung ausreichend (sonst ITN). Bei Kindern und geistig behinderten Patienten ist meist eine Vollnarkose (Intubationsnarkose = ITN oder intravenöse Narkose=IVN, z.B. mit Ketanest® 0,5–1–2 mg/kg i.v.) erforderlich.

Tips & Tricks

- Vor allem Kleinkinder vor dem schnellen Auskühlen durch sorgfältiges Zudecken, evtl. unter Zuhilfenahme einer Alufolie, schützen (+ rektale Temperatursonde). Auf ausreichend lange Beatmungs- und Infusionsschläuche achten.
- Unbemerkte Diskonnektionen durch Bewegungen des CT- oder Röntgentisches: Entweder gesamte Strecke im Auge behalten oder besonders eng eingestellte Diskonnektionsgrenzen am Beatmungsdruckmonitor wählen.

CT-gesteuerte Punktionen

- Suffiziente Analgesie und Sedierung ist meist ausreichend, da die Patienten in der Regel bewußtseinsklar sind, sonst ☞ s.o.
- Eine qualitativ gute Sedierung ist mit Dormicum® (titriert): 0,05–0,15 mg/kg i.v. oder Dehydrobenzperidol = DHB (Neuroleptikum, Cave RR-Abfall): 2,5–5 mg/60–70 kg zu erreichen
- Für eine suffiziente Analgesie werden Opioide, v.a. Fentanyl® 1–3 μg/kg i.v. (1 μg = 0,001 mg), benutzt. Ist nur die Punktion (z.B. von Gefäßen) schmerzhaft, so sollte der Radiologe zuvor eine Lokalanästhesie applizieren
- ➤ Auf ausreichende Oxygenierung des Patienten achten → O$_2$-Zufuhr über Gesichtsmaske oder -brille + pulsoximetrische Kontrolle.

18.1.2   Angiographie

- Vorsicht: Angiographische Patienten haben meistens eine verminderte kardiovaskuläre Leistungsreserve (z.B. KHK)
- Gefährdet sind vor allem Patienten mit Stenosen der A. carotis und der A. vertebralis sowie Pat. mit Basilaris-Thrombose, aber auch alle anderen sog. „Gefäßwracks". Bei Pat. mit V.a. Lungenembolie jederzeit mit einem akuten Herzversagen rechnen!
- Durch das KM kann es zu Hitzegefühl, Brennen und zu Gefäßspasmen kommen.

 Bei der Infusionstherapie berücksichtigen, daß es sich bei den KM um hyperosmolare Lösungen handelt → Menge des verabreichten KM verdoppelt auf das Infusionsvolumen anrechnen.

Translumbale Becken-Bein-Angiographie (BBA)

Bei Patienten mit voroperierten oder okkludierten Leistengefäßen (z.B. Iliaca-TEA, Y-Prothese bei Bauchaortenaneurysma) erfolgt der Zugang zur Aorta für eine BBA translumbal, d.h. der Patient befindet sich während der Untersuchung in Bauchlage.

Das eleganteste Anästhesieverfahren für die BBA ist die Spinalanästhesie (**KI** ☞ 6.2, 6.2.5)

- Kreislauf des Patienten vor allem bei Umlagerungsmanövern engmaschig kontrollieren. Akute Volumenverschiebungen durch extreme Lagerungen werden durch die ausgeprägte Sympathikolyse schlecht toleriert, d.h. der Patient muß in diesem Fall vorher gut mit Volumen „aufgefüllt" werden. Asystolien sind bei Lagerungsmanövern (z.B. Bett → Rö-Tisch) möglich, also Patienten gerade dabei durch EKG-Monitor überwachen.
- Pulsoximetrie!

────────   **Supraaortale Gefäße (v.a. mittels DSA)**   ────────

Bei der intraarteriellen Darstellung supraaortaler Gefäße kann es durch das KM zu starken retrobulbären Schmerzen und Brennen im Kopf kommen. Deswegen ITN bevorzugen, z.B. als balancierte Anästhesie (☞ 5.5) mit einem volatilen Anästhetikum wie Enflurane® oder Isoflurane®, oder aber als intravenöse Anästhesie (☞ 2.2) mit kurzwirksamen Medikamenten wie Rapifen®, Ultiva® und Disoprivan® mit Lachgas/Sauerstoff-Gemisch.

────────   **Shunt: perkutane transluminale Angioplastie (PTA)**   ────

Bevorzugtes Verfahren zur Shunt-PTA: Plexus-axillaris-Blockade ☞ 6.5.

────────   **Embolisation**   ──────────────────────────────

• Hier werden zur Tumorreduktion die zuführenden Tumorgefäße z.B. mit Microspheres (Mikrokugeln) embolisiert. Akute Ischämieschmerzen → je nach Lokalisation überprüfen, ob ein PDK eingesetzt werden kann → der Patient kann dadurch auch nach der OP hervorragend schmerzfrei gehalten werden.
• Zur Hämangiom-Embolisation (v.a. im Kopfbereich bei Kindern) ITN einsetzen.

18

18.1.3   NMR ──

Problem
Keine magnetisierbaren Geräteteile in unmittelbarer Nähe verwendbar → spezielles amagnetisches Equipment notwendig mit
• EKG
• Pulsoximeter
• CO_2-Messung
• RR-Messung invasiv oder nichtinvasiv
• Narkosegerät
• Langen Beatmungsschläuche
• Aufhängevorrichtung für Infusionen
• Bei Bedarf geeignete Perfusorpumpen
• Keine Spiraltuben mit Metalleinlage verwenden!

 Tips & Tricks
   • Alle Monitorfunktionen müssen vom Vorraum aus steuerbar sein, z.B. das Auslösen einer RR-Messung.
   • Der Patient sollte je nach NMR-Typ gut erreichbar (Open-Typ) oder schnell aus der Untersuchungsröhre herauszufahren sein.
   • Vorsicht, Narkose nicht zu flach fahren, ein plötzliches Aufwachen in der Untersuchungsröhre kann fatale Folgen haben!

18.2   Anästhesie in der Endoskopie

18.2.1   Ösophago-Gastroskopie und ERCP ⎯⎯⎯⎯⎯⎯⎯⎯⎯⎯⎯

Diese Untersuchungen werden meist in Sedierung von den Internisten oder Chirurgen ohne Narkosearzt durchgeführt.

Bei Kindern oder bei speziellen Indikationen (z.B. nicht bewußtseinsklare oder sonst nicht einsichtsfähige Patienten) ist eine Intubationsnarkose indiziert.

Vorsicht: Gerade bei letztgenannten Patienten keine Experimente mit tiefer Sedierung, die zu Apnoen oder Aspiration führen kann.

 Bei ITN Tubus besonders sorgfältige fixieren, so daß Manipulationen mit dem Gastroskop nicht zur Tubusdislokation führen können.

Achalasie

Bei Patienten mit Achalasie ist die Wahrscheinlichkeit von Regurgitation und nachfolgender Aspiration besonders hoch. Der pH-Wert ist aber nicht so niedrig wie im Magensaft, da die Stenose direkt vor dem Magen sitzt (Kardia), d.h. kein gemeinsames pH-Milieu besteht.

Daher diese Patienten in Oberkörperhochlage per Ileuseinleitung intubieren ☞ 7.2.3.

Ösophagustubus/Laser-Behandlung

Um bei rasch wachsenden Tumoren Raum im stenosierten Ösophagus zu schaffen, wird der Tumor mit Laserstrahlen abgetragen (= verdampft), und anschließend ein Ösophagustubus (starre Wand, mit Metallspirale verstärkt, ähnlich einem Woodbridge-Tubus) eingelegt. Die dabei entstehenden Verbrennungsgase sollten sicherheitshalber ständig abgesaugt werden, obwohl sie nach neueren Untersuchungen nicht kanzerogen sein sollen.

 Bei diesen Patienten bestehen häufig (multiple) ösophagotracheale Fisteln, über die es sehr leicht zu einer Aspiration kommen kann. Deshalb Pat. unbedingt pulsoximetrisch überwachen!

Gastrointestinale Blutung

Diese Patienten sind durch Entwicklung eines hämorrhagischen Schocks und Aspiration von Blut gefährdet. → Bei auch nur geringster Bewußtseinseinschränkung ist eine ITN das Verfahren der Wahl. (Ileuseinleitung! ☞ 7.2.3).

 Keinesfalls Dopamin zur Kreislaufunterstützung anwenden, da es über eine Dilatation der Gefäße im Splanchnikusgebiet (dopaminerge Rezeptoren) eine Durchblutungs-, d.h. Blutungssteigerung bewirkt: hier ist Somatostatin® (mit Internist bzw. Operateur absprechen) indiziert.

18.2.2   Rekto- Kolo- und Laparoskopie ─────────────

Rektoskopie

- Rektoskopien müssen nur bei mangelhafter Mitarbeit des Patienten oder schmerzhaften und/oder entzündlichen Veränderungen der Analregion in Narkose erfolgen. Das Verfahren der ersten Wahl ist die Spinalanästhesie, bietet sie doch auch über die Diagnostik hinaus dauernde Schmerzfreiheit; bei längerfristig angelegter Therapie: Periduralanästhesie mittels Kathetertechnik.
- Falls sich der Patient nicht überzeugen läßt oder sonstige KI bestehen: → ITN.
- *Cave:* Der anale Operationsschmerz kann zum reflektorischen Bronchospasmus führen → Patienten zum Schnitt „an die Hand nehmen".

Koloskopie

- Bei der Koloskopie ist die Spinalanästhesie das Verfahren der ersten Wahl. Bei hoher Koloskopie eventuell ITN bevorzugen, da es durch die Luftinsufflation häufig zu intolerablem Druckgefühl im Oberbauch und begleitender Übelkeit/Erbrechen kommt.
- *Cave:* auch hier reflektorischer Laryngo- und Bronchospasmus möglich!

Laparoskopie ☞ 12.1.2

18.3 Anästhesie bei Bronchoskopien

Die weitaus größte Anzahl der Bronchoskopien erfolgt zum Ausschluß oder zur Diagnosesicherung von Lungenerkrankungen. Ein geringer Prozentsatz geht in eine sofortige Therapie über (z.B. Entfernung aspirierter Erdnüsse bei Kleinkindern, gezieltes Absaugen bei Intensivpatienten mit Atelektasen etc.; Lasertherapie ☞ 15.4).

Außer den üblichen präoperativen Vorbereitungen sollten eine BGA und Lungenfunktion der Patienten vorliegen. Deren Kenntnis ist wichtig, um keinen falschen Ehrgeiz zu entwickeln, den Patienten optimal „hinzubiegen"; auch verbietet sich eventuell die postoperative O_2-Applikation bei Patienten, deren Atemantrieb nur noch über den pO_2 stimuliert wird.

─────── **Anästhesieverfahren** ──────────────────────

Lokalanästhesie bei

- Nicht narkosefähigem Patienten
- Hochgradigen Stenosen der oberen Luftwege
- Ausgeprägter Tracheomalazie.

ITN

Bei allen anderen Patienten möglich, z.B. bei Notwendigkeit von Apnoezeiten, Ablehnung oder mangelnder Kooperation des Patienten.

Vorgehen bei Lokalanästhesie

Zur Vorbereitung 4–6 Hübe Lidocain 2–4 % in den Nasen- und Rachenraum sprühen. Nach ausreichender Wirkzeit (5–10 Minuten!) und Sedierung (z.B. Dormicum® 0,5–1 mg/60–70 kg i.v. und Fetanyl® 0,5–1,5 µg/kg i.v. transnasal zum Kehlkopfeingang vorspiegeln und diesen durch das Bronchoskop mit Lidocain benetzen. Anschließend durch den Kehlkopf unter weiterer LA-Applikation in die Haupt- und Segmentbronchien vorgehen.

 Vorsicht: Die Blutspiegel von LA bei endobronchialer Applikation kommen durch die hervorragende Absorption einer intravenösen Applikation sehr nahe. Deshalb Höchstdosen der LA einhalten!

Vorgehen bei ITN

- Patienten präoxygenieren (mindestens 3 Min!)
- Präcurarisieren (2 mg Norcuron® oder Pancuronium®)
- Narkoseeinleitung mit Trapanal®, Disoprivan® oder Hypnomidate®
- Kontrolle der Beatmungsmöglichkeit
- Relaxierung (Succinylcholin = SCC) → KI beachten; allg. Probleme bei SCC beachten (☞ 22), sonst Relaxierung mit NDMR
- Intubation durch den Operator mit einem starren Bronchoskop → Bei schwieriger oder unmöglicher Intubation den Patienten mit einem Standardtubus (ID ≥ 8 mm) intubieren, anschließend Vorspiegeln mit flexiblem fiberoptischen Bronchoskop
- Je nach technischen Möglichkeiten dann Beatmung konventionell oder per High-Frequency-Jet-Ventilation über einen seitlichen Ansatzstutzen am starren Bronchoskop oder Tubus ☞ 2.5.2
- Hypnose entweder durch volatile (nicht bei Jet-Ventilation; keine Zumischung möglich) oder intravenöse Anästhetika aufrechterhalten.
- Bei volatilen Anästhetika auf gesteigerte Arrhythmieneigung achten!
- Relaxierung bei Patienten mit normaler Nierenfunktion durch wiederholte SCC-Gaben, bei Patienten mit Niereninsuffizienz durch alleinige Norcuron®-Gabe (K^+-Spiegel i.S.!). Kommt es nach erstmaliger Relaxierung mit SCC zu einer Bradykardie, keine Repetitionsdosen geben → NDMR
- Nach Beendigung der Untersuchung Patienten ausreichend intratracheal absaugen (Lavageflüssigkeit, Blut), BGA zur Abschätzung der Hyperkapnie erforderlich → bei CO_2–Werten über 80 mmHg (nach Jet-Ventilation) Zwischenbeatmung (=Intubation mit konventionellem Tubus) erforderlich.
- Nach der Extubation Patienten unter O_2-Zufuhr und Atmungsüberwachung (examinierte Schwester) auf Station (wenn ausreichend wach) oder sonst in den AWR bringen.

18.4 Der Interhospitaltransfer von Intensivpatienten

Fachgerechter und schonender Transport intensivüberwachungs- und/oder intensivtherapiepflichtiger Patienten zwischen Krankenhäusern unterschiedlicher Versorgungsniveaus.

Hat in den letzten Jahren durch die zunehmende Regionalisierung spezialisierter Behandlungsmaßnahmen und durch die Auswirkungen des Intensivbettenmangels an Schwerpunkt- und Maximalversorgungskliniken erheblich an Bedeutung gewonnen. Die Festlegung verbindlicher Standards ist die Voraussetzung für den sicheren und qualitativ hochwertigen Sekundärtransport.

18.4.1 Transportkomponenten

ITH Intensivtransporthubschrauber nach DIN 13230–4
- Zulassung für Nacht- und Instrumentenflugbedingungen: Entsprechende Instrumentierung (z.B. GPS Sat.-Nav., Autopilot), 2 Triebwerke, 2 Berufspiloten
- Ausreichende Reichweite (mind. 400 km)
- Ausreichende Platzreserven
- Ausreichende Klimatisierung
- Abtrennung Cockpit/Behandlungskabine
- Kommunikationseinrichtungen: Flugfunk, BOS-Funk, Funktelefon.

ITW Intensivtransportwagen
Med.-technische Ausstattung von ITH und ITW nach DIN 13230–2

- Beatmung:Mobiler Intensivrespirator, zusätzlicher mobiler Notfallrespirator
- Monitoring:EKG-Überwachung, Invasive Druckmessung, Nichtinvasive Blutdruckmessung, Pulsoximetrie, Kapnometrie, Temperaturmessung, Analysegeräte für BZ (BGA, HB, E'Lyte)
- Therapie: relevante Medikamente der Notfall- und Intensivmedizin, Defibrillator mit internem und transthorakalem Schrittmacher, mind. 4 Spritzenpumpen, mind. 1 Infusionspumpe.

IKTW Intensivmobil

ITF Intensiv-Flächenflugzeug

18.4.2 Logistik und Voraussetzungen

Einsatzindikationen
- Vernetzung von Krankenhäusern der Grund- und Regelversorgung mit Kliniken der Schwerpunkt-/Maximalversorgung; *z.B. vital bedrohlich Traumatisierte* (Akutphase): Dringlicher Interhospitaltransfer, notfallmedizinische Kriterien, *Koronarpatienten* (Akutphase): Zeitkritischer Interhospitaltransfer, intensivmedizinische Kriterien, *Patienten mit ARDS, Sepsis und Multiorganversagen:* Zeitaufwendiger Interhospitaltransfer, kontinuierliche, komplexe Intensivtherapie

- Vernetzung von Krankenhäusern und Spezialkliniken; z.B. Schwerbrandverletzte, Wirbelsäulenverletzte: Vermeidung von Sekundärschäden
- Vernetzung von Kliniken höherer Versorgungsstufe mit Krankenhäusern niedrigerer Versorgungsstufe („Zentrifugaleinsatz"); z.B. Rückverlegung noch intensivpflichtiger Patienten nach Abschluß spezieller Therapiemaßnahmen zur Entlastung hochspezialisierter Intensiveinheiten
- Ergänzungsversorgung bei Primäreinsätzen und Großschadenslagen
  Unterstützung originärer arztbesetzter Rettungsmittel bei akuter Kapazitätsüberlastung

Probleme und Gefahren

- Fehlende gesetzliche Grundlagen
- Fehlende Aufklärung des Klinikpersonals (Besonderheiten des Lufttransportes): „Erzwingen" medizinisch nicht absolut dringlicher Einsätze
- Privatanbieter mit wirtschaftlichen Interessen: Schnelle Zunahme der Einsatzzahlen infolge Indikationsausweitung, Unterlaufen des Qualitätsstandards, Durchführung unsinniger Transporte
- Kostenexplosion
- Vermeidbare tödliche Flugunfälle.

Allgemeine Voraussetzungen

- Verankerung in Landes-Rettungsdienstgesetzen
- Restriktive Handhabung von Nachtflügen: einheitliche, verbindliche Wetterminima, kein wirtschaftliches Interesse des Personals (Festgehalt!)
- Ausbau des bodengebundenen Interhospitaltransfers
- Vernetzung und sinnvoller Einsatz der Transportkomponenten (Ergänzung von ITW und ITH bei identischer medizinisch-technischer und personeller Ausstattung)
- Zentrale Leit-/Koordinierungsstelle mit einheitlicher Rufnummer.

Medizinische Voraussetzungen

- Anbindung an medizinisches Zentrum der Schwerpunkt-/Maximalversorgung
- Ärztliche Leitung durch erfahrenen Intensivmediziner
- Medizinischer Koordinator
- Qualifikation des medizinischen Personals
- Einheitliche Dokumentation und überregionale Auswertung der Einsätze.

Ärztliche Qualifikation für den Interhospitaltransfer

Empfehlungen der Deutschen Interdisziplinären Vereinigung für Intensiv- und Notfallmedizinmedizin (DIVI)

- 3 J. klinische Weiterbildung in einem Fach mit intensivmedizinischen Versorgungsaufgaben
- 6 Mon. nachweisbare Vollzeittätigkeit auf einer Intensivstation
- Fachkundenachweis Rettungsdienst bzw. Zusatzbezeichnung Rettungsmedizin
- 20-stündiger Kurs „Intensivtransport".

Kriterien

➤ Sicherheit für Patient und Personal
➤ Vermeidung von Überkapazitäten, Kostensenkung
➤ Qualitätsmanagement

18.4.3   Transportsituation konkret

Transporttrauma

Transporte gehören zu den kritischsten Phasen im Verlauf jeder Intensivtherapie, erfordern deshalb strenge Indikationsstellung und besonders sorgfältige Durchführung.

Der Begriff „Transporttrauma" beschreibt die Zustandsverschlechterung des Patienten während des Transportes.

➤ Ziel: Minimierung des Transporttraumas
- Zwischenfälle vermeiden:
  - Standardisierter, ruhiger Ablauf ohne Improvisation
  - Optimale Wartung der medizinisch-technischen Ausstattung
  - Exakte Dokumentation von Zwischenfällen und Komplikationen.
- Adäquate Transportbedingungen schaffen:
  - Auswahl des geeigneten Transportmittels: Ausreichendes Raumangebot, schnellstmöglicher Transport bei gleichwertiger Therapiemöglichkeit
  - Lückenlose Fortführung der vorbestehenden Therapie und Überwachung, insbesondere differenziertes Beatmungsmuster, differenzierte Pharmakotherapie, invasives Kreislaufmonitoring.
- „Transportstreß" vermeiden: Reduktion überwiegend psychisch bedingter, katecholaminduzierter Kreislaufreaktionen: Ausreichende Analgosedierung beatmeter Patienten, ausführliche Information und Aufklärung wacher Patienten vor Transportbeginn, Lärmschutzmaßnahmen bei Hubschraubertransport.

 Inadäquate Transportbedingungen führen zu Unterbrechungen der vorbestehenden Therapie und sind damit die vermeidbare Hauptursache für das Transporttrauma im Rahmen des Interhospitaltransfers von Intensivpatienten!

Organisation und Ablauf des Transportes

Das Versorgungsniveau des zu verlegenden Intensivpatienten muß während des gesamten Transportes gehalten oder sogar verbessert werden. Obwohl sich Transportdauer, Indikation und Dringlichkeit sowie Art und Schwere der Grunderkrankung grundsätzlich unterscheiden, existiert für den qualifizierten Interhospitaltransfer ein allgemein gültiger Algorithmus, aus dem das optimale Vorgehen im Einzelfall bestimmt werden kann.

Vorinformation Ärztliches Vorgespräch
➤ Frühestmögliches „Arzt-Arzt-Gespräch"
- Gespräch gibt Aufschluß über Zustand des Patienten, Verlegungsindikation, Dringlichkeit, apparativen Aufwand, Ausschluß von Kontraindikationen
- Vereinbarung von Abholzeitpunkt, transportvorbereitenden Maßnahmen
- Ausschluß von Kontraindikationen: Kein erkennbarer Nutzen für den Patienten, Transportrisiko steht in keinem Verhältnis zum erwarteten Nutzen, Patient oder Angehörige mit der Verlegung nicht einverstanden, mögliche Stabilisierung des Patienten nicht erfolgt, fehlende Übernahmeerklärung der angegebenen Zielklinik

 Die Festlegung der Transportmodalitäten im Interhospitaltransfer ist eine **ärztliche** Entscheidung und erfolgt vor Einsatzbeginn.

18

Patientenübernahme

- Algorithmus ☞ s.u.
- Übernahmevisite am Intensivbett (Vitalparameter, aktuelle Laborwerte, Röntgen-Bilder)
- Sicherstellung der kontinuierlichen Fortführung aller Monitoring- und Therapieverfahren, evtl. erforderliche Erweiterung von Monitoring und Therapie zur Minimierung des Transportrisikos
- Vorbereitung auf evtl. während des Transportes auftretende Notfallsituationen
- ➤ Stabilisierung des Patienten ohne Zeitdruck
- ➤ Transportbeginn erst im „steady state".

Transportphase

- Zügiger Ablauf
- Kontinuität von Therapie und Monitoring von Intensivbett zu Intensivbett
- Änderungen der Therapie nur bei dringlicher Indikation
- Ständiger Sichtkontakt zu Patient und Monitor
- Ausreichende Analgosedierung/Anxiolyse
- Exakte Dokumentation.

Patientenübergabe

Direkt auf der übernehmenden Intensivstation ausführliche persönliche mündliche und schriftliche Übergabe.

Algorithmus der Übernahme eines Intensivpatienten (modifiziert nach Madler)

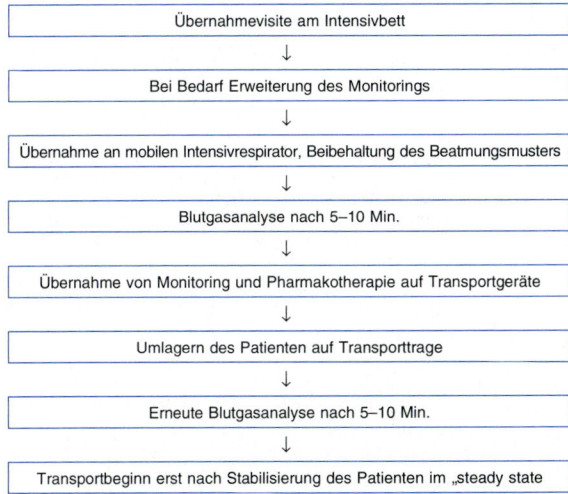

Übernahmevisite am Intensivbett

↓

Bei Bedarf Erweiterung des Monitorings

↓

Übernahme an mobilen Intensivrespirator, Beibehaltung des Beatmungsmusters

↓

Blutgasanalyse nach 5–10 Min.

↓

Übernahme von Monitoring und Pharmakotherapie auf Transportgeräte

↓

Umlagern des Patienten auf Transporttrage

↓

Erneute Blutgasanalyse nach 5–10 Min.

↓

Transportbeginn erst nach Stabilisierung des Patienten im „steady state

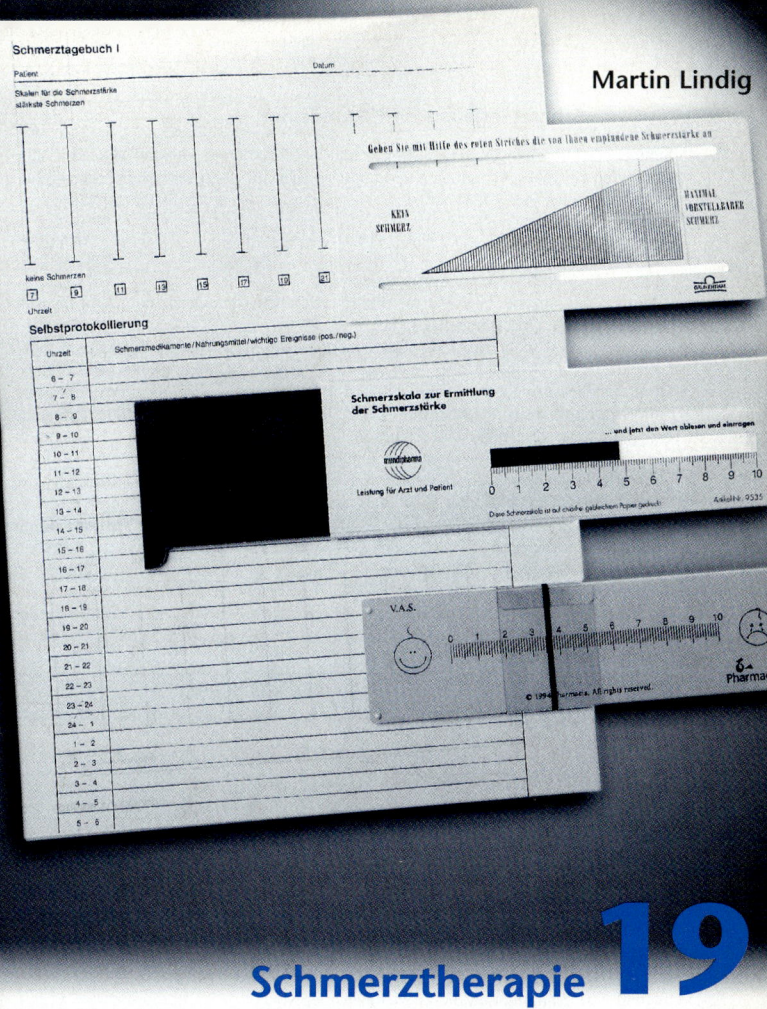

Schmerztherapie 19

———— **Schmerzerleben und Grundsätze** ————

„Schmerz ist ein unangenehmes Sinnes- und Gefühlserlebnis, das mit aktuellen oder potentiellen Gewebeschädigungen verknüpft ist oder mit Begriffen solcher Schädigungen beschrieben wird." (International Association for the Study of Pain, IASP).

- Jährlich verunfallen in Deutschland etwa 20 Mio. Menschen, ca. 15 Mio. Menschen erkranken akut, ca. 7 Mio. Pat. werden operiert. Schmerz ist der häufigste Anlaß dafür, daß Menschen zum Arzt gehen.
- Wenn keine kausale Therapie möglich ist, Schmerz als eigenständiges Beschwerdebild symptomatisch behandeln.
- Schmerz ist ein komplexes subjektives Geschehen, das in seiner Gesamtheit nicht objektivierbar ist und großer Variabilität unterliegt. Schmerzerleben ist Ergebnis des Zusammenspiels von Schmerzauslösung, neuronaler Erregung, Weiterleitung und zentralnervöser Verarbeitung. Daher haben verschiedene Individuen bei gleichem Schmerzreiz unterschiedliches Schmerzerleben, und dieselbe Person erlebt den gleichen Schmerzreiz anders in unterschiedlichen Situationen.
- Schmerztherapie muß daher immer *individuell angepaßt* werden. Vielfach ist eine multimodale Therapie unter Einschluß nichtmedikamentöser Maßnahmen nötig.
- Schmerztherapie ist *interdisziplinär:* Gemeinsame Diagnostik und Therapie durch Ärzte verschiedener Fachrichtungen (z.B. Neurologie, Orthopädie, Innere Medizin, Chirurgie, Psychiatrie, Neurochirurgie, Radiologie, Strahlentherapie) und durch andere Berufsgruppen (z.B. Psychologen, Physiotherapeuten, Sozialarbeiter), oft unter Koordination von schmerztherapeutisch tätigen Anästhesisten. Ca. 75 % der Schmerzambulanzen in Deutschland werden von Anästhesisten geleitet.

Nichtmedikamentöse Beeinflussung der Schmerzempfindung

- Schmerzen ↑ durch Angst, mangelnde Orientierung, Kontrollverlust, Depression, Einsamkeit, Sorgen, Schlaflosigkeit
- Schmerzen ↓ durch Zuwendung, gute Information, Verständnis, Beschäftigung

19

19.1 Pathophysiologische Einteilung

Unterschiedliche Schmerztypen führen zu verschiedenen Therapiestrategien. Daher möglichst genaue Symptomanalyse:
Oft liegt eine Kombination dieser Mechanismen vor.

Einteilung des Schmerzes

Typ	Pathophysiologie	Vorkommen	Therapieansatz
Nozizeptorschmerz			
	Intakte Schmerzrezeptoren werden durch freigesetzte Entzündungsmediatoren (z.B. Prostaglandine, Serotonin, Histamin, Substanz P, Bradykinin) stimuliert	Postoperativer Schmerz, Wundschmerz, Stumpfschmerz, Spasmen, Entzündungsschmerz	Antipyretische Analgetika, Opioide, Lokalanästhesie
Neuropathischer Schmerz			
	Direkte Reizung der Neurone in ihrem Verlauf durch mechanische oder metabolische Schäden	Nervenkompression, diab. Neuropathie, (Post-Zosterneuralgie, Trigeminusneuralgie)	Sympathikus-Blockaden, bestimmte Antidepressiva (z.B. niedrig dosiertes Amitriptylin). Opioide nur mäßig wirksam. Bei einschießenden Schmerzen Antikonvulsiva
Deafferenzierungs-/Phantomschmerz			
	Überschießende Erregung von zentralen Neuronen nach Verlust der sensorischen Zuflüsse	Phantomschmerz nach Amputationen, Schmerzen nach Nervendurchtrennungen	Calcitonin i.v. oder frühzeitige Sympathikusblockaden. Prophylaktisch gute analgetische Abschirmung vor und während Nervendurchtrennungen mittels Lokalanästhesie
Schmerzen durch Störungen der Sympathikusfunktion			
	Komplexer Mechanismus mit wesentlicher Beteiligung des sympathischen Nervensystems	Sympathische Reflexdystrophie, atypischer Gesichtsschmerz	Sympathikus-blockaden, bestimmte Anti-depressiva (z.B. niedrig dosiertes Amitriptylin)
Psychosomatischer Schmerz			
	Körperlicher Ausdruck seelischer Belastung	Vielfältige körperliche Symptome nach traumatischem psychischem Auslöser bei biografischer Disposition	Psychotherapeutische (Mit)behandlung

———— **Akutschmerz und chronischer Schmerz** ————

Akutschmerz
- z.B. Postoperativer oder posttraumatischer Schmerz, Zosterneuralgie
- *Charakteristik:* Erkennbarer Bezug zum auslösenden Ereignis, kann vom Pat. und seiner Umwelt nachvollzogen und akzeptiert werden, nimmt mit der Zeit an Intensität ab, korreliert mit dem Heilungsverlauf, zeitliches Ende des Akutschmerzes ist absehbar, Schmerzempfindung variiert stark von Pat. zu Pat., Schmerz ist gut therapierbar.
- *Ther.:* Rasche Schmerzausschaltung oder -linderung durch vorwiegend parenteral oder rektal applizierte Analgetika oder durch regionale Schmerzausschaltung mittels Lokalanästhetika. Dosis häufig standardisiert, Verabreichung nach Bedarf des Pat. Alternative: Patienten-kontrollierte Analgesie (PCA) mit Möglichkeit der selbstverabreichten individuellen Dosis.

Chronischer Schmerz
- z.B. Kopfschmerzen, Rückenschmerzen, Gelenkschmerzen, Narbenschmerzen, Postzosterische Neuralgie. Bis zu 25 % der Bevölkerung in westlichen Ländern leiden unter chron. Schmerzen. In der Bundesrepublik gibt es etwa 5 Mio. chron. Schmerzpat., darunter ca. 600.000 Problemfälle, die spezieller schmerzther. Einrichtungen bedürfen.
- *Charakteristik:* Schmerz hat Warnfunktion verloren, Entwicklung eines eigenständigen komplexen Krankheitsbildes.
  Länger als etwa 6 Mon. bestehende Beschwerden, nimmt an Intensität mit der Zeit oft zu, geht häufig mit physischem und psychischen Verfall, sozialer Isolation, Passivität einher, Sinn des Schmerzes nicht erkennbar, von der Umwelt oft nicht ernst genommen. Schmerz schwer beeinflußbar.
- *Ther.:* Multimodal (Analgetische und adjuvante systemische Medikamente, Nervenblockaden, transkutane elektrische Nervenstimulation, Psychother., Physiother.) und interdisziplinär (Ärzte der individuell zuständigen Fachgebiete, andere Therapeuten). Analgetika meist oral und streng nach Zeitplan, ergänzende Schmerzmittel zusätzlich bei phasenweisen Schmerzspitzen, Dosis individuell angepaßt. Laufende Reevaluation von Verlauf und Therapie.
- **Übergänge** zwischen akuten und chron. Schmerzen finden sich vielfach, z.B. bei Tumorschmerzen, Zoster-/Postzosterneuralgie, frischen und alten Stumpf- und Phantomschmerzen, akuten/chron. Rückenschmerzen.

19

19.2　Schmerztherapeutische Methoden

Vor symptomatischer Schmerzbekämpfung erst Ausschluß kausal therapierbarer Ursachen, wobei das Zeitintervall für erforderliche Diagnostik nicht unzumutbar lang sein darf ·

19.2.1　Diagnostik

Zunächst gründliche Erhebung einer allgemeinen Anamnese, dann der Schmerzanamnese.

Schmerzanamnese

- Mit Einverständnis des Pat. Vorbefunde über bisherige Diagnostik und Ther. anfordern, ggf. telefonische Rücksprache mit Vor- und Mitbehandlern
- Pat. in seiner Schmerzäußerung ernst nehmen, häufig ist ein entsprechendes organisch-pathologisches Korrelat nicht (mehr) nachweisbar.
- Fragen nach:
  - Lokalisation
  - Charakter (stechend, dumpf, einschießend, brennend)
  - Intensität (welche subjektive Zahl auf der Numerischen Rating Skala von 0 = kein Schmerz bis 100 = max. Schmerz)
  - Beginn und Verlauf der Symptomatik
  - Beeinflussungsfaktoren (z.B. Bewegung, Nahrungsaufnahme)
  - Begleitsymptomen
  - Vorbestehender Schmerzproblematik (z.B. Migräne, chron. Rückenschmerzen).
- *Schmerztagebuch* führen lassen, zur Erfassung des zeitlichen Verlaufs: Pat. trägt selbst alle 1–2 Std. die aktuelle Schmerzintensität auf der Numerischen Rating Skala ein. Zusatzbemerkungen zu Begleitumständen (z.B. körperliche Aktivität, Einnahme von Medikamenten)
- *Psychosoziale Anamnese:* Berufliche/familiäre Tätigkeit, affektiver Anteil am Schmerz, Funktionalität des Schmerzes, Konzept des Pat. vom Schmerzgeschehen

Laufender Rentenantrag

- Sollte der Schmerzpat. wegen seiner Beschwerden einen Rentenantrag gestellt haben, der noch bearbeitet wird, ergibt sich oft ein nicht auflösbarer Zielkonflikt mit einer schmerzther. Behandlung, die auf die Beseitigung bzw. Linderung eben dieser Beschwerden ausgerichtet ist.
- Dieses mit Pat. erörtern und eventuell Schmerztherapie auf Zeitpunkt nach Erstellung des Rentenbescheids verschieben

Körperliche Untersuchung

Untersuchung unter individueller Berücksichtigung des Schmerzes. Ausschluß bzw. mögliche Klärung von Ursachen des Schmerzes, interdisziplinäres Konsil oft hilfreich.

Einschätzung der Chronifizierung

Stadieneinteilung des Schmerzes (nach Gerbershagen)			
Komponente/Achse	**Stadium 1**	**Stadium 2**	**Stadium 3**
zeitliche Aspekte (Schmerzverlauf)	intermittierender, zeitlich begrenzter Schmerz mit wechselnden Intensitäten	lang anhaltender, fast kontinuierlicher Schmerz, mit seltenem Stärkewechsel	Dauerschmerz ohne oder mit seltenem Intensitätswechsel
räumliche Aspekte (Schmerz-lokalisation)	umschriebene, zumeist zuzuordnende Schmerzlokalisation	Ausdehnung des Schmerzes auf benachbarte Körpergebiete	Schmerzausbreitung auf entfernt liegende Areale, oft Schmerzortwechsel
	zumeist monolokuläres Schmerzsyndrom; multilokuläres Syndrom fast nur posttraumatisch	multilokuläres Schmerzsyndrom (70 %) mit 2 oder mehr differenzierbaren Lokalisationen mit verschiedenen Schmerzqualitäten und -intensitäten oder ein Bild mit über 40 % Körperoberfläche	monolokuläres Schmerzbild über 70 % der Körperoberfläche; multilokuläres Bild mit 3 oder mehr separaten Schmerzrepräsentationen mit gleicher Schmerzqualität und fast gleicher Schmerzintensität
Medikamenten-einnahmeverfahren	zumeist angemessene Selbstmedikation oder Einnahme nach ärztlicher Verordnung	1–2 Medikamentenmißbrauchepisoden, 1–2 Medikamentenentzugsbehandlungen, derzeit unangemessene Medikation (80 %)	langjähriger Medikamentenmißbrauch, oft Polytoxikomanie, oft 3 und mehr Medikamentenentzugsbehandlungen, bes. Narkotika
Beanspruchung der Einrichtungen des Gesundheitswesens	Aufsuchen des persönlichen Arztes, Konsultation empfohlener Spezialisten	2–3maliger Wechsel des persönlichen Arztes, ziellose Konsultationen von Spezialisten, insb. gleicher Disziplinen	mehr als 3maliger Wechsel des persönlichen Arztes, zielloser Arzt- und Heilpraktikerbesuch: „doctor shopping"
	1 schmerzbedingter Krankenhausaufenthalt	2–3 schmerzbedingte Krankenhausaufenthalte	mehr als 3 Krankenhausaufenthalte wegen der Schmerzen
	evtl. 1 Aufenthalt in einem Schmerzzentrum	1–2 Aufenthalte in Rehabilitations- oder Schmerzzentren	mehr als 2 Rehabilitationsmaßnahmen
	1 schmerzbedingte Operation	2–3 schmerzbezogene operative Eingriffe	mehr als 3 schmerzbezogene operative Maßnahmen

19

Stadieneinteilung des Schmerzes (nach Gerbershagen)			
Komponente/Achse	**Stadium 1**	**Stadium 2**	**Stadium 3**
psychosoziale Belastungsfaktoren	übliche familiäre, berufliche und psycho-physiologische Probleme	Konsequenzen der Schmerzen für die familiäre, berufliche psychophysiologische Stabilität	Versagen in der Familie, im Beruf und in der Gesellschaft
	Bewältigungsmöglichkeiten werden voll eingesetzt („akute Krankenkontrolle")	Bewältigungsstrategien noch vorhanden, aber fehleingesetzt („beginnende Invalidenrolle")	Bewältigungsmechanismen nicht analysierbar, nicht nachweisbar („learned helplessness")

19.2.2   Therapie

Grundsätze der Therapie akuter und chronischer Schmerzen		
	Akutschmerz	**Chronischer Schmerz**
Ziel	Schnelle Wirkung	Schmerzprävention
Anflutung	Schnelle Aufsättigung	Langsames Anfluten
Wirkungsdauer	Kurz	Möglichst lang
Applikationsweg	i.v., s.c., i.m., peridural, spinal, ggf. oral, rektal	Oral, rektal
Dosierung	Titration nach Bedarf	Möglichst gleichmäßiger Spiegel „nach der Uhr"
Therapiedauer	Stunden bis Tage	Monate bis Jahre
Therapiekontrolle	Stündl. bis tägl. Überprüfung der Notwendigkeit, Auslaßversuche	Wöchentlich bis monatlich
Therapieart	Monotherapie	Kombinationstherapie
Begleittherapie	Nein	Ja

(nach: Zenz, Lehrbuch der Schmerztherapie. Wiss. Verlagsges.mbH, Stuttgart 1993)

Fehlerquellen in der Therapie von Tumor- und chron. Schmerzen

- **Therapeut:** Verschreibung nur „nach Bedarf", Standarddosierung, zu schwaches Analgetikum, Unterschätzung der Schmerzintensität, bürokratische Hemmnisse der BtMVV, Angst vor Suchterzeugung und unzureichendes Wissen über adjuvante Medikamente.
- **Patient:** Annahme, Tumorschmerzen und chron. Schmerzen seien nicht therapierbar, Analgetika dürften nur genommen werden, wenn „absolut notwendig", Furcht vor Sucht, Nichteinnahme der verordneten Medikamente, Absetzen der Medikamente wegen NW ohne Rücksprache mit dem Arzt.

———— **Medikamentöse Therapie** ————

Analgetisches Stufenschema

- Von der WHO ursprünglich für die weltweite Ther. von Tumorschmerz empfohlene Stufenleiter. Eignet sich aber auch für die Anwendung bei nicht-malignem Schmerz.
- Entweder Beginn der Ther. auf der 1. Stufe und Steigerung bis zur ausreichenden Analgesie oder direktes Einsetzen auf höherer Stufe
- Große inter- und intraindividuelle Schwankungsbreite. Daher Dosistitration zu Therapiebeginn
- Keine Mischmedikation von Substanzen derselben Wirkgruppe (z.B. nicht mehrere Opioide gleichzeitig) → Konkurrenz um dasselbe Wirkprinzip
- Statt Kombinationspräparaten besser Monosubstanzen einsetzen, um die jeweiligen Wirkungen und NW besser beurteilen zu können
- Vor einem Substanzwechsel zunächst Dosissteigerung bis zur Höchstmenge und ausreichend lange Verabreichung, um Wirkung und NW verläßlich zu beurteilen. Erst wenn Präparat „austherapiert" wurde oder gravierende, schlecht beeinflußbare NW bestehen, Übergang auf anderes Medikament
- Je nach Schmerztyp zusätzlich adjuvante Medikation auf jeder Stufe einsetzbar
- Bei Dauertherapie stets Begleitmedikation zur Prophylaxe oder Therapie von NW (z.B. Laxantien zur opioidbedingten Obstipationsbekämpfung, Magenschutz bei Prostaglandinsynthesehemmern) einsetzen
- Gute Schulung von Pat. und Personal verbessert Compliance bei der praktischen Umsetzung der Therapie.

19

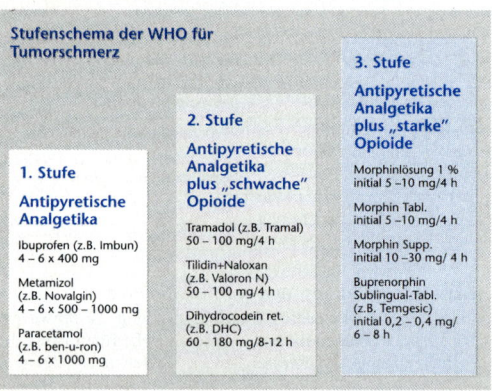

Abb. 19.1: Stufenschema der WHO für Tumorschmerz (auch bei nicht-malignem Schmerz) [A300]

1. Stufe – antipyretische Analgetika

Ind.: Geeignet bei Nozizeptorschmerzen. Bei Kombination mit Opioiden oft Dosisreduktion der Einzelsubstanzen möglich.

- Nichtsteroidale Antiphlogistika (Non-steroidal anti-inflammatory drugs, NSAID) hemmen die Zyklooxygenase und damit die Synthese von Schmerzmediatoren. Bei Knochenverletzungen den Opioiden oft gleichwertig
- Metamizol wegen spasmolytischer Komponente besonders geeignet bei kolikartigen Schmerzen (Opioide sind spasmogen und damit oft symptomverstärkend)
- Paracetamol bei KI gegen NSAID. Mittel der ersten Wahl bei Kindern (Einzeldosis 20 mg/kg) und in der Schwangerschaft und Stillzeit.

Paracetamol

(z.B. ben-u-ron®) Wirkt analgetisch und antipyretisch, nicht antiphlogistisch. Keine Hemmung der Prostaglandinsynthese. Insgesamt schwächstes Analgetikum, nur p.o. und rektal applizierbar. Gute Verträglichkeit. *Dosierung:* Bis zu 6 x 500–1000 mg tägl. (= je 1–2 Supp., 25 ml Saft, 1–2 Tbl. oder Kaps.). Bei akuter Überdosierung (> 10 g) Leberzellnekrose.

Nicht-steroidale anti-inflammatorische Substanzen (NSAID)

Gute analgetische, antipyretischer und antiphlogistische Wirkung. Besonders wirksam bei Kopfschmerz, Skelett- und Muskelschmerzen , Thrombophlebitiden, Abszessen, Tumorschmerzen (Periostschmerz, Kapselspannungsschmerz, entzündliche Begleitreaktionen). *NW:* Magenbeschwerden, Ulzera, Induktion oder Verstärkung einer Niereninsuff. *KI:* Magenulzera, renale Funktionseinschränkung.

- **Ibuprofen** (z.B. Imbun®) *Dosierung:* 4–6 x 400 mg tägl. (= je 1–2 Supp. oder Tbl.); Retardtabl.: 3 x 800 mg (= 3 x 1 Tbl.). Günstigstes Wirkungs/NW-Verhältnis aller NSAID.
- **Acetylsalicylsäure** (z.B. Aspirin®) *Dosierung:* 6 x 500–1000 mg tägl. (= je 1–2 Tbl.).*Weitere NW:* irreversible Thrombozytenaggregationshemmung, pseudoallergisches Asthma.
- **Diclofenac** (z.B. Voltaren®) *Dosierung:* 4 x 50 mg tägl.(= je 1- Tbl. oder je 1 Supp.);
- **Indometazin** (z.B. Amuno®) *Dosierung:* bis zu 4 x 50 mg tägl. (= je 1–2 Kaps., je 1 Supp.oder je 1–2 Teel. Suspension).

Metamizol

(z.B. Novalgin®) wirkt analgetisch, antipyretisch und spasmolytisch. Besonders geeignet bei kolikartigen Schmerzen. *Dosierung:* 4–6 x 500–1000 mg tägl. (= je 1- Tbl. oder Supp., je 30–60 Tr. oder je 1 Amp. i.v.) Bei i.v. Gabe beachten: langsam injizieren, sonst starke Blutdrucksenkung durch direkte Relaxation der Gefäßmuskulatur, Anaphylaxie. Kurzinfusion bevorzugen. Seltene, aber schwere *NW:* Agranulozytose (Inzidenz 1 : 10^6), häufiger bei i.v. als anderen Applikationsformen.

2. Stufe – „schwächere" Opioide

Opioidanalgetika (☞ 2.9)

Ind.: Bei starken Tumorschmerzen, aber auch bei Schmerzen nicht-malignen Ursprungs, die auf antipyretische Analgetika alleine nicht ausreichend reagieren. Mittel der ersten Wahl bei posttraumatischen oder postop. Schmerzen.
Wirkung durch Besetzung von Opioidrezeptoren in ZNS und Körperperipherie.

Tramadol

(z.B. Tramal® , Tramal® long) *Dosierung:* 4 x 50–100 mg tägl. (= je 1 Amp. i.m. oder i.v., je 1 Supp. oder Kaps. oder je 20–40 Tr.). Retardtabl.: 3 x 300 mg tägl. Ca. 50 mg Tramadol entsprechen 10 mg Morphin. Wirkungsdauer 1–3 Std. bzw. 6–8 Std. (retardiertes Tramadol). Verursacht von allen Opioiden am ehesten Übelkeit und Erbrechen.

Codein

Dihydrocodein retard (z.B. DHC 60/90/120® Retardtabl.) *Dosierung:* bis zu 2 x 120 mg tägl. ca. 100 mg DHC entsprechen 10 mg Morphin. Wirkungsdauer 8–12 h. Verursacht von allen Opioiden am ausgeprägtesten Obstipation.

Tilidin-Naloxon

(z.B. Valoron N®) *Dosierung:* bis zu 4 x 50–100 mg tägl. (= je 20–40 Tr. oder je 1–2 Kaps.). Ca. 50 mg Tilidin entsprechen 10 mg Morphin. Schneller Wirkungseintritt, Wirkungsdauer 1–3 h. Durch Zusatz des Antagonisten Naloxon geringeres Mißbrauchspotential. Neu: Tilidin/Naloxon retardiert, als Valoron ® N retard à 50/100/150 mg Tabl. mit 8–12 Std. Wirkdauer.

Pethidin

(z.B. Dolantin®) *Dosierung:* bis zu 5 x 100 mg tägl. (= je 1 Amp. i.v. oder i.m., je 25–50 Tr. oder je 1 Supp). Ca. 75–100 mg Pethidin entsprechen 10 mg Morphin. Beseitigt auch postop.-"shivering", dadurch deutliche Senkung des Sauerstoffverbrauchs. Wirkungsdauer 3–4 h. *KI:* Pat. mit MAO-Blocker-Ther. (→ schwerwiegendes Exzitationssyndrom).

3. Stufe – „starke" Opioide

Piritramid

(z.B. Dipidolor®) 6 x 15–30 mg tägl. (= je 1–2 Amp. i.m. oder i.v.). Ca. 15 mg Piritramid entsprechen 10 mg Morphin. Sehr häufig postop. eingesetztes Analgetikum. Wirkungsdauer 4–6 h

Buprenorphin

(z.B. Temgesic® , Temgesic® forte) bis zu 4 x 0,4 mg oral (= 4 x 1–2 Sublingualtabl.), bis zu 4 x 0,3 mg i.m., i.v. (= 4 x 1 Amp.). Ca. 0,3–0, 4 mg Buprenorphin entsprechen 10 mg Morphin. Gute Anwendung bei Pat. mit Schluckstörungen wegen sublingualer Resorption. Im Gegensatz zu anderen Opioiden nicht mit Naloxon (Narcanti®) antagonisierbar. Wirkungsdauer oral 4–6 h.

Morphin

Nicht retardiertes Morphin, z.B.: MSI 10/20/100/200 Mundipharma® Amp., Sevredol® 10/20 Tabl., MSR 10/20/30® Supp.

Retardiertes Morphin, z.B.: MST 10/30/60/100/200® Retardtabl. mit 6–8 Std. Wirkungsdauer, MST Continus® 30/60/100/200 Retardkaps mit 24 Std. Wirkungsdauer, MST 20/30/60/100/200 Retard-Granulat®

Je nach Schmerzintensität titrierend bis zur Schmerzfreiheit bzw. geringer, tolerabler Intensität verabreichen. Keine Obergrenze der analgetischen Wirksamkeit (kein *ceiling*-effekt), Limitierung nur durch auftretende NW.

19

Dosierung: Ersteinstellung auf Morphin bei Tumor- oder chron. Schmerz:
* Orale Dosis:
  - individuellen Analgetikabedarf mit schnell wirkender oraler Morphinlösung austitrieren: Je nach Vormedikation Titrationsdosis abschätzen. Bei Pat. ohne bisherige Opioidther. alle 10–15 Min. je 10 mg Morphin verabreichen, *Alternative:* unretardierte Morphintabl. (z.B. Sevredol®) à 10 mg alle 2–4 Std. applizieren. Ther.kontrolle durch wiederholtes Abfragen der Schmerzintensität (subjektive Zahl auf der Numerischen Rating Skala von 0 = kein Schmerz bis 100 = max. Schmerz) und NW, bis Pat. schmerzfrei oder zumindest tolerabel reduziert oder bis störende NW auftreten.
  - Nach 24–48 Std. Erstellen des Analgetika-Zeitplans mit Retardpräparaten: Etwa 2/3 der austitrierten Gesamtdosis als Einzeldosis ansetzen. Intervalle nach Wirkungsdauer (z.B. MST, Capros, Wirkungsdauer je 8–12 h). Für phasenweise durchbrechende Schmerzen etwa diese Einzeldosis als Zusatzmedikation in Form der schnell wirksamen oralen Morphinlösung vorsehen.
    Für den Text des Btm-Rezeptes: „Viskose Morphinhydrochlorid-Lösung 1 % nach N.R.F. 2.4. 200 ml (= 2000 Milligramm) Morphin. S.: Gem.(äß) schriftl. Anw.(eisung)"
* Parenterale Dosis:
  - Beginn häufig mit fraktionierten 1-mg. i.v.-Gaben von je 10 mg Morphin in 0,9 % NaCl auf 10 ml verdünnt.
  - Anschließend entweder weiter mit Bolusgaben alle 4 Std. oder kontinuierlich via Perfusor:
    1 Amp. à 100 mg Morphin in 0,9 % NaCl auf 50 ml (2 mg/ml) mit zunächst 1–4 ml/h (= 2–8 mg/h). Subkutan zunächst je 10–30 mg Morphin alle 4 Std. oder kontinuierlich à 5–25 mg/h.
* *Alternativen bei Schluckproblemen*:
  MST 20/30/60/100/200 Retard-Granulat® à 20/30/60/100/200 mg Morphin, löslich in Flüssigkeiten, Retardeffekt von 4–6 Std. Wirkung bleibt erhalten. Oder: Capros® Kaps. öffnen, enthaltene Micropellets in Flüssigkeit bringen und entweder oral oder via Ernährungssonde applizieren. Retardeffekt bleibt erhalten. Oder: MSR 10/20/30® Supp. à 10/20/30 mg Morphin. Wirkungsdauer 2–4 h. Oder: Fentanyl-TTS Pflaster (bisher nur für Tumorschmerz zugelassen).

Fentanyl
In transdermaler Applikation (Fentanyl TTS): z.B. Durogesic® 25/50/75/100 µg/h = Pflaster à 2,5/5,0/7,5/10,0 mg Fentanyl.

* *Ind.:* Tumorschmerzen und Probleme mit oralem/rektalen Applikationsweg, als Alternative zu anderen Substanzen der Stufe 3 (WHO-Schema). Tägl. Bedarf an oralen Morphinäquivalenten von ca. 60–1000 mg (≅ 1 Fentanyl TTS Pflaster à 25 µg/h bis max. 4 Pflaster à 100 µg/h gleichzeitig).
* *Wirkungsweise:* Anfluten über 12 h, dann gleichmäßige Wirkspiegel im Plasma.
* *Wirkungsdauer:* 72 h. Alle drei Tage Pflasterwechsel.
* *Anwendung:* Zunächst stationäre Phase der individuellen Dosisfindung erforderlich. Mehrere Möglichkeiten: z.B. PCA-Pumpe mit Fentanyl oder Morphin i.v. *Oder* retardiertes orales Morphin plus schnell wirksames Morphin bei Schmerzspitzen. Nach mindestens 3 Tagen Umrechnung: Ermittelte Tagesdosis von retardiertem oralen Morphin x 0,01 = Tagesdosis Fentanyl TTS. *Oder* Fentanyl i.v. x 1,5 = Fentanyl TTS. Dann Auswahl des geeigneten Pflasters. *Oder* sofort Fentanyl-Pflaster nach Umrechnung der bisherigen Morphindosis oder kleinstmögliche Größe auswählen und aufkleben. In den ersten 12 Std. bisherige Schmerzmedikation

beibehalten. Zusatzmedikation bei Bedarf verabreichen (Fentanyl, Morphin). Nach drei Tagen je nach erforderlicher Gesamttagesmenge an Analgetika beim Pflasterwechsel ggf. Dosisanpassung des Pflasters. Pflaster auf unbehaartes Gebiet von Brust oder Rücken kleben. Baden, Duschen, Schwimmen mit Pflaster möglich. Hitze steigert die Resorption. Mehrere Pflaster sind gleichzeitig möglich, Zerschneiden und Verkleinern der Pflaster jedoch nicht.

Bei konstantem Analgetikaverbrauch und zufriedenstellender Einstellung mit Durogesic® ist ambulante Weiterbetreuung möglich.
- Die Ersteinstellung darf rechtlich derzeit nur stationär erfolgen.

Hinweise zur Therapie mit Opioiden

Aus Sorge um Induktion von Sucht und Abhängigkeit sowie Atemdepression sind viele Pat. analgetisch unterversorgt. Zusätzliche Hürde: Spezielle Btm-Rezeptformulare.
☞ 2.9

Opioide und die Betäubungsmittel-Verschreibungsverordnung (BtMVV)

Aufgrund der Sorge um bürokratische Probleme haben noch immer zu wenige Ärzte in Deutschland Btm-Rezeptformulare. Viele Pat., insbesondere Krebspat., sind deshalb analgetisch unterversorgt.

- Beantragung und Folgebestellungen von Btm-Rezepten (darf jeder approbierte Arzt) und von Btm-Anforderungsscheinen für den Stationsbedarf (darf nur der jeweilige Klinik- oder Institutsdirektor) beim Bundesinstitut für Arzneimittel und Medizinprodukte, Bundesopiumstelle, Genthiner Straße 38, 10785 Berlin, Tel.: 030/25492-119/- 118/- 150
- Seit 01.01.1996 gelten nur noch die neuen Btm-Rezepte (waagrechtes Format). Alte, nicht verbrauchte Formulare sind drei Jahre lang aufzubewahren.
- Veränderungen durch die 10. Novellierung der BtMVV, gültig ab 1.2.1998:
  - Keine *handschriftlichen* Eintragungen bis auf die Arztunterschrift mehr nötig
  - Wiederholung der Stückzahl in Worten entfällt
  - Keine Beschränkungen auf Tageshöchstmengen mehr. Statt dessen nur noch Höchstmengen für einen Zeitraum von 30 Tagen
  - Im **Notfall** darf der Arzt Btm-pflichtige Medikamente auf *Normalrezept* verschreiben: Auf dem Rezept „Notfall-Verordnung" vermerken. Der Arzt muß umgehend die gleichlautende Verordnung auf Btm-Rezeptformular an die ausgebende Apotheke nachschicken und auf dem Formular ein „N" vermerken.
  - In begründeten Fällen bei Überschreitung des Verschreibungszeitraums von max. 30 Tagen, der Anzahl der gleichzeitig verschriebenen Btm-pflichtigen Substanzen von max. 2 Stück/Rezept oder der 30-Tages-Höchstmenge (z.B. bei Morphin 20.000 mg) das Btm-Rezept mit „A" kennzeichnen. Die Meldung an die zuständige Landesbehörde entfällt.
- Die neue BtMVV, Erläuterungen und Hilfestellungen sind erhältlich von der Bundesopiumstelle, den Ärztekammern und der pharmazeutischen Industrie (z.B. Fa. Mundipharma, Tel.: 0800–8551111)

Adjuvante Medikamente, Nichtanalgetika (auf jeder WHO-Stufe einsetzbar)

Trizyklische Antidepressiva

Direkte Analgesie besonders bei Schmerzen infolge von Schädigungen peripherer und zentraler Nervenbahnen (neuropathischer Schmerz mit Dysästhesie, Brennschmerz). Indirekte analgetische Wirkung durch Beeinflussung der affektiven Schmerzkomponente. Analgetische Wirkung frühestens nach 1 Wo., NW jedoch schon nach wenigen

Tagen spürbar. Erst nach kontinuierlicher Einnahme über 2–3 Wo. sollte Effekt beurteilt werden.

NW: Anticholinerge Symptome (Mundtrockenheit, Obstipation, Miktionsstörungen, Herzrhythmusstörungen).

- **Amitriptylin** (z.B. Saroten®), Antidepressivum mit eigener analgetischen Wirkung in niedriger Dosierung (bis zu 3 x 10–50 mg p.o. tägl.). Einschleichend beginnen, wegen sedativer Eigenschaft Gabe zur Nacht.
- **Clomipramin** (z.B. Anafranil®) Antidepressivum mit eigener analgetischen Wirkung in niedriger Dosierung (bis zu 3 x 10–50 mg p.o. tägl.). Einschleichend beginnen. NW: Antriebssteigerung.

Antikonvulsiva
Zur Erhöhung der Depolarisationsschwelle bei neuropathischen Schmerzen mit „Stromschlag-ähnlich" empfundenen einschießenden Schmerzattacken (oft bei Nervenläsion durch Tumorinfiltration oder Trigeminusneuralgie). Kontrolle der Leberfunktionsparameter während der Therapie.

- **Carbamazepin** (z.B. Tegretal®) Einschleichender Dosisbeginn von 200 mg bis auf 400–600 mg p.o. tägl. Zur Prophylaxe einer Überdosierung: Carbamazepinspiegel im Serum kontrollieren
- **Phenytoin** (z.B. Phenhydan® , Zentropil®). Dosierung bis zu 3 x 100 mg p.o.

Glukokortikoide
Zur Reduktion entzündlicher Komponenten mit Schwellung (z.B. Leberkapselspannung, Knocheninfiltration bei Metastasen) und damit verbundenen Schmerzen. Wirkt auch unspezifisch stimmungsaufhellend und appetitfördernd.

- **Dexamethason** (z.B. Fortecortin®), *Dosierung:* initial 1,5–20 mg p.o. morgens, nach 1 Wo. Reduktion um je 2–4 mg tägl. auf niedriges Niveau von ca. 4 mg

Calcitonin
Schilddrüsenhormon mit direktem zentralwirksamem analgetischen Effekt. Die hormonelle Calciumbeeinflussung ist hiervon unabhängig und wenig ausgeprägt.
Ind.: Knochenschmerzen bei Metastasen oder M. Paget, Deafferenzierungsschmerzen (Phantomschmerz), Sympathische Reflexdystrophie

- **Lachs-Calcitonin** (Calcitonin S®), *Dosierung:* 100–200 IU in 50 ml NaCl 0,9 % Perfusorspritze, tägl. über 1–2 Std. i.v. 3–5 Tage lang. Analgetischer Effekt innerhalb dieser Zeit beurteilbar. Bei Rezidivschmerzen Therapiewiederholung möglich. NW: je nach Infusionsgeschwindigkeit Übelkeit, Erbrechen, selten Allergie. Daher langsam i.v. und ggf. Antiemetikum prophylaktisch dazugeben (z.B. 1–2 Amp. Metoclopramid in die Perfusorspritze).

Clonidin (z.B. Catapresan®) ☞ **22**
α-2-Adrenozeptoragonist, antihypertensiv und sedierend wirksam. Antinozizeptive Wirkung durch Stimulation zentralnervöser absteigender inhibitorischer Bahnen.

- *Ind.:* Deafferenzierungsschmerzen, neuropathische Schmerzen, Wirkverstärkung opioider und sedierender Substanzen sowie Lokalanästhetika. Auch als analgetische Monosubstanz einsetzbar

- *Dosierung:*
  - Als analgetische Monosubstanz und zur Verstärkung von Opioiden je 0,15–0,3 mg (1–2 Amp.) *i.m. oder i.v.* Der Effekt der Monosubstanz soll dem von Tramal gleichen.
  - *Peridural als Monosubstanz:*
    Wirkeintritt nach 20 Min., Wirkdauer bei 0,1–0,3 mg ca. 1 h, bei 0,4–0,9 mg ca. 4–5 h. Wegen kurzer HWZ besser Initialbolus von 0,15–0,3 mg und anschließend Erhaltungsdosis von 0,02–0,04 mg/h kontinuierlich. Substanz in 5–10 ml 0,9 % NaCl applizieren, Clonidin-Perfusor: 5 Amp. auf 50 ml 0,9% NaCl mit 2–3 ml/h i.v. ($\cong$ 0,03–0,05 mg/h)
  - *Peridurale Kombinationen:*
    Opioid + Clonidin: Wirkungsverstärkung durch Zusatz von Clonidin: initial 0,15–0,3 mg in Bolusdosis des Opioids, Erhaltungsdosis 0,02–0,04 mg/h kontinuierlich
    Lokalanästhetikum + Opioid + Clonidin: Zusatz von Opioiden und Clonidin zum peridural applizierten Lokalanästhetikum in den Dosierungen wie bei obiger Zweifachkombination.
- *KI:* Erkrankungen des Sinusknotens, Hypovolämie
- *NW:* Herzfrequenz und Blutdruck $\downarrow$, Mundtrockenheit, Obstipation, Müdigkeit
- *Wechselwirkung:* Trizyklische Antidepressiva können Clonidineffekt aufheben.
- *Beachte:* Langsames Absetzen nach längerer Anwendung, sonst Reboundeffekt mit Hochdruckkrise.

Zentrale Muskelrelaxantien

- *Ind.:* Zur Senkung eines schmerzverursachenden Muskeltonus bei Tendomyopathien oder bei Muskelspasmen durch Querschnittläsionen
  KI: Myasthenia gravis; *Baclofen:* GIT-Ulzera, Niereninsuff., Atemwegsobstruktion
  NW: Sedierung, Benommenheit; *Baclofen:* Erbrechen, Verwirrtheit, Krämpfe, Leberfunktionsstörungen, Atemdepression.
  Beachte: Tetrazepam und Chlormezanon nicht über längere Zeit geben (hohes Abhängigkeitspotential)
- **Tetrazepam** (z.B. Musaril®). *Dosierung:* bis zu 6 x 50 mg (6 Tbl.) tägl., Dosis langsam einschleichend aufbauen.
- **Chlormezanon** (z.B. Muskel Trancopal®). *Dosierung:* bis zu 3 x 400 mg (3 x 2 Tbl.) tägl.
- **Baclofen** (z.B. Lioresal®) bei zentralnervös bedingter Muskelspastik. Dosierung: beginnend mit 3–5 mg Tbl., um je 5 mg alle 3 Tage steigern bis auf ca. 30–75 mg/Tag.

Tranquilizer
Nur bei Akutschmerz mit starker Angstsymptomatik indiziert, z.B. Anxiolyse mittels 5–10 mg Diazepam langsam i.v. bei Myokardinfarkt nach ausreichender Analgesie durch Morphin i.v.
Bei chron. Schmerzen nicht verwenden, da sehr hohes Abhängigkeitspotential besteht!

Lokalanästhetika (☞ 6)
Ind.: bei eng umschriebenen schmerzhaften Arealen, zur Sympathikolyse z.B. bei Sympathischer Reflexdystrophie und bei neuropathischen Schmerzen.

19

Begleitmedikation

Prophylaxe und Ther. von NW der Analgetika erfolgt durch adäquate Begleitmedikation.
Beispiele:

- **Laktulose** 1–3 x 1–2 EL tägl., evtl. dazu 1–3 x 20 Tr. Laxoberal ® gegen opioidbedingte Obstipation
- **H$_2$-Blocker** wie Ranitidin 150 mg abends p.o. als Magenschutz bei Prostaglandinsynthesehemmern (☞ 22)
- **Metoclopramid** als Supp. oder Trpf. individuell dosiert gegen Übelkeit und Erbrechen.

Nervenblockaden

Blockiert werden sensible und sympathische Nervenbahnen aus diagnostischen, prognostischen, prophylaktischen und therapeutischen Gründen im peripheren und zentralen Nervensystem. Temporäre Blockaden durch Lokalanästhetika (☞ 6.5–6.10), permanente Blockaden durch Neurolytika (z.B.: Alkohol 96 %, Phenol 6–10 %, Ammoniumsulfat 10 %).

Diagnostische Blockaden

Ind.: Präzisierung einer Schmerzursache oder des Entstehungsortes, zur Differenzierung zwischen peripheren oder zentralnervösen Schmerzen

Durchführung
- *Voraussetzung:* Pat. steht nicht unter Einfluß analgetischer oder sedierender Pharmaka
- Momentane Schmerzintensität wird ermittelt, indem Pat. seinen Schmerz auf der Numerischen Rating Skala (NRS) von 0–100 oder 0–10 einordnet.
- Verwendung von Lokalanästhetika mit kurzer Anschlagzeit und Wirkungsdauer
- Erfolgskontrolle durch erneute Einordnung der Schmerzintensität auf der NRS.
- Bei eindeutigem Erfolg entweder Serie von ther. Blockaden mit langwirksamen Lokalanästhetika oder permanente Blockade mit Neurolytika. Dabei immer auch die motorische Komponente der Nerven berücksichtigen.

Prognostische Blockaden

Sie sollten stets permanenten Blockaden oder chir. Sympathektomien vorausgehen, um die Wirksamkeit abzuschätzen. Korrekte Position der Nadelspitze zur Injektion des kurzzeitig wirksamen Lokalanästhetikums mittels Kontrastmittel und bildgebenden Verfahren sichern.
➤ Ohne erfolgreiche prognostische Blockade kein permanent wirkendes invasives Vorgehen.

Therapeutische Blockaden

Applikation von langwirksamen Lokalanästhetika (z.B. Bupivacain) oder Neurolytika.

Ind.: Schmerzausschaltung und Distanzierung, Unterbrechung des Circulus vitiosus Schmerz ↔ Muskelspannung oder Schmerz ↔ gesteigerte Sympathikusreflexe, Durchblutungsförderung in der Haut und Heilungsbeschleunigung etwa von Ulcera crurum.

Beispiele schmerztherapeutischer Blockaden
- **Triggerpunktinfiltration:** s.c. bzw. i.m. Infiltration von schmerzenden Trigger-punkten mit 1–2 ml Lokalanästhetikum, gelegentlich unter Zusatz von Kortison bei myofaszialen Schmerzen. Oft genügt die bloße Nadelpunktion *ohne* Einbringen von Pharmaka
- **Periphere Nervenblockaden:** z.B. Interkostalblockade, in der hinteren Axillarlinie an der Rippenunterkante. Zunächst Punktion in Richtung Rippe, dann Absenken der Nadel an der Unterkante vorbei. Nach negativer Aspiration Injektion von 5 ml Lokalanästhetikum. *Cave:* Pneumothorax, Hämatothorax
- **Sympathikusblockaden:** z.B. Blockade des Ganglion stellatum bei sympathischer Reflexdystrophie der oberen Extremität, Durchblutungsstörungen;
  Blockade des Plexus coeliacus bei Tumorschmerzen im Oberbauch. Ein Pankreas-karzinom sollte dafür die Organgrenzen noch nicht überschritten haben. Durchfüh-rung unter Sonografie- oder CT-Kontrolle.

─────── **Physikalische Methoden** ─────────────────────────

Transkutane Elektrische Nervenstimulation (TENS)

Prinzip: Über dem schmerzhaften Hautareal werden Elektroden aufgeklebt, die nichtschmerzhafte Rechteckimpulse mit einer Impulsweite zwischen 0,2 und 0,5 ms in frei wählbarer Frequenz (1–200 Hz) und Stromstärke (0–60 mA) aus einem ca. handtellergroßen Stimulationsgerät leiten.

Niederfrequente Stimulation (1–4 Hz) setzt wahrscheinlich körpereigene Endorphine frei, der analgetische Effekt ist mit Naloxon reversibel. Hochfrequente Stimulation (80–100 Hz) führt über eine Reizung von A-β - Fasern zu einer segmentalen Hemmung der Schmerzübermittlung im Rückenmark.

19

- *Ind.:* Lokal abgegrenzte muskulo-skelettale Schmerzen (z.B. Schulter-Arm-Syn-drom, HWS-Beschwerden, Rückenschmerzen)
- *Anwendung:* Tägl. mindestens 2 x je 45 Min., max. je 1 Std. mit je 1/2 Std. Pause im Wechsel, keine Dauerstimulation, da sonst frühzeitig Gewöhnungseffekt. Die Wirkung sollte über 3–4 Wo. getestet werden.
- *KI:* Bei Pat. mit Herzschrittmacher Stimulation im Herzareal, da Störung des Schrittmachers möglich
- ➤ Als praktisch nebenwirkungsfreie Methode kann TENS zusätzlich zu anderen schmerzther. Maßnahmen eingesetzt werden, etwa zur Verringerung des Analgeti-kabedarfs. Ferner lernt Pat. (wieder), selbst aktiv den Schmerz zu beeinflussen statt ihm nur passiv ausgeliefert zu sein.

Akupunktur

In der Schmerztherapie besonders geeignet bei Kopfschmerzen. Akupunktur ist Erfahrungsmedizin, es gibt viele Schulen und Kurse. Besser ist es, sich zunächst für eine Richtung zu entscheiden und damit eigene Erfahrungen zu sammeln als gleich möglichst viele verschiedene Kurse unterschiedlicher Schulen zu absolvieren.

Literaturhinweis

Dr. Felix Mann (President of the British Medical Acupuncture Society): „Reinventing Acupuncture". Butterworth-Heinemann Ltd., Oxford 1992.
Dr. Mann gibt auch Kurse in London und vermittelt Ansprechpartner. Adresse: Dr. Felix Mann, 15 Devonshire Place, GB - London W1N 1PB.

Krankengymnastik

Fitnesstraining, körperliche Aktivierung chronischer Schmerzpatienten, die oft in Passivität und Immobilisierung mit deren Folgeproblemen abgeglitten sind.

Psychologische Methoden

Ziele: Modulation der Schmerzverarbeitung und Bearbeitung schmerzbedingter Reaktionen zur Linderung psychischer und sozialer Folgen des Schmerzes und zur Erlernung eines besseren Umgangs mit dem Schmerz.

- **Operante Verfahren**: Analgetika nicht „nach Bedarf", sondern nach festem Zeitschema applizieren. Pat. zunehmend körperlich aktivieren; Fortschritte verbal verstärken; Arbeitsabläufe trainieren, indem kleine Arbeitsschritte mit Pausen wechseln, ohne daß der Schmerz diesen Rhythmus diktiert; Angehörige in das Konzept durch Information und Mitarbeit einbeziehen
- **Psychophysiologische Verfahren**: Entspannungsverfahren wie Biofeedback, progressive Muskelrelaxation nach Jacobson. *Weniger geeignet:* Autogenes Training.
- ➤ Die Therapie chron. Schmerzen ist ohne Einbeziehung psychologischer Methoden deutlich weniger erfolgreich als bei multimodalem Ansatz.

Weitere Methoden

Verfahren unterschiedlicher Fachgebiete, beispielsweise:
- Analgetisch wirksame Strahlentherapie bei Tumorpatienten
- Neurochir. rückenmarknahe Elektrostimulation, Nervendestruktionen und sowie Dekompressionen (z.B. mikrovaskuläre Dekompression der Trigeminuswurzel bei Trigeminusneuralgie)
- Entzugsbehandlung bei analgetika-induziertem Kopfschmerz
- Lymphdrainage bei Krebspat. mit Abflußstörungen durch Tumorwachstum.

19.3 Perioperative Schmerztherapie

19.3.1 Intraoperative Prophylaxe ————————————————

➤ Bereits intraoperativ an die Möglichkeiten der postoperativen Schmerzbekämpfung denken:
- Gabe von **Analgetika-Supp** (besonders bei Kindern, z.B. Paracetamol Supp 20 mg/kg KG) nach Narkoseeinleitung oder bei langer OP mind. 30 Min. vor Beendigung der Narkose
- Wenn **Periduralkatheter** liegt, rechtzeitiges Aufspritzen, z.B. mind. 20 Min. vor Narkoseende Bupivacain 0,25 % peridural
- Volumen je nach Lokalisation des postop. zu erwartenden Schmerzes (OP der unteren Extremität, des Abdomens)
- Bei thorakalen OP Einlage eines **interpleuralen Katheters** durch den Operateur:
  - Interpleurale Applikation von 30–40 ml Bupivacain 0,25 % (cave: hohe Plasmaspiegel) bei Schmerzen im Wundbereich.
  - Beim Wundverschluß Beträufeln der Wundränder oder Wundrandinfiltration mit Bupivacain 0,25 % durch den Operateur.

19.3.2 Schmerztherapie im Aufwachraum ————————————————

Wenn Pat. über Schmerzen klagt, zunächst Ursache klären und ggf. kausal therapieren. *Beispiel:* Schmerzen im Unterbauch: volle Harnblase? Ist der Schmerz kausal nicht zu lindern (Wundschmerz, regelrechte Wundverhältnisse), Gabe von Analgetika.

———— Systemische Anwendung ————————————————

- OP-Schmerzen lassen meist innerhalb von 3 Tagen nach. Bei postop. Wundschmerzen ist wegen des unterschiedlichen Schmerzempfindens eine individuell unterschiedlich dosierte und rechtzeitige Analgetikagabe nach Verlangen sinnvoll. Zur Schmerzbekämpfung sind im Stadium der Schmerzentstehung niedrigere Dosierungen notwendig. Die i.v. Gabe ist der effektivste Modus (schneller Wirkeintritt), gefolgt von i.m. Gabe. Weniger kalkulierbare Resorptionsbedingungen bei sublingualer und rektaler Applikation. Orale Analgetika erst, wenn der Pat. wieder trinken darf.
  - Bei geringen postop. Schmerzen z.B. Paracetamol Supp 0,5–1 g, max. Tagesdosis 4 g. Stärker wirksam: Ibuprofen Supp 0,5 g, max. Tagesdosis 3 g.
  - Bei stärkeren Schmerzen Piritramid (1/2–1 Amp. à 2 ml = 7,5–15 mg) i.v., mittlere Wirkdauer 6 h. Danach Wiederholungsgaben möglich. Gefahr der Atemdepression, daher Überwachung der Spontanatmung, ggf. häufiger den Pat. ansprechen, zum Atmen ermuntern. Kürzer wirkend ist Pethidin (1/2–1 Amp. à 1 ml = 25–50 mg) Wirkdauer etwa 4 h.
- Wenn Pat. postop. physisch und psychisch dazu in der Lage, Anwendung von on-demand Analgesie = *patient controlled analgesia (PCA)* möglich. Spezielle Infusionspumpen, individuell vom Arzt mit Analgetikum befüllbar und programmierbar, erlauben dem Pat., sich selbst per Knopfdruck innerhalb eines vorgegebenen

Rahmens (Sperrintervall, Höhe der jeweiligen Einzeldosis, max. Gesamtdosis) ein Analgetikum über einen i.v.-Zugang abzurufen.

Vorteil: Patient weiß am besten um seine Schmerzen und verabreicht sich selbst das Analgetikum.

Nachteil: Nur für kooperationsfähige und -willige Pat., Geräte noch sehr teuer, ständige kompetente Rufbereitschaft für Probleme erforderlich, z.B. ein ,,Akut-schmerzdienst" des Krankenhauses. Eingesetzt wird meist Piritramid.

Beispiel: In einer 30 ml Perfusorspritze 3 Amp. Piritramid = 45 mg (1,5 mg/ml) und 0,9 % NaCl ad 30 ml. Bolus je 3 mg Piritramid, max. Boluszahl 6/h (also nach jedem Bolus Sperrintervall von 10 Min.). Anschluß der PCA-Pumpe an laufende i.v. Infusion über Dreiwegehahn. Pat. möglichst schon präop. in Bedienung der PCA-Pumpe einweisen. Auslöseknopf in Reichweite des Pat. plazieren. Anwendungsdauer über 1–3 Tage postop.

Anwendung über Periduralkatheter (PDK)

Indikation
Nach OP oder Trauma im Bereich des Thorax, Abdomens, Unterbauchs oder der unteren Extremität. Gute Prophylaxe zur Verhinderung von Phantomschmerzen nach Amputation, bes. wenn Periduralkatheter (PDK) bereits zur OP verwendet wurde.

Durchführung ☞ 6.3.9
- Punktionsstelle für PDK je nach zu blockierenden Dermatomen zwischen Th 4/5 und L 4/5.
- Lagekontrolle durch Injektion von 2–3 ml Bupivacain 0,5 % in den PDK zum Ausschluß einer versehentlichen intrathekalen Lage
- *NW:* Vasodilatation im Wirkbereich des Lokalanästhetikums, dadurch RR-Abfall. Miktionsstörungen und Bradykardie.

Aufspritzen des PDK – Verwendete Substanzen
- Nur mit Lokalanästhetikum (beim Großteil der Pat. ausreichend)
- Nur mit Opioid (selten, z.B. wenn systemische Gabe von Opioiden mit intolerablen NW wie schwer therapierbarer Obstipation oder Übelkeit einhergeht)
- Nur mit Clonidin (kann in Einzelfällen statt Opioid eingesetzt werden, z.B. bei Pat. mit früherer Opioidabhängigkeit)
- Mit Kombination Lokalanästhetikum + Opioid (zur Wirkungsverstärkung des Lokalanästhetikums)
- Mit Kombination Opioid + Clonidin (zur Wirkungsverstärkung des Opioids)
- Mit Kombination Lokalanästhetikum + Opioid + Clonidin (zur gegenseitigen Wirkungsverstärkungen der Einzelkomponenten).

Lokalanästhetika
➤ Zumeist Einsatz von Bupivacain wegen der langen HWZ.
- *Dosierung:* Bupivacain 0,25 % Bolusgabe entsprechend gewünschter segmentaler Höhe der Analgesie (lumbaler PDK: meist 10–14 ml). Anschließend kontinuierlich Bupivacain 0,25 %-Perfusor à 2–8 ml/h oder alle 4–6 Std. repetitive Einzeldosen. Höchstdosis Bupivacain: 600 mg/24 Std. (z.B. 240 ml Bupivacain 0,25 %/24 h) bei normaler Leber- und Nierenfunktion.
- Neue Alternative: Ropivacain (Naropin®) ☞ 22.

Opioide
Bei rückenmarknaher Applikation geringere NW als bei i.v.-Gabe: weniger spastische Obstipation, geringere Kreislaufwirkung. Geringere Beeinträchtigung von Atmung, gastrointestinaler Motilität und kutaner Durchblutung. *Nachteile:* Intensive Überwachung wegen möglicher dosisunabhängiger Atemdepression noch Stunden nach periduraler Opioidgabe, Urinretention und Juckreiz häufiger als nach i.v. Gabe.

* *Dosierung:*
  - Fentanyl 0,05–0,1 mg (Wirkeintritt nach ca. 5 Min., Wirkdauer 4–6 h)
  - Sufentanil 10–25 µg (Wirkeintritt nach ca. 5 Min., Wirkdauer 4–6 h)
  - Buprenorphin 0,15–0,3 mg (Wirkeintritt nach ca. 10 Min., Wirkdauer 15–20 h) *Vorteil:* Lange Wirkdauer, *Nachteil:* Mangelnde Antagonisierbarkeit
  - Morphin 1–4 mg (Wirkeintritt nach ca. 20 Min., Wirkdauer 10–15 h) *Vorteil:* Lange wirksam, antagonisierbar, *Nachteil:* Späte Atemdepression (bis zu 24 Std. nach Applikation) möglich
* Zur guten Verteilung des Opioids Substanz in ausreichenden Volumina applizieren. Entweder in Bolusdosis des Lokalanästhetikums oder in 5–10 ml 0,9 % NaCl mischen.

Clonidin ☞ 22
* Antinozizeptive Wirkung durch Stimulation absteigender inhibitorischer Bahnen. Zur Wirkverstärkung opioider und sedierender Substanzen sowie Lokalanästhetika, auch als Monosubstanz analgetisch einsetzbar Wirkeintritt peridural nach 20 Min., Wirkdauer bei 0,1–0,3 mg ca. 1 h, bei 0,4–0,9 mg ca. 4–5 h.
* *Dosierung:* Als analgetische Monosubstanz und zur Verstärkung der Opioide periduraler Initialbolus à 0,15–0,3 mg, Erhaltungsdosis 0,02–0,04 mg/h kontinuierlich
* Substanz in ausreichenden Volumina applizieren. Entweder in Bolusdosis des Lokalanästhetikums oder in 5–10 ml 0,9 % NaCl mischen. Bei Verabreichung als Monosubstanz per Perfusor 5 Amp. Clonidin in 50 ml 0,9 % NaCl mit 2–3 ml/h (≈ 0,03–0,05 mg/h)

Kombinationen
* *Opioid + Lokalanästhetikum:* Opioide in die Bolusdosis mischen, dadurch oft bereits geringer konzentriertes Lokalanästhetikum (z.B. Bupivacain 0,125 %) ausreichend
* *Opioid + Clonidin:* Wirkungsverstärkung durch Zusatz von Clonidin: initial 0,15–0,3 mg, Erhaltungsdosis 0,02–0,04 mg/h kontinuierlich
* *Lokalanästhetikum + Opioid + Clonidin:* Zusatz von Opioiden und Clonidin zum peridural applizierten Lokalanästhetikum in den Dosierungen wie bei den obigen Zweifachkombinationen.

─────── **Intrapleurale Analgesie** ───────

Lokalanästhetikum blockiert die Interkostalnerven nach Diffusion durch die Pleura hindurch.

* *Ind.:* Bei Pat. nach thorakalen OP oder Trauma (z.B. Rippenserienfraktur).
* *Durchführung:* Einlegen des Pleurakatheters: Lagern des Pat. auf die betroffene Seite für die Dauer der Fixierung des Lokalanästhetikums am Wirkort (ca. 10–15 Min.), thorakale Saugdrainagen für 10–15 Min. abklemmen. Injektion von 20–30 ml Bupivacain 0,25 % durch den Katheter.

19

- *Dos.:* Bupivacain - Höchstdosis/Einzelapplikation beträgt 150 mg (z.B. 60 ml Bupivacain 0,25 %). Alle 4–6 Std. wiederholbar. Max. 600 mg/24 Std. Bupivacain bei normaler Leber- und Nierenfunktion.
- *Komplikationen:* Intoxikationssymptome (☞ 6.1.5) aufgrund hoher Resorptionsrate.

─────── **Plexusanalgesie** ───────────────────────────

- *Ind.:* Bei Pat. nach OP, Trauma oder mit Sympathischer Reflexdystrophie im Bereich der oberen Extremität. Prophylaktisch zur Verhinderung von Phantomschmerzen nach Amputation, bes. wenn Katheter bereits zur OP verwendet wird.
- *Dos:* Intermittierend alle 4–6 Std. Bupivacain 0,25 % 20–30 ml oder nach Initialbolus kontinuierlich Bupivacain 0,25 %-Perfusor à 5–8 ml/h durch Katheter zum Plexus brachialis.
- *Komplikationen:* Primäre oder sekundäre Perforation nach intravasal, dadurch beim Aufspritzen Intoxikationssymptome (☞ 6.1.5). Luxation des Katheters aus der Gefäß/Nervenscheide, dadurch Wirkverlust.

Weiterführung der Schmerztherapie auf der Normalstation bei Verlegung aus dem AWR sicherstellen. Supp und i.m. Gaben auch durch Pflegepersonal möglich. PCA bleibt in Händen des Pat., peridurale Schmerztherapie wird vom Anästhesisten (Telefon, Funknummer) fortgesetzt.

19.4 Schmerzerkrankungen

19.4.1 Sympathische Reflexdystrophie (SRD) ───────────────

Synonyme: Komplexes Regionales Schmerzsyndrom (CRPS), früher: M. Sudeck, Algodystrophie.

Klinik
- Auftreten posttraumatisch/postop. nach Frakturen besonders der oberen Extremität, Bagatelltraumen, aber auch ohne erkennbaren Auslöser
- Schmerzlokalisation und -charakter nach einem Trauma bzw. nach OP ändert sich: Statt umgrenzter Wundschmerz nun Ausbreitung des schmerzenden Areals über die Grenzen einzelner peripherer Nerven hinaus. Schmerz wird brennend, dumpf-drük-kend.
- Starke bis kaum aushaltbare Schmerzen.

Diagnostik
- Anamnese und klin. Befundung oft bereits ausreichend. Mehr Frauen als Männer betroffen, Erkr.gipfel um das 50. Lj.
- Skelettszintigrafie. Typisch für SRD: Innerhalb der ersten 2 Wo. bandenförmige Mehranreicherungen periartikulär an fast allen distalen Gelenken
- Neurologische Funktionsstörungen:
  - *Sympathikus:* Hauttemperatur ↓ oder ↑ an allen Stellen der betroffenen Hand im Vergleich zur gesunden Extremität. Vermehrte Schweißsekretion. Haut ist glänzend, zyanotisch. Distal-generalisierte Schwellung.

- *Sensibilität:* Hyper- oder Hyposensibilität, Allodynie (diffuser Brennschmerz spontan oder bei nicht schmerzhafter Berührung). Schmerz ↑ bei herabhängender Hand, Linderung bei Hochlagerung (Orthostasetest). Schmerzfreiheit innerhalb von 1–2 Min. nach Anlegen einer Blutleere der betroffenen Extremität (Ischämietest).
- *Motorik:* Feinschlägiger Tremor in Ruhe und Bewegung, grobe Kraft ↓ .

DD
Verzögerte Wundheilung, Posttraumatische, postop. Schmerzen (richtig anmodellierter Gipsverband?), Infektion, venöse Stauung.

Therapie
Je nach Schweregrad der Beschwerden gestaffeltes Vorgehen:

- Zunächst Beseitigung von Ruheschmerz und Ödemen, danach individuell angemessene Steigerung der Belastbarkeit und Funktionsfähigkeit des betroffenen Arms oder Beins. Schmerzen und Ödem dürfen dabei nicht wieder auftreten
- Kombination von Immobilisierung, Hochlagerung, Analgetika, Krankengymnastik und Sympathikusblockaden

Symptomatik	Therapie
Nur geringe Ruheschmerzen, oft nur bei Absenken der betroffenen Extremität Kaum eingeschränkte Funktion Geringer Analgetikabedarf Besserung oft spontan	Hochlagern, Ruhigstellen, Analgetika, Krankengymnastik
Ausgeprägtere Symptomatik, jedoch Schmerz ↓↓ bei Hochlagerung und Ruhigstellung Verzögerte Besserung	Hochlagern, Ruhigstellen, Analgetika, Krankengymnastik. Wenn hierdurch keine Schmerzfreiheit und Ödemreduktion, dann *zusätzlich* Sympathikusblockaden
Deutliche Symptomatik, **keine** Schmerzreduktion bei Hochlagerung und Ruhigstellung Funktionsverlust der Extremität Trophische Störungen	Sympathikusblockaden: i.v. Blockaden mit Guanethidin, Blockaden des Ganglion stellatum oder Plexuskatheter (obere Extremität); i.v. Blockaden mit Guanethidin, Grenzstrangblockade oder Periduralkatheter (untere Extremität). *Zusätzlich* Krankengymnastik bei Schmerzfreiheit durch vorangegangene Blockaden

➤ *Physiotherapie:* Nie über die Schmerzschwelle hinaus beüben! Sonst Exazerbation der Symptomatik
➤ *Rezidivwahrscheinlichkeit* ↑↑ nach erneuten Traumen und OP bei Pat. mit Sympathischer Reflexdystrophie (SRD) in der Anamnese. Suffiziente Analgesie dann besonders wichtig, z.B. durch bereits präop. beginnende Regionalanästhesie.

19.4.2 Stumpfschmerz

Nozizeptorschmerz und/oder neuropathischer Schmerz aufgrund von lokalen Wundheilungsstörungen, Durchblutungsstörungen, Neuromproliferation, mechanischen Irritationen im Stumpfbereich. Weitere Ursachen: Polyneuropathie, statische Fehlbelastung.
➤ Bis zu 60 % aller Amputierten haben Stumpfschmerzen.

Klinik
• Beginn unmittelbar postop, aber auch nach variabler Latenzzeit. Chronifizierung möglich
• Zumeist im Stumpfbereich gut lokalisierbarer Dauerschmerz von dumpf-bohrendem, auch schneidendem Charakter, später auch Brennschmerz, attackenartiger Schmerz möglich
• Begleitend: Stumpfschlagen (Myoklonien).

Diagnostik
• Untersuchungsbefund des Stumpfes entscheidend: Lokale Wundverhältnisse, trophische Störungen, Ödem, Druckstellen durch Prothese, triggerbarer Schmerz durch Druck auf ein oft palpables Neurom (Schmerz ↓↓ nach Infiltration mit Lokalanästhetikum, z. B. 2–4 ml Lidocain 2 %)
• Doppler-Sonografie bei V.a. vaskulär bedingten Stumpfschmerz
• Ausschluß/Erfassung von relevanten Begleiterkr. wie Diab. mell.

Therapie
• *Prophylaxe:* Gute operative Versorgung, ausreichende Weichteildeckung des Stumpfes mit günstig plazierter Einbettung der Nervenendigungen
• Kausale Behandlung unter angepasster Analgetikamedikation: z.B. Infektbekämpfung, chir. Revision des Stumpfes
• Verbesserung der Prothesensitzes bei mechanisch bedingter Ursache
• Sympathikusblockaden bei pAVK zur kutanen Durchblutungssteigerung im Stumpf
• Bei unbefriedigendem Ergebnis der kausalen Ther. längerfristige Einstellung mit NSAID-Retardtbl. bei stechendem, drückenden Dauerschmerz, Antikonvulsiva bei einschießendem Schmerz, Amitriptylin bei Brennschmerz. Unterstützend TENS-Versuch
➤ Neuromentfernungen können zu Rezidiven und Exazerbation der Beschwerden führen
➤ Über 50 % der Patienten mit Stumpfschmerzen haben auch Phantomschmerzen.

19.4.3 Phantomschmerz

Schmerzempfinden im Bereich des amputierten Körperteils (Extremitäten, aber auch Zähne, Mammae, Rektum). Phantomschmerzen treten in der Mehrzahl der Fälle nach Amputationen auf, sind aber nicht immer so intensiv, daß sie therapiebedürftig werden. Nicht schmerzhafte Empfindungen (Phantomsensationen) haben fast alle Amputierten.

Pathogenese: pathologische Umorientierungsprozesse auf spinaler und kortikaler Ebene aufgrund des Verlusts von afferenten Impulsen aus dem Amputat.

Klinik
- Beginn kann direkt nach Amputation sein, häufiger aber langsame Ausprägung Wochen bis Monate danach. Chronifizierung über Jahrzehnte, aber auch Spontanremissionen
- Variabler Schmerzcharakter, oft brennend, stechend, auch einschießend, von unterschiedlicher Intensität. Nachts oft ↑
- Triggerung durch Wetterwechsel, Schlafmangel, Streß möglich
- Häufig begleitende Mißempfindungen wie Kribbeln und Brennen; Größe und Stellung des amputierten Körperteils im Raum verändert;(z.B. Amputat scheint vergrößert, torquiert, verzerrt); Gefühl der Verkürzung der amputierten Extremität (Telescoping), z.B. nach Armamputation: Arm schnurrt zusammen, sodaß die Hand direkt an der Schulter anzusetzen scheint.

Diagnostik
- Anamnese und Schmerzbeschreibung des Pat.
- Körperliche Untersuchung des Stumpfes zum Erfassen eines begleitenden Stumpfschmerzes

Therapie
- *Prophylaxe:* Drei Tage präop. beginnende kontinuierliche Leitungsanästhesie, z.B. PDK, Plexuskatheter. Fortführung periop. und postop. für ca. 1 Wo. Dadurch Verhinderung einer schmerzbedingten Sensibilisierung der betroffenen Hinterhornneurone.
  Inzidenz von Phantomschmerzen korrelliert mit präop. Schmerzen des zu amputierenden Körperteils, z.B. aufgrund von Durchblutungsstörungen oder Tumorerkrankung („Schmerzgedächtnis")
  Alternative bei Gerinnungsstörungen oder mangelnder präop. Schmerzausschaltung (z.B. Notamputationen posttraumatisch): Postop. Calcitonin i.v. (☞ 19.2.2)
- Behandlung manifester Phantomschmerzen:
  - Baldmöglichst nach Auftreten Calcitonin i.v. (☞ 19.2.2), unterstützend kontralateral TENS
  - Bei unzureichendem Effekt niedrigdosierte Antidepressiva wie Amitriptylin gegen Brennschmerz und/oder Antikonvulsiva gegen einschießende Schmerzen
  - Sympathikusblockaden bei Persistenz der Beschwerden zum Erfassen sympathisch unterhaltener Schmerzen
  - Versuch mit Analgetika einschließlich von Opioiden nach WHO-Schema. Opioide meist jedoch nur mäßig wirksam. Unterstützend kontralateral TENS
- ➤ Je später die Therapie einsetzt, desto geringer die Erfolgsaussichten
- ➤ Gefahr eines Analgetika/Psychopharmaka-Abusus von unwirksamen Substanzen.

19.4.4   Zosterneuralgie

Inzidenz 1200/10^6 Menschen/Jahr, ↑ bei Pat. mit verringerter Immunabwehr, z.B. bei erhöhtem Lebensalter, Diab. mell., AIDS, Malignomen, medikamentöser Immunsuppression, nach Traumen/OP. Eine chron. Postzosterneuralgie entwickelt sich bei 50–70% der Zosterpat. zwischen dem 60. und 70. Lj.

Klinik
- Initial für einige Tage Brennschmerz, dann Erythem und Bläschenbildung für 2–4 Wo. im Bereich des/der vom Herpes Zoster betroffenen Nerven

- Brennender Dauerschmerz, oft mit mit einschießenden Attacken mittlerer Intensität im befallenen Bereich; kann als Postzosterschmerz perpetuieren
- Sensibilitätsstörungen, dynamische Allonynie (fester Druck auf schmerzendes Areal wird toleriert, leichtes Berühren und Reiben etwa durch Kleidungsstücke oft unerträglich)
- Bevorzugte Areale: > 50 % sind thorakal (besonders: Th 5) lokalisiert, ca. 20 % im Trigeminusbereich (besonders: 1. Ast; Zoster ophthalmicus, mit häufiger Begleitkeratitis, -iritis, -chorioiditis). Bei > 50 % der Pat. sind ≥ 2 Dermatome betroffen.

Diagnostik
- Klinische Symptome, Anamnese zumeist ausreichend
- Problematisch: Zosterneuralgie ohne Bläschenbildung (Effloreszenzen sind entweder noch nicht aufgetreten oder fehlen überhaupt). Abgrenzen je nach Dermatom von Trigeminusneuralgien, Glaukom, Interkostalneuralgien, Borreliose, Pleuritis.
- Beweis für Zosterneuralgie: spezifische IgM-Antikörper gegen Varicella-Zoster-Virus im Serum, ein > 4facher Titeranstieg von IgG bei Kontrollen nach 10 Tagen oder Identifizierung des Virus aus der Flüssigkeit der Hautvesikel.

Therapie
- *Virustatische Ther.* innerhalb von 2 Tagen nach Ausbruch der Effloreszenzen beginnen, 1 Wo. applizieren, bevorzugt parenteral, mit Aciclovir (z.B. Zovirax®), Valaciclovir (z.B. Valtrex®) oder Famciclovir (z.B. Famvir®). *Dosierung* Aciclovir i.v.: 3 x 5–10 mg/KG tägl., p.o. 5 x 800 mg tägl. Dosisanpassung bei ↓ Nieren- oder Leberfunktion.
- *Schmerzther.* nach Stufenschema der WHO für Tumorschmerz (auch bei nicht-malignem Schmerz), ☞ s.o.
  Wenn nicht ausreichend, dann Serie von Sympathikusblockaden (z.B. am Ganglion cervicale superius, GCS, bei Trigeminusbefall; an Grenzstrang, Interkostalnerven oder im Periduralraum bei thorakaler Lokalisation). *Ziel:* Schmerzreduktion und Prophylaxe einer Postzosterneuralgie.

- *Ther. einer Postzosterneuralgie:* individuelles Vorgehen, je nach Schmerzsymptomatik, Wirksamkeit und Verträglichkeit der Medikamente. Insgesamt leider nur schwer therapierbarer Schmerztyp. Umso wichtiger ist Prophylaxe!
  - *Brennschmerz:* bestimmte niedrigdosierte Antidepressiva. Z.B. Amitriptylin (Saroten®) einschleichend und titrierend applizieren, Beginn mit 10 mg abends p.o.
  - *Einschießende Schmerzkomponente:* Antikonvulsiva, z.B. Carbamazepin (Tegretal®). Einschleichender Dosisbeginn von 200 mg bis auf 400–600 mg p.o. tägl. Zur Prophylaxe einer Überdosierung: Carbamazepinspiegel im Serum kontrollieren
  - Transkutane elektrische Nervenstimulation (TENS) begleitend
  - Serie von Sympathikusblockaden. Jedoch ist Beendigung der Serie ratsam, wenn dabei nicht innerhalb von 1–2 Mon. Linderung zu erreichen ist
  - Capsaicin-Creme 0,025–0,05 % 2–4 x tägl. für 1–2 Mon. auf das schmerzende Areal auftragen. *Prinzip:* Capsaicin führt zu einem reversiblen Funktionsverlust Schmerzreiz-leitender C-Nervenfasern. NW: Während der ersten Tage heftiges Hautbrennen im Applikationsbereich
  - Opioide lassen sich auch bei diesem neuropathischen Schmerz versuchen. Es gibt jedoch vielfach Therapieversager.

19.4.5   Tumorschmerz

Leitfragen zum Umgang mit dem Patienten
Ist die Erkrankung noch heilbar? Ist die weitere Ther. kurativ oder lindernd (palliativ) ausgerichtet? Ist der Pat. aufgeklärt? Wie gehen Pat. und seine Angehörigen mit der Diagnose und Prognose um? Ist die weitere stationäre und ambulante Betreuung geregelt? Welche Bedürfnisse werden formuliert? Was möchte der Pat. und was nicht?

Schmerztherapie nach WHO-Stufenschema (☞ 19.2.2 Analget. Stufenschema)
Die Mehrzahl der Tumorpat. erlebt *Durchbruchschmerzen,* d.h. Schmerzspitzen, die zusätzlich zu stabilem Ruheschmerz auftreten.
Genügen die nach festem Zeitschema oral/rektal verordneten Analgetika nicht (bewegungsabhängige Schmerzen, Dosierung oder Zeitintervalle noch nicht passend), Möglichkeit zusätzlicher schnell wirksamer Analgetikagaben vorsehen, z.B. Morphinlösung, Metamizoltrpf. Hierfür keine Retardpräparate einsetzen. Keine tägl. Obergrenze festsetzen.

Beispiele interdisziplinärer Behandlungsmöglichkeiten beim Tumorschmerz
• Palliative Strahlentherapie, besonders bei Knochenmetastasen, drohender Querschnittssymptomatik
• Chirurgische Ther.: z.B. Osteosynthesen bei Wirbelkörpereinbrüchen, Tumorverkleinerungen, Anus praeter Anlage.
• Palliative Zytostatikatherapie. ☞ Onkologiekapitel einschlägiger Werke.
• Hormon-Therapie: z.B. bei Knochenmetastasen eines Mamma-Ca: Medroxyprogesteronacetat (MPA, z.B. 1500 mg p.o. tägl.) oder Megestrol (4 x 40 mg p.o.), Biphosphonate zur Rekalzifizierung von osteolytischen Metastaseherden (z.B. Pamidronat, Aredia® initial 30 mg/500 ml 0,9 % NaCl i.v., danach 4 Wo. lang wöchentlich 1 x 500 ml 0,9 % NaCl i.v. mit je 30–90 mg Pamidronat i.v. Anschließend Kalziumpräparat nach Bestimmung des Serum-Kalzium)
• Lymphdrainage bei lymphatischen Abflußhindernissen (z.B. Ödem des Arms bei Mamma-Ca)
• Psychologisches und/oder seelsorgerisches Begleitangebot (z.B. Situationsbewältigung, Einbeziehung von Familie, übrigem sozialen Umfeld)
• Sozialarbeiter zur Hilfestellung bei administrativen Aufgaben (z.B. Schwerbehindertenausweis, Berufsunfähigkeitsverfahren, Rentenantrag, Kurantrag zur Rehabilitation, Finanzierungsregelung häuslicher Pflege)

19.4.6   Kopfschmerzen

Häufigkeit in Deutschland

• Mehr als 90 % der Bevölkerung haben irgendwann in ihrem Leben Kopfschmerzen
• Etwa 10 Mio. leiden an Migräne
• Etwa 14 Mio. haben Spannungskopfschmerzen

Häufige Fehler bei der Kopfschmerzbehandlung
• Wechselnde Medikation mit Kombinationsanalgetika. Dadurch Gefahr eines Analgetika-induzierten Kopfschmerzes
• Chron. Einnahme von Ergotamin-Präparaten, die zum Ergotismus führen können
• Keine oder insuffiziente Intervall-Prophylaxen trotz entsprechender Indikation

• Unzureichende Aufklärung des Pat. über Krankheitsbild und Therapie mit konsekutiver schlechter Compliance, Parallelbehandlungen und zusätzlichen Eigenmedikationen.

——— **Migräne** ———————————————————————————————

Auftreten bei Frauen dreimal so häufig wie bei Männern, Prävalenz: ca. 24 % bei Frauen, ca. 8 % bei Männern. Nur die Hälfte aller Pat. gehen deshalb zum Arzt.

Klinik
• Pulsierende, bohrende, meist einseitig beginnende (Migräne = Hemikranie) frontotemporale Kopfschmerzen in Attacken. Mittlere bis große Intensität. Vegetative Begleitsymptomatik: Übelkeit, Erbrechen
• Aura (Prodromi, neurologische Funktionsstörungen) vor Kopfschmerzanfall: Flimmersehen, Aphasie, Paresen. Entwickelt meist sich über 5–30 Min., dann freies Intervall bis zur Kopfschmerzattacke von < 1 h.
• Dauer: Attacken von 4–72 h, 1–4 Attacken/Monat
• Auslösende Faktoren: Schlafmangel, Hunger, Streß, Menstruation, Nahrungsmittel (Schokolade, Wein, Zitrusfrüchte), Ovuationshemmer
• Linderung durch Ruhe, Pat. zieht sich in abgedunkeltes stilles Zimmer zurück.

Diagnostik
• Keine apparative Diagnostik bei typischer Anamnese erforderlich.

DD
• HWS-Syndrom, Entzündungen der Nasennebenhöhlen, Kiefergelenksarthopathie, Subarachnoidalblutung
• Bei prolongierter neurologischer Symptomatik: Ischämische Attacken, Hirntumor. Hierbei CCT, EEG, Liquoruntersuchung durchführen.

Therapie der Attacken
• *Nichtmedikamentös:* Reizabschirmung, Schlaf, lokale Kälteapplikation
• *Leichte/mittlere Intensität:* Metoclopramid (z.B. Paspertin®) 20 mg oder Domperidon 20 mg p.o./rektal. Nach 20 Min. Acetylsalicylsäure 1000 mg Brausetabl. mit schneller Resorption oder Paracetamol 1000 mg p.o./rektal. Alle 3–4 Std. wiederholbar, max. 4 x tägl.
• *Starke Intensität:* Metoclopramid (z.B. Paspertin®) 20 mg oder Domperidon 20 mg p.o./rektal. Nach 20 Min. 2 mg Ergotamintartrat Supp (z.B. ergo sanol®), wenn nicht ausreichend, nach 1 Std. Dosis wiederholen.
  Alternativen: Dihydroergotamin (z.B. Dihydergot®)1 mg i.m. oder Acetylsalicylsäure 1000 mg i.v. oder Metamizol 500 mg langsam i.v.
• *Bei Unwirksamkeit oder Unverträglichkeit von Ergotamin:* Sumatriptan (z.B. Imigran®) 50–100 mg p.o. (Repetition frühestens nach 4 h) oder bei starkem Erbrechen Sumatriptan 6 mg s.c. (Repetition frühestens nach 2 h)
• Nicht wirksam sind Opioide

Grenzen und Probleme von Ergotamin und Sumatriptan
• Maximaldosis Ergotamintartrat 4 mg/Attacke und 6 mg/Woche, mindestens 48 Std. Pause zwischen den Attacken
• Maximaldosis Sumatriptan 200 mg p.o. oder 12 mg s.c. tägl.
• Keine Kombination von Ergotamin und Sumatriptan innerhalb von 24 h

- Ergotamintartrat muß zu Beginn der Attacke genommen werden, um wirksam zu sein. Sumatriptan kann auch später im Attackenverlauf appliziert werden
- NW *Ergotamin:* Häufig Übelkeit und Erbrechen; *Sumatriptan:* Engegefühl in der Brust besonders nach s.c. Gabe
- KI bei Ergotamin und Sumatriptan: KHK, art. RR ↑↑ , schwere Arteriosklerose, eingeschränkte zerebrale Durchblutungsverhältnisse
- Wiederauftreten des Migränekopfschmerzes nach Beendigung der Wirkdauer der Substanzen. Hierbei Dosiswiederholung möglich und erfolgversprechend.

Prophylaxe
- Indikation:
  - > 2 Attacken/Monat und/oder Attackendauer > 48 h
- *Mittel der 1. Wahl:* Betablocker. Einschleichend beginnen, *KI:* AV-Block II° oder III° , Bradykardie, COLD. *Wirkungsbeginn* ab 2–3 Wo. Ther. beurteilbar. *NW:* Müdigkeit, Schlafstörungen, Bradykardie. Nach ca. 6 Mon. Anfallsfreiheit Auslaßversuch durch langsame Dosisreduktion (Ausschleichen zur Vermeidung von Rebound-Phänomenen erforderlich):
  - Metoprolol (z.B. Beloc®) bis auf 2–3 x 50 mg tägl. p.o. steigern
  - Propanolol (z.B. Dociton®) bis auf 1–3 x 80 mg tägl. p.o. steigern
- *Mittel der 2. Wahl:* Flunarizin (z.B. Sibelium ®) 5–10 mg tägl p.o. *KI:* Depression, Alter > 60 Lj., Adipositas. *NW:* Depression, Spätdyskinesien, Appetit ↑
- Regelmäßige Einnahmen von Analgetika oder Ergotaminen heben die Wirkung der Prophylaktika auf!

19

--------- **Kopfschmerzen vom Spannungstyp** ---------

Häufigkeit
Prävalenz bei Männern und Frauen gleichermaßen ca. 50 %. Durchschnittliches Lebensalter 25.– 30. Lj.

Klinik
- Dumpf-drückender konstanter Schmerz, oft hauben- oder ringförmig um den Kopf empfunden, eher bilateral als einseitig ausgeprägt („Wie ein zu enges Band um den Kopf")
- Dauer: Stunden bis Tage *(episodischer Spannungskopfschmerz).* Wenn Symptome häufiger als 15 Tage/Monat oder > 180 Tage/Jahr auftreten: *chron. Spannungskopfschmerz.*
- Auslösende Faktoren: Schlafmangel, Hunger, Streß
- Symptome bessern sich bei Bewegung, Pat. empfinden oft Erleichterung bei körperlicher Betätigung.

Diagnostik
Anamneseerhebung. Apparative Diagnostik (CCT) nur nötig bei therapieresistenter Symptomatik

Therapie der Attacken
- Physikalische Maßnahmen wie Eisbeutel, entspannende Physiother., TENS
- Antipyretisches Analgetikum, z.B. Ibuprofen, ASS.

Prophylaxe
- Streßbewältigungstraining, Progressive Muskelrelaxation nach Jacobson
- Indikation:
  - \> 2 Attacken/Monat
  - Attackendauer > 48 h

Mittel der 1. Wahl: Amitryptilin (z.B. Saroten®) 25–75 mg tägl. p.o., NW: Müdigkeit, Sedierung. *Mittel der 2. Wahl:* Doxepin (z.B. Aponal®) 10–50 mg tägl. p.o., NW: Antriebssteigerung.

Jeweils einschleichend beginnen. Frühestens nach 2–3 Wo. ist Wirkung abschätzbar. Mindestens 3–6 Mon. lang verabreichen.

Therapiefehler
- Gabe von Kombinationsanalgetika mit Zusätzen wie Kodein, Koffein, Ergotamin
- Verordnungen von Benzodiazepinen
- Lokales Quaddeln in Kopf- und Nackenbereich mit Lokalanästhetika
- Manualther. Maßnahmen an der Halswirbelsäule.

Medikamenteninduzierter Kopfschmerz

Häufigkeit
5–10 % der Kopfschmerzpat. betreiben Medikamenten-Abusus (Verhältnis Frauen : Männer 5 : 1). Alle Analgetika können zu medikamenteninduziertem Kopfschmerz führen.

Klinik
- Sehr variable Schmerzcharakteristik, -dauer und -intensität
- Zumeist drückender starker Dauerschmerz, der früher eher episodisch war, oft zunehmend bei Belastung

Diagnostik
- Anamnese zumeist ausreichend: Längerbestehende Einnahme wechselnder Analgetika, oft in Kombination mit anderen Substanzgruppen, Änderung des Schmerzcharakters im Krankheitsverlauf (z.B. Einer ursprünglich bestehenden Migräne lagert sich Analgetika-Kopfschmerz auf)
- Zugrunde liegender Kopfschmerztyp wird erst nach Medikamenten-Entzug deutlich

Therapie
- Konsequenter Analgetikaentzug
- Nach Entzugsther. erneute Befundung des verbleibenden Schmerzes (z.B. Migräne) und danach ausgerichtete Therapie

Entzugsbehandlung bei Medikamentenabusus
- Ambulanter Versuch erfolgversprechend, wenn
  - Abusus nur von Kombinationsanalgetika ohne Benzodiazepinen oder Barbituraten
  - Der Patient hoch motiviert ist
  - Sein soziales Umfeld ihn beim Entzug unterstützt
- Entzug *nur unter stationären Bedingungen* durchführen bei
  - Abusus auch von Benzodiazepinen und anderen psychotropen Substanzen
  - Langjährigem Abusus mit Dauerkopfschmerz
  - Problematischem sozialen Umfeld, übersteigertem eigenen Leistungsanspruch
  - Bereits erfolglos durchgeführter ambulanter Entzugstherapie

- *Ambulanter Entzug:* Abruptes Absetzen aller Analgetika, Metoclopramid (z.B. Pas- pertin®) 20 mg oder Domperidon 20 mg p.o./rektal. bedarfsweise bei Übelkeit, bei Entzugs-Kopfschmerzen: 2 x 500 mg Naproxen p.o. tägl., wenn kein Abusus von NSAID-Analgetika. Wenn möglich und indiziert, Beginn mit amb. Verhaltensthe- rapie. Wiedervorstellung bei Problemen, sonst nach 1–2 Wo.
- *Stationärer Entzug:* Abruptes Absetzen aller Analgetika, Metoclopramid (z.B. Pas- pertin®) 3 x 1 Amp. i.v. bedarfsweise bei Übelkeit und Erbrechen. Infusion i.v. zur Flüssigkeitssubstitution bei heftigem Erbrechen. Während der ersten Woche 2 x 500 mg Naproxen p.o. tägl., wenn kein Abusus von NSAID-Analgetika, bei starkem Entzugskopfschmerz alternativ max. alle 8 Std. 500–1000 mg Acetylsali- cylsäure (z.B. Aspisol ®) i.v. Beginn mit Verhaltenstherapie (z.B. Streßbewälti- gungstraining) und Physiotherapie. Falls Sedierung erforderlich, niedrig dosiertes Neuroleptikum wie Thioridazin (Melleril ® retard 30–60 mg p.o.). Dauer des Entzugs 1–3 Wo.
- Nach Entzug und Diagnostik des ursprünglichen Kopfschmerztyps entsprechende Prophylaxen einleiten. Regelmäßige 4-wöchige ambulante Wiedervorstellungster- mine zur Beratung und Kontrolle, Führen eines Kopfschmerztagebuch und ggf. Fortführung der Verhaltenstherapie vereinbaren
- Ca. 70 % der Patienten können erfolgreich von ihrem Medikamentenabusus entwöhnt werden.

19.4.7 Rückenschmerzen

Häufigkeit
- Mehr als 80 % der deutschen Bevölkerung leiden mindestens einmal im Leben an Rückenschmerzen, zumeist im lumbalen (65 %) und zervikalen (33 %) Bereich. Rückenschmerzen zählen zu den häufigsten Gründen für einen Arztbesuch.
- Bei 85 % der Pat. hilft innerhalb von 1–2 Mon. eine einfache Therapie mit körperlicher Entlastung, Physiotherapie, Analgetika, Muskelrelaxanzien.
- Bei 7 % der Pat. mit akuten Rückenschmerzen tritt längerfristige Arbeitsunfähigkeit ein und verursacht ca. 80 % der Gesamttherapiekosten beim Beschwerdebild ,,Rückenschmerz". Hier ist eine multimodale interdisziplinäre Therapie erforderlich, um der Chronifizerung vorzubeugen oder entgegenzuwirken.

Diagnostik
Diagnostische Leitfragen zum Ausschluß (seltener) entzündlicher, tumoröser, metabo- lischer Ursachen und Wurzelreizsyndrome:
- Ist der Schmerz in somatischen Ursachen begründet?
- Liegt eine Infektion oder Malignität zugrunde?
- Stammt der Schmerz aus der Wirbelsäule oder nicht?
- Ist es ein radikulärer oder nicht-radikulärer Schmerz?
- Welche Strukturen in welcher Lokalisation sind ursächlich am Schmerz beteiligt?
- Gibt es anatomische und funktionelle Auffälligkeiten?
- Ist es ein akutes oder chronisches Geschehen?
- Anamneseerhebung und Symptomschilderung
- Körperliche Untersuchung von Statik und Bewegungsmuster, Untersuchung nach Lasègue, Prüfung der Motorik und Sensibilität

19

- Labor: Entzündungsparameter
- Röntgen nativ und Funktionsaufnahmen
- CT, Kernspintomografie: Bandscheibenvorfall, Spinalstenose
- Knochenszintigrafie: Sakroileitis.

DD
➤ Bei etwa 90 % der Pat. liegen unspezifische degenerative, funktionelle Ursachen vor.
- Lumbale Wurzelreiz- oder Kompressionssyndrome als Ursache radikulärer Schmerzen
- Mechanische, statisch bedingte, nicht-radikuläre Rückenschmerzen, z.B. im Bereich der Muskeln, Ligamente, Sakroiliakalfuge
- Psychosomatisch verursachte Schmerzen
- Entzündliche Genese, z.B. Osteomyelitis, M. Bechterew, M. Reiter
- Metabolische Ursache, z.B. Osteomalazie, Osteoporose, M. Paget, Hyperparathyeoidismus
- Malignom, z.B. Plasmozytom, Metastasen.

Apparative Diagnostik
- Native Röntgenaufnahmen (WS a-p und seitlich) sind nur bei ca. 2 % der Pat. diagnostisch wegweisend, dienen zum Ausschluß spezifischer Erkrankungen
- Bildgebende Verfahren können Anomalien zeigen, die aber den Schmerz nicht oder nicht maßgeblich verursachen. Dennoch werden sie oft dem Schmerzgeschehen als Diagnose zugeordnet (z.B. Bandscheibenanomalien im CT).

──────── **Radikulärer Schmerz** ────────────────────────────

10 % aller Rückenschmerzen, oft bei jungen Männern

Symptomatik
Schmerzen im Bein > als im Rücken, stechend, bisweilen einschießend. Starke Intensität, zunächst bewegungsabhängig, später ständig vorhanden im unteren LWS-Bereich mit (meist) einseitiger distaler Ausstrahlung in Außen/Hinterseite des Beins. Parästhesien im betroffenen Areal. Schmerz ↑ bei Bewegung (z.B. Lasten heben), Husten, Defäkation. Schmerz ↓ bei Stufenbett-Lagerung (Beugung in Knie- und Hüftgelenk)

Kriterien für radikuläre Ursache
(z.B. Bandscheibenprolaps, Spinalkanalstenose, Spondylolisthesis, postop. Fibrose): Vorhandensein zweier von 4 Symptomen

- Schmerzen im Bein > als im Rücken
- Gestörte Sensibilität im betroffenen Dermatom
- Paresen der zugehörigen Kennmuskulatur
- Lasègue-Zeichen (Pat. in Rückenlage. Schmerzprovokation in Gesäß und Oberschenkel durch Dehnung des N. ischiadicus bei passivem Anheben des gestreckten Beins) Schmerz tritt in betroffenem Bein bereits beim Anheben um < 50 % des nicht betroffenen Beins auf.

Therapie
- Akuter Schmerz:
  - Entlastende Stufenbettlagerung bis zu 1 Wo.
  - NSAID-Analgetika (z.B. 2–3 x 800 mg Ibuprofen retard tägl.)
  - Krankengymnastik
  - Kortikosteroidgabe epidural (z.B. Volon® A 40 mg Kristallsuspension, alkoholischen Überstand verwerfen, in 5–10 ml Bupivacain 0,25 % lösen und injizieren)
  - OP-Indikation sofort, wenn Reithosenanästhesie, Blasen- oder Mastdarmstörungen, Fußheberparesen auftreten
  - Sonst OP erst nach 4–6 Wo. konservativen Therapieversuchen vorsehen. OP-Risiko: persistierende Schmerzen durch Postlaminektomiesyndrom.
- Chron. Schmerz:
  - Entscheidend: intensive Krankengymnastik (Aufbau-, Fitnesstraining)
  - Begleitend und zeitlich begrenzt NSAID-Analgetika (z.B. 2–3 x 800 mg Ibuprofen retard tägl.), wenn unzureichend, auch in Kombination mit Opioiden (☞ WHO-Stufenschema)
  - Amitriptylin (z.B. Saroten®) in einschleichender Dosierung 10 mg → 3 x 25 mg tägl.
  - Unterstützend TENS
  - Psychosoziale Maßnahmen: Entspannungstraining, Streßbewältigungstraining, Veränderungen am Arbeitsplatz.

Therapiefehler
- Statt aktivierender Ther. hauptsächlich passive Maßnahmen (Fangopackungen, Massagen, Schonung) mit Begünstigung einer Chronifizierung
- Zu frühe und zu häufige OP (Ab 2. Re-Eingriff kaum Chancen auf Besserung der Schmerzsymptomatik).

19

─────── **Nicht-Radikulärer Schmerz** ───────

90 % aller Rückenschmerzen

Symptomatik
Schmerzen im Bein < als im Rücken, dumpfer Schmerz starker Intensität, ,,steifes Kreuz" bei morgendlichem Aufstehen, dann besser werdend bei Bewegung. Längeres Verharren in einer Körperhaltung verstärkt die Beschwerden. Schwer lokalisierbar, oft im unteren LWS-Bereich mit ein- oder beidseitiger proximaler und/oder distaler Ausstrahlung ohne genauer Zuordnungsmöglichkeit zu bestimmten Dermatomen.

Therapie akuter und chron. Symptomatik
- Ziel ist die schnellstmögliche Umkehr von Passivität, Vermeidungsverhalten und Schonung hin zu gesteigerter Aktivität, Rückkehr zur Arbeit und Erlernung adäquater Strategien zur Bewältigung von Belastungssituationen.
  - Bettruhe max. für 1–2 Wo.
  - NSAID-Analgetika (z.B. 2–3 x 800 mg Ibuprofen retard tägl.)
  - Spätestens nach 1–2 Wo. konsequente Mobilisation, aktivierende Krankengymnastik
  - Psychosoziale Maßnahmen: Entspannungstraining, Streßbewältigungstraining, Veränderungen am Arbeitsplatz
- ➤ Bei chronischem Geschehen ist meist multimodales interdisziplinäres Therapiekonzept (Schmerzambulanz) erforderlich.

19.5 Weiterführende Adressen

Schmerzambulanzen und Vereinigungen
Bei schmerztherapeutischen Problemen: Beratung durch Schmerzambulanzen. Geeignete Adressen erfragbar über:
- Deutsche Gesellschaft zum Studium des Schmerzes für Deutschland, Österreich und die Schweiz (DGSS), Geschäftsstelle c/o Institut für Anästhesiologie der Universität Köln, Joseph-Stelzmann-Strasse 3, 50924 Köln, Tel.: 0221–4786686
- Deutsche Interdisziplinäre Vereinigung für Schmerztherapie (DIVS), Sekretariat c/o Universitätsklinik für Anästhesiologie und Schmerztherapie, Bürkle-de-la-Camp-Platz 1, 44789 Bochum, Tel.: 0234–3026825
- Zentralsekretariat des Schmerztherapeutischen Kolloquiums (StK), Hainstrasse 2, 61476 Kronberg/Ts., Tel.: 06173/95960
- *Für Patienten:* Deutsche Schmerzliga e.V., Geschäftsstelle: Roßmarkt 23, 60311 Frankfurt, Tel.: 069–29988075 (Selbsthilfeorganisation für chron. Schmerzkranke) und
  Bundesverband Deutsche Schmerzhilfe e.V. Hamburg, Geschäftsstelle: Sietwende 20, 21720 Grünendeich, Tel.: 04142–810434.

Palliativstationen und Hospize
Hospize und Hausbetreuungsdienste für die symptomorientierte interdisziplinäre palliative Versorgung inkurabler Tumor- und AIDS- Pat. Aktuelle Adressen zu erfragen bei:
- Bundesarbeitsgemeinschaft Hospiz, Tel.: 0345–2031952, FAX 0345–2832576
- Deutsche Hospiz Stiftung, Hohle Eiche 29, 44229 Dortmund, Tel.: 0231–7380730, FAX 0231–7380731
- Fachstelle Hospizarbeit der Malteser, Tel.: 0221–1602939
- Krebsinformationsdienst KID, Tel.: 06221–41 01 21, FAX: 06221–401 806, Mo - Fr 8–20 Uhr

Umfassendes Adressverzeichnis *Hospiz-Führer '97* abrufbar bei Fa. Mundipharma, Tel.: 0800–8551111

Weitere Informationen über: Deutsche Gesellschaft für Palliativmedizin c/o Institut für Anästhesiologie der Universität Köln, Joseph-Stelzmann-Strasse 3, 50924 Köln, Tel.: 0221–4786686

Matthias Eberhardt
Reiner Schäfer
Arne Schäffler

Normwerte und Tabellarium **20**

20.1 Arzneitherapie bei Leberschädigung

Folgende Faktoren erschweren die Arzneitherapie bei Leberschädigung

- **Eingeschränkter Metabolismus**
- **Hypoproteinämie**: erhöhte Toxizität von Pharmaka mit hoher Proteinbindung
- **Hämorrhagische Diathese** → Vorsicht bei Antikoagulation und antiphlogistischer Therapie
- **Hepatische Enzephalopathie,** deren Symptome durch zentral wirksame Pharmaka verstärkt werden können, aber auch durch Diuretika (→ Hypokaliämie)
- **Flüssigkeitsretention,** die durch Steroide und Antiphlogistika verschlimmert werden kann
- Mögliche **toxische** (dosisabhängige, mit * in der Tabelle markiert) und **allergische** (dosisunabhängige, mit ** markiert) Leberschädigungen von an sich indizierten Medikamenten, welche bei bereits vorhandener Leberschädigung die Substanzauswahl einschränken.

Die *folgende Tabelle* gibt – für einige häufig eingesetzten Substanzen – Anhaltspunkte für die Substanzauswahl bei lebergeschädigten Patienten:

Pharmaka bei Leberschädigung			
	Hohes Risiko Medikament vermeiden bzw. max. 25–50 % der Normaldosis	**Mittleres Risiko** Reduktion auf 50 % der Normaldosis	**Geringes Risiko** Normale Dosis kann gegeben werden
Analgetika	Pethidin Pentazocin Phenacetin	Paracetamol (in hoher Dosis*) Metamizol Indometazin ASS	Phenylbutazon ** Naproxen
Psycho-pharmaka	Clomethiazol Chlorpromazin** Imipramin Demipramin Nortryptilin MAO-Hemmer**	Diazepam Barbiturate	Lorazepam Oxazepam
Antiepileptika	Phenytoin** Valproinate*	Barbiturate	
Antibiotika	INH *, ** Pyrazinamid Tetrazykline* Sulfonamide** Erythromycin*	Clindamycin Fusidinsäure Metronidazol Chloramphenicol	Penicillin PAS**
Antihyper-tensiva	Methyldopa Prazosin Glycerolnitrat	Na-Nitroprussid	Captopril Nifedipin
Diuretika			Furosemid Thiazide Spironolacton

20

Pharmaka bei Leberschädigung			
	Hohes Risiko Medikament vermeiden bzw. max. 25–50 % der Normaldosis	**Mittleres Risiko** Reduktion auf 50 % der Normaldosis	**Geringes Risiko** Normale Dosis kann gegeben werden
Kardiaka	Lidocain Mexitil Tocainamid Propranolol Labetalol Metoprolol	Verapamil Digitoxin Procainamid Chinidin	Digoxin
Antidiabetika	Metformin Sulfonylharnstoffe**		
Gichtmittel	Allopurinol** Probenecid		
Narkosemittel	Halothan**		
Hormone	Androgene* Östrogene*		

*   *Cave:* toxische Leberschädigung
** *Cave:* allergische Leberschädigung

20.2   Dosierung von Medikamenten bei Nireninsuffizienz

Abschätzung der GFR anhand des Serum-Kreatinins*									
	Alter des Patienten					**Serum-Kreatinin**	**in μmol/l**			
							180	260	350	530	880
	40 J.	50 J.	60 J.	70 J.	80 J.		**in mg/dl**				
							2	3	4	6	10
Gewicht in kg	80					**GFR in ml/Min**	49	34	25	17	10
	70	80					44	31	23	15	9
	65	70	80	85			39	27	20	13	8
	55	60	70	75	85		33	23	17	11	7
		50	60	**65**	75		28	19	14	**9**	6
		40	50	55	65		24	17	16	8	5
			40	50	55		22	15	11	7	4

*   Die GFR-Schätzung kann verbessert werden, indem zu dem Tabellenwert bei Männern 10% addiert und bei Frauen 10% subtrahiert werden.

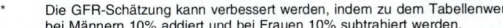

Vorgehen

- In der linken Hälfte der Tabelle in der Spalte mit dem ungefähren Patientenalter das Kästchen mit dem jeweiligen Patientengewicht aussuchen.
- Dann auf gleicher Höhe soweit nach rechts gehen, bis in der obersten Spalte das Serum-Krea des Pat. erscheint → die Zahl in Kästchen ist die GFR in ml/Min
- Dann anhand der 2. Tabelle die Anpassung der Dosierung entnehmen
- Sollen niedrigere Serumspiegel erreicht werden, ist die Dosis anzupassen.

Anpassung der Medikamentendosis bei Niereninsuffizienz

- Abschätzen der GFR (z.B. anhand des Nomogramms)
- Applikation der normalen Initialdosis; weitere Dosierung entsprechend der erhöhten HWZ anpassen (durch Verlängerung der Applikationsintervalle bzw. Verringerung der Einzeldosen)
- Bei Medikamenten mit geringer ther. Breite (z.B. Aminoglykoside) Dosierung nach Serumspiegel
- Einen *Anhaltspunkt* für mittlere Dosierung in *Prozent der Normaldosis* gibt nachfolgende Tabelle.

Modifiziert nach J. Girndt: Nieren- und Hochdruckkrankheiten (Schattauer, Stuttgart, 397–402)

Substanz	Tagesdosis in % der Normaldosis Glomerulumfiltrat [ml/Min]			Serum-HWZ bei normaler Nierenfkt. [h]
	> 50	10-50	< 10	
Acebutolol	100	50	30–50	3
Acetyldigoxin	75–100	30–60	20–30	24
Ajmalin	100	100	100	0,75
Allopurinol	100	50–75	10–30	0,8
Amiodaron	100	100	100	ca. 800
Ampicillin, Amoxycillin	75	40–50	10–20	0,9
Atenolol	100	50	25	6
Atropin	100	75	50	2,5
Azathioprin	100	100	75	4,5
Azlocillin	50–75	30–75	20–30	1
Buprenorphin	100	100	100	5
Butylscopalamin	100	100	75	4
Captopril	75	50	25	2
Carbamazepin	100	100	75	30
Cefamandol	75	50	20–30	0,9
Chinidin	100	75	50	7

20

Substanz	Tagesdosis in % der Normaldosis Glomerulumfiltrat [ml/Min]			Serum-HWZ bei normaler Nierenfkt. [h]
	> 50	10-50	< 10	
Chloramphenicol	100	100	100	3
Chlorprothixen	100	100	100	10
Cimetidin	100	75	50	2
Clavulansäure	100	100	50–75	1
Clomethiazol	100	100	100	4
Clonazepam	100	100	100	29
Clonidin	100	100	50–75	20
Clorazepat	100	100	100	30
Cotrimoxazol	75	50	KI	10
Diazepam	100	100	100	30
Diazoxid	100	100	100	28
Diclofenac	100	100	100	1,5
Digitoxin	100	100	70–80	180
Digoxin	75–100	30–60	20–30	36
Dihydralazin	100	100	75–100	2
Diltiazem	100	100	100	4,5
Disopyramid	100	50	25	6
Enalapril	75	50	25	3
Erythromycin	100	100	50–75	1,5
Fenoterol	100	100	75–100	6
Fentanyl	100	100	100	1
Furosemid	100	100	100	1
Gentamicin	30–70	15–30	10	2,0
Glyceroltrinitrat	100	100	100	0,5
Haloperidol	100	100	100	20
Heparin	100	100	75	2
Ibuprofen	100	100	100	2
Indometacin	100	100	100	2

Substanz	Tagesdosis in % der Normaldosis Glomerulumfiltrat [ml/Min]			Serum-HWZ bei normaler Nierenfkt. [h]
	> 50	10–50	< 10	
Ipratropiumbromid	100	75	50	3,5
Isosorbitdinitrat	100	100	100	0,4
Ketoconazol	100	100	100	8
Labetalol	100	100	100	4
Lidocain	100	100	100	1,6
Metamizol	100	100	100	3
Methylprednisolon	100	100	100	2
Methyldigoxin	75–100	30–60	20–30	40
α-Methyldopa	100	75	50	1,5
Metoclopramid	100	75	50	4,5
Metoprolol	100	100	100	4
Metronidazol	100	100	25–30	7
Mexiletin	100	100	50–75	10
Midazolam	100	100	100	2,5
Morphin	100	100	100	3
Nadolol	100	50	25	17
Nifedipin	100	100	100	3
Nimodipin	100	100	100	2
Nitroglycerin	100	100	100	0,05
Nitroprussidnatrium	100	100	100	0,05
Ondansetron	100	100	100	3,5
Orciprenalin	100	100	75	2
Paracetamol	100	100	100	2,5
Penicillin-G	100	75	15–50	1
Pentazozin	100	100	100	2,5
Pethidin	100	100	75–100	4
Phenobarbital	100	75–100	50–75	100
Phenoxybenzamin	100	100	100	24

20

Substanz	Tagesdosis in % der Normaldosis Glomerulumfiltrat [ml/Min]			Serum-HWZ bei normaler Nierenfkt. [h]
	> 50	10-50	< 10	
Phenprocoumon	100	100	100	150
Phentolamin	100	100	100	1
Phenytoin	100	100	100	22
Pindolol	100	75	50–75	3,5
Pirenzepin	100	75	50	11
Piritramid	100	100	100	6
Prazosin	100	100	100	3
Prednisolon	100	100	100	3
Prednison	100	100	100	3
Promethazin	100	100	100	10
Propafenon	100	75–100	50–75	5
Propranolol	100	100	100	4
Ranitidin	100	75	50	2,5
Salbutamol	100	75–100	50–75	4
Sotalol	100	30	15–30	13
Spironolacton	100	KI	KI	20
Terbutalin	100	50	KI	14
Theophyllin	100	100	100	8
Thiamazol	100	100	75	4
Thiopental	100	100	100	12
Thyroxin (T_4)	100	100	100	200
Tilidin	100	100	100	4
Tramadol	100	75–100	50–75	6
Triflupromazin	100	100	100	6
Trimethoprim/ Sulfamethoxazol	75	50	KI	10
Urapidil	100	100	100	3
Verapamil	100	100	50-75	7

20.3   Pädiatrische Normwerte

Perioperativer Flüssigkeitsbedarf

Basaler perioperativer Flüssigkeitsbedarf bei Säuglingen										
3–4 kg	5–6 kg	7–8 kg	9–10 kg	11–12 kg	13–14 kg	15–16 kg	17–18 kg	19–20 kg	21–22 kg	23–24 kg
14 ml/h	22 ml/h	30 ml/h	38 ml/h	43 ml/h	47 ml/h	51 ml/h	55 ml/h	59 ml/h	62 ml/h	64 ml/h

Atemfrequenz

Alter	Wachzustand	Schlafzustand
NG	50–60	40–50
6–12 Mon.	58–75	22–31
1.–2. Lj.	30–40	17–23
2.–4. Lj.	23–42	16–25
4.–6. Lj.	19–36	14–23
6.–8. Lj.	15–30	13–23
8.–10. Lj.	15–31	14–23
10.–12. Lj.	15–28	13–19
12.–14. Lj.	18–26	15–18

20

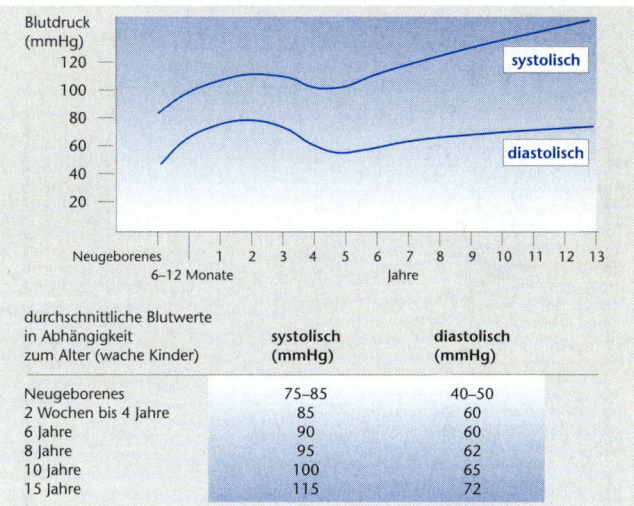

durchschnittliche Blutwerte in Abhängigkeit zum Alter (wache Kinder)	systolisch (mmHg)	diastolisch (mmHg)
Neugeborenes	75–85	40–50
2 Wochen bis 4 Jahre	85	60
6 Jahre	90	60
8 Jahre	95	62
10 Jahre	100	65
15 Jahre	115	72

Abb. 20.1: Blutdruck-Normalwerte Neugeborene bis 13 Jahre [A300–157]

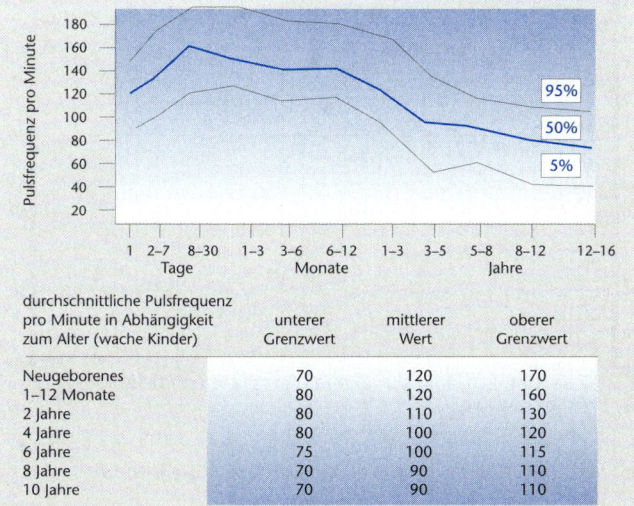

durchschnittliche Pulsfrequenz pro Minute in Abhängigkeit zum Alter (wache Kinder)	unterer Grenzwert	mittlerer Wert	oberer Grenzwert
Neugeborenes	70	120	170
1–12 Monate	80	120	160
2 Jahre	80	110	130
4 Jahre	80	100	120
6 Jahre	75	100	115
8 Jahre	70	90	110
10 Jahre	70	90	110

Abb. 20.2: Pulsfrequenz Neugeborene bis 16 Jahre [A300-157]

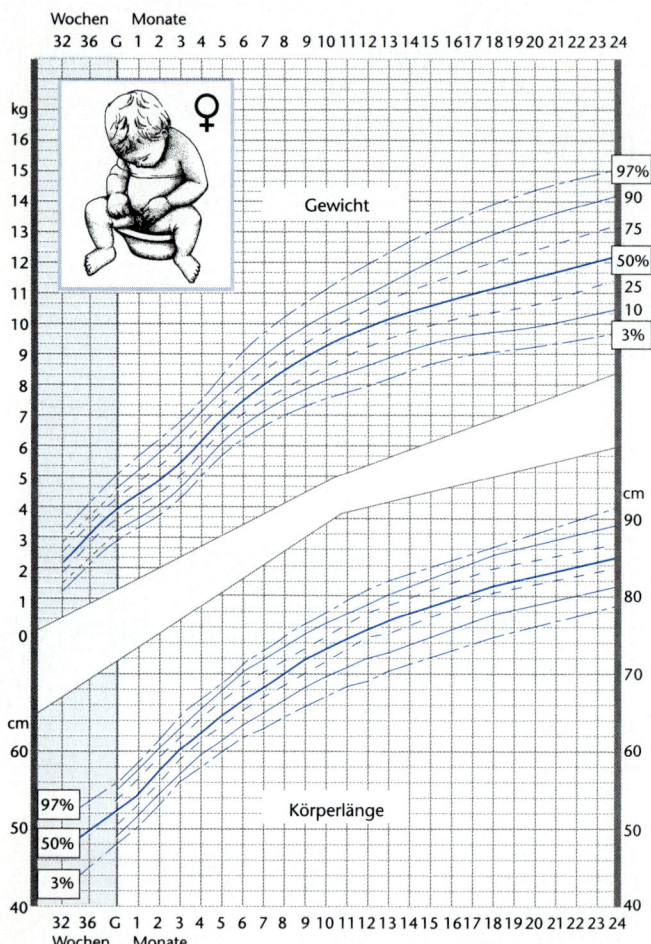

Abb. 20.3: Körperlänge und Gewicht bis 24 Monate, Mädchen [A300-157]

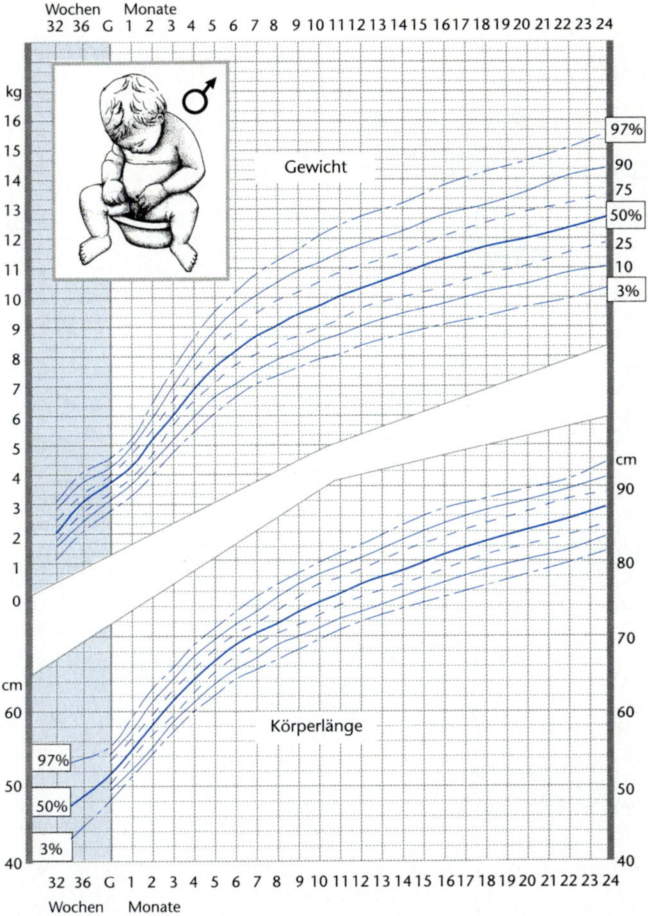

Abb. 20.4: Körperlänge und Gewicht bis 24 Monate, Jungen [A300-157]

20

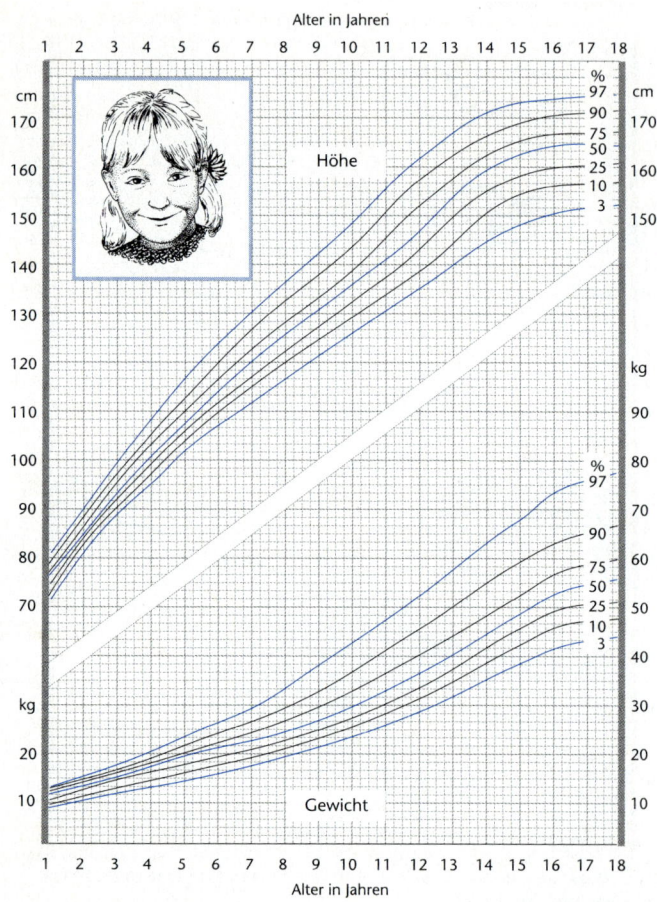

Abb. 20.5: Körperlänge und Gewicht bis 18 Jahre, Mädchen [A300-157]

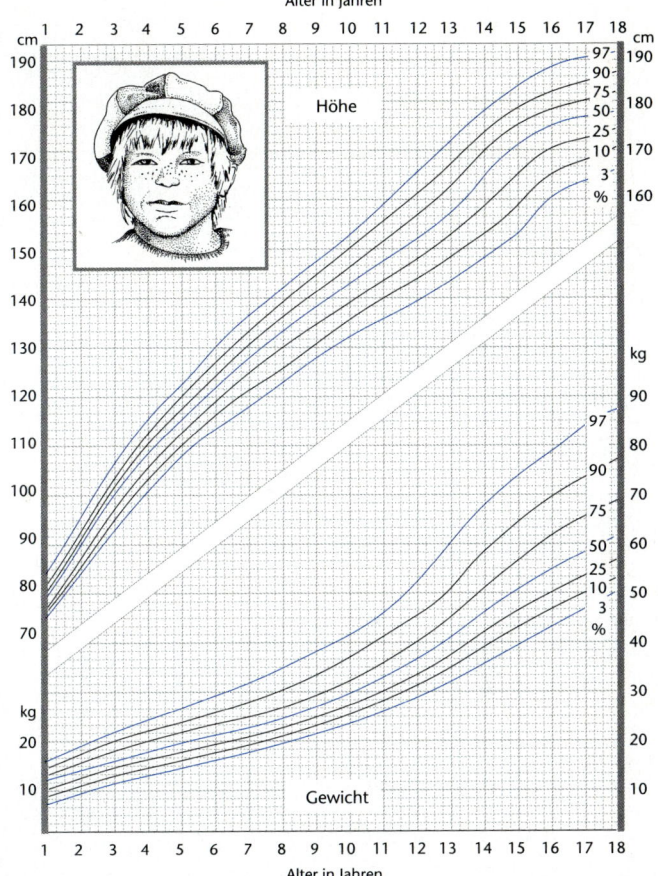

Abb. 20.6: Körperlänge und Gewicht bis 18 Jahre, Jungen [A300–157]

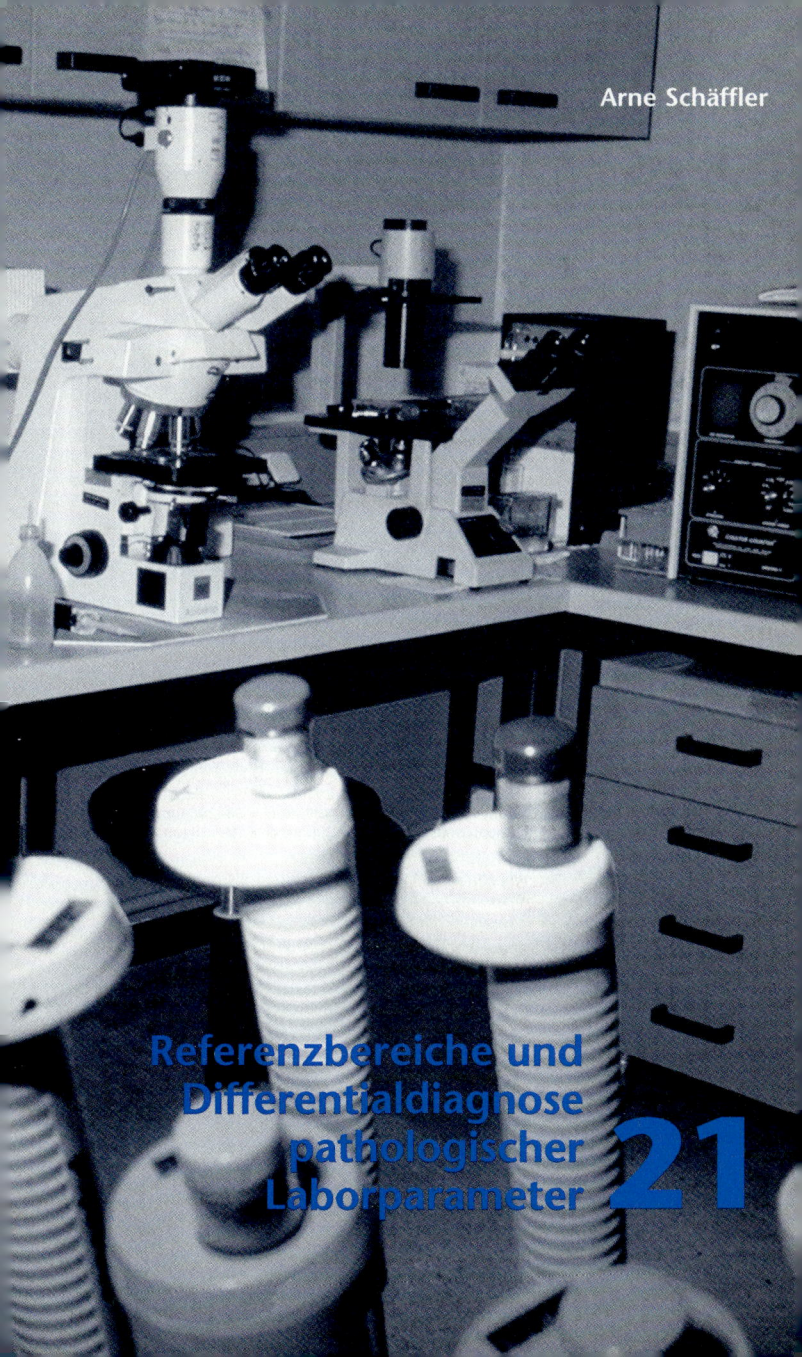

Arne Schäffler

Referenzbereiche und
Differentialdiagnose
pathologischer
Laborparameter

21

- *Normwerte nach:* L. Thomas, Labor und Diagnose, 3. Aufl., 61–1079, Med. Verlagsgesellschaft, Marburg (1988)
- *Sortierprinzip: Alphabetisch, griechische Buchstaben sowie Ziffern ignorierend*
- Soweit nicht anders angegeben, sind die Normwerte *Serum- bzw. Vollblutreferenzbereiche*

ALAT ☞ 21.G5 (Glutamat - Pyruvat - Transaminase [GPT])		
21.A1 Albumin 60,6–68,6 % des Serumeiweiß bzw. 35,2–50,4 g/l	stark ↓: Hypoproteinämie (☞ Ges.–Eiw. 21.G1); mäßig ↓: Hyperglobulinämien (☞ 21.S2 Serume'phorese)	stark ↑: Hyperproteinämie (☞ Ges.–Eiw. 21 G1); mäßig ↑: Hypoglobulinämien. Falsch hohe Werte durch Hämoglobin, Lipide
21.A2 Alkalische Phosphatase (AP) F 55–170 IE/l M 70–175 IE/l. Im Wachstumsalter bis 700 IE/l. ✗: Erniedrigung meist ohne klinische Relevanz. Für die DD ist γ-GT wichtig, die bei ossären Veränderungen nicht erhöht ist.	↓ (selten): hereditär; Anämie; Proteinmangel; Hypophosphatämie; Hypothyreose; hypophysärer Zwergwuchs; Achondroplasie	↑: Cholestase jeder Ursache, z.B. Hepatitis, Verschlußikterus, biliäre Zirrhose,Ther. mit Antiepileptika, Chlorpromazin, Thiamazol, Östrogenen, Gestagenen); ossär: z.B. Knochenmetastasen, Rachitis, Osteomalazie, *M. Pa get*, Osteomyelosklerose, Marmorknochenkrankheit, Frakturheilung, Neoplasien mit Knochenbeteiligung. Hyperparathyreoidismus, *Cushing-Sy.*; Sarkoidose; Mononukleose; Nieren-insuff., Nieren-Ca
21.A3 Ammoniak F 19–82 μg/dl = 11–48 μmol/l M 25–94 μg/dl = 15–55 μmol/l	↑: Leberausfallskoma (150–400 μg/dl = 88–240 μmol/l), Leberzerfallskoma (100–200 μg/dl = 58–116 μmol/l)	
21.A4 α-Amylase Normwert stark Methodenabhängig, z.B. < 120 IE/l	↑: akuter Schub einer Pankreatitis, Pankreasgangverschluß, penetrierendes Ulkus. Speicheldrüsenerkrankungen; praktisch alle Ursachen des „akuten Abdomens"; nach Gastroskopie in 20 %; Extrauteringravidität; paraneoplastisch; diab. Ketoazidose; Opiate, Narkotika, Steroide, Phenylbutazon, Thiazide, Furosemid. Falsch ↑ bei Heparin-Ther. ✗ Zur DD pankreasspez. Lipase bestimmen!	
Antithrombin III ☞ 21.A5 (AT III)		
ASAT ☞ 21.G3 (Glutamat-Oxalacetat-Transaminase [GOT])		
21.A5 AT III **(Antithrombin III)** 70–120 % = 0,14–0,39 g/l	↓ (→ erhöhtes Thromboserisiko): familiärer AT III-Mangel, Leberzirrhose, Sepsis, Nephrot. Sy., Z.n. großen OP oder Traumata, Initialphase der Heparinther., „Pille"	↑: Marcumarther., Cholestase

21

21.B1 **Bilirubin, direktes** (= konjugiertes) < 0,3 mg/dl = < 5 μmol/l. **Gesamt-Bili.:** < 1,1 mg/dl = < 18,8 μmol/l.	↑: **Hepatozelluläre Ursachen:** Hepatitis, Zirrhose, toxische Schädigung, schwere Inf., Rechtsherzinsuff. **Cholestat. Ursachen:** Fettleber, Leberabszeß, Lebertumoren, Schwangerschaft, idiopatisch, Verschlußikterus. **Medikamentös:** Indometazin, Methyldopa, Tetrazykline, Phenothiazine, Östrogene, anabole Steroide, Zyto- und Tuberkulostatika ✗ Ikterus sichtbar, wenn Gesamt-Bili > 2 mg/dl = > 34 μmol/l
21.B2 **Bilirubin im Urin** (= konjugiertes Bili, da freies Bili nicht nierengängig).	Nachweis immer pathol.: Erkr. mit erhöhtem konjugiertem Serum-Bilirubin (☞ 21.B3), z.B. Leberparenchymschäden, Hepatitis, Zirrhose, Cholestase (Verschlußikterus). Kein **Urobilinogen** nachweisbar bei totalem Verschluß der Gallenwege
21.B3 **Bilirubin, indirektes** (= unkonjugiertes) = Gesamt-Bili − direktes Bili.	↑: **Hämolytische Ursachen:** hämolytische Anämie, Blutzerfall (Hämatomresorption, Lungeninfarkt, intestinale Blutung), Polycythämia vera, Shunt-Hyperbilirubinämie. **Hepatozelluläre Ursachen:** wie beim direkten Bili (☞ 21.B1). Außerdem: Icterus juvenilis intermittens, Hyperthyreose, portocavaler Shunt; Rifampicin, Steroide, Rö-Kontrastmittel. **Cholestatische Ursachen:** wie beim direkten Bili (hier direktes Bili weitaus stärker erhöht)

BZ ☞ 21.G2 (Glukose)

Calcium ☞ 21.K3 (Kalzium)

21.C1 **Chlorid** 97–108 mmol/l (= mval/l) Änderung meist parallel zum Na$^+$ und gegensinnig zum HCO$_3^-$	↓: Hyponatriämie; metab. Azidose, respirat. Alkalose; *Cushing-Sy.*; Bromidintoxikation; Gentamicin-Ther. ✗ zur DD ggf. BGA	↑: alle Ursachen der Hypernatriämie; prim. Hyperparathyreoidismus mit Azidose, Niereninsuff., hypermetabole Zustände; Ther. mit Carboanhydrasehemmern und Steroiden; exogene Säurezufuhr

pCO$_2$ (BGA) ☞ 21.K4 (Kohlendioxidpartialdruck)

21.E1 **Eisen (Fe^{2+})** **F** 37–145 μg/dl = 6,6–26 μmol/l. **M** 60–160 μg/dl = 10,6–28,3 μmol/l. Zur DD Ferritin und Transferrin	↓: meist durch chronischen Blutverlust. Seltener durch Reutilisationsstörung (z.B. bei chron. Entzündungen), Ca (Ferritin ↑), erhöhter Bedarf (Pubertät, Gravidität, Laktation) oder erniedrigte Aufnahme (z.B. Fehlernährung, Parasiten, atrophische Gastritis)	↑: prim. oder sekundäre Hämochromatose, Hepatitis, Leberzirrhose; Inf.; hämolytische, sideroachrestische, perniziöse, aplastische Anämie; Thalassämie; Porphyrie; Blei-, Eisenintox.; nach Bluttransfusionen
21.E2 **Erythrozyten (Erys)** **F** 4,2–5,5/pl **M** 4,5-6,3/pl	↓: 6 h nach einer akuten Blutung. Alle Ursachen der Anämie	↑: Dehydratation; chron. respiratorische Insuff.; Höhenkrankheit; Androgenther., Polyglobulie, Polycythämia vera
21.E3 **Erythrozytenindices** **MCV** = mittleres korpuskuläres Volumen: 80–94 fl **MCH** = mittleres korpuskuläres Hb: 27–33 pg **MCHC:** 310–360 g/l Ery	↑: Die Erythrozytenindices erlauben eine morphologische Klassifizierung von Anämien − *Normozytäre und normochrome Anämie* (MCV und MCH normal): Blutverlust und Hämolyse, chron. Zweiterkrankungen, Knochenmarkshypoplasie und Myelophthise − *Mikrozytäre und hypochrome Anämie* (MCV ↓ und MCH ↓): Eisenmangel und -verwertungsstörungen, Thalassämie, Sphärozytose, Bleiintoxikation − *Makrozytäre und hyperchrome Anämie* (MCV ↑, MCH normal): Vit B$_{12}$- und Folsäuremangel.	

21.F1 **Fibrinogen** 2,0–4,0 g/l	↓: schwere Lebererkrankung, -zirrhose; Kachexie, schwere OP; fibrinolytische Ther.	↑: Akut-Phase Protein

fT₃ ☞ 21.T2 (Trijodthyronin)

fT₄ ☞ 21.T2 (Thyroxin)

21.G1 **Gesamteiweiß** 66–87 g/l	↓: Malnutrition, Malabsorption; Maldigestion; Leberzirrhose; nephrot. Sy., GN, chron. Nieren- insuff. *M. Ménétrier*, mechani- scher Ileus; chron. Blutung; großflächige Verbrennungen, Amyloidose; Peritonitis; Hyper- thyreose; Hyperhydratation	↑: Leberzirrhose im komp. Sta- dium; Sarkoidose; Paraproteinä- mien; *Dehydratation* („Pseudo- hyperproteinämie": bei Krankhei- ten mit absolutem Eiweißverlust können bei Dehydratation den- noch erhöhte Eiweißwerte auftreten!)
21.G2 **Glukose** **nüchtern** 70–100 mg/dl = 3,9–5,6 mmol/l	↓: Hunger; Malabsorption; renal bedingte Glukosurie; Anstren- gung; Fieber; großes Ca; Post- gastrektomie-Sy.; Alkohol; Leberausfall; Glykogenosen, Fruktoseintoleranz, Galaktos- ämie; Hypophyseninsuff., NNR- Insuff., Hypothyreose; Hyperin- sulinismus: Inselzellhyperplasie, Antidiabetika; β-Blocker	↑: Diab. mell., *Cushing-Sy.*, Hyperthyreose, Akromegalie, Phäochromozytom, Hyperaldo- steronismus, Pankreas-A-Zell- Tumor; ZNS-Insult oder ZNS- Tumor, Enzephalitis; Herzin- farkt; Fieber; Schock; Nieren- insuff.; Hypothermie; CO-Intox.; Diuretika, Glukokortikoide, Niko- tinsäure, Kontrazeptiva,Pheno- thiazine, Phenytoin
21.G3 **Glukose** **im Urin** < 15 mg/dl = < 0,84 mmol/l	↑ **mit Hyperglykämie:** Alle Hyperglykämien mit Überschreitung der Nierenschwelle (ca. 170 mg/dl = 10 mmol/l). ↑ **ohne Hyperglykämie:** idiopathisch; Tubulusschäden der Niere: *Fanconi-Sy.*, Pyelonephritis, chron. interstitielle Nephritis, toxische Nephropathie, Schockniere; Bleiintoxikation; Gravidität	
21.G4 **Glutamat-** **Oxalacetat-** **Transferase** **(GOT, ASAT)** **F** < 15 IE/l **M** < 19 IE/l	↑: Herzinfarkt (nach 4 h nachweisbar, Gipfel nach 16–48 h, nach 3–6 Tagen vorbei), Herzoperation, -massage, -katheter; Hepatitis, Leberzirrhose, Verschlußikterus, toxische Leberschäden (Halothan, Alkohol); progr. Muskeldystrophie; Herzin- infarkt und -embolie, Status asthmaticus; Nieren- und Hirninfarkt; akute Pankreatitis; Leptospirose, Mononukleose; Gicht; Dermato- myositis; Myoglobinurie; Traumen, Operationen	
21.G5 **Glutamat-** **Pyruvat-Trans-** **aminase (GPT,** **ALAT) F** < 19 IE/l **M** < 23 IE/l	↑: akute und chron. aggressive Hepatitis, Schub einer Leberzirrhose, Verschlußikterus, toxische Leberschäden (Halothan, Östrogene, Gestagene); Mononukleose	
21.G6 **γ-Gluta-** **myl-Transferase** **(γ-GT). F** 4–18 U/l **M** 6–28 U/l	↑: bei allen Formen der Cholestase. Leitenzym bei Alkoholabusus!	
21.H1 **Häma-** **tokrit (Hkt)** **F** 37–48 % **M** 40–50 %	↓: Anämien Hyperhydratation	↑: Dehydratation; Polyglobulie; Polycythämia vera

21

21.H2 **Hämoglobin (Hb)** **M** 130–180 g/l, **F** 110–160 g/l.	↓: Anämie; SLE *M. Crohn*; chron. Niereninsuff., chron. GN; paroxysmale nächtliche Hämoglobinurie; Hyperhydratation; Knochenmarksinfiltration u. -verdrängung	↑: Dehydratation; Polyglobulie; Polycythämia vera. ZNS: Insulte, Tumoren, Enzephalitis
21.H3 **Glykosyliertes Hämoglobin** HbA₁ 5–8 %, **HbA₁c** 3–6 %	*Maß für die Serumglukosekonz. der letzten 6-8 Wo.* *Normwert für Diabetiker:* bis 8% (laborabhängig). Dabei jedoch beachten, daß „gute".HbA1-Werte durch häufige Hypoglykämie-Episoden bedingt sein können → in diesem Fall höhere Werte (bis 9 %) anstreben. ↑: alle Hyperglykämien. *Falsch hoher Wert:* bei Niereninsuff. und Hyperlipoproteinämie ↓: Hämolytische Anämie	
21.H4 **Harnsäure** **M** 3,5–7,0 mg/dl = 208–416 µmol/l **F** 2,5–5,7 mg/dl = 149–339 µmol/l	↓: idiopathisch; renale Tubulusdefekte; schwere Lebernekrosen, *M. Wilson*; Multiples Myelom; SIADH; Xanthinurie; Zystinose; Gravidität; Schwermetallintoxikation; Medikation mit Allopurinol, Probenecid, Phenylbutazon, Steroiden, Rö-KM, Expek-torantien	↑: Gicht, *Lesch-Nyhan-Sy.;* Leukämien, Polycythämia vera; nekrotisierende Malignome; Eklampsie, Niereninsuff.; Schock, Diab. mell., Myxödem, Hyperparathyreoidismus, Akromegalie; Laktatazidose; Hyperlipidämie Typ IV; Psoriasis; Fasten; Adipositas; Alkoholismus; Diuretika,Tuberkulo- und Zytostatika
21.H5 **Harnstoff (Urea)** 10–50 mg/dl = 1,7–8,3 mmol/l	↑: alle Ursachen der Krea-Erhöhung; Eiweißkatabolismus	

Hb, HbA₁, HbA₁c ☞ 21.H3

21.K1 **Kalium (K⁺)** 3,6–4,8 mmol/l. *Falsch hohe* Werte durch zu langes Stauen, Hämolyse und Thrombozytose	↓: renale Verluste: Diuretika, Steroide; Hyperaldosteronismus, *Cushing-Sy.*; enterale Verluste: Diarrhoe, Erbrechen, Fisteln, Laxantien; Verteilungsstörung: metab. Alkalose, perniziöse Anämie, Anbehandlung des diabet. Komas	↑: verminderte renale Ausscheidung: Niereninsuff., kaliumsparende Diuretika; Hypoaldosteronismus, NNR-Insuff., Verteilungsstörung: Azidose, massive Hämolyse, Zellzerfall. Succinylcholin
21.K2 **Kalium im Urin** 30–100 mmol/ 24 h, zur **DD:** Na⁺, BGA.	↓: Erbrechen; Durchfall; gastrointestinale Drainagen, Sonden, Fisteln; oligurische Nephropathien: GN, Pyelonephritis, Nephrosklerose, Salzverlust-Niere; *M. Addison*; extrarenale Urämie; Laxantienabusus	↑: polyurische Phase des ANV; interstitielle Nephritis; renal-tubuläre Azidose; *Fanconi-Sy.*; *Bartter-Sy.*; Hyperaldosteronismus; *Cushing-Sy., Conn-Sy.*; Hyperkalzämie-Sy.; Diab. mell.; metabol. Azidose und Alkalose; Diuretika, ACTH, Glukokortikoide, Gentamicin, Hunger
21.K3 **Kalzium** 2,2–2,6 mmol/l; Albuminabweichung → gleichsinnige Ca-Abweichung	↓: Vit. D-StoffwechselStörungen; Hypoproteinämie (nephrot. Sy., Leberzirrhose); Hypoparathyreoidismus; Hyperphosphatämie; akute nekrotisierende Pankreatitis; Ther. mit Furosemid, Antiepileptika, Steroiden	↑: paraneoplastisch, endokrin, v.a. primärer und tertiärer Hyperparathyreoidismus; Immobilisation; Sarkoidose; *M. Paget;* Thiazide; Vit. D, Vit. A, Lithium, Kationenaustauscher, falsch hohe Werte durch langes Stauen bei Blutabnahme

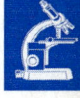

21.K4 Kohlendioxidpartialdruck (pCO₂), 36–44 mmHg = 4,8–5,9 kPa	↓: respiratorische Alkalose, Hyperventilation; kompensatorisch bei metabolischer Azidose; Hitzschlag; Höhenkrankheit	↑: respiratorische Azidose; kompensatorisch bei metabolischer Alkalose; alveoläre Hypoventilation, z.B. Pneumonie; Vitien; Schock; *Pickwick-Sy.*
21.K5 Kreatinin 0,6–1 mg/dl = 53–88 μmol/l	↑: chron. Niereninsuff. (↑ jedoch erst bei > 50%iger Reduktion der Nierenleistung), ANV, akuter Muskelzerfall (Trauma, Verbrennung, akute Muskeldystrophie), Akromegalie	
21.K6 Kreatinin-Clearance Normwerte altersabhänig	↓: Minderung der GFR z.B. bei Niereninsuffizienz im Stadium der vollen Kompensation, auch dann, wenn Serum-Krea noch normal ist. Bei Serum-Kreatinin > 3 mg/dl (> 260 μmol/l) wenig aussagekräftig	
21.L1 Laktat 1–1,8 mmol/l	↑: Gewebshypoxien (*Frühindikator*), bakt. Sepsis, Schock, metabol. Azidose, Sport	
21.L2 LDH (Laktatdehydrogenase) 120–240 IE/l. 5 Isoenzyme.	↑: Herzinfarkt, Myokarditis, Myopathie; kardiale Leberstauung, Hepatitis, Mononukleose, toxische Leberschäden,Gallenwegserkrankungen; Malignome; Lungeninfarkt, perniziöse und hämolytische Anämien	
21.L3 LDH/HBDH-Quotient 1,38–1,64 LDH₁ = HBDH 68–135 IE/l	**Quotient < 1,3:** Herzinfarkt (Spätdiagn.: Quotient bis 20. Tag < 1,3); Hämolyse	**Quotient > 1,64:** Leberparenchymschäden
21.L4 Lipase 20–160 IE/l	↑: wie bei *Amylase,* aber Ausmaß der Lipaseerhöhung korreliert nicht mit Schwere der Erkrankung. Bei akuter Pankreatitis ist die Lipase länger als die Amylase erhöht, Niereninsuff.	
21.M1 Magnesium (Mg²⁺) 1,8–2,6 mg/dl = 0,74–1,08 mmol/l	↓: parenterale Ernährung, Alkoholismus, Magensaftverlust; Diarrhoe; Pankreatitis; Plasmozytom; Gravidität; Diuretika., Cisplatin-Ther., idiopathisch	

MCH, MCHC, MCV ☞ 21.E3 (Erythrozytenindices)

21.N1 Natrium (Na⁺) 135–145 mmol/l	↓: Erbrechen, Durchfall, renale Salzverluste; Verbrennungen, Trauma; osmotische Diurese (Diab.mell.), Hypoaldosteronismus, SIADH; Porphyrie; Diuretika, Antidiabetika, Zytostatika, Sedativa, trizyklische Antidepressiva	↑: Diarrhoe; Fieber, Schwitzen, mangelnde Wasserzufuhr; Polyurie; Diab. insipidus; zentrale Osmoregulationsstörung; Hyperaldosteronismus; Glukokortikoide; Diuretika
21.N2 Natrium (Na⁺) im Urin 50–220 mmol/ 24 h. Beim Fasten ↓ bis nahe 0	↓: alimentär; Erbrechen; Diarrhoe; Pankreatitis; nephrot. Sy., verminderte glomeruläre Filtration, dekomp. Leberzirrhose, dekomp. Herzinsuff., *Cushing-Sy.*; Streß; postop.	↑: Nierenversagen; Salzverlustniere; *Schwartz-Bartter-Sy.*; Fanconi-Sy.; Hypoaldosteronismus; SIADH (Na⁺ auch im Serum ↓), Wasserintox., Alkalose; Ketoazidose; alimentär

21

21.O1 Osmolalität
Serum: 280–296 mosmol/kg
Urin: 500–1200 mosmol/kg
Maß für den Gehalt an gelösten, osmotisch „aktiven"
Stoffen. Faustregel zur Abschätzung der Serumosmolalität = 2 x Na^+ + Glucose + Harnstoff-N (Konzentration in mmol/l) *Cave:* Regel gilt nicht, wenn andere osmotisch wirksame Substanzen stark erhöht, z.B. hyperosmolares Koma!

Osmolalität ↓; Na^+ ↓:
Erkr. mit Hypervolämie und Hyponatriämie, z.B. Herzinsuff., Leberzirrhose, primäre Polydipsie

Osmolalität normal; Na^+↓:
Pseudohyponatriämie (z.B. Hyperlipoproteinämie, Makroglobulinämie).

Osmolalität↑; Na^+↑:
siehe Hypernatriämie

Osmolalität ↑; Na^+↓:
„water-shift-Hyponatriämie"; größere Mengen osmotisch aktiver Substanzen haben sich im Plasma angehäuft (z.B. Alkohol, retentionspflichtige Substanzen, Glukose)

21.P1 Partielle Thromboplastinzeit (PTT)
Ca. 40 Sek.; Methodenabhängiges Maß für *„intrinsic system"*

↑: Hämophilie A und B; Hyperfibrinolyse; schwere Lebererkrankungen; Verbrauchskoagulopathie; angeborene Faktorenmangel-Syndrome. Monitoring der Heparinther.; Ther. mit Vit K-Antagonisten (z.B. Marcumar®, Monitoring üblicherweise jedoch über Quickwert ☞ 21.Q1)

21.P2 pH [BGA]
7,35–7,45;

↓: dekompensierte Azidose, *metabolisch:* Diab. mell., Laktatazidose, Alkaliverlust; *respiratorisch:* Hypoventilation

↑: dekompensierte Alkalose, *metabolisch:* enteraler oder renaler Säureverlust, Hypokaliämie, medikamentös; *respiratorisch:* Hyperventilation

21.P3 Plasmathrombinzeit (PTZ, TZ) 13–17 Sek.
Methodenabhängig. Maß für „gemeinsame Endstrecke" der Gerinnung

↑: DIC durch Hyperfibrinolyse; Hypo-und Dysfibrinogenämie; Heparinther. (Therapieziel: 2–3fach verlängerte TZ)

pO_2 ☞ 21.S1 (Sauerstoffpartialdruck)

Proteine im Serum   ☞ 21.G1 (Gesamteiweiß),   ☞ 21.A1 (Albumin)

21.P4 Protein C
70–120 %

↓: erhöhte Thromboembolieneignung bei familiärem Protein C-Mangel. Ferner vermindert bei Kumarinther., Vit. K-Mangel, DIC, Leberfunktionsstörungen

PTT ☞ 21.P1 (PTT, Partielle Thromboplastinzeit)

21.Q1 Quick (Thromboplastinzeit, TPZ)
70–120 %; laborabhängig. Maß für das *extrinsic system* der Gerinnung;

↓: Lebererkr.; Verbrauchskoagulopathie; Hypofibrinogenämie; Vit. K-Mangel; angeborener Faktorenmangel II, VII, X; Hemmkörper gegen Faktor II, VII, X, z.B. SLE; AT III-Überschuß; Ther. mit Vit. K-Antagonisten (ther. Bereich ca. 15–25 %).

21.S1 Sauerstoffpartialdruck (pO_2) [BGA] 70–100 mmHg = 10–13,3 kPa
Sauerstoffsättigung (O_{2sat}) 95–97 %, im Alter niedriger *pO_2 und O_{2sat} verändern sich stets gleichsinnig*

↓: **Lungenerkr.:** Entzündung, Ödem, Asthma bronchiale, Ca, Emphysem, Infarkt, Embolie.
Zirkulatorische Ursachen: Schock, Kreislaufkollaps, Herzrhythmusstörungen, Herzinsuffizienz, Rechts-links-Shunt.
Behinderung der Atemexkursion: Rippenfraktur, Pleuraerguß, Pneumothorax, degenerative Veränderungen des Thorax.
Ferner: O_2-Mangel der Luft, Hypoventilation

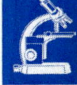

21.S2 Serum-Elektroetrophorese

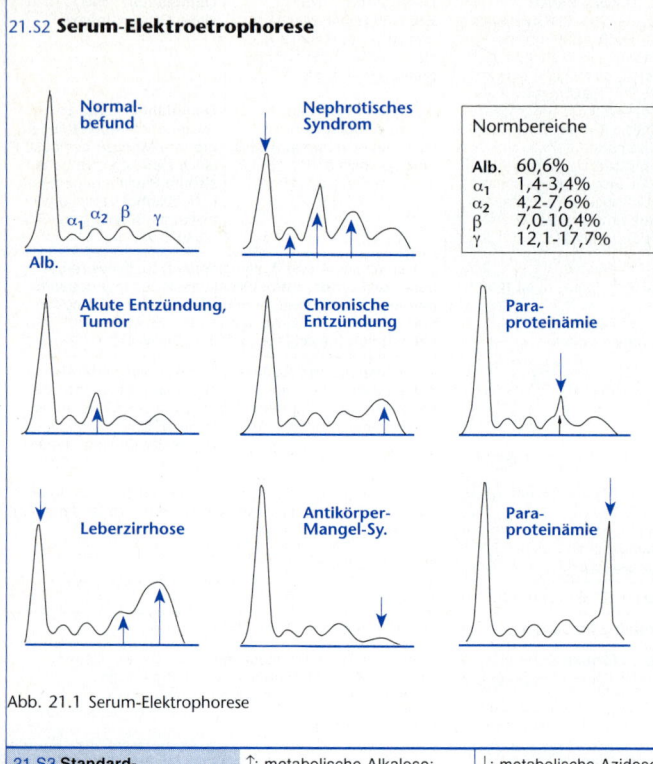

Abb. 21.1 Serum-Elektrophorese

21

21.S3 **Standard-Bikarbonat (StHCO₃)** 21–27 mmol/l; alte Einheit: Basenüberschuß (BE): *Umrechnung:* BE = StHCO₃ − 24	↑: metabolische Alkalose; kompensatorisch bei respiratorischer Azidose (pCO_2 ↑)	↓: metabolische Azidose; kompensatorisch bei respiratorischer Alkalose (pCO_2 ↓)
21.T1 **T₄/TBG-Quotient** 2,0–7,6	↓: 0,2-2 bei Hypothyreose	↑: 7,6-14,8 bei Hyperthyreose
T₃, fT₃ ☞ 21.T4 (Trijodthyronin), **T₄, fT₄** ☞ 21.T2 (Thyroxin)		
21.T2 **Thrombozyten (Thrombos)** 140–440/nl. Bei < 30/nl Spontanblutungen, bei > 1000/nl Thrombosen und auch Blutungen gehäuft. Zur **DD** ggf. Megakaryozyten im KM bestimmen	↓: Proliferationsstörung (Inf., KM-Fehlfunktion; toxisch (z.B. Strahlenther., Ther. mit Chloramphenicol, Phenytoin, Thiaziden, Gold; Alkoholkrankheit). Vit. B₁₂- und Folsäure-Mangel. Umsatzstörung (z.B. *M. Werlhof*, Hypersplenismus, DIC)	↑: chron. Entzündnugen; akute Inf.; Blutung; Eisenmangel; Polycythämia vera; myeloproliferatives Sy. und andere Malignome; nach Splenektomie; postop., Schwangerschaft.

21.T3 **Thyroxin (T₄)** 45–115 µg/l = 55-160 nmol/l, bei Schwangeren bis 50 % erhöht, **Freies Thyroxin (T₄)** 0,8–2 ng/dl = 10-26 pmol/l bei Schwangeren bis 35 % erniedrigt. T₃ ☞ 21.T5	↓: Hypothyreose: Jodmangel, Thyroxinsynthesedefekt, chron. Thyreoiditis, Schilddrüsenresektion, antithyreoidale Substanzen, Lithium; Hypophyseninsuff., TBG-Mangel	↑: Hyperthyreose: *M. Basedow*, autonomes Adenom, Anfangsstadium einer Thyreoiditis, Hypophysentumor, Blasenmole, Jodmedikation. TBG - Vermehrung: Gravidität, Östrogenther.
21.T4 **Thyreoideastimulierendes Hormon** (TSH) basal 0,1-3,5 mU/l	↓: Hyperthyreose; Schilddrüsenhormonüberdosierung	↑: Hypothyreose, auch schon im Latenzstadium
21.T5 **Trijodthyronin (T₃)** 70–180 ng/dl = 1,1–2,79 nmol/l **Freies T₃** 2,5–6 pg/ml = 3,8–9,2 pmol/l	↓: wenn T₄ ↓; außerdem T₄-T₃-Konversionshemmung z.B. durch Steroide, Amiodaron, Propranolol, Rö-KM	↑: wenn T₄ erhöht; Jodmangel; bei T₃-Ther. isolierte T₃-Hyperthyreose ohne T₄-Erhöhung

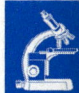

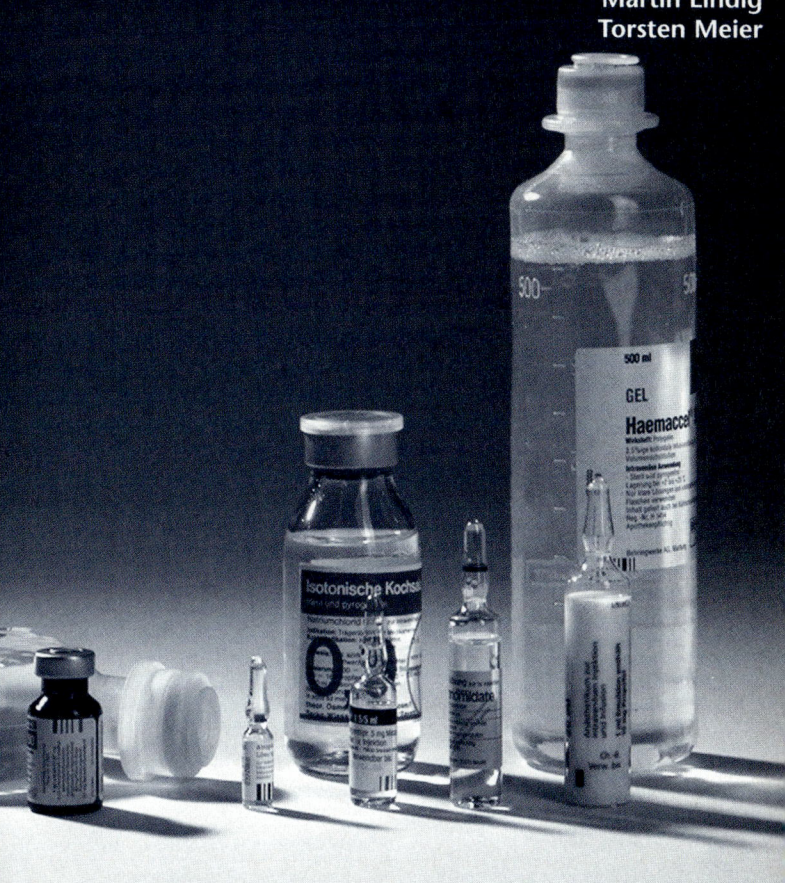

Stefan Breuer
Matthias Eberhardt
Michael Kremer
Teresa Linares
Martin Lindig
Torsten Meier

Pharmakologie 22

Medikamentendosierung über Perfusor

Cave: Die Verdünnungen wechseln von Klinik zu Klinik! Im Zweifel nachfragen und grundsätzlich die Verdünnung mit einem Kleber auf der Perfusorspritze vermerken!

Präparat	Verdünnung / Dosierung / Hinweise / Beispiele	
Adrenalin (= Epinephrin) (z.B. Suprarenin®)	5 Amp. (1 ml) à 1 mg auf 50 ml NaCl = 0,1 mg/ml	Nach Wirkung. Initial 6–12 µg/kg/h = 0,06–0,12 ml/kg/h. **Beispiel 70 kg Patient:** 4,2–8,5 ml/h.
Dihydralazin (z.B Nepresol®)	3 Amp. à 25 mg auf 50 ml NaCl = 1,5 mg/ml	Initial 1 Amp. auf 10 ml NaCl verdünnt unter RR-Kontrolle fraktioniert über 20 Min. Dann Perfusor 1–5 ml/h
Dobutamin (Dobutrex®)	1 Inj. Flasche à 250 mg auf 50 ml NaCl = 5 mg/ml	Nach Wirkung. Richtwert (initial): 2,5–10 µg/kg/Min. = 0,03–0,12 ml/kg/h. **Beispiel 70 kg Patient:** 2–8 ml/h
Dopamin (z.B. Dopamin Giulini®)	1 Amp. (10 ml) à 250 mg auf 50 ml NaCl oder 5% Glukose = 5 mg/ml	„Nierendosis": 100–200 µg/kg/h. „Kreislaufdosis": initial ca. 300–600 µg/kg/h. später bis 1200 µg/kg/h. **70 kg Patient:** Nierendosis 1,5–3 ml/h Kreislaufdosis: initial 4,5–9 ml/h, später bis 18 ml/h
Furosemid (Lasix®)	2 Amp à 250 mg auf 50 ml NaCl = 10 mg/ml	Dosierung: bei starker Niereninsuffizienz bis 50–100 mg/h = 5–10 ml/h. Max. 2000 mg tägl. = 8 ml/h
Heparin (z.B. Liquemin®)	1 Amp. à 10 000 IE auf 50 ml NaCl = 200 IE/ml	Vollheparinisierung 1000–1400 E/h (5–7 ml/h) unter TZ- bzw. PTT-Kontrolle. „Low-dose": 600 E/h (3 ml/h), PTT-Kontrolle.
Hydrokortison (z.B Ficortil®)	10 Amp. à 25 mg = 250 mg auf 50 ml NaCl = 5 mg/ml.	Initial 250 mg als Bolus. Dann 4–10 mg/h = 0,8–2 ml/h.
Alt-Insulin (z.B Actrapid®)	1 ml à 40 IE auf 40 ml NaCl oder Humanalbumin = 1 IE/ml	Nach BZ-Kontrolle ca. 1–6 IE/h = 1–6 ml/h. Absorption an Plastik → ggf. die ersten 10 ml verwerfen. BZ-Kontrolle 2stündl. wiederholen
Kalium Nur über ZVK (über Braunüle max.40 mmol/l!)	1 Amp. à 20 mmol auf 50 ml NaCl = 0,4 mmol/ml	Max. 20 mmol/h = 50 ml/h. Max. 240 mmol/24 h. Bei Alkalose Kaliumchlorid, bei Azidose Kaliumcarbonat verwenden
Lidocain (z.B. Xylocain®, Lidocain Braun®)	1 Amp. (5 ml) à 1000 mg (20%ig) auf 50 ml NaCl = 20 mg/ml	Nach Wirkung. Richtwert (initial): ca. 1–4 mg/Min. = 3–12 ml/h. Initial „Loading-dose" ca. 2 mg/kg (100 mg) als langsame i.v.-Injektion
Nifedipin (Adalat®)	1 Amp. à 5 mg auf 50 ml beigefügte Infusionslösung = 0,1 mg/ml	Dosierung: nach Wirkung. Zuvor Bolus 0,5–1mg über 5 Min. Anwendung nur unter Lichtschutz. **Beispiel 70 kg Patient:** 6–12 ml/h

22

Präparat	Verdünnung / Dosierung / Hinweise / Beispiele	
Nitroprussid-natrium (Nipride®, Nipruss Infusion®)	1 Amp. Trockensubstanz à 60 mg in 0,9% Na-*Zitrat* auflösen und auf 50 ml Glukose auffüllen = 1,2 mg/ml	Nach Wirkung Testdosis: anfangs mit 1 ml/h, langsam bis 30 ml/h titrieren, RR minütlich. Nur unter Lichtschutz anwenden. Unbenutzte Lösung nach 4 h verwerfen Spezielle Information (→ Beipackzettel) beachten!
Noradrenalin = Norepinephrin (z.B. Arterenol®)	5 Amp. à 1,0 mg auf 50 ml NaCl = 0,1 mg/ml	Initial 1/3 Amp. **Beispiel 70 kg Patient:** 3–12 ml/h Max. 1,5 mg/h = 15 ml/h
Nitroglycerin (z.B. Nitrolingual®, Nitro Pohl®)	1 Amp. à 50 mg auf 50 ml NaCl = 1 mg/ml	Inital 3 ml/h. Nach Wirkung; Richtwert: ca. 14–84 µg/kg/h = 1–6 mg/h Mischung nicht über 24 h stabil; max. Laufzeit eines „Ansatzes" = 12 h RR überwachen → RR syst. mind. 120 mmHg
Theophyllin® (z.B. Euphyllin®)	3 Amp à 0,24 g auf 50 ml NaCl = ca. 15 mg/ml	**70 kg Patient:** Loading dose über 10 Min. bei vorheriger Nulltherapie mit 0,48 g (bei Vorbehandlung 0,12–0,24 g) Danach 1 mg/kg/h (ca. 4,5 ml/h) Nach 12 h Reduktion auf 0,8 mg/kg/h (ca. 3–4 ml/h)

——— Adrenalin ———

 z.B. Suprarenin 1 Amp. à 1 ml = 1 mg Adrenalin

WM Sympathomimetikum, stimuliert alle sympathischen Rezeptoren. Bei hoher Dosierung überwiegt α-Stimulation. Positiv inotrop, chronotrop, bathmotrop, dromotrop; Verminderung des diast. RR (β_2-Rezeptorwirkung). Hohe Dosen senken Herzfrequenz (über reflektorische Vagusaktivierung?). Hirndurchblutung und zerebraler O_2-Verbrauch werden ohne Änderung des zerebralen Gefäßwiderstandes bei kontinuierlicher Gabe dosisabhängig vermehrt. Meist Erhöhung der koronaren Durchblutung. *Pharmakokinetik:* HWZ 3–10 Min., Wirkdauer 3–5 Min., Verteilungsvolumen 0,3 l/kg, Elimination: 1–10 % unverändert renal, Aufnahme in adrenerge Neurone möglich, hauptsächlich jedoch Oxidation, Methylierung und Konjugation an Glucuron- oder Schwefelsäure.

IND Bei Reanimation (Kammerflimmern, Asystolie, Low-output-Sy.) ☞ 3.3.1 Medikament der ersten Wahl

DOS *i.v.:* 1 Amp. à 1 mg 1: 10 verdünnen, fraktionierte Gabe (2-4-6-10 ml)

Perfusor: 0,01–0,4 µg/kg/Min: 5 Amp. mit NaCl auf 50 ml = 100 µg/ml

NW – Tachykardie, ventrikuläre Extrasystolie, Kammerflimmern ☞ 4.1.6
– Angina pect. durch Frequenzanstieg
– BZ- und RR-Anstieg
– Tremor
– K^+-Abfall.

KI Obstruktive Kardiomyopathie

WW – Antidiabetika (Wirkungsabschwächung)
– Halothan (vermehrte Rhythmusstörungen)
– Trizyklische Antidepressiva (vermehrte Sympathikusaktivität)
– β-Blocker (Wirkungsumkehr des Adrenalins mit RR-Abfall).

(!) – Bei AV-Blockierung besser Orciprenalin einsetzen
– Mittel der Wahl bei Reanimation (hier nicht primär Orciprenalin einsetzen)
– Bei Reanimation stets vor Natriumbikarbonat geben
– Gabe über Trachealtubus möglich: 1 Amp. auf 10 ml NaCl 0,9 % mit Applikation von 10 ml.

Acetazolamid ☞ **13.5**

Acetylcholin ☞ **13.5**

Adrenalin Augentropfen ☞ **13.5**

––––––– **Alcuronium** –––––––––––––––––––––––––––––––––––––

® z.B. Alloferin
1 Amp. à 5 ml = 5 mg; 1 Amp. à 10 ml = 10 mg

WM – Nichtdepolarisierendes, mittellang wirksames Muskelrelaxans
– Pharmakokinetik: Wirkungseintritt: 3–4 Min., Wirkungsdauer: 20–30 Minuten
– Elimination: renal

IND – Intubation
– Perioperative Narkose und Beatmung

DOS *Einzeldosis* zum Präkurarisieren: 0,025–0,05 mg/kg KG (Erw. 2–3 mg)
Zur Intubation: 0,2–0,3 mg/kg KG
Nach Intubation mit Succinylcholin (initial): 0,16 mg/kg KG
Nachinjektionen: 0,03 mg/kg KG alle 15–25 Min.

22

NW – Histaminfreisetzung (Bronchospasmus, Hauterytheme)
– Blutdruckabfall (in Kombination mit Halothan)

KI – Myasthenia gravis
– Lambert-Eaton Syndrom
– Allergische Diathese (relativ)
– Akut intermittierende Porphyrie

WW Aminoglykoside, Colistin; Polymixin B, Amphotericin B, Benzodiazepine, Thiazid-Diuretika, Furosemid, Etacrynsäure, Chinidin, Ganglienblocker, Magnesium, Lithium

 – Durch die Gabe von Cholinesterasehemmern antagonisierbar
– Nicht placentagängig
– Lichtempfindlich, nicht bei > 8 °C lagern.

Alfentanil

 (unterliegt der BtMVV)
z.B. Rapifen
1 Amp. à 2 ml = 1,088 mg Alfentanil-HCL (= 1,0 mg Alfentanil); 1 Amp. à 10 ml = 5,44 mg Alfentanil-HCL (= 5,0 mg Alfentanil)

WM Opioidanalgetikum, reiner Agonist.
Pharmakokinetik: Wirkeintritt 30 Sek. nach i.v. Gabe, Wirkdauer 15–20 Min., Plasmaproteinbindung 90 %. Nach hepatischer Inaktivierung renale Elimination.

IND Intravenöse und balancierte Anästhesieverfahren bei kurzen OP.

DOS Initialdosis (Narkose-Einleitung): 15 µg/kg (1 mg/70kg)
Repetitionsdosis: 7–15 µg/kg (0,5–1 mg/70 kg).

NW – Atemdepression
– RR-Abfall, Bradykardie
– Thoraxrigidität
– Bronchospasmus
– Übelkeit, Erbrechen
– Obstipation, Harnverhalt
– Miosis.

KI Schwangerschaft und Stillzeit (plazentagängig)

WW ZNS-dämpfende Pharmaka (Wirkverstärkung)

 – Alfentanil wirkt kürzer als Fentanyl
– Alfentanil hat nur 1/3 – 1/4 der analgetischen Potenz von Fentanyl
– Thoraxrigidität kann vermieden oder vermindert werden durch langsame i.v.-Injektion (währenddessen Gespräch mit Pat. führen bis Wirkung eintritt)
– Antidot: Naloxon.

Aprotinin

 z.B. Trasylol
1 Amp. à 5 ml = 100 000 KIE = ca. 14 mg Aprotinin
1 Amp. à 10 ml = 200 000 KIE = ca. 28 mg Aprotinin
1 Amp. à 50 ml = 500 000 KIE = ca. 70 mg Aprotinin
KIE = Kallikrein-Inaktivator-Einheiten, i.v. Applikation

WM   Polypeptid aus Rinderlunge, Serinproteasen-Inhibitor, hemmt durch rever-
          sible Komplexbildung Trypsin, Kallikrein, Plasmin, Protein C und Plasmin-
          Streptokinase-Komplex, gleichzeitig plättchenstabilisierender Effekt
          Pharmakokinetik: nur parenteral verfügbar, Verteilungsvolumen etwa 20 l,
          Proteinbindung 80 %, initiale HWZ durch Verteilung im Extrazellulärraum
          0,3–0,7 h, Eliminations-HWZ 5–10 h, Akkumulation in den Nieren und in
          geringem Ausmaß in Knorpelgewebe, praktisch nicht liquorgängig und nur
          sehr begrenzt plazentagängig, Elimination: Lysosomale Spaltung in der Niere
          zu inaktiven Peptiden und Aminosäuren, die renal ausgeschieden werden
          (keine Dosisreduktion bei eingeschränkter Nierenfunktion nötig)

IND   – Hämorrhagien aufgrund einer hyperfibrinolytischen Hämostasestörung,
            z.B. postoperativ, posttraumatisch, bei EKZ, peripartal
          – Komplikationen bei einer thrombolytischen Therapie

DOS   Allergische Reaktion möglich, daher nach i.v. H_1- und H_2-Antagonisten-
          Gabe zunächst 10 000 KIE (= 1 ml) mit anschließender Beobachtungszeit
          von 10 Min.

hyperfibrinolytische Hämorrhagie	500 000 KIE i.v. (max 10 ml/Min.), danach 200 000 KIE i.v. alle 4 Std.
akute Hämorrhagie nach Lysetherapie	1–2 Mio KIE über 10–20 Min. i.v., dann 70 000–100 000 KIE/h i.v.
EKZ	Initial 2 Mio KIE über 20 Min. i.v., dann 500 000 KIE/h i.v. bis OP-Ende, zusätzlich 2 Mio KIE in das Priming-Volume der HLM
primäre Hyperfibrinolyse	500 000–1 Mio KIE i.v.

NW   – Allergisch/anaphylaktische Reaktionen
          – Vorübergehender Serumkreatininanstieg
          – Lokale Thrombophlebitis

KI   – Vorsicht bei vorangegangener Aprotinin-Anwendung und/oder allergischer
            Diathese
          – 1. Trimenon einer Schwangerschaft

WW   – Wirkt synergistisch mit Heparin, kann aber auch Heparinresistenz verur-
            sachen
          – Hemmt dosisabhängig die Wirkung von Fibrinolytika

22 ⚠   – Zu beachten bei Heparin-Therapiekontrollen:
            Konzentrationen > 200 KIE/ml Plasma verlängern die PTT, nicht jedoch
            die TZ; Verlängerung auch der ACT in Celit-aktivierten Systemen
            (z.B. Hemochrom®), nicht jedoch in Kaolin-aktivierten Systemen
            (z.B. Hemotec®)
          – Keine Mischinfusionen mit anderen Pharmaka verabreichen.

Argininhydrochlorid ☞ **2.8.2**

Atracurium

® Tracrium; 1 Amp. à 2,5 ml = 25 mg; 1 Amp. à 5 ml = 50 mg

WM
– Nicht-depolarisierendes Muskelrelaxans
– *Pharmakokinetik:* Wirkeintritt: dosisabhängig bis 2 Min. bei 0,3 mg/kg KG und 1 Min.bei 0,6 mg/kg KG; Wirkdauer: 30 Min bei 0,3 mg/kg KG; Eliminationshalbwertszeit: 20 bis 30 Min.; Elimination: Hofmann-Eliminierung (spontaner Zerfall des Relaxans); durch eine Esterhydrolyse und teilweise unveränderte Ausscheidung über die Nieren; Abbauprodukte: Laudanosin, Acrylate und Alkohol.

IND Mittellangwirksames Muskelrelaxans zur Intubation, zur perioperativen Narkose und Beatmung.

DOS Erwachsene und Kinder > 1 Monat:
Intubation: 0,5 bis 0,6 mg/kg KG i.v. (35 bis 50 mg)
Nachinjektion: 0,1 bis 0,2 mg/kg KG i.v. (10 bis 15 mg)

NW
– Histaminfreisetzung (Hautrötung, Bronchospasmus, Blutdruckabfall, Tachykardie, Anaphylaxie mit Laryngospasmus)
– Inaktivierung von Atracurium durch alkalische Lösungen (z.B. Thiopental → keine Mischspritzen verwenden).

KI
– Myasthenia gravis
– Hypovolämischer Schock
– Asthma, allergische Diathese.

WW WW mit anderen Medikamenten, die zur Verlängerung bzw. Verstärkung der neuromuskulären Blockade führen (Antibiotika, Antiarrhythmika, Betablocker, Calciumantagonisten, Diuretika, Acetazolamid, Ketamin, Magnesium, Lithiumsalze, Ganglienblocker).

(!)
– Die Wirkung von Atracurium ist durch die Gabe von Cholinesterasehemmern (z.B. Neostigmin, Prostigmin® 0,5–5 mg i.v.) und zusätzlicher Atropingabe (0,5–1 mg i.v.) antagonisierbar
– Bisher keine negativen Auswirkungen von Atracurium bei Verwendung bei Patienten mit akuter, intermittierender Porphyrie und keine Auslösung einer Malignen Hyperthermie.

 Atropin

® Atropinsulfat, 1 ml enthält 0,5 mg Atropinsulfat

WM Parasympatholytikum: Pupillenerweiterung (Mydriasis), Hemmung der Speichel- und Schweißsekretion, Erweiterung der Bronchien, Herz: positiv chronotrop, Magen/Darm: Hemmung der Peristaltik, Blase: Lösung von Spasmen. Wirkungsdauer: 30–120 Min., 50 % renale Elimination

IND
– Bradykarde Herzrhythmusstörungen
– Parasympathikolyse vor diagnostischen oder therapeutischen Eingriffen (Gastroskopie, Magenspülung, Pleurapunktion), Narkoseeinleitung (umstritten)

– Antidot bei Intoxikationen mit Parasympathomimetika (z.B. Neostig-min®) – Antidot bei Vergiftungen mit Phosphorsäureestern (z.B. E 605)
– *Indikationseinschränkung* bei AV-Block III. Grades:
0,5 mg Orciprenalin auf 50 ml NaCl 0,9 % über Perfusor (☞ 2.1.5) zur Überbrückung bis zur Schrittmacherversorgung.

DOS

1 Amp. à 1 ml, 1/2–1 Amp. (0,25–0,5 mg) i.v., Wiederholung bis 2 mg (außer AV-Block III. und Intoxikationen)

Bei Intoxikationen mit Phosphorsäureestern:
1 Amp. à 10 ml = 100 mg, initial 50–100 mg bis Vagussymptomatik aufgehoben wird (Pupillen eng!), anschließend Perfusor mit 5 Amp. à 10 ml = 500 mg = 50 ml mit 0,5–20 ml/h je nach Symptomatik.

NW

– Mundtrockenheit, Obstipation, paralytischer Ileus
– Glaukomanfall, Mydriasis, Miktionsstörungen (Harnverhalt), Hautrötung, Wärmestau, Tachykarde SVES und VES (selten), Verwirrtheitszustände

KI

– Keine bei lebensbedrohlichen Zuständen
– Engwinkelglaukom
– Tachyarrhythmie
– Akutes Lungenödem
– Blasenentleerungsstörungen mit Restharnbildung
– Mechanische Stenosen im Magen-Darm-Bereich

WW

Wirkungsverstärkung: alle anticholinerg wirksamen Substanzen z.B. Antihi-staminika, Anti-Parkinsonmittel, tri- und tetrazyklische Antidepressiva, Neu-roleptika, Chinidin, Disopyramid
– Wirkungsabschwächung: Dopaminantagonisten (z.B. Metoclopramid) → Wirkung auf Motilität des Magens-Darm-Traktes ↓

(!)

– 0,04 mg/kg KG i.v. blockieren die Vagusaktivität am Herzen vollständig (bei 50 kg 2 mg i.v.)
– Bei Intoxikationen mit Phosphosäureestern zusätzlich Toxogonin® (1 Amp. à 1 ml = 0,25 mg)
– Kammerflimmern bei i.v.-Applikation möglich
– Ggf. initiale paradoxe Bradykardie (1–2 Min.)
– Atropinfieber
– Bei Überdosierung bzw. Intox. (Tollkirsche) AV-Blockierung möglich
– Antidot: Neostigmin (z.B. Prostigmin®) 0,01–0,035 mg/kgKG langsam i.v.

22

Atropin Augentropfen ☞13.5

Bikarbonat ☞ 2.8.2

Bupivacain

®

z.B. Carbostesin 0,25 %, 0,5 %, 0,75 %;
Bupivacain-Woelm 0,25 %, 0,5 %, 0,75 %; 1 ml enthält 2,5, 5, 7,5 mg Bupivacain-HCl, Ampullen à 5 ml, 20 ml.

WM

Lokalanästhetikum

IND   Therapeutische Leitungsanästhesie, Leitungsanästhesie vor langwierigen
Operationen, Sympathikusblockade, Spinalanästhesie, Epiduralanästhesie.

DOS   Empfohlene Höchstdosen: 150 mg (bis 60 ml 0,25 % bzw. 30 ml 0,5 %
bzw. 20 ml 0,75 %), Kinder und Erwachsene im reduzierten Allgemeinzustand 2 mg/kgKG.

NW   ☞ 6.1.5.

KI   – Schwere Überleitungsstörungen
– Überempfindlichkeit gegenüber LA vom Amidtyp
– Kardiogener und hypovolämischer Schock
– Vorsicht bei Pat. mit Lebererkrankungen

WW   Sulfonamide (Sulfonamidwirkung ↓).

Beispiel für die Umrechnung von mg in ml
• Bupivacain: max Einzeldosis 150 mg = 30 ml Bupivacain 0,5 % (1 % Lsg. enthält
1 g Wirksubstanz in 100 ml)
• Umrechnung Prozent in Milligramm: % x 10 ml = Gesamtmenge (mg)
30 ml Bupivacain 0,5 % 0,5 x 10 x 30 = 150 mg

———— **Buprenorphin** ————————————————

Ⓡ   *(unterliegt der BtMVV)*
z.B. Temgesic, 1 Amp. à 1 ml = 0,324 mg Buprenorphin-HCl
(= 0,3 mg Buprenorphin) i.m.; i.v.
1 Tabl. = 0,216 mg Buprenorphin-HCl (= 0,2 mg Buprenorphin) sublingual
Temgesic®forte: 1 Tabl. = 0,432 mg Burprenorphin-HCL (= 0,4 mg Buprenorphin) sublingual.

WM   Opioidanalgetikum, partieller Agonist an Opiatrezeptoren.
Pharmakokinetik: orale Bioverfügbarkeit nur ca. 20 % bei hepatischem
first-pass-Metabolismus, bei der empfohlenen sublingualen Gabe liegt die
systemische Bioverfügbarkeit bei 60 %. Verteilungsvolumen 2 l/kg, Plasmaproteinbindung 96 %. Elimination: bis zu 10 % unverändert renal, Rest (zum
Teil nach hepatischer N–Dealkylierung) als Glukuronsäurekonjugate oder
unverändert biliär (enterohepatischer Kreislauf). Wirkungseintritt ca. 30 Min.
nach sublingualer oder i.m.-Gabe, ca. 15 Min. nach i.v.-Applikation. Wirkdauer 8–10 h; i.m. und i.v.: 5–6 h.

IND   Stärkste akute und chron. Schmerzzustände

DOS   Einzeldosis:
sublingual: 0,2–0,4 mg, alle 6–8 h wiederholbar
i.m.,i.v.: 0,15–0,3 mg, alle 6–8 h wiederholbar
peridural: 0,15–0,3 mg (Wirkeintritt nach 10 Min, Wirkdauer 15–20 h,
☞ 19.2.2, 19.3.2)
Max. Tagesdosis: sublingual: 1,6 mg; *parenteral:* 1,2 mg;
(evtl. *peridural* ☞ 19.2.2, 19.3.2).

NW Sedierung, Schwindel, Benommenheit. Übelkeit und Erbrechen. Spastische
Obstipation, Harnverhalt. RR-Abfall, Bradykardie, Senkung des Pulmonalarteriendrucks. Atemdepression.

KI – Überempfindlichkeit gegen Buprenorphin
– Schwangerschaft und Stillzeit

WW – Verstärkung des sedierenden und atemdepressorischen Effektes zentral
wirksamer Substanzen
– Evtl. Wirkungsverstärkung durch MAO-Hemmer (Hypertonie, Anstieg der
Körpertemperatur, Verwirrtheits- und Erregungszustände, Krampfanfälle)
– Mögliche Minderung der Wirkung reiner Opiatagonisten (z.B. Fentanyl,
Morphin, Pethidin, Piritramid) durch Verdrängung aufgrund der hohen
Rezeptoraffinität von Buprenorphin.

(!) – Die maximal zu erwartenden Nebenwirkungen von Buprenorphin sind
geringer ausgeprägt als die von Morphin
– Starkes Analgetikum: 0,3–0,4 mg Buprenorphin besitzen die analgetische
Potenz von 10 mg Morphin
– Höherdosierungen als die empfohlenen max. Tagesdosen führen zu keiner
wesentlichen Wirkungsverstärkung (,,ceiling-Effekt")
– Wegen der hohen Rezeptoraffinität treten mögliche Entzugssymptome erst
mit einer Latenz von 1–2 Wochen auf
– Wegen ausgeprägter Rezeptoraffinität nicht mit üblichem Opiatantagoni-
sten Naloxon beeinflußbar, sondern mit zentralem Analeptikum Doxapram
(Dopram® 1 Amp. à 1 ml = 20 mg, muß über die internationale Apotheke
importiert werden). *Dosierung:* 0,5–1,5 mg/KG iv, Perfusor 200 mg auf
50 ml 0,9 % NaCl à 60–180 mg/h = 15–45 ml/h.
– RR-Steigerung durch Zunahme der Adrenalinausschüttung beachten
– Vorsichtige Dosierung bei Leberinsuff.
– *Antidot: nicht verfügbar (Naloxon wirkt hier nicht!).*

─────── **Cisatracurium** ──────────────────────────────

® z.B. Nimbex
1 Amp. à 2,5 ml = 6,7 mg Cisatracuriumbesilat (= 5 mg Cisatracurium) i.v.
1 Amp. à 5 ml = 13,4 mg Cisatracuriumbesilat (= 10 mg Cisatracurium) i.v.

WW Nicht depolarisierendes Muskelrelaxans (kompetitive Blockade der Acetylcholinrezeptoren an der motorischen Endplatte), eines von 10 Stereoisomeren
des Atracurium
Pharmakokinetik: nur parenteral anwendbar, Verteilungsvolumen etwa
160 ml/kg KG, Wirkeintritt 2 Min. bei 0,15 mg/kg KG, Wirkdauer etwa
45 Min., Eliminations-HWZ etwa 24 Min., Elimination: primär durch Hof-
mann-Elimination (spontaner Zerfall des Relaxans), Metabolite (klinisch
inaktiv) auch durch Esterhydrolyse, Abbauprodukte: Laudanosin (im Vergl.
zu Atracurium Anfall nur 10 % der Menge), Acrylate und Alkohol.

IND Mittellangwirksames Muskelrelaxans zur Intubation, zur perioperativen Narkose und Beatmung

22

DOS | Intubationsdosis: 0,1–0,15 mg/kg KG
Repetitionsdosis: 0,03 mg/kg KG

NW Soll im Gegensatz zu Atracurium keine Histaminfreisetzung bewirken

KI – Myasthenia gravis
– Überempfindlichkeit gegen Atracurium, andere Muskelrelaxantien (Kreuz-reaktionen) und Benzolsulfonsäure
– keine Erfahrungen für Schwangerschaft und Stillzeit
– keine Daten für Kinder unter 2 Jahren

WW – Verstärkung der neuromuskulären Blockade durch Inhalationsanästhetika, Ketamin, Antibiotika, Antiarrhythmika, Betablocker, Calciumantagonisten, Diuretika, Magnesium, Lithium, Ganglienblocker
– Herabsetzung der Wirkung nach chronischer Verabreichung von Phenytoin oder Carbamazepin
– Inkompatibilität mit Propofol und alkalischen Lösungen (z.B. Thiopental)

(!) – 4- bis 5-fach höhere Potenz als Atracurium
– Keine signifikanten Vagus- oder Ganglienblockierenden Effekte, daher kardiovaskuläre Stabilität
– Keine Dosisreduktion bei Leber- oder Niereninsuffizienz nötig
– Nicht über gleiches Schlauchsystem infundieren wie Blut/Serum/Plasma, da unspezifische Esterasen in Blutprodukten zur Hydrolyse und damit Wirkungseinschränkung von Cisatracurium führen können
– Die Wirkung von Cisatracurium ist durch Gabe von Cholinesterasehem-mern (z.B. Neostigmin®, Prostigmin® 0,5–5 mg i.v.) und zusätzlicher Atropingabe (0,5–1 mg) antagonisierbar
– Tierexperimentell keine Auslösung einer malignen Hyperthermie.

Clonidin

®   Catapresan, 1 ml enthält 0,15 mg Clonidin

WM – Zentrale α_2-Rezeptorstimulation, periphere α_2-Rezeptorenhemmung
– Pharmakokinetik: Wirkungseintritt 5–10 Min. nach i.v.-Applikation, Wir-kungsdauer 1–4 h, HWZ 8 h

IND – Hypertonie
– Alkoholentzugsdelir (Sympathomimetische Symptome ↓)

DOS – 1 Amp. à 1 ml mit 9 ml NaCl 0,9 % verdünnen (1 ml = 0,015 mg), initial 0,03 mg langsam i.v.
– Perfusor: 3 Amp. auf 50 ml NaCl 0,9 %, 1–5 ml/h

NW Initialer RR-Anstieg, Bradykardie, Mundtrockenheit, Sedierung

KI – Sick-Sinus-Syndrom mit Bradykardie
– Phäochromozytom

WW – Verstärkung der Wirkung von: Diuretika, Vasodilatantien, Neuroleptika, Alkohol, Hypnotika
– Abschwächung der Wirkung von: blutdrucksenkenden trizyklischen Antidepressiva

 – *Cave:* Hypertone Krise wegen anfänglichen RR- Anstiegs, Entzugshypertonie bei abruptem Absetzen
– Strenge Indikationsstellung in der Schwangerschaft ☞ 12.2.4
– Antidot: 10 mg Tolazolin (z.B. Priscol®) i.v. antagonisieren 0,6 mg Clonidin, ggf. Katecholamine.

Cyclopentolat Augentropfen ☞ 13.5

_____ **Dantrolen** _____

 Dantrolen i.v. Röhm Pharma;
3 x 12 Inj.-Fl. Trockensubstanz + 3 x 12 Inj.-Fl. Aqua ad inj.
12 Inj.-Fl. Trockensubstanz + 12 Inj.-Fl. Aqua ad. inj.

IND Maligne Hyperthermie

DOS Schnelle i.v.- Infusion von 2,5 mg/kg KG, je nach Klinik einmalige bis mehrmalige Gabe
Erhaltungsdosis nach überstandener Krise 7,5 mg/kg KG über 24 h
Gesamtdosis bis zu 30 mg/kg KG
Lösungsvorschrift: pro Durchstechflasche Dantrolen i.v.
60 ml Lösungsmittel (beiliegend), solange schütteln bis Lsg. klar ist

NW – Müdigkeit
– Schwindel
– Kopfschmerzen
– Übelkeit, Erbrechen, Durchfall
– Thrombophlebitis
– Ab Dosis > 10 mg/kg KG/ 24 h Muskelschwäche

WW – Calziumsalze (nie gleichzeitig applizieren)
– Verapamil
– Ca_2-Antagonisten (fraglich)

 – Kein Ersatz für andere Maßnahmen bei MH ☞ 3.2.9
– Streng i.v. infundieren (bei extravasaler Inf., Gefahr der Gewebsnekrose; bei intrarterieller Inf., Gefahr des Gefäßverschlusses)
– Zubereitete Dantrolen-Lsg. nie mit anderen Inf.-Lsg. mischen
– Gebrauchsfertige Lsg. binnen 6 h verwenden.

22

Desfluran

 Suprane; 240 ml-Flasche

WM
– Reversible Hemmung des Bewußtseins, der Wahrnehmung und der Reflexe
– Aufgrund der physikal. Eigenschaften ist eine Anwendung der Vaporen von Halothan, Enfluran, Isofluran und Sevofluran ausgeschlossen; ausschließliche Verwendung eines speziellen Desfluranverdampfers (Ohmeda Tec 6 bzw. Dräger Devapor)
– Metabolisierungsrate sehr gering (0,02 %)

DOS
MAC = 8 Vol %; MAC mit 70 % N_2O 6 Vol %; durchschnittl. therapeutische Konzentration: 70 kg, 40 Jahre 2,8 Vol %.

NW
– Dosisabhängige negative Inotropie
– Vasodilatation (→ Blutdruckabfall)
– Tachykardien und Herzrhytmusstörung (gegenüber Sevofluran verstärkt)
– Dosisabhängige Atemdepression
– Laryngo- und Bronchospasmus
– Zunahme der Hirndurchblutung mit nachfolgendem Anstieg des Hirndrucks
– Kann Maligne Hyperthermie auslösen

WW
Muskelrelaxierender Effekt und Verstärkung der Wirkung nicht-depolarisierender Muskelrelaxantien.

KI
– Maligne Hyperthermie (bei bekannter Disposition Risikogruppen beachten)
– Patienten mit erhöhtem Hirndruck
– Bekannte Überempfindlichkeit gegenüber halogenierten Inhalationsanästhetika
– KHK
– Patienten, bei denen eine Steigerung von Herzfrequenz und Blutdruck ein nicht zu kalkulierendes Risiko darstellt

– Aufgrund der vermehrten Reizung der Atemwege keine Verwendung zur Maskeneinleitung bei Kindern und bei Patienten mit Neigung zur Bronchokonstriktion
– Einsatz in der Schwangerschaft und im Bereich der Geburtshilfe nicht empfohlen aufgrund begrenzter Erfahrungen.
– Desfluran ist routinemäßig nur bei konsequenter Durchführung von Minimal Flow- oder Low-Flow-Anästhesie zu empfehlen, bei hohem Frischgasflow ist Desfluran aufgrund des hohen Verbrauch kritisch einzuschätzen.
– Cave: Mit trockenem Atemkalk bildet Desfluran vermehrt Kohlenmonoxid.
– Sehr gute Steuerbarkeit der Narkose mit wesentl. Vorteilen bei der Ausleitung.

Dexpanthenol

 Bepanthen Roche, 5 g enthalten 250 mg Dexpanthenol

IND   – Augenprophylaxe bei Operationen
      – Verletzungen, Verätzungen der Binde- und Hornhaut, Konjunktivitiden, Rhinitis

DOS   1 cm langen Salbenstrang in den Bindehautsack einstreichen

NW   Allergische Erscheinungen (selten)

(!)   Als Nasensalbe verwendete Tube nicht am Auge weiterbenutzen!

Dextrane ☞ **2.8.2**

Diazepam

 z.B. Valium; 1 Amp. (2 ml) = 10 mg

WM   – Wirkeintritt: 1–2 Min.
      – Wirkdauer: dosisabhängig bis zu mehreren Stunden; in hohen Dosen Kumulation
      – Eliminationshalbwertszeit: 24–57 h
      – Biotransformation in der Leber zu teilweise wirksamen Metaboliten
      – Antagonisierung: Flumazenil (Anexate®); Dosierung: initial 0,2 mg; bis ein ausreichender Effekt erreicht ist, Dosierung in 0,1 mg-Schritten erhöhen (bis max. 1 mg)
      – Plazentagängig

DOS   0.15 bis 0,45 mg/kg KG i.v., Dosierung nach Wirkung

NW   – Atemdepression (besonders bei zu rascher Injektion)
      – Blutdruckabfall (besonders in Kombination mit Opiaten)
      – Anterograde Amnesie
      – Venenreizung und Thrombophlebitis bei i.v. Injektion; intramuskuläre Injektionen sind äußerst schmerzhaft
      – Gelegentliche paradoxe Reaktion bei alten Patienten
      – Kumulationsgefahr bei wiederholter Injektion

KI   – Myasthenia gravis
      – Akute intermittierende Porphyrie
      – Benzodiazepinunverträglichkeit.

22

Diclofenac ☞ **19.2.2**

--------- **Digitoxin** --

® z.B. Digimerck-Injektionslösung, 1 Amp. = 0,1/0,25 mg,
Digimerck 1 Tabl. = 0,1 mg, 1 minor Tabl. = 0,07 mg

WM *Pharmakokinetik:* orale Bioverfügbarkeit 90 %, HWZ 7,5 Tage, Abklingquote von 7 %, Verteilungsvolumen 0,5 l/kg, Plasmaproteinbindung ca. 95 %,
Elimination: 25–30 % unverändert renal, Rest hepatisch zu (pharmakologisch
schwächer wirksamen) Metaboliten verstoffwechselt. Wirkungseintritt 30–
120 Min. nach i.v.-Applikation, 3–5 h nach peroraler Gabe. Ther. Plasmakonzentration 13–25 µg/l (17–33 nmol/l).

DOS i.v.: Aufsättigungsdosis 0,8–1,6 mg je nach Körpergewicht
Initialgabe von 1–2 Amp. à 0,25 mg bzw. 1–5 Amp. à 0,1 mg.
Anschließend Gabe von 2 Amp. à 0,1 mg alle 6 h bis zum Erreichen des ther. Ziels. Ggf. gesamte Aufsättigungsdosis innerhalb
24 h (tachykarde Herzrhythmusstörung).

p.o.: Aufsättigung: 4 x 1 Tabl. à 0,07 mg für 4 Tage, anschließend
Erhaltungsdosis von 0,05–0,1 mg 1 x tägl.

WW Phenobarbital, Phenytoin, Spironolacton und Rifampicin verringern die
Wirkung durch Enzyminduktion. Kumarinderivate, Sulfonylharnstoffe und
Heparin verstärken die Wirkung

(!) – Möglichst nicht in der Schwangerschaft ☞ 12.2.4
– *Antidot:* Cholestyramin (Quantalan®) p. o. halbiert die Eliminations-HWZ
von Digitoxin (4 x 8 g = 4 x 2 Beutel tägl.). Durch Gabe von
Digitalis-Antidot BM® (☞ 3.3.9) sofortige Wirkungsantagonisierung.
80 mg Digitalis-Antidot BM® neutralisieren 1 mg Digitoxin. Eine Serum-
konzentration von 10 µg/l Digitoxin entspricht einer Glykosiddosis von
1 mg nach abgeschlossener Verteilung.

--------- **Digoxin** --

® z.B. Novodigal-Injektionslösung, 1 Amp. à 2 ml = 0,4 mg,
Novodigal 1 Tabl. = 0,2 mg, 1 mite Tabl. = 0,1 mg

WM *Pharmakokinetik:* orale Bioverfügbarkeit (als Acetyl- oder Methyldigoxin,
Abspaltung der Acetyl- bzw. Methylgruppe in Darm und Leber) ca. 85 %,
HWZ 36 h, Abklingquote von 20 %, Verteilungsvolumen 6–7 l/kg, Plasmaproteinbindung 25 %, Elimination 60–80 % unverändert renal, Rest biliär,
z.T. nach hepatischer Metabolisierung. Wirkungseintritt nach i.v.-Applikation
10–30 Min., nach p.o.-Gabe 2–3 h. Ther. Plasmakonzentration 0,7–2,0 µg/l
(0,9–2,6 nmol/l).

DOS

i.v.: Aufsättigung mit 2 x 1 Amp. = 0,8 mg am 1. Tag, anschließend Erhaltungsdosis mit 1/2–3/4 Amp. = 0,2–0,3 mg tägl.
Bei Tachykardie (schnelle Aufsättigung): initial 0,4 mg, danach Gabe der Sättigungsdosis von 0,8–1,6 mg = 2–4 Amp. in 24 h (Monitorkontrolle!)

p.o.: 3 x 1 Tabl. à 0,2 mg für 3 Tage, anschließend Erhaltungsdosis von 1 x 1 Tabl. tägl.

WW

Erhöhung des Digoxinplasmaspiegels durch Phenytoin, Verapamil, Nifedipin, Flecainid, Propafenon, Chinidin, Amiodaron. Wirkungsverstärkung durch Hypokaliämie infolge einer Diuretika- bzw. Steroidgabe (v.a. kardiale NW!). Verbesserung der Resorption durch Penicillin, Salicylate. Verminderung der Resorption durch Antazida, Cholestyramin, Neomycin, p-Aminosalicylsäure, Sulfasalazin, Metoclopramid. Wirkungsabschwächung durch Schilddrüsenhormone. Verstärkte Leitungsblockierung bei gleichzeitiger Gabe von Antiarrhythmika mit starker Leitungsblockierung.

(!)

– Digoxin i.v. enthält 9,8 Vol.% Äthanol
– Bei Niereninsuff. Dosisreduktion und Spiegelkontrolle
– Gabe auch in der Schwangerschaft möglich, hier geringste Wirkdosis einsetzen ☞ 12.2.4
– *Antidot:* 80 mg Digitalis-Antikörper über 6 h infundiert binden 1 mg Digoxin. 1 µg/l Serumspiegel Digoxin entspricht einer Körperdosis von 1 mg Digoxin. Bei digitalisinduzierter supraventikulärer Rhythmusstörung β-Blocker, bei ventrikulären Tachykardien Phenytoin bzw. Lidocain.

Dihydralazin

®

Nepresol, 1 Amp. à 2 ml = 25 mg Dihydralazin

WM

Vasodilatator mit direktem Angriff an der glatten Gefäßmuskulatur.
Pharmakokinetik: HWZ 1–2 h, Wirkdauer 6 h

IND

– Hypertensive Krise
– Hypertonie

DOS

i.v.: 1 Amp. auf 10 ml NaCl 0,9 % verdünnt, fraktioniert mit jeweils 2 ml unter ständiger RR-Kontrolle, Nachinjektion alle 5–10 Min.

Perfusor: 3 Amp. auf 50 ml NaCl 0,9 % mit 1–5 ml/h = 1,5–7,5 mg/h

22

NW

– Reflextachykardie, Angina pectoris
– Leukopenie
– Medikamentös induzierter SLE
– Orthostase, Kopfschmerzen

WW

Antihypertensiva (Wirkungsverstärkung)

KI

Frischer Herzinfarkt

– Mittel der Wahl in der Schwangerschaft
– Keine Dosisreduktion bei Niereninsuffizienz erforderlich
– Kombination mit β-Blockern und Nitroglyzerin günstig
– Antidot: Bei RR-Abfall Volumengabe.

―――――― **Dobutamin** ――――――――――――――――――――――――――

 z.B. Dobutrex 1 Injektionsflasche (Trockensubstanz) = 250 mg,
Dobutrex liquid 1 Injektionsflasche à 20 ml = 250 mg; (1 ml = 12,5 mg)

WM Erregung von $β_1$-, $β_2$- und α-Rezeptoren, keine Wirkung an dopaminergen
Rezeptoren. Bei gleichzeitiger $β_2$- und α-Stimulation ist die vorherrschende
Wirkung eine Steigerung des HZV ohne wesentlichen Effekt auf den RR.
Dosisabhängige Steigerung von Herzfrequenz und intrapulmonaler Shunt-
durchblutung. Vermindert links- und rechtsventrikuläre Vor- und Nachlast,
pulmonalvaskulären Widerstand und Pulmonalarteriendruck.
Pharmakokinetik: HWZ ca. 2 Min., Wirkdauer 1–5 Min., Verteilungsvolu-
men 0,2 l/kg, Elimination: Methylierung und Konjugation an Glucuronsäure.

IND – Vorwärts- und Rückwärtsversagen bei Herzinsuff. (akut oder chronisch)
– Kreislaufversagen nicht kardialer Ursache. Bei gleichzeitiger Hypotonie
evtl. Kombination mit α-konstriktorischem Sympathomimetikum, z.B.
Dopamin (mittlere bis hohe Dos.), Noradrenalin.

DOS

| *i.v.:* | 2,5–12 μg/kg/Min. |
| *Perfusor:* | 250 mg auf 50 ml Glukose 5 %. |

Dosis	niedrig: 3 μg/kg/Min.	mittel: 6 μg/kg/Min.	hoch: 12 μg/kg/Min.
50 kg	1,8 ml/h	3,6 ml/h	7,2 ml/h
70 kg	2,5 ml/h	5,0 ml/h	10 ml/h
90 kg	3,2 ml/h	6,4 ml/h	12,8 ml/h

NW – Tachykardie, Arrhythmie
– Überleitungsbeschleunigung bei absoluter Arrhythmie
– Angina pect.

KI – *Absolut:* Erkr., bei denen Ventrikelfüllung und/oder Entleerung mechanisch behindert sind, z.B. Perikarderguß, obstruktive Kardiomyopathie
– *Relativ:* Myokardischämie, Volumenmangel

WW – Erhöhter Insulinbedarf
– β-Blocker (Verminderung der pos. Inotropie, periphere Vasokonstriktion)

 – Wirkt nicht oral/enteral; nicht s.c. oder i.m. applizieren
– Nicht in alkalischen Lösungen (pH > 8) lösen
– Synergismus mit konstriktorisch wirkenden Sympathomimetika:
Dopamin, Noradrenalin
– Tachyphylaxie bei kontinuierlicher Gabe > 72 h

– Zunahme der intrapulmonalen Shuntdurchblutung, Senkung der rechtsventrikulären Nachlast, Senkung des Pulmonalarteriendruckes, Senkung der linksventrikulären Nachlast
– *Cave:* Einen eventuell zusätzlich vorliegenden Volumenmangel stets ausgleichen, da Tachykardie mit konsekutiver myokardialer Minderperfusion (durch Verkürzung der Diastolendauer bei niedrigem diast. RR) auftreten kann.

Dopamin

®

z.B. Dopamin Giulini 1 Amp. à 5 ml = 50 mg,
Dopamin Nattermann 1 Amp. à 10 ml = 50 mg,
Dopamin Giulini 200 1 Amp. à 10 ml = 200 mg,
Dopamin 200-Nattermann 1 Amp. à 5 ml = 200 mg,
Dopamin Giulini 250/500 1 Amp. à 50 ml = 250/500 mg.

WM

Erregung von dopaminergen, α- und β_1-Rezeptoren dosisabhängig:
– 0,5 bis 5 µg/kg/Min. dopaminerge, β_1-Stimulation,
indirekte β_2- Stimulation (Noradrenalinfreisetzung)
– 6 bis 9 µg/kg/Min. dopaminerge, direkte (β_1) und indirekte (β_2) β- Stimulation
– 10 µg/kg/Min. dopaminerge und α-Stimulation
– *Pharmakokinetik:* HWZ 2–8 Min. Wirkdauer 1–2 Min. Verteilungsvolumen ca. 0,89 l/kg. Elimination: partiell Aufbau zu Noradrenalin (bei Niedrigdosierung bis zu 25 %), ansonsten Oxidation, Methylierung und Konjugation an Glucuronsäure.

IND

– Vorwärtsversagen des Herzens mit RR-Abfall
– Steigerung der Durchblutung von Niere, Leber, Splanchnikusgebiet (auch Darm).

DOS

Niedrigdosierung: 0,5–5 µg/kg/Min. (bei 60 kg Pat.)
Perfusor: 250 mg auf 50 ml 0,9 % NaCl = 5 mg/ml, 1–3,5 ml/h
Wirkmodus: Kontraktilität und RR unverändert,
peripherer Gefäßwiderstand sinkt (dopaminerge art. Vasodilatation),
HZV unverändert oder gering gesteigert (Durchblutungsverbesserung)
Mittlere Dosierung: 6–9 µg/kg/Min, Perfusor mit 4–7,2 ml/h.
Wirkmodus: Kontraktilität und RR gering gesteigert, peripherer Gefäßwiderstand und Nierendurchblutung unverändert
Hohe Dosierung: > 10 µg/kg/Min, Perfusor mit 8–16 ml/h.
Wirkmodus: Kontraktilität, RR, peripherer Gefäßwiderstand (generalisierte Vasokonstriktion), HZV gesteigert, Nierendurchblutung vermindert.

22

NW

– Tachykardie, Arrhythmie, Angina pect.
– Zeichen der Überdosierung: Herzfrequenzsteigerung um mehr als 25/Min. (DD Volumenmangel)

WW

– Guanethidin (Wirkungsverstärkung)
– MAO-Hemmer (Dosisreduktion des Dopamins auf 1/10 der Dosis erforderlich)

– Wirkt nicht oral bzw. enteral; nicht s.c oder i.m. applizieren
– Nicht in alkalischen Lösungen (pH > 8) lösen, nicht mit Natriumbikarbonat oder Haloperidol im selben Zugang applizieren → Wirkungsverlust
– Vor Dopamingabe Ausgleich eines evtl. Volumenmangels
– Synergismus mit Dobutamin
– In hoher Dosierung Erhöhung des pulmonalen und peripheren Widerstandes → Kombination mit Nitropräparaten oder Nifedipin anstreben
– Tachyphylaxie (→ Intervalltherapie)
– Bei hoher Dosierung Diureserückgang
– Bei hoher Dosierung akrale Durchblutungsstörung mit eventueller Nekroseausbildung sowie Laktaterhöhung
– Bei versehentlicher paravenöser Applikation 5–10 mg Phentolamin 1: 10 verdünnt s.c. injizieren
– Vorsicht bei Ulkusblutung (Blutungsverstärkung)
– Reboundhypotonie nach Absetzen
– *Antidot:* Bei Überdosierung reicht aufgrund der kurzen HWZ i.d.R. das Absetzen der Medikation.

Droperidol

 z.B. Dehydrobenzperidol DHB, DHBP 1 Amp. à 2 ml = 5 mg i.v.; i.m.

WM Neuroleptikum, Butyrophenon-Derivat mit psychischer Distanzierung und Sedierung, Anxiolyse, antiemetischer, antihistaminischer und antiarrythmischer (chinidinartiger) Wirkung. Senkung des Tonus an der glatten Muskulatur (Senkung des Gallengangdrucks). Dämpfung von Erregtheit und agitierten Zuständen. Durch Alpha-Blockade Förderung der Mikrozirkulation, der peripheren und renalen Durchblutung.
Pharmakokinetik: Wirkeintritt: Nach 5–7 Min., DHB-Verteilungsphase ca. 10 Min. Metabolisierung in der Leber zu wasserlöslichen Abbauprodukten, Eleminations-HWZ ca. 2,5 h, Bindung am Rezeptor jedoch ca. 8 h, klinische Wirkung nicht vom Plasmaspiegel abhängig. Keine Kumulation bei Nieren-/Leberinsuff. oder bei alten Pat.

IND – Antiemetikum
– Analgosedierung in Kombination mit Analgetikum z.B. bei Beatmungspat., Anspannung, Hyperreaktivität, Schlafentzug, agitierten und deliranten Syndromen
– Neuroleptanalgesie in Kombination mit Ketamin

DOS Als antiemetisches Adiuvans Bolusgaben à 1,25-2,5 mg i.v.
Zur Analgosedierung kontinuierlich 2,5-15 mg/h i.v.
Bei akuten Erregungszuständen Bolusgaben 5-15 mg i.v.
Neuroleptanalgesie: 5-10 mg Bolusgaben

NW – Blutdrucksenkung und Tachykardie bei schneller Injektion durch α-Rezeptorenblockade
– Chinidinartig wirkendes Antiarrythmikum
– Extrapyramidale Bewegungsstörungen (Parkinsonoid). Ther.: Biperiden

– Verstärkung eines zentral-anticholinergen Syndroms
– Prolaktinstimulierung
– Paradoxe Wirkungen möglich

KI
– Parkinsonismus
– Phäochromozytom: Induktion einer hypertensiven Krise
– Hypovolämischer Schock
– Kardiale Erregungsleitungsstörungen
– Strenge Indikation bei Schwangerschaft und Stillzeit (DHB geht in die Muttermilch über)

WW
– Abschwächung von Dopaminantagonisten (z.B. Metoclopramid, Bromo-criptin)
– Beschleunigter DHB-Metabolismus durch Enzyminduktoren (z.B. Barbi-turate, Carbamazepin)

– Zur Vermeidung einer Entzugssymptomatik stufenweises Ausschleichen von DHB nach Langzeitsedierung
– Anxiolyse muß häufig durch zusätzliches Benzodiazepin (z.B. Midazolam) verstärkt werden
– Sehr große ther. Breite.

Ecothiopatiodid Augentropfen ☞ **13.5**

───────── **Enfluran** ──────────────────────────────────

 Ethrane; 250 ml-Flasche

WM
– Reversible Hemmung des Bewußtseins, der Wahrnehmung und der Reflexe
– Bei Raumtemperatur flüssig; muß über einen speziell geeichten Vapor verabreicht werden
– Geringe Metabolisierungsrate; durch eine Enflurannarkose werden norma-lerweise keine nierentoxischen Fluoridwerte erreicht.

DOS
MAC = 1,68 Vol %; MAC mit 70 % N_2O = 0,6 Vol %; therapeutische Konzentration 0,2 bis 3,0 Vol %

NW
– Senkung der Krampfschwelle, Auslösung von Muskelkloni möglich
– Negative Inotropie (→ Abfall des Herzminutenvolumens; geringer als bei Halothan)
– Vasodilatation (→ Blutdruckabfall)
– Anstieg des intrakraniellen Blutvolumens mit Anstieg des intrakraniellen Druckes
– Dosisabhängige Atemdepression
– Bronchiodilatatorische Wirkung (weniger ausgeprägt als bei Halothan und Isofluran)
– Uterusrelaxation
– Senkung der Nierendurchblutung und der glomerulären Filtrationsrate
– ätherartiger Geruch, leichte Schleimhautreizung.

22

KI – Zerebrales Krampfleiden (bei Verwendung Hyperventilation vermeiden)
– Maligne Hyperthermie (bei bekannter Disposition, Risikogruppen beachten; ☞ 3.2.9)
– Patienten mit erhöhtem Hirndruck.

WW Muskelrelaxierender Effekt und Verstärkung der Wirkung nichtdepolarisierender Muskelrelaxantien.

————— **Etidocain** ——————————————————————

® z.B. Duranest 1 %
1 ml enthält 10 mg Etidocain-HCl, Ampullen à 10 ml.

WM wegen der hohen Lipidlöslichkeit erfolgt Blockade im Vergleich zu den anderen LA in umgekehrter Reihenfolge: motorisch-sensorisch-sympathisch.

IND Periphere Blockaden (z.B. des Plexus brachialis für die Handchirurgie), epidurale und kaudale Anästhesie.

DOS Maximale Dosierung: 300 mg (30 ml 1 %) für Erw. (70 kgKG), für Kinder und Erw. im reduzierten Allgemeinzustand 4,2 mg/kgKG.

NW ☞ 6.1.5.

KI Schwere Überleitungsstörungen, Überempfindlichkeit gegenüber LA vom Amidtyp, kardiogener und hypovolämischer Schock, Vorsicht bei Patienten mit Lebererkrankungen.

WW Sulfonamide (Sulfonamidwirkung ↓).

Etilefrin ☞ **12.5**

————— **Etomidat** ——————————————————————

® z.B. Etomidat-Lipuro, 1 Amp. à 10 ml = 20 mg (in Sojaöl)
Hypnomidate, 1 Amp. à 10 ml = 20 mg

WM Hypnotikum mit narkotischer, aber fehlender analgetischer und muskelrelaxierender Wirkung.
Pharmakokinetik: Wirkeintritt nach 15–20 Sek., Wirkdauer 2–3 Min., länger bei höheren Dosen, Verteilungsvolumen 2,0–4,5 l/kg, Plasmaproteinbindung 75 %, Elimination nach fast vollständigem hepatischem Abbau (Esterasen, oxidative N-Dealkylierung) zu inaktiven Metaboliten. Der Wirkverlust ist durch Umverteilung aus dem ZNS in Skelettmuskel- und Fettgewebe bedingt.

DOS Einleitungsdosis 0,15–0,3 mg/kg (10–20 mg) i.v.
Nachinj.: wirkabhängig bis max. 80 mg = 4 Amp. (Höchstdosis).

NW   – Schmerzen bei der i.v. Injektion. *Ther.:* Vorherige Gabe von 0,05–0,1 mg
         Fentanyl i.v. Bessere Alternative ist i.v.-Regionalanästhesie: Blutstau an
         der Extremität mit liegendem i.v.-Zugang anlegen. 20 mg Lidocain 2%
         (= 1 ml) i.v. injizieren, 20 Sek. einwirken lassen. Stauung ablassen, dann
         über ca. 30 Sek. Etomidat injizieren
         – Weniger Injektionsschmerzen bei Verwendung von Etomidat in Sojaöl,
         Etomidat®-Lipuro
         – Myoklonien und Dyskinesien. Prophylaxe durch vorangehende Gabe von
         Fentanyl oder eines Benzodiazepins (z.B. Midazolam ☞ 22)
         – Dosisabhängige Atemdepression
         – Geringe Senkung des intrakraniellen Drucks
         – Hemmung der Kortisolbiosynthese; nur bei Langzeitsedierung von klini-
         scher Relevanz.

KI   Allergie gegen Etomidat (selten).

WW   Antihypertensiva (verstärkte RR-Senkung möglich).

   – Etomidat ist das Injektionsnarkotikum mit den geringsten hämodynamisch
         bedeutsamen NW
         – Die Inzidenz einer Apnoe bei Narkoseeinleitung oder eines Laryngospas-
         mus bei der Intubation ist vergleichsweise gering
         – Versehentliche intraarterielle Injektion soll keine Schäden hervorrufen
         – Etomidat bewirkt keine Histaminfreisetzung
         – Vorsichtige Anwendung bei Pat. mit zerebralen Krampfleiden: Etomidat
         besitzt eine gewisse antikonvulsive Wirkung, andererseits wurden auch
         prolongierte Myoklonien, Krampfanfälle und epileptiforme EEG-Verän-
         derungen nach Gabe der Substanz beobachtet
         – Große therapeutische Breite!

Fenoterol ☞ **12.5**

_____   **Fentanyl** _____

®   *(unterliegt der BtMVV)*
         z.B. Fentanyl-Janssen
         1 Amp. à 2 ml = 0,157 mg Fentanyl-dihydrogencitrat (= 0,1 mg Fentanyl);
         à 10 ml = 0,785 mg Fentanyl-dihydrogencitrat (= 0,5 mg Fentanyl)

WM   Opiatagonist mit stark ausgeprägter analgetischer, sowie sedierender und
         antitussiver Wirkung.
         Pharmakokinetik: nur parenterale Gabe, HWZ dosisabhängig 1–6 h (bei
         höheren oder repetitiven Dosen Verlängerung der HWZ durch Kumulation
         und begrenzte Metabolisierungskapazität der Leber), Verteilungsvolumen 3
         l/kg, Plasmaproteinbindung 80 %, Elimination: ca. 5 % unverändert renal,
         Rest nach oxidativer N-Dealkylierung in der Leber. Wirkungseintritt inner-
         halb weniger Sekunden, die Wirkdauer nach der initialen Injektion (ca.
         20–30 Min.) ist Folge der Umverteilung der lipophilen Substanz (vom ZNS
         insbesondere in Fettgewebe).

22

IND   – Analgesie bei Beatmungspatienten, bei i.v. und balancierter Anästhesie
         – Stärkste Schmerzzustände, z.B. Myokardinfarkt

DOS   *Initialdosis* (Narkose-Einleitung): 1,5–4,5 µg/kg (0,1–0,3 mg/70 kg)
Repetitionsdosis: 1–3 µg/kg (0,07–0,2 mg/70 kg)
Kontinuierliche Applikation: 5 Amp. Fentanyl à 0,5 mg in 50 ml-
Perfusorspritze (0,05 mg/ml) beginnend mit 1–2 ml/h, je nach Bedarf
um je 1–2 ml/h steigern.

NW   – Atemdepression
– RR-Abfall, Bradykardie (*Cave:* Hinterwandinfarkt)
– Obstipation, Harnverhalt
– Übelkeit, Erbrechen
– Miosis.

KI   – Schwangerschaft und Stillzeit (plazentagängiges Medikament)
– *Cave* bei Hypovolämie/Hypotension (Gefahr schwerer Schockzustände).

WW   – Verstärkung des sedierenden und atemdepressorischen Effektes zentral
wirksamer Substanzen
– Verstärkung der blutdrucksenkenden Wirkung von Antihypertonika, Phenothiazin-Neuroleptika und Benzodiazepinen
– Verstärkung der bradykardisierenden Wirkung frequenzsenkender Medikamente (z.B. Verapamil, Diltiazem, Clonidin, Urapidil).

   – Fentanyl ist eine hochwirksame Substanz: vorsichtige Dosierung unter
Berücksichtigung der klinischen Situation (Bradykardie? Hypotonie?
Volumenmangel?) und der Begleitmedikation
– Sehr starkes Analgetikum: 0,05–0,1 mg Fentanyl entsprechen der analge-
tischen Potenz von 10 mg Morphium
– Ausgeprägte atemdepressorische Wirkung: keine Gabe höherer Dosen ohne
die Möglichkeit der Intubation und Beatmung
– Dosisabhängiger Rebound-Effekt: erneut auftretende Atemdepression noch
Stunden nach letzter Fentanylapplikation möglich (Fentanylgabe bei
Beatmungspat. rechzeitig ausschleichen!)
– Antidot: Naloxon.

───────   **Flumazenil** ────────────────────────────

®   z.B. Anexate 0,5; 1 Amp. à 5 ml = 0,5 mg

WM   Imidazobenzodiazepin (keine intrinsische Aktivität), kompetitive Hemmung
des Benzodiazepinrezeptors.
Pharmakokinetik: Bei niedriger oraler Bioverfügbarkeit (25 % bei hepatischem First-Pass-Metabolismus) nur parenterale Gabe sinnvoll. HWZ ca.
50 Min., bei Leberinsuff. länger, Verteilungsvolumen 0,95 l/kg, Plasmaproteinbindung 50 %; Elimination: hepatischer Metabolismus. Wirkungseintritt
1–2 Min. nach i.v.-Applikation, Wirkungsdauer abhängig von der Konzentration des eingenommenen Benzodiazepins (kompetitiver Antagonismus).

IND   – V.a. schwere Benzodiazepinintox. zur DD und Behandlung
– Kurzfristige Aufhebung einer Langzeitsedierung beatmeter Pat. für neu-
rologische Untersuchung
– Aufhebung einer paradoxen Reaktion auf Benzodiazepingabe
– Enzephalopathie bei Coma hepaticum (Ind. umstritten).

DOS   *Initial:* 0,2 mg (= 2 ml) als Bolus i.v.
          dann pro Minute jeweils 0,1 mg bis die Pat. wach ist
          Gesamtdosis: ca. 1 mg (jedoch wurden selbst bei 100 mg keine
          Überdosierungserscheinungen beobachtet).

NW   – Übelkeit und Erbrechen
         – Angstgefühl, RR- und Frequenzschwankungen, selten Entzugserscheinungen (Krampfanfälle, symptomatische Psychosen).

KI   Epileptiker, die Benzodiazepine als Zusatzmedikation erhalten.
         Relativ: Schwangerschaft, Stillzeit, Kinder.

         – Bei Leberinsuffizienz Dosis reduzieren
         – Wegen mangelnder Erfahrung in Schwangerschaft/Stillzeit und bei Kindern < 15 J nur nach strenger Indikationsstellung anwenden
         – Ausreichend lange Nachbeobachtung, da die HWZ von Flumazenil viel kürzer ist als die der Benzodiazepine!

Flunitrazepam

®   *(unterliegt BtMVV)*
         z.B. Rohypnol
         1 Filmtabl. = 1 mg Flunitrazepam
         1 Amp. à 1 ml = 2 mg Flunitrazepam (enthält 30 mg Benzylalkohol als Konservierungsmittel)

WW   1,4-Benzodiazepin-Derivat mit vorherrschend hypnotischer Wirkung, daneben sedativen, anxiolytischen, muskelrelaxierenden und antikonvulsiven Effekten, bindet mit hoher Affinität an spezifische Benzodiazepinrezeptoren im ZNS und verstärkt die GABA-ergen Hemm-Mechanismen.
         Pharmakokinetik: Verteilungsvolumen 2,2–4 l/kg KG, Plasmaproteinbindung 80 %, Wirkdauer dosisabhängig bis zu mehreren Stunden, Eliminations-HWZ des unveränderten Wirkstoffs 10–30 Std., Elimination: Mehr als 95 % hepatische Metabolisation zu teilweise wirksamen Metaboliten (7-Amino-Metabolit mit HWZ 20–30 Std.), Ausscheidung zu ca. 90 % renal, zu ca. 10 % biliär, plazentagängig

IND – Hypnotikum zur Narkoseeinleitung und in der Intensivmedizin
         – Prämedikation in der Anästhesiologie
         – klinisch bedeutsame Schlafstörungen

22

DOS | *Prämedikation:* | *oral:* 0,5–1 mg am Vorabend des OP-Tages unmittelbar vor dem Schlafengehen *i.m.:* 1–2 mg 30–60 Min. vor Narkosebeginn |
         | --- | --- |
         | *Narkoseeinleitung:* | 0,015–0,03 mg/kg KG i.v. (entspr. 1–2 mg i.v.) |

NW   – Atemdepression
         – Blutdruckabfall durch periphere Vasodilatation
         – Anterograde Amnesie
         – Gelegentliche paradoxe Reaktion bei alten Patienten
         – Allergische/anaphylaktische Reaktionen

– Lokale Thrombophlebitiden nach i.v.-Applikation
– Bei versehentlicher intraart. Injektion Nekrosegefahr

KI
– Überempfindlichkeit gegen Benzodiazepine, Benzylalkohol
– Abhängigkeitsanamnese, Psychosen
– Myasthenia gravis
– Schwere chronische Hyperkapnie
– Akute intermittierende Porphyrie
– Neugeborene (wegen Benzylalkohol)
– Schwangerschaft und Stillzeit

WW Verstärkung des zentral-sedativen Effekts anderer Pharmaka (Anästhetika, Analgetika, Neuroleptika, Tranquilizer, Antidepressiva, Hypnotika) und Alkohol

– Wegen der langen HWZ Kumulationsgefahr
– Bei Leber- und Niereninsuffizienz Dosisreduktion erforderlich
– Flunitrazepam i.v. enthält 10 Vol % Ethanol
– Antagonisierung: Flumazenil (Anexate®), Dosierung: Initial 0,2 mg, bis ein ausreichender Effekt erreicht ist, Dosierung in 0,1 mg-Schritten erhöhen (bis max. 1 mg).

Furosemid

® Lasix, 1 ml enthält 10 mg Furosemid

WM Schleifendiuretikum mit Blockierung des NaCl-Transportes im aufsteigenden Schenkel der Henle'schen Schleife; Venentonus ↓, Pulmonalarteriendruck ↓
Pharmakokinetik: Wirkungseintritt nach 2–5 Min., Maximum 20–60 Min. nach i.v.-Applikation; Wirkungsdauer: ca. 2 h, 70 % Bioverfügbarkeit bei oraler Applikation; 98 % Plasmaeiweißbindung, 67 % renale Elimination

IND
– Lungenödem
– Rechtsherzinsuffizienz
– Akuter Anstieg des pulmonalarteriellen Druckes
– Flüssigkeitsretention bei Leber- und Nierenerkrankung
– Ödeme infolge von Verbrennungen
– Hypertone Krise
– Hyperkalzämie
– Hyperkaliämie
– Intoxikationen (forcierte Diurese)

DOS 1–2 Amp. à 2 ml = 20 mg oder 1 Amp. à 4 ml = 40 mg langsam i.v., ggf. wiederholte Verabreichung bis zur gewünschten Wirkung;
Bei ausgeprägter Niereninsuffizienz Perfusor mit 2 Amp. à 25 ml = 500 mg mit 50–100 mg/h = 5–10 ml/h; max. Tagesdosis: 2000 mg

NW Hypokaliämie (Cave: frischer Myokardinfarkt, Digitalistherapie → Arrhythmie), Hypokalzämie, metabolische Alkalose, RR-Abfall, Hämokonzentration (Kreatinin ↑ wegen Exsikkose), Thromboseneigung, Allergie (Sulfonamidabkömmling), Lichtüberempfindlichkeit, Fieber, Wadenkrämpfe, Kopfdruck, Schwindel, Hyperurikämie, Vaskulitis, Anämie, Leukopenie, Thrombopenie, Auslösung einer akuten Porphyrie

WW
- Antidiabetika (Blutzuckersenkung vermindert)
- Antihypertonika (Blutdrucksenkung verstärkt)
- Aminoglykoside (Nephrotoxizität erhöht)
- Nichtdepolarisierende Muskelrelaxantien (Relaxierung potenziert)
- Glucokortikoide (zusätzliche Kaliumausscheidung)
- Herzglykoside (bei Kaliummangel Glykosidwirkung erhöht)
- Lithium (Lithiumspiegel $\uparrow$ → erhöhte Kardio- und Neurotoxizität)
- Nichtsteroidale Antiphlogistika (Furosemidwirkung vermindert)
- Salizylate (erhöhte Salizylattoxizität)
- Theophyllin (Wirkung verstärkt)
- Pressorische Amine (z.B. Epinephrin: Abschwächung der Aminwirkung)

NW
- Hypovolämie
- Hyponatriämie
- Schwere Hypokaliämie
- Leberfunktionsstörungen (Präkoma und Coma hepaticum)
- Überempfindlichkeit gegen Sulfonamide (Kreuzreaktion)
- Niereninsuffizienz mit Anurie
- *Cave:* Hypotonie
- Strenge Indikationsstellung in der Schwangerschaft ☞ 12.2.4

(!)
- Vor i.v.-Applikation Blasenentleerungsstörung ausschließen
- Engmaschige Kontrolle von Elektrolyten, Kreatinin und Natriumhydrogenkarbonat bei i.v.-Applikation
- Initiale Wirkung bei Lungenödemtherapie vor Einsetzen der Diurese durch Senkung des Venentonus und des pulmonalarteriellen Druckes
- Drastische Flüssigkeitsverschiebungen vermeiden → höhere i.v.-Applikationen nur bei vitaler Indikation (Lungenödem).

Gelatine ☞ **2.8.2**

Hämaccel ☞ **2.8.2**

Haes steril 10 % ☞ **2.8.2**

—————— **Halothan** ———————————————————————

22

® Fluothane; Halothan Hoechst, Rhodialothan; 280 ml-Flasche

WM
- Reversible Hemmung des Bewußtseins, der Wahrnehmung und der Reflexe
- Bei Raumtemperatur flüssig; muß über einen speziell geeichten Vapor verabreicht werden
- Als Stabilisator Thymol zugesetzt
- Langsame Biotransformation mit hoher Metabolisierungsrate (☞ Tabelle)

DOS MAC = 0,75 Vol %; MAC mit 70 % N_2O = 0,3 Vol %; therapeutische Konzentration 0,2 bis 2,0 Vol %

NW – Arrhythmogene Potenz (besonders in Kombination mit Katecholaminen oder Theophyllin)
– Negative Inotropie (→ Abfall des Herzminutenvolumens)
– Vasodilatation (→ Blutdruckabfall)
– Anstieg des intrakraniellen Blutvolumens mit Anstieg des intrakraniellen Druckes
– Dosisabhängige Atemdepression
– Bronchiodilatatorische Wirkung
– Uterusrelaxation
– Senkung der Nierendurchblutung und der glomerulären Filtrationsrate
– Seltene lebertoxische Reaktionen (Halothan reduziert die Leberdurchblutung; *Cave:* Hypotension bei Patienten mit Leberschaden)
– **Halothan-Hepatitis:** sehr selten; tritt mit teilweiser deutlicher Verzögerung nach einer Halothannarkose auf; massiver Transaminasenanstieg, keine histologische Differenzierung gegenüber Virushepatitiden möglich; hohe Letalität; möglicher Pathomechanismus: immunotoxische und zytotoxische Reaktion; Risikogruppe: Alter um 40 J., mehrfache Halothannarkosen, weibliches Geschlecht, Adipositas (Merke: **f**at, **f**emale, **f**orty, **f**ertile).

WW Muskelrelaxierender Effekt und Verstärkung der Wirkung nichtdepolarisierender Muskelrelaxantien (weniger ausgeprägt als bei Isofluran und Enfluran).

KI
– Maligne Hyperthermie (bei bekannter Disposition, Risikogruppen beachten; ☞ 3.2.9)
– Patienten mit erhöhtem Hirndruck
– Z.n. Halothan-Hepatitis.

 Geringere Schleimhautreizung und angenehmerer Geruch des Halothan zur Maskeneinleitung bei Kleinkindern mit geringerer Rate an Hustenreiz, Laryngospasmus gegenüber Isofluran, Enfluran, Desfluran; durch Sevofluran weitgehend verdrängt zur Maskeneinleitung.

Humanalbumin ☞ **2.8.2**

Ibuprofen ☞ **19.2.2**

Inzolen HK ☞ **2.8.2**

--------- **Ipratropiumbromid** ---------

® z.B. Itrop 1 Tabl. = 10 mg, 1 Amp. à 1 ml = 0,5 mg

WM Rezeptorblockade am postganglionären parasympathischen Neuron, damit Aufhebung der muskarinartigen Acetylcholinwirkungen.
Pharmakokinetik: geringe orale Bioverfügbarkeit bei schlechter Resorption, HWZ 3,5 h, Verteilungsvolumen 2,5 l/kg, Plasmaproteinbindung 20 %, Elimination: nach i.v.-Gabe bis zu 50 % unverändert renal, Rest hepatisch verstoffwechselt

IND Bradykarde Herzrhythmusstörungen (Sinusbradykardie, Bradyarrhythmie bei SA-Block, AV-Block II.° Typ Wenckebach, Bradyarrhythmia absoluta bei Vorhofflimmern)

DOS Individuell unterschiedlich 2–3 x 1–1,5–2 Tabl. tägl.

NW ☞ Atropin

KI – Glaukom, Prostatahypertrophie, mechanische Stenosen im GIT-trakt
– Rel. KI: Frühschwangerschaft ☞ 12.2

WW Wirkungsverstärkung aller anticholinerg wirksamen Substanzen z.B. Antihistaminika, Anti-Parkinsonmittel, trizyklische Antidepressiva, Chinidin, Disopyramid

(!) – Quartäre Ammoniumverbindung, deshalb keine Penetration ins ZNS und keine zentralnervösen NW
– Antidot: Physostigmin 0,01-0,05 mg/kg langsam i.v.

Isofluran

® Forene; 100 ml-Flasche

WM – Reversible Hemmung des Bewußtseins, der Wahrnehmung und der Reflexe
– Bei Raumtemperatur flüssig; muß über einen speziell geeichten Vapor verabreicht werden
– Geringe Metabolisierungsrate.

DOS MAC = 1,15 Vol %; MAC mit 70 % N_2O = 0,5 Vol %;
therapeutische Konzentration 0,2 bis 2,5 Vol %.

NW – Negative Inotropie (Abfall des Herzminutenvolumens geringer als bei Halothan und Enfluran)
– Vasodilatation (→ Blutdruckabfall)
– Bei bestehender koronarer Herzerkrankung ist in hohen Dosen (> 1,5 MAC) ein „Coronary Steal"-Phänomen möglich.
– Steigerung der Herzfrequenz
– Dosisabhängige Atemdepression
– Bronchiodilatatorische Wirkung (ähnlich stark wie bei Halothan)
– Ätherartiger Geruch, leichte Schleimhautreizung
– Bei Inhalationseinleitung mit Isofluran vermehrte Speichelsekretion und vermehrtes Auftreten eines Laryngospasmus
– Diskreter Anstieg des intrakraniellen Blutvolumens und des intrakraniellen Druckes; unter Hypokapnie kann unter Isoflurannarkose (MAC < 1,0) der intrakranielle Druck gesenkt werden
– Uterusrelaxation
– Senkung der Nierendurchblutung und der glomerulären Filtrationsrate.

22

KI – Maligne Hyperthermie (bei bekannter Disposition, Risikogruppen beachten; ☞ 3.2.9)
– Patienten mit erhöhtem Hirndruck (eingeschränkt, ☞ 10.1.2).

WW   Ausgeprägter muskelrelaxierender Effekt (potenter als bei Halothan) und Verstärkung der Wirkung nichtdepolarisierender Muskelrelaxantien.

Kaliumchlorid ☞ **2.8.2**

_____ **Kalzium** _____

   Calzium-Sandoz 10 %, 10 ml Kalziumglukonat enth. 2,25 mmol Ca^{2+}

IND   – Kalziumstoffwechselstörungen und Kalkmangel: Tetanie, Spasmophilie, Schwangerschaft, Laktation, Frakturen
– Fraglicher Nutzen bei Urtikaria und allergischem Ödem
– Fraglicher Nutzen bei elektromechanischer Entkoppelung zur Inotropiesteigerung
– Vor Hämodialyse bei Nierenversagen mit ausgeprägter Hypokalzämie
– Intoxikationen: CCl_4, Oxalsäure, Fluoride, Blei

DOS   1 Amp. = 10 ml langsam (10 min) i.v.,
je nach Ca^{2+}-Mangel wiederholen; Kinder: 2–5 ml i.v.

NW   Bei zu schneller Injektion: Übelkeit, Erbrechen, Hitzesensationen, Hypotonie, Herzrhythmusstörungen

KI   – Hyperkalzämie
– Schwere Niereninsuffizienz
– Digitalisierte Pat.
– Schock

WW   Wirkungsverstärkung von Herzglykosiden, *Cave:* Adrenalingabe bei erhöhtem Kalziumspiegel kann zu schweren Herzrhythmusstörungen führen

   – Ca^{2+}-Spiegel stets in Zusammenhang mit Albuminkonzentration im Serum und Säure - Basen - Haushalt interpretieren
– Nicht mit Phosphat mischen
– Langzeitbehandlung von Neugeborenen und Säuglingen wegen möglicher Aluminiumintoxikation vermeiden.

_____ **Ketamin** _____

   z.B. Ketanest
1 Amp. à 5 ml = 50 mg (1 % Lösung), auch in 20 ml Inj. Flasche
1 Amp. à 2 ml = 100 mg (5 % Lösung), auch in 10 ml Inj. Flasche
Ketanest®-S (5 mg/ml oder 25 mg/ml)
1 Amp. à 5 ml = 25 mg (0,5 % Lösung), auch in 20 ml Inj.-Flasche,
1 Amp. à 2 ml = 25 mg (2,5 % Lösung), auch in 10 ml Inj.-Flasche

WM   – Chemische Verwandtschaft zu Halluzinogenen. Zuerst Depression des thalamo-neokortikalen, dann des retikulären und limbischen Systems. Erzeugung einer „dissoziierten Anästhesie": Sinnesreize scheinen zwar aufgenommen, jedoch nicht bewußt wahrgenommen zu werden. Pat.

verharrt in einer bestimmten, eingenommenen Körperhaltung entsprechend eines „kataleptischen Zustands", einhergehend mit ausgeprägter Analgesie und Amnesie
– Reflexe und Spontanatmung bleiben weitgehend erhalten
– *Pharmakokinetik:* nur parenterale Anwendung, Wirkbeginn nach 30 Sek. i.v., nach 5–10 Min. i.m., Wirkdauer 5–10 Min. i.v.; 10–25 Min. i.m., Eliminations-HWZ 2–4 h, Verteilungsvolumen ca. 4 l/kg, Plasmaprotein-bindung 20–50 %, Elimination nach umfangreichem hepatischem Metabolismus zu teilweise pharmakologisch aktiven Metaboliten und anschließ-ender Konjugation.

IND Einleitung und Aufrechterhaltung einer Narkose bei ausgewählten Indikatio-nen. Wiederholte Kurznarkosen z.B. bei Verbrennungs-Pat., bei unkoopera-tiven Pat. (i.m.-Gabe möglich).

DOS Narkoseeinleitung ☞ 5.6:
  i.v.: 1–2 mg/kg (70–150 mg) langsam (über 1 Min.)
  i.m.: 5–10 mg/kg (350–700 mg)
Repetitionsdosen:
  jeweils i.v. oder i.m.: Einzelinjektionen mit der Hälfte der Initialdosis
  Perfusor: 250 mg in NaCl 0,9 % auf 50 ml mit 0,5–4 mg/kg/h
  (30–300 mg/h) = 6–60 ml/h.
Vorsicht: Halbe Dosierung bei Verwendung von Ketanest®-S!

Beispiel: (☞ 5.6)
– Prämedikation mit Vagolytikum Atropin zur Dämpfung der Hypersalivation 0,5 mg i.m. oder i.v.
– Flunitrazepam (Rohypnol®) zur Einleitung in individueller Dos., z.B. 0,2 mg/20 Sek. i.v., bis die Sprache „verschwimmt". Mittlere Dosis 0,07–0,12 mg/kg i.v. (oder 5–10 mg i.v.)
– Dann Ketamin 35–100 mg i.v.
– Ggf. Nachinjektionen nach 10 Min.
– Unter Spontanatmung 2–4 l/Min. Sauerstoffgabe
– Ruhiger abgeschirmter Raum für die Aufwachphase.

NW – Katecholaminfreisetzung mit RR-Anstieg, Tachykardie, Zunahme des myokardialen O_2-Verbrauchs, Bronchodilatation, Uteruskontraktion, in-trakranieller und intraokulärer Druckanstieg
– Hypersalivation, Muskeltonuserhöhung und Dyskinesien
– Unangenehm bis bedrohlich empfundene Träume, Halluzinationen und Erregungszustände in der Aufwachphase
– Bei sehr rascher Injektion Atemdepression bis hin zur Apnoe.

22

KI – Manifeste Herzinsuff., KHK, Aorten-, Mitralstenose
– Art. Hypertonie
– Hyperthyreose, Phäochromozytom
– Gesteigerter intrakranieller Druck, SHT, intrakranieller Tumor
– Perforierende Augenverletzung
– Psychiatrische Erkrankungen
– Präeklampsie, Eklampsie

WW – Verstärkung der Wirkung blutdruck- und frequenzsteigernder Medikamente (Katecholamine, Theophyllin, Pancuronium, Schilddrüsenhormone)
– Diazepam verlängert Wirkdauer durch Hemmung des Ketaminabbaus.

 – In Ketanest® S ist von den beiden Ketamin-Razemat-Komponenten nur noch das für die anästhetisch-analgetische Wirkung verantwortliche (S)-Ketamin-HCl vorhanden → doppelte Wirkstärke, daher Dosierung gegenüber Ketamin halbieren
– Keine Mononarkose mit Ketamin wg. der psychomimetischen Wirkungen. Stattdessen „Ataranalgesie" (Sedierung und Analgesie) in Kombination mit Benzodiazepinen, bei erhaltener Spontanatmung O_2-Gabe durch Nasensonde oder Maske
– Große therapeutische Breite
– Keine Organtoxizität
– Passiert die Plazenta

--------- **Lachgas** --

Lachgas ist aufgrund seiner guten analgetischen Potenz ein wesentlicher Bestandteil heutiger Narkoseführung („balancierte Anästhesie", Inhalationsnarkosen und Neuroleptanästhesie) und führt zu einer deutlichen Einsparung anderer Anästhetika.

 Stickoxydul Hoechst
– N_2O wird in flüssiger Form in grauen Stahlflaschen bei einem Dampfdruck von 51 atm und 20 °C gelagert
– Der Füllungszustand der Flaschen kann nur durch Wiegen ermittelt werden, also sich nicht auf das Manometer der Flasche verlassen;
N_2O (Liter) = (Istgewicht – Leergewicht) x 500
– Geruchlos, keine Schleimhautreizung

WM – Schwaches Anästhetikum mit guter analgetischer Potenz ohne muskelrelaxierende Wirkung
– MAC von Lachgas kann nur unter hyperbaren Bedingungen ermittelt werden und liegt bei 105 %
– Keine Biotransformation

DOS Klinische Anwendung bis 70 % mit Sauerstoff; hiermit kann keine Narkose alleine eingeleitet oder aufrecht erhalten werden.

NW – Bei bestehender koronarer Herzkrankheit wg. Gefahr der Myokarddepression mit Ischämiezeichen
– Kann zu einem Anstieg des Hirndrucks führen
– Teratogenität während der Frühschwangerschaft möglich
– Bei Langzeitanwendung kann es zu einer Knochenmarksdepression mit megaloblastischer Anämie bis zur Agranulozytose kommen (Oxidation von B_{12} durch N_2O und damit Beeinträchtigung des Methionin- und Folsäurestoffwechsels); keine Bedeutung bei normalen OP-Zeiten
– Gelegentliche postoperative Mittelohrdysfunktion bei Patienten mit einer Fehlfunktion der Tuba Eustachii ☞ 15.3.5
– Zunahme des Cuff-Drucks des endotrachealen Tubus aufgrund Lachgasdiffusion → Cuffdruckmessung verwenden

    – Ca. 34 x größere Blutlöslichkeit von Lachgas gegenüber Stickstoff,
    → deutliche Volumenzunahme in allen dehnbaren gasgefüllten Räumen

KI
– Ileussymptomatik
– Nicht drainierter Pneumothorax
– SHT → mögliche Hirndrucksteigerung
– Duraperforation/Pneumenzephalon
– Pneumoperikard
– Luftembolie
– OP-Lagerung mit Gefahr venöser Luftembolien (z.B. sitzende Lagerung)
– Mediastinalemphysem
– Zwerchfellruptur, -hernie
– Perforierende Augenverletzungen mit Lufteinschlüssen
– Einsatz von Schwefelhexafluorid bei Glaskörper-OP
– Frühschwangerschaft bis zum 3. Monat
– Bei Tympanoplastiken Rücksprache mit Operateur.

Lidocain als Antiarrhythmikum

®
z.B. Xylocain 2/20%ig,
1 Amp. à 5 ml = 100 mg, 1 Spezialamp. à 5 ml = 1000 mg

WM
– Antiarrhythmikum der Klasse IB.
    Ruhepotential 0, spontane Depolarisation (Automatie) ↓, schnelles Aktionspotential ↓, Depolarisationsgeschwindigkeit ↓, Erregungsleitung ↓, Aktionspotentialdauer ↓, effektive Refraktärzeit ↓, Gesamtrefraktärzeit ↑, langsames Aktionspotential 0, Kontraktionskraft ↓, Senkung des Katecholaminspiegels
– Antiarrhythmischer Wirkungsort: Sinusknoten +, Vorhof 0, AV-Knoten 0, His-Bündel +, Ventrikel +
– Pharmakokinetik: orale Bioverfügbarkeit bei ausgeprägtem hepatischen first-pass-Metabolismus gering, daher nur parenterale Gabe sinnvoll. HWZ 1,6 h (α-Phase 15 Min.), Verteilungsvolumen 1,5 l/kg, Plasmaproteinbindung 65 %, Elimination: vorwiegend hepatisch, größtenteils über den pharmakologisch aktiven Metaboliten Monoethylxylidid (HWZ ca. 3 h) zu inaktiven Metaboliten. Wirkungseintritt 1–2 Min. nach i.v.-Applikation, Wirkungsdauer einer Einzeldosis ca. 15–20 Min. Ther. Plasmakonzentration 2–5 mg/l (8,5–21,5 μmol/l).

IND
– VES
– Kammertachykardie
– Prophylaxe ventrikulärer Rhythmusstörungen bei Myokardinfarkt
– Ventrikuläre Rhythmusstörung infolge Glykosidintox.
– Intox. mit trizyklischen Antidepressiva
– Mechanische Myokardirritation mit VES
– „Torsade de pointes"-Tachykardie.

22

DOS *i.v.:* Initial 1 Amp. à 5 ml = 100 mg Wiederholungsinjektion nach 5–10 Min. möglich

Perfusor: 1 Spezial-Amp. á 5 ml = 1000 mg auf 50 ml NaCl mit 2–4 mg/kg/h. Bei 70 kg 12—240 mg/h = 6–12 ml/h

Bei schwerer Herzinsuff., Schock oder Leberinsuff. Dosisreduktion um 50 %. Max. 6 g tägl.

NW – Herzinsuff., VES, Kammerflimmern, Sinusarrest, AV-Blockierung
– ZNS: Tremor, Verwirrtheit, Krampfanfall, Koma

KI – Lokalanästhetikaunverträglichkeit
– AV-Block mit ventrikulären Ersatzrhythmen

WW – Antiarrhythmika (Verstärkung der negativ inotropen Wirkung)
– Cimetidin, Propanolol, Halothan (Wirkungsverstärkung)

(!) – Aufgrund der guten Verträglichkeit, sowie der guten Steuerbarkeit durch die sehr kurze HWZ, Antiarrhythmikum der 1. Wahl bei ventrikulären Rhythmusstörungen
– Auch in der Schwangerschaft anwendbar ☞ 12.2.4
– Kombination mit Antiarrhythmika der Klasse IA, II, III, IV möglich
– Bei idioventrikulären Ersatzrhythmen im Rahmen eines Myokardinfarktes meist nicht wirksam
– Automatie von Ersatzrhythmen wird durch Lidocain stark unterdrückt, daher kein Lidocain bei AV-Block mit ventrikulären Ersatzrhythmen applizieren!
– Stets auf ausgeglichenes Serum-K$^+$ achten
– Abnahme der hepatischen Elimination bei niedrigem HZV.

Lidocain als Lokalanästhetikum

® z.B. Xylocain 0,5 %/1 %/2 %
1 ml enthält 5 mg/ 10 mg/ 20 mg Lidocain-HCl ohne und mit Vasokonstriktor, Ampullen à 10 ml/Flaschen à 50 ml
Lidocain Braun 1 %-Ampulle (5 ml) enthält 50 mg Lidocain-HCl in Wasser für Injektionszwecke

WM ☞ 6.1.1, 6.1.2, 6.1.3

IND Infiltrationsanästhesie, Leitungsanästhesie, Sympathikusblockaden, therapeutische und diagnostische Blockaden, Spinalanästhesie

DOS Maximal 200 mg (40 ml 0,5 % bzw. 20 ml 1 % bzw. 10 ml 2 %) für Erwachsene mit normalen KG (70 kg), Kinder und Patienten im reduzierten Allgemeinzustand 2,9 mg/kgKG; Lidocain Braun 1 %: 7 mg/kgKG bei Kindern nicht überschreiten

NW ☞ 6.1.5

KI Schwere Überleitungsstörungen, Überempfindlichkeit gegenüber LA vom Amidtyp, kardiogener und hypovolämischer Schock, Vorsicht bei Patienten mit Lebererkrankungen (*Vasokonstringentien:* ☞ 6.1.4, Tab. 6.2)

WW Sulfonamide (Sulfonamidwirkung ↓).

─────── **Mepivacain** ───────────────────────────────

® z.B. Meaverin 0,5 %/1 %/2 %, Scandicain 0,5 %/1 %/2 % – 1 ml enthält 5 mg/ 10 mg/ 20 mg Mepivacain-HCl, Ampullen à 2 ml/5 ml

WM ☞ 6.1.1, 6.1.2, 6.1.3, geringe vasodilatatorische Aktivität, längere Wirkdauer als Lidocain

IND 0,5 %/1 % zur Infiltrationsanästhesie, Leitungsanästhesie, Sympathikusblockade, Neuraltherapie; 2 % zur Leitungsanästhesie

DOS Maximal 300 mg (bis 60 ml 0,5 % bzw. 30 ml 1 % bzw. 15 ml 2 %) für Erwachsene mit normalem Körpergewicht (70 kg), Kinder und Patienten im reduzierten Allgemeinzustand 4 mg/kgKG, HNO: 200 mg

NW ☞ 6.1.5

KI Schwere Überleitungsstörungen, Überempfindlichkeit gegenüber LA vom Amidtyp, kardiogener und hypovolämischer Schock, Vorsicht bei Patienten mit Lebererkrankungen

WW Sulfonamide (Sulfonamidwirkung ↓).

Metamizol ☞ **19.2.2**

─────── **Methohexital** ───────────────────────────────

® z.B.Brevimytal; 1 Injektionsflasche = 100 mg (auch 500 mg)
Lösungsmittel Aqua dest., NaCl 0,9 % und Glukose 5 %
üblich ist eine 1 oder 2 %ige Injektionslösung.

WM – Wirkeintritt: nach 20–45 Sek. bei i.v. Gabe
– Wirkdauer: 5–10 Min.
– Biotransformation in der Leber
– HWZ: 70 bis 125 Min.

22

IND – Narkoseeinleitung
– Hirnprotektion ☞ 10.2.4

DOS *i.v.:* 1 bis 1.5 mg/kg KG zur Narkoseeinleitung (höhere Dosierung bei Kindern meist notwendig)

i.m.: 7 mg/kg KG (Kinder)

rektal: 20 bis 30 mg/kg KG (Kinder) in 10%iger Lösung (500 mg in 5 ml).

NW – Vgl. Thiopental
– Auftreten motorischer Unruhe bei Narkoseeinleitung.

KI Vgl. Thiopental

⚠ Vorteile beim Einsatz von Methohexital liegen in der schnelleren Aufwachphase als beim Thiopental.

Methylergometrin ☞ **12.5**

────── **Midazolam** ──────────────────

® Dormicum;
1 Amp. à 1 ml = 5 mg; 1 Amp. à 3 ml = 15 mg; 1 Amp. à 5 ml = 5 mg

WM – Wasserlösliches Benzodiazepin (bessere Venenverträglichkeit als Diazepam)
– Wirkeintritt: 3 Min.
– Wirkdauer: 45–90 Min.
– Eliminationshalbwertszeit: 1,5 bis 2,5 h
– Biotransformation in der Leber zu unwirksamen Metaboliten
– Antagonisierung: Flumazenil (Anexate®);
Dosierung wie bei Diazepam-Antagonisierung

DOS Langsame und individuelle i.v. Dosierung (in 0,5–1 mg Boli)
Prämedikation: 0,1–0,15 mg/kg KG i.m.
Bei Kleinkindern 0,3 mg/kg KG rektal

NW – Atemdepression (besonders bei zu rascher Injektion)
– Anterograde Amnesie
– Blutdruckabfall (besonders in Kombination mit Opiaten)
– Gelegentliche paradoxe Reaktion bei alten Patienten

KI Vgl. Diazepam.

────── **Mivacurium** ──────────────────

® z.B. Mivacron
1 Amp à 5 ml = 10,7 mg Mivacuriumchlorid (= 10 mg Mivacurium) i.v.
1 Amp à 10 ml = 21,4 mg Mivacuriumchlorid (= 20 mg Mivacurium) i.v.

WM Nicht depolarisierendes Muskelrelaxans (kompetitive Blockade der Acetylcholinrezeptoren an der motorischen Endplatte)
Pharmakokinetik: nur parenteral anwendbar, Verteilungsvolumen etwa 112 ml/kg KG, Wirkeintritt 2–2,5 Min., Wirkdauer 15–20 Min., Eliminations-HWZ 0,5–3 Min., Elimination: Hauptsächlich Hydrolyse durch Pseudocholinesterase, auch durch Esterasen in der Leber, Ausscheidung mit der Galle und (z.T. unverändert) über die Nieren

IND kurzwirksames Muskelrelaxans zur Intubation, zur perioperativen Narkose und Beatmung

DOS | Intubationsdosis: 0,2 mg/kg KG
Repetitionsdosis: 0,1 mg/kg KG

NW Histaminfreisetzung (Hautrötung, Blutdruckabfall, Tachykardie, Bronchospasmus) korreliert mit Dosis und Injektionsgeschwindigkeit

KI – Plasmacholinesterasemangel und atypische Pseudocholinesterase
– Myasthenia gravis
– Allergische Diathese, Asthma bronchiale
– Keine Erfahrungen für Schwangerschaft und Stillzeit
– Säuglinge unter 2 Mon.

WW – Verstärkung der neuromuskulären Blockade durch Inhalationsanästhetika, Ketamin, Antibiotika, Antiarrhythmika, Betablocker, Calciumantagonisten, Diuretika, Magnesium, Lithium, Ganglienblocker
– Verlängerte Wirkung durch Reduktion der Plasmacholinesterase-Aktivität (MAO-Hemmer, Pancuronium, antimitotische Präparate, Organophosphate)
– Herabsetzung der Wirkung nach chronischer Verabreichung von Phenytoin oder Carbamazepin
– Inkompatibilität mit alkalischen Lösungen (z.B. Thiopental)

 – Versehentliche intraart. Injektion verursacht Gefäßspasmus mit Gefahr der Gangrän
– Dosisreduktion bei Leber- oder Niereninsuffizienz erforderlich (Intubationsdosis 0,15 mg/kg KG)
– Die Wirkung von Mivacurium ist durch Gabe von Cholinesterasehemmern (z.B. Neostigmin®, Prostigmin® 0,5–5 mg i.v.) und zusätzlicher Atropingabe (0,5–1 mg) antagonisierbar
– Tierexperimentell keine Auslösung einer malignen Hyperthermie.

Morphin

® *(unterliegt der BtMVV);* z.B. Morphium Merck 10/20/100 1 Amp. à 1 ml = 10 mg, à 1 ml = 20 mg, à 10 ml = 100 mg Morphin s.c.; i.v.;
z.B. MSI 10/20/100/200 Mundipharma 1 Amp. à 1 ml = 10 mg, à 1 ml = 20 mg., à 5 ml = 100 mg, à 10 ml = 200 mg Morphin s.c.; i.v.

WM Reiner Opiatagonist mit analgetischer, sedierender und antitussiver Wirkung. *Pharmakokinetik:* Wirkeintritt 10 Sek. nach i.v. Gabe, Wirkdauer 90 Min., 1/3 des Morphins an Plasmaprotein gebunden, hydrophile Substanz, Elimination: 10 % unverändert renal, Rest vorwiegend nach Glukuronidierung an unterschiedlichen Positionen des Morphin-Moleküls, dabei zum geringen Teil (5 %) Bildung des analgetisch wirksamen Morphin-6-Glukuronids, das bei Niereninsuff. kumulieren kann und eine vorsichtige Reduktion der Morphindosis bei Niereninsuff. erforderlich macht.

IND – Post OP Schmerztherapie
– Stärkste Schmerzzustände
– Lungenstauung infolge akuter Linksherzinsuffizienz.

22

DOS Dosierung abhängig vom Schweregrad der Schmerzen,
übliches Intervall bei parenteraler Gabe 4 h. Einzeldosen:

s.c.:   10–30 mg

i.v.:   (langsam, vorverdünnt mit Aqua ad inject. auf 5–10 ml): 5–10 mg

Perfusor: 1 Amp. à 100 mg in NaCl 0,9 % auf 50 ml mit 1–4 mg/h
(= 0,5–2 ml/h) und mehr
Keine Tageshöchstmenge.

NW – Sedierung bis hin zur Somnolenz, gelegentlich auch Dysphorie, Konfusion,
Erregungszustände
– Atemdepression besonders bei schneller zerebraler Anflutung nach i.v.-
Gabe
– Zentral bedingte Vagusstimulation mit Miosis, Bradykardie
– Übelkeit und Erbrechen
– Tonuserhöhung der glatten Muskulatur (spastische Obstipation, Harnver-
halt, Obstruktion des Sphincter Oddi mit Gefahr von Gallenkoliken und
Pankreatitis)
– Direkter vasodilatierender Effekt mit *„venösem pooling"*, sowie
– Vasodilatation (RR-Abfall, besonders orthostatische Hypotonie) infolge
Histaminfreisetzung (vor allem nach i.v.-Gabe, gelegentlich begleitet von
Palpitationen, Schweißausbrüchen, Bronchokonstriktion).

KI – Überempfindlichkeit gegen Morphine
– Akute hepatische Porphyrie
– Schwangerschaft und Stillzeit (nur bei strenger Indikationsstellung)
– Gallenkoliken.

WW – Verstärkung des sedierenden und atemdepressorischen Effektes zentral
wirksamer Substanzen, z.B. Pharmaka, Alkohol
– Evtl. Wirkungsverstärkung durch MAO-Hemmer (Hypertonie, Anstieg der
Körpertemperatur, Verwirrtheits- und Erregungszustände, Krampfanfälle)
– Verstärkung des blutdrucksenkenden Effektes bei gleichzeitiger Gabe von
Antihypertonika und Phenothiazin-Neuroleptika
– Abschwächung der Wirkung von Diuretika wegen verstärkter Freisetzung
von antidiuretischem Hormon
– Wirkungsverstärkung von Morphin durch Neostigmin

  – Morphin ist Referenzsubstanz aller Opioide bezüglich Wirkstärke und
-profil
– Bei akuter Lungenstauung sinnvoll, da Morphin den Lungenkreislauf durch
peripher-venöses *pooling* entlastet und das Gefühl der Atemnot dämpft
– Die pharmakologischen Wirkungen von Morphin sind streng dosisabhängig. Im Gegensatz zu Buprenorphin (☞ 2.9) tritt kein *„ceiling-Effekt"* auf,
d.h. mit steigender Dosierung verstärken sich die Morphin-Wirkungen und
Nebenwirkungen „ohne Obergrenze"
– Durch 1994 eingeführte Amp. à 100 mg und 200 mg große Arbeitserleich-
terung für Perfusoren-Einsatz
– Antidot: Naloxon.

Naloxon

 z.B. Narcanti, 1 Amp. à 1 ml = 0,4 mg

WM
– Reiner Opioidantagonist, der alle Opioidwirkungen aufhebt und in breitem ther. Bereich keine eigene pharmakologische Wirkung besitzt.
– Pharmakokinetik: Orale Bioverfügbarkeit gering (First-pass-Metabolismus), daher nur parenterale Gabe sinnvoll, HWZ 1–1,5 h, Verteilungsvolumen 5 l/kg, Plasmaproteinbindung 50 %
– Elimination: hepatische Oxidation und Glukuronidierung, Wirkungseintritt: 1–2 Min. nach i.v.-Applikation
– Wirkungsdauer abhängig von der Konz. des ausgeführten Opioids (bei Atemdepression und Dämmerzustände durch Opioide und synthetische Narkotika, z.B. Fentanyl, Methadon, Pentazocin, Dextropropoxyphen, Tilidin)

IND
– Postop. opioidinduzierte Atemdepression
– Atemdepression und Dämmerzustände durch Opioidüberdosierung

DOS
Postop. fraktionierte Gabe von 1/4–1 Amp. = 0,1–0,4 mg i.v.
Bei Opioidüberdosierung nach dem Titrationsverfahren
    Dosierung nach Wirkung mit initial 1–5 Amp. = 0,4–2 mg i.v.
    alle 2–3 Min. bis zu ca. 10 mg Gesamtdosis.

NW
– Bei zu plötzlicher Antagonisierung: Schwindel, Erbrechen, Schwitzen, Tachykardie, Hypertonus, Tremor, Krampfanfall, Asystolie
– Bei Opioidabhängigen akutes Entzugssyndrom.

KI
Relativ: Schwangerschaft (plazentagängig),vorbestehende Herzerkrankung

– Wegen kurzer HWZ sorgfältige Nachbeobachtung und ggf. Nachinjektion: Rebound-Effekt möglich
– Nicht bei Buprenorphin (z.B. Temgesic®) indiziert
– Nach Gabe von 10 mg Naloxon ohne Wirkungseintritt ist Opioidüberdosierung fraglich.

Natriumchloridlösung 0,9 % ☞ 2.8.2

Natriumchloridlösung 5,85 % ☞ 2.8.2

22

Nifedipin

 Adalat 1 Kaps. = 5 mg bzw. 10 mg; Retardtabl. = 20 mg;
1 Inf.- Flasche = 50 ml = 5 mg Nifedipin

WM
Blockade der langsamen Ca^{2+}-Kanäle.
Pharmakokinetik: rasche Resorption nach sublingualer Applikation. Bioverfügbarkeit 65 %, nach vollständiger Metabolisierung in der Leber renale Elimination, HWZ 2 h

IND
– Instabile Angina (Präinfarktsyn., vasospastische Angina, Prinzmetal-Angina, Ruheangina)
– Infarkt mit spastischer Komponente (rez. ST- Hebungen)

– Hypertensive Krise
– Lungenembolie

DOS

p.o.: 1 Kaps. (10 mg) zerbeißen (liegender Pat.) unter ärztlicher Aufsicht, bei narkotisiertem Pat. Kaps. anstechen und unter die Zunge geben

Perfusor: 1 Inf.-Flasche à 5 mg = 50 ml; 6,3–12,5 ml/h = 0,63–1,25 mg/h; zuvor Bolusgabe mit 0,5–1 mg/5 Min.= 5–10 ml/5 Min.= 60–120 ml/h für 5 Min.

NW

Tachykardie, neg. Inotropie, „steal Phänomen" (umstritten!), Übelkeit, Erbrechen, Juckreiz, Leberfunktionsstörung, RR-Abfall durch periphere Gefäßerweiterung, Flush, Kopfschmerzen, Beinödeme, Allergie, Venenreizung bei i.v.-Applikation

NW

Höhergradige Herzinsuffizienz, Hypotonie, Schwangerschaft (☞ 12.2.4) β-Blocker, Cimetidin (z.B. Tagamet®) → RR-Abfall

 Antidot: bei RR-Abfall Volumengabe, evtl. Dopamin.

Nitroglyzerin

 Nitrolingual, 1 Amp. à 50 ml = 50 mg Glyceroltrinitrat

WM

– Senkt den Blutdruck durch direkte Vasodilatation vorwiegend im Bereich des venösen Gefäßsystems
– Kurze Halbwertszeit
– Für eine kontrollierte Hypotension häufig nicht ausreichend wirksam

DOS

50 mg/50 ml als Perfusor initial 1–2 µg/kg/Min.

Nitroprussid-Natrium

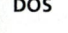 Nipruss, 1 Amp. à 60 mg Nitroprussidnatrium

WM

– Senkt den Blutdruck durch direkte Wirkung auf die glatte Gefäßmuskelzelle → Dilatation sowohl der Arteriolen als auch der Vene
– Beim Abbau von Nitroprussid-Natrium entsteht Cyanid, das mit Hilfe von Thiosulfat in Thiocyanat umgewandelt wird. Nitroprussid-Natrium, Cyandi und Thiocyanat sind renal eliminierbar
– Vorteil der Substanz: gut steuerbar (schneller Wirkungseintritt und rasches Nachlassen der Wirkung nach Absetzen innerhalb von Sekunden), Plasma-HWZ 2 Min.

DOS

60 mg in 500 ml Glucose 5 % → Tropfgeschwindigkeit nach Bedarf oder 60 mg auf 50 ml Glucose 5 % als Perfusor → 0,3–8 µg/kg/Min. Entspricht ca. 1–28 ml/h bei einem 70 kg schweren Pat.
Kombination mit Natriumthiosulfat im Verhältnis 1:10 bei Gabe von mehr als 2 µg/kg/Min. → z.B. Natriumthiosulfat 10 %® oder S-hydril®, 1 Amp. = 1 g. Dos.: 0,5 mg/kg/h.

NW – Gefahr der Thiozyanidvergiftung bes. bei Niereninsuff.:
Cyanidgruppen blockieren die Atmungskette → Gewebshypoxie →
Schock. Wichtiges laborchemisches Zeichen ist eine zunehmende meta-
bolische Azidose in der BGA
– Reflektorische Tachykardie
– Muskelzuckungen.

WW Zunahme des RR-Abfalls durch Narkotika, Antihypertensiva, Vasodilatatoren, Sedativa.

 – Stärkster Vasodilatator
– Stets lichtgeschützt infundieren
– Antidot: bei Zyanidvergiftung 4-DMAP® (4-Dimethylaminophenol)
1mg/kg → Met-Hb-Bildner.
Da Zyanid größere Affinität zu Met-Hb als zur Zytochromoxydase besitzt,
wird dadurch die Zytochromoxydase aus der Zyanidbindung freigesetzt.
Nach der DMAP-Gabe 150 mg/kg Natriumthiosulfat über 15 Min.injizie-
ren → Beschleunigung der renalen Elimination des an Schwefel gebun-
denen Zyanids als Rhodanid
– Antidot: bei RR-Abfall Dopamin.

───────── **Noradrenalin** ───────────────────────────

® z.B. Arterenol 1 Amp. à 1 ml = 1 mg

WM Sympathomimetikum mit Wirkung auf β_1 und α-Rezeptoren.
Pharmakokinetik: HWZ 1–3 Min., Wirkdauer 1–2 Min., Verteilungsvolumen
0,3 l/kg, Elimination: 3–15 % unverändert renal, Aufnahme in adrenerge
Neurone möglich, hauptsächlich jedoch Methylierung, Oxidation und Konjugation an Glucuron- oder Schwefelsäure

IND – Septischer Schock
– Erniedrigter peripherer Widerstand (z.B. bei Histaminausschüttung im
Rahmen eines anaphylaktischen Schocks)
– Antidot bei Überdosierung von Vasodilatantien

DOS *initial:* 1/3 Amp. = 0,3 mg i.v., evtl. 0,3–0,8 mg i.m. oder s.c. (hierzu
1 Amp. auf 10 ml NaCl 0,9 % verdünnen, 3–8 ml injizieren)

Perfusor: 0,05-0,3 µg/kg/Min, Verdünnung: 3 Amp. oder 5 Amp. mit NaCl
auf 50 ml = 60 oder 100 µg/ml

22

WW – Trizyklische Antidepressiva (sympathomimetische Wirkung zunehmend)
– Antidiabetika (Wirkung abgeschwächt)
– Halothan (Rhythmusstörungen)

 – Überdenken der Ther. bei Zentralisation, Akrozyanose, Anurie
– Kombination mit Dobutamin bei erniedrigtem periphervaskulärem Wider-
stand als Hypotonieursache sinnvoll (Pulmonaliskatheter!)
– Herabsetzung der Nierendurchblutung, dadurch Diureserückgang
– Zunahme des enddiastolischen linksventrikulären Drucks
– I.v.-Gabe nur kurzfristig über Stunden bei sonst nicht behebbarer Schock-
symptomatik

– Bei Paravasat Hautnekrosen möglich, sofort umspritzen mit NaCl 0,9 %
– Bei kardiogenem Schock Verbesserung der Koronarperfusion
– *Antidot:* Rezeptorenblocker (z.B. Priscol ® = Tolazolin).

Norfenefrin ☞ **12.5**

——— **Orciprenalin** ————————————————

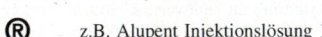 z.B. Alupent Injektionslösung 1 Amp. à 1 ml = 0,5 mg,
Infusionslösung 1 Amp. à 5 mg = 10 ml

WM β-Sympathomimetikum mit $β_1$- und $β_2$-Wirkung.
Pharmakokinetik: HWZ 2 h (Plasma-HWZ nach Einmal-Gabe, Eliminations-
HWZ deutlich länger), Plasmaproteinbindung: ca. 10 %, Elimination: renal
(unverändert und nach Konjugation an Schwefelsäure)

IND – Sinusbradykardie
– Digitalisinduzierte Bradykardie
– Absolute Bradyarrhythmie bei Vorhofflimmern
– Bradykarde Erregungsleitungsstörungen z.B. AV-Block II°
– Antidot bei Intoxikation mit β-Blockern

DOS | | |
|---|---|
| *i.v.:* | 1 Amp. à 0,5 mg in 10 ml NaCl 0,9 % (1:10 Verdünnung) 5–10 ml, Wiederholung möglich |
| *Perfusor:* | 1 Amp. = 5 mg (10 ml) auf 50 ml 0,9 % NaCl mit 10–30 µg/Min. = 6–18 ml/h |

NW – Tachykardie, VES, Kammerflimmern
– Kopfschmerzen, Tremor, Psychosyndrom
– Übelkeit
– Allergische Hautreaktionen möglich.

KI – Obstruktive Kardiomyopathie
– Asystolie
– Asthma bronchiale (Hier besser $β_2$-Sympathomimetika einsetzen.

WW Antidiabetika (Wirkungsabschwächung)

(!) – Schlecht steuerbares Medikament („Alupent nur, wer es kennt.").
Bei Bradykardien deshalb primär Adrenalin verwenden
– Vorsicht bei frischem Infarkt
– Gabe auch über Trachealtubus möglich
– Tachyphylaxie
– RR-Abfall durch periphere Gefäßerweiterung
– Auch s.c., i.m.-Gabe möglich
– *Antidot:* β-Blocker.

Oxytocin ☞ **12.5**

Osmodiuretika ☞ **13.5**

Pancuronium

 z.B. Pancuronium Organon; 1 Amp. à 2 ml = 4 mg

WM Muskelrelaxation infolge kompetitiver Blockade der Acetylcholinrezeptoren an der motorischen Endplatte (nicht depolarisierend).
Pharmakokinetik: nur parenteral anwendbar, HWZ 30 Min., Verteilungsvolumen ca. 0,3 l/kg, Plasmaproteinbindung 30 %, Elimination: unverändert renal und nach hepatischer Hydroxylierung zu teilweise pharmakologisch aktiven Metaboliten. Wirkeintritt nach 3–4 Min., bei höheren Dosen schneller; Wirkdauer: 4 mg Pancuronium initial wirken etwa 45 Min., Nachinjektionen (bes. bei Dosen > 0,1 mg/kg) bis zu 120 Min.

IND Muskelrelaxation zur perioperativen Narkose und Beatmung.

DOS *Einzeldosis zum Präkurarisieren:* 0,01–0,02 mg/kg (0,5–1,5 mg) i.v.
Zur Intubation: 0,1 mg/kg i.v.
Nach Intubation mit Succinylcholin initial:
    0,04–0,08 mg/kg (c.a. 3–6 mg) i.v.
Nachinjektionen: 0,008–0,02 mg/kg (c.a. 0,5–1,5 mg) i.v.

NW Durch Vagolyse Tachykardie, seltener mäßiger RR-Anstieg

KI – Überempfindlichkeit gegen Pancuronium-Bromid
– Vermutete schwierige Intubationsverhältnisse
– Myasthenia gravis
– Porphyrie
– Anurie

WW – Verstärkung der neuromuskulären Blockade durch Aminoglykoside, Clindamycin, Tetrazykline, Chinidin, Ca^{2+}-Antagonisten, β-Blocker, Schleifendiuretika, Hypokaliämie, sowie hohe Magnesium- oder Lithiumspiegel
– Arrhythmien in Kombination mit trizyklischen Antidepressiva

 – Antagonisierbar durch Cholinesterase-Hemmer (z.B. Neostigmin, Prostigmin® 0,5–5 mg i.v.) und zusätzlicher Atropingabe (0,5–1 mg i.v.)
– In der Schwangerschaft anwendbar, da aufgrund der geringen Lipophilie kaum plazentagängig.

Paracetamol

 z.B. ben-u-ron Suppositorien, 1 Supp. = 125 mg, 250 mg, 500 mg, 1000 mg Paracetamol

WM Wirkt zentral und peripher, Mechanismus nicht genau bekannt; hemmt *nicht* die Prostaflandinsynthese. Keine selektive Anreicherung in entzündlichem Gewebe → geringe antiphlogistische Wirkung
Pharmakokinetik: Wirkeintritt nach 30–60 Min.; Fiebersenkung nach 2 h; Wirkdauer: 2–4 h, bei höheren Dosierungen länger; Schnelle Resorption aus dem Dünndarm, rektal verzögert; Metabolisierung in Leber und Niere, renale Elimination

IND – Akute und chronische Schmerzzustände (analgetische Wirkung), postoperative Analgesie bei Kindern und ambulanten Pat.
– Fieber infektiös-entzündlicher Ursache (antipyretischer Effekt)

DOS 1–4 x tgl. 1 Supp. der entsprechenden Altersklasse 10–20 mg/kg; (Säuglinge 125 mg, Kleinkinder 250 mg, Schulkinder 500 mg); Erw.: Einzeldosis 500–1000 mg; Max.Tagesdosis: 4000 mg

NW Analgetika-Intoleranz (Urtikaria, Ödem), bisweilen Kreuzintoleranz mit Salizylaten; Allergie (selten), Leberfunktionsstörungen (bis zur Nekrose) bei Überdosierungen, gastrointestinale Beschwerden (selten)

KI – Schwere Leberfunktionsstörungen (*Cave:* Alkoholabusus), M. Meulengracht-Gilbert
– Vorsichtige Dosierung bei Niereninsuffizienz
– Glukose-6-Phosphatdehydrogenasemangel (selten)

WW Leberenzyme induzierende Arzneimittel (z.B. Phenobarbital, Phenytoin, Carbamazepin, Rifampicin), Alkohol, Chloramphenicol, Metoclopramid, Atropin beschleunigen die Paracetamolelimination → vermehrte Bildung des potentiell lebertoxischen Metaboliten (wichtig bei Überdosierung)

(!) – Keine Hemmung der Thrombozytenaggregation, keine Blutungsneigung durch Paracetamol
– In der Schwangerschaft geeignet ☞ 12.2.4
– *Cave:* Langzeittherapie von Paracetamol bei gleichzeitiger Medikation von oralen Antikoagulanzien
– Schwaches Analgetikum
– Keine Auslösung von Bronchospasmen → geeignet bei Asthma bronchiale
– Besondere Bedeutung in der Schmerztherapie ☞ 19.2.2.

Pethidin (Meperidin)

(R) (unterliegt der BtMVV); z.B. Dolantin:
1 Amp. à 1 ml = 50 mg (auch 2 ml = 100 mg) s.c.; i.m.; i.v.
1 Supp. = 100 mg,
1 ml Tropfen = 25 Tropfen = 50 mg.

WM Opiatagonist mit analgetischer, sedierender und antitussiver Wirkung.
Pharmakokinetik: orale Bioverfügbarkeit ca. 50 % (hepatischer First-pass-Metabolismus), HWZ 24–48 h, Wirkungseintritt 5–7 Min. nach i.v.-Gabe, 10 Min. nach s.c.-Gabe, 15–30 Min. nach oraler bzw. rektaler Gabe, Wirkdauer 3–4 h, Verteilungsvolumen 4,2 l/kg, Plasmaproteinbindung 50 %, Elimination: 5 % bis 25 % unverändert renal (höherer Anteil bei saurem Urin-pH), Rest in der Leber metabolisiert. Dabei auch Entstehung des Metaboliten Norpethidin (HZW 20 h), der die halbe analgetische aber die doppelte krampfauslösende Wirkung wie Pethidin besitzt; bei Niereninsuff., Gefahr der Kumulation.

IND – Akute sehr schwere Schmerzzustände: z.B. Myokardinfarkt, akuter Glaukomanfall, postoperative Schmerzen
– Unterdrückung von postnarkotischem „shivering" (Zittern), Schüttelfrost nach Transfusionszwischenfällen, Kältezittern.

DOS *Einzeldosis:*
p.o.: s.c.; i.m.: 25–150 mg;
i.v.: 25–100 mg langsam injizieren (0,5–2 ml in 1–2 Min.),
alle 2–3 h wiederholbar.

NW – In äquipotenten Dosen dem Morphin vergleichbare Atemdepression
– Geringere antitussive Wirkung als Morphin (eignet sich daher schlecht bei Bronchoskopien)
– Stärkere Sedierung und Euphorie als bei Morphin
– Geringere spasmogene Wirkung als Morphin
– Übelkeit und Erbrechen (häufig)
– Obstipation, Miktionsbeschwerden
– Nur geringe Beeinflussung der Kontraktilität des Uterus
– Vasodilatation mit Hypotonie und reflektorischer Tachykardie bei zu rascher i.v.-Injektion.

KI – Überempfindlichkeit gegen Pethidin
– Akute hepatische Porphyrie

WW – Verstärkung des sedierenden und atemdepressorischen Effektes zentral wirksamer Substanzen, z.B. Pharmaka, Alkohol
– Beschleunigte Elimination und damit Verkürzung der Wirkdauer bei gleichzeitiger Gabe von Enzyminduktoren (Phenobarbital, Phenytoin, Carbamazepin, Rifampicin)
– Antazida: verstärkte Pethidinwirkung
– Anticholinerga wie Atropin: verstärkte anticholinerge Wirkung
– Trizyklische Antidepressiva: verstärke ZNS-dämpfende Wirkung
– Barbiturate: verstärkte Pethidin-Toxizität
– Isoniazid: verstärkte Pethidin- und anticholinerge Wirkung
– Orale Antikonzeptiva: verstärkte Pethidinwirkung
– Glukokortikoide: bei Langzeitther. erhöhter Augeninnendruck
– MAO-Hemmer: verstärkte ZNS-Dämpfung
– Neostigmin: verstärkte und verlängerte Analgesie
– Nitrate: hypotensive Pethidinwirkung verstärkt

  – Etwa 75–100 mg Pethidin besitzen die analgetische Potenz von 10 mg Morphin
– Pethidin ist eines der ältesten synthetischen Opioide und wird weltweit neben Morphin am häufigsten eingesetzt
– Während der Schwangerschaft und Stillzeit nur bei strenger Ind.-Stellung, trotzdem das am besten geeignete Opioid.
– *Antidot:* Naloxon

Phenoxybenzamin

 Dibenzyran, Kapseln à 1 mg, 5 mg, 10 mg Phenoxybenzamin ☞ 4.5.8

WM Irreversible Blockade der α_1- und α_2-Rezeptoren

IND – Hypertonie bei Phäochromozytom vor operativen und diagnostischen Eingriffen
– Inoperables Phäochromozytom
– Neurogene Blasenentleerungsstörungen

DOS Langsam einschleichen: Bei Erwachsenen mit 2 x 5 mg beginnen, Steigerung bis auf 2–3 x 20–60 mg/Tag
Max. Dosis 240 mg tägl.

NW – Orthostatische Dysregulation
– Reflextachykardie
– Hypotension
– Fragliches Mutagenitäts-/Kanzerogenitätsrisiko

KI – KHK
– Myokardinfarkt
– Herzinsuffizienz NYHA III–IV
– Zerebrovaskuläre Insuffizienz
– Niereninsuffizienz
– Schwangerschaft

WM – Antihypertensiva (Wirkungsverstärkung)
– Vasodilatantien (Wirkungsverstärkung)
– Adrenalin (Wirkungsumkehr)

 – Nicht für die Langzeitther. der essentiellen Hypertonie verwenden
→ schlecht steuerbar, fragliches Kanzerogenitäts-/Mutagenitätsrisiko
– Auftretende Tachykardien mit β-Rezeptorenblockern behandeln
– Antidot: α-Sympathomimetika unwirksam → irreversible Hemmung der α-Rezeptoren.

Phenylephrin Augentropfen ☞ 13.5

Physostigmin Augentropfen ☞ 13.5

Pilocarpin Augentropfen ☞ 13.5

Pindolol

 z.B. Visken, 1 Amp. à 2 ml = 0,4 mg, 1 Tabl. = 5 mg.

WM – β-Blocker, Antiarrhythmikum der Klasse II
– Keine β_1-Selektivität, ausgeprägte intrinsische Aktivität, außerdem unspezifische Membranwirkung (chinidinartig) bei Intoxikation
– Antiarrhythmischer Wirkungsort: Sinusknoten +, Vorhof +, AV-Knoten ++, His-Bündel 0, Ventrikel 0

   – Pharmakokinetik: orale Bioverfügbarkeit 85 %, HWZ 3–4 h, Verteilungsvolumen 2 l/kg, Plasmaproteinbindung ca. 60 %, Elimination: 50 %
unverändert renal, Rest hepatische Oxidation zu inaktiven Metaboliten.

IND   – Hyperkinetisches Herzsyndrom
   – Sinustachykardie bei Hyperthyreose, SVES
   – Vorhoftachykardie mit wechselnder Überleitung, v.a. bei Digitalis-Über-
dosierung
   – Paroxysmale Vorhoftachykardie
   – Vorhofflattern/-flimmern mit schneller Überleitung
   – Adrenerg induzierte VES
   – Rezidivierendes Kammerflimmern im Rahmen einer Reanimation
   – Obstruktive Kardiomyopathie
   – Art. Hypertonus.

DOS   *i.v.:*   2 ml = 0,4 mg langsam, nach 20 Min. Nachinjektion von
            1 ml = 0,2 mg

      p.o.:   3 x 5 mg tägl.

KI/NW   – Bradykarde Herzrhythmusstörungen
   – Verstärkung einer Herzinsuff.
   – Bronchialobstruktion
   – Müdigkeit, depressive Verstimmung
   – Verstärkung peripherer Durchblutungsstörungen (Raynaud-Phänomen)
   – Allergie
   – RR-Abfall
   – Übelkeit, Diarrhoe, Obstipation
   – Muskelschwäche
   – *Cave:* bei abruptem Absetzen der β-Blocker Gefahr eines β-Blockerent-
zugsyndroms mit Tachykardie, Angina pectoris, Herzinfarkt und Herz-
rhythmusstörungen → langsame Dosis-Reduktion. *Cave:* β-Blocker kön-
nen spastische Angina pectoris auslösen

   – Nicht mit Ca^{2+}-Antagonisten i.v. kombinieren. Vorsicht bei Kombination
mit Antiarrhythmika der Klasse IA und III mit starker Leitungsblockierung
   – In der Schwangerschaft besser β_1-selektiven β-Blocker einsetzen
   – Dosisreduktion bei höhergradiger Niereninsuffizienz. ☞ 20.

Piritramid

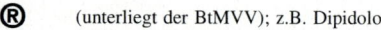

22 ®   (unterliegt der BtMVV); z.B. Dipidolor:
   1 Amp. à 2 ml = 22 mg Piritramid-Salz = 15 mg Piritramid i.m.; i.v.

WM   Opiatagonist mit analgetischer, sedierender und antitussiver Wirkung.
   Pharmakokinetik: Wirkdauer: 4–6 h, Wirkeintritt: i.m. nach etwa 15 Min.,
   i.v. nach etwa 5 Min.

IND   Starke und sehr starke akute und chronische Schmerzen.

DOS Einzeldosis:
i.m.: 15–30 mg,
i.v.: 7,5–22,5 mg (Richtdosis 0,1–0,3 mg/kg),
bei Bedarf alle 6 h wiederholbar.

NW – Atemdepression in äquianalgetischer Dosis dem Morphin vergleichbar
– Stärkere Sedierung als Morphin
– Im Vergleich zu Morphin kaum Übelkeit und Erbrechen
– Sehr geringe kardiovaskuläre NW (Bradykardie)
– Obstipation, Harnverhalt
– Bronchospasmus
– Hypotonie (v.a. bei zu rascher i.v.-Gabe).

KI – Überempfindlichkeit gegen Piritramid (selten)
– Akute hepatische Porphyrie
– In der Schwangerschaft und Stillzeit strenge Indikationsstellung.

WW Verstärkung des sedierenden und atemdepressorischen Effektes zentral wirksamer Substanzen.

(!) – Etwa 15 mg Piritramid besitzen die analgetische Potenz von 10 mg Morphin
– Kaum euphorisierende Wirkung
– Sehr häufig post-op. eingesetztes Analgetikum
– *Antidot:* Naloxon.

Prednison, Prednisolon, Methylprednisolon

® z.B. Solu-Decortin H:
1 Amp. = 10/25/50/250 mg = 7,5/18,7/37,4/186,7 mg Prednisolon,
Urbason: 1 Amp. = 20/40 mg, Urbason forte 1 Amp. = 250 mg, 1000 mg.

WM Antiinflammatorische und immunsuppressive Wirkung durch multifaktorielle Interaktion mit zellulären und humoralen Abwehrvorgängen (Verhinderung der Haftung von neutrophilen Granulozyten und Monozyten am Gefäßendothel entzündlich veränderter Regionen, Unterdrückung der Makrophagenmigration, verminderte Aktivierung von Plasminagen zu Plasmin, Unterdrückung der Phospholipase A_2-Aktivität mit verminderter Bildung von Prostaglandinen und Leukotrienen, Regression lymphatischer Gewebe).

Pharmakokinetik: orale Bioverfügbarkeit für alle 3 Substanzen gut (80–90 %), HWZ 3 h, Verteilungsvolumen 0,8–1,0 l/kg, Plasmaproteinbindung: konzentrationsabhängig 50–90 %, bei niedriger Konz. überwiegend an Transcortin (hohe Bindung, geringe Kapazität), bei höherer Konz. unspez. Bindung an Albumin. Elimination: überwiegend hepatische Metabolisierung und Konjugation an Glucuron- und Schwefelsäure. Wirkdauer: 12–36 h, max. biologischer Effekt 2–8 h nach i.v.-Applikation.

DOS
- Schock: 1 g i.v.
- Status asthmaticus: 250 mg alle 6 h i.v.
- Schwere Infektionserkrankung: evtl. 100 mg tägl. i.v.
- Hyperthyreose: 50–100 mg tägl. i.v.
- Hyperkalzämische Krise: 125–250 mg tägl. i.v.
- Abstoßungsreaktion: 500 mg tägl. i.v. für 3 Tage

(!)
- Nahezu keine NW bei Einmalgabe, geringe NW bei kurzfristiger Gabe
- Bei Leberinsuff., M. Addison besser Hydrocortison geben
- Bei Hirntumor bzw. SHT besser Dexamethason
- Anwendung auch in der Schwangerschaft möglich ☞ 12.2.4
- Geringe Mineralkortikoidwirkung (ca. 1/4 von Hydrocortison)
- Wirkungseintritt erst nach ca. 30 Min.

--------- **Prilocain** ---

®
z.B. Xylonest 0,5 %/1 %/2 %
1 ml enthält 5 mg/ 10 mg/ 20 mg Prilocain-HCl
Ampullen à 10 ml, Flaschen à 50 ml

WM
☞ 6.1.1, 6.1.2, 6.1.3, vasodilatatorische Aktivität sehr gering, kein kumulativer Effekt → Nachinjektion jederzeit möglich

IND
Infiltrationsanästhesie, Leitungsanästhesie, Sympathikusblockaden, therapeutische und diagnostische Blockaden.

DOS
Max. Dosis: 400 mg (80 ml 0,5 % bzw. 40 ml 1 % bzw. 20 ml 2 %) für Erwachsene mit normalem Körpergewicht (70 kg),
Kinder und Patienten im reduzierten Allgemeinzustand 3,8 mg/kgKG

NW
☞ 6.1.5, bei hochgradiger Anämie ggf. Steigerung des Met-Hb-Wertes

KI
Schwere Überleitungsstörungen, Überempfindlichkeit gegenüber LA vom Amidtyp, kardiogener und hypovolämischer Schock, Vorsicht bei Patienten mit Lebererkrankungen, Geburtshilfe, Glukose-6-phosphat-dehydrogenase-Mangel

WW
Sulfonamide (Sulfonamidwirkung ↓).

--------- **Procain** ---

22

®
Novocain 1 %/2 %
1 ml enthält 10 mg, 20 mg Procain-HCl
Ampullen à 2 ml, 5 ml, Flaschen à 50 ml

WM
☞ 6.1.1, 6.1.2, 6.1.3, Wirkungseintritt verlängert, Wirkdauer kürzer als bei gleichen Konzentrationen von z.B. Lidocain

IND
Infiltrationsanästhesie, periphere Nervenblockaden

DOS
Maximale Dosis: 500 mg (50 ml 1 % bzw. 25 ml 2 %)

NW ☞ 6.1.5, Aminoester – gehört zu den am wenigsten toxischen LA (Cave: Methämoglobinämie)

KI Allergien gegen Procain, Benzoesäure, Sulfonamide, Kombination mit Sulfonamiden, Kombination mit Cholinesterasehemmstoffen, Mangel an Pseudocholinesterase, Herzinsuffizienz (NYHA III und IV), Herzrhythmusstörungen (Bradyarrhythmie, AV-Block), Myokardinfarkt

WW Sulfonamide (Sulfonamidwirkung ↓), Cholinesterasehemmer (Procainspiegel ↑).

Propofol

® z.B. Disoprivan, 1 Amp. à 20 ml = 200 mg Propofol, Sojaöl, gereinigtes Eiphosphatid (weiße Emulsion), 50 ml Injektionsflasche = 500 mg.

WM Kurzwirksames, rasch metabolisiertes Injektionsnarkotikum ohne analgetische Wirkung
Pharmakokinetik: HWZ 30–60 Min., Verteilungsvolumen 4–12 l/kg, Plasmaproteinbindung 97 %, Elimination nach rascher Konjugation an Glukuron- oder Schwefelsäure. Wirkungseintritt 30–45 Sek. nach i.v.-Gabe, Wirkende ca. 5 Min. nach einer Einmaldosis infolge Umverteilung und Inaktivierung in der Leber. Wirkdauer ca. 5 Min.

IND Narkoseeinleitung und -aufrechterhaltung.

DOS Einzeldosis zur *Narkoseeinleitung:* 1,2–2,5 mg/kg (80–180 mg) i.v.
    Langsam injizieren, Dosis nach individueller Wirkung ausrichten
Nachinjektion zur Aufrechterhaltung der Narkose: je 25–50 mg
    als Bolus oder auch als Infusion möglich:
Kontinuierl. Applikation: Perfusorspritze mit 500 mg Propofol auf
    0,1–0,2 mg/kg/Min = 6–12 mg/kg/h; 400–800 mg/h = 40–80 ml/h.

NW – Atemdepression bis hin zur Apnoe
– Deutlich negative Kreislaufeffekte (HZV ↓; art. RR ↓), bei schneller Injektion und hoher Dosis
– Exzitatorische Bewegungen (häufiger als bei Thiopental, weniger häufig als bei Etomidat)
– Abnahme des intrakraniellen Drucks
– Evtl. um Stunden verzögert auftretende epileptiforme Anfälle, bei Epileptikern Krämpfe
– Injektionsschmerz. *Ther.:* Vorherige Gabe von 0,05-0,1 mg Fentanyl i.v.; bessere Alternative: i.v.-Regionalanästh.: Blutstau an der Extremität mit liegendem i.v.-Zugang anlegen. 20 mg Lidocain 2% (= 1ml) i.v. injizieren, 20 Sek. einwirken lassen; Stauung ablassen; dann über 30 Sek. Propofol injizieren.

WW – Verstärkung von Antihypertensiva
– Erhöhte Plasmaspiegel von Propofol durch lipophile Opioide (Fentanyl, Alfentanil, Sufentanil).

KI Dekompensierte kardiopulmonale Erkrankungen.

– Aufgrund des raschen hepatischen Abbaus ist mit einer Kumulation bei wiederholter Gabe kaum zu rechnen, nach Therapieende kommt es zu raschem Erwachen zu klarem Bewußtsein.
– Propofol bewirkt keine Histaminfreisetzung und keine Senkung des Plasmakortisolspiegels (wie sie bei der Langzeitanwendung von Etomidat beobachtet wurde)
– Bei längerer Anwendung können Metabolite den Harn dunkelbraun oder grün verfärben
– Bei Dosierungen über 6 mg/kg/h über längere Zeit Triglyceridkontrollen und Berücksichtigung der Fettzufuhr durch die Trägersubstanz Sojaöl.

Ranitidin

®   z.B. Zantic, Sostril, 1 Amp. à 5 ml = 50 mg, 1 Tabl. = 150/300 mg

WM H_2-Blocker (Verminderung der durch Histamin, Pentagastrin und durch Mahlzeiten stimulierbaren Magensekretion). Pharmakokinetik: orale Bioverfügbarkeit ca. 50 %, HWZ 2–3 h, Verteilungsvolumen 1–2 l/kg, Plasmaproteinbindung 15 %, Elimination: nach oraler Gabe 30–50 %, nach i.v. Gabe 70–85 % unverändert renal, Rest hepatisch verstoffwechselt (Oxidation, Demethylierung)

IND   – Ther. von Ulcus ventriculi und duodeni
– Ulkus- bzw. Streßerosionsprophylaxe bei SHT und Ulkusrisikopat.
– Fragliche Ind. vor Kaiserschnitt zur Prophylaxe einer Magensäureaspiration

DOS   *i.v.:*   2 x 1 Amp. = 2 x 50 mg tägl., max. 4 x 1 Amp. tägl Injektion langsam über 2–3 Min.

           p.o.:   2 x 150 mg tägl., alternativ 1 x 300 mg zur Nacht

NW   Exanthem, Leukopenie, Thrombopenie, Hepatitis, Gynäkomastie, bakterielle Magenbesiedlung mit erhöhtem Pneumonierisiko, AV-Block, Sinusbradykardie bei Überdosierung, Schwindel, Verwirrtheitszustände

WW   Ketoconazol: Abschwächung der antimykotischen Wirkung

– Keine Ind. für allgemeine Ulkusprophylaxe auf der Intensivstation, außer bei SHT und Risikopatienten
– Dosisreduktion bei Niereninsuff. um 50 % ☞ 20
– Ranitidin ist dialysierbar.

22

Remifentanil

®   (unterliegt BtMVV)
z.B. Ultiva
1 Amp à 1,1 mg Remifentanil-hydrochlorid Trockensubstanz (= 1 mg Remifentanil)
1 Amp à 2,2 mg Remifentanil-hydrochlorid Trockensubstanz (= 2 mg Remifentanil)

1 Amp à 5,5 mg Remifentanil-hydrochlorid Trockensubstanz (= 5 mg Remifentanil)
Lösungsmittel Aqua dest. oder 5% Glucose-Lösung, i.v. Applikation

WM Selektiver Opioidagonist am μ-Rezeptor mit stark analgetischer, sowie sedativer und antitussiver Wirkung
Pharmakokinetik: Nur parenteral verfügbar, Verteilungsvolumen 200–400 ml/kg KG, geringe Lipidlöslichkeit, Proteinbindung 70 %, Anschlagzeit 1–1,5 Min., effektive HWZ 3–10 Min. (unabhängig von Dosis und Infusionsdauer), Esterase metabolisiertes Opioid (EMO) unabhängig von Pseudocholinesterase, keine hepatische Elimination, keine Akkumulation, Hauptmetabolit klinisch ohne Opioid-Wirkung wird renal ausgeschieden

IND Zur Einleitung und Aufrechterhaltung von i.v. und balancierten Narkosen

DOS Da die Inzidenz der Thoraxrigidität mit der Dosis und Infusionsgeschwindigkeit korreliert, ist eine Bolus-Injektion nicht zu empfehlen. Applikation über kontinuierliche Infusion.

Indikation		Anfangsrate (mg/kgKG/Min.)	Bereich (mg/kgKG/Min.)
Narkoseeinleitung		0,5–1	
Aufrechterhaltung der Narkose bei beatmeten Patienten	Lachgas 66 %	0,4	0,1–0,2
	Isofluran (Anfangsdosis 0,5 MAC)	0,25	0,05–2
	Propofol (Anfangsdosis 100 μg/kgKG/Min.)	0,25	0,05–2
Anästhesie bei spontaner Ventilation		0,04	0,025–0,1
i.v.-Analgesie in der unmittelbaren post-op. Periode		0,1	0,025–0,2

NW – Rigidität der Skelettmuskulatur (Thoraxrigidität)
– Vagale Stimulation: Senkung des RR durch Vasodilatation und Bradykardie
– Atemdepression
– Übelkeit, Erbrechen
– Obstipation, Harnverhalt

KI – Zu wenig Erfahrungen für Schwangerschaft und Stillzeit, analog der bekannten Opioide Plazentagängigkeit und Übergang in Muttermilch anzunehmen
– Keine Daten für Kinder unter 2 Jahre
– Peridurale, intraspinale und intrathekale Anwendung, da Glycin in Zubereitung enthalten (exzitatorischer Neurotransmitter)

WW – Verstärkung des sedierenden und atemdepressorischen Effekts zentral wirksamer Substanzen
– Verstärkung der blutdrucksenkenden Wirkung von Antihypertonika, Phenothiazin-Neuroleptika und Benzodiazepinen

– Verstärkung der bradykardisierenden Wirkung frequenzsenkender Medikamente (z.B. Verapamil, Diltiazem, Clonidin, Urapidil)

(!) – Analgetische Potenz vergleichbar mit Fentanyl
– Klinisch kaum Beeinflussung der kardiovaskulären Stabilität
– Keine Dosisanpassung bei Leber- oder Niereninsuffizienz nötig
– Durch sehr kurze Anschlagzeit und HWZ „On-Off"-Effekt
    Vorteile: – sehr gute Steuerbarkeit (sowohl für langdauernde als auch für kurze Eingriffe geeignet) mit zügigem Aufwachverhalten
          – keine postoperative Atemdepression, kein Rebound
    Nachteil: – kein analgetisch wirksamer Überhang, daher frühzeitiger Beginn einer adäquaten postoperativen Schmerztherapie (bei längeren Eingriffen bereits etwa 20 Min. vor OP-Ende
    Zu beachten: Gabe des Hypnotikums vor Gabe von Remifentanil
– Verbleibender Rest von Remifentanil in Infusionsschläuchen kann beim Durchspülen dieser Schläuche Opioid-Effekte verursachen (Atemdepression!)
– Nicht über gleiches Schlauchsystem infundieren wie Blut/Serum/Plasma, da unspezifische Esterasen in Blutprodukten zur Hydrolyse und damit Wirkungseinschränkung von Remifentanil führen können
– Neue Substanz, daher erst begrenzte klinische Erfahrung. In Deutschland seit 1996. Charakterisierung auch im Vergleich zu den bekannten Opioiden noch nicht umfassend möglich
– Antidot: Naloxon (HWZ von Naloxon länger als diejenige von Remifentanil!).

Ringerlösung ☞ **2.8.2**

Ritodrine ☞ **12.5**

───── **Rocuronium** ─────────────────────────

® z.B. Esmeron
1 Amp à 5 ml = 50 mg Rocuroniumbromid i.v.
1 Amp à 10 ml = 100 mg Rocuroniumbromid i.v.

WW Nicht depolarisierendes Muskelrelaxans (kompetitive Blockade der Acetylcholinrezeptoren an der motorischen Endplatte).
Pharmakokinetik: nur parenteral anwendbar, Verteilungsvolumen etwa 228 ml/kg KG, bei 0,6 mg/kg KG Wirkeintritt 60 Sek. und klinische Wirkdauer 30–40 Min., Eliminations-HWZ etwa 97 Min., Elimination: Nach hepatischer Metabolisierung biliäre Ausscheidung, bis 30 % auch renal

22

IND mittellangwirksames Muskelrelaxans zur Intubation, zur perioperativen Narkose und Beatmung

DOS Intubationsdosis: 0,6 mg/kg KG
Repetitionsdosis: 0,075–0,15 mg/kg KG

NW allergisch/anaphylaktische Reaktionen möglich

KI – Myasthenia gravis
– Überempfindlichkeit gegen andere Muskelrelaxantien (Kreuzreaktionen) und Bromid
– Keine Daten für Schwangerschaft und Stillzeit
– Keine Erfahrungen für Säuglinge < 3 Mon.

WW – Verstärkung der neuromuskulären Blockade durch Inhalationsanästhetika, Ketamin, Barbiturate, Antibiotika, Antiarrhythmika, Betablocker, Diuretika, Magnesium, Lithium, Ganglienblocker
– Herabsetzung der Wirkung nach chronischer Verabreichung von Phenytoin, Carbamazepin, Kortikosteroiden oder Theophyllin
– Inkompatibilität mit u.a. Dexamethason, Diazepam, Furosemid, Hydrocortison-Natriumsuccinat, Insulin, Thiopental, Vancomycin.

(!) – Wegen der raschen Anschlagzeit wird Rocuronium als Alternative zu Succinylcholin diskutiert
– Größere Affinität zur Stimmbandmuskulatur im Vergleich zur Skelettmuskulatur, d.h. offene Glottis, auch wenn noch keine chirurgisch ausreichende allgemeine Muskelrelaxation erreicht ist
– Kaum Beeinflussung der hämodynamischen Stabilität
– Dosisreduktion bei Leberinsuffizienz nötig, Niereninsuffizienz klinisch weniger bedeutsam
– Die Wirkung von Rocuronium ist durch Gabe von Cholinesterasehemmern (z.B. Neostigmin®, Prostigmin® 0,5–5 mg i.v.) und zusätzlicher Atropingabe (0,5–1 mg) antagonisierbar.

Ropivacain

® Naropin 0,2 %, 0,75 %,1,0 %; 1 ml enthält 2 mg, 7,5 mg, 10 mg; Ropivacain-HCl-Ampullen à 10 ml, 20 ml, 100 ml, 200 ml

WM Lokalanästhetikum

IND Leitungsanästhesie, Infiltrationsanästhesie, Epiduralanästhesie, Schmerzther.

DOS Empfohlene Höchstdosen: Einzeldosen bis zu 250 mg (15–25 ml 0,75 %, 15–20 ml 1,0 %) bei Epiduralanästhesie für chirurgische Eingriffe; 10–20 ml 0,2 % bei lumbaler Epiduralanästhesie zur akuten Schmerztherapie; 6–10 ml/h 0,2 % bei kontinuierlicher epiduraler Infusion für die postoperative und geburtshilfliche Analgesie; 1–100 ml 0,2 % für kleinere Nervenblockaden und Infiltrationen

NW ☞ 6.1.5

KI – i.v. Regionalanästhesie
– Überempfindlichkeit gegenüber LA vom Amidtyp
– Parazervikalanästhesie in der Geburtshilfe
– Hypovolämie
– Schwere Leber- und Nierenfunktionsstörung
– Teilweise oder vollständigem AV-Block
– Kinder unter 12 Jahren

WW   Cyp 1 A-Hemmer (z.B. Fluvoxamin, Verapamil), Ropivacainspiegel ↑.

Salzsäure ☞ **2.8.2**

───────── **Sevofluran** ─────────────────────────────

®   SEVOrane, 250 ml-Flasche

WM
– Reversible Hemmung des Bewußtsein, der Wahrnehmung und der Reflexe
– Bei Raumtemperatur flüssig, muß über ein speziell geeichten Vapor verabreicht werden
– Metabolisierungsrate 4 %; Enstehung von freiem und organisch gebundenen Fluor, trotzdem im Vergleich zu Methoxyfluran keine Entwicklung einer Nierenfunktionseinschränkung; bisher auch keine Nephrotoxizität bei niereninsuffizienten Patients nachgewiesen

DOS   MAC = 2,05 Vol %; MAC mit 70 % N_2O = 1,1 Vol %; therapeutische Konzentration: 0,66–3 Vol %; (Kinder < 1 J. MAC = 3,3 Vol %; Kinder 1–10 J. MAC = 1,7 Vol %)

NW
– Dosisabhängige negative Inotropie
– Vasodilatation (→ Blutdruckabfall)
– Tachykardien selten (im Gegensatz zu Desfluran u. Isofluran wesentlich geringer ausgeprägt)
– Dosisabhängige Atemdepression
– Koronardilatierende Potenz geringer als bei Isofluran
– Kann Maligne Hyperthermie auslösen
– Zunahme der Hirndurchblutung mit nachfolgendem Anstieg des Hirndrucks

KI
– Maligne Hyperthermie (bei bekannter Disposition Risikogruppen beachten)
– Patienten mit erhöhtem Hirndruck
– Bekannte Überempfindlichkeit gegenüber halogenierten Inhalationsanästhetika

WW   Muskelrelaxierender Effekt und Verstärkung der Wirkung nicht-depolarisierender Muskelrelaxantien.

    (!)
– Aufgrund des nicht stechenden Geruchs und der geringen Irritation der Atemwege ideal zur Maskennarkoseneinleitung (nicht nur Kinder sondern auch Erwachsene)
– Aufgrund des niedrigen Blut/Gas Verteilungskoeffizienten schnelle Narkose-Ein-und Ausleitung; Schmerzen können früher auftreten (postoperative Analgesie beachten).
– Cave: Erhöhte Entwicklung von Compound A Konzentrationen (Abbauprodukt von Sevofluran) bei Austrocknung von Atemkalk, niedrigen Frischgasflowraten und hohen Temperaturen. Fragliche Nephrotoxizität durch Abbauprodukt von Compound A (bei allen anderen halogenierten Inhalationsanästhetika sind ebenfalls Degradierungsprodukte durch Reaktion mit Atemkalk bekannt);

22

– Vorbeugen: Auf Austrocknung des Atemkalks achten; trocknen der Atemsysteme außerhalb der Narkosezeiten durch Einstellung eines kontinuierlich Gasflusses vermeiden; stets auf plötzliche Erwärmung des CO_2-Absorbers achten.

Scopolamin Augentropfen ☞ **13.5**

Stärkederivate ☞ **2.8.2**

Succinylcholin (Suxamethonium)

® Lysthenon, Pantolax:
1 Amp. 1 % à 5 ml = 50 mg;
1 Amp. 2 % à 5 ml = 100 mg;
1 Amp. 5 % à 2 ml = 100 mg.

WM Hemmung der neuromuskulären Erregungsübertragung durch Depolarisation der motorischen Endplatte. Eliminations-HWZ nach i.v.-Gabe ca. 3 Min., Elimination durch Abbau durch die Pseudocholinesterase in Leber und Plasma zu Cholin und Bernsteinsäure. Wirkungseintritt nach 30–60 Sek., Wirkdauer einer Einmaldosis ca. 5 Min.

IND Kurzfristige Muskelerschlaffung zur Intubation, Bronchoskopie, Elektrokrampftherapie.

DOS Einzeldosis zur Intubation: 1–1,5 mg/kg i.v.

NW – Initial Bradykardie und Hypotension möglich (später zum Teil von Tachykardie und RR-Steigerung gefolgt)
– Hypersalivation und vermehrte Bronchosekretion
– Hyperkaliämie durch Kaliumverschiebungen nach extrazellulär
– Myoglobinämie und -urie wegen Rhabdomyolyse (selten)
– Maligne Hyperthermie (selten)
– Erhöhung des Drucks im GIT
(Cave: Hochschwangere, Adipositas permagna, Pat. mit Ileus oder Zwerchfellhernie). Prophylaxe durch Atropingabe oder Präkurarisierung
– Histaminfreisetzung mit der Gefahr eines Bronchospasmus (selten)
– Muskelfaszikulationen infolge asynchroner Depolarisationen („Muskelkater" am Folgetag)
– Verlängerung der Wirkdauer bei genetisch bedingter atypischer Pseudocholinesterase (Häufigkeit ca. 1 : 3000).
– Intraokuläre und intrakranielle Drucksteigerung.

KI – Verbrennungen
– Neuromuskuläre Störungen wie *Myotonie*, Poliomyelitis
– Perforierende Augenverletzungen
– Erhöhter intrakranieller Druck
– Hyperkaliämie
– Atypische Cholinesterase: verzögerter Abbau.

WW Verstärkung der neuromuskulären Blockade durch Aminoglykoside, Amphotericin B, Chinin, β-Blocker, Lidocain.

- Bei Pat. mit atypischer Cholinesterase muß ggf. bis zu mehreren Stunden „nachbeatmet" werden.
  Alternative: Gabe von Serumcholinesterase (1– 4 Amp. à 45 mg, Wirkungseintritt nach ca. 10 Min.)
- Über einzelne Todesfälle durch nicht therapierbare Bradykardie wurde berichtet. Da diese evtl. auf vorher nicht erkannte Muskelerkr. zurückzuführen sind, Einsatz von Succinylcholin nur nach strenger Indikationsstellung
- Die parasympathomimetischen Effekte (Bradykardie, Hypersalivation) lassen sich durch Prämedikation mit Atropin begrenzen
- Vermeidung der initialen Faszikulationen durch Präkurarisieren (Gabe einer geringen Dosis eines nicht-depolarisierenden Muskelrelaxans)
- Möglichst keine Nachinjektionen zur Vermeidung eines „Dual-Blocks" (Auftreten zusätzlicher depolarisationshemmender Eigenschaften von Succinylcholin)
- Nicht plazentagängig.

Sufentanil

(unterliegt der BtMVV),
Sufenta 1 Amp à 5 ml = 0,375 mg Sufentanil-dihydrogencitrat
(= 0,250 mg Sufentanil 50 μg/ml) i.v.
Sufenta mite 10, 1 Amp. à 10 ml = 0,075 mg Sufentanil-dihydrogencitrat
(= 0,05 mg Sufentanil 5 μg/ml) i.v.

WM Opioidagonist am μ-Rezeptor mit antitussiver, sehr starker analgetischer und betont sedativer Wirkung.
Pharmakokinetik: nur parenteral verfügbar, hohe Lipophilie, Proteinbindung über 90 %, Eliminations-HWZ ca. 2,5 h mit großer Schwankungsbreite. Oxidative N-Dealkylierung und O-Demethylierung in Leber und Dünndarm.

IND
- Zur Einleitung und Aufrechterhaltung von Narkosen
- Als analgetische Komponente bei Analgosedierungen (z.B. für maschinell beatmete Patienten).

DOS *Einleitungsdosis* bei balancierten Narkoseverfahren:
0,3–1 μg/kg (20–70 μg)
Repetitionsdosen: alle 30–40 Min. intermittierend je 0,3–0,7 μg/kg (20–50 μg) oder Perfusor 20–70 μg/h
Analgosedierung: Initialbolus 10 μg,
anschließend Perfusor 35–100 μg/h

22

NW
- Atemdepression
- Vagale Stimulation: Senkung des RR durch Vasodilatation und Bradykardie
- Tonuserhöhung der glatten Ringmuskulatur
- Rigidität der Skelettmuskulatur (Thoraxrigidität)
- Obstipation, Harnverhalt
- Übelkeit und Erbrechen
- Verlängerte HWZ bei adipösen Patienten

KI — Schwangerschaft und Stillzeit, da plazentagängig und in die Muttermilch
übertretend
— Akute hepatische Porphyrien
— Säuglinge.

WW — Verstärkung des sedierenden und atemdepressorischen Effektes zentral
wirksamer Substanzen
— Verstärkung der blutdrucksenkenden Wirkung von Antihypertonika, Phenothiazin-Neuroleptika und Benzodiazepinen
— Verstärkung der bradykardisierenden Wirkung frequenzsenkender Medikamente (z.B. Verapamil, Diltiazem, Clonidin, Urapidil)
— Erhöhung des Plasmaspiegels von Propofol.

 — Ca. 3–10 x analgetisch stärker wirksam als Fentanyl: ca. 0,01 mg Sufenta
sind 10 mg Morphin äquipotent
— Größere hämodynamische Stabilität als Fentanyl
— Aufwachen zügiger als nach Fentanyl
— Ausgeprägte Sedierung, daher auch als Monosubstanz bei Analgosedierung
verwendbar
— Sehr große ther. Breite (100fach größere Breite von Fentanyl)
— Bei Narkosen mit voraussichtlichem Gesamtbedarf an Sufentanil bis zu
0,05 mg (OPs bis zu ca. 3 h), Verwendung von verdünntem Sufentanil
(Sufenta mite): kostenbewußteres Arbeiten und genaueres Dosieren mög-
lich
— Neue Substanz, daher erst begrenzte klinische Erfahrung. In Deutschland
zugelassen seit 1993. Charakterisierung auch im Vergleich zu Fentanyl
oder Alfentanil noch nicht umfassend möglich
— Antidot: Naloxon.

Theophyllin

® z.B. Euphyllin: 1 Amp. = 0,2 g bzw. 0,5 g Aminophyllin, Bronchoparat: 1
Amp. (10 ml) = 0,2 g

WM Hemmung der Phosphodiesterase mit Erhöhung von c-AMP (bei hohen
Dosen), Mobilisierung intrazellulären Kalziums, Freisetzung endogener
Katecholamine.
Pharmakokinetik: sehr gute orale Bioverfügbarkeit (95 %), HWZ: 8 h, hohe
interindividuelle Variabilität, verkürzt bei Rauchern und Einnahme von
Enzyminduktoren (s.u.), verlängert bei Leberzirrhose und Herzinsuff. (z.B.
bei Cor pulmonale!), Verteilungsvolumen: 0,5 l/kg, Plasmaproteinbindung
60 %, Elimination: ca. 10 % unverändert renal, Rest hepatisch durch
Cytochrom P450-abhängige Oxidasen zu z.T. schwächer wirksamen Metaboliten (3-Methylxanthien) abgebaut.

IND — Bronchospasmus bei obstruktiver Lungenerkrankung
— Zentrales Atemanaleptikum
— Lungenembolie oder Asthma cardiale als ergänzende Ther.

DOS

i.v.: 5 mg/kg als Kurzinfusion über 20 Min. zur Aufsättigung (bei Theophyllin-vorbehandelten Pat. 2,5 mg), dann 0,5 mg/kg/h i.v. über Perfusor, nach 12 h Dosisreduktion nach Serumspiegel.

Perfusor: 0,5 g auf 50 ml 0,9 % NaCl mit 3–9 ml/h

NW
– GIT-Störung; Übelkeit, Magenschmerzen, Erbrechen
– Schwindel, Kopfschmerz, Schlafstörungen, Tremor
– Tachykardie, supraventrikuläre und ventrikuläre Extrasystolie
– Zerebraler Krampfanfall meist erst bei tox. Serumspiegeln > 35 mg/l
– Selten: Tachypnoe, Hyperglykämie, Hämatemesis
– Durch den Lösungsvermittler Ethylendiamin: selten Urticaria, Hautrötung, Fieber, Lymphadenopathie, Bronchospasmus.

WW
– Erythromycin, Clindamycin, Ciprofloxacin, Cimetidin, Allopurinol, Pro-pranolol, Verapamil und Diltiazem vermindern die Elimination und erhöhen die Theophyllin-Plasmaspiegel
– Rifampicin, Phenobarbital, Carbamazepin und Phenytoin führen über eine Induktion der abbauenden Enzyme zu einer kürzeren HWZ und niedrigeren Plasmaspiegeln
– Sympathikomimetika: kardiale NW verstärkt
– Nikotin: Beschleunigung der Metabolisierung von Theophyllin
– Gyrasehemmer: Krampfbereitschaft ↑, Todesfälle beschrieben!
– Wirkungsverstärkung bei Kombination mit Kortikoiden.

– 1 mg/kg Theophyllin erhöht den Blutspiegel um ca. 2 mg/l
– Keine schnelle i.v.-Injektion: Gefahr tachykarder Herzrhythmusstörungen
– Anwendung auch in der Schwangerschaft erlaubt (☞ 12.2.4)
– Gabe auch über Trachealtubus möglich
– Rasche Wirkung auch nach oraler Gabe (z.B. 1 Amp. à 0,24 g trinken lassen: Resorption in 10 Min.)
– Wegen individuellem Metabolismus Spiegelkontrollen erforderlich ☞ 20.2
– Wirkungsabschwächung bei Langzeitther.

KI
Theophyllinintox. häufig in suizidaler Absicht, bei hohen Serumspiegeln (> 50 mg/l) verlangsamte Elimination durch Kapazitätserschöpfung der abbauenden Enzyme. Therapie: Gabe hoher Dosen von Aktivkohle p.o., bei schweren Vergiftungen Hämoperfusion, bei Tachykardie β-Blocker (*Cave:* Atemwegsobstruktion) oder Verapamil, bei Krampfanfall Diazepam oder Phenobarbital, Phenytoin weniger gut geeignet.

22 ──── **Thiopental** ────────────────────────

® z.B. Trapanal
1 Amp. = 0,5 (auch 1,0) g Trockensubstanz
1 Durchstechflasche = 2,5 oder 5 g Trockensubstanz
Lösungsmittel: Aqua dest. Üblich ist 2,5 % Lösung (z.B. 0,5 g Thiopental in 20 ml Lösung).

WM Thiobarbiturat mit guter narkotischer und nur geringer analgetischer und muskelrelaxierender Wirkung.

Pharmakokinetik: Nur parenterale Anwendung, Eliminations-HWZ 9–16 h, Verteilungsvolumen 2,5 l/kg, Plasmaproteinbindung 50–80 %, Elimination nach langsamer, aber fast vollständiger hepatischer Oxidation. Wirkungseintritt nach 20–60 Sek. Die kurze Wirkdauer von 5–15 Min. nach einer initialen intravenösen Dosis beruht auf Umverteilung aus dem ZNS in die Skelettmuskulatur und das Fettgewebe. Repetitionsdosen führen zu deutlich verlängerter Narkosedauer.

DOS Einzeldosis zur Narkoseeinleitung 3–7 mg/kg (200–500 mg) i.v. über 30 Sek. (abhängig von individueller Wirkung).

NW – Dosisabhängige kardiovaskuläre Depression mit RR-Senkung (daher langsam injizieren), Vasodilatation, Abnahme des Herzzeitvolumens
– Dosisabhängige Atemdepression bis hin zur Apnoe
– Histaminfreisetzung, Husten, Laryngo- und Bronchospasmus
– Selten Injektionsschmerz durch Reizung der Gefäßwände bei i.v. Gabe. *Prophylaxe:* Vorherige Gabe von 0,05–0,1 mg Fentanyl i.v. *Bessere Alternative* ist i.v.-Regionalanästhesie: Blutstau an der Extremität mit liegendem i.v.-Zugang anlegen. 20 mg Lidocain 2% (=1ml) i.v. injizieren, 20 Sek. einwirken lassen. Stauung ablassen, dann über ca. 30 Sek. Thiopental injizieren.

KI – Porphyrie, da Thiopental die Porphyrinsynthese steigert und einen Anfall auslösen kann
– Barbituratallergie, bes. bei Pat. mit Asthma und Urtikaria
– Dekompensierte Herzinsuff., akuter Myokardinfarkt
– Schwerer Leberschaden
– Schock.

WW – Als Barbiturat Induktion der mikrosomalen Leberenzyme mit Beschleunigung des Metabolismus von Kortikosteroiden, Phenytoin, Digitoxin, Cumarin
– Hemmung des Metabolismus von trizyklischen Antidepressiva.

(!) – Versehentliche intraarterielle Injektion verursacht Gefäßspasmus mit Gefahr der Gangrän der betroffenen Region. *Ther.:* Kanüle zunächst belassen; durch die noch liegende Kanüle Verdünnung durch Nachinjektion von 0,9 % NaCl-Lösung; Vasodilatation durch Nachinjektion von 10 ml Lidocain 0,25 % (☞ 2.1.2)
– Paravasale Injektion kann Gewebenekrosen verursachen (stark alkalische Substanz).

Timolol Augentropfen ☞ 13.5

Tramadol ☞ 19.2.2

Trometamol ☞ 2.8.2

────────── **Urapidil** ──

®   Ebrantil, 1 Amp. à 5 ml = 25 mg bzw. à 10 ml = 50 mg Urapidil

WM   Hemmung von peripheren α_1-Rezeptoren (RR ↓ durch Senkung der Nachlast) sowie zentrale agonistische Wirkung an Serotonin ($5\text{-}HT_{1A}$)-Rezeptoren (keine Reflextachykardie und Reninausschüttung durch Verhinderung einer sympathischen Aktivierung).

IND   Hypertonus, insbesondere bei zentraler Regulationsstörung; kontrollierte Blutdrucksenkung bei Hochdruckpat. während und/oder nach Operationen

DOS   *i.v.:*   initial 1–2 Amp. à 25 mg langsam (2 mg/Min.)

          Perfusor: 150 mg = 3 Amp. auf 50 ml NaCl mit 3–10 ml/h =   9–30 mg/h

NW   – Blutdruck-Abfall
         – ZNS-Störungen

KI   – Aortenisthmusstenose
         – Arteriovenöser Shunt (Ausnahme: hämodynamisch nicht wirksamer Dialyse-Shunt)
         – Schwangerschaft und Stillperiode ☞ 12.4.1

WW   – Antihypertensiva (Wirkungsverstärkung)
         – Alkohol (Wirkungsverstärkung)
         – Cimetidin (z.B. Tagamet®) → Erhöhung des Urapidilspiegels

Ⓢ   – Tachyphylaxie nicht bekannt
         – Individuell unterschiedliche Ansprechbarkeit
         – Keine Beeinflußung der Nierendurchblutung
         – Keine Beeinflußung der zerebralen Durchblutung
         – Antidot: Volumengabe.

────────── **Vecuronium** ──

®   z.B. Norcuron; 1 Amp. = 4 mg Trockensubstanz
         Lösungsmittel: 4 ml NaCl 0,9 % oder Aqua dest.

WM   Muskelrelaxation infolge kompetitiver Blockade der Acetylcholinrezeptoren an der motorischen Endplatte (nicht depolarisierend).
         Pharmakokinetik: nur parenteral anwendbar, HWZ ca. 1 h, Verteilungsvolumen ca. 0,3 l/kg, Elimination: vorwiegend unverändert biliär (70 %), Rest unverändert renal (15 %) und nach hepatischer Hydroxylierung. Wirkungseintritt nach 1–3 Min., Wirkdauer der Initialdosis ca. 20–30 Min., bei Nachinjektionen länger.

22

IND   Muskelrelaxation zur Intubation, perioperativen Narkose und Beatmung.

DOS   *Einzeldosis zum Präkurarisieren:* 0,01–0,02 mg/kg (1–1,5 mg) i.v.
         Zur Intubation: 0,08–0,1 mg/kg (5–7 mg) i.v.
         Repetitionsdosis: 0,02–0,05 mg/kg (1,5–3,5 mg) i.v.

NW – Geringe Vagolyse (Tachykardie, mäßiger RR-Anstieg)
– In der unmittelbaren postpartalen Phase deutlich verlängerte neuro-muskuläre Blockade.

KI – Leberversagen
– Überempfindlichkeit gegen Vecuronium oder Bromid
– Myasthenia gravis.

WW – Verstärkung der neuromuskulären Blockade durch Aminoglykoside, Clin-damycin, Tetrazykline, Chinidin, Ca^{2+}-Antagonisten, β-Blocker, Schlei-fendiuretika, Lokalanästhetika, Hypokaliämie, sowie durch hohe Magne-sium- oder Lithiumspiegel.

 – Aufgrund der biliären Elimination geeignet bei Niereninsuff.
– Nebenwirkungsärmer als Pancuronium
– Die Wirkung von Vecuronium ist durch die Gabe von Cholinesterase-hem-mern (z.B. Neostigmin, Prostigmin® 0,5–5 mg i.v.) und zusätzlicher Atropingabe (0,5–1 mg i.v.) antagonisierbar
– In der Schwangerschaft anwendbar, da aufgrund der geringen Lipophilie kaum plazentagängig.

Verapamil ────────────────────────────

® z.B. Isoptin; 1 Amp. à 2 ml = 5 mg, 1 Amp. à 20 ml = 50 mg

WM – Antiarrhythmikum der Klasse IV
– Blockierung der langsamen Ca^{2+}-Kanäle
– Antiarrhythmischer Wirkungsort: Sinusknoten +, Vorhof +, AV-Knoten ++, His-Bündel 0, Ventrikel 0.
– Pharmakokinetik: orale Bioverfügbarkeit 20 % bei ausgeprägtem first-pass-Metabolismus (Bioverfügbarkeit auf ca. 40 % erhöht bei Dauerme-dikation durch Sättigung des hepatischen Metabolismus), HWZ bei Therapiebeginn 4,5 h, bei Dauertherapie 9 h, Verteilungsvolumen 4 l/kg, Plasmaproteinbindung 90 %, Elimination: hepatischer Abbau zu (pharma-kologisch schwächer wirksamen) aktiven (Norverapamil) und inaktiven Metaboliten.
Ther. Plasmakonz. 0,02–0,1 mg/l (0,04–0,2 μmol/l).

IND – Paroxysmale supraventrikuläre Tachykardie
– Vorhoftachykardie mit wechselnder schneller Überleitung
– Absolute Arrhythmie mit schneller Überleitung
– Supraventrikuläre Extrasystolie bei Ischämie
– Art. Hypertonus
– KHK, Prinzmetal-Angina
– Hypertrophe obstruktive Kardiomyopathie
– Raynaud-Sy.
– Antagonisierung der tachykarden Wirkung von β-Sympathikomimetika bei medikamentöser Wehenhemmung und Theophyllinther.

DOS

> *i.v.:* 1 Amp. = 5 mg langsam über 2–3 Min., Wiederholung nach 15 Min möglich
>
> *Perfusor:* 2 Amp. à 20 ml = 100 mg auf 50 ml NaCl-Lösung mit 2–5 ml/h. Max. Dosierung 10 mg/h = 5 ml/h. Max. Tagesdosis 100 mg!

NW
- AV-Block, Bradykardie, Herzinsuff.
- RR-Abfall
- Obstipation
- Selten: Allergie, Gynäkomastie, Gingivahyperplasie.

KI
- Schwere Herzinsuff., Sinusknotensy., SA-Block und AV-Block II°. und III°., Vorhofflimmern/-flattern bei WPW-Sy.

WW
- Digoxin (Erhöhung des Glykosidspiegels im Serum)
- Antikoagulantien und Thrombozytenaggregationshemmer (Blutungsgefahr durch Plättchenaggregationshemmung)
- β-Blocker (Wirkungsverstärkung).

(!)
- *Cave:* Vorhofflimmern/-flattern bei WPW-Sy., hierbei schnellere Überleitung mit Kammertachykardie bzw. Kammerflimmern möglich
- *Cave:* Keine i.v.-Kombination mit β-Blocker
- Keine Kombination mit Antiarrhythmika mit ausgeprägter Leitungsblockierung
- Nicht in der frühen Schwangerschaft anwenden (☞ 12.2.4)
- Geringe Wirkung auf Sinustachykardie, daher geringe Wirkung bei z.B. postop. Sinustachykardien
- Dosisreduktion bei Leberinsuff.
- Keine Mischung mit alkoholischen Lösungen → Ausfällung
- Antidot: Volumen, Atropin, Orciprenalin.

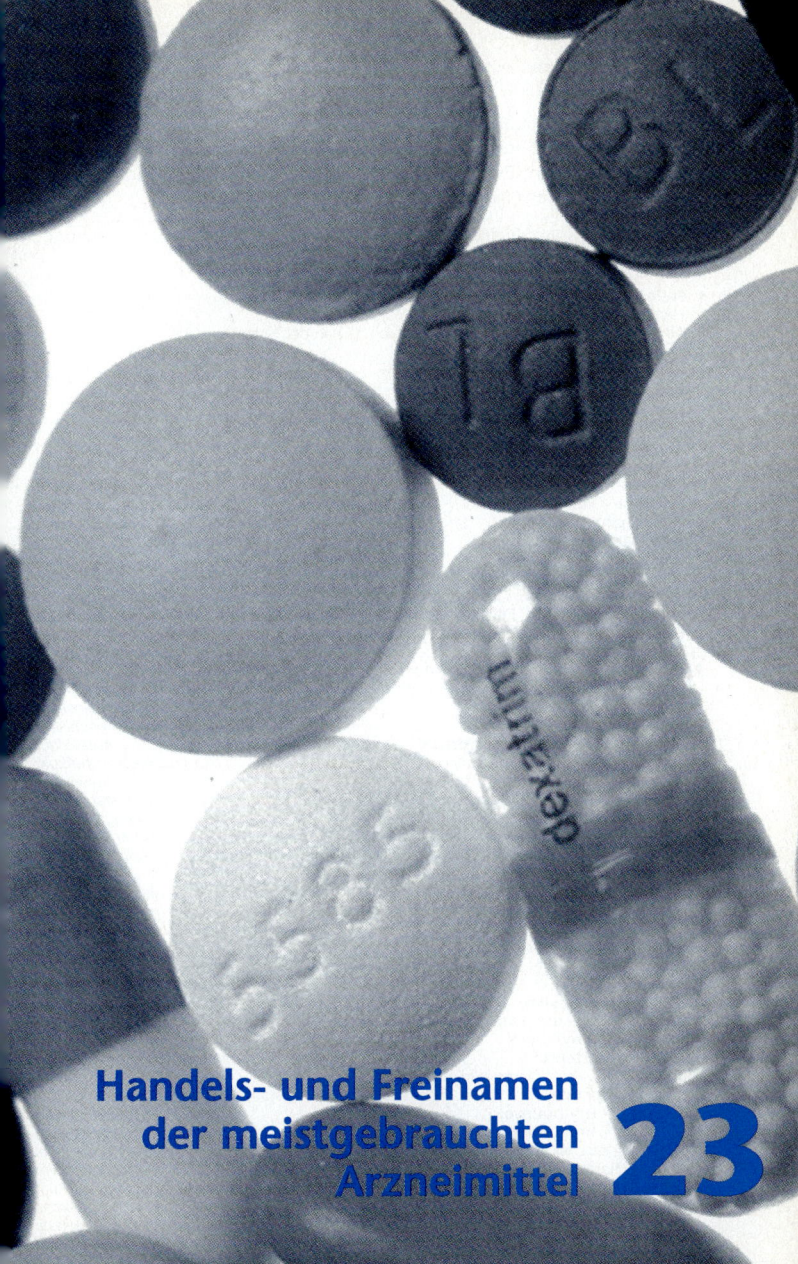

**Handels- und Freinamen
der meistgebrauchten
Arzneimittel**

23

Im Buchtext werden oft nur die Freinamen *(„Generika")* von Therapeutika verwendet. Mit Hilfe dieser Liste ist ein Auffinden des Handelsnamens — oder bei gegebenem Handelsnamen des Freinamens — möglich. Bei Kombinationspräparaten werden die Freinamen der im Präparat verwendeten Substanzen angegeben.

Stimmen Handels- und Freiname eines Pharmakons genau überein (z.B. Methotrexat), wurde es in der folgenden Liste nicht aufgenommen.

- **Freiname: fette Schrift**
- Handelsname: normale Schrift
  Abweichender Handelsname in Österreich: (A), in der Schweiz: (CH).
- *Substanzklasse: kursive Schrift*

Aarane – **Reproterol, Cromoglicinsäure** . . . . . .   *β-Mimetikum, Antiallergikum*
Abiadin – **Orciprenalin, Bromhexin, Doxylamin**   *β-Mimet., Sekretolyt., Antihistamin.*
ACC-Hexal – **Acetylcystein** . . . . *Mukolytikum*
Acebutolol – Prent . . . . *β-Blocker*
Acelat – **Spironolacton** . . . . *Aldosteronantagonist, Diuretikum*
Acemetazin – Rantudil . . . . *nichtsteroidales Antiphlogistikum*
Acenocoumarol – Sintrom . . . . *Antikoagulans*
Acesal – **Acetylsalicylsäure** . . . . *Analgetikum, Antipyretikum*
Acetazolamid – Diamox; Glaupax (CH) . . . . *Carboanhydrasehemmer*
Acetylcystein – Mucret, Fluimucil, Pulmicret, Bromuc; Mucomyst (A)   *Mukolytikum*
α–**Acetyldigoxin** – Lanadigin; Lanatilin (A) . . . . *Herzglykosid*
β-**Acetyldigoxin** – Novodigal, Digostada, Digotab, Stillacor . . . *Herzglykosid*
Acetylsalicylsäure – Aspirin, ASS, Acesal, Micristin;
                Antidol (A); Acetylo (CH) . . . . *Analget., Antiphlogist.*
Achromycin – **Tetrazyklin** . . . . *Antibiotikum*
Aciclovir – Zovirax . . . . *Virostatikum*
Acidrine – **u.a. Al-Glycinatdihydroxid** . . . . *Antacidum*
Acifugan – **Allopurinol, Benzbromaron** . . . . . *Urikostatikum, -surikum*
Acimethin – **L-Methionin** . . . . *Urologikum*
Actifed – **Triprolidin, Pseudoephedrin** . . . *Sympathomimetikum, Antihistaminikum*
Actihaemyl, Actovegin – **Kälberblutderivat** . . . *Wundbehandl., durchblutungsfördernd*
Adalat – **Nifedipin** . . . . *Kalziumantagonist*
Adelphan-Esidrix – **Reserpin, Dihydralazin, Hydrochlorothiazid** . . *Antihypertonika*
Adrenalin (Epinephrin) – Suprarenin; Glycirenan (A);
                 Epifrin (CH) . . . . α-, β-*Mimetikum*
Adumbran – **Oxazepam** . . . . *Benzodiazepin*
Adversuten – **Prazosin** . . . . *Antihypertonikum, α₁-Blocker*
Aequamen – **Betahistin** . . . . *Histaminikum*
Aerobin – **Theophyllin** . . . . *Bronchospasmolytikum u.a.*
Aescin – Reparil . . . . *nichtsteroidales Antiphlogistikum*
Afonilum – **Theophyllin** . . . . *Bronchospasmolytikum u.a.*
Agiocur, Agiolax – **Ind. Flohsamen-, Sennaextrakt** . . . . *Laxans*
Agit – **Dihydroergotamin** . . . . *α-Blocker, Antihypotonikum*
AHP 200 – **Oxaceprol** . . . . *nichtsteroidales Antirheumatikum*
Ajmalin – Gilurytmal, Tachmalin . . . . *Antiarrhythmikum*
Akineton – **Biperiden** . . . . *Anticholinergikum, Parkinsonmittel*
Aknefug-EL – **Erythromycin** . . . . *Antibiotikum*
Akne-mycin – **Erythromycin** . . . . *Antibiotikum*
Aknichthol – **u.a. Na-Bituminosulfonat, Salicylsäure** . . . *äußerliches Aknemittel*
Akrinor – **Theophyllin, Theodrenalin** . . . . *Antihypotonika*
Albucid – **Sulfacetamid-Natrium** . . . . *Chemotherapeutikum*
Alcuronium – Alloferin . . . . . *nicht depolarisierendes Muskelrelaxans*
Aldactone – **Spironolacton** . . . . *Aldosteronantagonist, Diuretikum*
Aldosteron – Aldocorten . . . . *Mineralokortikoid*

23

Alemoxan – **Clozapin** . . . . *Neuroleptikum*
Alfason – **Hydrocortison** . . . . *Glukokortikoid*
Algesal – **Diethylaminsalicylat, Myrtecain** . . . . . *antirheumatische Salbe*
Algesalona – **u.a. Diethylaminsalizylat, Flufenaminsäure** . . . . *antirheumat. Salbe*
Alimemazin – Theralene . . . . *Phenothiazin-Neuroleptikum*
Allergocrom – **Cromoglicinsäure** . . . . *Antiallergikum*
Allergopos (Augentr.) – **u.a. Antazolin, Tetryzolin** . . . . *Sympathomimetika*
Allergospasmin – **Cromoglicinsäure, Repreterol** . . *Antiallergikum, β₂-Mimetikum*
Allo-300, Allo von ct, Allo-Puren – **Allopurinol** . . . . . *Urikostatikum*
Allo. comp. ratiopharm – **Allopurinol, Benzbromaron** . . *Urikostatikum, -surikum*
Allomaron – **Allopurinol, Benzbromaron** . . . . *Urikostatikum, -surikum*
Allopurinol – Milurit, Zyloric, Uripurinol, Remid,
   Urtias; Gichtex, Urosin (A) . . . . *Urikostatikum*
Allvoran – **Diclofenac** . . . . *Antirheumatikum*
Aloxyn – **Amoxicillin** . . . . *Breitbandpenicillin*
Alprazolam – Tafil . . . . *Benzodiazepin*
Alprenolol – Aptin; Aptol Duriles (CH) . . . . *β-Blocker*
Alprostadil – prostavasin . . . . *Vasodilatator*
Alrheumun – **Ketoprofen** . . . . . . *nichtsteroidalales Antiphlogistikum*
Aludrin – **Isoprenalin** . . . . *Sympathomimetikum*
Aluminiumclofibrat – Atherolipin . . . . *Lipidsenker*
Aluminiumhydroxid – u.a. in Maaloxan, Maalox, Solugastril, Trigastril . *Antazidum*
Alupent – **Orciprenalin** . . . . *β-Sympathomimetikum*
Amantadin – Contenton, PK-Merz, Symmetrel . . . *Parkinsonmittel, Virostatikum*
Ambene – **u.a. Phenylbutazon** . . . . . *nichtsteroidales Antirheumatikum*
Ambril, AmbroHexal – **Ambroxol** . . . . *Sekretolytikum*
Ambroxol – Mucosolvan, Muco Tablinen, Muco Phlogat, Lindoxyl . . *Sekretolytikum*
Amciderm – **Amcinanid** . . . . *halogeniertes Glukokortikoid*
Amidotrizoesäure – Gastrografin . . . . *jodhaltiges Kontrastmittel*
Amikacin – Biklin; Amikin (CH) . . . . . . *Aminoglykosid, Antibiotikum*
Amiloretik – **Hydrochlorothiazid, Amilorid** . . . . *Diuretika*
Amilorid – Arumil; Midamor (A, CH) . . . . . *kaliumsparendes Diuretikum*
Aminoglutethimid – Orimeten . . . . . . *Antiöstrogen, Zytostatikum*
Aminophyllin – **Theophyllin-Ethylendiamin** . . . . . *Bronchodiliatator*
Amiodaron – Cordarex; Cordarone (CH) . . . . . *Antiarrhythmikum*
Amiphenazol – Daptazile . . . . *Analeptikum*
Amitriptylin – Saroten, Equilibrin, Laroxyl . . . *trizyklisches Antidepressivum*
Amoxi, Amoxillat – **Amoxicillin** . . . . *Breitbandpenicillin*
Amoxicillin – Amoxypen, Aloxyn, Clamoxyl . . . . . . *Breitbandpenicillin*
Amoxypen – **Amoxicillin** . . . . *Breitbandpenicillin*
Amphodyn – **u.a. Etilefrin** . . . . *Antihypotonikum*
Ampho-Moronal – **Amphotericin B** . . . . *Antimykotikum*
Ampicillin – Binotal, Amblosin, Totocillin . . . . . . *Breitbandpenicillin*
Amuno – **Indometacin** . . . . . . *nichtsteroidalales Antiphlogistikum*
Anaesthesin – **Benzocain** . . . . *Lokalanästhetikum*
Anaesthesulf – **u.a. Polidocanol, Sulfonilamid** . . *Lokalanästhetikum, Sulfonamid*
Anafranil – **Clomipramin** . . . . *trizyklisches Antidepressivum*
Analgin – **Metamizol** . . . . *Analgetikum*
Anco – **Ibuprofen** . . . . *nichtsteroidales Antiphlogistikum*
Androcur – **Cyproteron** . . . . *Antiandrogen*
Angionorm – **Dihydroergotamin** . . . . *Antihypotonikum*
Aniflazym – **Serrapeptase** . . . . . . *nichtsteroidales Antiphlogistikum*
Antabus – **Disulfiram** . . . . *Alkoholentwöhnungsmittel*
Antalon – **Pimocid** . . . . *Neuroleptikum*
Antelepsin – **Clonazepam** . . . . *Antiepileptikum*
Antepan – **Protirelin** . . . . *Releasing Hormon*
Anticholium – **Physostigmin** . . . . . . *Cholinesterasehemmer, Antidot*
Antifungal – **Clotrimazol** . . . . *Antimykotikum*
Anti-Phosphat – **Al-Hydroxid** . . . . *Phosphatbinder*
Antiprurit (Salbe) – **Bakterienlysat, Hydrocortison** . . *Antiseptikum, Glukokortikoid*
Antra – **Omeprazol** . . . . *Protonenpumpenhemmer*

Apalcillin – Lumota . . . . *Breitbandpenicillin*
Aplexil – **Oxomemazin, Guaifenesin, PCM** . *Antihistamin., Sekretolytikum, Analget.*
Aponal – **Doxepin** . . . . *trizyklisches Antidepressivum*
Apoplectal – **Buphenin, Etophyllin** . . . . *u.a. Vasodilatatoren*
Aprical – **Nifedipin** . . . . *Kalziumantagonist*
Aprobarbital, Barbital – Dormalon . . . . . *Hypnotikum, Sedativum*
Aprostadil – prostavasin . . . . *Vasodilatator*
Aprotinin – Trasylol . . . . *Proteinasehemmer*
Aquamycetin – **Chloramphenicol** . . . . *Antibiotikum*
Aquaphor – **Xipamid** . . . . *Thiazid-Diuretikum*
Aquapred (Augentr.) – **Chloramphenicol, Prednisolon** . *Antibiotikum, Glukokortikoid*
Aquaretic – **Amilorid, Hydrochlorothiazid** . . . . *Diuretika*
Arbid – **Buphenin, Diphenylpyralin** . . . *Vasodilatator, Antihistaminikum*
Arcasin – **Phenoxymethylpenicillin** . . . . *Oralpenicillin*
Arelix – **Piretanid** . . . . *Schleifendiuretikum*
Argun – **Lonazolac** . . . . . . *nichtsteroidalales Antirheumatikum*
Arilin – **Metronidazol** . . . . *Chemotherapeutikum*
Aristamid – **Sulfisomidin** . . . . *Sulfonamid*
Arlevert – **Cinnarizin, Dimenhydrinat** . . *Antihistaminikum, Antiemetikum*
Arteoptic (Augentr.) – **Carteolol** . . . . *β-Blocker*
Arterenol – **Noradrenalin** . . . . *α-Sympathomimetikum*
Arthaxan – **Nabumeton** . . . . . . *nichtsteroidales Antiphlogistikum*
arthro akut – **Lonazolac** . . . . . *nichtsteroidales Antirheumatikum*
Arthrodestal – **Propyphenazon u.a.** . . . . . . *antirheumatische Salbe*
Arubendol – **Terbutalin** . . . . . *Bronchospasmolytikum, β₂-Sympathomimetikum*
Arutimol – **Timolol** . . . . *Antiglaukomatosum*
Asasantin – **ASS, Dipyridamol** . . . . . . *Thrombo.-Aggregat.-Hemmer*
Aspecton – **Natriumdibunat u.a.** . . . . . *Antitussivum, Expektorantien*
Aspirin, Aspro, ASS – **Acetylsalicylsäure** . . . *Analgetikum, Antiphlogistikum*
Aspisol – **Lysin-Acetylsalicylat** . . . . *Analgetikum, Antiphlogistikum*
ASS-Kombi – **Paracetamol, Acetylsalicylsäure, Vit. C** . . *Analgetikum, Vit. C*
Astemizol – Hismanal . . . . . . *nicht-sedierendes Antihistaminikum*
Asthenopin (Augentr.) – **Pilocarpin** . . . . *Cholinergikum*
Astonin-H – **Fludrocortison** . . . . *Mineralokortikoid*
Atarax – **Hydroxyzin** . . . . *Tranquilizer*
AteHexal – **Atenolol** . . . . *β-Blocker*
Atenolol – Tenormin . . . . *β-Blocker*
Atenos – **Tulobuterol** . . . . *Sympathomimetikum*
Atosil – **Promethazin** . . . . . *Phenothiazin-Neuroleptikum, Antihistaminikum*
Atrovent – **Ipratropiumbromid** . . . . *Bronchospasmolytikum*
Augmentan – **Amoxicillin** . . . . *Breitbandantibiotikum*
Aureomycin – **Chlortetrazyklin** . . . . *Antibiotikum*
Aurothioglucose – Aureotan . . . . . . *goldhaltiges Antirheumatikum*
Aurothiopolypeptid – Auro-Detoxin . . . . *goldhaltiges Antirheumatikum*
Avamigran – **Ergotamin, Propyphenazon, Coffein u.a.** . *Vasokonstriktor, Analgetika*
Avil – **Pheniramin** . . . . *Antihistaminikum*
Azactam – **Aztreonam** . . . . *β-Lactam-Antibiotikum*
Azapropazon – Prolixan, Tolyprin . . . . *nichtsteroidales Antiphlogistikum*
Azathioprin – Imurek . . . . *Immunsuppressivum*
Azidocillin – Syncillin; Longatren (A) . . . . *Oralpenicillin*
Azlocillin – Securopen . . . . *Breitbandpenicillin*
Aztreonam – Azactam, Dynabiotic . . . . . *β-Lactam-Antibiotikum*
Azudoxat – **Doxycyclin** . . . . *Tetrazyklin*
Azuglucon – **Glibenclamid** . . . . *Sulfonylharnstoff*
Azulfidine – **Salazosulfapyridin** . . . . *Chemotherapeutikum*
Azupamil – **Verapamil** . . . . *Kalziumantagonist*
Azupanthenol Liqu. – **Guajazulen, Na-D-Pantothenat** . *Gastritis-, Ulkusmittel*
Azupentat – **Pentoxifyllin** . . . . *Xanthinderivat*
Azuprostat – **u.a. Beta-Sitosterin** . . . . *Prostatamittel*
Azur comp. – **Paracetamol, Codein, Coffein** . . . *Analgetika, Analeptikum*
Azutranquil – **Oxazepam** . . . . *Benzodiazepin*

Baclofen – Liroseal . . . . *GABA-Agonist, bei MS verwendet*
Bactoreduct, Bactrim – **Trimethoprim, Sulfamethoxazol** . . . . . . *Antibiotikum*
Balkis – **Etilefrin, Chlorphenamin** . . . *Sympathomimetikum, Antihistaminikum*
Baralgin M – **Metamizol** . . . . . *Analgetikum, Antiphlogistikum, Spasmolytikum*
Barazan – **Norfloxacin** . . . . *Gyrasehemmer*
Barbital, Aprobarbital – Dormalon . . . . *Hypnotikum, Sedativum*
Baycillin – **Propicillin** . . . . *Oralpenicillin*

Baycuten – **Clotrimazol, Dexamethason,
                    Azidamfenicol** . . . . *Antimykotikum, Glukokortikoid, Antibiotikum*
Bayotensin – **Nitrendipin** . . . . *Antihypertonikum*
Baypen – **Mezlocillin** . . . . *Breitbandpenicillin*
Beclamid – Neuracen . . . . *Antiepileptikum*
Beclometason – Beconase, Sanasthmax, Sanasthmyl; Becotide (A,CH) . . *Kortikoid*
Beconase – **Beclometason** . . . . *Glukokortikoid*
Belladonnysat – **Hyoscyamin** . . . . . . *Spasmolytikum, Tollkirschenalkaloid*
Bellergal – **Belladonna-Alkaloide, Ergotamin,
                    Phenobarbital** . . . . *Antiemetikum, zentraler α-Blocker, Barbiturat*
Belnif – **Metoprolol, Nifedipin** . . . . *β-Blocker, Kalziumantagonist*
Beloc – **Metoprolol** . . . . $β_1$-Blocker
Beloc comp – **Metoprolol, Hydrochlorothiazid** . . . . . *β-Blocker, Diuretikum*
Benadryl – **Diphenhydramin** . . . . *Antihistaminikum*
Bencyclan – Fludilat; Ludilat (A) . . . . *Vasodilatator*
Bendigon – **Inositolnicotinat, Mefrusid, Reserpin** . . . . . . *Antihypertonika*
Bendroflumethiazid – Esberizid, Sinesalin . . . . *Saluretikum*
Benfofen – **Diclofenac** . . . . *nichtsteroidales Antiphlogistikum*
Benperidol – Glianimon . . . . *Butyrophenon-Neuroleptikum*
Ben-u-ron – **Paracetamol** . . . . *Analgetikum*
Benserazid + L-Dopa – Madopar . . . . *Parkinsonmittel*
Benzatropin – Cogentinol . . . . *Anticholinergikum*
Benzbromaron – Uricovac; Obaron (CH) . . . . *Urikosurikum*
Benzylpenicillin – Penicillin G . . . . *Penicillin*
Benzylpenicillin-Benzathin – Pendysin, Tardocillin . . . . . . *Depotpenicillin*
Benzylpenicillin-Procain – Jenacillin O . . . . *Depotpenicillin*
Benzylpenicillin/-Benzathin/,-Procain – Retacillin comp. . . . . *Penicillin*
Benzylpenicillin-Procain/-Natrium – Jenacillin A . . . . *Penicillin*
Bepanthen – **Dexpanthenol** . . . . *Epithelisierungsmittel*
Berberil – **Berberin, Tetryzolin** . . . . . . *Antiseptikum, Vasokonstriktor*
Beriglobin – **Immunglobulin** . . . . *Immunglobulin*
Berlicetin – **Chloramphenicol** . . . . *Antibiotikum*
Berlicort – **Triamcinolon** . . . . *Glukokortikoid*
Berlithion – **Thioctsäure** . . . . *Ther. der diab. Polyneuropathie*
Berlocombin – **Sulfamerazin, Trimethoprim** . . . . *Chemotherapeutikum*
Berniter – **Steinkohleteer** . . . . *Dermatikum*
Berodual – **Ipratropiumbromid, Fenoterol** . . . . *Bronchospasmolytika*
Berotec – **Fenoterol** . . . . $β_2$-Sympathomimet.
Betamann – **Metipranolol** . . . . *β-Blocker*
Betamethason – Celestan; Betnesol; Betnelan (A); Celestone (CH) . *Glukokortikoid*
Betapressin – **Penbutolol** . . . . *β-Blocker*
Betarelix – **Penbutolol, Piretanid** . . . . *β-Blocker, Diuretikum*
Betasemid – **Penbutolol, Furosemid** . . . . . . *β-Blocker, Schleifendiuretikum*
Beta-Tablinen – **Propranolol** . . . . *β-Blocker*
Betathiazid – **Propranolol, Triamteren, Hydrochlorothiazid** . . *β-Blocker, Diuretika*
Betaxolol – Kerlone; Kerlon (CH) . . . . $β_1$-Blocker
Betnesol – **Betamethason** . . . . *Glukokortikoid*
Betoptima – **Betaxolol** . . . . *β-Blocker*
Bezafibrat – Cedur; Bezalip (A) . . . . *Lipidsenker*
Biciron – **Tramazolin** . . . . *Sympathomimetikum*
Bidocef – **Cefadroxil** . . . . *Cephalosporin*
Bifiteral – **Lactulose** . . . . *Laxans*
Bifonazol – Mycospor . . . . *Antimykotikum*

Biklin – **Amikacin** . . . . *Aminoglykosid-Antibiotikum*
Bilordyl – **Theophyllin** . . . . *Bronchospasmolytikum*
Biperiden – Akineton . . . . *Anticholinergikum, Parkinsonmittel*
Bisacodyl – Dulcolax, Laxanin, Multilax, Stadalax . . . . *Laxans*
Bisolvomycin – **Bromhexin, Oxytetracyclin** . . . *Sekretolytikum, Antibiotikum*
Bisolvon – **Bromhexin** . . . . *Sekretolytikum*
Bisolvonamid – **Bromhexin, Sulfadiazin** . . . *Sekretolytikum, Sulfonamid*
Bisolvonat – **Bromhexin, Erythromycin** . . . *Sekretolytikum, Antibiotikum*
Bisoprolol – Concor . . . . *β₁-Blocker*
Bi-Vaspit – **Fluocortinbutyl, Isoconazol** . . . *Glukokortkoid, Antimykotikum*
Bornaprin – Sormodren . . . . *Anticholinergikum, Parkinsonmittel*
Borocarpin (Augentr.) – **Pilocarpin, Naphazolin** . . . *Cholinergikum, α-Mimetikum*
Boxazin – **Acetylsalizylsäure, Ascorbinsäure** . . . . . *Analgetikum, Vit. C*
Brelomax – **Tulobuterol** . . . . *β-Sympathomimetikum*
Bricanyl – **Terbutalin** . . . . *β-Sympathomimetikum*
Briserin – **Dihydroergocristin, Clopamid, Reserpin** . . . . . *Antihypertonika*
Bromazanil – **Bromazepam** . . . . *Benzodiazepin*
Bromazepam – Lexotanil, Normoc, durazanil, Gityl . . . . . *Benzodiazepin*
Bromelaine – Traumanase . . . . *Antiphlogistikum*
Bromhexin – Bisolvon . . . . *Sekretolytikum*
Bromocriptin – Pravidel; Parlodel (A, CH) . . . *Parkinsonmittel, Prolaktinhemmer*
Bromoprid – Cascapride, Viaben . . . *Dopamin-Antagonist, Peristaltikanreger*
Bromperidol – Impromen, Tesoprel . . . . . *Butyrophenon-Neuroleptikum*
Bromuc – **Acetylcystein** . . . . *Mukolytikum*
Broncho-Euphyllin – **Theophyllin-Ethylendiamin,**
      Guaifenesin . . . . . . *Bronchospasmolytikum, Sekretolytikum*
Bronchoparat – **Theophyllin** . . . . *Bronchospasmolytikum*
Bronchopront – **Ambroxol** . . . . *Sektretolytikum*
Bronchoretard – **Theophyllin** . . . . *Bronchospasmolytikum*
Bronchospray – **Salbutamol** . . . . *β-Sympathomimetikum*
Broncho-Tyrosolvetten – **Tyrothricin, Cetylpyridin** . . . *Antibiotikum, Antiseptikum*
Brondiletten – **Tolpropamin, Benactyzin,**
      Phenobarbital . . . *Antihistaminikum, Xanthinderivat, Barbiturat*
Brotizolam – Lendormin; Lendorm (A) . . . . *Benzodiazepin*
Brufen – **Ibuprofen** . . . . *nichtsteroidales Antirheumatikum*
Budesonid – Pulmicort . . . . *Glukokortikoid*
Bufedil – **Buflomedil** . . . . *Vasodilatator*
Buflomedil – Bufedil, Defluina peri; Loftyl (A, CH) . . . . . . *Vasodilatator*
Bumadizon – Eumotol, Rheumotol . . . . . *nichtsteroidales Antirheumatikum*
Bunitrolol – Stresson . . . . *β-Blocker*
Buphenin – Apoplectal . . . . *Vasodilatator, Sympathomimetikum*
Bupivacain – Carbostesin . . . . *Lokalanästhetikum*
Bupranolol – Betadrenol . . . . *β-Blocker*
Buprenorphin – Temgesic . . . . *starkes Analgetikum*
Buscopan – **N-Butyl-Scopolamin** . . . . *Spasmolytikum*
Buscopan plus – **N-Butyl-Scopolamin, Paracetamol** . . . *Spasmolytikum, Analgetikum*
Busulfan – Myleran . . . . *Zytostatikum*
Butamirat – Sinecod . . . . *Antitussivum*
N-Butyl-scopolamin – Buscopan . . . . *Spasmolytikum*

Cafergot – **Coffein, Ergtoamin** . . . . *Migränemittel*
Calciparin – **Heparin (Kalziumsalz)** . . . . *Antikoagulans*
Calciumvalproat – Convulsofin . . . . *Antiepileptikum*
Candio-Hermal – Nystatin . . . . *Antimykotikum*
Canesten – **Clotrimazol** . . . . *Antimykotikum*
Canifug – **Clotrimazol** . . . . *Antimykotikum*
Capozide – **Captopril, Methyldopa, Mefrusid** . . . . . . *Antihypertonika*
Capreomycin – Ogostal; Capastat (A) . . . . *Tuberkulostatikum*
Caprinol – **Reserpin, Methyldopa, Mefrusid** . . . . . . *Antihypertonika*
Captin – **Paracetamol** . . . . *Analgetikum*

23

Captopril – Lopirin, Tensobon . . . . *ACE-Hemmer*
Carbachol – Isopto-Carbachol, Doryl, Jestryl . . . . . *Cholinergikum*
Carbamazepin – Finlepsin, Tegretal; Tegretol (A, CH) . . *Antiepileptikum*
Carbenicillin – Carindapen . . . . *Breitbandpenicillin*
Carbenoxolon – Ulcus-Tablinen . . . . . *Magenschleimhautprotektor*
Carbimazol – Neo-Thyreostat, neo-morphazole . . . . *Thyreostatikum*
Carbocromen – Intensain . . . . *Vasodilatator*
Carbo[xymethyl]cistein – Transbronchin, Pulmoclase, Pectox . . *Sekretolytikum*
Carbutamid – Nadisan . . . . *Sulfonylharnstoff*
Cardio – **Isosorbiddinitrat** . . . . *Vasodilatator*
Cardiodoron – **u.a. Bilsenkraut D2** . . . . . *pflanzliches Kardiakum*
Carnigen Mono – **Oxilofrin** . . *Sympathomimetikum, Antihypotonikum*
Carprofen – Imadyl . . . . *nichtsteroidales Antirheumatikum*
Carteolol – Endak . . . . *β-Blocker*
Catapresan – **Clonidin** . . . . *Antihypertonikum*
Cebion – **Ascorbinsäure** . . . . *Vitamin C*
Cedur – **Bezafibrat** . . . . *Lipidsenker*
Cefaclor – Panoral; Ceclor (A, CH) . . . . *Cephalosporin*
Cefadroxil – Bidocef . . . . *Cephalosporin*
Cefalexin – Ceporexin; Cepexin (A); Ceporex (A, CH) . . *Cephalosporin*
Cefamandol – Mandokef . . . . *Cephalosporin*
Cefazedon – Refosporin . . . . *Cephalosporin*
Cefazolin – Gramaxin; Zolicef (A); Kefzol (CH) . . . . *Cephalosporin*
Cefmenoxim – Tacef . . . . *Cephalosporin*
Cefoperazon – Cefobis; Cefobid (A) . . . . *Cephalosporin*
Cefotaxim – Claforan . . . . *Cephalosporin*
Cefoxitin – Mefoxitin . . . . *Cephalosporin*
Cefradin – Sefril . . . . *Cephalosporin*
Cefsulodin – Pseudocef . . . . *Cephalosporin*
Ceftazidim – Fortum; Fortam (CH) . . . . *Cephalosporin*
Ceftizoxim – Ceftix . . . . *Cephalosporin*
Ceftriaxon – Rocephin . . . . *Cephalosporin*
Cefuroxim – Zinacef . . . . *Cephalosporin*
Ceglunat – **Lanatosid** . . . . *Kardiakum, Glykosid*
Ceglunat-Ampullen – **Deslanosid** . . . . . . *Kardiakum, Glykosid*
Celestamine – **Dexchlorpheniramin, Betamethason** . . *Antihistamin., Glukokortikoid*
Celestan – **Betamethason** . . . . *Glukokortikoid*
Celiprolol – Selectol . . . . *β₁-Blocker*
Cellidin – **Allopurinol** . . . . *Urikostatikum*
Ceporexin – **Cephalexin** . . . . *Cephalosporin*
Cerebroforte, Cerebrosteril – **Piracetam** . *Neurotropikum, durchblutungsförd. Mittel*
Cerucal – **Metoclopramid** . . . . *Antiemetikum*
Cerutil – **Meclofenoxat** . . . . *Nootropikum*
Cesradyston – **Phenobarbital, Atropin u.a.** . . *Barbiturat, Parasympatholatikum*
Chibro Cadron – **Neomycin, Dexamethason** . . *Antibiotikum, Glukokortikoid*
Chibro-Timoptol (Augentr.) – **Timolol** . . . . . . *β-Blocker*
Chinidin – Chinidin-Duriles . . . . *Antiarrhythmikum*
Chinidin-Duriles – **Chinidin** . . . . *Antiarrhythmikum*
Chloraldurat – **Chloralhydrat** . . . . *Hypnotikum*
Chloramphenicol – Berlicetin . . . . *Antibiotikum*
Chloralhydrat – Chloraldurat; Rectiolen (A); Medianox (CH) . *Hypnotikum*
Chlorambucil – Leukeran . . . . *Zytostatikum*
Chloramphenicol – Berlicetin, Leukomycin, Paraxin;
Biophenicol (A); Andomycin (CH) . . . . . . *Antibiot.*
Chlor-Athrombon – **Clorindion** . . . . *Antikoagulans*
Chlorazeptat – Tranxilium . . . . *Benzodiazepin*
Chlordiazepoxid – Librium, Radepur . . . . . . *Benzodiazepin*
Chlorhexamed – **Chlorhexidindigluconat** . . . . *äußerliches Antiseptikum*
Chlormezanon – Trancopal . . . . *Muskelrelaxans*
Chloroquin = Chlorochin – Resochin; Antochin (A) . . *Antimalariamittel*
Chlorpromazin – Megaphen; Largactil (A, CH) . . . . *Neuroleptikum*

Chlorprothixen – Truxal, Taractan . . . . *Neuroleptikum*
Chlort[h]alidon – Hygroton . . . . *Saluretikum*
Chlortetracyclin – Aureomycin . . . . *Antibiotikum*
C[h]olestyramin – Quantalan . . . . . *Ionenaustauscher, Lipidsenker*
Cholintheophyllinat – Euspirax . . . . *Bronchospasmolytikum*
Ciatyl-Z – **Zuclopenthixol** . . . . *Neuroleptikum*
Cicatrex (Salbe) – **Bacitracin, Neomycin u.a.** . . . . . . *Antibiotika*
Ciclosporin – Sandimmun . . . . *Immunsuppressivum*
Cimetidin – Tagagel, Tagamet . . . . *H₂-Blocker*
Cinnacet, Cinna von ct – **Cinnarizin** . . *Vasodilatator, Antihistaminikum*
Cinnarizin – Stutgeron, Cinnacet, Cerepar; Cinnabene(A) . *Vasodilatator, Antihistamin.*
Cinobactin – **Cinoxacin** . . . . *Gyrasehemmer*
Cinoxacin – Cinobactin . . . . *Gyrasehemmer*
Ciprobay – **Ciprofloxacin** . . . . *Gyrasehemmer*
Ciprofloxacin – Ciprobay; Ciproxin (A, CH) . . . . . . *Gyrasehemmer*
Circanol – **Dihydroergotoxin** . . . . *Vasodilatator*
Circo-Maren – Nicergolin . . . . *Vasodilatator*
Claforan – **Cefotaxim** . . . . *Cephalosporin*
Clamoxyl – **Amoxicillin** . . . . *Breitbandpenicillin*
Claudicat – **Pentoxifyllin** . . . . *durchblutungsförderndes Mittel*
Claverasal – **Mesalazin** . . . . *Chemotherapeutikum*
Clemastin – Tavegil; Tavegyl (A, CH) . . . . . . *Antihistaminikum*
Clemizol-Penicillin G – Megacillin, in Supracillin . . . . *Depotpenicillin*
Clenbuterol – Spiropent . . . . *Broncholytikum*
Clift – **Meproscillarin** . . . . *Herzglykosid*
Clindamycin – Sobelin; Dalacin (A); Dalacin C (CH) . . . . *Antibiotikum*
Clinesfar (Salbe) – **Erythromycin, Tretinoin** . . *Antibiotikum, Keratolytikum*
Clinovir – **Medroxyprogesteronacetat** . . . . *Gestagen*
Clioquinol – Vioform . . . . *Antiseptikum*
Clobazam – Frisium; Urbanyl (CH) . . . . *Benzodiazepin*
Clobutinol – Silomat . . . . *Antitussivum*
Clomethiazol – Distraneurin . . . . *Antikonvulsivum*
Clomifen – Dyneric; Clomid, Serophene (CH) . . . *zur Ovulationsauslösung*
Clomipramin – Anafranil, Hydiphen . . . . *Antidepressivum*
Clonazepam – Antelepsin, Rivotril . . . . *Antiepileptikum, Benzodiazepin*
Clonidin – Catapresan, Dixarit, Haemiton . *Antisympathotonikum, Antihypertonikum*
Clont – **Metronidazol** . . . . *(Anaerobier-)Antibiotikum*
Clopenthixol – Ciatyl; Cisordinol (A); Clopixol (CH) . . . *Neuroleptikum*
Clorindion – Chlor-Athrombon . . . . *Antikoagulans*
Clotiazepam – Trecalmo . . . . *Benzodiazepin*
Clotrimazol – Canesten, Canifug, Fungizid ratiopharm, Mycofug . . *Antimykotikum*
Clozapin – Alemoxan, Leponex . . . . *Neuroleptikum*
Codein – Codicompren, Codipertussin, Tricodein Retard . . . *Antitussivum*
Codeinum phosph. Comprette – **Codein** . . . . *Antitussivum*
Codicaps – **Codein, Chlorphenamin** . . . . . *Antitussivum, Antihistaminikum*
Codicompren, Codipertussin – **Codein** . . . . *Antitussivum*
Codipront – **Codein, Phenyltoloxamin** . . . *Antitussivum, Antihistaminikum*
Colchicum Dispert – **Colchicin** . . . . *Gichtmittel*
Colchysat – **Colchicin** . . . . *Gichtmittel*
Coldastop – **u.a. Vit. A, E** . . . . *Rhinologikum*
Coleb – **Isosorbidmononitrat** . . . . *Vasodilatator*
Colestyramin – Quantalan . . . . . *Ionenaustauscher, Lipidsenker*
Colfarit – **Acetylsalicylsäure** . . . . *Analgetikum, Antiphlogistikum u.a.*
Colo-Pleon – **Salazosulfapyridin** . . . . *Sulfonamid*
Combipresan – **Clonidin, Chlortalidon** . . . . . . *Antihypertonika*
Combisonum (Ohrentr.) – **Prednisolon, Aminoguinurid** . *Glukokortikoid, Desinfiziens*
Combizym – **Pankreatin, Aspergillus-Extrakt** . . . . *(Pankreas-)Enzyme*
Commotional SP – **Papaverin, Propyphenazon, Codein** . *Spasmolytikum, Analgetika*
Complamin – **Xantinolnicotinat** . . . . . *Vasodilatator, Lipidsenker*
Concentrin – **Roßkastanienextrakt** . . . . . *pflanzliches Venenmittel*
Concor – **Bisoprolol** . . . . *β₁-Blocker*

Contradol – **Acetylsalizylsäure** . . . . *Analgetikum*
Contraneural N – **Acetylsalizylsäure, Paracetamol, Codein** . . . . *Analgetika*
Convulex – **Valproinsäure** . . . . *Antiepileptikum*
Convulsofin – **Calciumvalproat** . . . . *Antiepileptikum*
Copyrkal – **Propyphenazon, Crotylbarbital Coffein** . . . . *Analgetikum, Antipyret.*
Corangin – **Isosorbidmononitrat** . . . . *Vasodilatator*
Carbachol – Jestryl . . . . *Parasympathomimetikum*
Cordanum – **Talinolol** . . . . *kardioselektiver β-Blocker*
Cordarex – **Amiodaron** . . . . *Antiarrhythmikum*
Cordicant – **Nifedipin** . . . . *Vasodilatator*
Cordichin – **Verapamil, Chinidin** . . . . *Antiarrhythmika*
Corindolan – **Mepindolol** . . . . *β-Blocker*
Corinfar – **Nifedipin** . . . . . *Kalziumantagonist, Antihypertonikum*
Coro-Nitro – **Glyceroltrinitrat** . . . . *Vasodilatator*
Corotrend – **Nifedipin** . . . . *Kalziumantagonist*
Corovliss – **Isosorbiddinitrat** . . . . *Vasodilatator*
cor tensobon – **Captopril** . . . . *ACE-Hemmer*
Corticotrophin – Acethropan, Acortan . . . . *ACTH*
Corto-Tavegil – **Clemastin, Dexamethason** . . *Antihistaminikum, Glukokortikoid*
Corvaton – **Molsidomin** . . . . *Koronarvasodilatator*
Cosaldon – **Pentifyllin, Nicotinsäure** . . . *durchblutungsförderndes Mittel*
Cotrim Diolan, -forte von ct, -stada – **Trimethoprim, Sulfamethoxazol** *Sulfonamide*
Co-Trimoxazol – Kepinol, Eusaprim, Supracombin . *Trimethoprim, Sulfamethoxazol*
Crinohermal fem (Salbe) – **Flupredniden, Estradiol u.a.** . . *Glukokortikoid,Östrogen*
Crino-Kaban (Salbe) – **Clocortolon, Panthenol u.a.** . . . . *Glukokortikoid u.a.*
Cromoglicinsäure – Intal, Vividrin, Opticrom, Allergocrom . . . . *Antiallergikum*
CromoHexal (Augentr.) – **Cromoglicinsäure** . . . . *Antiallergikum*
Cronasma – **Theophyllin** . . . . *Bronchospamolytikum u.a.*
Cumarine – z.B. Phenprocoumon (Marcumar) . . . . . . *Antikoagulans*
Curantyl – **Dipyridamol** . . . . *Koronardilatator*
Cyanocobalamin – Cytobion; Erycytol (A); Vitarubin (CH) . . . . *Vitamin B$_{12}$*
Cyclandelat – Natil . . . . *muskulotroper Vasodilatator*
Cyclobarbital – Somnupan C, Phanodorm . . . . *Hypnotikum*
Cyclodrin – Cyclopent . . . . *Mydriatikum*
Cyclo-Menorette – **Estradiol, Estriol, Levanorgestrel** . . . . *Östrogene*
Cycloöstrogynal – **Estradiol, Levanorgestrel** . . . . *Östrogene*
Cyclopent – **Cyclodrin** . . . . *Mydriatikum*
Cyclophosphamid – Endoxan . . . . *Zytostatikum*
Cyclo-Progynova – **Estrdiol, Norgestrel** . . . . *Östrogene*
Cyclosa – **Ethinylestradiol, Desogestrel** . . . . . *Östrogen, Gestagen*
Cyproteron – Androcur . . . . *Antiandrogen*
Cysto-Myacne – **Neomycin, Sulfacarbamid** . . . . *Antibiotika*
Cytarabin – Alexan . . . . *Zytostatikum*
Cytobion – **Cyanocobalamin** . . . . *Vitamin B$_{12}$*

Dacarbacin – D.T.I.C., DTIC/Deticene . . . . *Zytostatikum*
Dacoren – **Dihydroergotoxin** . . . . *Vasodilatator*
Dacrin (Augentr.) – **Hydrastinin, Phenylephrin** . . . . *Vasokonsriktoren*
Dactinomycin – Lyovac-Cosmegen . . . . *Zytostatikum*
Dalmadorm – **Flurazepam** . . . . *Benzodiazepin, Hypnotikum*
Dapotum – **Fluphenazin** . . . . *Phenothiazin-Neuroleptikum*
Darebon – **Chlortalidon, Reserpin** . . . . *Diuretikum, Antihypertonikum*
DCCK – **Dihydroergotoxin** . . . . *Vasodilatator*
Deblaston – **Pipemidsäure** . . . . *Gyrasehemmer*
Deca-Durabolin – **Nandrolon** . . . . *Anabolikum*
Decentan – **Perphenazin** . . . . *Phenothiazin-Neuroleptikum*
Decme – **Dihydroergocristin** . . . . *Vasodilatator*
Decoderm Creme – **Flupredniden** . . . . *Glukokortikoid*
Decoderm trivalent – **Flupredniden, Gentamicin, Cloxiquin** . *Glukokortikoid, Antibiot.*
Decortilen – **16-Methylenprednisolon** . . . . *Glukokortikoid*

Decortin – **Prednison** . . . . *Glukokortikoid*
Decortin H – **Prednisolon** . . . . *Glukokortikoid*
Defluina – **Raubasin, Dihydroergotoxin, -cristin** . . . . . *Vasodilatatoren*
dehydro sanol tri – **Triamteren, Bemetizid u.a.** . . . . *Diuretikum*
dehydro tri mite – **Bemetizid, Triamteren** . . . . *Diuretikum*
Delgesic – **Lysin-Acetylsalicylat** . . . . *Analgetikum*
Delimmun – **Dimepranol-4-acetamidbenzoeat, Inosin** . . . *Immunstimulans*
Delonal (Salbe) – **Alclometason** . . . . *Glukokortikoid*
Delphimix – **Triamcinolon, Cyanocobalamin** . . . *Glukokortikoid, Vit. B$_{12}$*
Demeclocyclin – Ledermycin . . . . *Tetrazyklin*
Demetrin – **Prazepam** . . . . *Benzodiazepin*
Denaverin – Spasmalgan . . . . *Spasmolytikum*
Deponit – **Glyceroltrinitrat** . . . . *Vasodilatator*
Deposiston – **Ethinylestradiolsulfonat-Natrium** . . . *Östrogen, Kontrazeptivum*
Depressan – **Dihydralazin** . . . . *Antihypertonikum*
Dequonal – **u.a. Benzalkoniumchlorid** . . . . *Antiseptikum*
Dermoxin, Dermoxinale (Salbe) – **Clobetasol** . . . . . . *Glukokortikoid*
Desipramin – Pertofran, Petylyl . . . . *Antidepressivum*
Deslanosid – Ceglunat-Ampullen . . . . *Kardiakum, Glykosid*
Detajmium – Tachmalcor . . . . *Antiarrhythmikum*
DET MS – **Dihydroergotamin** . . . . *Antihypotonikum*
Develin – **Dextropropoxyphen** . . . . *opioides Analgetikum*
Dexabene – **Dexamethason** . . . . *Glukokortikoid*
Dexa Biciron (Augentr.) – **Dexamethason, Tramazolin** . *Glukokortikoid, Vasokonstr.*
Dexamethason – Fortecortin, Millicorten, Auxiloson, Dexaben . *Glukokortikoid*
Dexamonozon S – **u.a. Dexamethason, Lidocain** *Glukokortikoid, Lokalanästhetikum*
Dexamytrex (Augentr.) – **Gentamicin, Dexamethason** . *Antibiotikum, Glukokortikoid*
Dexa-Phlogont – **Prednisolon, Dexamethason, Lidocain** *Glukokortikoide, Anästhet.*
Dexa-Rhinospray – **Tramazolin, Neomycin,**
              Dexamethason . . *α-Mimetikum, Antibiotikum, Glukokortikoid*
Dexchlorpheniramin – Polaronil . . . . *Antihistaminikum*
Dexium – **Calciumclobesilat** . . . . *Vasodilatator*
Dextran 1 – Promit . . . . *kolloidale Plasmaersatzlösung*
Dextran 40 – Rheomacrodex . . . . *kolloidale Plasmaersatzlösung*
Dextran 70 – Macrodex . . . . *kolloidale Plasmaersatzlösung*
Dextromoramid – Jetrium . . . . *Narkoanalgetikum*
Dextropropoxyphen – Develin; Depronal (CH) . . . . *Analgetikum*
D-Fluoretten – **Colecalciferol, Fluorid** . . . . *Vitamin D, Fluorid*
Dia-basan – **Glibenclamid** . . . . *Sulfonylharnstoff*
Diabenyl – **Naphazolin, Diphenhydramin** . . . *Vasokonstriktor, Antihistaminikum*
Diacard – **u.a. Campher** . . . . *Kardiakum*
Diamox – **Acetazolamid** . . . . *Carboanhydraeshemmer, Glaukommittel*
Diane – **Cyproteron, Ethinylestradiol** . . . . *Antiandrogene*
Diaphal – **Furosemid, Amilorid** . . . . *Diuretikum*
Diarrhoesan – **Apfelpektin, Chamazulen** . . . . *Antidiarrhoikum*
Diazepam – Faustan, Valium, Tranquase, Valiquid . . . . . *Benzodiazepin*
Diazoxid – Hypertonalum; Hyperstat (CH) . . . . *Antihypertonikum*
Dibenzepin – Noveril . . . . *trizyklisches Antidepressivum*
Dibenzyran – **Phenoxybenzamin** . . . . *α-Blocker*
Diclac – **Diclofenac** . . . . *nichtsteroidales Antirheumatikum*
Diclo-Attritin, -Phlogont, -Puren, Tablinen, -von ct – **Diclofenac** . *Antirheumatikum*
Diclofenac – Voltaren, Rewodina, Effekton,
      Allvoran, Duravolten . . . . *nichtsteroidales Antirheumat.*
Dicloxacillin – Dichlor-Stapenor . . . . *penicillinasefestes Penicillin*
Dicton retard – **Codein** . . . . *Antitussivum*
Diethylcarbamazin – Hetrazan . . . . *Anthelminthikum*
Digacin – **Digoxin** . . . . *Herzglykosid*
Digimerck – **Digitoxin** . . . . *Herzglykosid*
Digitoxin – Digimerck; Digimed (A) . . . . *Herzglykosid*
Dignokonstant – **Nifedipin** . . . . *Kalziumantagonist*
Digostada, Digotab – **β-Acetyldigoxin** . . . . *Herzglykosid*

Digoxin – Dilanacin, Lanicor, Digacin, Sanoxin . . . . *Herzglykosid*
Dihydergot – **Dihydroergotamin** . . . . . . *Migränemittel, Antihypotonikum*
Dihydergot plus – **Dihydroergotamin, Etilefrin** . . . . *Antihypertonika*
Dihydralazin – Depressan, Nepresol . . . . . *Vasodilatator, Antihypertonikum*
Dihydrocodein – Remedacen, Paracodin, Tiamon Mono . . . . . *Antitussivum*
Dihydroergocristin – Nehydrin, Decme . . . . . *Sekalealkaloid, Vasodilatator*
Dihydroergotamin – Dihydergot, DET MS, Agit,
          Ergont, Dihytamin . . . . *Migränemittel, Antihypoton.*
Dihydroergotoxin – Hydergin, Circanol; Ergomed (A); Progeril (CH) . *Sekalealkaloid*
Dihydrotachysterol – Tachystin . . . . *Antitetanikum*
Dihytamin – **Dihydroergotamin** . . . . . *Migränetherapeutikum, Antihypotonikum*
Diisopropylamin – Disotat . . . . *Antihypertonikum*
Dikaliumclorazepat – Tranxilium . . . . *Benzodiazepin*
Dilanacin – **Digoxin** . . . . *Kardiakum, Glykosid*
Dilcoran – **Pentaerythrityltetranitrat** . . . . *Vasodilatator*
Diligan – **Piperazin, Hydroxyzin, Nicotinsäure** . . . . . *Antivertiginosum*
DiltaHexal – **Diltiazem** . . . . *Kalziumantagonist*
Diltiazem – Dilzem . . . . *Kalziumantagonist*
Dilzem – **Diltiazem** . . . . *Kalziumantagonist*
Dimenhydrinat – Dramamine, Vomex-A; Emedyl (A); Medramin (CH) . *Antiemetikum*
Dimetinden – Fenistil . . . . *Antihistaminikum*
Dioxopromethazin – Prothanon . . . . *Antihistaminikum*
Diphenhydramin – Dabylen, Selodorm . . . . *Antihistaminikum*
Dipidolor – **Piritramid** . . . . *Narkoanalgetikum*
Dipiperon – **Pipamperon** . . . . *Butyrophenon-Neuroleptikum*
Diprogenta (Salbe) – **Betamethason, Gentamicin** . . . *Glukokortikoid, Antibiotikum*
Diprosalic (Salbe) – **Betamethason, Salicylsäure** . . . *Glukokortikoid, Keratolytikum.*
Diprosone (Salbe) – **Betamethason** . . . . *Glukokortikoid*
Diprosis – **Betamethason** . . . . *Glokokortikoid*
Dipyridamol – Curantyl, Persantin . . . *Vasodilatator, Thrombo.-Aggregat.-Hemmer*
Disalpin – **Hydrochlorothiazid, Reserpin** . . . . *Antihypertonikum, Diuretikum*
Disalunil – **Hydrochlorothiazid** . . . . *Antihypertonikum, Diuretikum*
Disopyramid – Rythmodul . . . . *Antiarrhythmikum*
Disotat – **Diisopropylamin** . . . . *Antihypertonikum*
Distigminbromid – Ubretid . . . . *Cholinergikum*
Distraneurin – **Clomethiazol** . . . . *Antikonvulsivum, Neuroleptikum*
Ditec – **Cromoglicinsäure, Fenoterol** . . . . . . *Antiallergikum, β-Mimetikum*
diucomb – **Bemetizid , Triamteren** . . . . *Diuretika*
Diuretikum Verla – **Hydrochlorothiazid, Triamteren** . . . . *Diuretika*
Diursan – **Amilorid, Hydrochlorothiazid** . . . . *Diuretika*
Diutensat – **Triamteren, Hydrochlorothiazid** . . . . *Diuretika*
DIU Venostatin – **Triamteren, Hydrochlorthiazid u.a.** . . . . *Diuretika*
Divascan – **Iprazochrom** . . . . . *Migränetherapeutikum, Serotoninantagonist*
Dixarit – **Clonidin** . . . . *Antihypertonikum*
DNCG TBS – **Cromoglicinsäure** . . . . *Antiallergikum*
Dobutamin – Dobutrex . . . . β_1-*Sympathomimet.*
Dobutrex – **Dobutamin** . . . . β_1-*Sympathomimet.*
Dociton – **Propranolol** . . . . *β-Blocker*
Dogmatil – **Sulpirid** . . . . *Dopaminantagonist, nicht-trizyklisches Antidepressivum*
Dolantin – **Pethidin** . . . . *opioides Analgetikum, Narkoanalgetikum*
Dolgit – **Ibuprofen** . . . . *nichtsteroidales Antiphlogistikum*
Dolo-Arthrosenex – **Salicylsäurederivat** . . . . *antirheumat. Salbe*
Dolo-Arthrosetten – **Paracetamol, versch. Extrakte** . *nichtsteroid. Analgetikum u.a.*
Dolobasan – **Diclofenac** . . . . *Antirheumatikum*
Dolobene – **u.a. Heparin, Dexpanthenol** . . . . *antiphlogistische Salbe*
Dolo-Dobendan – **Cetylpyridiniumchlorid, Benzocain** . . *Desinfiziens, Anästhetikum*
Dolo-Dolgit – **Ibuprofen** . . . . *Antirheumatikum*
Dolo-Exhirud – **Salizylsäurederivat** . . . . *antirheumatische Salbe*
Dolo-Menthoneurin – **Salizylsäurederivat** . . . . . . *antirheumatische Salbe*
Dolo-Mobilat – **Salizylsäurederivat** . . . . *antirheumatische Salbe*
Dolo-Neurobion – **Paracetamol, B-Vitamine** . . *nichtsteroidalales Analgetikum u.a.*

Doloneuro-Gel – **Salizylsäurederivat** . . . . *antirheumatische Salbe*
Dolo Posterine – **u.a. Cinchocain, Diphenylpyralin** . *Anästhetikum, Antihistaminikum*
Doloproct – **Fluokortolon, Lidocain** . . . . *Glukokortikoid, Lokalanästhetikum*
Dolovisano – **Meprobamat, ASS, Codein** . . . . *Muskelrelaxans, Analgetika*
Dolviran – **ASS, Codein, Coffein** . . . . . . *Analgetikum, Analeptikum*
Dominal – **Prothipendyl** . . . . *Phenothiazin-Neuroleptikum*
Domperidon – Motilium . . . . *Dopaminantagonist, Peristaltikanreger*
Dontisolon M (Salbe) – **u.a. Prednisolon, Neomycin** . *Glukokortikoid, Antibiotiukum*
Dopegyt – **Methyldopa** . . . . *Antihypertonikum*
Dopergin – **Lisurid** . . . *Prolaktinantagonist, Dopaminantagonist, Migränemittel*
Doregrippin – **Ethenzamoid, Norfenfrin,**
            Diphenylpyralin . . . *Analgetikum, α-Mimetikum, Antihistaminikum*
Dorithricin – **u.a. Tyrothricin, Benzocain** . . . . *Antibiotikum, Lokalanästhetikum*
Dormalon – **Aprobarbital, Barbital** . . . . . *Hypnotikum, Sedativum*
Dormicum – **Midazolam** . . . . . . *Benzodiazepin, Kurzhypnotikum*
Dormutil – **Methaqualon** . . . . *Hypnotikum*
Doryl – **Carbachol** . . . . *Cholinergikum*
Doxepin – Aponal, Sinquan; Sinequan (A) . . . *trizyklisches Antidepressivum*
Doximucol, Doxy Duramucol – **Doxycyclin, Ambroxol** . *Tetrazyklin, Sekretolytikum*
Doxy, Doxy-basan -Komb, -Hexal, -Tablinen, -von ct – **Doxycyclin** . . . *Tetrazyklin*
Doxycyclin – Azudoxat, Supracyclin, Sigadoxin, Vibramycin, Doxy Wolff . . *Tetrazyklin*
Doxylamin – Mereprine, Sanalepsi N . . . . *sedierendes Antihistaminikum*
Dridase – **Oxybutynin** . . . . *Spasmolytikum*
Dulcolax – **Bisacodyl** . . . . *Laxans*
Duolip – **Etofyllinclofibrat** . . . . *Lipidsenker*
Duphaston – **Dydrogesteron** . . . . *Gestagen*
Duracroman Nasenspray – **Cromoglicinsäure** . . . . . *Antiallergikum*
Duradiuret – **Triamteren, Hydrochlorothiazid** . . . . . *Diuretikum*
Duradoxal – **Doxycyclin** . . . . *Tetrazyklin*
durafungol Vaginal – **Clotrimazol** . . . . *Antimykotikum*
Duraglucon N – **Glibenclamid** . . . . *Sulfonylharnstoff*
duramipress – **Prazosin** . . . *peripherer α.-Blocker, Antihypertonikum*
Duramucal – **Ambroxol** . . . . *Sekretolytikum*
Duranifin – **Nifedipin** . . . . *Kalziumantagonist*
durapenicillin – **Phenoxymethylpenicillin** . . . . . . *Oralpenicillin*
duraprednisolon – **Prednisolon** . . . . *Glukokortikoid*
Durapental – **Pentoxifyllin** . . . . . *durchblutungsförderndes Mittel*
durasoptin – **Verapamil** . . . . *Kalziumantagonist*
duravolten – **Diclofenac** . . . . *Antirheumatikum*
durazanil – **Bromazepam** . . . . *Benzodiazepin*
durazepam – **Oxazepam** . . . . *Benzodiazepin*
Durotan – **Xipamid, Reserpin** . . . . *Antihypertonikum*
Dusodril – **Naftidrofuryl** . . . . *Vasodilatator*
Duspatal – **Mebeverin** . . . . *Spasmolytikum*
Dyneric – **Clomifen** . . . . *zur Ovulationsauslösung*
Dynexan Salbe – **u.a. Tetracain** . . . . *Lokalanästhetikum*
Dynexan Gel – **u.a. Lidocain** . . . . *Lokalanästhetikum*
Dysmenalgit N – **Naproxen** . . . . . *nichtsteroidales Antiphlogistikum*
Dysurgal – **Atropin, Ephedrin, Strychnin** . . . . . . *Spasmolytikum*
Dytide H – **Triamteren, Hydrochlorothiazid** . . . . . . *Diuretikum*

Eatan N – **Nitrazepam** . . . . *Benzodiazepin*
Ebrantil – **Urapidil** . . . . *α-Blocker, Antihypertonikum*
Ecolicin (äußerl.) – **Erythromycin, Bacitracin** . . . . . . *Antibiotika*
Efemolin (Augentr.) – **Fluorometholon, Tetryzolin** . *Glukokortikoid, α.-Mimetikum*
Eferox – **Levothyroxin** . . . . *Schilddrüsenhormon*
Effekton – **Diclofenac** . . . . *Antirheumatikum*
Efflumidex (Augentr.) – **Fluorometholon** . . . . *Glukokortikoid*
Effortil – **Etilefrin** . . . . *Sympathomimetikum*
Effortil plus – **Etilefrin, Dihydroergotamin** . . . . . . *Antihypotonika*

Eftapan – **Eprazinon** . . . . *Expektorans*
Eftapan Tetra – **Eprazinon, Tetrazyklin** . . . . . *Expektorans, Tetrazyklin*
Elantan – **Isosorbidmononitrat** . . . . *Vasodilatator*
Elfanex – **Reserpin, Dihydralazin, Hydrochlorothiazid, KCl** . *Antihypertonika, Kalium*
Ellatum/N (Nasentr.) – **Tramazolin** . . . . α-*Mimetikum*
Elmetacin – **Indometazin** . . . . *antirheumatische Salbe*
Elthon – **Verapamil, Diazepam** . . . . . *Kalziumantagonist, Benzodiazepin*
Emesan – **Diphenhydramin, Extr. Belladonna, Coffein** . *Antiemetika, Analeptikum*
Emovate (äußerl.) – **Clobetason** . . . . *Glukokortikoid*
Enalapril – Pres, Xanef; Renitec (A); Reniten (CH) . *Antihypertonikum, ACE-Hemmer*
Encephabol – **Pyritinol** . . . . *Neurotropikum*
Endak – **Carteolol** . . . . β-*Blocker*
Endoxan – **Cyclophosphamid** . . . . *Zytostatikum*
Endrine (Nasentr.) – **u.a. Ephedrin** . . . . *Sympathomimetikum*
Enelbin – **u.a. Salicylsäure, Methylsalicylat** . . . *antirheumatische Salbe*
Enelfa – **Paracetamol** . . . . *Analgetikum*
Epidropal – **Allopurinol** . . . . *Urikostatikum*
Epi-Monistat – **Miconazol** . . . . *Antimykotikum*
Epinephrin (Adrenalin) – Suprarenin; Glycirenan (A); Epifrin (CH) . α-,β-*Mimetikum*
Epi-Pevaryl – **Econazol** . . . . *Antimykotikum*
Epipevisone – **Econazol, Triamcinolon** . . . *Antimykotikum, Glukokortikoid*
Eprazinon – Eftapan . . . . *Expektorans*
Equilibrin – **Amitriptylin** . . . . *trizyklisches Antidepressivum*
Ergenyl – **Valproinsäure** . . . . *Antiepileptikum*
Ergodesit – **Dihydroergotoxin** . . . . *Vasodilatator*
Ergoffin – **Ergotamin, Coffein** . . . . *Migränetherapeutikum*
Ergo-Kranit – **Ergotamin, Paracetamol, Propyphenazon** . . α-*Blocker, Analgetika*
Ergo-Lonarid – **Dihydroergotamin, Paracetamol, Codein, Coffein** . *Migränemittel*
Ergomimet – **Dihydroergotamin** . . . . *Antihypotonikum*
Ergomimet plus – **Dihydroergotamin, Etilefrin** . . . . . *Antihypotonika*
Ergont – **Dihydroergotamin** . . . . *Antihypotonikum*
Ergoplus – **Dihydroergotoxin** . . . . *Vasodilatator*
Ergo Sanol N – **Ergotamin, Coffein u.a.** . . . . . α-*Blocker, Analeptikum*
Ergo Sanol spez. – **Ergotamin, Coffein u.a.** . . . . α-*Blocker, Analeptikum*
Ergotamin – Migrätan, Ergotamin, Gynergen;
Ergotartrat (A) . . . α-*Blocker, Vasokonstriktor, Migränetherapeutikum*
Eryfer – **u.a. Eisen(II)sulfat** . . . . *Eisensalz*
EryHexal, Erythrocin – **Erythromycin** . . . . . . *Makrolid-Antibiotikum*
Erythrocin – **Erythromycin** . . . . *Antibiotikum*

Erythromycin – Erythrocin, Paedithrocin, Monomycin;
Ilotycin (CH) . . . . *Makrolid-Antibiotikum*
Esbericard – **Weißdornextrakt** . . . . *pflanzliches Kardiakum*
Esidrix – **Hydrochlorothiazid** . . . . *Thiazid-Diuretikum*
Esimil – **Guanethidin, Hydrochlorothiazid** . . . . . *Antihypertonika*
Esiteren – **Triamteren, Hydrochlorothiazid** . . . . . . *Diuretika*
Esmalorid – **Trichlormethiazid, Amilorid** . . . . *Diuretika*
Essaven-Salbe – **u.a. Heparin** . . . . *Venenmittel*
Essaven-Kps. – **verschiedene Extrakte** . . . . *Venenmittel*
Estraderm TTS – **Estradiol** . . . . *Östrogen*
Estradiol – Estraderm TTS; Ovocyclin (CH) . . . . . . *Östrogen*
Estradiolvalerat – Progynova, Progynon . . . . *Östrogen*
Estriol – Ovestin . . . . *Östrogen*
Estriolsuccinat – Synapause . . . . *Östrogen*
Etacrynsäure – Hydromedin; Edecrin (A, CH) . . . . *Schleifendiuretikum*
Ethambutol – Myambutol; Etibi (A) . . . . *Tuberkulostatikum*
Ethinylestradiolsulfonat-Natrium – Deposiston . . *Östrogen, Kontrazeptivum*
Ethosuximid – Pyknolepsinum, Suxinutin, Suxilep; Petinimid (A, CH) . . *Antiepileptikum*
Etilefrin – Effortil, Eti-Puren, Thomasin;
Circupon (CH) . . . . . . *Sympathomimetikum, Antihypotonikum*
Eti-Puren – **Etilefrin** . . . . *Sympathomimetikum*

Etofyllinclofibrat – Duolip . . . . *Lipidsenker*
Etoposid – Vepesid . . . . *Zytostatikum*
Etrat – **Heparin, Benzylnicotinat** . . . . . *antirheumatische Salbe*
Etretinat – Tigason . . . . *Antipsoriatikum*
Eudur – **Terbutalin, Theophyllin** . . . . . β-*Mimetikum, Bronchospasmolytikum*
Euglucon – **Glibenclamid** . . . . *Sulfonylharnstoff*
Eunerpan – **Melperon** . . . . *Butyrophenon-Neuroleptikum*
Euphyllin – Theophyllin-Ethylendiamin . . . . *Bronchospasmolytikum*
Eurex – **Prazosin** . . . . *Vasodilatator*
Eusaprim – **Sulfamethoxazol, Trimethoprim** . . . . . *Antibiotika*
Euspirax – **Cholintheophyllinat** . . . . . . *Bronchospasmolytikum*
Euspirax comp. – **Cholintheophyllinat, Guaifenesin** . *Bronchospasmolyt., Sekretolyt.*
Euthyrox – **L-Thyroxin** . . . . *Schilddrüsenhormon*
Exhirud (Salbe) – **Blutegelwirkstoff** . . . . *Venenmittel*
Expectal Sirup – **Codein** . . . . *Antitussivum*
Expectorans Solucampher – **Codein, Äthylmorphin** . . . *Antitussiva*
Expit – **Ambroxol** . . . . *Sekretolytikum*

Faktu – **u.a. Cinchocain** . . . . *Lokalanästhetikum*
Falicard – **Verapamil** . . . . *Kalziumantagonist, Antiarrhythmikum*
Falithrom – **Phenprocoumon** . . . . *Antikoagulans*
Famotidin – Pepdul, Ganor; Pepcidine (CH) . . . . . *H₂-Blocker*
Fansidar – **Pyrimethamin, Sulfadoxin** . . . . . *Antimalariamittel*
Farial (Nasentr.) – **Indanazolin** . . . . . . *Sympathomimetikum*
Faustan – **Diazepam** . . . . *Tranquilizer*
Favistan – **Thiamazol** . . . . *Thyreostatikum*
Felden – **Piroxicam** . . . . . . *nichtsteroidales Antirheumatikum*
Feminon – **Homöopathika** . . . . *Gynäkologikum*
Fenbufen – Lederfen; Cinopal (CH) . . . *nichtsteroidales Antiphlogistikum*
Fendilin – Sensit . . . . *Kalziumantagonist*
Fenetyllin – Captagon . . . . *Psychoanaleptikum*
Fenistil – **Dimetinden** . . . . *Antihistaminikum*
Fenofibrat – Lipanthyl, Normalip N . . . . *Lipidsenker*
Fenoprofen – Feprona . . . . . . *nichtsteroidales Antirheumatikum*
Fenoterol – Berotec, Partusisten . . . . . . β-*Sympathomimetikum*
Fiblaferon – **Interferon** . . . . . . *Virostatikum, Immunstimulans*
Fibrex – **Acetylsalicylsäure, Phenacetin** . . . *Analgetikum, Antipyretikum*
Fibrolan (Salbe) – **Plasmin, Desoxyribonulcease** . . . *Wundbehandlung*
Ficortil Augensalbe – **Hydrocortison** . . . . . . *Glukokortikoid*
Finalgon – **Nonivamid, Nicoboxil** . . . . . *antirheumatische Salbe*
Finlepsin – **Carbamazepin** . . . . *Antiepileptikum*
Flagyl – **Metronidazol** . . . . *(Anaerobier-)Antibiotikum*
Flammazine – **Sulfadiazin** . . . . *Sulfonamid*
Flavamed – **Acriflavon** . . . . *Laryngologikum*
Flecainid – Tambocor . . . . *Antiarrhythmikum*
Flexocutan – **u.a. Flufenaminsäure, Heparin** . . . *antirheumatische Salbe*
Fluanxol – **Flupentixol** . . . . *Neuroleptikum*
Flucloxacillin – Staphylex; Floxapen (A, CH) . . . *penicillinasefestes Penicillin*
Flucytosin – Ancotil . . . . *Antimykotikum*
Fludilat – **Bencyclan** . . . . *Vasodilatator*
Fludrocortison – Astonin H; Florinef (CH) . . *halogeniertes Glukokortikoid*
Flufenaminsäure – Dignodolin; Arlef,
Algesalona (CH) . . . . *nichtsteroidales Antirheumatikum*
Fluimucil – **Acetylcystein** . . . . *Mukolytikum*
Flunarizin – Sibelium; Amalium (A) . . . . . . *Vasodilatator*
Flunisolid – Inhacort . . . . *Glukokortikoid*
Flunitrazepam – Rohypnol, Staurodorm neu . . . . *Benzodiazepin*
Fluocortolon – Ultralan . . . . *Glukokortikoid*
Fluomycin (Ovula) – **u.a. Neomycin** . . . . . . *Antibiotikum*
Fluoretten – **Fluorid** . . . . *Fluorid*

23

Fluor-Vigantoletten – **Colecalciferol, Fluorid** . . . . . . *Vitamin D, Fluorid*
Fluphenazin – Dapotum, Lyogen, Lyorodin . . . . *Phenothiazin-Neuroleptikum*
Flupentixol – Fluanxol . . . . *Neuroleptikum*
Flurazepam – Dalmadorm . . . . *Benzodiazepin, Hypnotikum*
Fluspirilen – Imap . . . . *Neuroleptikum*
Forapin Liniment – **u.a. Bornylsalicylat, Methylnicotinat** . . *antirheumatische Salbe*
Fortecortin – **Dexamethason** . . . . *Kortikosteroid*
Fortral – **Pentazocin** . . . . *Opiatanalgetikum*
Frekatuss – Acetylcystein . . . . *Mukolytikum*
Frenopect – **Ambroxol** . . . . *Sekretolytikum*
Frisium – **Clobazam** . . . . *Benzodiazepin*
Frubiase Calcium – **Kalziumkarbonat** . . . . *Kalziumsalz*
Fucidine Gel – **Fusidinsäure** . . . . *Antibiotikum*
Fungizid-ratiopharm – **Clotrimazol** . . . . *Antimykotikum*
Furacin – **Nitrofurazon** . . . . *Wundbehandlung*
Furadantin – **Nitrofurantoin** . . . . *Antibiotikum*
Furazolidon – Nifuran . . . . *Chemotherapeutikum*
Furo-Puren, furo von ct – **Furosemid** . . . . . . *Schleifendiuretikum*
Furosemid – Lasix, Ödemase, Fusid, Furo von ct, -Puren *Schleifendiuretikum*
Fusafungin – Locabiosol . . . . *Chemotherapeutikum*
Fusid – **Furosemid** . . . . *Schleifendiuretikum*
Fusidinsäure – Fucidine; Fucidin (A, CH) . . . . . . *Antibiotikum*

Gallopamil – Procorum . . . . *Kalziumantagonist*
Ganor – **Famotidin** . . . . *H₂-Blocker*
Gastrax – **Nizatidin** . . . . *H₂-Antagonist*
Gastricur – **Pirenzepin** . . . . . *Ulkustherapeutikum, Anticholinergikum*
Gastrografin – **Amidotrizoesäure** . . . . *Kontrastmittel*
Gastronerton – **Metoclopramid** . . . . *Antiemetikum, Peristaltikanrreger*
Gastropulgit – **u.a. Al-Hydroxid** . . . . *Antacidum*
Gastrosil – **Metoclopramid** . . . . . *Antiemetikum, Peristaltikanrreger*
Gastrozepin – **Pirenzepin** . . . . . *Ulkustherapeutikum, Anticholinergikum*
Gaviscon – **Alginsäure, Aluminiumhydroxid** . . . . . . *Antazidum*
Gelomyrtol – **Myrtol** . . . . *Expektorans*
Gelonida – **Codein, Paracetamol, ASS** . . . . *Analgetika*
Gelusil-Lac – **Magnesium-Aluminium-Silicathydrat** . . . . *Antazidum*
Gemfibrozil – Gevilon . . . . *Lipidsenker*
Gentamicin – Refobacin, Sulmycin; Garamycin (CH) . . *Aminoglykosid-Antibiotikum*
Gentamytrex – **Gentamicin** . . . . *Aminoglykosid-Antibiotikum*
Gepefrin – Wintonin . . . . *Sympathomimetikum*
Gernebcin – **Tobramycin** . . . . *Aminoglykosid-Antibiotikum*
Gevilon – **Gemfibrozil** . . . . *Lipidsenker*
Gilurytmal – **Ajmalin** . . . . *Antiarrhythmikum*
Gilustenon – **Glyceroltrinitrat** . . . . *Vasodilatator*
Gityl – **Bromazepam** . . . . *Benzodiazepin*
Gladixol – **ß-Acetyldigoxin, K-, Mg-Aspartat** . . . . *Herzglykosid u.a.*
Glauconex (Augentr.) – **Befunolol** . . . . *ß-Blocker*
Glaucotat (Augentr.) – **Aceclidin** . . . . *Cholinergikum*
Glaucothil – **Dipivefrin** . . . . *Sympathomimetikum*
Glianimon – **Benperidol** . . . . . . *Butyrophenon-Neuroleptikum*
Glibenclamid – Euglucon, Duraglucon, Gliben-Puren,
 Glukoreduct, Maninil . . . . . . *Sulfonylharnstoff*
GlibenHexal, Gliben-Puren, – **Glibenclamid** . . . . *Sulfonylharnstoff*
Glimistada – **Glibenclamid** . . . . *Sulfonylharnstoff*
Glibornurid – Glutril, Gluborid . . . . *Sulfonylharnstoff*
Gliquidon – Glurenorm . . . . *Sulfonylharnstoff*
Glisoxepid – Pro-Diaban . . . . *Sulfonylharnstoff*
Gluconorm, Glukoreduct – **Glibenclamid** . . . . . *Sulfonylharnstoff*
Glucophage – **Metformin** . . . . *Biguanid*
Glukoredukt, Glukovital – **Glibenclamid** . . . . . *Sulfonylharnstoff*

D-Glucosaminsulfat – Dona 200-S-Retard . . . . *Chondroprotektivum*
Glucotard – **Guarmehl** . . . . *Antidiabetikum*
Glurenorm – **Gliquidon** . . . . *Sulfonylharnstoff*
Glutril – **Glibornurid** . . . . *Sulfonylharnstoff*
Glyceroltrinitrat – Nitrolingual, Gilustenon, Nitro Mack, Coro-Nitro;
 Nitroglyn (A);Nitrolent, Nitroacut (CH) . . . . . *Vasodilatator*
Glycolande – **Glibenclamid** . . . . *Sulfonylharnstoff*
Godamed – **Acetylsalicylsäure** . . . . . *Analgetikum, Antiphlogistikum u.a.*
Gradulon – **Digoxin, Verapamil, Trimetozin** . *Glykosid, Ca⁺-Antagonist, Tranquilizer*
Gramaxin – **Cefazolin** . . . . *Cephalosporin*
Gricin – **Griseofulvin** . . . . *Antimykotikum*
Grippostad – **Paracetamol, Coffein,Chlorphenamin** . *Analget., Analept., Antihistam.*
Griseofulvin – Gricin, Likuden, Fulcin; Grisovin (A, CH) . . . *Antimykotikum*
Guanethidin – Ismelin . . . . *Antihypertonikum*
Guanoxan – Guanutil . . . . *Antihypertonikum*
Guanutil – **Guanoxan** . . . . *Antihypertonikum*
Guarmehl – Glucotard . . . . *Antidiabetikum*
Gyno-Daktar – **Miconazol** . . . . *Antimykotikum*
Gynodian Depot – **Estradiolvalerat, Prasteronenantat** . . . *Östrogene*
Gynoflor – **Estriol, Lactobac. acidoph.** . . . . . *Östrogen, Bakterien*
Gyno-Pevaryl – **Econazol** . . . . *Antimykotikum*

Haemiton – **Clonidin** . . . . *Antihypertonikum*
Haemiton comp. – **Clonidin, Triamteren, Hydrochlorothiazid** . . *Antihypertonikum*
Haemo-Exhirud – **u.a. Hirudin, Guajazulen** . . . . . *Hämorrhoidenmittel*
Halcion – **Triazolam** . . . . *Benzodiazepin*
Haldol – **Haloperidol** . . . . . *Butyrophenon-Neuroleptikum, Dopaminantagonist*
Haloperidol – Haldol, Sigaperidol . *Butyrophenon-Neuroleptikum, Dopaminantagonist*
Haloperidol Stada, -ratiopharm – **Haloperidol** . . *Neuroleptikum, Dopaminantagonist*
Harnosol – **Sulfaethidol, Sulfamethizol** . . . . *Sulfonamide*
Harpagin – **Allopurinol, Benzbromaron** . . . . . *Urikostatikum, -surikum*
Harzol – **Beta-Sitosterin** . . . . *Prostatamittel, Lipidsenker*
Heitrin – **Terazosin** . . . . *peripherer α₁-Blocker*
Helfergin – **Meclofenoxat** . . . . *Nootropikum*
Hepathrombin (Salbe) – **Heparin, Dexpanthenol, Allantoin** . . . . *Venenmittel*
Herphonal – **Trimipramin** . . . . *Thymoleptikum*
Herviros s. N. – **Aminoquinurid, Tetracain** . . . *Desinfiziens, Lokalanästhetikum*
Hexachlorcyclohexan – Jacutin . . . . *Läusemittel*
Hexamon – **u.a. Hexylresorcin, Polidocanol** . . . . . *Hämorrhoidenmittel*
Hexomedin transkutan – **u.a. Hexamidin** . . . . . *antiseptische Salbe*
Hexoral – **Hexetidin** . . . . *Antiseptikum*
Hirudoid (Salbe) – **Heparinoid** . . . . *Venenmittel*
Hismanal – **Astemizol** . . . . *Antihistaminikum*
Hydergin – **Dihydroergo-cornin, -cristin, -cryptin** . *durchblutungsförderndes Mittel*
Hydiphen –**Clomipramin** . . . . *Thymoleptikum*
Hydrochlorothiazid – Esidrix, Di-Chlotride, Disalunil . . *Thiazid-Diuretikum*
Hydrochlorothiazid,Triamteren – Triampur comp. . . . . . . *Diuretikum*
Hydrochlorothiazid, Reserpin – Disalpin . *Antihypertonikum, Diuretikum*
Hydrocodon – Dicodid . . . . *Antitussivum*
Hydrocortison – Ficortril, Scheroson F; Hydrocortone (CH) . *Glukokortikoid*
Hydrodexan (Salbe) – **u.a. Hydrocortison** . . . . . . *Glukokortikoid*
Hydromedin – **Etacrynsäure** . . . . *Schleifendiuretikum*
Hydromorphon – Dilaudid . . . . *starkes Analgetikum*
Hydrotalcit – Talcid . . . . *Antacidum*
Hydrotrix – **Furosemid, Triamteren** . . . . *Diuretika*
Hydroxychloroquin – Quensyl; Plaquenil (A, CH) . *Antirheumatikum, Malariamittel*
Hydroxycobalamin – Aquo-Cytobion; Hepavit (A); Hydroxo 5000 (CH) . *Vitamin B₁₂*
Hydroxyethylrutoside – Venoruton . . . . *Venenmittel*
Hydroxymethylpyridin – Radecol . . . . . *Hypolipämikum, Vasodilatator*
Hygroton – **Chlortalidon** . . . . *Saluretikum*

23

Hymecromon – Cholspamin forte . . . . *Choloretikum*
Hyoscyamin – Belladonnysat . . . . . *Spasmolytikum, Tollkirschenalkaloid*
Hypertonalum – **Diazoxid** . . . . *Antihypertonikum*
Hypnorex – **Lithium** . . . . *Antidepressivum*

Ibu-Attritin – **Ibuprofen** . . . . *nichtsteroidales Antiphlogist.*
Ibuprofen – Dolo-Dolgit, Imbun, Ibu-Attritin,
      Anco, Urem . . . . *nichtsteroidales Antiphlogist.*
Ichtholan (Salbe) – **Ammoniumbituminosulfonat** *Schieferöldestillat, Antiphlogistikum*
Idril N (Nasentr.) – **Xylometazolin** . . . . *Sympathomimetikum*
Ildamen – **Oxyfedrin** . . . . *Koronartherapeutikum*
Ildamen-Novodigal – **ß-Acetyldigoxin, Oxyfedrin** . *Herzglykosid, Koronartherapeut.*
Imap – **Fluspirilen** . . . . *Neuroleptikum*
Imbun – **Ibuprofen** . . . . *nichtsteroidales Antiphlogistikum*
Imeson – **Nitrazepam** . . . . *Benzodiazepin*
Imipenem – Zienam; in Tienam (CH) . . . . *Antibiotikum*
Imipramin – Pryleugan, Tofranil . . . . . . *trizyklisches Antidepressivum*
Imodium – **Loperamid** . . . . *Antidiarrhoikum*
Impletol – **Procain** . . . . *Lokalanästhetikum*
Impresso-Puren – **Oxprenolol, Hydralazin, Chlorthalidon** . *Antihypertonika*
Imurek – **Azathioprin** . . . . *Immunsuppressivum*
Indapamid – Natrilix . . . . *Thiazid-Diuretikum*
Indobloc – **Propranolol** . . . . *ß-Blocker*
Indomet – **Indometacin** . . . . *nichtsteroidales Antiphlogistikum*
Indometacin – Amuno, Indomet; Indocid, Indomelan (A,CH) . *nichtsteroid. Antiphlogist.*
Indo-Phlogont – **Indometacin** . . . . . . *nichtsteroidales Antiphlogistikum*
Inflanefran – **Prednisolon** . . . . *Glukokortikoid*
Ingelan (Salbe) – **Isoprenalin** . . . . *ß-Mimetikum*
INH – **Isoniazid** . . . . *Tuberkulostatikum*
Inhacort – **Flunisolid** . . . . *Glukokortikoid*
Inhibopstamin – **Tritoqualin** . . . . *Antiallergikum*
Insidon – **Opipramol** . . . . *trizyklisches Antidepressivum*
Intal – **Cromoglicinsäure** . . . . *Antiallergikum*
Intal comp. – **Cromoglicinsäure, Isoprenalin** . *Antiallergikum, Sympathomimetikum*
Intensain – **Carbocromen** . . . . *Vasodilatator*
Ipratropiumbromid – Atrovent, Itrop . *Bronchospasmolytikum, Antiarrhythmikum*
Iprazochrom – Divascan . . . *Migränetherapeutikum, Serotoninantagonist*
Irgamid (Augentr.) – **Sulfadicramid** . . . . *Sulfonamid*
Iruxol (Salbe) – **Chloramphenicol, Kollagenase** . . . . *Antibiotikum, Enzym*
IS 5 mono-ratiopharm – **Isosorbidmononitrat** . . . . . . *Vasodilatator*
ISDN – **Isosorbiddinitrat** . . . . *Vasodilatator*
Isicom – **Levodopa** . . . . *Antiparkinsonikum*
Ismelin – **Guanethidin** . . . . *Antihypertonikum*
Ismo – **Isosorbitmononitrat** . . . . *Vasodilatator*
Isoconazol – Travogen; Travocort (CH) . . . . *Antimykotikum*
Isoglaucom (Augentr.) – **Clonidin** . . . . *Sympathomimetikum*
Isoket – **Isosorbitdinitrat** . . . . *Vasodilatator*
Iso Mack – **Isosorbiddinitrat** . . . . *Vasodilatator*
Isomonit – **Isosorbidmononitrat** . . . . *Vasodilatator*
Isoniazid – Isozid, Neoteben; Neotizide (A); Rimifan (CH) . . . *Tuberkulostatikum*
Isoprenalin – Aludrin; Medihaler-iso (A); Isuprel (CH) . *ß-Mimet., Bronchospasmolyt.*
Isoptin – **Verapamil** . . . . *Kalziumantagonist*
Isoptin S – **Verapamil, Pentobarbital** . . . . *Kalziumantagonist, Hypnot.*
Isopto-Carbachol (Augentr.) – **Carbachol** . . . . *Cholinergikum*
Isopto-Max (Augentr.) – **Dexamethason, Neomycin,**
      Polymyxin B . . . . *Glukokortikoid, Antibiotika*
Iso-Puren – **Isosorbiddinitrat** . . . . *Vasodilatator*
Isoprenalin – Novodrin . . . . . *Bronchospasmolytikum, ß-Sympathomimetikum*
Isosorbiddinitrat – Isoket, Iso Mack, -Puren, ISDN, Maycor, Isostenase, Nitrosorbon,
      Corovliss; Vasorbate (A); Cedocard, Isordil (CH) . *Vasodilatator*

Isosorbidmononitrat – Ismo, Mono Mack , Coleb, Corangin, Elantan   .   *Vasodilatator*
Isostenase – **Isosorbiddinitrat** . . . . *Vasodilatator*
Isotard von ct – **Isosorbiddinitrat** . . . . . . *Vasodilatator*
Isotretinoin – Roaccutan . . . . . *Vitamin-A-Aknemittel*
Itrop – **Ipratropiumbromid** . . . . . . *Antiarrhythmikum*
Iversal – **Ambazon** . . . . *Antiseptikum*

Jatropur – **Triamteren** . . . . *kaliumsparendes Diuretikum*
Jatrosom – **Tranylcypromin, Trifluoperatin** . . *Antidepressivum, Neuroleptikum*
Jatrox – **Wismutsalicylat, Ca-Carbonat** . . . *Ulkustherapeutikum*
Jenacillin A – **Benzylpenicillin-penicillin-Procain** . . *Penicillin*
Jenacillin O – **Benzylpenicillin-Procain** . . . . *Penicillin*
Jestryl – **Carbachol** . . . . . *Parasympathomimetikum*
Jodthyrox – **Levothyroxin, Kaliumjodid** . . . *SD-Hormon, Kaliumsalz*
Josamycin – Wilprafen . . . . . *Makrolid-Antibiotikum*

Kalinor – **Kaliumcitrat** . . . . . . *orales Kalium*
Kalitrans – **u.a. Kalium** . . . . . . *orales Kalium*
Kaliumchlorid – Kalinor, Kalium-Duriles; KCl-Zyma (A);
          Kaligutal (CH) . . . . *orales Kalium*
Kalium Duriles – **Kaliumchlorid** . . . . *orales Kalium*
Kalma – **L-Tryptophan** . . . . . . *Antidepressivum*
Kalymin – **Pyridostigmin** . . *Cholinesterasehemmer, Parasympathomimetikum*
Kamistad – **u.a. Benzalkoniumchlorid, Lidocain** . . *Antiseptikum, Anästhetikum*
Kanamycin – Kanamytrex . . . . *Aminoglykosid-Antibiotikum*
Kanamytrex – **Kanamycin** . . . *Aminoglykosid-Antibiotikum*
Kaopectate N – **Neomycin, Kaolin, Pektin** . . *Antibiotikum, Antidiarrhoika*
Karil – **Kalzitonin** . . . . *Hormon*
Kendural C – **u.a. Eisen(II)-sulfat** . . . *Eisensalz*
Kepinol – **Trimethoprim, Sulfamethoxazol** . . *Sulfonamide*
Keptan – **u.a Salizylat, Heparin** . . *antirheumatische Salbe*
Kerlone – **Betaxolol** . . . . . . β_1-*Blocker*
Ketoprofen – Alrheumun, Orudis; Profenid (A, CH) *nichtsteroidales Antirheumatikum*
Ketoconazol – Nizoral . . . . . *Antimykotikum*
Ketotifen – Zaditen . . . . . *Antiallergikum*
Klinomycin – **Minocyclin** . . . . . *Antibiotikum*
Kliogest – **Estradiol, Estriol, Norethisteron** . . *Östrogene*
Kompensan – **Dihydroxi-Al-Na-Carbonat** . . *Antacidum*
Konakion – **Vitamin K** . . . . . . *Vitamin*
Kreon – **Pankreatin** . . . . . . *Pankreasenzym*

Labetalol – Trandate . . . . . . α-, β-*Blocker*
Lanatosid C – Cedilanid, Ceglunat, Lanitosid . . *Herzglykosid*
Lanicor – **Digoxin** . . . . . . *Herzglykosid*
Lanitop – **Beta-Methyldigoxin** . . . . *Herzglykosid*
Laroxyl – **Amitriptylin** . . *tirzyklisches Antidepressivum*
Lasix – **Furosemid** . . . . . *Schleifendiuretikum*
Latamoxef – Moxalactam . . . . *Cephalosporin*
Laubeel – **Lorazepam** . . . . . *Benzodiazepin*
Ledermycin – **Demeclocyclin** . . . . *Tetrazyklin*
Lemocin – **u.a. Tyrothricin, Lidocain** *Antibiotikum, Lokalanästhetikum*
Lendormin – **Brotizolam** . . . . . *Benzodiazepin*
Lenoxin – **Digoxin** . . . . . . *Herzglykosid*
Lepinal/Lepinaletten – **Phenobarbital** . . *Hypnotikum, Sedativum*
Leponex – **Clozapin** . . . . . . *Neuroleptikum*
Leukase – **Framycetin, Trypsin** . . . *Antibiotikum, Enzym*
Leukomycin N Augentr. – **Azidoamphenicol** . . . *Antibiotikum*
Levarterenol (Noradrenalin) – Arterenol . α-*Sympathomimet., Vasokonstriktor*

23

Levodopa – Isicom, Larodopa, Brocadopa, in Madopar . . . . *Antiparkinsonikum*
Levomepromazin – Neurocil, Tisercin; Nozinam (A, CH) *Phenothiazin-Neuroleptikum*
Levomethadon – L-Polamidon . . . . *starkes Analgetikum*
Levothyroxin – Euthyrox, Thevier; Thyrex (A); Eltyroxin (CH) . *Schilddrüsenhormon T4*
Levothyroxin, Liothyronin – Novothyral, Ptothyrid, Thyreocomb,
Thyreotom . . . . *Schilddrüsenhormone*
Lexotanil – **Bromazepam** . . . . *Benzodiazepin*
Librax – **Chlordiazepoxid, Clidiniumbromid** . *Benzodiazepin, Spamolytikum*
Librium – **Chlordiazepoxid** . . . . *Benzodiazepin*
Lidocain – Xylocain, Xylocitin, Xylestesin;
Xylanest (A) . . . . . . *Lokalanästhetikum, Antiarrhythmikum*
Lidoflazin – Clinium . . . . *Kalziumantagonist*
Likuden – **Griseofulvin** . . . . *Antimykotikum*
Limbatril – **Amitriptylin, Chlordiazepoxid** . . . *Antidepressivum, Benzodiazepin*
Limptar – **Chinisulfat, Theophyllin** . . . . *Muskelrelaxans, Bronchospasmolytikum*
Linctifed – **Codein** . . . . *Antitussivum*
Lincomycin – Cillimycin, Albiotic; Lincoin (CH) . . . . . . *Antibiotikum*
Lindoxyl – **Ambroxol** . . . . *Sekretolytikum*
Lioresal – **Baclofen** . . . . *GABA-Agonist, bei MS verwendet*
Liothyronin – Thybon; Cynomel (CH) . . . . . . *Schilddrüsenhormon*
Liskantin – **Primidon** . . . . *Antiepileptikum*
Lisino – **Loratadin** . . . . *nicht-sedierendes Antihistaminikum*
Lisurid – Dopergin . . . . *Dopaminagonist, Migränemittel*
Lithiumsalze – Quilonum, Hypnorex; Quilonorm (A, CH) . . . . *Antidepressivum*
Locabisol – **Fusafungin** . . . . *Chemotherapeutikum*
Lösferron – **Eisen(II)-gluconat** . . . . *Eisensalz*
Lofepramin – Gamonil . . . . *Antidepressivum*
Lomupren (Nasentr.) – **Cromoglicinsäure** . . . . *Antiallergikum*
Lomupren comp (Nasentr.) – **Cromoglicinsäure, Xylometazolin** . *Antiallerg., α-Mimet.*
Lonarid N – **Paracetamol, Codein, Coffein** . . . . . *Analgetika, Analept.*
Lonazolac – Argun, arthro akut . . . . . *nichtsteroidales Antiphlogistikum*
Longopax – **Perohenazin, Amitriptylin** . . . . *Neuroleptikum, Antidepressivum*
Longtussin Duplex – **Codein** . . . . *Antitussivum*
Lonolox – **Minoxidil** . . . . *Antihypertonikum, Vasodilatator*
Loperamid – Imodium . . . . *Antidiarrhoikum*
Lopirin – **Captopril** . . . . *ACE-Hemmer*
Loprazolam – Sonin . . . . *Benzodiazepin*
Lopresor – **Metoprolol** . . . . *β-Blocker*
Loratadin – Lisino . . . . *nicht-sedierendes Antihistaminikum*
Lorazepam – Tavor, Pro Dorm, Laubeel; Temesta (A, CH) . . *Benzodiazepin*
Lormetazepam – Noctamid; Loramet (CH) . . . . . . *Benzodiazepin*
L-Polamidon – **Levomethadon** . . . . *starkes Analgetikum*
L-Thyroxin Henning – **Levothyroxin** . . . . *Schilddrüsenhormon*
Ludiomil – **Maprotilin** . . . . *trizyklisches Antidepressivum*
Luminal, Luminaletten – **Phenobarbital** . . . . *Antiepileptikum, Hypnotikum*
Lurgyl (Salbe) – **Chlorhexidin, Tetracain** . . *Antiseptikum, Lokalanästhetikum*
Lynestrenol – Orgametril . . . . *Gestagen*
Lyogen/Depot – **Fluphenazin** . . . . *Phenothiazin-Neuroleptikum*
Lyorodin – **Fluphenazin** . . . . *Phenothiazin-Neuroleptikum*
Ly[sinvaso]pressin – **Postacton, Vasopressin** . . . . *antidiuretisches Hormon*
Lysin-Acetylsalicylat – Delgesic, Aspisol . . . . *Analgetikum*

Maalox, Maaloxan – **Al-, Mg-Hydroxid** . . . . *Antacida*
Madopar – **Benserazid, L-Dopa** . . . . *Parkinsonmittel*
Magaldrat – Riopan . . . . *Antacidum*
Mg-Al-Silicathydrat – Gelusil-Lac . . . . *Antazidum*
Makatussin forte – **Dihydrocodein u.a.** . . . *Antitussivum, Expektorantien*
Maliasin – **Barbexaclon** . . . . *Antiepileptikum*
Mandokef – **Cefamandol** . . . . *Cephalosporin*
Maninil – **Glibenclamid** . . . . *Sulfonylharnstoff*

Maprotilin – Ludiomil . . . . *trizyklisches Antidepressivum*
Marcumar – **Phenprocoumon** . . . . *Antikoagulans*
Maycor – **Isosorbiddinitrat** . . . . *Vasodilatator*
MCP-ratiopharm – **Metoclopramid** . . . . *Peristaltikanrreger*
Meaverin – **u.a. Mepivacain** . . . . *Lokalanästhetikum*
Mebendazol – Vermox; Mebenvet (A); Telmin (CH) . . . . . . *Anthelminthikum*
Mebhydrolin – Omeril . . . . *sedierendes Antihistaminikum*
Meclofenoxat – Cerutil, Helfergin; Lucidril (A) . . . . *Nootropikum*
Medazepam – Rudotel, Nobrium . . . . *Benzodiazepin*
Medinox – **Secobarbital, Cyclobarbital** . . . . *Hypnotika*
Medrate – **Methylprednisolon** . . . . *Glukokortikoid*
Mefenaminsäure – Parkemed, Ponalar; Ponstan (CH) . *nichtsteroid. Antiphlogistikum*
Mefoxitin – **Cefoxitin** . . . . *Cephalosporin*
Mefrusid – Baycaron . . . . *Saluretikum*
Megacillin – **Phenoxymethyl-Penicillin** . . . . *Oralpenicillin*
Megacillin forte – **Benzylpenicillin, Phenoxymethylpenicillin,**
         Lidocain . . . *parenterales + orales Penicillin, Lokalanästhetikum*
Megalac – **Oxetacain, Almasitat** . . . . *Antacidum*
Megaphen – **Chlorpromazin** . . . . *Neuroleptikum*
Melleretten – **Thioridazin** . . . . *Phenothiazin-Neuroleptikum*
Melleril – **Thioridazin** . . . . *Phenothiazin-Neuroleptikum*
Melperon – Eunerpan . . . . *Butyrophenon-Neuroleptikum*
Melrosum mit Codein – **Codein** . . . . *Antitussivum*
Memantin – Akatinol Memantine . . . . *Muskelrelaxans*
Memoq – **Nicergolin** . . . . *Vasodilatator*
Mepindolol – Corindolan . . . . *β-Blocker*
Meproscillarin – Clift . . . . *Herzglykosid*
Mequitazin – Metaplexan . . . . *sedierendes Antihistaminikum*
Mercaptopurin – Puri-Nethol . . . . *Zytostatikum*
Mercuchrom (Externum) – **Merbromin** . . . . *Antiseptikum*
Mereprine – **Doxylamin** . . . . *Antihistamnikum*
Meresa Kps. – **Sulpirid** . . . . *nicht-trizyklisches Antidepressivum*
Mesalazin – Salofalk, Claversal . . . . *Chemotherapeutikum*
Mesterolan – Proviron . . . . *Androgen*
Mestinon – **Pyridostigmin** . . . . *Cholinesterasehmmer, Parasympathomimetikum*
Metalcaptase – **Penicillamin** . . . . *Antirheumatikum, Antidot*
Metaclazepam – Talis . . . . *Tranquilizer*
Metalcaptase – **Penicillamin** . . . . *Antirheumatikum, Antidot*
Metamizol – Analgin, Novalgin, Baralgin M,
         Novaminsulfon . . . . *Analget., Antiphlogist., Spasmolyt.*
metaplexan – **Mequitazin** . . . . *Antihistaminikum*
Metenolon – Primobolan . . . . *Anabolikum*
Metformin – Glucophage . . . . *Biguanid*
Methaqualon – Dormutil, Normi-Nox . . . . *Hypnotikum*
Methergin – **Methylergometrin** . . . . . . *Mutterkornalkaloid, Uterotonikum*
Methimazol (Thiamazol) – Favistan; Tapazole (CH) . . . . . . *Thyreostatikum*
Methyldopa – Dopegyt, Presinol, Aldometil;
         Dopamet (CH) . . . . . *Antisympathoton., Antihyperton.*
Methylergobrevin – **Methylergometrin** . . . . *Uterotonikum*
Methylergometrin – Methergin, Methylergobrevin . *Mutterkornalkaloid, Uterotonikum*
Methylprednisolon – Urbason; Medral (CH) . . . . *Glukokortikoid*
Methylthiouracil – Thyreostat; Methiocil (CH) . . . . . . *Thyreostatikum*
Methyprylon – Noludar . . . . *Hypnotikum*
Methysergid – Deseril . . . . . . *Serotoninantagonist, Migränemittel*
Metifex – **Ethacidrinlactat** . . . . *Chemotherapeutikum*
Metildigoxin – Lanitop . . . . *Herzglykosid*
Metipranolol – Disorat; Beta-Ophtiole (A); Turoptin (CH) . . . . *β-Blocker*
Metixen – Tremarit; Trenaril (A) . *Parkinsonmittel, Anticholinerg., Neuroleptikum*
Metoclopramid – Paspertin, Gastrosil; Cerucal, Imperan (A);
         Primperan (CH) . . *Dopaminantag., Antiemet., Peristaltikanreger*
Metoprolol – Lopresor, Beloc, Prelis . . . . *β₁-Blocker*

23

Metronidazol – Arelin, Clont, Flagyl, Vagimid . . . . *Chemotherapeutikum*
Mexe – **Paracetamol, Codein** . . . . *Analgetika*
Mexiletin – Mexitil . . . . *Antiarrhythmikum*
Mexitil – **Mexiletin** . . . . *Antiarrhythmikum*
Mezlocillin – Baypen . . . . *Breitbandpenicillin*
Mianserin – Tolvin . . . . *nicht-trizyklisches Antidepressivum*
Micristin – **Acetylsalicylsäure** . . . . . *Analgetikum, Antipyretikum u.a.*
Midazolam – Dormicum . . . . *Benzodiazepin*
Migraeflux grün – **Paracetamol, Codein** . . . . *Analgetika*
Migraeflux orange – **PCM, Codein, Dimenhydrinat** . *Analget., Antihistamin., Antiemet.*
Migräne Kranit – **Ergotamin, Cyclizin,Coffein** . *Vasokonstr., Antihistamin., Analept.*
Migraeneton – **Paracetamol, Metoclopramid** . . *Analgetikum, Dopaminantagonist*
Migrätan – **Ergotamin** . . . . *Migränetherapeutikum*
Migralave – **Buclizin, Paracetamol, Codein** . . *Antihistaminikum, Analgetika*
Migrexa – **Ergotamin, Coffein** . . . . *Vasokonstriktor, Analept.*
Milurit – **Allopurinol** . . . . *Urokostatikum*
Minipress – **Prazosin** . . . . *α-Blocker, Antihyperton.*
Minirin – **ADH** . . . . *antidiuretisches Hormon*
Minocyclin – Klinomycin; Minocin (A, CH) . . . . . . *Tetrazyklin*
Minoxidil – Lonolox; Linoten (CH) . . . *Antihypertonikum, Vasodilatator*
Modenol – **Butizid, Reserpin u.a.** . . . . *Saluretikum, Antihypertonika u.a.*
Moduretik – **Hydrochlorothiazid, Amilorid** . . . . *Diuretika*
Mofesal – **Mofebutazon, Lidocain** . . *Antirheumatikum, Lokalanästhetikum*
Mogadan – **Nitrazepam** . . . . *Benzodiazepin*
Molevac – **Pyrvinium** . . . . *Anthelmintikum*
Molsidomin – Corvaton; Molsidolat (A) . . . . . *Koronartherapeutikum*
Monit-Puren – **Isosorbidmononitrat** . . . . *Vasodilatator*
monobeltin – **Al-Acetylsalicylat, ASS** . . . . *Thrombo-Aggreg.Hemmer*
Monoclair – **Isosorbitmononitrat** . . . . *Vasodilatator*
Monoflam – **Diclofenac** . . . . . *nichtsteroidales Antirheumatikum*
Mono Mack – **Isosorbitmononitrat** . . . . *Vasodilatator*
Monomycin – **Erythromycin** . . . . *Antibiotikum*
Mono Praecimed – **Paracetamol** . . . . *Analgetikum*
Monopur – **Isosorbidmononitrat** . . . . *Vasodilatator*
Monostenase – **Isosorbidmononitrat** . . . . *Vasodilatator*
Monotrean – **Chinin, Papaverin** . . . *Antipyretikum, Spasmolytikum*
Moronal – **Nystatin** . . . . *Antimykotikum*
Morphin – MST Mundipharma . . . . . *starkes opioides Analgetikum*
Mosegor – **Pizotifen** . . . . . *Serotoninantagonist, Migränemittel*
Motilium – **Domperidon** . . . . *Dopaminantagonist, Peristaltikanreger*
Movergan – **Selegilin** . . . . . . *MAO-Hemmer, Parkinsonmittel*
MST Mundipharma – **Morphin** . . . . . *starkes opioides Analgetikum*
Muciferan – **Acetylcystein** . . . . *Mukolytikum*
Muco-Aspecton – **Ambroxol** . . . . *Sekretolytikum*
Mucocedy, Mucoclear – **Acetylcystein** . . . . *Mukolytikum*
Muco Panoral – **Bromhexin, Cephaclor** . . . *Expektorans, Antibiotikum*
Muco-Phlogat – **Ambroxol** . . . . *Expektorans*
Muco Sanigen – **Acetylcystein** . . . . *Mukolytikum*
Mucosolvan, Muco Tablinen – **Ambroxol** . . . . . . *Sekretolytikum*
Mucotectan – **Ambroxol, Doxycyclin** . . . *Expektorans, Tetrazyklin*
Mucret – **Acetylcystein** . . . . *Mukolytikum*
Musaril – **Tetrazepam** . . . . *Myotonolyt., Benzodiazepin*
Muskel Trancopal – **Chlormezanon** . . . . *Myotonolytikum*
Muskel trancopal comp. – **Chlormezanon, Paracetamol** . *Myotonolyt., Analgetikum*
Muskel Trancopal c. codeino – **Chlormezanon, Codein** . *Myotonolyt., Analgetikum*
Muzolimin – Edrul . . . . *Schleifendiuretikum*
Myambutol – **Ethambutol** . . . . *Tuberkulostatikum*
Mycofug – **Clotrimazol** . . . . *Antimykotikum*
Mycospor – **Bifonazol** . . . . *Antimykotikum*
Mydrum – **Tropicamin** . . . . *Mydriatikum, Zykloplegikum*
Myko Cordes – **Clotrimazol** . . . . *Antimykotikum*

mykoproct – **Nystatin, Triancinolon,**
        Lidocain . . . . *Antimykotikum, Glukokortikoid, Lokalanästhetikum*
Mylepsinum – **Primidon** . . . . *Antiepileptikum*
Myocardon – **Theophyllin, Phenobarbital,**
        Atropin u.a. . . . . *Xanthinderivat, Barbiturat, Parasympatholytikum*
Myofedrin – **Oxyfedrin** . . . . *Koronartherapeutikum*
Myogit – **Diclofenac** . . . . *nichtsteroidales Antirheumatikum*
Myrtol – Gelomyrtol . . . . *Expektorans*
Mysteclin (Salbe) – **Tetrazyklin, Amphotericin B** . . . *Tetrazyklin, Antimykotikum*

Nacom – **Carbidopa, Levodopa** . . . . *Parkinsonmittel*
Nabumeton – Arthaxan . . . . *nichtsteroidales Antirheumatikum*
Nadolol – Solgol; Corgard (CH) . . . . *β-Blocker*
Naftidrofuryl – Dusodril; Proxilene (CH) . . . . *Vasodilatator*
Nalidixinsäure – Nogram; Negram (A, CH) . . . *Chemotherapeut., Gyrasehemmer*
Naphazolin – Vistalbalon, Privin, Proculin; Coldan (A) . . . *Sympathomimetikum*
Naproxen – Proxen, Dysmenalgit N; Naprosyn (CH) . *nichtsteroidales Antiphlogist.*
Nasengel(-spray, -tr.)-ratiopharm – **Xylometazolin** . . . *Sympathomimetikum*
Nasivin – **Oxymetazolin** . . . . α-*Mimetikum, Vasokonstriktor*
Natil – **Cyclandelat** . . . . *Vasodilatator*
Natrilix – **Indapamid** . . . . *Diuretikum*
Natriumdibunat – in Aspecton . . . . *Antitussivum*
Natriumfluorid – Koreberon . . . . *Osteoporosetherapie*
Natriumperchlorat – Irenat . . . . *Thyreostatikum*
Nebacetin Augensalbe/Puder – **Neomycin, Bacitracin** . . . . *Antibiotika*
Nedolon P – **Codein, Paracetamol** . . . . *Analgetika*
Nehydrin – **Dihydroergocristin** . . . . *Vasodilatator*
Neobiphyllin – **Proxy-, Dipro-, Theophyllin** . . . . *Bronchospasmolytika*
Neodorm – **Pentobarbital** . . . . *Hypnotikum*
Neoeserin – **Neostigmin** . . . . *Cholinesterasehemmer, Parasympathomimetikum*
Neo-Eunomin – **Ethinylestradiol, Chlormadinonacetat** . . . *Östrogen, Gestagen*
Neogama – **Sulpirid** . . . . *nicht-trizyklisches Antidepressivum*
Neo-Gilurytmal – **Prajmalin** . . . . *Antiarrhythmikum*
Neo-Morphazole – **Carbimazol** . . . . *Thyreostatikum*
Neomycin – Bykomycin, Maycyne; Kaomycin (CH) . *Aminoglykosid-Antibiotikum*
NeoÖstrogynal – **Estradiolvalerat, Estriol** . . . . *Östrogene*
Neostigmin – Neoeserin, Prostigmin . *Cholinesterasehemmer, Parasympathomimetikum*
Neotri – **Xipamid, Triamteren** . . . . *Diuretika*
Nephral – **Triamteren, Hydrochlorothiazid** . . . . *Diuretika*
Nepresol – **Dihydralazin** . . . . *direkter Vasodilatator*
Nerisona/forte (Salbe) – **Diflurcortolon** . . . . *Glukokortikoid*
Nervinum Stada – **Aprobarbital, Extr. Rad. Valerian.** . . . *Barbiturat u.a.*
Nervogastrol – **basisches Wismut u.a.** . . . . *Antacida*
Nervo.opt. – **Barbital, Phenobarbital u.a.** . . . . *Barbiturate*
Neuralgin N – **ASS, Paracetamol, Coffein** . . . . *Analgetika, Analeptikum*
Neuranidal – **Acetylsalicylsäure, Phenacetin** . . . . . . *Analgetikum*
Neurocil – **Levomepromazin** . . . . *Phenothiazin-Neuroleptikum*
Neuro-Effekton – **Diclofenac, Thiamin u.a.** . . . *Antirheumatikum, Vitamine*
Neurofenac – **Diclofenac, Thiamin u.a.** . . . . *Antirheumatikum, Vitamine*
Nicene – **u.a. Nitroxolin, Sulfmethizol** . . . . *Antiseptikum, Sulfonamid*
Nicene forte – **Nitroxolin** . . . . *Antiseptikum*
Nicergolin – Sermion, Circo-Maren . . . . *Sekalealkaloid*
Nicodan – **Nicotinsäure** . . . . *Vasodilatans, Hypolipämikum*
Nicotinsäure – Nicodan, Niconacid . . . . . . *Vasodilatator, Lipidsenker*
Nifedipat, Nife-Puren, NifeHexal – **Nifedipin** . . . . . *Kalziumantagonist*
Nifedipin – Adalat, Corinfar, Duranifin, Corotrend, Nifedipat,
        Pidilat . . . . *Kalziumantagonist*
Nifical – **Nifedipin** . . . . *Kalziumantagonist*
Nif-Ten – **Atenolol, Nifedipin** . . . . . *β-Blocker, Kalziumantagonist*
Nifuran – **Furazolidon** . . . . *Chemotherapeutikum*

23

Nitrazepam – Mogadan, Eatan N, Novanox; Radedorm,
           Mogadon (A, CH) . . . . *Benzodiazepin*
Nitrendipin – Bayotensin . . . . *Kalziumantagonist*
Nitroderm – **Glyceroltrinitrat** . . . . *Vasodilatator*
Nitrofurantoin – Furadantin . . . . *Chemotherapeutikum*
Nitrolingual, Nitro Mack – **Glyceroltrinitrat** . . . . *Vasodilatator*
Nitro-Novodigal – **Pentaerithrityltetranitrat,ß-Acetyldigoxin** . . *Vasodilatator,Glykosid*
Nitro-Obsidan – **Pentaerythrityltetranitrat, Propranolol** . . . . *Antihypertonika*
Nitroprussidnatrium – Nipruss; Nipride (A, CH) . . *Antihypertonikum, Vasodilatator*
Nitrosorbon – **Isosorbiddinitrat** . . . . *Vasodilatator*
Nizatidin – Nizax . . . . H_2-*Antagonist*
Nizax – **Nizatidin** . . . . H_2-*Antagonist*
Nizoral – **Ketoconazol** . . . . *Antimykotikum*
Noctamid – **Lormetazepam** . . . . *Benzodiazepin*
Noctazepam – **Oxazepam** . . . . *Benzodiazepin*
Nolvadex – **Tamoxifen** . . . . *Antiöstrogen, Zytostatikum*
Nootrop – **Piracetam** . . . . *Neurotropikum*
Noradrenalin (Levarterenol) – Arterenol . . *α-Sympathomimetikum, Vasokonstriktor*
Nordazepam – Tranxillium N . . . . *Tranquilizer*
Norethisteron – Primolut-Nor . . . . *Gestagen*
Norfenefrin – Novadral . . . . *α-Sympathomimetikum, Vasokonstriktor*
Norfloxacin – Barazan; Noroxin (CH) . . . . *Gyrasehemmer*
Norgesic – **Orphenadrin, Propyphenazon,Coffein** . *Myotonolyt., Analget., Analept.*
Norkotral – **Pentobarbital, Promazin** . . . . *Barbiturat, Phenothiazin*
Normabrain – **Piracetam** . . . . . *Neurotropikum, durchblutungsförderndes Mittel*
Normoc – **Bromazepam** . . . . *Benzodiazepin*
Normoglaucom (Augentr.) – **Pilocarpin, Metipranolol** . . . *Cholinergikum, β-Blocker*
Noroxin – **Norfloxacin** . . . . *Gyrasehemmer*
Nortriptylin – Nortrilen . . . . *Antidepressivum*
Noscapin – Capval; Noscalin (CH) . . . . *Antitussivum*
Novadral – **Norfenefrin** . . . . . . *α-Sympathomimetikum, Vasokonstriktor*
Novalgin – **Metamizol** . . . . *Analgetikum*
Novaminsulfon-ratiopharm – **Metamizol** . . . . *Analgetikum*
Novanox – **Nitrazepam** . . . . *Benzodiazepin*
Noveril – **Dibenzepin** . . . . *trizyklisches Antidepressivum*
Novocain – **Procain** . . . . *Lokalanästhet., Neuraltherapeut.*
Novodigal – **ß-Acetyldigoxin** . . . . *Herzglykosid*
Novodrin – **Isoprenalin** . . . . . *Bronchospasmolytikum, β-Sympathomimetikum*
Novothyral – **Liothyronin, Levothyroxin** . . . . *Schilddrüsenhormone*
Nuran – **Cyproheptadin** . . . *Antihistamin., Serotoninantagonist, Appetitanreger*
Nymix-amid – **Sulfadiazin, Guaifenesin** . . . . *Sulfonamid, Expektorans*
Nystatin – Moronal, Candio-Hermal; Mycostatin (A, CH) . . . . *Antimykotikum*

Obsidan – **Propranolol** . . . . *nichtselektiver Betarezeptorenblocker*
Obsilazin – **Dihydralazin, Propranolol** . . . . *Antihypertonikum*
Octadon – **Salacetamol, Paracetamol, Ethenzamid, Coffein** . . . *Analgetika*
Ödemase – **Furosemid** . . . . *Schleifendiuretikum*
OeKolp – **Estriol** . . . . *Östrogen*
Östro-Primolut – **Norethisteron, Ethinylestradiol** . . . *Gestagen, Östrogen*
Ofloxacin – Tarivid . . . . *Gyrasehemmer*
Oleomycetin (Augentr.) – **Chloramphenicol** . . . . *Antibiotikum*
Oleomycetin-Prednison – **Prednison, Chloramphenicol** . *Glukokortikoid, Antibiotikum*
Olicard – **Isosorbidmononitrat** . . . . *Vasodilatator*
Olren – **u.a. Ethaverin** . . . . *Spasmolytikum*
Olynth (Nasentr.) – **Xylometazolin** . . . . *Vasokonstriktor*
Omeprazol – Antra . . . . *Protonenpumpenhemmer*
Omeril – **Mebhydrolin** . . . . *Antihistaminikum*
Ophtalmin – **Oxedrin, Naphazolin,**
       Antazolin . . . *Sympathomimetikum, Vasokonstriktor, Antihistaminikum*
Ophtopur – **u.a. Naphazolin** . . . . *Vasokonstriktor*

Opipramol – Insidon . . . . *trizyklisches Antidepressivum*
Optalidon – **Propyphenazon, Coffein** . . . . *Analgetika*
Opticrom (Augentr.) – **Cromoglicinsäure** . . . . . . *Antiallergikum*
Optipect mit Kodein – **Codein u.a.** . . . . . *Antitussivum, Expectorantien*
Opturem – **Ibuprofen** . . . . . . *nichtsteroidales Antiphlogistikum*
Orabet – **Tolbutamid** . . . . *Antidiabetikum*
Oralpädon – **u.a. Kalium** . . . . *Kalium*
Orciprenalin – Alupent . . . . β-*Sympathomimetikum*
Ordinal/forte – **Octodrin, Norfenefrin** . . . . . . *Antihypotonika*
Orfiril – **Valproinsäure** . . . . *Antiepileptikum*
Orgametril – **Lynestrenol** . . . . *Gestagen*
Orphenadrin – Norflex . . . . . *Myotonolytikum, Parkinsonmittel*
Orphol – **Dihydroergotoxin** . . . . *Vasodilatator*
Ortho-Gynest – **Estriol** . . . . *Östrogen*
Orudis – **Ketoprofen** . . . . . . *nichtsteroidales Antirheumatikum*
Osyrol-Lasix – **Spironolacton, Furosemid** . *Aldosteronantagonist, Schleifendiuret.*
Otalgan (Ohrentr.) – **u.a. Phenazon, Procain** . *Analgetikum, Lokalanästhetikum*
Otobacid (Ohrentr.) – **u.a. Dexamethason, Cinchocain** . *Glukokortikoid, Anästhet.*
Otosporin (Ohrentr.) – **Polymyxin B, Neomycin,**
        Hydrocortison . . . . *Antibiotika, Glukokortikoid*
Otriven – **Xylometazolin** . . . . α-*Sympathomimetikum*
Ovestin – **Estriol** . . . . *Östrogen*
Oxacillin – Cryptocillin, Stapenor . . . . . *penicillinasefestes Penicillin*
Oxa von ct – **Oxazepam** . . . . *Benzodiazepin*
Oxazepam – Adumbran, Praxiten; Anxiolyt (A); Seresta (CH) . . . *Benzodiazepin*
Oxedrin – Sympatol . . . . *Sympathomimetikum*
Oxetacain, Almasitat – Megalac . . . . . *Anästhetikum, Magen-Darm-Mittel*
Oxitropiumbromid – Ventilat . . . . *Anticholinergikum, Bronchospasmolytikum*
Oxilofrin – Carnigen Mono . . . . *Sympathomimetikum*
Oxprenolol – Trasicor . . . . β-*Blocker*
Oxyfedrin – Myofedrin, Ildamen . . . . *Koronardilatator*
Oxymetazolin – Nasivin . . . . α-*Sympathomimetikum, Vasokonstriktor*
Oxyphenbutazon – Tanderil; Oxybutan (CH) . . *nichtsteroidales Antiphlogistikum*
Oxytetracyclin – Terramycin . . . . *Antibiotikum*
Ozothin Supp. – **Paracetamol u.a.** . . . . . . *Analgetikum, Expektorantien*

Paediathrocin – **Erythromycin** . . . . *Antibiotikum*
Paedisup K/S – **Paracetamol, Doxylamin** . . . . . *Analgetikum, Sedativum*
Palacril Lotio – **Diphenhydramin** . . . . *Antihistaminikum*
Pankreatin – Kreon, Pankreon, Panzytrat . . . . . *Pankreasenzym*
Panoral – **Cephaclor** . . . . *Cephalosporin*
Papachin N – **Papaverin, Chinidin** . . . . *Vasodilatans, Spasmolytikum*
Papaverin – Panergon, Papachin N . . . . *Spasmolytikum*
Paracetamol – Ben-u-ron, Enelfa, Captin, Mono Praecimed, Pyramed;
        Kratofin simplex (A); Acetalgin, Panadol (CH) . . . . . *Analgetikum*
Paracodin – **Dihydrocodein u.a.** . . . . . *Antitussivum, Expektorantien*
Paractol flüssig – **Simethicon, Al-Hydroxid** . . . . *Karminativum, Antacidum*
Paramethason – Monocortin . . . . *Glukokortikoid*
Paromomycin – Humatin . . . . . *Aminoglykosid-Antibiotikum*
Partusisten – **Fenoterol** . . . . *Wehenhemmer*
Parvidel – **Bromocriptin** . . . . . *Parkinsonmittel, Prolaktinhemmer*
Paspertase – **Pankreatin, Metoclopramid** . . *Enzym, Peristaltikanreger*
Paspertin – **Metoclopramid** . . . . *Dopaminantagonist, Antiemetikum*
Paspertin Supp. – **Metoclopramid, Polidicanol** . . *Peristaltikanreger, Anästhetikum*
Pect – **Ambroxol** . . . . *Sekretolytikum*
Pectox – **Carbo(xymethyl)cistein** . . . . *Sekretolytikum*
Penbutolol – Betapressin . . . . β-*Blocker*
Pendysin – **Benzylpenicillin-Benzathin** . . . . . . *Breitbandpenicillin*
Penglobe – **Bacampicillin** . . . . *Breitbandpenicillin*
PenHexal – **Phenoxymethylpenicillin** . . . . *Oralpenicillin*

23

Penicillamin – Metalcaptase; Artamin (A); Cuprimine (CH) . . *Antirheumatikum, Antidot*
Penicillat – **Phenoxymethylpenicillin** . . . . *Oralpenicillin*
Penicillin V – **Phenoxymethylpenicillin** . . . . *Oralpenicillin*
Penicillin G – **Benzylpenicillin** . . . . *Penicillin*
Pentaerythrityltetranitrat – **Dilcoran 80, Pentalong; Lentrat (CH)** . *Vasodilatator*
Pentalong – **Pentaerythrityltetranitrat** . . . . *Koronartherapeutikum*
Pentazocin – Fortral; Fortalgesic (CH) . . . . *starkes Analgetikum*
Pentobarbital – Neodorm, Repocal, Medinox mono, Nembutal . . . *Barbiturat*
Pento-Puren – **Pentoxifyllin** . . . . *durchblutungsförderndes Mittel*
Pentoxifyllin – Trental, Azutrentat, Rentylin, Ralofekt,
          Claudicat . . . . *durchblutungsförd. Mittel*
Pentoxyverin – Sedotussin . . . . *Antitussivum*
Pepdul – **Famotidin** . . . . *H_2-Antangonist*
Perazin – Taxilan . . . . *Phenothiazin-Neuroleptikum*
Perdiphen – **u.a. Ephedrin, Paracetamol,**
          Diphenylpyralin . . *Sympathomimetikum, Analgetikum, Antihistaminikum*
Perhexilin – Pexid . . . . *Kalziumantagonist*
Perphenazin – Decentan; Trilafon (CH) . . . . *Phenothiazin-Neurolept.*
Perphyllon – **Etofylin, Phenobarbital u.a.** . . . . *Xanthinderivat, Barbiturat*
Persantin – **Dipyridamol** . . . . *Vasodilatator, Thrombo.-Aggregat-H.*
Persumbran – **Dipyridamol, Oxazepam** . . . . *Vasodilatator, Benzodiazepin*
pertenso – **Bemetizid, Triamteren, Bupranolol, Dihydralazin** . . *Antihypertonika*
Pethidin – Dolantin . . . . *Narkoanalgetikum*
Petylyl – **Desipramin** . . . . *Antidepressivum*
Phenhydan – **Phenytoin** . . . . *Antiepileptikum, Antiarrhythmikum*
Pheniramin – Avil . . . . *Antihistaminikum*
Phenobarbital – Lepinal/Lepinaletten, Luminal;
          Agrypnal (A) . . . . *Antiepileptikum, Barbiturat*
Phenoxybenzamin – Dibenzyran; Dibenzyline (CH) . . . *α-Blocker*
Phenoxymethylpenicillin – Isocillin, Megacillin, Penicillin V,
          V-Tablopen, Ospen . . . . . . *Oralpenicillin*
Phenprocoumon – Marcumar, Falithrom; Marcoumar (A, CH) . . *Antikoagulans*
Phentolamin – Regitin . . . . . *α-Blocker, Antihypertonikum*
Phenylbutazon – Butazolidin . . . . *nichtsteroidales Antiphlogistikum*
Phenylephrin – Neo-Synephrine; Visadron (A) . . . . *Sympathomimetikum*
Phenytoin – Phenhydan, Epanutin, Zentropil . . *Antiepileptikum, Antiarrhythmikum*
Phlebodril Kps. – **u.a. Trimethylhesperidinchalkon** . . . *Venenmittel*
Phosphalugel – **Al-Phosphat** . . . . *Antacidum*
Physostigmin – Anticholium . . . *Cholinesterasehemmer, Atropinantidot*
Phytomenadion – Konakion . . . . *Vitamin K*
Pidilat – **Nifedipin** . . . . *Kalziumantagonist*
Pilocarpin – Pilocarpol, Spersacarpin, Pilomann . . . *Cholinergikum*
Pilocarpol, Pilomann – **Pilocarpin** . . . . *Cholinergikum*
Pimafucort (Salbe) – **Natamycin, Neomycin, Hydrocortison** . *Antibiot., Glukokortkoid*
Pimocid – Antalon . . . . *Neuroleptikum*
Pindolol – Visken, Durapindol, Pindoptan, Pectobloc . . . *β-Blocker*
Pindoptan – **Pindolol** . . . . *β-Blocker*
Pinimenthol (Externum) – **u.a. Campher, Eukalyptusöl** . . . *Expektorantien*
Pinimenthol-Oral – **u.a. Anethol, Ethaverin, Guajazulen** . . . *Expektorantien*
Piniol Balsam – **u.a. Campher, Guajazulen** . . . . . . *Expektorans*
Piniol Nasensalbe – **u.a. Ephedrin** . . . . *Vasokonstriktor*
Pipamperon – Dipiperon . . . . . *Butyrophenon-Neuroleptikum*
Pipemidsäure – Deblaston . . . . *Gyrasehemmer*
Piperacillin – Pipril . . . . *Breitbandpenicillin*
Pipril – **Piperacillin** . . . . *Breitbandpenicillin*
Piracetam – Nootrop, Normabrain, Cerebroforte, Cuxabrain;
          Nootropil (A, CH) . . *Neurotropikum, durchblutungsförderndes Mittel*
Pirenzepin – Gastrozepin, Ulcoprotect, Gastricur . . *Ulkustherapeutikum*
Piretanid – Arelix . . . . *Schleifendiuretikum*
Piritramid – Dipidolor . . . . *Narkoanalgetikum*
Piroxicam – Felden . . . . *nichtsteroidales Antirheumatikum*

Pirprofen – Rengasil . . . . *nichtsteroidales Antirheumatikum*
Pizotifen – Mosegor, Sandomigran . . . . *Serotoninantagonist, Migränemittel*
PK-Merz – **Amantadin** . . . . *Parkinsonmittel, Virostatikum*
Planum – **Temazepam** . . . . *Benzodiazepin*
Plastulen – **u.a. Eisen(II)-sulfat** . . . . *orales Eisenpräparat*
P-Mega-Tablinen – **Phenoxymethylpenicillin** . . . . *Oralpenicillin*
Polypress – **Prazosin, Polythiazid** . . . . . . α-*Blocker, Vasodilatator*
Polyspectran (Augentr.) – **Polymycin B, Neomycin, Gramicidin** . . . *Antibiotika*
Polyspectran Augensalbe – **Polymycin B, Bacicatrin, Neomycin** . . . *Antibiotika*
Polythiazid – Drenusil; Renes (CH) . . . . *Saluretikum*
Praeciglucon – **Glibenclamid** . . . . *Sulfonylharnstoff*
Praecimed N – **Paracetamol, ASS, Codein** . . . . *Analgetika*
Praecineural – **Acetylsalicylsäure, Codein** . . . . *Analgetika*
Praecipect mit Codein – **Codein, Ephedrin u.a.** . . *Antitussivum, Sympathomimetikum*
Prajmalin – Neo-Gilurytmal . . . . *Antiarrhythmikum*
Pravidel – **Bromocriptin** . . . . . . *Parkinsonmittel, Prolaktinhemmer*
Praxiten – **Oxazepam** . . . . *Benzodiazepin*
Prazepam – Demetrin . . . . *Benzodiazepin*
Praziquantel – Biltricide . . . . *Anthelminthikum*
Prazosin – Adversuten, Minipress, Eurex,
duramipress . . . . . . *peripherer* α-*Blocker, Antihypertonikum*
Predni-H-Injekt – **Prednisolonacetat** . . . . *Depotglukokortikoid*
Prednisolon – Scherisolon, Decortin H, Solu-Decortin-H . . . *Glukokortik.*
Prednison – Decortin, Ultracorten H, Rectodelt; Deltacortil (A) . . . *Glukokortikoid*
Prelis – **Metoprolol** . . . . β-*Blocker*
Prelis comp – **Metoprolol, Chlortalidon** . . . . β-*Blocker*
Prent – **Acebutolol** . . . . β-*Blocker*
Prenylamin – Segontin . . . . *Kalziumantagonist*
Pres – **Enalapril** . . . . *Antihyperton., ACE-Hemmer*
Presinol – **Methyldopa** . . . . . . *zentrales* α-*Mimetikum, Antihypertonikum*
Presomen – **natürlich konjugierte Östrogene** . . . . *Östrogene*
Presomen comp. – **Östrogene, Medrogeston** . . . . *Östrogene, Anabolikum*
Primaquin – Primaquine . . . . . . *Chemotherapeutikum, Malariamittel*
Primidon – Liskantin, Mylepsinum; Cyral (A); Mysoline (A, CH) . . . *Antiepileptikum*
Primobolan – **Metenolol** . . . . *Anabolikum*
Primolut-Nor – **Norethisteron** . . . . *Gestagen*
Primosiston –**Norethisteron, Ethinylestradiol** . . . . *Gestagen, Östrogen*
Procain – Novocain; Sintocaina (CH) . . . . *Lokalanästhetikum*
Procorum – **Gallopamil** . . . . *Kalziumantagonist*
Procto-Jellin – **u.a. Fluocinolonacetonid, Lidocain** . . *Glukokortikoid, Anästhetikum*
Procto-Kaban – **Clocortolon, Cinchocain** . . . *Glukokortikoid, Anästhetikum*
Proctoparf – **u.a. Bufexamac, Lidocain** . . *Antiphlogistikum, Anästhetikum*
Proculin – **Naphazolin** . . . . *Vasokontriktor (Auge)*
Procyclidin – Osnervan . . . . *Parkinsonmittel*
Pro-Diaban – **Glisoxepid** . . . . *Sulfonylharnstoff*
Progastrit – **Mg-, Al-Hydroxid** . . . . *Antacida*
Progestogel (Externum) – **Progesteron** . . . . *Gestagen*
Proglumetacin – Protaxon . . . . *nichtsteroidales Antiphlogistikum*
Progynova– **Estradiolvalerat** . . . . *Östrogen*
Promazin – Protactyl; Prazine (CH) . . . . . . *Phenothiazin-Neuroleptikum*
Promethazin – Atosil; Phenergan (CH) . . . . . *Phenothiazin-Neuroleptikum*
Propafenon – Rytmonorm . . . . *Antiarrhythmikum*
Propicillin – Baycillin, Oricillin . . . . *Oralpenicillin*
Propra-ratiopharm – **Propranolol** . . . . β-*Blocker*
Propranolol – Dociton, Beta-Tablinen, Indobloc, Obsidan; Inderal (CH) . . β-*Blocker*
Propylthiouracil – Propycil, Thyreostat II; Prothiucil (A) . . . . *Thyreostatikum*
Proscillaridin – Talusin . . . . *Herzglykosid*
Prosiston – **Norethisteron, Ethinylestradiol** . . . . *Gestagen, Östrogen*
Prospan – **Efeublätterextrakt** . . . . *Antitussivum*
Prostasal – **Beta-Sitosterin** . . . . *Urologikum*
prostavasin – **Alprostadil** . . . . *Vasodilatator*

23

Prostigmin – **Neostigmin** . . . . *Cholinesterasehemmer*
Protactyl – **Promazin** . . . . *Phenothiazin-Neuroleptikum*
Protaxon – **Proglumetacin** . . . . *nichtsteroidales Antiphlogistikum*
Prothanon – **Dioxopromethazin** . . . . *Antihistaminikum*
Prothil – **Medrogeston** . . . . *Gestagen*
Prothipendyl – Dominal . . . . *Phenothiazin-Neuroleptikum*
Prothyrid – **Liothyronin, Levothyroxin** . . . . . . *Schilddrüsenhormon*
Proxen – **Naproxen** . . . . *nichtsteroidales Antiphlogistikum*
Proxyphyllin – Spasmolysin . . . . *Bronchospasmolytikum*
Pryleugan – **Imipramin** . . . . *Thymoleptikum*
Pseudocef – **Cefsulodin** . . . . *Cephalosporin*
Psyquil – **Triflupromazin** . . . . *Phenothiazin-Neuroleptikum*
Pulmicort – **Budenosid** . . . . *Glukokortikoid*
Pulmicret – **Acetylcyectein** . . . . *Sekretolytikum*
Pulmir Dur – **Theophyllin** . . . . *Bronchospasmolytikum u.a.*
Pulmoclase – **Carbo(xymetyl)cistein** . . . . . . *Sekretolytikum*
Pyrazinamid – Pyrafat . . . . *Tuberkulosemittel*
Pyridostigmin – Kalymin, Mestinon   *Cholinesterasehemmer, Parasympathomimetikum*
Pyrimethamin – Daraprim, in Fansidar . . . . . *Antimalariamittel*
Pyritinol – Encephabol . . . . *Neurotropikum*
Pyromed – **Paracetamol** . . . . *Analgetikum*

Quantalan – **Cholestyramin** . . . . *Gallensäure*
Quilonum – **Lithium** . . . . *Antidepressivum*
Quimocyclin – **Tetrazyklin, Pankreasextr.** . . . . *Tetrazyklin, Pankreasenzyme*

Radecol – **Hydroxymethylpyridin** . . . . *Hypolipämikum, Vasodilatator*
Radedorm – **Nitrazepam** . . . . *Tranquilizer*
Radepur – **Chlordiazepoxid** . . . . *Tranquilizer*
Ralofekt – **Pentoxifyllin** . . . . *Therapie arterieller Durchblutungsstörungen*
Ranitidin – Sostril, Zantic . . . . *H₂-Blocker*
Rantudil – **Acemetacin** . . . . . . *nichtster oidales Antiphlogistikum*
Rastinon – **Tolbutamid** . . . . *Sulfonylharnstoff*
Reasec – **Diphenoxylat, Atropin** . . . . . . *Antidiarrhoikum*
Rectodelt – **Prednison** . . . . *Glukokortikoid*
Refobacin – **Gentamicin** . . . . . . *Aminoglykosid-Antibiotikum*
Refosporin – **Cefazedon** . . . . *Cephalosporin*
Ralofekt – **Pentoxifyllin** . . . . *Therapie arterieller Durchblutungsstörungen*
Rekawan – **Kaliumchlorid** . . . . *Kaliumsalz*
Remedacen – **Dihydrocodein** . . . . *Antitussivum*
Remestan – **Temazepam** . . . . *Benzodiazepin*
Remid – **Allopurinol** . . . . *Urikostatikum*
Renacor – **Enalapril, Hydrochlorothiazid** . . . . . *ACE-Hemmer, Diuretikum*
Rengasil – **Pirprofen** . . . . *nichtsteroidales Antirheumatikum*
Rentylin – **Pentoxifyllin** . . . . *durchblutungsförderndes Mittel*
Reparil Kps. – **Aescin** . . . . *nichtsteroidales Antiphlogistikum*
Repocal – **Pentobarbital** . . . . *Barbiturat*
Reproterol – Bronchospasmin . . . *β₂-Sympathomimetikum, Bronchospasmolytikum*
Resaltex – **Reserpin, Hydrochlorothiazid, Triamteren** . . . *Antihypertonikum*
Reserpin – Reserpin-Saar . . . . *Antihypertonikum*
Resochin – **Chloroquin** . . . . *Malariamittel*
Retacillin comp. – **Benzylpenicillin/-Benzathin/-Procain** . . . . *Antibiotikum*
Rewodina – **Diclofenac** . . . . . . *Antiphlogistikum, Analgetikum*
Rhefluin – **Amilorid , Hydrochlorothiazid** . . . . . *Diuretika*
Rifa – **Rifampicin** . . . . . . *Antibiotikum, Tuberkulosetherapeutikum*
Rifampicin – Rifa, Rimactan; Rifoldin (A, CH)   *Antibiotikum, Tuberkulosetherapeut.*
Rinofluimucil-S – **Acetylcystein, Tuaminoheptan,**
               Benzalkoniumchlorid   *Mukolytikum, Vasokonstriktor, Desinfiziens*
Riopan – **Magaldrat** . . . . *Antacidum*

Ritalin – **Methylphenidat-HCl** . . . . *Psychostimulans*
Rivotril – **Clonazepam** . . . . *Antiepileptikum, Benzodiazepin*
Rocephin – **Ceftriaxon** . . . . *Cephalosporin*
Rocornal – **Trapidil** . . . . *Koronardilatator*
Rolitetracyclin – Reverin . . . . *Tetrazyklin*
Rohypnol – **Flunitrazepam** . . . . *Benzodiazepin*
Ronicol – **Pyridylcarbinol** . . . . *Vasodilatator, Lipidsenker*
Ropivacain – Naropin . . . . *Lokalanästhetikum*
Rosoxacin – Winuron . . . . *Gyrasehemmer, Chemotherapeutikum*
Rudotel – **Medazepam** . . . . *Tranquilizer*
Ruscorectal – **Ruscogenin** . . . . . . *Antiphlogistikum, Adstringens*
Rythmodul – **Disopyramid** . . . . *Antiarrhythmikum*
Rytmonorm – **Propafenon** . . . . *Antiarrhythmikum*

Sab simplex – **Simethicon** . . . . *Karminativum*
Salazo[sulfa]pyridin = Sulfasalazin – Azulfidine, Colo Pleon . *Chemotherapeutikum*
Salbutamol – Sultanol, Broncho Spray . . β-*Sympathomimetikum, Bronchodilatator*
Sali-Adalat – **Nifedipin, Mefrusid** . . . . . *Kalziumantagonist, Diuretikum*
Sali-Aldopur – **Spironolacton, Bendroflumethiazid** . . . . . . *Diuretika*
Sali-Prent – **Acebutolol, Mefrusid** . . . . β-*Blocker, Diuretikum*
Sali-Presinol – **Methyldopa, Mefrusid** . . . *Antisympathotonikum, Diuretikum*
Salistoperm (Salbe) – **Salicylamid, Benzocain** . *Analgetikum, Lokalanästhetikum*
Salofalk – **Mesalazin** . . . . *Chemotherapeutikum*
Sanasepton – **Erythromycin** . . . . *Makrolidantibiotikum*
Sanasthmax, Sanasthmyl – **Beclometason** . . . . . *Glukokortikoid*
Sandimmun – **Ciclosporin** . . . . *Immunsuppressivum*
Saroten – **Amitriptylin** . . . . *trizyklisches Antidepressivum*
Scheriproct – **Prednisolon, Clemizol,
              Cinchocain** . . *Glukokortikoid, Antihistaminikum, Lokalanästhetikum*
Scheroson F (Augentr.) – **Hydrocortison** . . . . *Glukokortikoid*
Securopen – **Azlocillin** . . . . *Breitbandpenicillin*
Sedotussin – **Pentoxyverin u.a.** . . . . . *Antitussivum, Expektorantien*
Sedotussin Expectorans – **Pentoxyverin u.a.** . . . . *Antitussivum, Expektorantien*
Sedovegan – **u.a. Phenobarbital, Chinin,
              Chinidin** . . *Barbiturat, Antipyretikum, Antiarrhythmikum*
Sefril – **Cefradin** . . . . *Cephalosporin*
Selectol – **Celiprolol** . . . . β₁-*Blocker*
Selectomycin – **Spiramycin** . . . . *Makrolid-Antibiotikum*
Selegilin – Movergan . . . . *MAO-Hemmer Typ B*
Sensit – **Fendilin** . . . . *Kalziumantagonist*
Sermaka (Salbe) – **Fludroxycortid** . . . . *Glukokortikoid*
Sermion – **Nicergolin** . . . . *Secalealkaloid*
Sibelium – **Flunarizin** . . . . *Vasodilatator*
Sigacalm – **Oxazepam** . . . . *Benzodiazepin*
Sigadoxin – **Doxycyclin** . . . . *Tetrazyklin*
Sigamuc – **Doxycyclin, Ambroxol** . . . . *Tetrazyklin, Sekretolytikum*
Sigaperidol – **Haloperidol** . . *Butyrophenon-Neuroleptikum, Dopaminantagonist.*
Sigaprim – **Trimethoprim, Sulfamethoxazol** . . . . . . *Sulfonamide*
Silentan – **Acetylsalicylsäure, Diazepam** . . . . *Analgetikum, Benzodiazepin*
Silomat – **Clobutinol** . . . . *Antitussivum*
Simethicon – sab simplex, Lefax . . . . *Karminativum*
Simplotan – **Tinidazol** . . . . *Chemotherapeutikum*
Sinecod – Butamirad . . . . *Antitussivum*
Sinquan – **Doxepin** . . . . *trizyklisches Antidepressivum*
Siran – **Acetylcystein** . . . . *Mukolytikum*
Sirdalud – **Tizanidin** . . . . *Muskelrelaxans*
Sirtal – **Carbamazepin** . . . . *Antiepileptikum*
Snup Spray/Tr. – **Fenoxazolin** . . . . *Vasokonstriktor*
Sobelin – **Clindamycin** . . . . *Antibiotikum*
Sofra-Tüll (Externum) – **Framycetin** . . . . *Antibiotikum*

23

Solan (Augentr.) – **u.a. Oxedrin** . . . . *Sympathomimetikum*
Solgol – **Nadolol** . . . . *β-Blocker*
Solosin – **Theophyllin** . . . . *Bronchospasmolytikum*
Solu-Decortin-H – **Prednisolon** . . . . *Glukokortikoid*
Solugastril – **Al-Hydroxid, CaCO₃** . . . . *Antazidum*
Sophtal-Pos (Augentr.) – **Salicylsäure, Chlorhexidin** . . . . *Antiseptika*
Sormodren – **Bornaprin** . . . *Anticholinergikum, Parkinsonmittel*
Sonin – **Loprazolam** . . . . *Benzodiazepin*
Sostril – **Ranitidin** . . . . *H₂-Blocker*
Sotalol – Sotalex; Sotacor (A) . . . . *β-Blocker*
Sotalex – **Sotalol** . . . . *β-Blocker*
Soventol – **Bamipin** . . . . *Antihistaminikum*
Spartocine – **Eisen(II)-aspartat** . . . . *Eisensalz*
Spasmalgan – **Denaverin** . . . . *Spasmolytikum*
Spasmex – **Trospiumchlorid** . . . . *Spasmolytikum*
Spasmo-Cibalgin comp S – **Propyphenazon, Drofenin, Codein** . *Spasmolyt., Analget.*
Spasmo-Cibalgin S – **Propyphenazon, Drofenin** . . . . *Spasmolytikum*
Spasmo-Euvernil – **Sulfacarbamid, Phenazopyridin** . . *Sulfonamid, Antiseptikum*

Spasmo Harnosol – **Sulfaethidol, Sulfamethizol,**
  Phenazopyridin . . . . *Sulfonamide, Harnantiseptikum*
Spasmo-Mucosolvan – **Clenbuterol, Ambroxol** . . *β-Mimetikum, Sekretolytikum*
Spasmo-Nervogastrol – **u.a. Butinolin, Wismut** . . *Spasmolytikum, Antacida*
Spasmo-Solugastril – **u.a. Butinolin, Al-Hydroxid** . . *Spasmolytikum, Antacida*
Spasmo-Urgenin – **u.a. Trospiumchlorid** . . . . . *Spasmolytikum*
Spectinomycin – Stanilo . . . . *Aminoglykosid-Antibiotikum*
Speda – **Vinylbital** . . . . *Barbiturat*
Spersacarpin (Augentr.) – **Pilocarpin** . . . . . . *Cholinergikum*
Spersadex comp (Augentr.) – **Dexamethason, Chloramphenicol** . *Kortikoid, Antibiot.*
Spersadexolin – **Dexamethason, Chloramphenicol,**
  Tetryzolin . . . . . *Glukokortikoid, Antibiotikum, Vasokonstriktor*
Spersallerg – **Antazolin, Tetryzolin** . . . . *Antihistaminikum, Vasokonstriktor*
Spiramycin – Selectomycin, Rovamycine . . . . *Makrolid-Antibiotikum*
Spiro comp.-ratiopharm, -D-Tablinen – **Spironolacton, Furosemid** . . . *Diuretika*
Spironolacton – Aldactone, Osyrol, Verospiron . . *Aldosteronantagonist, Diuretikum*
Spironothiazid – **Spironolacton, Hydrochlorothiazid** . . . . *Diuretika*
Spiropent – **Clenbuterol** . . . . *Broncholytikum*
Stangyl – **Trimipramin** . . . . *trizyklisches Antidepressivum*
Stapenor – **Oxacillin** . . . . *penicillinasefestes Penicillin*
Staphylex – **Flucloxacillin** . . . . . . *penicillinasefestes Penicillin*
Stas – **Ambroxol** . . . . *Sekretolytikum*
Stauroderm Neu – **Flurazepam** . . . . *Benzodiazepin*
Sterinor – **Tetroxoprim, Sulfadiazin** . . *Chemotherapeutikum, Sulfonamid*
steros anal – **Triancinolon, Lidocain** . . *Glukokortikoid, Lokalanästhetikum*
Stillacor – β-**Acetyldigoxin** . . . . *Herzglykosid*
Streptomycin – Streptothenat . . . . . . *Aminoglykosid-Antibiotikum*
Stutgeron – **Cinnarizin** . . . . . *Vasodilatator, Antihistaminikum*
Sucralfat – Ulcogant . . . . *Antazidum, Ulkusmittel*
Sulfacetamid-Natrium – Albucid . . . . *Chemotherapeutikum*
Sulfadiazin – Flammazine . . . . *Sulfonamid*
Sulfalen – Longum . . . . *schwer resorbierb. Sulfonamid*
Sulfamerazin, Thrimetoprim – Berlocombin . . . . *Chemotherapeutikum*
Sulfamethoxazol – in Bactrim, in Eusaprim . . . . . *Sulfonamid*
Sulfametoxydiazin – Durenat . . . . *Sulfonamid*
Sulfasalazin – Azulfidine; Anturan (A, CH) . . . . *Chemotherapeutikum*
Sulfinpyrazon – Anturano . . . . *Urikosurikum, Thrombo.-Aggregat-Hemmer*
Sulfisomidin – Aristamid . . . . *Sulfonamid*
Sulmycin Creme – **Gentamicin** . . . . . *Aminoglykosid-Antibiotikum*
Sulpirid – Dogmatil, Meresa, Neogama . *Dopaminantagonist, nichttrizykl. Antidepress.*
Sultanol – **Salbutamol** . . . . *β-Sympathomimetikum*
Supertendin 3000 – **Dexamethason, Diphenhydramin,**

Lidocain . . *Glukokortikoid, Antihistaminikum, Lokalanästhetikum*
Supracombin – **Trimethoprim, Sulfamethoxazol** . . . . *Sulfonamide*
Supracyclin – **Doxycyclin** . . . . *Tetrazyklin*
Surgam – **Tiaprofensäure** . . . . *nichtsteroidales Antirheumatikum*
Suxilep – **Ethosuximid** . . . . *Antiepileptikum*
Sympatol – **Oxedrin** . . . . *Sympathomimetikum*
Synapause – **Estriolsuccinat** . . . . *Östrogen*
Syncillin – **Azidocillin** . . . . *Oralpenicillin*
Synergomycin – **Erythromycin, Bromhexin** . . . . *Antibiotikum, Sekretolytikum*
Systral – **Chlorphenoxamin** . . . . *Antihistaminikum*

Tabalon – **Ibuprofen** . . . . *nichtsteroidales Antiphlogistikum*
Tacef – **Cefmenoxim** . . . . *Cephalosporin*
Tachmalcor – **Detajmium** . . . . *Antiarrhythmikum*
Tachmalin – **Ajmalin** . . . . *Antiarrhythmikum*
Tachystin – **Dihydrotachysterol** . . . . *Antitetanikum*
Tafil – **Alprazolam** . . . . *Benzodiazepin*
Tagagel, Tagamet – **Cimetidin** . . . . H_2-Blocker
Talcid – **Hydrotalcit** . . . . *Antacidum*
Talinolol – Cordanum . . . . *kardioselektiver β-Blocker*
Talis – **Metaclazepam** . . . . *Tranquilizer*
Talusin – **Proscillaridin** . . . . *Herzglykosid*
Taluvian – **Proscillaridin, Verapamil** . . *Herzglykosid, Kalziumantagonist*
talvosilen – **Paracetamol, Codein** . . . . *Analgetika*
Tambocor – **Flecainid** . . . . *Antiarrhythmikum*
Tamoxifen – Kessar, Nolvadex . . . . *Antiöstrogen, Zytostatikum*
Tantum – **Benzydamin** . . . . *nichtsteroidales Antiphlogistikum*
Tardocillin – **Benzathin-Benzylpenicillin** . . . . *Depotpenicillin*
Tarivid – **Ofloxacin** . . . . *Gyrasehemmer*
Tavegil – **Clemastin** . . . . *Antihistaminikum*
Tavor – **Lorazepam** . . . . *Benzodiazepin*
Taxilan – **Perazin** . . . . *Phenothiazin-Neuroleptikum*
Tebonin – **Gingko-Extrakt** . . . . *durchblutungsförderndes Mittel*
Teer-Linola-Fett – **u.a. Prednisolon** . . . . *Glukokortikoid*
Tefilin – **Tetrazyklin** . . . . *Antibiotikum*
Tegretal – **Carbamazepin** . . . . *Antiepileptikum*
Teldane – **Terfenadin** . . . . *Antihistaminikum*
Temazepam – Planum, Remestan; Levanxol (A); Normisan (CH) . . *Benzodiazepin*
Temgesic – **Buprenorphin** . . . . *starkes Analgetikum*
Tempil N – **Diphenylpyralin, Metamfepramon,**
          Acetylsalicylsäure *Antihistaminikum, Sympathiomimetikum, Analgetikum*
Teneretic – **Atenolol, Chlortalidon** . . . . *β-Blocker, Diuretikum*
Tenormin – **Atenolol** . . . . *β-Blocker*
Tenoxicam – Tilcotil . . . . *nichtsteroidales Antiphlogistikum*
tensobon – **Captopril** . . . . *ACE-Hemmer*
tensobon comp – **Captopril, Hydrochlorothiazid** . . . *ACE-Hemmer, Diuretikum*
Tensoflux – **Bendroflumethiazid, Amilorid** . . . . *Diuretika*
Tepilta – **u.a. Oxetacain, Al-Hydroxid** . . . . . . *Anästhetikum, Antacida*
Terazosin – Heitrin . . . . *peripherer $α_1$-Blocker*
Terbutalin – Arubendol, Bricanyl . . . . *$β_2$-Sympathomimet., Bronchospasmolyt.*
Terfenadin – Teldane . . . . *nicht-sedierendes Antihistaminikum*

Terracortil Augentr./-salbe – **Oxytetracyclin, Polymycin,**
                    Hydrocortison . . . . . *Antibiotika, Glukokortikoid*
Terramycin – **Oxytetracyclin** . . . . *Antibiotikum*
Tetagam – **Tetanus-Hyperimmunoglobulin** . . . . *Passivimpfstoff*
Tetanol – **Tetanus-Toxoid** . . . . *Aktivimpfstoff*
Tetracosactid – Synacthen . . . . *synthetisches ACTH*
Tetra-Gelomyrtol – **Myrtol, Oxytetracyclin** . . . . . . *Expektorans, Tetrazyklin*
Tetrazepam – Musaril . . . . *Muskelrelaxans, Benzodiazepin*

23

Tetrazyklin – Achromycin, Tefilin; Tetralysal (A); Achromycin (CH) . . *Antibiotikum*
Tetryzolin – Tyzine, Rhinopront, Yxin; Visine (CH) . . . . *Vasokonstriktor*
Theo-Lanicor – **Digoxin, Theophyllin,**
           Theobromin . . . . . . *Herzglykosid, Bronchospasmolytika*
Theophyllin – Solosin, Afonilium, Aerobin, Bronchoretard, PulmiDur,
           Uniphyllin; Elixophyllin (CH) . . . . . *Bronchospasmolytikum u.a.*
Theophyllin-Ethylendiamin – Euphyllin . . . . . *Bronchospasmolytikum*
Theo-Talusin – **Proscillaridin, Etofylin** . . *Herzglykosid, Xanthinderivat*
Theralene – **Alimemazin** . . . . *Phenothiazin-Neuroleptikum*
Thevier – **Levothyroxin** . . . . *Schilddrüsenhormon*
Thiamazol – Favistan; Tapazole (CH) . . . . *Thyreostatikum*
Thiamphenicol – Urfamycine . . . . *Antibiotikum*
Thilocanfol C (Augentr.) – **Chloramphenicol** . . . . *Antibiotikum*
Thioctsäure – Berlithion . . . . *Ther. der diab. Polyneuropathie*
Thilodigon – **Guanethidin, Dipivefrin** . . *adrenerger Blocker, Sympathomimetikum*
Thioridazin – Melleretten, Melleril . . . . . . *Phenothiazin-Neuroleptikum*
Thomapyrin – **ASS, Paracetamol, Coffein** . . . *Analgetika, Analeptikum*
Thomasin – **Etilefrin** . . . . *Antihypotonikum*
Thombran – **Trazodon** . . . . . . *nicht-trizyklisches Antidepressivum*
Thrombareduct (Salbe) – **Heparin** . . . . *Antikoagulans*
Thrombocutan (Salbe) – **u.a. Heparin** . . . . *Antikoagulans*
Thrombophob/gel – **Heparin** . . . . *Antikoagulans*
Thymipin – **Thymian-, Sonnentaukraut-Tinktur** . . . . . *Expektorantien*
Thyreocomb – **Levothyroxin, Liothyronin** . . . . *Schilddrüsenhormone*
Thyreotom – **Levothyroxin, Liothyronin** . . . . . *Schilddrüsenhormone*
Thyrojod – **Kaliumjodid** . . . . *Kalium*
Tiamon Mono – **Codein** . . . . *Antitussivum*
Tiaprofensäure – Surgam . . . . . . *nichtsteroidales Antirheumatikum*
Ticarcillin – Aerugipen; Ticarpen (A) . . . . . . *Breitbandpenicillin*
Tilcotil – **Tenoxicam** . . . . . . *nichtsteroidales Antiphlogistikum*
Tilidin – in Valoron N . . . . *starkes Analgetikum*
Timolol – Arutimol . . . . *Antiglaukomatosum*
Timonil – **Carbamazepin** . . . . *Antiepileptikum*
Tinidazol – Simplotan; Fasigyn (A, CH) . . . . . *Chemotherapeutikum*
Tisercin – **Levomepromazin** . . . . *Neuroleptikum*
Titretta – **Propyphenazon, Codein, Codeinphosphat** . . . . *Analgetikum*
Tizanidin – Sirdalud . . . . *Muskelrelaxans*
TMS – **Trimethoprim, Sulfamethoxazol** . . . . *Sulfonamide*
Tobramycin – Gernebcin; Tinacin (CH) . . . *Aminoglykosid-Antibiotikum*
Tofranil – **Imipramin** . . . . . . *nicht-trizyklisches Antidepressivum*
Togal – **Chinin, Lithiumcitrat, ASS** . . . . . *Antipyretikum, Analgetika*
Tolbutamid – Orabet, Rastinon . . . *Sulfonylharnstoff, Antidiabetikum*
Tolid – **Lorazepam** . . . . *Tranquilizer*
Tolnaftat – Tonoftal, Sorgoa, Tinatox . . . . *Antimykotikum*
Tolvin – **Mianserin** . . . . *Antidepressivum*
Torrat – **Metipranolol, Butizid** . . . . *β-Blocker, Diuretikum*
Tramadol – Tramal . . . . *starkes opioides Analgetikum*
Tramal – **Tramadol** . . . . *starkes opioides Analgetikum*
Tramazolin – Biciron, Ellatum . . . . *Sympathomimetikum*
Trancopal – **Chlormezanon** . . . . *Muskelrelaxans*
Trandate – **Labetalol** . . . . *α-,β-Blocker*
Tranquase – **Diazepam** . . . . *Benzodiazepin*
Tranquo-Buscopan – **N-Butylscopolamin, Oxazepam** . . *Spasmolyt., Benzodiazepin*
Transannon comp. – **Östrogene, Fluphenazin** . . . *Östrogene, Neuroleptikum*
Transbronchin – **Carbocistein** . . . . *Expektorans*
Transpulmin Hustensaft – **Pipazetat,Öle, Campher** . . *Antitussivum, Expektorantien*
Tranxilium – **Dikaliumchlorazepat** . . . . *Benzodiazepin*
Trapidil – Rocornal . . . . *Koronardilatator*
Trasitensin – **Oxprenolol, Chlortalidon** . . . . . . *β-Blocker, Diuretikum*
traumanase – **Bromelaine** . . . . *Antiphlogistikum*
traumanase-cyclin – **Bromelaine, Tetrazyklin** . . . . *Antiphlogistikum, Tetrazyklin*

Travocort Creme – **Isoconazol, Diflucortolon** . . . *Antimykotikum, Glukokortikoid*
Trazodon – Thombran . . . . *nicht-trizyklisches Antidepressivum*
Trecalmo – **Clotiazepam** . . . . *Benzodiazepin*
Tredalat – **Nifedipin, Acebutolol** . . . . *Kalziumantagonist, β-Blocker*
Treloc – **Metoprolol, Hydrochlorothiazid, Hydralazin** . . *β-Blocker, Diuret., Vasodilat.*
Tremarit – **Metixen** . . . . *Parkinsonmittel*
Trental – **Pentoxifyllin** . . . . *durchblutungsförderndes Mittel*
Trepress – **Oxprenolol, Hydralazin, Chlortalidon** . . *β-Blocker, Vasodilatator, Diuret.*
Treupel N – **Paracetamol, Codein, Salicylamid** . . . . *Analgetika*
Triamcinolon – Berlicort, Volon A, Delphicort, Triam Injekt;
    Ledercort (CH) . . . . *Glukokortikoid*
TriamHexal, Triam-Injekt – **Triancinolon** . . . . . *Glukokortikoid*
Triampur comp. – **Triamteren, Hydrochlorothiazid** . . . . *Diuretika*
Triamteren – Jatropur; Dyrenium (CH) . . . *kaliumsparendes Diuretikum*
Triazolam – Halcion . . . . *Benzodiazepin*
Trichlormethiazid – Esmarin . . . . *Saluretikum*
Tricodein-Retard – **Codein** . . . . *Antitussivum*
Tridin – **u.a. Fluorophosphat** . . . . *Fluorid*
Trifluoperazin – Jatroneural . . . . . *Phenothiazin-Neuroleptikum*
Trifluperidol – Triperidol . . . . . . *Butyrophenon-Neurolept.*
Triflupromazin – Psyquil . . . . . . *Phenothiazin-Neuroleptikum*
Trigastril – **Al-, Mg-Hydroxid, Ca-Carbonat** . . . . . *Antacida*
Trihexyphenidyl – Artane . . . . *Parkinsonmittel*
Trimethoprim – Trimanyl, Trimono, in Eusaprim, in Berlocombin;
    Monotrim (CH) . . . . *Antibiotikum*
Trimipramin – Herphonal, Stangyl; Surmontil (CH) . . . *Antidepressivum*
Triniton – **Dihydralazin, Hydrochlorothiazid, Reserpin** . . *Antihypertonikum*
TRI-Normin – **Atenolol, Chlortalidon, Hydralazin** . . *β-Blocker, Diuret., Vasodilatator*
Trisequens – **Estradiol, Estriol, Norethisteron** . . . . *Östrogene*
Tri-Thiazid Stada – **Triamteren, Hydrochlorothiazid** . . . . *Diuretika*
Tritoqualin – Inhibostamin . . . *Histidincarboxylase-Hemmer, Antiallergikum*
Tri-Torrat – **Metipranolol, Butitid, Dihydralazin** . . *β-Blocker, Diuret., Vasodilatator*
Tromantadin – Viru-Merz . . . . *Virostatikum*
Tromcardin – **K-, Mg-Hydrogenaspartat** . . . . *Kalium-, Magnesiumsalz*
Tropicamin – Mydrum . . . . . . *Mydriatikum, Zykloplegikum*
Truxal – **Chlorprothixen** . . . . *Neuroleptikum*
L-Tryptophan – **Kalma** . . . . *Antidepressivum*
Tulobuterol – Atenos, Brelomax . . . . *β-Mimetikum*
Turfa – **Triamteren, Hydrochlorothiazid** . . . . . . *Diuretika*
Tusso-Basan – **Ambroxol** . . . . *Sekretolytikum*
Tussoretard Saft – **Codein, Noscapin** . . . . . . *Antitussiva*
Tyrosaletten-C – **u.a. Tyrothricin, Cetylpyridinium** . . *Antibiotikum, Antiseptikum*
Tyzine (Nasentr.) – **Tetryzolin** . . . . *Vasokonstriktor*

Ubretid – **Distigminbromid** . . . . *Cholinergikum*
Ujolyt – **Polystyrensulfonsäureharz** . . . *Ther. kalziumhaltiger Harnsteine*
Ulcogant – **Sucralfat** . . . . *Antazidum*
Ulcoprotect – **Pirenzepin** . . . . *Sekretioshemmer*
Ultracortenol (Augentr.) – **Prednisolon** . . . . . *Glukokortikoid*
Ultralan – **Fluocortolon** . . . . *Glukokortikoid*
Ultraproct – **Fluocortolon, Clemizol,**
    Cinchocain . . *Glukokortikoid, Antihistaminikum, Lokalanästhetikum*
Uniphyllin – **Theophyllin** . . . . . . *Bronchospasmolytikum u.a.*
Urapidil – Ebrantil . . . . *α-Blocker, Antihyperton.*
Urbason – **6-Methylprednisolon** . . . . . . *Glukokortikoid*
Urem/forte – **Ibuprofen** . . . . . *nichtsteroidales Antiphlogistikum*
Urgenin – **Pflanzenextrakte** . . . . *Urologikum*
Uricovac – **Benzbromaron** . . . . *Urikosurikum*
Uripurinol – **Allopurinol** . . . . *Urikostatikum*
Uro-Nebacetin – **Neomycin, Sulfamethizol** . . . *Antibiotikum, Sulfonamid*

23

Uro-Ripirin Novum – **Emeproniumhydroxid** . . . . *Anticholinergikum*
Urospasmon – **Nitrofurantoin, Sulfadiazin,**
        Phenazopyridin . *Chemotherapeutikum, Sulfonamid, Harnantiseptikum*
Urospasmon sine – **Nitrofurantoin, Sulfadiazin** . . *Chemotherapeutikum, Sulfonamid*
Urtias – **Allopurinol** . . . . *Urikostatikum*
Uskan – **Oxazepam** . . . . *Benzodiazepin*

Vagimid – Metronidazol . . . . *Chemotherapeutikum*
Valiquid – **Diazepam** . . . . *Benzodiazepin*
Valium – **Diazepam** . . . . *Benzodiazepin*
Valoron N – **Tilidin, Naloxon** . . . *starkes opioides Analgetikum, Morphinantagonist*
Valproinsäure – Ergenyl, Convulex, Orfiril . . . . *Antiepileptikum*
Vasomotal – **Betahistin** . . . . *Histaminderivat, Antiemetikum*
Venoplant Gel – **Heparin, Aescin,**
        Salicylatderivat . . *Antikoagulans, Antiphlogistikum, Antiseptikum*
Ventilat – **Oxitropiumbromid** . . . . *Bronchospasmolytikum*
VeraHexal, Veramex, Vera von ct – **Verapamil** . . . . . . *Kalziumantagonist*
Verapamil – Falicard, Isoptin, Azupamil, durasoptin, Veramex . . *Kalziumantagonist*
Vermox – **Mebendazol** . . . . *Anthelminthikum*
Verospiron – **Spironolacton** . . . . . . *Diuretikum, Aldosteronantagonist*
Vertigo-Vomex – **u.a. Dimenhydrinat, Nicotinsäure** . . *Antiemetikum, Vasodilatator*
Vesparax – **Etodroxizin, Seco-, Brallobarbital** . . . . *Hypnotikum, Barbiturate*
Vetren Salbe – **u.a. Heparin** . . . . *Antikoagulans*
Vibramycin – **Doxycyclin** . . . . *Tetrazyklin*
Vibravenös – **Doxycyclin** . . . . *Tetrazykin*
Viloxazin – Vivalan . . . . *Antidepressivum*
Vincamin – Cetal . . . . *durchblutungsförderndes Mittel*
Vindesin – Eldisine . . . . *Zytostatikum*
Vinylbital – Speda . . . . *Barbiturat*
Viru-Merz – **Tromantadin** . . . . *Virostatikum*
Visadron (Augentr.) – **Phenylephrin** . . . . *Vasokonstriktor*
Visken – **Pindolol** . . . . β-Blocker
Vistalbalon (Augentr.) – **Naphazolin** . . . . *Vasokonstriktor*
Vistagan (Augentr.) – **Levobunolol** . . . . β-Blocker
Vividrin – **Cromoglycinsäure** . . . . *Antiallergikum*
Volon A – **Triamcinolon** . . . . *Glukokortikoid*
Voltaren – **Diclofenac** . . . . *Antirheumatikum*
Vomex A – **Dimenhydrinat** . . . . *Antiemetikum*
V-Tablopen – **Phenoxymethylpenicillin** . . . . *Antibiotikum*

Wilprafen – **Josamycin** . . . . *Makrolid-Antibiotikum*
Winuron – **Rosoxacin** . . . . *Gyrasehemmer, Chemotherapeutikum*

Xanef – **Enalapril** . . . . *Antihypertonikum, ACE-Hemmer*
Xantinolnicotinat – Complamin . . . . . . *Vasodilatator, Lipidsenker*
Xipamid – Aquaphor . . . . *Thiazid-Diuretikum*
Xylocain – **Lidocain** . . . . . . *Lokalanästhetikum, Antiarrhythmikum*
Xylocitin – **Lidocain** . . . . . . *Lokalanästhetikum, Antiarrhythmikum*
Xylometazolin – Otriven, Olynth, Nasentr.-ratiopharm . . . . α-Sympathomimet.
Xyloneural – **Lidocain** . . . . *Lokalanästhetikum*

Yxin (Augentr.) – **Tetryzolin** . . . . *Vasokonstriktor*

Zaditen – **Ketotifen** . . . . *Mastzellstabilisator*
Zantic – **Ranitidin** . . . . H_2-Blocker
Zentramin Bastian Tbl. – **u.a. Mg, Phenobarbital** . . . . *Magnesium, Barbiturat*

Zentropil – **Phenytoin** . . . . *Antiepileptikum*
Zienam – **Imipenem** . . . . *Antibiotikum*
Zinacef – **Cefuroxim** . . . . *Cephalosporin*
Zineryt (Salbe) – **Erythromycin** . . . . *Antibiotikum*
Zovirax – **Aciclovir** . . . . *Virostatikum*
Zuclopenthixol – Ciatyl-Z . . . . *Neuroleptikum*
Zyloric – **Allopurinol** . . . . *Urikostatikum*

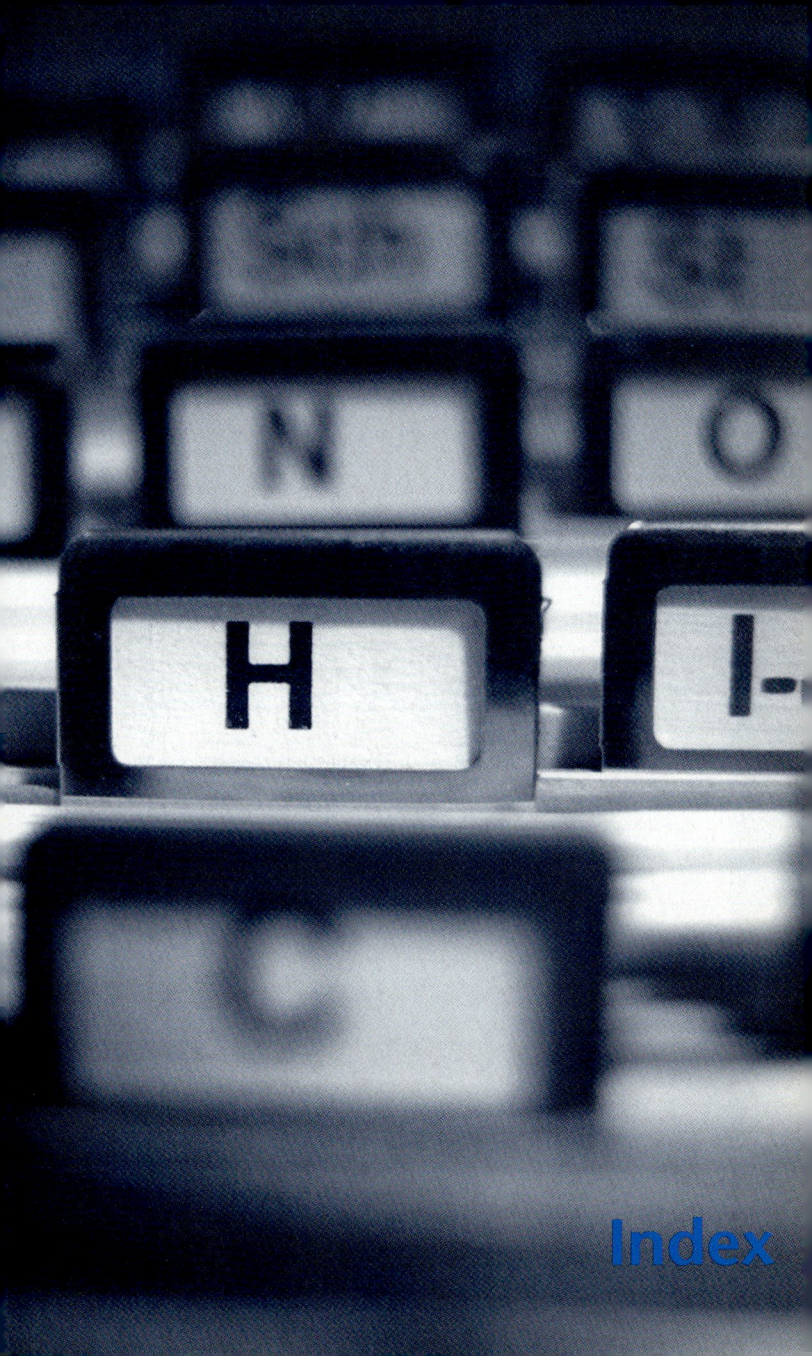

Index

Index

A

O

Q

R

S

T

Notizen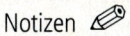

Notizen 🖉

Notizen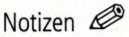

Notizen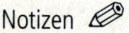

Notizen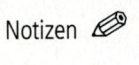

Notizen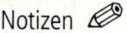

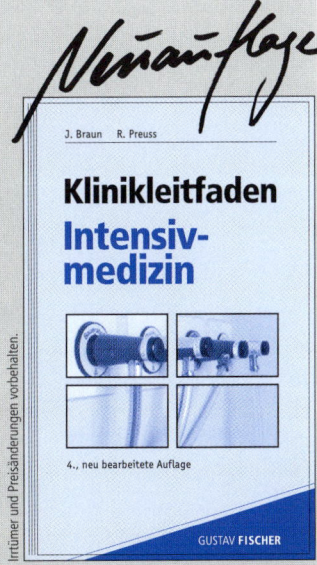
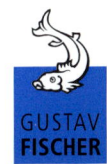

Vorgehen bei unerwartet schwieriger Intubation

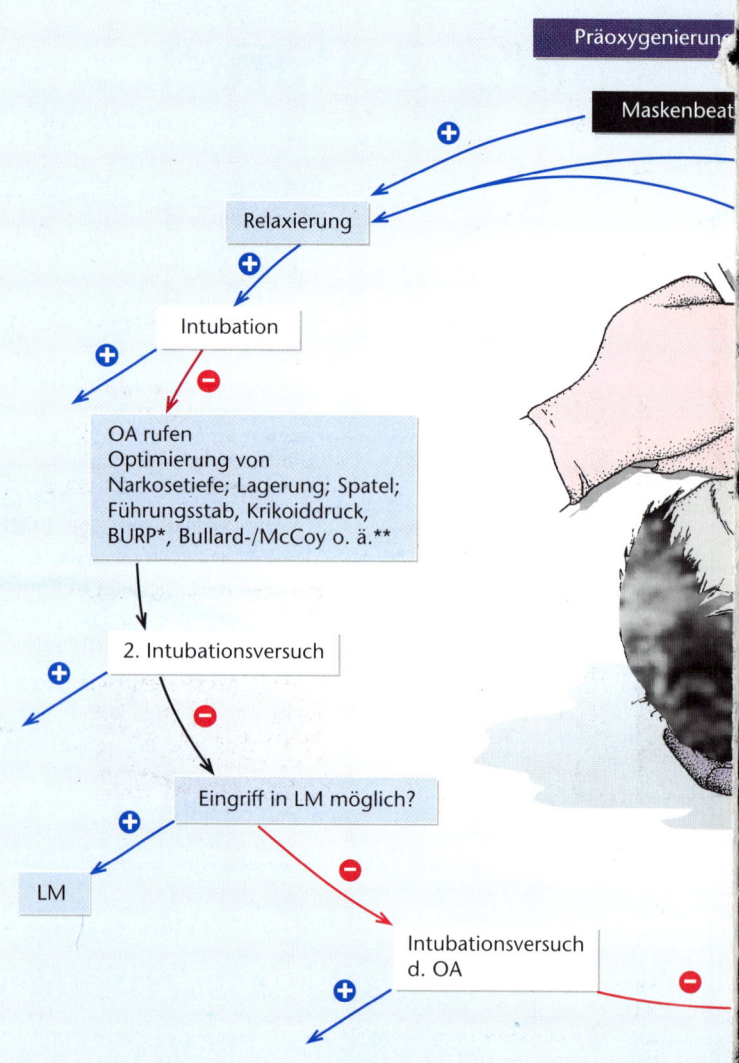

Präoxygenierung

Maskenbeat

+

Relaxierung

+

Intubation

+ **−**

OA rufen
Optimierung von
Narkosetiefe; Lagerung; Spatel;
Führungsstab, Krikoiddruck,
BURP*, Bullard-/McCoy o. ä.**

2. Intubationsversuch

+ **−**

Eingriff in LM möglich?

+ **−**

LM

Intubationsversuch
d. OA

+ **−**

* BURP = backwards-upwards-rightwards-pressure;
Drücken des Larynx nach dorsal-cranial-rechts
** Alternativen wählen, die man beherrscht, nicht erst im Notfall üben